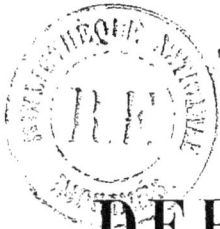

TRAITÉ PRATIQUE

DE

DERMATOLOGIE

PUBLICATIONS NON DERMATOLOGIQUES DE M. H. HALLOPEAU

Traité élémentaire de pathologie générale, 5e édition. 1898.

Des accidents convulsifs dans les maladies de la moelle épinière. Paris, 1871.

Des paralysies bulbaires. Paris, 1875.

Le mercure, action physiologique et thérapeutique. Paris, 1878.

Étude sur les myélites chroniques diffuses (Arch. de médecine, 1871-1872).

Contribution à l'étude de la sclérose diffuse péri-épendymaire (Soc. de biologie, 1873).

Articles : *Encéphale* (pathologie médicale), en collaboration avec M. Jaccoud; *Mélanémie, Méphitisme, Moelle épinière* (pathologie médicale), *Névralgies*, du *Nouveau Dictionnaire de médecine.*

Sur un cas de phénomène de Cheyne-Stokes avec arrêt complet du cœur pendant les phases respiratoires, interprétation physiologique et signification pronostique de ce syndrome (avec M. A. Petit) *(Bull. de la Société clinique*, 1890).

Note pour servir à l'étude physiologique de l'apoplexie (Soc. anat., 1893).

Du rôle des excitations centripètes dans la pathogénie du tabes dorsalis (Soc. de biologie, 1879, et Congrès de Londres, 1881).

Sur une forme prolongée de cocaïnisme aigu (Bull. de l'Académie de médecine, 1890).

Sur un cas de compression de la protubérance par dilatation anévrismale du tronc basilaire (avec M. Giraudeau) (journal *l'Encéphale*, 1883).

Mémoires et notes dans les *Archives de physiologie*, les *Comptes rendus de la Société de biologie*, la *Revue mensuelle de médecine et de chirurgie*, les *Bulletins* de la Société médicale des hôpitaux, de la Société anatomique, de la Société clinique, de la Société de thérapeutique, dans la *Revue des sciences médicales*, dans le journal *l'Encéphale*, *l'Union médicale*, le *Journal des praticiens*, le *Progrès médical*, la *Semaine médicale*, les *Bulletins de l'Académie de médecine*, les *Annales de dermatologie*, les *Comptes rendus des Congrès internationaux des sciences médicales*, les *Comptes rendus de l'Association française pour l'avancement des sciences*, le *Traité de médecine* de Brouardel et Gilbert et le *Traité de thérapeutique appliquée* de A. Robin.

PUBLICATIONS NON DERMATOLOGIQUES DE M. L. E. LEREDDE

Étude sur l'anatomie pathologique de la morve. Thèse, Paris, 1893.

Note sur un cas d'endocardite choréique d'origine microbienne probable (Revue des maladies de l'enfance, 1891).

Un cas d'infection à staphylocoques dorés (en collaboration avec le Dr Albert Robin) *(Arch. de méd. expér.*, 1893).

Sur un cas de tuberculose aiguë broncho-pneumonique (en collaboration avec le Dr Albert Robin) *(Arch. de méd. expér.*, 1895).

Nécroses viscérales multiples dans la tuberculose humaine (Arch. de méd. expér., 1895).

Note sur les effets de la balnéation chaude et prolongée des membres (Soc. de biologie, 1894).

Arthropathies, état typhoïde et arthro-typhus (en collaboration avec le Dr Albert Robin) *(Arch. gén. de méd.*, 1894).

Essai sur les arthrites infectieuses en général et la polyarthrite rhumatismale vulgaire en particulier (Arch. gén. de méd., 1896).

Principales formes cellulaires des tissus conjonctifs et du sang (en collaboration avec le Dr Fernand Bezançon) *(Presse médicale*, 1898).

L'équilibre leucocytaire (en collaboration avec M. Lœper) *(Presse médicale*, 1899).

Présence d'éléments figurés anormaux dans les tissus syphilitiques (en collaboration avec M. Dominici) *(Soc. de biologie*, 1898).

3271-98. — CORBEIL. Imprimerie ÉD. CRÉTÉ.

TRAITÉ PRATIQUE

DE

DERMATOLOGIE

PAR

H. HALLOPEAU

MÉDECIN DE L'HOPITAL SAINT-LOUIS
PROFESSEUR AGRÉGÉ
A LA FACULTÉ DE MÉDECINE
MEMBRE DE L'ACADÉMIE DE MÉDECINE
SECRÉTAIRE GÉNÉRAL
DE LA SOCIÉTÉ FRANÇAISE DE DERMATOLOGIE

L. E. LEREDDE

CHEF DE LABORATOIRE A L'HOPITAL St-LOUIS
ANCIEN INTERNE DE L'HOPITAL SAINT-LOUIS
ANCIEN ASSISTANT DE CONSULTATION
A L'HOPITAL SAINT-LOUIS
SECRÉTAIRE
DE LA SOCIÉTÉ FRANÇAISE DE DERMATOLOGIE

AVEC 24 PLANCHES EN COULEURS

d'après les Aquarelles photographiques de F. Méheux

ET 15 FIGURES INTERCALÉES DANS LE TEXTE

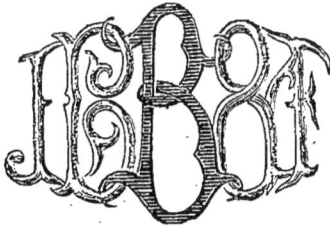

PARIS

LIBRAIRIE J.-B. BAILLIÈRE ET FILS

19, Rue Hautefeuille, près du boulevard Saint-Germain

1900

PRÉFACE

En écrivant ce livre, nous nous sommes proposés un double but :

1° Exposer succinctement, mais aussi complètement que possible, nos connaissances actuelles en dermatologie ;

2° Résumer nos travaux originaux concernant cette science, ainsi que les idées personnelles auxquelles nous a conduits une pratique déjà longue.

La première de ces tâches a été singulièrement complexe et ardue. La création, depuis dix ans, dans la plupart des grands centres de population, de Sociétés consacrées à l'étude de la dermatologie a donné à cette science un remarquable essor : c'est par milliers que l'on compte les observations ou mémoires originaux qui en ont été les fruits ; la richesse bibliographique a atteint de telles proportions, les faits nouveaux sont tellement nombreux, qu'il est difficile d'en concentrer toute la substance ; nous nous sommes cependant efforcés de le faire dans la mesure du possible.

Nous nous sommes particulièrement attachés à mettre en relief les travaux importants de notre Société Française de dermatologie et de syphiligraphie qui, depuis 1889, sous l'impulsion de ses présidents, A. Hardy, Lailler, E. Vidal et Besnier, a constamment donné les marques d'une si grande fécondité ; nous avons mis également à profit, pour tout ce qui touche à la vénéréologie, l'enseignement de Ricord, de Rollet, de Diday et d'A. Fournier ; mais nous n'avons eu garde de négliger les données qui nous ont été fournies par les Sociétés étrangères : les noms des confrères qui les illustrent sont revenus souvent sous notre plume. Grâce aux fréquentes réunions, conférences ou congrès, la dermatologie est devenue, à un haut degré, une science internationale : dans tous les pays, on y travaille, avec les mêmes méthodes, les mêmes moyens d'investigation et les mêmes idées générales, à la recherche de la vérité ; les disputes entre les diverses écoles ont cessé,

et si, nécessairement, il persiste, relativement aux questions
controversées, des divergences entre d'éminentes individualités,
elles restent limitées : il n'y a plus de luttes doctrinales.

Nous avons eu à tenir grand compte, dans nos études, des
progrès récents qu'ont fait l'histologie, la bactériologie, l'hé-
matologie et, dans son ensemble, la pathologie générale.

Dans la première partie de notre livre, nous avons résumé
l'étude de la dermatologie générale ; dans la seconde partie,
nous avons décrit chaque dermatose.   -

Pour ces descriptions, nous avons dû nécessairement tenir
compte des ouvrages de nos devanciers, particulièrement de
ceux de Rayer, de Cazenave, de Bazin, de Hebra, de Kaposi,
de Besnier, de E. Vidal, de Leloir et de A. Hardy, notre regretté
maître, qui, pendant si longtemps, a compté parmi les représentants les plus éminents de notre école dermatologique et
qui a si puissamment contribué à l'enseignement des maladies
de la peau ; mais, nous nous sommes surtout attachés à
prendre pour types les malades qui nous passaient sous les yeux
(nous en avons vu plus de 400000 à nos grandes consultations
de Saint-Louis) et aussi les admirables moulages de notre
grand artiste Baretta, qui forment le Musée de l'hôpital
Saint-Louis.

Nous nous sommes efforcés constamment d'indiquer les
rapports qui existent entre les maladies de la peau et celles des
autres viscères ; ils sont des plus importants et c'est, croyons-
nous, à juste titre, que l'un de nous (H.) a proposé de donner
à la dermatologie le nom de *pathologie médicale externe.*

Nous ne nous sommes pas contentés d'énumérer les symptômes
que nous avions sous les yeux ; nous nous sommes efforcés,
suivant la voie tracée par F. Hebra et Besnier, de les rattacher
à des *types morbides* constituant des maladies et non pas,
comme le faisaient nos devanciers, à des affections de causes
et de natures diverses.

Vingt-quatre planches, dues à l'habile et fidèle pinceau de
notre éminent photographe-aquarelliste F. Méheux, représentent
les plus intéressantes de ces maladies ; qu'il veuille bien

agréer ici l'expression de notre vive gratitude pour le si utile concours qu'il nous a prêté.

Nous avons toujours cherché à établir la pathogénie et la cause prochaine de ces types morbides. C'est ainsi que nous avons été conduits à une *classification basée sur l'étiologie* : nous n'avons pu nous dissimuler l'étendue de difficultés que nous devions rencontrer et même l'impossibilité, dans l'état actuel de nos connaissances, d'arriver au but poursuivi ; il est des maladies, et non des moins importantes, dont la cause n'a pu encore être scientifiquement déterminée; il en est d'autres dont les causes sont complexes et qu'il a fallu cependant ranger dans telle ou telle catégorie; nous croyons cependant que, dans son ensemble, notre classification répond à la réalité des faits.

Particulièrement soucieux de tout ce qui concerne la *pratique médicale*, nous avons indiqué successivement les moyens par lesquels on peut lutter contre la cause prochaine des différentes dermatoses, contre leurs lésions, contre leurs symptômes, en évitant la poly-pharmacie dont on a si souvent abusé.

Nos études personnelles sont nombreuses : elles ont fait l'objet de plus de cinq cents notes ou mémoires originaux qui ont paru pour la plupart dans les *Bulletins* de notre Société de dermatologie ; nous avons indiqué dans notre livre les idées ou faits nouveaux qui sont exposés dans chacun de ces travaux.

Nous espérons avoir ainsi réalisé notre programme et fait un ouvrage qui rendra des services aux médecins et aux étudiants, ainsi qu'à la science dermatologique : tel est du moins le but que nous nous sommes efforcés d'atteindre (1).

(1) Pour notre collaboration, nous avons procédé ainsi qu'il suit : chacun des articles a été primitivement rédigé par l'un de nous, puis discuté et complété d'un commun accord ; nous avons indiqué par une initiale les vues qui sont plus particulièrement personnelles à chacun de nous ; l'un de nous (L.) a signé les articles dont la rédaction primitive lui appartient.

H. HALLOPEAU et E. LEREDDE.

TABLE DES VINGT-QUATRE PLANCHES

ABRÉVIATIONS BIBLIOGRAPHIQUES

A. D. Annales de Dermatologie et de Syphiligraphie.
A. f. D. Archiv für Dermatologie und Syphilis.
S. F. D. Bulletins de la Société française de Dermatologie et de Syphiligraphie.
M. F. D. Monatshefte für praktische Dermatologie.

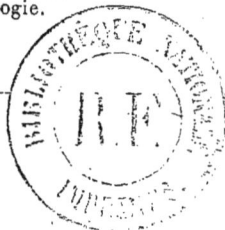

TRAITÉ

DES

MALADIES DE LA PEAU

I

ANATOMIE ET PHYSIOLOGIE DE LA PEAU

I. — ANATOMIE

Caractères physiques de la peau. — La peau revêt la surface externe du corps; elle s'unit au niveau des orifices naturels avec les muqueuses, qui se distinguent par leur couleur rosée, due à la transparence des couches épithéliales.

Au contraire, les couches correspondantes de la peau sont à peu près opaques.

. La *couleur* de la peau varie suivant les individus, les âges et les races.

Dans la race blanche, elle est en général plus foncée chez les individus bruns, légèrement olivâtre chez les méridionaux. La coloration noire, qu'on observe chez les nègres, ne présente pas non plus chez tous la même teinte, et est susceptible d'un grand nombre de degrés.

Chez l'enfant, à la naissance, la peau est rosée quoique l'épiderme soit relativement plus épais que chez l'adulte. Plus tard la couleur devient blanche, mais, pendant les premières années, la teinte rosée reparaît avec la plus grande facilité, grâce, sans doute, à l'activité des fonctions vasculaires. La peau est, chez le nègre, pigmentée dès la naissance (Thomson).

Chez le vieillard, la coloration de la peau devient jaunâtre, elle est plus opaque que chez l'adulte. Cette modification est liée, dans une certaine mesure, à la diminution de la circulation cutanée.

La peau est parfaitement *élastique*.

Elle glisse sur les parties profondes, grâce à la laxité du tissu cellulo-adipeux qui l'en sépare. Aussi permet-elle des mouvements

musculaires faciles. Chez le vieillard, l'atrophie du tissu cellulo-
adipeux la fait paraître trop étendue pour la surface qu'elle recouvre,
en particulier à la face, et c'est là une des causes qui déterminent les
rides. Il en est de même dans l'ichtyose (Unna).

L'*épaisseur* de la peau varie suivant les individus et suivant les
points où on l'examine. Elle est plus marquée sur la face d'extension
que sur la face de flexion des membres. Elle oscille de 1/2 millimètre à 2 millimètres, mais atteint 3 millimètres à la paume des
mains et à la plante des pieds, 4 à la nuque (Testut). L'épaisseur de
la peau offre une certaine importance clinique ; parfois diminuée
(ichtyose), elle est parfois augmentée (dermites).

Développement de la peau. — La peau est formée par l'union
de l'ectoderme et du feuillet superficiel du mésoderme.

Chez le fœtus, l'épiderme comprend à l'origine deux couches de
cellules épithéliales. La couche superficielle est destinée à tomber
en totalité au huitième mois : c'est l'épitrichium de Welcker. D'après
Ohmann Dumesnil, elle peut rester adhérente et jouer un rôle dans le
développement de l'ichtyose congénitale et de certaines hyperkératoses.

Dès le milieu de la vie fœtale, on constate la présence de lamelles
cornées et déjà les ongles sont formés. La pénétration de bourgeons
épidermiques, dans la profondeur du derme, constitue les follicules,
les glandes sébacées et sudoripares. Le poil se forme dans l'épaisseur
des follicules pileux, par kératinisation des couches centrales. Les
papilles apparaissent au troisième mois.

A la naissance, l'ectoderme prend le nom d'*épiderme*, le feuillet
superficiel du mésoderme, celui de *derme* ou *chorion cutané*.

Structure de la peau après la naissance. — Le derme est
essentiellement un organe de nutrition. Seul il contient les vaisseaux
sanguins et lymphatiques ; il alimente les cellules épidermiques,
par osmose : plus elles sont superficielles, plus elles sont indépendantes et plus elles obéissent aux lois de leur évolution propre, qui
détermine la distinction de plusieurs couches.

Le derme comprend : un squelette conjonctif — un plan vasculaire superficiel (un deuxième plan est sous-dermique) — des nerfs
— des prolongements épidermiques, glandes et follicules pileux, et
des muscles lisses, annexes des glandes sébacées.

L'épiderme est formé de plusieurs couches, que nous décrirons
plus loin.

Papilles. — Le derme et l'épiderme se pénètrent mutuellement ;
leur union se fait suivant une ligne tout à fait sinueuse ; les saillies
dermiques prennent le nom de *papilles*, les saillies épidermiques de
cônes interpapillaires. La surface de contact est ainsi augmentée :
les papilles contiennent des bouquets vasculaires et cette disposition
facilite la nutrition de l'épiderme ; elle est du reste l'effet d'une loi
embryologique : à la face profonde des muqueuses, ecto et endoder-

miques, les prolongements du mésoderme forment également de
véritables papilles (fig. 1). Les glandes aboutissent aux cônes interpapillaires; les glandes sébacées ne sont qu'une transformation de
ceux-ci; les tubes d'excrétion des glandes sudorales ne pénètrent
jamais dans les papilles, sauf à la paume des mains et à la plante des
pieds. Dans ces régions, les papilles
contiennent, outre les vaisseaux, les
corpuscules du tact de Meissner.

Le nombre des papilles est par mm.
carré de 75 à 130, de 36 seulement à la
paume des mains et à la plante des pieds
(Sappey). Leurs dimensions oscillent entre
35 et 100 μ, mais, à la face palmaire des
mains et à la face plantaire des pieds,
elles atteignent 200 μ, ainsi que dans
les petites lèvres (Kœlliker).

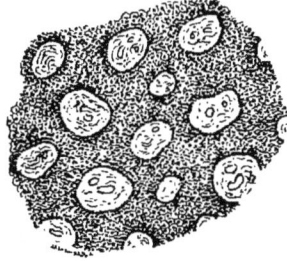

Fig. 1. — Coupe de la peau
parallèle à la surface et passant par le milieu de la hauteur des papilles (demi-schématique).

Les anatomistes décrivent des papilles
composées, à sommets multiples, formant
des séries parallèles, qui décrivent des
lignes sinueuses. On les observe uniquement sur la *face tactile* des
mains et des pieds, leur disposition régulière est en rapport évident
avec les fonctions spéciales de la peau dans ces régions.

Nous voulons dès à présent signaler un fait sur lequel nous aurons
souvent à revenir : c'est la facilité avec laquelle les papilles se modifient dans les processus pathologiques. La plus légère congestion,
l'œdème le moins marqué augmentent leur hauteur, et par suite la
longueur des cônes interpapillaires qui les séparent — mais que, sous
l'influence des mêmes causes, les papilles s'élargissent, les cônes
interpapillaires peuvent s'atrophier, devenir moins épais et disparaître
à la fin : à ce stade, on le comprend, les papilles ne se distinguent
plus les unes des autres. *L'hypertrophie exagérée des papilles peut
donc aboutir à leur disparition.*

Derme. — 1° Vaisseaux. — Les *artérioles* cutanées forment deux
plans parallèles à la surface de la peau, l'un *sous-dermique*, compris
dans le tissu lâche, adipeux, qui le sépare des tissus profonds,
l'autre *sous-papillaire.*

Les artérioles perpendiculaires au réseau profond se divisent,
assez régulièrement, et sans décrire beaucoup de sinuosités, entre les
faisceaux conjonctifs. Le réseau sous-papillaire ne comprend déjà
que peu d'artérioles, c'est-à-dire de vaisseaux à fibres lisses, et les
anastomoses sont surtout constituées par des capillaires, n'ayant
qu'une paroi endothéliale, volumineux, à mailles serrées.

Des artérioles perpendiculaires partent des branches qui vont
former des plexus autour des glomérules sudoripares, des glandes
sébacées et des follicules pileux. Ces organes ont ainsi une circula-

tion indépendante, *et on comprend que certains processus patholo-giques, d'origine sanguine, puissent les atteindre presque exclusivement.*

Lorsqu'on injecte les réseaux sanguins du derme d'une manière incomplète, on observe, à la surface, avant d'arriver à l'injection complète, la formation de taches arrondies, indépendantes les unes des autres. Par ce procédé, le professeur Renaut a mis en évidence un fait essentiel : la présence de bouquets sanguins nés des artérioles profondes, de cônes vasculaires aboutissant à de petits départements de la surface cutanée, qui n'ont, les uns avec les autres, que des communications peu importantes. C'est à ce mode de distribution qu'est due la forme arrondie de certaines lésions cutanées d'origine dermique (lésions de l'érythème polymorphe, de l'urticaire, etc.).

Les *lymphatiques* naissent au tiers de la hauteur des papilles par un cul-de-sac, ou une extrémité effilée, ou un anneau semblable à un anneau de clef (Ranvier). Ils aboutissent à un réseau sous-papillaire, dont les mailles sont mêlées à celles des réseaux vasculaires sanguins de la région. De celui-ci partent des troncs plus volumineux qui se rendent au réseau du tissu cellulo-adipeux sous-cutané.

Nous n'avons pas à insister ici sur la physiologie de la circulation cutanée, mais, des faits anatomiques se dégage une conséquence majeure, c'est son indépendance due à la rareté relative des voies de communication entre le derme et les tissus profonds. On peut observer facilement des troubles de circulation cutanée, sans troubles de la circulation viscérale et réciproquement. Les réseaux superficiels sont, dans une certaine mesure, indépendants des réseaux profonds du derme. Comme nous le verrons, celui-ci a une structure différente dans ses parties superficielles et profondes : de nombreux processus pathologiques se limitent à l'épiderme et à la région superficielle.

Grâce à la distribution des lymphatiques cutanés, les infections cutanées ne se propageront pas aisément aux parties profondes, mais, suivant les voies lymphatiques, aboutiront d'abord aux ganglions sous-cutanés, qu'il faut considérer aujourd'hui comme des relais défensifs placés sur les voies d'invasion des parasites. L'importance de cette organisation du système circulatoire apparaîtra par exemple à propos de la tuberculose et expliquera la lenteur habituelle de la généralisation tuberculeuse, lorsque la peau est le premier organe envahi.

2° Tissu conjonctif. — Le tissu fondamental du derme présente deux aspects bien différents, suivant qu'on l'étudie au-dessous du réseau sous-papillaire ou à son niveau ; d'où la distinction, admise aujourd'hui par tous les auteurs, du *corps vasculo-papillaire* et du *derme profond*. De nombreuses affections cutanées se limitent à la première de ces couches, comprenant les papilles et le réseau sanguin sous-jacent, et à l'épiderme. Kromayer, en particulier, a considéré l'épiderme et le corps vasculo-papillaire comme formant un organe spécial, ayant sa pathologie propre (*Parenchymhaut*) et distinct du derme proprement dit (*Lederhaut*).

Le derme profond est formé de volumineux faisceaux conjonctifs, dont la direction principale est parallèle à la surface. Ces faisceaux sont constitués par des fibrilles qui sont facilement isolées les unes des autres dans les inflammations profondes de la peau. Pour Renaut, elles sont maintenues entre elles à l'état sain par un ciment. Ces vaisseaux traversent cette couche sans s'y distribuer.

Dans les papilles et au niveau du plan vasculaire sous papillaire, le tissu fondamental est formé de fibres minces entrecroisées en tous sens. S'il existe un ciment qui relie les fibrilles élémentaires des faisceaux profonds, le ciment doit être peu stable dans le corps papillaire, si l'on en juge par les faits pathologiques, la facilité avec laquelle se produit l'œdème dermique dans la « Parenchymhaut », l'apparition fréquente d'un état réticulé.

Entre les faisceaux conjonctifs, on trouve des cellules fixes toujours extérieures, appliquées à leur surface (Ranvier). Ce sont des éléments aplatis, ayant d'immenses prolongements qui s'anastomosent à leurs extrémités avec ceux des cellules voisines, devenant par l'âge de plus en plus minces. Ces cellules n'adhèrent pas (Ranvier, Renaut) aux fibres connectives. Leur protoplasma est très finement granuleux. Leur noyau a un aspect caractéristique ; il est ovalaire, se colore peu, paraît presque vésiculeux ; on y distingue quelques rares filaments de chromatine, groupés en un ou deux nucléoles.

Des cellules fixes plus abondantes se trouvent autour des vaisseaux et forment le périthélium. L'atmosphère des vaisseaux est toujours lâche, ce qui permet leurs mouvements ; il y a toujours une certaine distance entre eux et les faisceaux conjonctifs.

On trouve constamment, outre les cellules conjonctives fixes, des cellules ayant des caractères différents. Les unes sont des cellules lymphatiques mobiles appartenant au type des lymphocytes, on les voit surtout auprès des vaisseaux dont elles émanent. Les autres sont sans doute des cellules lymphatiques fixées. Ce sont des Mastzellen (clasmatocytes de Ranvier). On a beaucoup discuté sur leur origine : elles sont parfois susceptibles de mobilité puisqu'on peut les trouver dans les vésicules épidermiques, par exemple celles de la miliaire (Unna). Parfois elles existent dans le sang ; on les rencontre dans les ganglions lymphatiques. Peut-être se chargent-elles, sur place, des granulations basophiles qui les caractérisent (1). Leur noyau est peu colorable et rappelle plutôt celui des cellules conjonctives que le noyau des leucocytes.

Tantôt elles ont de très longs prolongements comme les cellules

---

(1) Les granulations basophiles sont des granulations colorables par les couleurs d'aniline basiques, celles qui colorent les noyaux. Il existe des cellules à granulations acidophiles et à granulations indifférentes.

fixes, tantôt elles sont cubiques. Elles disparaissent ou augmentent de nombre dans un grand nombre de lésions cutanées.

Le nombre des cellules, éléments fixes, éléments migrateurs, est beaucoup plus considérable dans la région des papilles et le plan sous-papillaire que dans le derme profond ; mais dans toute la hauteur du derme c'est surtout autour des vaisseaux qu'elles s'accumulent.

Le tissu élastique est intimement mêlé aux faisceaux conjonctifs et affecte la même direction. Ses fibres forment, dit Renaut (1), des réseaux en se divisant en Y; leur diamètre varie de moins de 2 μ à plus de 12; leur couleur normale est jaune paille ; par l'acide osmique, à un fort grossissement, elles paraissent formées de grains ovalaires noyés dans une substance homogène. Elles résistent aux agents minéraux, tels que la potasse ou la soude, mais disparaissent dans les inflammations, sous l'influence des poisons microbiens (du Mesnil de Rochemont).

Le réseau élastique (Sederholm) est très serré à la périphérie des papilles ; il envoie quelques minces prolongements entre les cellules de la couche cylindrique de l'épiderme (2). On trouve également un réseau serré à la partie supérieure des follicules pileux, à l'embouchure des glandes sébacées, autour des corpuscules de Meissner. Du reste, le tissu des membranes basales a les mêmes réactions que le tissu élastique, qui semble former ainsi la membrane basale inter-épidermo-dermique, celle qui entoure les glandes sudoripares, sébacées et les follicules; enfin il existe un réseau sous-papillaire.

Les faisceaux élastiques proviennent partiellement des muscles lisses (Kœlliker).

On ne trouve pas dans la peau normale, chez l'adulte au moins, de gouttelettes graisseuses.

Les *muscles lisses* de la peau, décrits par Kœlliker, s'insèrent à la partie profonde des follicules pileux, et d'autre part à la partie superficielle du corps papillaire. Leur contracture détermine l'érection des follicules pileux (chair de poule). Ces muscles contiennent des fibres élastiques en grand nombre ; c'est par leur intermédiaire qu'ils s'insèrent à l'épiderme.

Épiderme. — Son épaisseur normale (Drosdorff, cité par Testut) varie de $0^{mm},05$ au-dessus des papilles à $0^{mm},15$ au niveau des cônes interpapillaires; mais, en certains points, elle atteint $0^{mm},30$ et, à la face tactile des mains et des pieds, elle a de $0^{mm},60$ à $1^{mm},50$. Sa face superficielle présente des orifices sudoripares, sébacés et pilaires, des saillies et des sillons.

Le nombre des couches épidermiques est pour la plupart des auteurs de cinq : couche basale, corps muqueux, couche granuleuse, couche transparente, couche cornée.

(1) Renaut, *Traité d'histologie pratique.*
(2) Pour Eddowes, il s'agit de filaments fibrineux et non de filaments élastiques.

Nous préférons n'en décrire que trois, la couche basale ne différant du corps muqueux que par la forme des cellules, et la couche transparente n'étant qu'une condensation de la couche cornée ; du reste elle ne se rencontre pas sur toute la surface de la peau, et n'est différenciée d'une manière parfaite qu'au niveau de la paume des mains et de la plante des pieds.

Corps muqueux, couche de Malpighi. — Forme un lit épais qui revêt les papilles et constitue les cônes interpapillaires. Cette couche est formée de cellules polyédriques, ayant, sur une coupe normale à la surface de la peau, une forme généralement hexagonale, s'aplatissant de plus en plus vers la superficie. Celles de la couche basale sont cylindriques et régulièrement juxtaposées. Il n'est pas rare, à ce niveau, d'observer la karyokinèse du noyau : cette couche forme les cellules qui remplacent les éléments plus âgés, entraînés peu à peu dans le renouvellement incessant de l'épiderme (couche génératrice).

Le noyau des cellules a des caractères généraux qu'il importe de spécifier avec exactitude. Dans les parties profondes, c'est un noyau volumineux à nucléoles très apparents ; peu à peu, lorsqu'on s'élève vers la surface, ce noyau diminue et se déforme. Par le fait de la condensation du protoplasma cellulaire, le noyau, en s'atrophiant, se sépare de la loge protoplasmique qu'il occupe ; ainsi se dessine une cavité qui peut se remplir de liquide et s'exagérer dans certains processus morbides.

Quant au protoplasma, il est légèrement granuleux autour du noyau. Le détail le plus important est la présence de filaments protoplasmiques ou pointes de Schultze, qui unissent les cellules entre elles (Ranvier) (1) et qui deviennent très apparents lorsqu'il existe un œdème intercellulaire en dehors de ces filaments ; le bord cellulaire est crénelé et s'engrène avec celui des cellules voisines.

Il faut encore insister sur la présence normale de *pigment*, peu abondant chez le blanc, très développé chez le nègre. Chez le blanc, il n'existe en quantité appréciable que dans la couche génératrice, il est très difficile de voir des granulations éparses dans les cellules des couches plus superficielles.

Le pigment de la peau est un pigment brun, dans lequel on ne peut pas déceler de fer par le sulfhydrate d'ammoniaque. Les granulations sont très fines, diffuses dans les cellules, quelquefois accumulées en calotte à leurs deux pôles.

On tend à admettre aujourd'hui (Kœlliker) que le pigment ne se forme pas dans l'épiderme, mais qu'il lui est fourni par des cellules pigmentaires qu'on trouve dans les papilles.

(1) Cette disposition anatomique est fondamentale dans le feuillet ectodermique ; elle est bien plus évidente dans le système nerveux, où, à de longues distances, des filaments protoplasmiques unissent les cellules.

Du reste on peut trouver chez le nègre, et même chez le blanc, dans les couches profondes de l'épiderme, des cellules ramifiées chargées de pigment, interposées aux cellules épithéliales. Ce sont des cellules migratrices d'origine dermique.

L'origine épidermique du pigment admise par Caspary, Jarisch, n'est pas démontrée; l'absence de fer ne permet pas de nier l'origine sanguine, admise par Virchow, Kœlliker, Unna.

Les chromatoblastes, cellules pigmentées auxquelles aboutissent des filets nerveux, qu'on observe chez certains animaux, n'existent pas chez l'homme.

Couche granuleuse, stratum granulosum (Langerhans, Unna). — Elle est formée de cellules aplaties. Le noyau tend à disparaître, il ne peut plus être coloré par toutes les méthodes usuelles. Quant au protoplasma, il contient une substance solide, formée de grains souvent angulaires accumulés principalement autour du noyau, et colorables par l'hématoxyline. C'est la *kératohyaline* de Waldeyer, Unna. Elle ne dérive pas du noyau, comme on l'a supposé (Ernst), car les réactions histochimiques ne sont pas exactement celles de la substance nucléaire. Suivant Herxheimer, le protoplasma contient un réseau en forme de rayons de miel; il est probable que les fibres protoplasmiques sont formées par ces éléments (1).

Le stratum granulosum est formé de deux ou trois rangées de cellules. Ranvier signale la présence possible de graisse dans quelques-unes.

Couche cornée. — Au-dessus, apparaît la *couche cornée*, dont la partie profonde se condense, à la paume des mains et à la plante des pieds surtout, en formant une couche homogène, la couche transparente, *stratum lucidum*.

La couche cornée, dont l'épaisseur varie beaucoup suivant les régions du corps et les individus, est constituée de lamelles superposées qui revêtent et protègent la partie vivante de l'épiderme. Elle est imprégnée de graisse, d'où sa colorabilité par l'acide osmique (Ranvier). Seule, la couche transparente, encore humide, ne réduit pas ce corps.

Le caractère essentiel des couches transparente et cornée est l'absence de noyaux. Cependant Retterer a montré qu'en traitant l'épiderme par des corps alcalins, on peut encore déceler le noyau; mais, à l'état normal, la kératine qui forme le corps cellulaire empêche la coloration. Il n'en est plus de même dans certaines lésions, que nous aurons l'occasion de signaler.

Le stratum lucidum, ou pour mieux dire, puisque la couche transparente ne se rencontre pas partout, la *couche cornée basale (basale Hornschicht* des Allemands), contient une substance qui a été signalée par Ranvier. Il s'agit de l'*éléidine*; on la colore au moyen du picro-

─────────

(1) Herxheimer, *VIe Congr. des D. D. G.*, 1898.

carminate d'ammoniaque sur des pièces fixées par l'alcool. On voit des gouttes et des plaques formant des agglomérations qui sont creusées d'espaces clairs arrondis. Il paraît probable qu'elle remplit les cellules cornées (suivant certains auteurs, elle ne se trouve qu'à leur périphérie). Ranvier a prouvé qu'il s'agit d'une matière liquide.

Pendant longtemps, l'éléidine, décrite par Ranvier, et la *kératohyaline*, décrite par Waldeyer, ont été confondues.

En réalité, il s'agit de deux substances différentes et c'est ce qu'a montré Buzzi, en distinguant la kératohyaline, colorable par l'hématoxyline, occupant la couche granuleuse, et l'éléidine non colorable par ce réactif, occupant la couche cornée basale. Viennent-elles l'une de l'autre? L'éléidine liquide se trouve à la surface des cellules cornées, elle constitue peut-être le stade initial de la kératine. La kératohyaline est solide, intercellulaire. Cependant Buzzi, Dubreuilh pensent que l'éléidine vient de la kératohyaline, ces deux substances variant simultanément dans les processus pathologiques.

La kératinisation est, non pas une fonction cutanée, mais un processus anatomique, dont nous devons dire quelques mots (1).

La couche cornée est, suivant Unna, formée de cellules tassées les unes sur les autres, unies encore par les filaments cellulaires qui existent dans le corps muqueux, et dont la présence assure la cohésion de la couche. Ces cellules sont formées de kératine; Unna, Kœlliker, Blaschko, Kromayer admettent que cette kératine ne se trouve qu'à la périphérie des cellules, leur centre est formé de protoplasma semblable à celui des cellules du corps de Malpighi, desséché plus ou moins. Le principal caractère de la kératine est de résister aux agents digestifs de l'albumine (pepsine en solution chlorhydrique, pancréatine, trypsine); elle se dissout dans l'ammoniaque.

La composition de la kératine est celle de l'albumine, mais, au lieu de 0,32 p. 100 de soufre, elle en contient 4,25 p. 100. Unna admet que l'albumine, à la périphérie des cellules cornées, fixe des produits de la lymphe qui baigne les espaces intercellulaires du corps de Malpighi, en particulier de l'acide sulfurique, des phénols et du soufre. On peut du reste transformer l'albumine en kératine par l'action du phénol et du bisulfite de soude chargé d'acide sulfureux.

La kératinisation est parfaite dès les régions les plus profondes de la couche cornée.

Les rapports de la kératine et de l'éléidine ne sont pas bien déterminés. Suivant Unna, ce sont deux substances absolument différentes.

La kératinisation se modifie dans un grand nombre de lésions cutanées.

Glandes de la peau. — A. *Glandes sébacées.* — Les glandes sébacées

(1) UNNA, Congrès de Londres, 1896.

se trouvent réparties sur toute l'étendue du tégument, à l'exception de la face palmaire des mains et de la face plantaire des pieds, de la face interne du prépuce et du sillon périglandique (Robin).

Elles résultent, et il n'est pas nécessaire des preuves embryologiques pour le constater, de l'hypertrophie des cônes interpapillaires, en largeur et en profondeur ; les cellules épithéliales subissent une évolution différente de l'évolution de l'épiderme, elles ne se kératinisent pas, mais se chargent de graisse. Du reste, comme dans le processus de kératinisation, le noyau tend à disparaître.

Résultant d'une adaptation particulière des cônes interpapillaires, les glandes sébacées sont superficielles.

Il faut ajouter à ces caractères généraux le rapport intime qu'elles affectent avec des formations pilaires. Elles ne sont indépendantes des poils que sur les petites lèvres et l'aréole du mamelon chez la femme.

Il est classique, en tenant compte des rapports des glandes sébacées avec les poils, de les diviser en trois groupes.

a. *Glandes sébacées indépendantes des poils.* — On ne les rencontre, avons-nous dit, que sur les petites lèvres et l'aréole du mamelon.

b. *Glandes des régions pourvues de poils follets.* — Ici le poil paraît l'annexe de la glande sébacée. Il s'ouvre dans l'orifice de celle-ci, à la surface de la peau, et naît près de l'épiderme ; le follicule pileux pénètre moins profondément le derme que la glande elle-même.

c. *Glandes annexes des poils.* — Ici au contraire le poil naît profondément dans la peau, la glande s'ouvre à sa surface assez près de l'épiderme et ses produits s'éliminent en suivant le trajet du poil. Souvent il existe deux glandes sébacées par poil, parfois trois ou quatre. Elles sont d'autant plus grosses que le poil est plus petit.

Au microscope, une glande sébacée comprend: *une paroi limitante*, continue avec la membrane limitante de l'épiderme et des poils ; *des cellules pariétales* du type malpighien, continues au niveau de l'orifice des glandes avec celles du corps de Malpighi ; *des cellules centrales*.

Celles-ci forment en général la plus grande partie de la glande. Du reste, entre elles et les cellules malpighiennes de la paroi, existent toutes les transitions ; on voit celles-ci s'hypertrophier, le protoplasma se cloisonner, devenir transparent, tandis que le noyau s'atrophie. Par l'acide osmique, on constate que les cellules sont complètement remplies de graisse.

Les cellules sébacées ne sont pas des cellules glandulaires au même titre que les cellules de l'épithélium sudoripare ; elles s'éliminent en totalité, après s'être complètement transformées. A la périphérie de la glande sébacée, les cellules sont en rénovation continuelle ; ce fait se révèle par la karyokinèse active.

B. *Glandes sudoripares.* — Le nombre de ces glandes est de 30 environ par 25 millimètres carrés. Ce chiffre s'élève à 106, sur la face palmaire des mains et plantaire des pieds. On peut évaluer leur nombre total à 2 000 000 environ (Sappey).

Les glandes sudoripares ne manquent que sur les régions suivantes : petites lèvres, face interne des grandes lèvres, chez la femme ; chez l'homme, sur la face externe du prépuce et le gland. Ficatier a signalé leur absence au niveau des sourcils et sur les points de la face où s'insèrent les muscles peauciers. Enfin elles sont peu nombreuses sur les paupières et la face externe du pavillon de l'oreille.

Les glandes sudoripares sont toujours profondes, leurs glomérules occupent le derme, au voisinage de l'hypoderme, ou l'hypoderme même. Ils sont plongés dans un tissu cellulaire lâche. Le volume de ces glomérules est très variable. Les plus gros sont ceux du creux de l'aisselle et de l'aréole du sein, ils atteignent 1-2 millimètres de diamètre. Les plus petits n'ont qu'un dixième de millimètre (Testut).

Les glandes sudoripares sont plus grosses et plus nombreuses dans la race nègre.

Une glande sudoripare est un long tube qui, à son origine, se pelotonne pour former un glomérule. Le canal excréteur part de celui-ci et directement, à peine incurvé, aboutit au cône interpapillaire le plus proche et le traverse pour sortir de la peau. Nous savons déjà qu'à la face palmaire des mains et plantaire des pieds, le tube excréteur aboutit à une papille. Dans ces régions, à travers l'épiderme épais, il décrit des tours de spire.

Il faut faire remarquer ici que le tube excréteur ne commence pas en réalité au pôle supérieur du glomérule, une partie (le quart environ) du tube glomérulaire a la même structure que le tube extraglomérulaire et n'offre pas d'épithélium sécréteur.

a. *Partie sécrétante du glomérule.* — Celle-ci comprend une membrane propre, qui se prolonge sur le conduit excréteur, et deux couches cellulaires.

La couche externe est formée de longues cellules, presque parallèles à l'axe du tube, mais non exactement (Renaut). Elles adhèrent à la membrane limitante par des crêtes longitudinales.

Ces cellules ont tous les caractères de fibres lisses : ce sont des cellules *myoépithéliales*. On peut les fixer, lorsqu'elles sont contractées (Renaut) ; elles assurent l'excrétion de la sueur ; par leur disposition légèrement oblique sur l'axe du tube glandulaire elles en diminuent la longueur et en même temps rétrécissent la cavité.

Les cellules de la couche interne, régulièrement accolées les unes aux autres, sont des cellules épithéliales, ce sont elles qui sécrètent la sueur. Elles ont un noyau assez peu volumineux, rapproché de leur extrémité interne, et leur protoplasma paraît strié longitudinalement, grâce à l'existence de fines granulations disposées en séries ; cette striation est analogue, dit Ranvier, à celle que Heidenhain a décrite dans les cellules des tubes contournés du rein. Entre elles on peut trouver des espaces canaliculés, tels que ceux qui existent entre les cellules glandulaires du foie et du pancréas (Ranvier). On doit à Unna la notion de l'existence normale de granulations graisseuses dans cet épithélium.

b. *Partie excrétante du glomérule. Tube excréteur.* — Sur la membrane propre du tube sudoripare on trouve encore deux assises de cellules, mais il n'y a plus ici d'éléments musculaires ; il s'agit uniquement de cellules épithéliales.

Ces cellules sont claires, celles de la rangée interne sont nettement limitées par une cuticule ; la lumière du tube excréteur est ainsi parfaitement circulaire.

Dans le trajet intra-épidermique, la membrane propre du tube sudoripare disparaît, et les cellules ont les caractères des cellules de Malpighi. On y décèle par l'hématoxyline des granulations de kératohyaline.

Cette structure de l'appareil sudoripare est constante. Dans l'aisselle, les glandes se développent : le glomérule atteint 4 millimètres de diamètre, le tube excréteur est très large.

On rencontre, dit Testut, des glandes semblables dans la région inguinocrurale, sur la face externe des grandes lèvres, sur l'aréole du mamelon, sur les portions pileuses de la face et du cou (1).

La nutrition sanguine du glomérule est assurée par un réseau capillaire serré, venu du réseau vasculaire profond du derme ; des capillaires en partent, qui se prolongent sur le tube excréteur. Mais la partie sous épidermique de celui-ci est irriguée par le réseau sanguin sous-papillaire.

Les terminaisons nerveuses sont inconnues. Cependant Coyne a constaté l'existence d'un plexus amyélinique périglomérulaire, qui aboutit à des cellules situées à la face externe de la membrane limitante.

Système pileux. — On peut distinguer cinq groupes de poils : cheveux, barbe, poils des organes génitaux et de l'aisselle, poils annexés aux organes des sens, poils de la surface cutanée générale (Testut). En dehors des cheveux et des poils annexés aux organes des sens, les poils se développent au moment de la puberté ; chez l'enfant, ils n'existent qu'à l'état rudimentaire.

Le poil est enveloppé de couches épithéliales différenciées, qui lui adhèrent jusqu'au niveau de l'abouchement des glandes sébacées, puis se continuent avec l'épiderme ; l'ensemble de ces couches prend le nom de *follicule pileux*. A leur partie profonde, les follicules sont renflés (*bulbe du poil*), et creusés d'une papille (*poils à bulbe creux*). Quelquefois le renflement existe sans papille (*poils à bulbe plein*).

Enfin le follicule est en général entouré d'une couche conjonctive

(1) Testut, *Traité d'anatomie humaine*, t. III. Paris, 1892.

condensée (*sac du follicule*), et où se ramifient les vaisseaux et les nerfs. Ranvier y distingue deux zones : l'une où les fibres sont longitudinales, parallèles à la direction du poil, l'autre où elles sont circulaires. Nous étudierons successivement le follicule et le poil.

A. *Follicule.* — 1. *Col du follicule.* — Au-dessus de l'orifice des glandes sébacées, le follicule pileux n'a plus de structure propre ; il est formé des mêmes couches que l'épiderme et se continue avec celui-ci. Entre le follicule et le poil, existe un amas plus ou moins considérable de lamelles cornées, plus ou moins riches en graisse suivant les individus.

2. *Follicule proprement dit.* — Il commence à la hauteur où s'abouchent les glandes sébacées. Sur une coupe perpendiculaire à la direc-

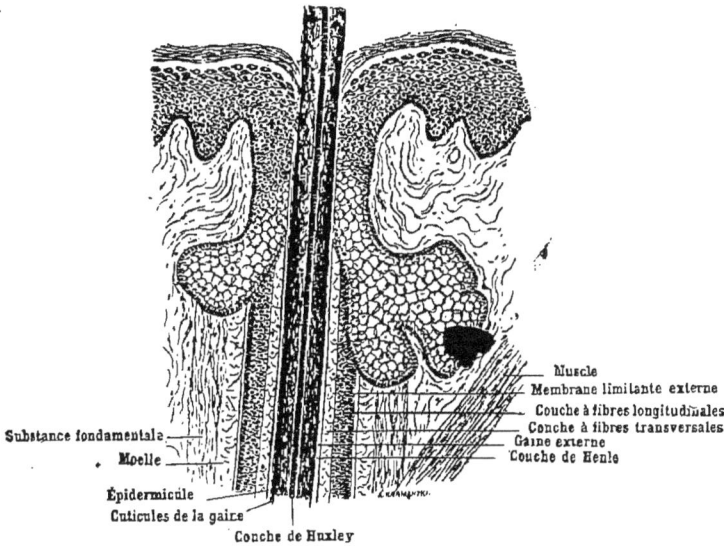

Muscle
Membrane limitante externe
Couche à fibres longitudinales
Couche à fibres transversales
Gaine externe
Couche de Henle

Substance fondamentale
Moelle

Épidermicule
Cuticules de la gaine
Couche de Huxley

Fig. 2. — Schéma de la structure du poil.

tion du poil (fig. 2), on peut distinguer les couches suivantes de dehors en dedans : *membrane limitante — couche épithéliale externe — couche épithéliale interne.*

a. *Membrane limitante.* — Ce n'est autre chose que la continuation de la membrane limitante qui sépare l'épiderme du derme et que nous avons vue se poursuivre sur les glandes sudoripares et sébacées : autour du follicule elle est particulièrement épaisse et parfois plissée.

b. *Couche épithéliale externe.* — Elle est formée de plusieurs rangées de cellules du type malpighien, qui *jamais* ne comprennent de kératohyaline. A la partie profonde, au niveau du poil, cette couche s'amincit progressivement et disparaît, tandis que se poursuit la couche que nous allons étudier maintenant pour s'implanter sur le col de la papille du poil.

c. *Couche épithéliale interne.* — Elle comprend : *la couche de Henle*, *la couche de Huxley*, *la cuticule de la gaine*.

La *couche de Henle* et la *couche de Huxley*, qui sont concentriques, comprennent chacune une rangée de cellules. Celles de la couche de Huxley envoient des prolongements minces, qui s'insinuent entre les cellules de la couche de Henle. Le noyau cellulaire est atrophié, les cellules sont claires et homogènes.

Quant à la *cuticule*, elle est formée de lamelles sans structure cellulaire, très plates, serrées les unes sur les autres; ce sont en somme des lamelles cornées.

Ranvier dit que les cellules de ces couches dans leur partie attenante à la papille sont chargées d'éléidine. Mais, comme nous l'avons vu, Ranvier confond sous ce terme l'éléidine et la kératohyaline, et la nature des granulations juxtapapillaires reste à déterminer. La kératinisation se fait de bas en haut, la zone d'éléidine de Ranvier commence et cesse plus tôt dans la couche de Henle que dans la couche de Huxley et dans celle-ci que dans la cuticule. Du reste, la kératinisation est achevée assez près de l'origine du follicule pileux.

B. *Poil.* — 1. *Bulbe pileux.* — On donne ce nom, avons-nous dit, au renflement qui se trouve à l'origine du poil, renflement creux lorsque celui-ci naît sur une papille.

A ce niveau, on trouve des cellules volumineuses, molles, qui le revêtent complètement, sauf le col, auquel s'insère la couche épithéliale interne (gaine de Henle, de Huxley et cuticule). Ces cellules sont chargées d'un *pigment* extrêmement abondant, qui fournit le pigment du poil. En outre on trouve des amas pigmentaires ramifiés intercellulaires et des grains de kératohyaline.

2. *Poil.* — Les cellules que nous venons de décrire se continuent dans l'axe du poil dont elles forment la moelle. Mais à la périphérie elles se différencient nettement, formant la substance fondamentale et l'épidermicule.

De la périphérie au centre, sur une coupe perpendiculaire à la direction du poil (fig. 2), nous trouvons : 1° l'épidermicule, 2° la substance fondamentale, 3° la moelle.

a. *Épidermicule.* — Cette couche, très mince, est formée de lamelles plates se recouvrant de bas en haut et recouvrant complètement le poil.

b. *Substance fondamentale.* — Elle constitue la plus grande partie du poil. Elle est formée par des cellules extrêmement longues, minces, tassées les unes sur les autres, complètement desséchées, et dont le noyau allongé également est rudimentaire.

Toutes ces cellules sont pigmentées, c'est la quantité du pigment qui détermine la couleur du poil.

c. *Moelle.* — Elle est formée par les cellules que nous avons décrites. Elles sont peu cohérentes, souvent elles sont séparées par des bulles d'air.

Chez le vieillard, la moelle tend à disparaître, et c'est la présence des bulles d'air qui détermine la couleur blanche du poil. Dans le poil elle ne s'élève pas jusqu'à l'extrémité du poil, formée uniquement par la substance fondamentale et l'épidermicule.

La papille du poil ne présente rien de particulier.

Telle est la structure des poils à bulbe creux.

Les poils à bulbe plein en diffèrent par leur naissance en plein follicule; celui-ci est alors dépourvu de couche épithéliale interne.

Ongles. — Les ongles sont des productions résistantes qui recouvrent à son extrémité la face dorsale des doigts et des orteils. Ils présentent deux faces et quatre bords, dont trois sont enchâssés dans la peau.

La *face libre* est horizontale ou légèrement incurvée d'arrière en avant, fortement convexe dans le sens transversal. Elle offre de nombreuses stries parallèles, longitudinales. A la base de l'ongle, au-dessus d'un repli épidermique formé par la couche cornée, on distingue une partie opaque, blanchâtre, semi-lunaire (*lunule*). L'ongle est plus ou moins transparent, suivant les sujets, dans le reste de son étendue.

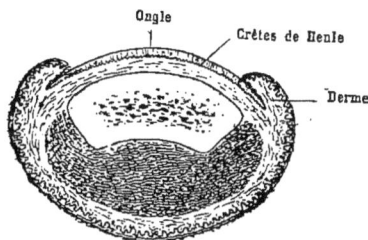

Fig. 3. — Coupe transversale de l'ongle, crêtes de Henle.

La *face profonde* adhère au derme qui forme des crêtes vasculaires, longitudinales, parallèles les unes aux autres, faciles à voir sur une coupe transversale (fig. 3).

Les *bords latéraux* sont minces, protégés par un bourrelet cutané.

Le *bord libre* est arrondi.

En arrière de la lunule, la *racine* de l'ongle pénètre profondément dans une rainure épidermique; la face superficielle de cette rainure a une structure normale; mais au-dessous de la lunule et de la racine, l'épiderme se modifie (*matrice unguéale*); c'est dans cette région, toujours épaisse, que se forme la substance de l'ongle. On y trouve des cellules du type malpighien, cylindriques au-dessus du derme, plus plates au-dessous de l'ongle.

Ces cellules ne contiennent ni kératohyaline ni éléidine, mais des granulations *solides*, de substance onychogène, se colorant en brun par le picrocarmin (Ranvier).

L'ongle lui-même comprend, de sa face dermique à sa face libre, les couches suivantes :

a) Plusieurs rangées de cellules polyédriques, analogues à celles du corps muqueux ;

b) Suivant Haynold, une couche transparente;

c) Enfin la substance unguéale proprement dite est formée de cellules plates, cohérentes, qu'on peut séparer par la potasse ou l'acide sulfurique (Ranvier), et pourvues d'un noyau.

TERMINAISONS NERVEUSES DE LA PEAU. — Ce sont les corpuscules de Pacini, les corpuscules de Meissner et les terminaisons intra-épidermiques de Langerhans.

A. *Corpuscules de Pacini* (fig. 4). — On ne les trouve pas dans

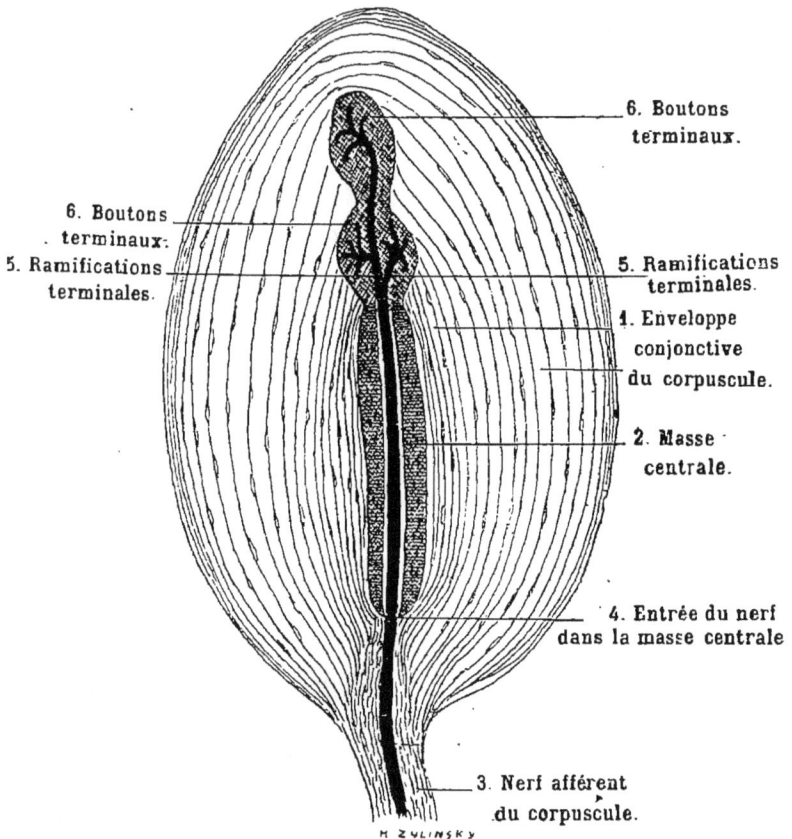

Fig. 4. — Corpuscules de Pacini.

le derme, mais dans le tissu cellulaire sous-cutané. Leur rôle, dans la sensibilité de la peau, nous oblige à les décrire.

Ils sont accolés aux nerfs de l'hypoderme, et sont abondants dans les régions qui exercent ou supportent des pressions (doigts, orteils). Rappelons qu'on les observe en dehors de l'hypoderme (nerfs articulaires et osseux, mésentère, épiploons).

Ils ont une forme ovalaire, et mesurent de 1 à 7 millimètres de longueur (Testut).

On peut distinguer trois parties dans un corpuscule de Pacini.

a) La fibre nerveuse sensitive suit l'axe du corpuscule, qu'elle pénètre par un pôle. Vers le tiers de son trajet, le cylindraxe se dépouille de sa myéline, puis, encore enveloppé de son protoplasma nerveux, traverse la masse centrale, se divise, sans atteindre le pôle opposé, en courtes ramifications, terminées chacune par un bouton.

b) La masse centrale est un tissu qui enveloppe le cylindraxe à

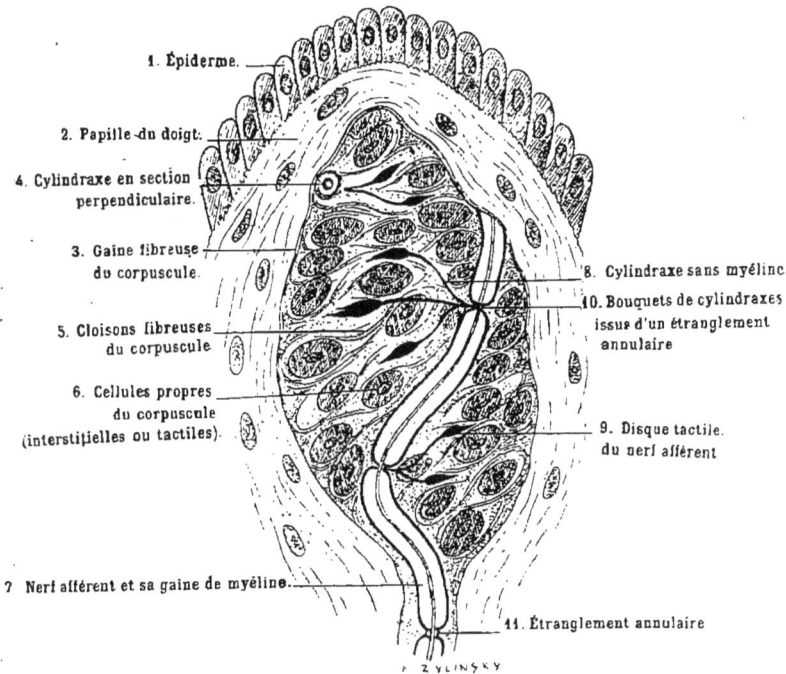

1. Épiderme.

2. Papille du doigt.

4. Cylindraxe en section perpendiculaire.

3. Gaine fibreuse du corpuscule.

5. Cloisons fibreuses du corpuscule.

6. Cellules propres du corpuscule (interstitielles ou tactiles).

7. Nerf afférent et sa gaine de myéline.

8. Cylindraxe sans myéline.

10. Bouquets de cylindraxes issus d'un étranglement annulaire.

9. Disque tactile du nerf afférent.

11. Étranglement annulaire.

Fig. 5. — Corpuscules du tact.

partir du point où il a perdu sa gaine de myéline. Elle est formée de cellules conjonctives et de fibres longitudinales (Ranvier).

c) Enfin la masse du corpuscule est formée de capsules concentriques qui proviennent du périnèvre modifié. Ce sont des fibres conjonctives, unies par un ciment, et séparées par des cellules endothéliales aplaties.

Ranvier signale l'existence de corpuscules de Pacini traversés de part en part par une fibre nerveuse, qui va se terminer dans un deuxième corpuscule.

Cet auteur a décrit des capillaires qui pénètrent entre les capsules et forment des réseaux entre celles de la surface, des anses dans la profondeur.

B. *Corpuscules de Meissner* (fig. 5). — On ne les rencontre que dans les papilles de la pulpe des doigts et des orteils. Ils y sont du reste fort nombreux.

Beaucoup plus petits que les corpuscules de Pacini (150 μ de long sur 40 de large), ils ont à peu près la même forme.

Ici le périnèvre ne s'épaissit pas ; il revêt la face externe du corpuscule et envoie des prolongements qui le cloisonnent.

La fibre nerveuse qui arrive au pôle profond du corpuscule chemine à sa surface en décrivant un ou deux tours de spire.

Au niveau des segments interannulaires de la fibre ainsi disposée, le cylindraxe envoie des ramifications qui se terminent par des renflements ovalaires en pleine substance du corpuscule.

L'organe est rempli de cellules superposées les unes aux autres, peu serrées du reste ; c'est entre elles que sont couchés les renflements terminaux. Ces cellules sont de nature conjonctive.

Il existe des corpuscules composés. Au niveau du pôle profond, la fibre nerveuse se divise en deux ou trois filets ayant conservé leur gaine de myéline. Chacun de ces filets se divise au niveau de ses segments interannulaires, comme nous l'avons indiqué plus haut. Le nombre des loges est dans ce cas simplement plus considérable.

C. *Terminaisons de Langerhans.* — Des fibres nerveuses venues des papilles s'élèvent directement, en cheminant entre les cellules du corps muqueux, sans jamais atteindre la couche granuleuse.

Elles traversent la membrane limitante, après avoir cheminé sous elle. Dans l'épiderme, elles se divisent ; leurs extrémités sont formées par de petits renflements, de plus en plus nombreux à mesure qu'elles sont plus superficielles.

Ranvier a démontré que les cellules décrites par Langerhans sur les extrémités cylindraxiles ne leur appartenaient pas, et qu'il s'agit de cellules migratrices.

Ces cellules migratrices sont normales dans l'épiderme, ce sont des lymphocytes, d'origine lymphatique (1).

II. — PHYSIOLOGIE

L'étude générale de la physiologie de la peau, en particulier celle des fonctions de sensibilité, est faite dans les traités classiques de physiologie ; nous n'étudierons ici que les points qui intéressent particulièrement la dermatologie.

Les *fonctions propres du derme* sont celles des tissus conjonctifs en général. Le derme sert essentiellement à la nutrition de l'épiderme et des glandes ; il est une des origines du réseau lymphatique. Joue-t-il

---

(1) L'existence d'une diapédèse normale dans la peau, c'est-à-dire de la migration de cellules hors des vaisseaux sanguins, admise par tous les auteurs, est discutable. On ne constate jamais, dans la peau saine, la présence en dehors des vaisseaux de globules blancs d'origine sanguine certaine, c'est-à-dire de polynucléaires ou d'éosinophiles (Leredde).

un rôle dans la formation des cellules de la lymphe, du moins de certaines? C'est là un point qui n'est pas encore élucidé.

A. **Défense cutanée.** — La peau est, au premier chef, un *organe de protection*. Exposée aux actions thermiques, lumineuses, traumatiques, chimiques, elle défend les parties profondes. Les diverses couches se protègent mutuellement; la couche cornée présente une résistance particulière à toutes les causes nocives.

La *résistance de la peau* aux traumatismes est due principalement à la structure feutrée du derme. Son indépendance des parties profondes protège celles-ci : lorsqu'un traumatisme agit obliquement sur la peau, elle glisse sur les plans hypodermiques, ce qui atténue, dans une certaine mesure, l'effet du choc.

Parmi les substances chimiques en solution, beaucoup ne déterminent aucune lésion de la peau, parce qu'elles ne la mouillent pas. La couche cornée est imbibée de substances grasses; les agents chimiques n'agissent sur la peau qu'à condition de modifier celles-ci, qui empêchent toute action sur les cellules qu'elles enrobent. A des températures plus élevées que la température ordinaire, ces substances sont modifiées : ainsi, des corps non irritants en solution dans l'eau froide, le deviennent en solution dans l'eau chaude (Leredde).

La *défense de la peau* contre les agents chimiques est surtout bien assurée là où la couche cornée atteint son maximum d'épaisseur : il suffit de comparer, à ce point de vue, l'action des corps irritants sur la face palmaire et sur la face dorsale des mains.

Les conditions de résistance de la peau aux rayons lumineux, aux rayons X, seront étudiées ultérieurement (Voy. *Érythème*). Parmi les rayons lumineux, les ultra-violets sont surtout dangereux, d'où l'action nuisible que peut exercer la lumière électrique lorsqu'elle en est très riche.

La structure de la couche cornée, accessoirement la présence de filaments intercellulaires dans le corps de Malpighi, gênent l'invasion des agents parasitaires extérieurs. On ne rencontre pas, à l'état normal, en dehors des orifices glandulaires, de microbes dans l'épaisseur de l'épiderme. On s'est demandé si les lymphocytes qu'on observe toujours, isolés et rares, dans le corps muqueux, ne sont pas destinés à détruire ceux qui s'y seraient insinués par hasard? La défense de la peau contre les microbes est due encore aux sécrétions qui couvrent sa surface; mais, là où elles séjournent, certains parasites se développent en grand nombre; ce fait explique la présence de nombreux parasites au niveau des orifices pilo-sébacés. Par contre, il n'est pas prouvé que les microbes pénètrent dans les tubes sudoripares; l'existence d'idrosadénites d'origine externe n'est pas démontrée.

B. **Absorption cutanée.** — De nombreux travaux ont été consacrés à cette question si complexe ; elle n'est pas encore résolue.

La peau absorbe journellement une très faible quantité d'oxygène et d'azote ; elle absorbe avec beaucoup plus de facilité les gaz qui ne se trouvent pas à l'état normal dans les tissus.

Parmi les substances liquides ou solides (en solution, en pommade, etc.), celles qui sont volatiles sont absorbées plus ou moins facilement suivant leur volatilité. L'iode, l'iodoforme, l'iodure d'éthyle, le salicylate de méthyle (essence de Wintergreen) sont absorbés (Linossier et Lannois).

L'absorption du mercure par la peau (onguent napolitain), niée par certains auteurs, est affirmée par Linossier et Lannois, et due, suivant eux, aux vapeurs que le mercure émet à basse température.

L'alcool, l'éther, le chloroforme pénètrent la peau, grâce aux vapeurs qu'ils émettent.

Parmi les corps non volatils, en est-il qui pénètrent la peau ? Certains auteurs répondent d'une manière négative : leur nombre est au moins extrêmement faible.

Cependant, il paraît certain que quelques graisses sont absorbées dans une certaine mesure : ainsi la lanoline. La résistance de la peau à l'absorption est surtout due à la couche cornée et celle-ci résiste surtout à la faveur de son imbibition par des substances grasses ; les graisses, tenant ou non en suspension diverses substances, ne peuvent être absorbées qu'à la condition de se mêler à celles qui existent à l'état physiologique dans les couches superficielles du tégument.

Les médicaments sous forme de savons ne sont pas absorbés par la peau.

C. **Éliminations cutanées**. — La peau normale joue un rôle considérable dans les fonctions générales d'excrétion. L'excrétion cutanée se fait grâce aux sécrétions glandulaires et à l'exfoliation épidermique, qui permet l'élimination de substances dont l'épiderme est chargé ; tels sont à l'état normal le soufre, et, surtout à l'état pathologique, diverses autres substances.

Si la peau absorbe sans difficulté les gaz, elle en élimine normalement une certaine quantité. Suivant Roehrig, la quantité d'acide carbonique éliminée journellement par la peau est de 14 grammes. Du reste, la respiration cutanée varie sous l'influence d'un nombre considérable de causes et en particulier de la température extérieure. Reiss a montré que la quantité d'acide carbonique dégagée dans l'obscurité dépasse presque du double la quantité sécrétée à la lumière du jour ou à la lumière électrique. Toute lésion de la peau diminue l'excrétion locale de l'eau et de l'acide carbonique (Reiss).

La peau élimine, grâce à la sueur, une quantité d'eau considérable.

La *sécrétion sébacée* est essentiellement une sécrétion grasse. Les cellules malpighiennes qui, à la surface de la peau, subissent l'évolution cornée, sont, dans les glandes sébacées, infiltrées d'acides butyrique, valérique, caprique (Schmidt). Peut-être ces corps sont-ils directement extraits du sang. On trouve également dans le sebum de l'oléine en abondance, de la caséine, de l'albumine et des sels, surtout des phosphates. Ces glandes concourent donc à l'excrétion de ces substances.

En outre, annexées aux poils follets et adultes, elles sécrètent des produits, surtout graisseux, nécessaires à la nutrition de ces organes ; l'un de nous a émis l'hypothèse que la chute des poils suffisait, par exemple dans la pelade, à expliquer la séborrhée (1). La quantité de matières grasses qui s'élimine à l'état normal et à l'état pathologique par la surface cutanée varie du tout au tout suivant les régions ; ce fait résulte, en toute évidence, des intéressantes recherches d'Arnozan maintes fois confirmées par l'un de nous (H.) (2). Cet auteur a mis, à cet effet, à profit les propriétés giratoires du camphre : on sait que, si l'on jette dans l'eau des parcelles de cette substance, elles subissent de vifs mouvements vibratoires qu'arrête instantanément l'immersion d'un instrument imprégné de matières grasses ; il est facile de déterminer ainsi quelles sont les parties de la surface cutanée qui excrètent de la graisse ; ce sont surtout la tête, la nuque, le dos, la région présternale, les épaules et le pubis ; les autres régions n'en contiennent pas normalement ; la transition entre les parties graisseuses et non graisseuses se fait graduellement. Dans la première enfance, on ne constate pas, par ce procédé, d'excrétion graisseuse par la peau.

La *sécrétion sudorale* est beaucoup plus complexe et a une bien plus grande importance. On en évalue la quantité quotidienne de 700 à 900 grammes ; très diminuée chez les ichtyosiques, elle est augmentée chez d'autres individus. Elle atteint physiologiquement son maximum quatre heures après le repas et varie sous l'influence de nombreuses conditions. L'exposition à la chaleur sèche peut l'accroître excessivement : elle joue alors un rôle protecteur pour l'organisme. L'hyperhémie de la peau peut la favoriser. Elle dépend également du système nerveux (*sueurs émotives*). Certaines altérations du sérum, certains poisons microbiens l'augmentent (fièvres hectiques). Ajoutons à cette liste des poisons minéraux ou organiques, qui agissent, soit sur le système vaso-moteur, soit sur le système vaso-sécréteur ; c'est ainsi que la pilocarpine, le jaborandi et la muscarine accroissent la sécrétion, tandis que l'atropine, le tellurate de soude et l'acétate de thallium la diminuent.

La sueur élimine moins de vapeur d'eau que l'urine, mais deux fois plus que les poumons. Augmentant quand la température extérieure s'élève, diminuant quand elle s'abaisse, elle contribue, plus que toute autre cause, à régulariser la température du milieu intérieur.

(1) H. HALLOPEAU, Séborrhée et pelade, *S. F. D.*, 1897.
(2) ARNOZAN, Répartition des sécrétions grasses de la peau (*Ann. de dermat.*, 1892).

Lorsque la sécrétion sudorale est accrue, pour quelque raison que ce soit, elle devient nettement alcaline. On admet, malgré Luchsinger, qu'elle est normalement acide, sauf aux régions axillaires et inguinales et chez certains individus. Cette acidité est très faible.

La *quantité* de sueur est directement proportionnelle au nombre et au volume des glandes, d'où son abondance aux aisselles, à la face tactile des mains et des pieds. L'exagération de la sécrétion sudorale détermine certains caractères propres des lésions cutanées qu'on observe dans ces régions. Elle offre, chez certains sujets, une odeur spéciale très marquée, toujours en rapport avec une hypersécrétion.

La *saveur* de la sueur est salée.

De nombreuses analyses n'ont pas, en raison des difficultés expérimentales, permis d'en établir définitivement la *composition*. Sa densité est de 1004 à 1006 ; si l'on tient compte de la quantité, on peut évaluer qu'elle élimine six fois moins de matériaux que l'urine. Le résidu solide est d'environ 10 p. 1000 ; les substances minérales en forment la moitié : ce sont des chlorures de sodium et de potassium, des phosphates et des sulfates alcalins, des phosphates terreux et des traces de fer.

La sueur contient, d'une manière constante, de l'urée qui peut s'accumuler chez les anuriques et quelques urémiques, et des acides, le formique, l'acétique, le butyrique, le propionique, le caproïque (Beaunis), ainsi que de l'azote. Unna y signale de la palmitine, de la stéarine et, à titre d'hypothèse, de la cholestérine.

Le rôle de la sueur dans l'*excrétion des graisses* est aujourd'hui prouvé (Unna). Il est établi anatomiquement par la présence de gouttelettes que révèle l'acide osmique dans les cellules du glomérule sudoripare, et par l'existence possible de graisse à la face tactile des mains et des pieds où manquent les glandes sébacées.

La sueur semble éliminer certaines substances en circulation, telles que l'arsenic, l'iode, l'iodure de potassium, l'acide arsénieux, le sublimé, l'alcool, l'éther, le camphre, le sulfate de quinine, et des acides, le benzoïque, le succinique, et le tartrique (Beaunis).

La sueur peut contenir de l'albumine. Elle est toxique (Arloing); cette toxicité augmente à la suite du travail musculaire.

II

DERMATOLOGIE GÉNÉRALE

L'étude de la pathologie générale de la peau, comme celle de toute autre partie de l'organisme, comprend les *causes morbifiques*; les *processus* qu'engendrent ces causes et les *lésions* qui en résultent, les *troubles fonctionnels* liés à ces processus; il faut y ajouter l'étude générale du *diagnostic*, du *pronostic* et du *traitement* des maladies de la peau.

I. — ÉTIOLOGIE GÉNÉRALE DES DERMATOSES

Il y a lieu de distinguer la *cause prochaine, unique* et *propre* de la dermatose, qui en provoque et souvent domine toute l'évolution, et les *causes secondes* qui peuvent intervenir ultérieurement.

La *cause prochaine* reste trop souvent peu accessible à nos recherches. C'est ainsi que diverses maladies, qui constituent très certainement des espèces et reconnaissent par conséquent une cause unique et propre, nous sont inconnues dans leur essence: nous citerons, parmi elles, le lichen de Wilson, le pityriasis rubra pilaire, le mycosis fongoïde, etc.

· D'autre part, nombre de dermatoses, ne présentent pas la condition étiologique que nous venons d'indiquer ; elles ne sont pas de cause unique et propre; elles peuvent se développer, avec des caractères très voisins et difficiles à différencier, sous des influences multiples ; elles dépendent d'un même processus mis en jeu par des causes différentes. Ces dermatoses ne constituent pas des maladies dans l'acception complète de ce mot ; on peut continuer à leur appliquer la dénomination d'*affections*, dénomination peut-être démodée aujourd'hui, car on ne la retrouve guère dans les ouvrages récents, mais digne d'être conservée et éminemment utile, puisqu'elle répond à une conception juste des faits.

On a considéré comme des affections, les eczémas, les érythèmes, les purpuras, les urticaires, les pemphigus, les hypercrinies, etc.

On doit reconnaître cependant que le nombre de ces affections, répondant à des états morbides incomplètement différenciés, a nota-

blement diminué dans ces dernières années. C'est un des grands
mérites de notre école dermatologique contemporaine d'avoir distingué, parmi les états morbides groupés sous une même dénomination, des types formant des espèces et méritant ainsi le nom de
maladies.

Les causes des dermatoses peuvent être *intrinsèques* ou *extrinsèques*.

1. — CAUSES INTRINSÈQUES

Nous aurons à considérer, d'une part, les *vices de nutrition congénitaux* ou *acquis*, d'autre part les *troubles que peuvent subir les
fonctions des différents organes*.

1° **Vices de nutrition ou de réaction**. — Il y a lieu de placer
ici, en première ligne, les *diathèses* : on appelle ainsi des modifications
du type physiologique ayant pour effet de diminuer la résistance de
l'organisme contre certaines influences morbifiques, de le prédisposer
à certaines affections et d'imprimer à ses réactions une physionomie
spéciale. On en reconnaît deux : l'*arthritisme* (englobant l'ancien
herpétisme) et la *scrofule*.

Leurs manifestations sont souvent provoquées par une influence
extrinsèque accidentelle, telle qu'une irritation ou une invasion locale
microbienne.

Les notions nouvelles qui ont étendu dans des proportions si considérables le champ des maladies infectieuses semblent avoir, par
cela même, réduit l'importance du rôle que les générations précédentes attribuaient aux diathèses. Souvent, ces états constitu-
tionnels n'agissent qu'en fournissant un terrain favorable à certains
microbes ; le fait est de toute évidence pour la scrofule : la plupart
des affections qu'on lui rapportait naguère ne sont autres que des
localisations diverses de la tuberculose. Elle ne doit pas cependant
être confondue avec elle ; elle signifie, d'une manière banale : *vulnérabilité du système lymphatique*. Cet état constitue une prédisposition incontestable et puissante à la tuberculose, mais on lui rattache
aussi des eczémas, des impétigos et même des adénopathies dont la
nature tuberculeuse ne peut être démontrée.

Il est très probable qu'une partie des dermatoses rattachées jusqu'à
ces derniers temps à l'*arthritisme* sont également liées à des invasions
microbiennes ou toxiniques, bien que la démonstration directe n'ait
pu encore en être fournie.

On réserve actuellement cette dénomination à la prédisposition
qu'offrent certains sujets à avoir des arthropathies subaiguës ou
chroniques, des migraines, de l'asthme nerveux, de la bronchorrhée,
de l'emphysème pulmonaire, de la dyspepsie, des hémorroïdes, et,
comme affections cutanées, certains eczémas, psoriasis, séborrhées
et acnés : l'un de nous (Hallopeau) a constaté que l'un des carac-

tères de cette diathèse est l'intensité avec laquelle les téguments réagissent sous l'influence des irritations dont ils sont le siège.

On ignore, jusqu'ici, quelle est la cause prochaine de cet état diathésique. Bouchard y a signalé un ralentissement de la nutrition, et Gaucher en a conclu à une auto-intoxication par les produits azotés incomplètement brûlés; quelle que soit l'importance de ce dernier facteur, il n'est pas établi qu'il suffise à expliquer la généralité des faits. Il faut tenir compte du rôle des altérations du système nerveux.

On donne le nom d'*idiosyncrasies* à des prédispositions, de nature indéterminée, en vertu desquelles il se produit, chez certains sujets, des troubles morbides de nature spéciale sous l'influence de causes ordinairement inoffensives ou qui donnent lieu d'habitude à d'autres troubles. C'est ainsi que certaines personnes ne peuvent ingérer des moules, des crustacés, des fraises ou même du vin de quinquina sans avoir de l'urticaire; que, chez d'autres, les bromures et iodures alcalins donnent lieu à des éruptions purpuriques, pustuleuses ou bulleuses; que l'antipyrine provoque des éruptions de caractères tout particuliers ou des éruptions bulleuses, etc.

La *réceptivité morbide* varie dans des limites étendues suivant les sujets.

Les privations, les mauvaises conditions hygiéniques, les excès de toute nature peuvent placer l'organisme dans des conditions où il est plus vulnérable; en modifiant le genre d'existence, ils peuvent, par cela même, modifier le terrain.

2° **Troubles des fonctions.** — Ils comptent parmi les causes les plus importantes des dermatoses.

L'*insuffisance urinaire* peut donner lieu à un prurit intense et persistant, plus rarement à du purpura ou à des érythèmes.

Le *diabète* se traduit souvent par des affections cutanées, que nous diviserons, avec Brocq, en deux catégories.

Les unes sont directement provoquées par le contact irritant de l'urine chargée de sucre sur les régions où elle séjourne et les fermentations qui s'y produisent; elles consistent en un prurit accompagné généralement, soit d'érythème, soit d'eczéma aigu ou chronique; ces altérations occupent les régions qui peuvent être en contact avec l'urine chargée de glycose, et aussi les parties voisines, particulièrement les aines et le périnée.

Les autres se développent en différentes régions de la surface cutanée : ce sont des furoncles, des anthrax ou des gangrènes qui peuvent être étendues en surface et en profondeur.

La présence de sucre en abondance dans les tissus cutanés peut expliquer ces accidents.

Les troubles des *fonctions biliaires* agissent surtout sur la peau quand ils se traduisent par de l'ictère; la matière colorante de la bile, en s'infiltrant dans le derme, donne lieu à un prurit intense et, par suite, à une éruption de prurigo (1), qui peuvent persister jusqu'au jour où le cours de la bile vient à se rétablir. D'autre part, les altérations profondes de la sécrétion biliaire peuvent entraîner la production d'hémorragies cutanées multiples.

Les troubles des *fonctions digestives* et les *vices d'alimentation* entrent pour une large part dans la production des dermatoses.

Les fermentations anormales de l'estomac peuvent se traduire par la production d'eczéma, de prurigo, d'urticaire, d'acné et d'autres altérations cutanées (2).

La genèse microbienne qui donne lieu à la production de l'eczéma séborrhéique paraît reconnaître pour condition prochaine l'élimination de matières grasses en quantité ou de qualité anormales.

Les altérations des *capsules surrénales* peuvent donner lieu à la mélanodermie.

Les *troubles cardiaques* n'agissent guère sur la nutrition de la peau que par l'obstacle qu'ils peuvent apporter à la circulation veineuse, car il est douteux que son tissu puisse devenir le siège d'infarctus par embolies; ils peuvent amener la production d'érythèmes ou de purpuras.

Les *altérations du sang* jouent un rôle considérable dans un grand nombre de dermatoses. La leucémie, la lymphadénie s'accompagnent souvent de prurit. Le mycosis fongoïde est une forme de lymphadénie (Ranvier, Debove, Leredde et Weil). La dermatite de Dühring, le pemphigus végétant, le pemphigus foliacé s'associent à des altérations sanguines, qui, suivant l'un de nous (Leredde), y sont la cause efficiente des lésions cutanées.

Les *troubles de l'innervation* sont des causes fréquentes de dermatoses. L'action des nerfs sur la nutrition et la peau a été mise récemment en évidence par des expériences de Gaule : cet auteur a pu provoquer, chez les grenouilles, par leur lésion, des phénomènes d'hyperplasie cutanée, caractérisés par une multiplication des couches cellulaires de l'épiderme, et des phénomènes d'hypoplasie consistant en une atrophie avec dépigmentation en îlots. Ce n'est donc pas hypothétiquement que l'on attribue aux nerfs une action directe sur la nutrition de la peau. Ils peuvent l'influencer également par l'intermédiaire des vaisseaux (Cl. Bernard), et déterminer ainsi des altérations des plus variées (3).

On doit admettre, en premier lieu, l'existence de dermatoses d'*origine psychique* : il en est ainsi des diverses formes de stigmates que l'on a vus, chez des hallucinés, se produire en diverses régions de la

---

(1) Ce mot est pris ici dans le sens générique que lui ont attribué Willan et Bateman.

(2) A. ROBIN et LEREDDE, *Acad. de méd.*, 1899.

(3) LEREDDE, Le rôle du système nerveux dans les dermatoses. Mém. inédit.

surface cutanée, mais plus particulièrement aux extrémités : ce sont, soit de simples érythèmes, soit des lésions plus profondes, telles que des éruptions bulleuses ; des phénomènes analogues pourraient être produits *par suggestion*.

Les *encéphalopathies* peuvent entraîner des lésions passives de la peau consécutivement à l'anesthésie et à la paralysie qui empêchent les malades de soustraire à des compressions trop prolongées certaines parties du corps : ces lésions sont lentes à se produire.

Les altérations à début brusque des parties du cerveau que traverse le tractus moteur peuvent également donner lieu à des lésions trophiques dont le développement est si rapide qu'elles supposent nécessairement un trouble tropho-névrotique : on doit à Samuel et à Charcot d'avoir mis ces faits en lumière.

Ces deux ordres de lésions cutanées, passives et actives, peuvent également s'observer dans les affections de la *moelle* et des *troncs nerveux*.

Parmi les lésions actives liées aux altérations des *ganglions* et *nerfs périphériques*, il faut citer des érythèmes, des éruptions papuleuses, vésiculeuses, bulleuses ou pustuleuses, des atrophies, des hémorragies, des dyschromies, des gangrènes (Déjerine, Lenoir, Schwimmer).

Dans le syndrome décrit par Maurice Raynaud sous le nom d'*asphyxie locale des extrémités*, les altérations sont subordonnées aux troubles de l'innervation vaso-motrice : elles consistent en une décoloration de la peau, accompagnée d'anesthésie, de sensations pénibles, et parfois d'éruptions bulleuses, d'ulcérations et de gangrènes siégeant le plus souvent aux extrémités digitales. Ces lésions peuvent aussi intéresser le lobule du nez et la conque de l'oreille.

La sclérodermie, suivant la plupart des auteurs, reconnaît pour cause prochaine un trouble de l'innervation.

Brocq et Jacquet font également jouer à ces troubles un rôle prédominant dans la genèse de la maladie décrite par Vidal sous le nom de *lichen simple et chronique*.

Dans le *prurigo de Hebra*, les troubles de l'innervation sensitive entraînent secondairement, par le grattage, des lésions persistantes de la peau : il est très probable que les extrémités des nerfs de la peau y sont excitées par des toxines autochtones.

Les troubles trophiques de la peau peuvent être encore d'*origine réflexe* : l'un de nous (1) a vu, chez un arthritique, la vésication intense d'une des régions mamelonnaires déterminer, quelques jours après, une pustulation dans la région symétrique ; de même, il a vu (2) une gangrène du genou causée par la galvanisation amener, peu de temps après, une altération semblable dans la partie symétrique de l'autre membre.

---

(1) Hallopeau et Neumann, Contribution à l'étude des inflammations réflexes (*Soc. de biologie*, 1878).
(2) Hallopeau, *Soc. de biologie*, 1880, p. 271.

L'un de nous (1) a rapporté également à une modification nutritive d'origine réflexe les localisations des gommes syphilitiques dans des régions exactement semblables des deux moitiés du corps.

Nous mentionnerons enfin, comme troubles réflexes, la roséole et la sudation axillaire qui se produisent, chez certains sujets, lorsqu'on les découvre, ainsi que la rougeur de la pommette chez les pneumoniques.

Kromayer admet qu'une irritation locale des nerfs cutanés par une action morbide peut provoquer à distance une exagération dans l'excitabilité de la peau, d'où la propagation possible d'hyperémies ou d'inflammations eczémateuses.

La *menstruation* peut être la cause d'éruptions cutanées, particulièrement d'acné mentonnière.

Dans la *grossesse*, on a signalé des éruptions vésiculeuses ou bulleuses, d'origine très probablement toxique : nous citerons l'*herpès gestationis*, variété de dermatite herpétiforme (Leredde). La maladie qui a été décrite par Hebra sous le nom d'*impétigo herpétiforme* et que l'un de nous a dénommée *infection purulente tégumentaire malignes* (2), a été d'abord observée exclusivement chez les femmes enceintes.

Les troubles des *fonctions de la peau* engendrent diverses éruptions.

Nous avons indiqué déjà quelle est l'influence exercée par les troubles de son innervation vasculaire ou trophique.

Il nous reste à nous occuper des altérations que peuvent présenter les *fonctions de ses glandes* et à en indiquer le rôle pathogénique. Elles ne sont encore qu'incomplètement étudiées.

L'*hypersécrétion des glandes sébacées*, dont nous avons indiqué précédemment le mode probable de production, donne lieu à des éruptions d'aspect très divers. Elle paraît être (3), concurremment avec une augmentation de l'excrétion graisseuse par les glandes sudoripares et des invasions microbiennes auxquelles elle fournit un terrain favorable, la cause prochaine de l'eczéma séborrhéique et peut-être aussi des éruptions psoriasiques, avec lesquelles il coïncide fréquemment ; l'un de nous a admis que la même hypersécrétion, et sans doute aussi une altération du produit excrété, donnent lieu, également avec le concours d'invasions microbiennes, à diverses formes d'acné (4) ; il lui a également attribué un rôle dans la pathogénie du pityriasis rubra pilaris (5).

Le trouble que cette hypersécrétion sébacée entraîne dans la nutrition des poils est considéré comme la cause la plus habituelle de l'alopécie.

Les *hypersécrétions sudorales* peuvent survenir sous l'influence de la chaleur et des troubles de l'innervation sécrétoire. Ces hypersécrétions sont souvent localisées.

(1) HALLOPEAU, Gommes symétriques des régions épitrochléennes et S. F. D., p. 354, 1892.
(2) *Id.*, *Acad. de médecine*, 4 octobre 1898.
(3) *Id.*, De l'eczéma séborrhéique (*Sem. méd.*, 1895).
(4) *Id.*, Des acnés (*Sem. méd.*, 1896).
(5) *Id.*, *Ann. de dermat.*, 1889.

Elles sont une cause fréquente d'éruptions, qui peuvent offrir les caractères de miliaire, de sudamina, d'érythèmes, d'eczémas ou de dysidroses; elles peuvent jouer un rôle partiel dans la production de l'eczéma séborrhéique.

Les altérations des glandes sudoripares paraissent enfin exercer une influence prédominante dans la genèse des *hyperkératoses* congénitales palmaires et plantaires (Besnier-Hallopeau).

2. — CAUSES EXTRINSÈQUES

Elles peuvent être *physiques*, *mécaniques*, *chimiques* ou *animées*.

1° **Causes physiques**. — Il suffira de mentionner la *chaleur*, le *froid*, l'*électricité*, la *lumière* et particulièrement les *rayons X*; chacun de ces agents peut donner lieu à des érythèmes, ainsi qu'à des éruptions vésiculeuses et bulleuses et à de la gangrène.

Le *simple contact de l'air extérieur*, sans que l'on puisse déterminer par quel mécanisme, exerce sur la peau, comme l'a montré Jacquet, une action excitante, qui suffit, dans certaines maladies, telles que l'urticaire, à en provoquer les manifestations, et qui, chaque fois que la surface cutanée est irritée ou excoriée, en aggrave très notablement les altérations.

2° **Causes mécaniques**. — Il faut compter avant tout comme telles les *traumatismes*; c'est ainsi que les marches prolongées, les trop rudes travaux manuels, l'équitation, la vélocipédie avec un siège mal adapté à l'individu, l'usage de chaussures mal faites, en un mot toutes les violences extérieures, peuvent donner lieu à des phlegmasies cutanées; il en est de même des *contacts anormaux* qui se produisent chez les sujets obèses, au niveau des plis cutanés; ceux-ci n'agissent qu'indirectement en mettant en jeu des hypersécrétions dont les produits s'accumulent et se chargent de microbes. La *compression prolongée* peut donner lieu soit directement à une anémie locale qui peut aboutir au sphacèle, soit indirectement à la stase veineuse et aux diverses altérations cutanées qui peuvent en résulter.

3° **Causes chimiques**. — Elles peuvent agir *directement* sur la partie avec laquelle se trouve en contact la substance morbifique, ou *indirectement*, après ingestion.

L'*action locale directe* consiste, suivant les cas, en la production d'érythèmes, de vésications, de pustules, de bulles ou d'escarres plus ou moins profondes.

Les acides et les alcalis minéraux et végétaux, et aussi les toxines d'origine microbienne ou organique, peuvent exercer une action locale phlogogène.

Les altérations ne restent pas nécessairement limitées aux parties directement intéressées; elles peuvent s'étendre à distance : le fait est de toute évidence pour les éruptions que provoquent l'huile de croton et la teinture d'arnica.

Celles qui se produisent *après l'ingestion d'agents chimiques* peuvent se manifester sous la forme d'éruptions multiples, telles que des érythèmes, des papules, des pustules, des bulles et des escarres.

Les caractères de ces éruptions varient le plus habituellement avec l'agent qui les a produites : c'est ainsi, comme l'a bien montré Brocq, que les éruptions engendrées par l'antipyrine présentent souvent des caractères qui permettent de les différencier des autres éruptions médicamenteuses. Il en est de même, le plus souvent, des éruptions iodiques et bromiques.

4° **Causes animées.** — Les parasites peuvent être de nature *animale* ou *végétale*.

1. **Parasites animaux.** — Ils peuvent siéger dans les vêtements, à la surface de la peau, dans l'épiderme ou dans le derme.

Dans les vêtements, on trouve surtout les *pediculi corporis* ; les *pediculi capitis* et *pubis* habitent plutôt les poils, cependant ces derniers adhèrent fortement à l'épiderme ; ils paraissent agir surtout par l'intermédiaire d'une substance chimique qui produit, comme l'a montré Duguet, les taches bleues caractéristiques. Les *puces chiques*, les *larves du ver de Cayor* et de certaines *œstrides*, ainsi que les *rougets*, les *carapates* et l'*acarus scabiei*, pénètrent profondément sous l'épiderme et donnent lieu ainsi à des phénomènes variés de réaction.

Il en est de même pour les *tiques*, qui s'introduisent plus profondément dans la peau, pour la *filaire dragonneau*, qui donne lieu à des tumeurs et à des vésicules, pour la *filaria sanguinis hominis* dont l'embryon pénètre dans les vaisseaux sanguins et les lymphatiques cutanés et y détermine les lésions de l'éléphantiasis des Arabes.

Les *sporozoaires*, appelés *coccidies*, ont été considérés, par Darier, comme les causes prochaines de la dermatose à laquelle on a donné le nom de cet auteur et peut-être aussi de la *maladie de Paget* : cette manière de voir est abandonnée aujourd'hui.

2. **Parasites végétaux.** — Parmi les végétaux, deux grandes classes sont à distinguer, celle des champignons et celle des bactéries.

A. CHAMPIGNONS. — Diverses variétés d'*achorion*, de *trichophyton* et de *microsporon* sont les causes prochaines des diverses espèces de teignes et d'éruptions concomitantes du tégument ; sont également pathogènes pour le tégument externe les champignons de la *piedra de Colombia*, du *fongus de l'Inde*, des *karatés*, et les *actinomyces* ; comme les autres parasites, ils agissent surtout, sans doute, par leurs toxines.

B. MICROBES PATHOGÈNES. — a. *Mode de pénétration.* — Les microbes qui donnent lieu à des altérations cutanées peuvent provenir du sol, de l'air extérieur, de l'eau, être introduits par inoculation et fournis, soit par le sujet lui-même, soit par un autre sujet, ou enfin provenir d'une infection primitivement localisée dans une autre partie de l'organisme.

Nous citerons, parmi ceux qui proviennent du sol, le *vibrion septique*, qui donne lieu à la gangrène gazeuse, et la bactérie charbonneuse.

Les microbes *pyogènes, staphylocoques* et *streptocoques*, peuvent être transmis par l'air ambiant : il en est de même des *bacilles de la tuberculose* émanant de crachats desséchés qui pénètrent dans les fosses nasales; c'est là une des causes du lupus.

Divers agents pathogènes peuvent vivre plus ou moins longtemps dans l'eau; on conçoit que ce véhicule puisse exceptionnellement infecter ainsi la peau.

Parmi les agents provenant de sujets infectés, il faut mentionner les *bacilles de la tuberculose, de la lèpre,* ainsi que l'*agent générateur de la syphilis.*

Il existe enfin constamment, dans la peau, des agents infectieux qui, d'ordinaire à peu près inoffensifs, peuvent se multiplier et devenir pathogènes, lorsque, l'état du sujet venant à se modifier, ses tissus leur offrent un terrain favorable : il en est ainsi, par exemple, des microbes pyogènes et de ceux de la séborrhée.

Les microbes peuvent pénétrer dans le tégument externe *directement* ou *provenir de foyers profonds* et être amenés dans la peau par la circulation.

Pour pénétrer directement dans la peau, les microbes doivent franchir la barrière que leur oppose l'épiderme; certains d'entre eux n'y parviennent que dans le cas où cette membrane présente une solution de continuité; d'autres semblent pouvoir s'introduire entre les cellules épidermiques à l'aide de frottements : il en est ainsi de celui de la syphilis, car autrement on ne s'expliquerait pas la fréquence des chancres extragénitaux; il en est de même pour ceux de l'impétigo contagiosa, de l'ecthyma et du furoncle.

Si les téguments sont le siège d'une solution de continuité constituant une porte d'entrée, le contact d'instruments, de linges ou autres objets contaminés peut les infecter.

Les microbes qui proviennent du sujet lui-même émanent, soit du sang, soit de foyers viscéraux ou osseux, soit des téguments internes, soit des ganglions lymphatiques; il peut en être ainsi pour la *tuberculose,* qui intéresse d'habitude en premier lieu le parenchyme pulmonaire ou les fosses nasales; pour les *fièvres éruptives,* dont le lieu d'incubation reste indéterminé, mais dont les agents infectieux se multiplient dans le sang avant d'envahir le tégument ; pour la *diphtérie,* qui intéresse généralement la muqueuse gutturale avant de se greffer sur les solutions de continuité de la peau.

b. *Localisations et généralisations.* — Introduits sous la peau, les microbes se nourrissent, se multiplient, respirent, émettent des produits de désassimilation et engendrent des toxines; celles-ci exercent sur les éléments cellulaires, en particulier les leucocytes, des phénomènes d'attraction ou de répulsion classés sous le nom de *chimiotaxis.*

L'action attractive s'exerce à distance et détermine l'issue des leu-cocytes contenus dans les vaisseaux. Les leucocytes vivants, attirés, entrent en lutte avec les microbes et les englobent (*phagocytisme*) : l'infection peut ainsi rester locale et s'arrêter sur place. Quand la chimiotaxis est négative, les microbes se multiplient librement, il n'y a pas de diapédèse, et, si l'action bactéricide des humeurs (Bou-chard n'intervient pas d'autre-part, l'infection se produit.

Les microbes vivants, une fois englobés, sont souvent détruits grâce aux sécrétions cellulaires, et par une sorte de digestion ; cependant ils peuvent rester vivants et même se multiplier dans la cellule : c'est ce qu'on observe dans la tuberculose, la lèpre, le rhinosclérome.

Outre l'influence directe qu'exercent les agents pathogènes sur les cellules vivantes, il faut, d'après Bouchard et Luciot, tenir compte, dans la pathogénie de l'inflammation, des actions vaso-motrices qui sont dues à l'irritation produite par les toxines microbiennes sur les extrémités des nerfs vasculaires, et qui déterminent, par voie réflexe, des phénomènes de vaso-dilatation.

Les microbes peuvent rester localisés, et cette localisation peut être unique : c'est ainsi qu'un chancre simple peut demeurer isolé. Plus souvent, il se produit des auto-inoculations, et ces localisations, tout en restant limitées, se multiplient : il en est ainsi pour les chancres simples, les verrues, les végétations vénériennes, les pustules d'ecthyma, les folliculites suppuratives, les furoncles, les acro-derma-tites continues suppuratives, l'infection purulente tégumentaire, etc.

D'autres fois, les localisations secondaires résultent du transport des microbes par les lymphatiques en d'autres parties de la surface cutanée : c'est ainsi que l'on peut voir une inoculation tuberculeuse de l'une des extrémités digitales, celle que provoque par exemple la piqûre anatomique provenant d'un sujet tuberculeux, devenir le point de départ d'une lymphangite gommeuse ascendante ; de même, le bacille de Ducrey peut être transporté d'un chancre simple dans les ganglions lymphatiques correspondants.

Secondairement, par infection lymphatique et sanguine, toute la surface tégumentaire ou la plus grande partie de son étendue peuvent se trouver envahies ; il en est ainsi dans les fièvres éruptives, la syphilis, l'infection purulente tégumentaire maligne, le farcin, la lèpre.

On peut observer aussi des *infections secondaires* de la peau : une maladie infectieuse en fait un milieu de culture favorable au déve-loppement d'autres microbes pathogènes : c'est ainsi que, dans le déclin de la fièvre typhoïde ou d'une fièvre éruptive, particulière-ment de la rougeole, on peut voir survenir des inoculations de microbes générateurs de suppurations, d'érysipèles ou de gangrènes : on voit, de même, la vaccine se compliquer d'éruptions infectieuses et des microbes pyogènes modifier l'aspect et l'évolution de syphilides et de léprides.

L'infection primitive détermine des altérations anatomiques et chimiques; le tégument devient ainsi un milieu de culture favorable à des inoculations secondaires par des hôtes en général inoffensifs.

C. TOXINES GÉNÉRATRICES DE DERMATOSES. — Dans les pages qui précèdent, nous avons dû maintes fois mentionner les toxines comme les intermédiaires par lesquels s'exerce l'action de divers agents pathogènes; en raison de leur importance, nous devons y revenir dans une étude d'ensemble (1).

L'introduction de la notion des toxines dans l'interprétation des phénomènes morbides doit être considérée pour la dermatologie comme un progrès aussi fécond en conséquences doctrinales et pratiques que la découverte par l'histologie des unités cellulaires et que celle des microbes. On peut dire qu'elle constitue une véritable révolution, car elle a modifié de fond en comble l'interprétation de la plupart des phénomènes morbides.

Nous entendons par toxines *toutes les substances morbifiques produites par des êtres vivants*. La condition essentielle de leur production est l'activité cellulaire; à chaque activité cellulaire appartient la genèse de produits qui lui sont propres et peuvent rester incorporés à l'élément anatomique, s'accumuler dans le tissu ambiant, pénétrer dans la circulation lymphatique ou sanguine, s'éliminer primitivement ou secondairement, avec les produits de sécrétion : d'où l'apparition possible de phénomènes morbides, au point de vue qui nous occupe, soit dans un territoire limité du tégument externe, soit en diverses parties de sa surface, soit dans sa totalité. Ils peuvent se développer chez le sujet générateur des toxines ou chez d'autres êtres vivants, auxquels est transmis le produit nocif.

Le champ des toxines ainsi conçues est des plus vastes, puisqu'il comprend, non seulement tous les venins ou poisons, mais aussi tous les produits de sécrétion et de désassimilation des organismes vivants et des parasites qui s'y multiplient; bien plus, les tissus et surtout les liquides normaux de chaque espèce vivante peuvent devenir nocifs pour d'autres espèces.

A. Gautier, en étudiant ces produits au point de vue de la chimie et de la biologie, est arrivé à les grouper en trois grandes classes : les *leucomaïnes*, les *ptomaïnes* et les *toxines proprement dites*.

Il faut tenir grand compte, dans l'interprétation pathogénétique des toxines, non seulement de la nature de l'agent, mais aussi du terrain que lui offre le sujet affecté en raison de sa constitution, de son âge et des conditions dans lesquelles il se trouve au moment où il est exposé à l'action nocive. Le chimiotaxisme (Voy. p. 31) entre pour une part prépondérante dans leur mode d'action.

Les toxines peuvent être exogènes, endogènes, ou d'origine mixte.

(1) HALLOPEAU, *Sur les toxines en dermatologie (XIIe Congrès international de médecine. Moscóu, 19 août 1897).*

A. *Toxines exogènes.* — Ce sont les venins, les poisons, les liquides et les tissus d'autres espèces animales.

Leur action s'exerce, soit au niveau de la porte d'entrée, sous la forme d'érythèmes, de vésications, de suppurations, d'urticaires, de purpuras, plus rarement de gangrènes, parfois de dyschromies, telles que celles qui caractérisent l'action des *pediculi pubis*, et de sensations anormales, le plus souvent prurigineuses ou cuisantes. Elle peut se traduire à distance ou se généraliser à toute la surface cutanée.

Certaines de ces toxines, par exemple celles qu'engendrent divers mollusques, n'agissent qu'après avoir été introduites dans les voies digestives; les champignons des teignes agissent surtout, suivant l'un de nous (H.), par l'intermédiaire de toxines.

B. *Toxines endogènes.* — Elles peuvent provenir de troubles dans le fonctionnement cellulaire ou de la résorption de produits de sécrétion normaux ou altérés.

Les produits de fonctionnement cellulaire peuvent devenir nocifs, soit par leur quantité exagérée, soit par leur altération sous l'influence, tantôt d'une prédisposition héréditaire ou acquise, tantôt d'une altération passagère ou durable du milieu interne que constituent les humeurs : cette altération peut être elle-même d'origine extérieure, accidentelle ou provoquée par un trouble dans telle ou telle autre fonction de l'organisme.

Parmi ces produits d'origine viscérale, qui peuvent donner lieu à des altérations cutanées, on doit mentionner la thyroïdine et les substances qui s'accumulent lorsque le corps thyroïde est détruit, ainsi que les substances anormales qu'engendre la ponte menstruelle.

Parmi les produits de sécrétion dont la surabondance, l'altération ou l'élimination insuffisante sont causes d'intoxication, il faut citer surtout la bile, le glucose et les matériaux des sécrétions urinaire et sudorale. Pour Tommasoli, les auto-toxines ont même une influence sur la genèse des hyperkératoses.

C. *Toxines d'origine mixte.* — Celles qu'engendrent les microbes introduits dans l'organisme doivent être considérées comme telles, car, si l'agent qui les produit vient directement ou indirectement du dehors, il les engendre à l'aide des éléments qu'il trouve dans les cellules ou les liquides de l'organisme. Le fait est de toute évidence pour les fermentations des voies digestives, envahies incessamment par de nombreuses colonies microbiennes qui y sécrètent des toxines aux dépens, soit des aliments, soit des produits de sécrétion. L'organisme est protégé contre elles, surtout par le foie (Roger). La bouche est le siège fréquent de résorptions infectieuses : ce peut être une cause d'altérations cutanées dans les pyrexies. La résorption des produits toxiques élaborés dans l'estomac dilaté est cause d'acné, d'eczéma et d'urticaire.

Bouchard et Charrin ont montré que les toxines engendrées par les microbes ont la même action pathogénétique que ces microbes eux-mêmes. L'action des toxines microbiennes peut rester limitée au voisinage immédiat de leur foyer générateur ; il en est ainsi dans les tuberculoses localisées, le chancre simple, les acnés, les folliculites pustuleuses et le furoncle. D'autres peuvent se répandre excentriquement : il en est de même pour la tuberculine, quand elle donne lieu à la production de lichen scrofulosorum autour de foyers lupiques (1). Certains microbes, après s'être d'abord localisés, produisent ensuite des phénomènes d'infection qui peuvent eux-mêmes rester localisés ou se généraliser ; si l'on ne retrouve pas dans ces manifestations secondaires le microbe pathogène, c'est qu'elles sont dues à la résorption de toxines : il en est ainsi dans la diphtérie où l'on voit apparaître des éruptions semblables à celles que produisent les injections de sérum ; dans la blennorragie, dont les toxines pourraient provoquer des éruptions érythémateuses et même des élevures cornées ; dans le choléra et dans les infections à streptocoques et à pneumocoques.

Le mode d'action de certaines toxines peut être très divers : celles de la tuberculose, par exemple, peuvent provoquer des lésions limitées autour des foyers microbiens, et sans doute agir à distance, et déterminer les éruptions que l'un de nous (H.) a dénommées « *toxituberculides* », telles sont le lichen scrofulosorum (H.), la tuberculide acnée forme nécrotique, les folliculites pustuleuses disséminées ou agminées, les tuberculides papulo-érythémateuses, etc. Sans doute d'autres éruptions cutanées telles que les pemphigus et les dermatites exfoliatrices peuvent reconnaître la même pathogénie.

Les toxines jouent un rôle prépondérant dans la genèse des dermatoses ; il appartiendra à l'avenir de déterminer la constitution chimique exacte de chacune d'elles.

II. — PROCESSUS MORBIDES CUTANÉS

Sous le nom de *processus* (1), on désigne les *troubles déterminés directement ou indirectement par les causes morbifiques dans l'évolution des actes nutritifs.*

Dans la peau, comme dans les autres organes, les modes de réaction contre les causes morbifiques sont en nombre restreint, et présentent, dans les différentes conditions où ils se produisent, des caractères communs ; ce sont ces caractères que nous devons étudier ici, dans ce qu'ils ont de spécial à la peau. Nous renvoyons, pour l'étude générale de ces processus, au *Traité élémentaire de pathologie générale* publié par l'un de nous (2).

(1) HALLOPEAU, *Congrès de Londres*, 1896.
(2) HALLOPEAU, *Traité élémentaire de pathologie générale*, 5° édition, 1898.

I. — HYPÉRÉMIE.

L'*hypérémie* est dite *active* ou *passive*, suivant qu'elle est produite par l'affluence d'une trop grande quantité de sang ou par un obstacle à l'écoulement avec stase du sang veineux. Ces deux formes, différant essentiellement par leurs causes et leurs caractères, doivent être étudiées séparément.

1. — Hypérémie active.

Elle est liée, soit à une *paralysie des vaso-constricteurs*, soit à une *excitation des vaso-dilatateurs*, soit peut-être aussi à une *action directe sur les fibres lisses de la paroi*.

Les troubles de l'innervation vaso-constrictive peuvent être d'origine *centrale* ou *périphérique*, et liés à une lésion directe des éléments nerveux ou à l'altération d'un organe qui leur est uni par des connexions physiologiques.

Les lésions de l'*encéphale* donnent lieu, en particulier lorsqu'elles intéressent le tractus moteur, à une paralysie vaso-motrice que révèlent la rougeur et la turgescence des téguments dans les parties paralysées.

La paralysie vaso-motrice de la peau s'observe, de même, très souvent, dans les affections de la *moelle*, quand elles intéressent ses parties motrices.

Les affections des *nerfs périphériques* peuvent donner lieu au même symptôme, soit en produisant directement la paralysie des cordons nerveux, soit en agissant à distance sur leurs origines.

Les lésions traumatiques du sympathique au cou, et les tumeurs qui le compriment, produisent la congestion de la moitié correspondante de la tête et du cou, avec rougeur des conjonctives et larmoiement (Cf. les expériences de Cl. Bernard sur le grand sympathique).

Les congestions dues à l'excitation des nerfs vaso-dilatateurs sont le plus ordinairement de nature réflexe. Nous citerons particulièrement la congestion émotive de la face et du front (roséole pudique, rougeur de la colère), la rougeur de la pommette dans la pneumonie, les poussées provoquées du côté des téguments de la face par l'éruption des dents, l'injection de la face et de la conjonctive dans les névralgies du trijumeau, les érythèmes que l'on observe dans d'autres névralgies, les congestions que peut provoquer l'action du froid et aussi celle d'une chaleur excessive, et les troubles de même nature liés à la dyspepsie. Dans l'*érythromélalgie*, les pieds ou les mains prennent en quelques instants une coloration d'un rouge foncé, assez souvent disposée en taches ; la température locale s'élève de plusieurs degrés; les téguments se tuméfient; les malades éprouvent une pénible sensation de douleur, qu'augmentent les applications chaudes et que calment le froid et la situation horizontale : il s'agit là, pour l'un de nous (H.), d'une névrose vaso-dilatatrice; elle peut occuper d'autres parties, telles que le nez ou l'oreille ; elle est ordinairement symétrique.

On observe également, chez les hystériques, des congestions actives des téguments. Il faut sans doute rapporter à une origine nerveuse les taches signalées par Straus (1) dans les parties où se font sentir les douleurs fulgurantes de l'ataxie.

Un certain nombre d'agents médicamenteux comptent, parmi leurs effets, une fluxion plus ou moins vive du côté de la peau : tels sont particulièrement la belladone, le copahu, l'antipyrine et le mercure ; ces effets peuvent être attribués, tantôt à l'irritation produite par le médicament au moment de son élimination (hydrargyrie), tantôt à une action directe sur l'innervation vasculaire. Elle pourrait, croit-on, se transmettre par voie réflexe à des parties symétriques ou même éloignées du tégument : Kromayer a vu l'application d'une solution phéniquée sur l'un des bras y déterminer une éruption vésiculeuse suivie d'un érythème dans la partie symétrique de l'autre bras.

Les hypérémies qui constituent les exanthèmes paraissent dues à l'excitation du tégument par l'agent morbifique ou les toxines qu'il engendre : il s'agit encore là de congestions actives liées à l'excitation des vaso-dilatateurs.

On peut attribuer également à une action réflexe sur les vaso-dilatateurs les congestions cutanées qui se manifestent chez certaines femmes à l'époque des règles. Le développement des inflammations réflexes de la peau suppose une congestion de même nature.

Les topiques irritants, tels que la cantharide, la farine de moutarde, l'ammoniaque, etc., produisent la congestion active des téguments ; il en est de même des frictions pratiquées énergiquement avec la main, un gant ou une substance irritante, de l'hyperthermie, de la lumière solaire ou électrique (particulièrement des rayons ultra-violets).

Il suffit de tracer légèrement un trait sur la peau avec le bord de l'ongle (2) pour provoquer des troubles vaso-moteurs : on voit se produire, d'abord, une trainée blanche, qui s'efface presque immédiatement; puis, peu à peu, le sujet éprouve une sensation de constriction dans les points excités, les vaisseaux s'effacent de nouveau et il apparaît une ligne blanche qui persiste pendant quelques minutes ; elle est due à un spasme vasculaire. Si l'ongle a

(1) Straus, *Des ecchymoses tabétiques à la suite des douleurs fulgurantes* (*Arch. de neurologie*, 1881).
(2) Marey, *Mémoire sur la contractilité vasculaire* (*Ann. des sciences naturelles*, 1858).

porté avec plus de force, c'est une ligne rouge qui se produit de suite, et, sur chacun de ses côtés, on voit paraître une ligne blanche (1). Ces phénomènes durent environ une minute. On admet généralement qu'ils sont liés à des troubles réflexes de l'innervation vaso-motrice ; il paraît difficile de concevoir que l'excitation transmise aux centres d'innervation se réfléchisse exclusivement sur les nerfs qui animent les parois des artérioles dans les points sur lesquels elle a porté primitivement ; on peut admettre avec plus de vraisemblance qu'il s'agit là de troubles liés directement à l'excitation de ces nerfs eux-mêmes.

On sait depuis longtemps que les parties complètement soustraites aux actions nerveuses sont susceptibles de se congestionner activement : des fragments de peau transplantés par autoplastie peuvent s'enflammer avant de recouvrer leur sensibilité (Dieffenbach) ; Earl a vu rougir, sous l'action de la chaleur, des membres dont tous les nerfs avaient été sectionnés ; on est certain, en pareil cas, qu'il ne s'agit pas de troubles réflexes se produisant par l'intermédiaire de la moelle ; mais on ne peut savoir s'ils ne sont pas dus à l'intervention de *centres ganglionnaires d'arrêt périphériques*. L'hypothèse d'une *action directe* sur les parois est plus vraisemblable, d'après von Recklinghausen, dans les cas où l'on voit se produire, sans impression douloureuse, une hyperémie strictement localisée aux parties qui ont été excitées ; la chaleur, par exemple, a pour effet, quand elle est modérée, de paralyser les muscles ; on peut donc rapporter à une paralysie des muscles vasculaires l'érythème produit par la chaleur solaire ; nous ferons observer cependant que cette affection s'accompagne de douleurs qui indiquent une excitation nerveuse, et que, par conséquent, l'hypothèse d'une action réflexe sur les vaso-dilatateurs peut être soutenue aussi bien que la précédente.

L'hyperémie qui survient dans les moments qui suivent la cessation d'une compression de longue durée peut être, plutôt que les précédentes, rapportée à une action directe sur les parois capillaires : ainsi, quand le cours du sang a été pendant un certain temps suspendu ou entravé dans une partie, les parois des vaisseaux s'y laissent distendre plus qu'à l'état normal, au moment où il se rétablit, et il se produit une congestion secondaire.

La congestion active se traduit objectivement par la turgescence et la coloration rouge des parties ; on y distingue un plus grand nombre de vaisseaux ; les artérioles y sont dilatées ; le sang y coule avec plus de rapidité qu'à l'état normal, et il en résulte qu'il s'altère moins ; ses fonctions ne s'accomplissant qu'imparfaitement, il peut conserver jusque dans les veines de la région sa coloration rutilante ; si la congestion est intense, l'augmentation de tension produite par

(1) VULPIAN, *Leçons sur l'appareil vaso-moteur*, t. II.

la contraction cardiaque se propage dans les mêmes vaisseaux, donnant lieu aussi à une variété de *pouls veineux*. On peut constater, dans ces conditions, une augmentation de la température des parties affectées.

Dans le cas d'hypérémie, la pression exercée sur les tissus et leur état de tension s'accroissent, les éléments se trouvent comprimés, et il peut en résulter des troubles fonctionnels tels que des sensations pénibles de cuisson.

Si l'hypérémie est passagère, elle disparaît sans laisser de traces : si elle est, au contraire, de quelque durée, elle peut donner lieu à du gonflement et à l'extravasation de sérosité dans les tissus. Elle coïncide avec une exagération de sécrétion qui résulte d'un trouble concomitant de l'innervation glandulaire. Elle peut s'accompagner d'hémorragies : on sait qu'il n'est pas rare de les voir compliquer les éruptions exanthématiques.

Les congestions actives sont généralement remarquables par leur mobilité; elles se produisent, se déplacent et disparaissent souvent avec une étonnante rapidité.

2. — Hypérémie passive.

Elle est provoquée par toutes les causes qui font obstacle à la circulation en retour et augmentent la tension dans le système veineux, produisant, par cela même, une stase dans les capillaires, et par celles qui diminuent l'afflux de sang par les artères et abaissent ainsi la tension ; on voit de la sorte l'hypérémie passive faire suite à l'hypérémie active.

L'hypérémie passive peut être purement locale, comme dans les cas où une veine est comprimée par une tumeur ou un bandage, rétrécie par une inflammation, ou obstruée par un caillot.

Tout le système veineux, au contraire, est intéressé lorsqu'il existe une lésion cardiaque non compensée, mais les hypérémies cutanées se manifestent alors surtout aux extrémités et à la face.

La production des congestions passives est favorisée par l'atonie des parois veineuses, et, d'une manière générale, par toutes les affections qui troublent profondément la nutrition.

L'action de la pesanteur concourt à la production ou à l'entretien de ces congestions passives.

Il faut tenir compte également des influences vaso-motrices.

Les téguments qui sont le siège d'une congestion passive sont tuméfiés et souvent œdématiés ; les phénomènes de nutrition et d'hématose interstitielle s'y accomplissent avec peu d'énergie ; le sang s'y charge d'une quantité surabondante d'acide carbonique et présente une coloration plus foncée qu'à l'état normal : il en résulte que les parties sont d'un rouge sombre et bleuâtre qui contraste avec le ton rouge clair de l'hypérémie active : dans celles où les capillaires ne sont recouverts que par une couche mince et transparente de tissu, par exemple aux lèvres, aux oreilles, au nez et aux ongles, la couleur bleuâtre devient très prononcée et prend le nom de *cyanose*. Leur température est généralement abaissée, et, si elles sont exposées à un traumatisme, elles résistent moins que les tissus sains.

Parmi les conséquences habituelles de l'hypérémie passive, nous avons cité la transsudation d'une quantité plus ou moins considérable de sérosité à travers les parois des capillaires et des veines. Ce liquide s'infiltre dans le tissu cellulaire; il diffère du plasma du sang, notamment par la proportion beaucoup moindre d'albumine qu'il renferme. On y voit souvent des globules sanguins, rouges et blancs.

Lorsque l'hypérémie passive dure longtemps, elle détermine des lésions plus ou moins profondes dans les parties qui en sont le siège : c'est de l'œdème; ce sont, parfois, des hémorragies favorisées par des altérations que le trouble de la circulation fait subir aux parois artérielles; ce sont des atrophies qui semblent résulter, soit de la compression que produisent les veinules et les capillaires distendus, soit du trouble que l'insuffisance des échanges apporte dans la nutrition; d'autres fois, ce sont, au contraire, des tuméfactions liées aux dilatations vasculaires; ce sont enfin parfois des altérations de nature irritative. On peut observer une véritable sclérose de la peau des membres œdématiés chez les sujets qui résistent longtemps à une affection cardiaque; la peau est indurée et quelquefois assez épaisse pour que son aspect rappelle celui de l'éléphantiasis.

II. — INFLAMMATION (1)

Ce processus est le plus important de tous, car il représente le mode de réaction et de défense le plus habituel des tissus contre les diverses irritations auxquels ils se trouvent soumis, et plus particulièrement contre les substances nocives autochtones ou hétérochtones qui tendent à l'envahir.

Dans la peau, comme dans les autres organes, *tous les éléments des tissus prennent part à l'inflammation*; les *phénomènes primitifs et essentiels du processus* sont : la *dilatation vasculaire*, l'*afflux des leucocytes*, l'*exsudation de ces éléments et du plasma à travers les parois des vaisseaux*, la *destruction par phagocytose et par l'action du plasma des substances nocives*, l'*élimination par les leucocytes des éléments altérés* et consécutivement la *régénération des tissus par la fixation des jeunes cellules*.

Ces phénomènes rendent facilement compte des troubles fonc-

(1) V. Letulle, *De l'inflammation*. Paris, 1893.

tionnels par lesquels se traduit le processus et qui le caractérisaient aux yeux des anciens : *rubor, calor, tumor, dolor*.

L'affluence du sang dans les vaisseaux dilatés produit l'injection et la *rubéfaction* des parties, si elles sont superficielles. Cette rougeur, d'abord vive et franche, devient ensuite plus sombre ; c'est qu'à l'hyperémie active pure succède l'hyperémie passive ; lorsqu'il y a stase, il peut se produire une alternance des deux colorations.

L'affluence du sang élève la *température locale*, qui dépasse constamment de quelques dixièmes de degré celle des parties similaires ; l'excès de chaleur constaté dans les parties enflammées par rapport aux parties voisines et aux parties similaires ne prouve pas que les combustions y soient plus actives ; il s'explique suffisamment par l'afflux plus abondant du sang et la mise en équilibre de la température locale avec la température générale ; c'est par la même raison qu'on le voit se produire avec une intensité plus grande dans les parties dont les vaso-constricteurs sont paralysés par la section du sympathique ; il cesse dans l'inflammation quand la couleur devient sombre.

La *tuméfaction* des parties enflammées est la conséquence naturelle de l'afflux sanguin et de l'exsudation.

Il faut admettre, pour expliquer la *douleur*, une altération des extrémités nerveuses.

La compression par les vaisseaux dilatés et par l'exsudation ne suffit pas à nous rendre compte de ces symptômes, la tuméfaction seule est appréciable dans les cas d'inflammation chronique et profonde du derme.

L'inflammation peut être *aiguë* ou *chronique* ; nous étudierons successivement ces deux formes du processus dans les diverses parties constituantes de la peau.

1. — Inflammation aiguë.

Comme le sang, dont il émane en partie, l'exsudat est composé d'éléments figurés et d'une partie liquide. Les éléments figurés sont, comme nous l'avons vu, des globules blancs, des cellules fixes et assez souvent des globules rouges.

Les cellules lymphatiques sont de nature diverse. On décrit quatre variétés de leucocytes sanguins (1). Les plus nombreux sont ceux que l'on désigne sous le nom de *polynucléaires* ; en réalité leur noyau est unique, il paraît en voie de multiplication avancée et il est formé de plusieurs portions réunies par des filaments d'une extrême finesse ; les formes de ces noyaux composés sont légèrement variables. Ces cellules contiennent des granulations *neutrophiles* qui ne se colo-

---

(1) Metschnikoff, *Leçons sur la physiologie comparée de l'inflammation*, 1893.

rent que par un mélange des couleurs acides avec des couleurs basiques. D'autres leucocytes sont formés d'un noyau rond et d'une très petite quantité de protoplasma; on les appelle *lymphocytes*; ils proviennent peut être uniquement des ganglions lymphatiques. Des leucocytes plus volumineux n'ont également qu'un seul noyau, tantôt rond ou ovale, tantôt réniforme : ce sont les *mononucléaires* de Metschnikoff. Enfin, les leucocytes *éosinophiles* d'Ehrlich, munis d'un noyau lobé, renferment des granulations qui ne se colorent que par les couleurs acides et en particulier l'*éosine*. Ces cellules éosi-nophiles ont, dans ces dernières années, acquis un intérêt anato-mique et sémiologique que l'un de nous (H.) a cherché à mettre en évidence (1).

Le plasma exsudé est plus riche en albumine que le liquide qui transsude par simple stase ; il contient, en quantité variable, de la substance fibrinogène, qui, sous l'influence de la substance fibrino-plastique provenant des leucocytes et des globules rouges, donne lieu à la formation de fibrine : celle-ci se présente au microscope sous la forme d'un réseau constitué par des filaments plus ou moins épais, ou d'une masse finement granulée, dans lesquels sont incorporés des éléments cellulaires ; le liquide contient, en outre, de l'albumine, des sels et souvent du mucus.

Les caractères de l'exsudat varient suivant les proportions dans lesquelles s'y trouvent ces divers éléments, et suivant qu'ils y existent seuls ou mélangés à d'autres produits. Ces différences sont liées à la *nature de la cause* traumatique, chimique ou parasitaire qui a pro-voqué le processus. L'action de cette dernière cause est tellement puissante que l'on peut souvent reconnaître, d'après les caractères macroscopiques et histologiques des produits, quelle est la nature de la maladie.

Les exsudats sont formés simplement de sérum, ou contiennent, en outre de la fibrine, des globules blancs et rouges des cellules fixes. Limités au derme, ils déterminent la formation de papules. Ces élevures sont fermes, consistantes, acuminées ou planes. Mais l'épi-derme peut être envahi ; il en résulte la formation de vésicules, de bulles, de pustules.

Ces termes n'ont qu'une valeur clinique, car les *vésicules* et les bulles contiennent en général des globules blancs; on réserve ce nom à des cavités claires, et le nom de *pustules* à des cavités non transparentes. Celles-ci contiennent beaucoup plus de leucocytes que celles-là ; ces leucocytes sont, en totalité ou en partie, des globules de pus, chargés souvent de graisse, à noyau fréquemment altéré.

---

(1) A l'état normal, on en compte à peine 1 pour 50 dans le sang. Cette propor-tion augmente considérablement dans la maladie de Duhring. L'éosinophilie a été observée par l'un de nous (H.) dans la forme de leucémie cutanée qui a été décrite par Kaposi; elle a été constatée aussi dans la lèpre, dans la vaccine, etc.

Vésicules. — Bulles. — Les vésicules du stratum granulosum ont pour revêtement la couche cornée et pour base la couche épineuse.

On peut voir, dans l'eczéma aigu (Unna) et la dysidrose, les cavités se former ainsi sous la couche cornée.

Les vésicules *intracellulaires* sont plus rares qu'on ne le pensait autrefois. Elles se forment à la suite de l'altération cavitaire, décrite par Leloir et Renaut. On sait que, à l'état normal, les noyaux des cellules malpighiennes sont entourés d'espaces clairs : que ces espaces s'emplissent de liquide, le noyau sera refoulé, et d'autre part, le protoplasma disparaîtra progressivement. — Les vésicules monocellulaires ainsi formées se fondent les unes dans les autres, mais la vésicule qui en résulte est, au moins à son origine, nettement multiloculaire ; elle est cloisonnée par des tractus d'origine cellulaire, et entourée, à sa période d'état, d'éléments qui offrent les premiers degrés de l'altération cavitaire.

Dans l'eczéma chronique, la plupart des vésicules sont formées consécutivement à l'*altération spongoïde* (Unna), toutes les fentes interépithéliales sont dilatées, une distension excessive se produit sur un point, et la vésicule est constituée.

Parfois, la formation *intercellulaire* des vésicules s'accompagne de l'aplatissement des cellules limitantes, la vésicule prend une forme exactement sphérique, les cellules pariétales se kératinisent, et on observe de dedans en dehors des lamelles cornées, des cellules granuleuses et des cellules épineuses. Ce type s'observe dans la maladie de Duhring (Unna, Leredde).

Dans le zona, les vésicules se forment également entre les cellules du corps muqueux, mais celles-ci se détachent les unes des autres.

Parmi les *bulles*, il en est qui résultent simplement du développement des vésicules et qui ne sont histologiquement que des vésicules géantes. En général les bulles ont des caractères histologiques qui leur sont propres. L'histologie permet d'en distinguer deux variétés : les *bulles sous-cornées* et les *bulles sous-épidermiques*.

Les *bulles sous-épidermiques* se développent à la limite du derme et de l'épiderme qui s'écartent l'un de l'autre ; les cônes interpapillaires s'effacent. Lorsque le liquide est évacué ou s'est résorbé, toute trace de la bulle disparaît, soit que certaines cellules de la couche basale soient restées adhérentes au derme, soit que l'épiderme se soude à nouveau, soit que le bourgeonnement épithélial se reproduise sur les bords.

Les *bulles superficielles* (ou *phlyctènes*) se forment à la hauteur de la couche granuleuse, entre la couche cornée basale et le corps muqueux. Lorsque la couche cornée est résistante, elles peuvent s'étaler sur de larges surfaces (plante des pieds, paume des mains).

On les observe dans l'érysipèle (Renaut), à la suite d'actions traumatiques externes, physiques (brûlures) ou chimiques (vésicatoires).

Elles existent dans la dermatite de Duhring ; mais, dans cette affection, on trouve également des bulles sous-épidermiques.

Le contenu des vésicules et des bulles sera étudié en détail à propos de chacune des affections où on les observe. Le liquide est du sérum sanguin, plus ou moins modifié, souvent chargé de fibrine, qui peut se coaguler en masse.

Présque toujours il contient des éléments figurés ; dans le zona, ce sont des cellules épithéliales très altérées à noyaux multiples ; dans la miliaire sudorale, on y trouve des mastzellen. — En général, les formations cavitaires séreuses contiennent des globules blancs.

Ces globules blancs sont des globules blancs vivants, et déjà Renaut avait constaté que ceux qui sont contenus dans les bulles de pemphigus (dermatite herpétiforme sans doute) peuvent pousser des pseudopodes. Toutes les variétés de leucocytes énumérées précédemment peuvent y être observées.

On n'est pas bien fixé sur le rôle que jouent les globules blancs, tels que les mononucléaires et les lymphocytes, qui sont plus spécialement des cellules lymphatiques, dans le contenu des vésicules et des bulles (1).

Le rôle des éosinophiles a été beaucoup plus étudié et est des plus intéressants. On les rencontre en grand nombre dans les formations cavitaires de la maladie de Duhring, d'une manière constante (Leredde), ainsi que dans celles du pemphigus végétant, au moins dans le type que l'un de nous (H.) a dénommé *maladie de Neumann*. Dans d'autres affections vésiculeuses ou bulleuses, elles peuvent s'observer, mais en moindre nombre et sans régularité, semble-t-il, d'après les recherches publiées jusqu'ici.

- Bettmann a fait, récemment, des recherches intéressantes sur la présence des éosinophiles dans les bulles dues à l'application du vésicatoire (2). Quand on examine ces bulles dès qu'elles apparaissent, on trouve toujours ces cellules en nombre appréciable (4-25 p. 100). Plus tard, elles ont disparu, remplacées par des polynucléaires. Peut-être en est-il de même dans le zona, car Bettmann a trouvé de nombreux éosinophiles dans une vésicule qui venait d'apparaître, alors que dans les vésicules adultes on n'en trouve pas.

Dans les vésicules et les bulles adultes, on trouve, en général, des polynucléaires, dont le nombre augmente graduellement avec l'ancienneté des cavités. Simultanément, le contenu se trouble, et peu à peu les vésicules passent à l'état de pustules, les bulles à l'état de phlyctènes purulentes.

Cette invasion des polynucléaires paraît être due, quand elle est tardive, à l'infection secondaire, d'origine superficielle. Lorsque les

(1) V. Leredde et Bezançon, *Presse médicale*, novembre 1898.
(2) Bettmann, *Ueber das Verhalten der eosinophilen Zellen in Hautblasen* (*Münch. med. Woch.*, 1898).

vésicules ou les bulles se sont développées sur la peau saine, on observe habituellement, à cette période, une légère aréole inflammatoire, les globules blancs des cavités sont transformés en globules de pus et le contenu est louche.

On peu empêcher la suppuration de certaines bulles par l'application d'un verre de montre aseptique, après asepsie de la surface, au moment où elles apparaissent (Triboulet). Des bulles non recouvertes, au contraire, se troublent et contiennent des staphylocoques.

Au point de vue clinique, il résulte de cette infection secondaire qu'il est souvent difficile de distinguer une vésicule d'une pustule, car on trouve toutes les transitions entre l'une et l'autre. Il est essentiel de s'adresser toujours aux lésions les plus récentes et les plus petites, et, quelquefois, on pourra constater que des affections considérées comme pustuleuses sont à vrai dire des affections vésiculeuses.

Exsudat purulent : pustules, soulèvements purulents. — Cet exsudat, caractérisé par la présence, dans le liquide entraîné, de nombreux leucocytes, se présente sous la forme, soit de *pustules*, lésions saillantes, arrondies ou acuminées, apparaissant sur une base souvent hypérémiée, soit, dans des cas exceptionnels, de *soulèvements très superficiels* miliaires ou étalés, en nappes ou en traînées curvilignes qui peuvent prendre les formes les plus variées (Voy. l'article : *Infection purulente tégumentaire*).

Dans les cas où la lésion est primitivement pustuleuse, dès que la formation cavitaire apparaît à la surface de la peau, elle est remplie de leucocytes : il en est ainsi en particulier pour les inflammations des follicules pilo-sébacés.

Les globules blancs qu'on observe dans les pustules sont essentiellement des polynucléaires, c'est-à-dire ces éléments qu'on trouve dans toutes les suppurations aiguës. Ces polynucléaires contiennent souvent des granulations graisseuses. Mais, dans toute pustule en activité, à côté des polynucléaires aussi altérés, on en trouve de normaux.

Simultanément, on trouve, dans le derme, des lésions de diapédèse : c'est-à-dire des polynucléaires émigrés des vaisseaux, en nombre variable, qui s'infiltrent à travers les fentes du corps muqueux pour pénétrer jusqu'à la pustule, où ils vont jouer un rôle phagocytaire.

Les pustules, véritables abcès intraépidermiques, tendent à s'étendre par destruction progressive des parois. Elles se développent latéralement en dissociant les cellules du corps muqueux qui dégénèrent et tombent dans la cavité ; elles gagnent en profondeur et peuvent s'accompagner d'une destruction de tout l'épiderme sous-jacent, et même des parties superficielles du derme. En effet, les agents pyogéniques déterminent la nécrose des éléments des tissus ; si on les étudie histologiquement, on reconnaît qu'ils n'absorbent plus les matières colorantes, ils se dissocient ; on peut voir ainsi se former, au centre du foyer dermique, un amas de débris cellulaires, de granulations graisseuses isolées ou agglomérées, provenant surtout de la dégénérescence des leucocytes et de fibres élastiques. Ces destructions dermiques amènent la formation de cicatrices plus ou moins déprimées.

Le liquide exsudé dans les pustules ne s'y coagule pas; on explique ce fait par l'action dissolvante que l'agent pyogène exercerait sur le fibrinogène, l'empêchant ainsi de donner lieu à la production de la fibrine coagulable.

Souvent les pustules, même superficielles, ne s'ouvrent que tardivement, ou même ne s'ouvrent pas spontanément. La couche cornée a des propriétés de résistance spéciales, qui, dans le cas particulier que nous examinons, sont nuisibles. Elle reste indemne ou même réagit en s'épaississant; parfois, elle n'a pas cédé alors que la progression de la pustule s'est arrêtée.

Le pus se présente sous des aspects divers suivant qu'il est pur ou altéré par telle ou telle substance étrangère, et que sa sérosité est plus ou moins abondante.

On dit qu'il est *louable, pur, de bonne nature*, quand il est épais, crémeux, sans odeur fétide, d'une saveur douceâtre.

Le pus *putride* est plus fluide, d'une couleur sale, mélangée de vert et de brun et d'une odeur fétide, due à la présence de sulfhydrate d'ammoniaque et de corps gras volatils; sa réaction est franchement alcaline. C'est le pus du staphylocoque.

Sa coloration devient brunâtre quand la migration cellulaire a porté sur les globules rouges en même temps que sur les blancs; dans certains cas, le pus prend une couleur bleue due à la présence de la pyocyanine, matière colorante produite par le *Bacillus pyocyanus.*

Les produits de sécrétion de la peau enflammée peuvent exceptionnellement se coaguler; l'exsudat est dit alors *pseudo-membraneux*; nous l'appelons, en France, *diphtéritique* s'il se développe sous l'influence de la maladie infectieuse à laquelle on applique cette dénomination. Les fausses membranes sont formées surtout de leucocytes, de fibrine coagulée et d'une substance hyaline qui en constitue au début la partie principale; cette substance est en rapport étroit avec les cellules épidermiques qui prennent un aspect vitreux et brillant, deviennent anguleuses, se ramifient et se détruisent en partie en se confondant avec elle. L'exsudat pseudo-membraneux peut se faire seulement à la surface de la membrane ou s'infiltrer simultanément dans les interstices de son tissu; dans ce dernier cas, il en produit souvent la nécrose partielle; l'épiderme est alors détruit ou profondément altéré.

Localisations des dermites aiguës. — La peau est un organe complexe dont chaque élément peut être altéré isolément. Nous avons à distinguer ainsi des inflammations aiguës du *derme vasculo-papillaire*, du *derme proprement dit* et des *glandes.*

L'inflammation du *derme vasculo-papillaire* a généralement pour effet un allongement et une tuméfaction plus ou moins considérables des papilles; le corps muqueux qui ne paraît former avec le précédent, comme l'a bien montré Kromayer, qu'un seul et même organe, subit des altérations multiples. Le *derme proprement dit*, privé de vaisseaux, si ce n'est aux régions plantaires et palmaires, n'est qu'exceptionnellement, et seulement par propagation, le siège d'inflammations aiguës qui s'accompagnent de nécroses plus ou moins étendues (furoncle). Le *tissu cellulaire sous-cutané* peut devenir le siège de suppurations, par suite de la pénétration de microbes pyogènes multipliés dans un foyer de dermite aiguë. Les glandes *sébacées* et *sudoripares* peuvent être isolément le siège de lésions inflammatoires; souvent les contacts irritants subis par le tégument externe ont surtout pour effet une phlegmasie folliculaire : il en est ainsi particulièrement pour divers topiques tels que l'huile de cade, la chrysarobine, l'onguent mercuriel ainsi que pour la trichophytie et la staphylococcie. Ces phlegmasies sont le plus souvent et d'emblée suppuratives. L'*idrosadénite* peut également exister seule ; c'est surtout aux régions palmaires et plantaires, ainsi que dans les creux axillaires, que le phénomène est manifeste.

Lésions secondaires. — Squames. — Croûtes. — Ulcérations. — Les lésions élémentaires inflammatoires que nous venons de décrire ont nécessairement une évolution.

Le contenu des vésicules peut se résorber : la partie liquide est alors reprise directement par les vaisseaux ; les éléments figurés subissent la dégénérescence graisseuse et se dissocient en fines granulations que les globules blancs peuvent s'incorporer ; les parois de la cavité se trouvent alors en contact, et la lésion peut guérir sans laisser de traces.

Le plus souvent, cependant, le feuillet épidermique soulevé s'altère dans sa nutrition, il prend spontanément, ou sous l'influence du grattage, une teinte blanchâtre, puis il se détache sous forme de *squames.*

Souvent aussi le revêtement de la vésicule s'ouvre ou se détruit, soit spontanément, soit sous l'influence du grattage, et laisse ainsi une surface rouge et suintante ; c'est le corps papillaire, recouvert seulement du petit nombre de couches cellulaires que nous avons vues former la base de l'élément. Quand toutes les vésicules subissent cette altération, la région atteinte forme une nappe rouge, excoriée et suintante ; la quantité de sérosité ainsi sécrétée peut être considérable ; elle empèse le linge ; bientôt elle se concrète en *croûtes* plus ou moins épaisses.

Les pustules présentent des transformations très analogues. Si elles restent closes, leur contenu se dessèche et finit par former un magma graisseux qu'infiltrent parfois des sels calcaires ; plus souvent elles s'ouvrent et le pus se concrète en croûtes épaisses ; celles-ci tombent pour se reproduire de nouveau jusqu'à guérison. Les productions successives de croûtes peuvent amener la formation de saillies épaisses, stratifiées, conchylioïdiennes.

Nous avons vu que la phlegmasie du derme peut en amener la *gangrène*.

Le corps vasculo-papillaire peut être simultanément le siège d'altérations profondes ; ses faisceaux conjonctifs se dissocient, le protoplasma de ses cellules se charge de granulations, leur noyau devient de plus en plus difficile à colorer ; elles peuvent se dissocier.

Il en est de même parfois des fibres élastiques.

Cette destruction de tissus a pour conséquence la formation d'*ulcérations*, plus ou moins profondes, qui ultérieurement se cicatrisent, après qu'il s'est produit une membrane de bourgeons charnus qu'envahit de dehors en dedans la prolifération épidermique ; la *régénération* se fait par prolifération cellulaire ; les éléments restés vivants dans le corps muqueux se multiplient ; les couches cornées peuvent augmenter d'épaisseur.

Une active prolifération cellulaire se fait également dans le derme papillo-vasculaire ; on distingue, dans ses éléments, des phénomènes de karyokinèse ; les capillaires s'y multiplient par bourgeonnement des vaisseaux préexistants ; dans certains cas, cette prolifération dermo-papillaire ne constitue pas seulement le retour à l'*integrum*, il peut se développer des *saillies végétantes*; parfois très volumineuses; leur durée est généralement peu considérable, et on les voit s'affaisser au bout de quelques semaines (forme suppurative de la maladie de Neumann).

Au lieu de saillies végétantes, il peut se développer une *hypertrophie* totale, passagère ou durable, du tissu vasculaire (éléphantiasis), d'autres fois, au contraire, les parties qui ont été atteintes d'inflammation suppurative deviennent le siège d'atrophies ou de *cicatrices indélébiles*.

2. — Inflammation chronique.

L'inflammation peut revêtir ce caractère de chronicité d'emblée ou consécutivement à un état aigu ; assez souvent, il se produit une série de poussées qui maintiennent à la maladie un caractère aigu, bien qu'elle puisse se prolonger très longtemps.

Les inflammations chroniques peuvent être *diffuses* ou *nodulaires*.

Les *inflammations diffuses* se présentent sous la forme de *papules* ou de *plaques à contours réguliers ou irréguliers*; tels sont les eczémas chroniques, le psoriasis, le lichen de Wilson, le pityriasis rosé de Gibert; l'examen histologique y dénote l'existence d'une hypérémie et d'une prolifération cellulaire qui peut provenir, soit de la transformation de globules blancs exsudés, soit de la multiplication des cellules conjonctives ; les papilles s'allongent et se tuméfient en même temps que les prolongements du corps muqueux qui les séparent. Ces altérations, n'impliquant pas une destruction même partielle du tissu, peuvent rétrocéder, tantôt sans laisser de traces, tantôt en donnant lieu à une *pigmentation* qui dure plus ou moins longtemps ou, plus rarement, à de l'*achromie*; d'autres fois, l'hyperplasie conjonctive amène la formation d'un tissu sclérosé. L'épiderme prend souvent part au processus morbide ; la *kératinisation* est fréquemment imparfaite en même temps qu'exagérée, d'où la production de *squames* plus ou moins épaisses, qui se détachent et se renouvellent incessamment.

Les *inflammations nodulaires*, dites *granulomes*, sont plus spécialement celles de la tuberculose, de la syphilis, de la lèpre, du farcin et du rhinosclérome.

Dans ces inflammations lentes de la peau, on trouve une forme cellulaire bien définie par Unna : la *plasmazelle*. C'est une cellule polygonale ou arrondie, à noyau tout à fait excentrique : ce noyau présente de gros grains chromatiques. Le protoplasma est à peu près homogène, et se colore par les couleurs d'aniline basiques (thionine, bleu de méthylène, etc.).

Ces *plasmazellen* se groupent fréquemment en amas auxquels Unna donne le nom de *plasmomes*. Des plasmomes bien développés s'observent dans les lésions de la syphilis, de la tuberculose, etc. Dans le mycosis, les *plasmazellen* ont des caractères moins nets, se groupent irrégulièrement, et l'on saisit, d'après Unna, des formes intermédiaires entre elles et les cellules fixes. Suivant Neisser, au contraire, les plasmazellen dérivent des globules blancs.

Quant aux *mastzellen*, qui disparaissent dans les inflammations aiguës, elles peuvent se rencontrer dans les inflammations lentes, mais à la périphérie des nodules inflammatoires de préférence. Dans certaines formes de mycosis fongoïde, elles sont très abondantes.

Les éléments dénommés *cellules géantes* présentent, dans leur partie centrale, un aspect granuleux, et, à leur périphérie, une couronne de noyaux généralement ovalaires; leurs contours sont irréguliers et hérissés de prolongements rameux; leurs noyaux prolifèrent sans qu'elles se divisent comme elles devraient le faire à l'état physiologique.

Le stroma conjonctif, envahi par les éléments de nouvelle formation, se trouve dissocié et disparaît en partie ; il reste cependant des fibrilles anastomosées qui peuvent former un réticulum. Les vaisseaux peuvent rester perméables (syphilis) ou s'oblitérer (tuberculose); leurs parois sont épaissies. Il se produit des *dégénérescences* en masse, tantôt *caséeuses* (tuberculose), tantôt *mucoïdes* (syphilis tertiaire), tantôt *hyalines* (lèpre, rhinosclérome).

Le tissu ambiant peut devenir le siège d'une sclérose hypertrophique ou atrophique, souvent de l'une et l'autre successivement.

La destruction du tissu se traduit souvent par la formation d'*ulcéra-tions*, quelquefois par celle de *gangrène* (syphilis, mycosis), ou d'un *détritus putrilagineux* (farcin).

III. — DERMORRAGIES

I. PATHOGÉNIE. — Le sang, normalement contenu dans le sys-tème vasculaire, peut en sortir pour s'écouler au dehors ou s'infiltrer dans les tissus, quand les parois des vaisseaux deviennent le siège d'une *rupture* ou quand une modification les rend perméables pour les globules rouges, comme elles le sont pour les globules blancs dans l'inflammation : nous savons qu'on dit, dans ce dernier cas, qu'il y a *diapédèse*; on a constaté expérimentalement que les sections ner-veuses la favorisent.

On pourrait contester cependant qu'il existe de véritables hémor-ragies par diapédèse : le sang, dans ces conditions, ne sort pas en nature des vaisseaux ; le liquide extravasé diffère du plasma, et les globules rouges n'y sont pas dans les mêmes proportions qu'à l'état normal ; mais cette distinction ne peut être admise en pratique, car, pour un certain nombre d'hémorragies, on ne peut dire, avec certitude, quel a été le mode de production ; en réalité, l'issue des globules rouges suffit à caractériser l'hémorragie ; elle la distingue des exsu-dats simplement colorés par l'hémoglobine.

Ce phénomène présente avec celui de la migration inflammatoire cette différence que les globules rouges n'y jouent qu'un rôle purement passif et traversent la paroi comme des corps inertes, tandis que dans l'inflammation les globules blancs sont actifs.

Les hémorragies cutanées prennent le nom d'*ecchymoses*, de *pété-chies*, de *purpura*, suivant leurs dimensions ; nous leur donnons le nom générique de *dermorragies*. L'hématome est l'hémorragie sous-dermique.

Les dermorragies peuvent résulter directement d'un *traumatisme*.

D'autres fois elles sont provoquées ou favorisées par l'*abaissement de la pression extérieure*.

L'application de ventouses sèches provoque des hémorragies cuta-nées et sous-cutanées ; le sang afflue dans les parties où la tension est abaissée par suite de la diminution de la pression atmosphérique, et son reflux est entravé par la pression qu'exerce le rebord de la ven-touse : il en résulte un excès de tension, des ruptures vasculaires et l'issue du sang.

L'*augmentation de la pression intravasculaire* intervient souvent dans la production des dermorragies. On attribue en partie à cette cause leur fréquence dans la néphrite interstitielle et dans l'artério-sclérose généralisée. Les obstacles à la circulation veineuse y prédis-posent et peuvent même suffire à les provoquer.

La stase veineuse, dans l'attaque épileptique, paraît être la cause de l'apparition d'ecchymoses sur le cou et la poitrine.

Les congestions *actives* sont comptées également parmi les causes possibles de dermorragies.

D'autres fois, on peut invoquer, pour se rendre compte des dermorragies, *un trouble de l'innervation*. Les sueurs de sang en fournissent un bel exemple ; Straus a vu des ecchymoses survenir à la suite de douleurs fulgurantes ; Faisans a décrit un purpura myélopathique ; dans le zona, affection liée à un trouble de l'innervation trophique, le liquide des vésicules est quelquefois hémorragique ; dans la péliose rhumatismale, on voit simultanément des nodosités congestives et des taches purpuriques ; les unes et les autres ne peuvent guère s'expliquer que par un trouble de l'innervation vaso-motrice.

On a attribué la prédisposition aux hémorragies cutanées, que présentent certains sujets, à une fragilité anormale de leurs parois vasculaires ; on a invoqué également, chez les hémophiles, un défaut de proportion entre la masse du sang et la capacité du système vasculaire, une étroitesse congénitale des artères et une minceur anormale de leur membrane : par suite d'une hématopoïèse trop active, ces malades formeraient plus de sang que n'en peuvent contenir leurs vaisseaux, de là des ruptures et des hémorragies.

Cette interprétation n'est pas admise par tous les auteurs. Recklinghausen considère l'hémophilie comme d'origine névropathique ; il invoque, à l'appui de son opinion, l'influence des excitations psychiques sur la production des hémorragies.

Hayem (1) a constaté, dans l'hémophilie et le purpura de Werlhoff, une *diminution de la coagulabilité du sang*, une absence de transsudation du sérum avec faible rétractilité du caillot et une diminution de nombre des hématoblastes.

Certaines dermorragies sont causées par une *altération de la paroi vasculaire*, sous l'influence d'une intoxication, d'une maladie générale, d'une cachexie telle que celles qu'entraînent le cancer, la tuberculose, la maladie de Barlow, ou d'un trouble local de la circulation. Cohnheim a montré que la tunique interne des vaisseaux souffre dans sa nutrition chaque fois qu'elle n'est pas en rapport avec un sang doué de ses qualités normales.

Il faut admettre enfin une classe de dermorragies *toxiques*. On doit considérer comme telles celles qui surviennent dans l'empoisonnement par le venin des serpents et celles que provoquent, chez les sujets prédisposés, l'usage de l'iodure de potassium, de l'opium, de la belladone, de balsamiques tels que le copahu et l'ingestion du phosphore.

(1) Hayem, *France médicale*, 1885.

Nous savons qu'il faut identifier le processus dernier de l'infection et l'intoxication. Toute infection est une toxi-infection. Aussi faut-il rapporter à cette même cause les dermorragies qui surviennent dans les maladies infectieuses. Parmi ces maladies infectieuses, il faut citer, en première ligne, les fièvres éruptives, le typhus, le scorbut; puis, la fièvre typhoïde, l'érysipèle, l'ictère grave, la syphilis, particulièrement chez les nouveau-nés, et les infections.

A vrai dire, le rôle des intoxications dans la production des dermorragies est complexe; et, s'il faut parler d'abord des lésions vasculaires qu'elles provoquent, il faut tenir compte aussi de leur action sur les parenchymes en général et sur le foie et le rein en particulier : nous savons que l'insuffisance hépatique se traduit par des hémorragies; suivant Hutinel, la toxine peut être d'origine gastro-intestinale (1).

Les inflammations aiguës de la peau (zona, érysipèle) y favorisent les hémorragies (Auspitz). Le purpura peut être étroitement lié et subordonné à une phlegmasie cutanée (péliose rhumatismale, purpura urticans).

La peau n'ayant pas d'artères terminales, il ne s'y produit pas d'infarctus purement mécaniques, mais les microbes peuvent y déterminer la production de thromboses hémorragiques; on peut s'expliquer ainsi, en partie, la genèse des dermorragies dans les maladies infectieuses mentionnées ci-dessus.

Dans une forme de purpura hémorragique, Letzerich a trouvé un champignon qui s'était entouré d'une masse gélatineuse et avait amené la thrombose des vaisseaux cutanés (Kromayer). Les microbes les plus divers ont été rencontrés dans les dermorragies; tels sont : les staphylocoques, les streptocoques, les pneumocoques, le microbe pyocyanique et des formes non classées; si l'on a affaire à une hémorragie d'origine infectieuse, ils agissent très vraisemblablement par les toxines qu'ils émettent; ils n'y sont pas constants. Charrin a provoqué des hémorragies en injectant, soit des cultures de bacilles pyocyaniques, soit les toxines engendrées par ces bacilles. Babès a provoqué de l'érythème purpurique par l'introduction de toxines streptococciques. Ces conditions étiologiques sont souvent multiples et complexes (2).

II. CARACTÈRES DU FOYER HÉMORRAGIQUE. — Le sang épanché dans le derme vasculaire y subit les mêmes transformations que dans les autres tissus : les globules rouges s'y altèrent, et leur matière colorante, devenue libre, prend la couleur de la laque carminée; une partie est résorbée; une autre se transforme en cristaux d'hématoïdine. Un certain nombre de globules rouges sont absorbés par des

---

(1) Hutinel, Leçons cliniques à l'hôpital des Enfants Assistés, 1896.
(2) P. Claisse, art. Purpura du Manuel de médecine, 1897. — P. Perrin, Congrès de gynécologie et de pædiatrie, 1898.

globules blancs qui augmentent de volume et se transforment en cellules géantes ; en se dissociant, ils forment des granulations d'un rouge brun, inégales, plus ou moins volumineuses, qui peuvent ultérieurement devenir libres lorsque la cellule géante se détruit : telle serait, d'après Langerhans, l'origine des granulations pigmentaires ; il est probable que, conformément aux vues de Virchow, elles peuvent aussi se former directement aux dépens des globules altérés (1).

Primitivement localisées dans les interstices du corps dermo-vasculaire, les granulations hématiques, d'après les observations de l'un de nous (Hallopeau), tendent à s'éliminer, non par résorption dans les vaisseaux, mais par passage dans les cellules épidermiques et desquamation ultérieure ; le fait était de toute évidence chez l'un de ses malades : les taches pigmentaires consécutives à de nombreuses pétéchies s'y enlevaient avec les lambeaux d'épiderme desquamant ; il n'en restait pas trace dans leur foyer d'origine.

IV. — ŒDÈME

L'étude de ce trouble morbide, caractérisé par l'exagération de la transsudation séreuse dans les interstices cellulaires, intéresse aussi la dermatologie générale. Nous mentionnerons ici les œdèmes, qui peuvent reconnaître pour cause exclusive un *trouble de l'innervation vasculaire* : il en est ainsi de celui qui constitue essentiellement l'*urticaire* ; il en est de même de celui qui est provoqué par une lésion du système nerveux, soit qu'il occupe les parties animées par les nerfs lésés, comme dans les cas de névrite périphérique, soit qu'il se manifeste à distance et mérite alors la dénomination d'*œdème réflexe* (tel est l'œdème de la face dans la névralgie du trijumeau). Vulpian a admis que, dans ces conditions, il se produit un trouble nutritif plus ou moins analogue à celui qui constitue le premier phénomène du travail inflammatoire ; ce trouble porte, d'après Cohnheim, sur la paroi vasculaire et amène une exsudation ; rappelons à ce sujet que, dans l'inflammation, il peut se faire une exsudation séreuse très abondante : la parenté est telle entre les deux processus que certains états morbides peuvent être rapportés aussi bien à l'un qu'à l'autre.

L'œdème aigu circonscrit se rapproche beaucoup du précédent avec lequel il peut coïncider ; l'un de nous l'a vu se reproduire, pendant des années, par poussées ortiées successives *in eodem loco* (2).

On peut rapprocher des œdèmes le *myxœdème*, lié à une intoxication par défaut d'action thyroïdienne.

(1) RANVIER, *Acad. des sciences*, t. LXIX et LXXIII.
(2) HALLOPEAU, *Congestions œdémateuses para-urticariennes incessamment récidivantes* (S. F. D., 1898).

Les œdèmes par stase veineuse ou par dyscrasie peuvent favoriser le développement ou la durée de diverses dermatoses, telles que l'eczéma, l'érythème, le psoriasis ; ils prédisposent à la gangrène.

L'œdème peut occuper primitivement la couche papillo-vasculaire ou le tissu sous-dermique ; le derme proprement dit n'est intéressé que secondairement.

Les conséquences que l'œdème peut entraîner par lui-même varient suivant sa localisation ; il ne se traduit souvent que par la tuméfaction, la déformation des parties et ce fait qu'elles se laissent déprimer sous la pression du doigt. On a distingué un œdème *plastique* et un œdème *élastique*, suivant que la peau, ainsi déprimée, reprend lentement ou rapidement l'égalité de sa surface.

Il faut remarquer que la nutrition des tissus ainsi altérés se fait dans des conditions peu favorables, et qu'il en résulte une prédisposition aux phlegmasies et à la nécrose.

V. — ANÉMIE DE LA PEAU

L'intégrité de la nutrition et des fonctions de la peau, comme celle de tout organe vasculaire, est nécessairement subordonnée à l'intégrité de sa circulation : s'il ne reçoit qu'une quantité insuffisante de sang, ou si ce liquide est altéré dans sa constitution, des troubles plus ou moins graves s'y produisent bientôt.

Au point de vue dermatologique, nous avons à considérer surtout les anémies locales que provoque la contraction spasmodique des artérioles sous l'influence d'une excitation de leurs nerfs vaso-constricteurs : il en est ainsi dans la névrose vaso-motrice qui a été décrite par Maurice Raynaud (1) sous le nom d'*asphyxie locale des extrémités.*

L'oblitération ou le rétrécissement d'une artère a toujours pour conséquence une augmentation de la tension intravasculaire en amont de l'obstacle et dans les branches collatérales ; cette condition favorise le rétablissement de la circulation par anastomoses. Si l'artère, avant sa terminaison, reçoit, des vaisseaux voisins, des branches de calibre suffisant, le cours du sang se rétablit rapidement dans les parties anémiées : il en est ainsi dans la peau qui n'offre pas d'artères terminales. On s'explique de la sorte comment l'on peut pratiquer la ligature de vaisseaux très volumineux sans provoquer de lésions cutanées. Il faut tenir compte, à ce point de vue, de l'état du cœur ; la circulation collatérale se fera d'autant plus rapidement et complètement que ses contractions seront plus énergiques. L'âge du sujet prend ici une importance réelle ; chez le vieillard, dont le cœur est généralement affaibli et dont la circulation périphérique est diminuée, la gangrène a plus de tendance à se produire.

(1) M. Raynaud, *De l'asphyxie locale et de la gangrène symétrique des extrémités* (thèse de Paris, 1862), et *Arch. de médecine*, 1874.

L'anémie locale de la peau est caractérisée par la *pâleur* ou la *cyanose* et le *refroidissement* des parties.

Elles sont pâles si le cours du sang y est complètement interrompu (chacun a pu observer cet état chez des sujets atteints d'onglée) : les téguments sont alors tout à fait décolorés; ils ne saignent pas si l'on vient à les piquer; les veinules comme les capillaires sont vides de sang.

A un degré moins prononcé, les veinules et les capillaires continuent à renfermer du sang, mais, par suite du rétrécissement spasmodique ou matériel des artères, la circulation est ralentie, les hématies se surchargent d'acide carbonique et les téguments prennent une coloration violette.

L'anémie locale peut aboutir à la gangrène des extrémités (1).

VI. — MORTIFICATION

I. CONSIDÉRATIONS GÉNÉRALES. — La mortification est un phénomène physiologique; constamment, des éléments se détruisent en même temps que d'autres se développent; c'est ainsi que les cellules épidermiques s'éliminent par exfoliation à la surface des téguments; à l'état pathologique, on observe également des mortifications élémentaires; elles accompagnent tous les processus destructifs, parmi lesquels il faut ranger les inflammations, les atrophies, les dégénérescences et beaucoup de néoplasies, et doivent être décrites avec eux.

La mortification nécessite une étude particulière quand la partie atteinte se détruit en masse. Elle prend le nom de *gangrène* ou de *sphacèle* quand elle s'accompagne de la fermentation spéciale qu'impliquent ces dénominations. Les parties mortifiées sont souvent désignées sous la dénomination d'*escarres*. L'un de nous a proposé d'appeler *escarrification aseptique* la mortification produite rapidement par les agents physiques et chimiques, pour la distinguer de la gangrène vulgaire dont elle diffère si notablement (2).

II. CAUSES ET PATHOGÉNIE. — La vie du tégument, considérée isolément, a pour conditions, d'une part, la persistance de l'activité propre de ses éléments cellulaires, première cause des échanges nutritifs, d'autre part leur irrigation permanente par un sang suffisamment riche en matériaux assimilables, enfin la persistance de l'influx nerveux trophique. Il résulte de là que sa mortification peut reconnaître pour cause un *trouble dans la constitution de ses éléments anatomiques*, un *trouble dans la circulation* et une *altération du sang*, enfin des *altérations nerveuses*.

Ces conditions se réalisent isolément ou simultanément dans diffé-

(1) Voy. l'article *Asphyxie locale des extrémités*.
(2) Hallopeau, *Traité élémentaire de pathologie générale*, 1898.

rentes circonstances étiologiques; on distingue des mortifications de
cause *traumatique, nerveuse, infectieuse, toxique*; au point de vue
dermatologique, nous signalerons plus particulièrement celles qui
sont provoquées par des poisons (ergot de seigle), par des agents
physiques (compression mécanique et électricité); par le spasme des
artérioles (maladie de Raynaud), par l'endartérite et les embolies
artérielles (gangrènes sèches), par des dystrophies nerveuses (encéphalopathies, téphro-myélites, apoplexie, névroses, névrites, zona),
par des parasites (charbon, furoncle), par la stase inflammatoire ou
enfin par la compression de troncs artériels ou d'artérioles dans un
tissu morbide.

La présence, dans une partie du corps, d'un foyer gangreneux
parasitaire provoque souvent la production de foyers semblables en
d'autres points de l'organisme (1).

L'intervention d'un agent venu du dehors est nécessaire, non à la
production de l'escarrification, mais à celle de la gangrène vraie
(Hallopeau) : en effet, elle affecte de préférence les parties qui se
trouvent en rapport direct ou indirect avec l'air extérieur, elle
est ordinairement envahissante et on peut en arrêter les progrès
par l'action des antiseptiques et du fer rouge; les foyers gangreneux renferment constamment une quantité prodigieuse de micro-
organismes. Si les mortifications produites par les agents physiques
et chimiques en diffèrent le plus souvent, c'est, sans doute, parce
que ces éléments n'y trouvent pas un milieu favorable à leur développement.

III. ANATOMIE ET PHYSIOLOGIE PATHOLOGIQUES. — La *gangrène*
proprement dite peut se présenter sous deux formes différentes : la
gangrène *sèche* et la gangrène *humide*.

La gangrène *sèche*, le plus souvent consécutive à une oblitération
artérielle, est caractérisée par la dessiccation des parties, leur couleur
noirâtre, leur rétraction, leur induration; elles semblent momifiées.
Cette gangrène affecte surtout les extrémités des membres, le nez et
les oreilles.

La gangrène *humide* se manifeste dans les régions où l'escarre
peut être envahie par les liquides des parties voisines; on l'observe
surtout dans les cas où l'altération est consécutive à une inflammation, alors que les vaisseaux et les interstices cellulaires ne sont pas
tout d'abord oblitérés par les coagulations.

---

(1) L'un de nous en a observé, en 1880, à l'hôpital Tenon, un remarquable exemple : l'application trop prolongée du courant galvanique chez un jeune homme
atteint de paralysie saturnine avait déterminé la formation d'une escarre à la
partie supérieure de la jambe gauche ; quelque temps après, on vit se développer
un phlegmon dans la partie symétrique de l'autre membre, et bientôt ce phlegmon
se compliqua de gangrène : la lésion initiale avait provoqué une phlegmasie secondaire, et celle-ci s'était compliquée de gangrène par le fait de la présence, dans
l'organisme, d'un premier foyer gangreneux (HALLOPEAU; *Société de biologie*, 1888).

Les téguments prennent une coloration d'abord d'un rouge sombre, puis violacée et bientôt noire.

Dans certains cas, la stase veineuse qui, au début, donne aux parties une coloration violacée, fait défaut, de même que la couleur noire qui, d'ordinaire, survient rapidement; les parties sphacélées deviennent pâles, elles se décolorent entièrement; c'est la *gangrène blanche* de Quesnay, la *cadavérisation* de Cruveilhier; il ne se développe pas de bulles à la surface; cette forme se produit quand tous les vaisseaux se trouvent obstrués dès le début.

En général, la gangrène, quelle qu'en soit la forme, s'accompagne, dans sa phase initiale, de *douleurs*, tantôt sourdes, tantôt violentes et déchirantes qui arrachent aux malades des plaintes incessantes et contribuent à rendre leur situation des plus lamentables. Ces douleurs sont plus intenses dans la gangrène dite *sénile* ou *spontanée* que dans les autres formes et paraissent liées à l'oblitération artérielle; elles sont fort peu marquées dans les cas où l'escarre se produit dans le cours d'une maladie adynamique, au niveau des parties qui supportent le poids du corps.

Les divers modes de sensibilité sont, dès le début, émoussés dans les parties où se produit le sphacèle, et, dès que la mortification est complète, on peut les irriter, les brûler sans que le malade en ait conscience.

En même temps que la sensibilité disparaît, la température s'abaisse dans les parties malades.

Dans la *gangrène sèche*, les parties atteintes, comme nous l'avons dit, s'affaissent, se rétractent; elles semblent s'atrophier et se momifier; l'épiderme se détache aisément; l'odeur gangreneuse est généralement peu marquée.

Les éléments des tissus se rétractent; il semble que le protoplasma cellulaire se coagule (Weigert); les noyaux des cellules disparaissent (c'est là un caractère histologique de la gangrène); les éléments résistants des tissus, tels que les fibres conjonctives et élastiques, restent intacts en apparence, tandis que les cellules se dissocient; les parties sont infiltrées par une matière colorante bleuâtre, en partie diffuse, en partie déposée sous forme de granulations qui constituent des infarctus pigmentaires; on y trouve aussi des cristaux d'hématoïdine.

Dans la *gangrène humide*, les parties restent tuméfiées; leur coloration devient moins rapidement noire que dans la forme sèche; elles sont d'abord grisâtres et violacées; leur tuméfaction est due à leur infiltration par un liquide séro-sanguinolent qui souvent vient former des bulles à la surface; fréquemment, il se fait, dans les interstices des tissus, un développement de gaz hydrogène carboné, phosphoré ou sulfuré : la gangrène est dite alors *emphysémateuse*.

La température peut, au début, rester élevée, si la gangrène se développe dans un foyer inflammatoire ; dans le cas contraire, elle s'abaisse, le plus souvent, de suite.

Au bout de peu de jours, les parties sphacélées se ramollissent ; elles subissent des altérations chimiques et elles finissent par se dissocier et tomber en partie, laissant à nu les tendons, les os et les articulations ; l'odeur est alors d'une fétidité épouvantable ; il se dégage de l'ammoniaque, des acides gras volatils ainsi que des acides caprilique, butyrique et valérianique, témoins de la décomposition putride.

Les altérations que permet de constater l'examen microscopique sont analogues, mais non identiques, à celles qui se produisent chez le cadavre : les cellules s'infiltrent de granulations, leur noyau disparaît, elles perdent leur transparence ; d'abord plus éclatantes, elles pâlissent bientôt, et leurs contours s'effacent.

Les éléments du sang s'altèrent rapidement : la coloration anormale qu'ils communiquent aux parties est le premier signe de la gangrène ; les globules rouges se détruisent ; les parties s'infiltrent de corpuscules noirâtres qui ont été décrits par Valentin sous le nom de *corpuscules gangreneux* et dérivent de la matière colorante du sang altéré. On n'y retrouve pas la réaction de l'hémoglobine, mais on sait avec quelle facilité s'altère cette substance.

On voit, dans la peau gangrenée, une grande quantité de granulations graisseuses ; elles se forment surtout aux dépens du protoplasma des cellules. On y trouve, en même temps, des produits de transformation de la graisse, tels que des acides gras libres ou cristallisés, de la cholestérine et des savons ammoniacaux.

Le tissu conjonctif du derme subit, dans sa substance intercellulaire, des modifications remarquables. Au début, ses fibrilles deviennent plus nettes et se dessinent mieux ; ce changement est lié à une altération chimique de la substance intermédiaire qui devient transparente et se gonfle de telle sorte que les fibrilles se trouvent dissociées. Ce gonflement doit être rapporté principalement à l'absorption d'eau par la substance conjonctive (Recklinghausen). Il est probable que les produits chimiques de nouvelle formation, et particulièrement les alcalis, les sels d'ammoniaque, et aussi les ferments figurés ou solubles, contribuent à produire le ramollissement, d'abord de la substance interstitielle, puis des fibrilles du tissu conjonctif et leur dissociation.

Les parties denses, qui se laissent difficilement pénétrer par les liquides, résistent longtemps au sphacèle ; on retrouve, dans les escarres, des fibres élastiques et de l'épiderme.

Comme produits chimiques anormaux, nous devons encore signaler les substances, de nature si variée, qui se développent dans les foyers infectieux, peuvent se résorber et donnent lieu ainsi à des phénomènes de toxémie.

Les parties atteintes de gangrène renferment des microbes en quantité. Nous avons indiqué déjà quelle est leur importance dans la genèse de cette altération ; c'est sans doute à la pénétration d'une variété de ces microbes dans les lymphatiques et les capillaires du voisinage, et, par suite, dans la circulation générale, qu'il faut attribuer l'extension progressive du foyer aux parties qui l'avoisinent et la formation des foyers secondaires qui se localisent, le plus souvent, dans le poumon, parfois dans des parties symétriques (Hallopeau).

Relativement à sa marche, la mortification présente des différences essentielles, suivant qu'elle se localise ou qu'elle s'étend. Celle que nous appelons *aseptique* est toujours locale ; on n'a aucune crainte de voir s'étendre une mortification formée par l'application de pointes de feu ou de tout autre caustique.

Les gangrènes sèches, ainsi que nous l'avons indiqué, ont également peu de tendance à se propager ; au contraire, les gangrènes humides sont éminemment infectieuses ; elles gagnent de proche en proche les parties voisines ; souvent, elles ne s'arrêtent que sous l'influence d'une thérapeutique chirurgicale active ; souvent aussi, elles donnent lieu à la formation de foyers secondaires.

Dans la gangrène sèche, il ne se produit, d'habitude, aucune réaction générale, la matière septique ne pénétrant pas dans la circulation. La gangrène humide peut s'accompagner, au contraire, d'une réaction fébrile qui prend souvent le caractère adynamique et peut amener rapidement ou lentement la mort du malade. Cette hyperthermie se produit dès le début, si la gangrène se développe dans un foyer inflammatoire. Autrement, on peut observer au contraire une hypothermie indiquant un état de collapsus.

IV. ÉLIMINATION. — Toute partie mortifiée tend à s'éliminer ; c'est dans les mortifications cutanées que ce travail peut être le plus facilement étudié. Si l'on suit attentivement les phénomènes qui se produisent après la formation d'une escarre, on voit, au bout de quelques jours, les téguments qui l'entourent rougir, se tuméfier, devenir le siège d'un travail phlegmasique ; bientôt apparaît, à la périphérie de la partie sphacélée, une dépression qui se creuse chaque jour davantage, donne lieu à une sécrétion purulente et amène, peu à peu, le décollement de l'escarre ; celle-ci finit par se détacher, au bout d'un temps variable, et l'on trouve à sa place, tantôt une cicatrice, tantôt une surface couverte de bourgeons charnus. Diverses circonstances peuvent prolonger ce travail d'élimination ; on conçoit, par exemple, que, dans les cas où la gangrène a envahi toute une partie d'un membre, les aponévroses, les tendons et les os, bien que nécrosés, maintiennent l'adhérence des parties jusqu'au moment où la chirurgie intervient ; de même, l'élimination d'un séquestre enclavé dans un os sain ne peut s'accomplir qu'avec une grande difficulté :

Il en résulte une fistule cutanée persistante. Dans la gangrène humide, les progrès de l'infection sont assez rapides pour que, le plus souvent, l'élimination n'ait pas le temps de se faire.

VII. — HYPERTROPHIE

On dit qu'un organe s'hypertrophie quand il présente, dans toutes ses parties, un accroissement anormal, sans que ses éléments soient dégénérés ou envahis par des substances étrangères à leur composition. L'hypertrophie est toujours la conséquence d'une exagération dans l'activité du mouvement nutritif, avec prédominance de l'assimilation sur la désassimilation. Sa cause la plus habituelle est la suractivité fonctionnelle.

On peut considérer ainsi comme une *hypertrophie vraie* l'épaississement que subit l'épiderme dans les points où il subit des frottements ou des pressions réitérés : il semble que, sous l'influence de ces excitations fréquemment renouvelées, la nutrition des cellules s'active, ainsi que leur tendance à se multiplier.

Concurremment, on observe le plus souvent une augmentation du volume des papilles, ainsi qu'un accroissement corrélatif des prolongements profonds de l'épiderme qui les séparent : il en est ainsi dans toutes les affections végétantes de la peau, telles que les condylomes, les hyperkératoses cornées, les eczémas, les dermatites herpétiformes, les pemphigus, la maladie de Neumann, le psoriasis végétant.

Dans un certain nombre de ces lésions, l'état végétant paraît d'origine microbienne.

Ainsi que le fait remarquer justement Kromayer, l'épiderme, se nourrissant aux dépens de la couche vasculaire sous-jacente, doit s'hypertrophier en même temps qu'elle. On peut constater, dans cette couche, des néoformations conjonctives et vasculaires.

La couche cornée peut s'hypertrophier indépendamment du corps muqueux, et reposer presque directement sur le corps papillaire ; ces hypertrophies peuvent être passagères ou durables.

Les glandes sébacées ont tendance à s'hypertrophier à la puberté et pendant l'adolescence.

Les hypertrichoses sont des anomalies de développement.

VIII. — ATROPHIE CUTANÉE

Elle peut occuper l'épiderme, la couche vasculaire du derme, ou le derme proprement dit.

L'atrophie de l'épiderme est étroitement subordonnée à l'insuffisance de l'activité nutritive dans le derme vasculaire, et c'est ainsi qu'on les voit, l'une et l'autre, survenir consécutivement à la distension de la peau, à son altération sénile, à ses inflammations chroniques, telles les sclérodermies, les glossy-skin, les xérodermies.

La *dissociation des fibres élastiques* est souvent liée à l'atrophie; elle s'observe, en particulier, dans les vergetures de la grossesse; normalement, les fibres élastiques interviennent dans les mouvements d'extension et de flexion de la peau; si leur action ne s'exerce plus, il en résulte une atrophie par défaut d'activité.

Le derme proprement dit peut s'atrophier sous l'influence de la vieillesse ou d'une compression prolongée.

Les ongles s'atrophient chaque fois que l'activité nutritive s'abaisse dans leur matrice.

L'atrophie des cheveux est physiologique chez les vieillards. On l'observe dans toutes les maladies qui réduisent l'activité nutritive des follicules pilo-sébacés : telles sont les pyrexies, la séborrhée, la pelade, les trichomycoses, les trophonévroses. Elle peut consister en une anomalie, acquise ou héréditaire, du développement : telles sont l'aplasie moniliforme des éléments pilaires et l'absence de poils chez les eunuques.

IX. — TROUBLES DE PIGMENTATION

La coloration de la peau peut être *augmentée, diminuée* ou *modifiée* par une pigmentation anormale.

A. **Hyperchromie.** — Elle s'observe souvent sans que l'on puisse constater l'invasion de la couche épineuse par d'autres éléments colorés que ceux qui y existent à l'état normal et dont l'origine est encore discutée; elle peut être alors attribuée à l'*intensité plus grande de la coloration normale*. Il se produit ainsi des *hyperchromies congénitales*, celles des nævi; des *hyperchromies de cause interne*, telles que celles de la maladie d'Addison, de la tuberculose, de la sclérodermie, du lichen de Wilson, du psoriasis, de l'eczéma chronique, du prurigo, de la syphilis, de la lèpre, de la grossesse; des *hyperchromies de cause externe*, celles que produisent l'insolation, les irritations topiques, l'arsenicisme; elles peuvent coïncider souvent avec du vitiligo. Il faut admettre enfin des hyperchromies de *cause encore indéterminée*, telles que celles du xeroderma pigmentosum, de l'acanthosis nigricans et de la séborrhée nigricans.

On n'a pu établir encore scientifiquement par quel mécanisme elle se produit: il est possible que son pigment, que l'on appelle *mélanine*, et qui est constitué par des grains noirs, provienne de l'hémoglobine transformée, bien qu'il ne contienne pas de fer.

Plusieurs auteurs, parmi lesquels nous citerons Riehl, Karg et Kœlliker, soutiennent que le pigment des cellules épidermiques y est toujours importé : il provient, d'après eux, du sang des vaisseaux papillaires et dermiques ; les globules rouges émigrés sont absorbés directement, ou après métamorphose, par les cellules migratrices dites *chromatophores* (ce sont des cellules leucocytaires), qui transportent le pigment ainsi formé dans les cellules profondes du corps muqueux de Malpighi ; on a décrit ces éléments, au moment de leur passage, sous la forme de cellules pigmentées, rondes ou multipolaires, isolées ou disposées en séries le long des capillaires. Jarisch, Kaposi et Caspary admettent, au contraire, que cette hypothèse de l'origine hématique du pigment et de sa migration dans l'épiderme n'est pas applicable à tous les faits ; d'après Kaposi, il en est ainsi pour les hyperpigmentations qui surviennent après l'application de certains topiques et persistent longtemps après la disparition des troubles vasculaires qu'ils ont provoqués ; c'est ce que l'on observe parfois après l'application d'un simple vésicatoire ou d'un sinapisme ; le maître viennois rattache à une origine trophonévrotique la pigmentation de l'aréole mammaire pendant la gravidité et celle de certains nævi ; il considère comme vraisemblable que diverses cellules, et particulièrement celles du corps muqueux de Malpighi, peuvent, dans des conditions anormales, engendrer de la matière colorante comme les globules rouges engendrent, à l'état physiologique, de l'hémoglobine, ou encore que cette matière peut provenir des produits de décomposition du protoplasma cellulaire ; c'est ce qu'il appelle l'origine *métabolique* du pigment. D'après Kromayer, c'est aux dépens des fibrilles protoplasmiques qu'il se développe, par *métaplasie*; il est *cellulogène.* Cependant, il est sous la dépendance du derme vasculaire, car Thiersch a constaté que l'épiderme d'un blanc, transplanté sur la peau ulcérée d'un nègre, y devient pigmenté.

Il est des cas où la coloration anormale de la peau se rattache à un trouble de l'innervation. En effet, chez les animaux, la production du pigment est sous la dépendance des actions nerveuses ; les expériences de Paul Bert sur le caméléon et celles de Georges Pouchet sur les chabots le prouvent ; d'autre part, on trouve constamment, dans la maladie d'Addison, des lésions des plexus solaire et cœliaque ou des capsules surrénales, et ces derniers organes sont si riches en éléments nerveux que l'on peut, sans paradoxe, les rattacher à l'appareil de l'innervation ; les troubles nerveux constituent d'ailleurs les symptômes les plus caractéristiques de cette maladie.

La peau peut aussi prendre, d'après Unna (1), une coloration brune plus ou moins foncée par la kératinisation des cellules épidermiques. À l'état normal, les éléments situés au-dessus de la couche granuleuse présentent une couleur d'un jaune clair ; dans certains états pathologiques, et particulièrement dans l'ichtyose, à la pointe des comédons, dans le *xeroderma pigmentosum*, cette couleur devient brune ou noi-

---

(1) Unna, *Ueberd. Pigment des mensch. Haut (Monatchr. für prakt. Dermat.,* 1885).

râtre. Cette altération est due à une soustraction d'eau coïncidant avec une soustraction d'oxygène dans les parois des cellules. C'est pour cette raison que le soufre l'exagère, ainsi que la lumière.

B. **Achromie.** — La décoloration de la peau peut être *congénitale* (albinisme) ou *acquise, généralisée* ou *localisée.*

Elle survient à la suite des dermatoses dans lesquelles la nutrition des cellules cylindriques du corps muqueux est plus ou moins troublée : il en est ainsi dans les scléroses cutanées, les vergetures, le lichen de Wilson, certains psoriasis (1), certaines syphilides, les léprides.

Leloir (2) a constaté une atrophie des fibres nerveuses dans des parties atteintes de vitiligo.

L'un de nous a décrit deux nouvelles variétés de trophonévroses caractérisées, l'une (3) par des plaques d'alopécie pseudo-peladique avec ischémie, anesthésie, achromie et taches pigmentées, l'autre (4) par des dyschromies et des éruptions lichénoïdes.

Les taches noires et blanches que présente souvent la peau des lépreux seraient dues également à une névrite.

D'autres fois, l'achromie est d'origine parasitaire : il en est ainsi dans la pelade ; la décoloration y porte plus particulièrement sur les cheveux ; sa pathogénie ne peut être considérée comme déterminée, malgré les travaux importants dont elle a été récemment l'objet.

C. **Dyschromie.** — Les pigments *formés d'une substance étrangère à la constitution normale des tissus* peuvent provenir de la *matière colorante du sang, de la bile, d'organes pigmentés, tels que la choroïde et la pie-mère, de parasites* ou de *corps étrangers.*

La matière colorante du sang, épanchée hors des vaisseaux et transportée dans les couches profondes du corps muqueux suivant le mécanisme formulé précédemment, y subit les transformations déjà indiquées ; elle se présente alors sous la forme, soit de granulations amorphes, soit de cristaux d'hématoïdine, soit surtout d'une substance ferrugineuse, l'*hémosidérose*, qui n'est qu'un mélange de divers produits de décomposition de l'hémoglobine et revêt la forme de grains jaunâtres ou brunâtres de volume inégal ; elle pénètre dans les éléments ; elle diffuse dans le plasma interstitiel en changeant de couleur. Ces pigments peuvent persister indéfiniment dans les tissus.

Dans les foyers hémorragiques, les globules rouges sont incorporés par les globules blancs, s'y altèrent et donnent lieu à la formation de granulations pigmentaires.

(1) HALLOPEAU, *Psoriasis avec achromies persistantes* (S. F. D., 1892 et 1898).
(2) LELOIR, thèse de Paris, 1881.
(3) H. HALLOPEAU, *Sur une nouvelle variété d'angionévrose* (S. F. D., 1891).
(4) HALLOPEAU et LARAT, Communication à l'Association pour l'avancement des sciences, session de Marseille, 1891.

L'inflammation s'accompagne d'une extravasation sanguine qui
communique aux parties une coloration anormale ; elle devient
sombre dans les cas chroniques. Dans certaines néoplasies, telles que
celles de la syphilis et de la maladie de Neumann, le dépôt de
pigment formé aux dépens du sang extravasé est la règle, et sert au
diagnostic.

Parmi les pigmentations qui ne proviennent pas du sang, il faut
citer, en première ligne, celle des tumeurs *mélaniques* ; ces néoplasmes
ont presque constamment pour point de départ la couche pigmentaire
de la choroïde, quelquefois la pie-mère, plus rarement la peau ou la
conjonctive oculaire. Chacune de ces membranes renferme, à l'état
physiologique, des granulations pigmentaires analogues à celles des
tumeurs, et, comme elles, d'un brun foncé. Il n'est pas probable,
tout au moins pour la choroïde, que la matière colorante déposée dans
les cellules provienne du sang ; on peut supposer, avec plus de vraisemblance, qu'elle s'y développe en vertu des lois de leur évolution
normale, comme le font l'hémoglobine dans les globules sanguins de
l'embryon et la chlorophylle dans les cellules des feuilles. On peut
attribuer la même origine au pigment des tumeurs mélaniques. Son
origine hématique a été cependant soutenue par plusieurs auteurs,
parmi lesquels Rindfleisch, Gussenbauer et Kunkel ; des globules
rouges s'extravaseraient, s'incorporeraient aux cellules du néoplasme
et s'y transformeraient en pigment ; ils invoquent, à l'appui de leur opinion, la fréquence des hémorragies dans ces tumeurs, la ressemblance que présentent les plus grosses granulations pigmentaires
avec des globules rouges au point de vue de la forme et du volume,
et la présence, dans ces tumeurs, de cellules renfermant de ces globules. L'absence de fer dans le pigment des tumeurs mélaniques,
constatée par Perls, Nencki et Berdez, ne prouve rien contre leur
origine hématique, car il est des dérivés de l'hémoglobine, tels que
l'hématoïdine, dans lesquels on ne trouve pas trace de cette substance.
En réalité, il est établi aujourd'hui que la mélanine provient d'une
décomposition des albuminoïdes contenant du soufre, et qu'elle se
produit constamment aux dépens du protoplasma cellulaire ; sa
richesse en soufre est variable ; il en est une variété qui contient
presque 1 p. 100 et que Nencki appelle *phymatorhousine*.

Les taches pigmentaires sont, dans plusieurs maladies, en relation
évidente avec le développement de néoplasies bénignes ou malignes,
sans que l'on puisse encore déterminer quelle est la nature de cette
relation : il en est ainsi dans la maladie de Recklinghausen, l'urticaire
pigmentée, le xeroderma pigmentosum, la dystrophie papillaire et
pigmentaire et les xanthomes.

La coloration bleue que prend, dans certains cas, la suppuration est
due à la présence du microbe dit *pyocyanique* ; les taches bleues de
la peau reconnaissent pour cause prochaine l'excrétion par les *pediculi*

pubis d'une toxine de cette couleur (Duguet); on peut supposer avec vraisemblance que l'hyperchromie provoquée par la phtiriase *vestimentorum* reconnaît une origine analogue : l'histoire des *karatés* montre en effet que des espèces parasitaires voisines donnent lieu à des colorations très diverses de la peau.

Des substances minérales peuvent se fixer dans l'épiderme et y produire une coloration anormale plus ou moins durable : nous citerons le nitrate d'argent, l'acide picrique.

X. — DESQUAMATIONS

Nous avons vu que les inflammations cutanées avaient souvent pour conséquence une chute, sous forme de *squames*, d'une partie du feuillet corné ; elle n'est pas en rapport nécessaire avec l'intensité du processus ; c'est ainsi qu'elle est très abondante et se fait en larges lambeaux dans la dermatite que l'on appelle *érythème scarlatiniforme*, en écailles brillantes dans le psoriasis, en fines particules dans la séborrhée du cuir chevelu, et qu'elle fait défaut dans diverses phlegmasies cutanées, telle que celle qui constitue le lichen de Wilson. Elle n'est pas nécessairement liée à une inflammation ; c'est ainsi qu'il faut citer, comme pouvant lui donner lieu, les troubles nutritifs de nature encore indéterminée qui sont la cause prochaine de l'ichtyose et du pityriasis rubra pilaire. La nutrition de l'épiderme étant rigoureusement subordonnée à celle du derme papillo-vasculaire, c'est surtout dans les altérations de cette couche qu'il faut chercher la cause des desquamations. Les glandes sébacées peuvent également être l'origine de squames ; celles-ci sont alors remarquables par leur richesse en matières grasses, témoin la séborrhée du cuir chevelu dans laquelle nous avons trouvé jusqu'à 60 p. 100 de ces substances.

XI. — ULCÈRES

On peut définir l'ulcère *une perte de substance tégumentaire qui n'a pas de tendance à la guérison.*

A. CAUSES ET PATHOGÉNIE. — Les ulcères cutanés peuvent se développer sous l'influence de causes très diverses.

Les *troubles de la circulation* peuvent leur donner naissance. C'est ainsi que l'ulcère variqueux est lié à la stase prolongée du sang dans les veinules et les capillaires dilatés et du trouble de nutrition qui en résulte. La compression directe peut agir comme cause adjuvante ou déterminante chez un sujet dont la circulation cutanée se fait dans de mauvaises conditions. Les ulcères ainsi produits persistent en raison de la permanence des troubles circulatoires et aussi des altérations concomitantes ou secondaires qui se pro-

duisent dans le tégument ambiant, le plus souvent sous l'influence
d'invasions microbiennes.

Dans la *maladie de Raynaud*, la stase peut amener des ulcérations
difficiles à guérir; le trouble de la circulation est alors provoqué par
l'*excitation des vaso-constricteurs*; il s'agit donc d'une *névrose vasculaire*.

D'autres fois, les troubles de l'innervation trophonévrotique
paraissent se produire d'emblée dans les tissus, et non, comme précédemment, par l'intermédiaire des vaisseaux. Il peut s'agir, en pareils cas, d'un *trouble dans l'innervation périphérique*. Les altérations des troncs nerveux, de la moelle épinière et de l'encéphale
peuvent également être la cause de troubles trophiques qui amènent
l'ulcération.

Exceptionnellement, le zona peut être suivi d'ulcérations persistantes.

Certaines *intoxications* peuvent devenir le point de départ de gangrènes et par suite d'ulcères durables : tel est l'ergotisme.

Les *infections microbiennes* doivent être comptées parmi les causes
les plus fréquentes d'ulcérations : les microbes pyogènes banaux, ceux
qui engendrent les boutons des pays chauds ou les ulcères anna-
miques, le bacille de Ducrey, générateur du chancre simple et sans
doute aussi de son phagédénisme qu'il faut se garder de confondre
avec le phagédénisme syphilitique, les microbes générateurs de la
diphtérie, de la pourriture d'hôpital, de la syphilis, de la tuberculose,
de la lèpre et du farcin produisent des ulcérations qui toutes ont leurs
caractères pathognomoniques.

Enfin l'ulcération est fréquemment provoquée par les *néoplasies
malignes*, telles que les sarcomes, les épithéliomes et les carcinomes.

B. CARACTÈRES GÉNÉRAUX. — Le phénomène initial est toujours
une destruction du tégument; ultérieurement, il peut se développer
un travail de régénération; suivant que l'un ou l'autre l'emporte,
l'ulcère a tendance à s'étendre ou à rétrocéder; s'ils se balancent,
la lésion reste stationnaire.

Il y a lieu de considérer, dans l'ulcère, le *fond*, les *bords* et le
pourtour.

Leur *fond* peut être, suivant les cas, couvert de produits de
suppuration, de détritus sanieux et putrilagineux, d'exsudats pseudo-
membraneux, de parties sphacélées; d'autres fois, il a un aspect lardacé; il peut encore être plat ou térébrant, cratériforme; quand vient
la période de régénération, il se couvre de bourgeons charnus et
peut alors s'élever et devenir végétant.

Leurs *bords* peuvent être minces ou former un bourrelet plus ou
moins épais et saillant ; ils peuvent être taillés à pic, comme dans le
chancre simple et les syphilides, décollés et anfractueux comme dans
la tuberculose et le farcin, renversés en dehors comme dans le my-

cosis, infiltrés par le néoplasme comme dans les néoplasies malignes et la plupart des infections, indurés et parfois végétants comme dans l'ulcère variqueux.

Leur *forme* est tantôt circulaire, tantôt polycyclique comme dans la tuberculose et la syphilis; ils peuvent s'étendre en surfaces irrégulières et mériter ainsi le nom de *serpigineux* : il n'est pas rare de voir l'ulcère guérir dans sa partie centrale en même temps qu'il progresse excentriquement.

Leur *pourtour* est entouré le plus souvent d'une zone érythémateuse : suivant leur origine, la peau qui les environne peut être enflammée, sclérosée, atrophiée ou végétante, comme dans l'ulcère variqueux, infiltrée de lésions infectieuses, soit en voie de développement, soit en voie de régression, comme dans les tuberculides, les syphilides, les léprides, les farcinides.

Leur *régénération* se fait par l'intermédiaire d'une membrane de bourgeons charnus. Nous verrons, dans le chapitre suivant, par quel processus.

Ils laissent après eux des *cicatrices*, tantôt superficielles, ridées, gaufrées, tantôt profondes et adhérentes à l'aponévrose ou au squelette sous-jacent, tantôt polycycliques, et présentant des caractères cliniques qui, dans beaucoup de cas, permettent d'en reconnaître l'origine.

XII. — PROCESSUS DE RÉGÉNÉRATION

La régénération est un phénomène physiologique, en ce sens qu'à l'état normal il se produit constamment, dans la plupart des tissus, de jeunes éléments destinés à remplacer ceux qui se détruisent ou s'éliminent.

On sait, par exemple, qu'il se fait incessamment une déperdition de cellules épidermiques à la surface de la peau ; il n'est pas douteux que des cellules nouvelles ne viennent se substituer aux anciennes, puisque la membrane ne subit pas d'altération. Pendant toute la période d'accroissement, les néoformations doivent nécessairement l'emporter sur les destructions. Il se produit de même constamment une régénération de cellules épithéliales sébacées, pilaires et unguéales, et sans doute aussi sudoripares.

Les pertes anormales, résultant de traumatismes ou de lésions destructives, peuvent être réparées complètement ou incomplètement.

Dans bien des cas, le travail de régénération ne diffère pas de celui qui se produit constamment à l'état normal ; s'il paraît plus actif, c'est que les pertes constituant l'usure normale sont momentanément suspendues.

Il se fait nécessairement, dans la régénération, une multiplication des éléments cellulaires ; elle se produit par le même mécanisme que nous avons indiqué en étudiant les néoplasies d'origine inflammatoire. Nous savons qu'elle est étroitement liée à un processus actif dont le noyau est le siège primordial et que l'on nomme *karyokinèse*.

Au début, on ne retrouve pas dans la membrane de nouvelle formation toutes les couches qui la constituent normalement ; les cellules épineuses ne forment qu'un petit nombre d'étages, la couche granuleuse fait défaut et les couches cornées sont très peu épaisses (Kromayer).

A la surface d'une plaie qui a détruit toute l'épaisseur du derme, la régénération de l'épiderme se fait surtout à la périphérie par prolifération des cellules des parties saines.

Un groupe d'éléments ne peut se régénérer que s'il persiste dans la partie lésée des éléments de même nature, ou du moins provenant d'une même partie de l'embryon. L'épiderme ne se régénère qu'aux dépens de l'épiderme.

Il y a une véritable *spécificité* des éléments anatomiques.

Les expériences de Reverdin sont, à cet égard, particulièrement démonstratives : ce pathologiste, en transportant au milieu d'une membrane de bourgeons charnus des cellules prises dans l'épiderme sain, a pu créer ainsi un nouveau centre de formation épidermique ; son procédé, fécond en applications pratiques, a été désigné sous le nom de *greffe épidermique* (1).

On a objecté que, dans une plaie en voie de cicatrisation, il se forme assez fréquemment des îlots épidermiques sans communication avec l'épiderme sain ; mais on peut admettre que, dans ces cas, les cellules épidermiques ont été transportées par les objets de pansement ou qu'il restait dans la plaie des organes épidermiques, tels que des glandes sudoripares et sébacées ou des follicules pileux. On peut interpréter ainsi les expériences dans lesquelles J. Arnold a vu, chez le chien, des îlots d'épiderme se produire à la surface de plaies profondes, séparées des parties saines par des cautérisations qui avaient détruit le derme dans toute son épaisseur.

Klebs dit avoir constaté directement que, dans l'inflammation de la membrane interdigitale des grenouilles, la régénération des cellules épidermiques se fait exclusivement aux dépens des éléments de même nature.

La puissance de régénération des tissus épidermiques est considérable. On peut voir les ongles tomber et se reproduire un grand nombre de fois, aussi longtemps que leur matrice est intacte, et les poils repousser tant que leurs follicules ne sont pas détruits.

Ni les glandes, ni les follicules pileux ne se régénèrent.

Cependant, suivant Menahem Hodara (2), des fragments de che-

---

(1) REVERDIN, *De la greffe épidermique* (*Arch. gén. de méd.*).
(2) MENAHEM HODARA, *Journal des mal. cutanées*, juillet 1898.

veux, insérés sur des traits de scarification, seraient susceptibles de donner naissance à des poils complètement développés.

La régénération du *derme proprement dit* ne se fait que très imparfaitement : les faisceaux conjonctifs sont disposés sans ordre dans la cicatrice ; le sillonnement normal de l'épiderme ne se reproduit pas : sa surface est lisse ; ces modifications sont le résultat de la destruction des fibres élastiques (Kromayer). Les cellules graisseuses font également défaut dans le tissu de cicatrice, du moins dans les premiers temps ; les fibres élastiques ne réapparaissent que très tardivement, et ce n'est guère que chez les jeunes sujets qu'on peut les trouver régénérées dans des conditions suffisantes ; autrement, elles sont très grêles et mal développées.

Au contraire, la couche vasculo-papillaire peut se régénérer complètement.

On peut résumer ainsi ces derniers faits : les pertes de substance de l'épiderme et du derme vasculaire sont suivies de régénération ; celles du derme profond guérissent avec cicatrisation ; à l'encontre des tissus précédents, cette membrane ne répare qu'incomplètement ses pertes ; ses cicatrices ne sont le plus souvent formées que de tissu conjonctif.

XIII. — TUMEURS

A. DÉFINITION (1). — On confond actuellement, sous le nom de *tumeurs*, des produits d'origine et de nature diverses : c'est dire qu'il est impossible d'en donner une définition scientifique.

Il faut, pour le moment, renoncer à inclure dans la définition de ces produits aucune hypothèse pathogénique et dire, avec Cornil et Ranvier, en se plaçant exclusivement au point de vue clinique : *une tumeur est une masse constituée par un tissu de nouvelle formation ayant de la tendance à persister et à s'accroître,* tout en faisant remarquer que certaines néoplasies, ayant, comme celles du mycosis, tendance à rétrocéder, se trouvent ainsi éliminées du groupe auquel elles appartiennent par leurs autres caractères et deviennent ainsi difficiles à classer, et en ajoutant, avec Heurtaux, que *cette masse néoplasique est étrangère à tout processus inflammatoire proprement dit.*

B. DIVISION. — La classification suivante, due à P. Delbet, à la fois basée sur l'anatomie des tumeurs (anatomie pathologique) et sur leur physiologie (évolution clinique), s'applique aux tumeurs de la peau.

(1) A part les monographies classiques et les travaux originaux dont on trouvera l'indication au fur et à mesure, on consultera l'article de Pierre DELBET, *Les néoplasmes,* dans le *Traité de chirurgie clinique et opératoire* de Le Dentu et Delbet, t. Ier, p. 393.

1re Classe. — Tumeurs ayant pour paradigme des tissus adultes (analogues, homologues, homéomorphes).

1re Famille. — Tumeurs organoïdes, ou para-plasmes.............................	Angiomes.	Hémangiomes. Lymphangiomes.
	Papillomes. Adénomes.	
2e Famille. — Néoplasmes histioïdes........	Névromes. Myomes. Fibromes. Lipomes. Myxomes. Endothéliomes. Lymphadénomes.	

2e Classe. — Tumeurs ayant pour paradigme des tissus embryonnaires (hétéromorphes hétérologues).

 1re Famille. — Origine mésodermique : Sarcomes.

 2e Famille. — Origine épithéliale : Épithéliomes, carcinomes.

 3e Classe. — Tumeurs hétérotopiques.

c. GENÈSE ET ÉTIOLOGIE. — La plupart des tumeurs se développent sous l'influence d'un trouble immanent dans l'activité nutritive d'un groupe d'éléments; d'autres sont vraisemblablement d'origine parasitaire. Ce trouble immanent est, comme l'a établi Cohnheim, d'*origine embryonnaire*. Ces données sont applicables aux tumeurs de la peau comme à celles des autres organes.

L'action des diverses conditions étiologiques, l'*hérédité*, l'*âge*, les *traumatismes* et les *maladies antérieures*, peut être interprétée différemment, suivant l'origine que l'on attribue à la tumeur.

S'il s'agit d'une monstruosité de développement, l'influence de l'âge et de l'hérédité s'explique par la transmission à un groupe cellulaire d'une puissance de multiplication anormale à une période plus ou moins avancée de la vie ; celle des traumatismes qui interviennent, d'après une statistique de Langenbeck, dans 11 cas sur 100, par l'intermédiaire de cicatrices, peut être rapportée à la mise en jeu de cette même puissance.

Si la tumeur est, au contraire, d'origine parasitaire, on peut concevoir qu'il existe, chez les sujets d'une même famille, un même terrain favorable à la culture des microorganismes, que l'âge contribue à le créer, que les traumatismes agissent en ouvrant une porte au parasite ou qu'une infection microbienne antérieure en facilite le développement.

d. ÉVOLUTION (1). — *Les tumeurs naissent et se développent par prolifération des éléments cellulaires.*

Elles *se vascularisent*, elles *subissent différentes espèces de dégénérescences*, elles *évoluent*, elles se *multiplient*.

Leur *accroissement* est ordinairement progressif; il est cependant susceptible de s'arrêter; on peut même voir certaines d'entre elles

_____

(1) Voy. Hallopeau, *Traité élémentaire de pathologie générale*, 5e édition.

diminuer de volume (cancer atrophique), mais, par définition, elles ne disparaissent jamais. Les néoplasies du mycosis fongoïde, qui le plus souvent rétrocèdent jusqu'à disparaître entièrement, ne doivent pas être, comme nous l'avons vu, classées parmi les tumeurs.

Les *limites* des tumeurs sont souvent mal tracées ; elles empiètent sur les tissus voisins en se propageant dans les interstices cellulaires et le long des vaisseaux lymphatiques. Elles se propagent par la multiplication de leurs éléments, en se substituant au tissu qui les entoure ; les mouvements amiboïdes dont sont douées les cellules, lorsqu'il s'agit d'épithéliomes, peuvent faciliter l'envahissement des parties voisines ; il faut tenir compte, à ce point de vue, de la résistance qu'oppose le tissu où se développe le néoplasme, et de la puissance d'accroissement de celui-ci. Les ganglions où se rendent les lymphatiques émanés de la tumeur deviennent souvent le siège de néoplasies semblables.

Il peut se faire, à distance, des *dépôts secondaires* qui, ultérieurement, augmentent de volume et forment de nouvelles tumeurs : c'est ainsi qu'on peut le mieux s'expliquer la récidive de ces produits après leur ablation. Dans certains cas, les nodosités secondaires ne se développent que plusieurs années après l'enlèvement de la tumeur initiale (1).

Lorsque les lymphatiques envahis par le néoplasme sont en rapport avec une cavité séreuse, il s'y forme parfois un semis de nodosités tout à fait comparables, par leur aspect, aux granulations tuberculeuses (*carcinose miliaire*).

Ce n'est pas seulement au voisinage des tumeurs initiales, mais dans tout l'organisme, qu'il peut se développer des *néoplasies secondaires*.

La première tumeur peut se développer en raison d'une prédisposition purement locale, et c'est elle qui, dans la grande majorité des cas, engendre directement les tumeurs secondaires. Il n'est pas très rare, cependant, de voir plusieurs tumeurs de même nature ou de natures différentes se développer chez un même sujet indépendamment les unes des autres.

Il est des cas où les tumeurs multiples semblent se produire sous l'influence d'une cause qui intéresse toute la peau : il en est ainsi dans une partie des faits de sarcomatose cutanée généralisée : faut-il admettre alors un trouble généralisé dans la nutrition d'un même groupe d'éléments ? Ne doit-on pas supposer plutôt l'intervention d'un agent infectieux encore inconnu ? Dans les cas où il s'agit de sarcomes globo-cellulaires, tumeurs très analogues par leur structure aux néoplasmes d'origine inflammatoire, cette dernière interprétation nous paraît la plus vraisemblable.

Abstraction faite de ces cas, deux hypothèses ont été émises pour expliquer la formation des tumeurs secondaires : dans l'une, le fragment de néoplasme, apporté par la circulation dans un organe sain jusque-là, y détermine, par une sorte d'action de contact, le développement d'une néoplasie semblable ; dans l'autre, c'est le fragment lui-même qui prolifère, soit en raison de sa puissance immanente d'activité nutritive, soit par l'intermédiaire de parasites qu'il contient, et forme une nouvelle tumeur. Nous verrons plus loin, en étudiant les épithéliomes, que celle-ci est la seule vraie. Les tissus ambiants peuvent s'atrophier ou devenir le siège d'un processus inflammatoire : jamais ils ne participent à la genèse de la néoplasie.

Voici d'ordinaire comment les choses se passent : *Les éléments de la tumeur pénètrent dans la cavité des vaisseaux sanguins ou lymphatiques situés dans sa masse ou à sa périphérie ; de là, ils sont transportés, quelquefois avec des caillots dont ils ont provoqué la formation, dans la circulation veineuse, puis dans différents organes où se développent les néoplasmes secondaires. La structure de ces derniers est identique à celle de la tumeur initiale.*

Au point de vue pratique, on distingue avec raison des tumeurs *bénignes* et des tumeurs *malignes*. Celles-ci ont tendance à s'accroître rapidement, à s'ulcérer et à se généraliser; celles-là restent stationnaires, isolées et ne s'ulcèrent pas. Parmi les tumeurs d'une même structure, les unes peuvent être malignes et les autres bénignes. En général, la malignité est d'autant plus grande que les éléments cellulaires de la tumeur se rapprochent davantage de ceux de l'embryon, qu'ils sont plus abondants par rapport au stroma, et que le néoplasme est plus vasculaire : c'est dans ces conditions qu'il a le plus de tendance à augmenter de volume, à envahir les parties voisines et à se multiplier.

Les tumeurs peuvent provoquer des accidents *locaux* et des accidents *généraux*.

Les accidents locaux sont surtout des phénomènes de compression, dont l'importance varie suivant le siège et le volume de la tumeur, et des phénomènes d'inflammation; certaines néoplasies sont ainsi très douloureuses.

Les accidents généraux peuvent résulter secondairement des troubles fonctionnels locaux que produit la tumeur; c'est ainsi que les hémorragies, les pertes de matériaux consécutives aux ulcérations et la résorption des toxines sécrétées par le néoplasme contribuent à produire l'anémie et la cachexie. Dans les cas où les tumeurs sont volumineuses et se multiplient rapidement, la quantité de substances assimilées qu'elles absorbent constitue pour l'organisme une perte difficile à réparer.

III. — TROUBLES DANS LES FONCTIONS DE LA PEAU

La peau est à la fois un organe de protection, de sensibilité, de sécrétion et d'excrétion ; en même temps, elle concourt puissamment, par l'intermédiaire de ses vaso-moteurs, à la régulation de la chaleur organique et très accessoirement aux échanges gazeux ; elle est intéressée directement ou indirectement dans la plupart des maladies générales, et ses altérations retentissent secondairement sur tout l'organisme.

On peut donc pressentir *à priori* que l'étude des modifications que subissent ses fonctions présente un intérêt considérable pour le pathologiste et l'on doit regretter d'autant plus qu'elles ne soient pas mieux connues.

Les notions que l'on possède actuellement sur la physiologie pathologique du tégument externe sont si incomplètes que l'on ne peut interpréter d'une manière satisfaisante les effets très remarquables que produit la suppression de ses fonctions par le vernissage. Becquerel et Breschet ont montré que, si l'on recouvre d'un enduit imperméable la surface cutanée d'un animal, il languit et meurt bientôt dans une sorte de collapsus général accompagné d'albuminurie ; or la mort ne peut s'expliquer, en pareil cas, ni par la suppression de la sécrétion sudorale, qui semble n'éliminer qu'une proportion relativement faible de matériaux de désassimilation, ni par la suppression de la respiration cutanée, qui chez les animaux pilifères est très peu importante, ni par la suppression des excitations que les nerfs cutanés transmettent au centre respiratoire, ni même par une action réflexe sur les vaso-moteurs des viscères, analogue à celle que produisent les brûlures étendues : François Franck l'attribue à une action exercée à distance par l'excitation des nerfs de la peau sur l'innervation spinale.

I. — TROUBLES DE LA SÉCRÉTION SUDORALE

La sécrétion sudorale peut être *diminuée, accrue* ou *pervertie* ; nous étudierons successivement ces trois ordres de modifications.

1. — Anidrose.

La sécrétion de la sueur est diminuée ou tarie dans diverses affections squameuses, parmi lesquelles nous citerons l'ichtyose, ainsi que dans certaines inflammations cutanées telles que l'érysipèle, le phlegmon et l'eczéma sec ; il en est de même souvent après les pertes abondantes de liquides, dans le frisson fébrile et chez les cachectiques; congénitale et toujours persistante dans l'ichtyose, l'anidrose disparaît, quand elle est liée à une inflammation cutanée, avec l'affection qui l'a produite. D'après les observations de l'un de nous (Hallopeau), l'anidrose peut encore résulter d'une action d'arrêt provoquée par une vive émotion psychique, et persister pendant des mois sous cette influence (1).

On a admis généralement que la rétention des produits qui doivent être normalement éliminés avec la sueur est nuisible à l'organisme. Elle pourrait jouer un rôle dans la production de certaines albuminuries.

2. — Hyperidrose.

C'est par l'intermédiaire des nerfs excito-sudoraux, dont l'activité est mise en jeu directement ou par voie réflexe, que se produisent les sueurs morbides; certains faits pathologiques, particulièrement l'aspect fluide ou visqueux de la sécrétion sudorale et la corrélation de son augmentation avec une hypérémie cutanée ou l'état inverse qui est un des éléments essentiels du collapsus algide, peuvent faire présumer que ces nerfs n'ont pas tous une action identique et que les glandes sudoripares, comme les glandes salivaires, peuvent être excitées suivant deux modes différents.

Les sueurs morbides peuvent survenir dans des conditions très diverses, et nous sommes loin de pouvoir déterminer constamment quelle est la cause de l'excitation nerveuse qui leur donne naissance. C'est ainsi qu'on les observe dans les affections du système nerveux, dans des maladies chroniques telles que la tuberculose, dans les maladies fébriles, dans les intoxications, et, comme nous venons de le voir, dans le collapsus algide.

Elles peuvent être *générales* ou *locales*; on leur donne, dans ce dernier cas, le nom d'*éphidroses* : ces sueurs locales s'observent particulièrement au cuir chevelu, où elles peuvent contribuer à produire la séborrhée, dans les creux axillaires (elles s'y produisent souvent par action réflexe quand on fait déshabiller les individus), au niveau des surfaces plantaires et palmaires, sur le lobule nasal ; elles peuvent être *unilatérales*, par exemple dans l'hémichorée.

Les sueurs peuvent être *fluides* ou *visqueuses*.

Leur réaction est presque constamment *acide*. A. Gautier (2) dit

(1) M. A. V... éprouve, en janvier 1897, une vive émotion provoquée par une opération grave qui a dû être pratiquée sur l'un de ses proches; depuis lors, il se produit chez lui toute une série de phénomènes qui n'ont pu recevoir d'autre interprétation qu'*une action d'arrêt d'origine psychique* : tels sont, la suppression des sueurs, auparavant très abondantes, l'incapacité absolue de tout travail, un amaigrissement considérable, le ralentissement du pouls, etc.

(2) Gautier, *Chimie biologique*, t. II, p. 433.

qu'on les trouve parfois *alcalines* dans le typhus et l'urémie et chez les sujets soumis à un traitement par les alcalins à hautes doses. Leur acidité est exagérée chez les rhumatisants, les goutteux et les rachitiques.

Leur *constitution chimique* n'a été qu'incomplètement étudiée ; on y a trouvé un excès d'urée dans le choléra, dans l'urémie et dans l'intoxication par le phosphore, du sucre dans le diabète et de la graisse dans la fièvre hectique.

Leur *abondance* est extrêmement variable : tantôt elles donnent lieu à une simple moiteur de la peau ; tantôt elles sont tellement profuses que les vêtements et les draps des malades semblent avoir été trempés dans l'eau ; on observe tous les degrés intermédiaires. L'*odeur* de la sueur avait beaucoup préoccupé les anciens auteurs : elle est fétide dans certaines infections putrides ; on la dit *urineuse* ou *fécaloïde* dans des cas de rétention de l'urine ou des fèces, *musquée* dans l'infection purulente. Sa fétidité paraît due, le plus souvent, à la décomposition de la leucine et de la tyrosine (Ch. Robin).

Les sueurs peuvent provoquer des accidents locaux en irritant les téguments : ce sont habituellement des érythèmes, qu'accompagnent souvent des éruptions vésiculaires, les *sudamina*. On a considéré, à tort, comme subordonnée aux troubles de la sécrétion sudorale, une éruption de vésicules et de bulles qui occupe surtout les mains et qui a été décrite par Hutchinson sous le nom de *cheiro-pompholix*, et par Tilbury Fox sous celui de *dysidrosis* ; confondue le plus souvent avec l'eczéma, quelquefois avec le pemphigus, elle constitue un type spécial, sur lequel nous aurons à revenir.

3. — Sueurs fétides ou bromidrose.

Nous avons déjà signalé l'odeur désagréable que présentent parfois les sueurs dans certaines maladies.

Il est une affection dont cette odeur constitue le caractère dominant, c'est la *sueur fétide des pieds* ; on ignore à quelle cause elle est due ; elle semble locale : sous une influence indéterminée, la sécrétion des téguments qui recouvrent les parties inférieures et latérales des orteils s'exagère ; l'épiderme, comme macéré, prend une couleur blanchâtre et souvent s'ulcère ; les parties exhalent une odeur d'une répugnante fétidité ; on n'a pu déterminer s'il s'agit d'une altération de la sueur elle-même ou du produit des glandes sébacées. Donné a trouvé cette sécrétion alcaline ; d'après Ch. Robin, elle contiendrait de la leucine qui donnerait naissance, en se décomposant, à du valérate d'ammoniaque ; Chevreul a admis que les principes gras de l'enduit sébacé peuvent donner lieu, en présence d'un liquide aqueux, au dégagement d'acides volatils d'une grande fétidité.

Trousseau et Doyon ont rapporté des exemples de troubles de la santé générale dus à la suppression de ces sécrétions.

Les sueurs axillaires, inguinales et sous-mammaires peuvent également être fétides ; leur odeur diffère de celle des précédentes.

4. — Sueurs colorées ou chromidrose.

Cette affection, appelée par Leroy de Méricourt et Féréol *chromocrinie partielle et cutanée*, est, d'après la définition de Parrot, une névrose sécrétoire, qui a pour siège habituel la peau de la face et pour matière un pigment bleuâtre. Signalée au siècle dernier par James Yonge, plus tard par Lecat, en 1831 par Billard d'Angers et depuis lors par Teevan, Bousquet, Neligan et Erasmus Wilson, elle n'a été décrite méthodiquement qu'en 1857 par Leroy de Méricourt ; il en existe maintenant plusieurs observations qui présentent les caractères de l'authenticité.

La coloration varie du noir foncé au bleu clair ; elle peut être ocreuse, rosée. Elle apparaît d'habitude, en premier lieu, aux paupières inférieures, puis elle s'étend le plus souvent sur les joues et le front, parfois sur la poitrine. La matière colorante, quelquefois onctueuse, adhère intimement à la peau et l'on a peine à l'en détacher, mais l'on y parvient ; elle reparaît au bout d'un laps de temps qui varie de quelques minutes à un quart d'heure. Sa constitution chimique n'a pu être déterminée ; Ordonez y a trouvé un peu de fer ; elle est mélangée de débris épithéliaux enlevés en même temps qu'elle ; Kühne attribue sa coloration à la présence de vibrions ; l'observation de Schwarzenbach, qui lui a trouvé des réactions analogues à celles de la pyocyanine, est en faveur de l'opinion de Kühne, car on sait aujourd'hui que le pus bleu doit sa couleur à la présence de microbes.

La chromidrose survient le plus souvent chez des hystériques et à l'occasion d'émotions. Parrot la considérait comme liée à un trouble de l'innervation cutanée.

5. — Hématidrose.

Ce phénomène morbide n'est pas, à proprement parler, un trouble de la *sécrétion* sudorale, et l'expression de *sueurs de sang*, employée quelquefois pour le désigner, est mal appropriée, car il consiste essentiellement en une hémorragie des glandes sudoripares. On doit à Parrot d'en avoir fait connaître la nature et le mode de production.

L'hématidrose s'observe chez les hystériques ; son apparition est précédée de troubles dans la sensibilité ou l'innervation vaso-motrice, dans la région où elle va se produire : ce sont, tantôt des douleurs, tantôt des éruptions érythémateuses ; l'hémorragie se manifeste le plus souvent à la suite d'une vive émotion ou d'un accès douloureux.

Le liquide est plus ou moins coloré, suivant les cas; il forme des gouttelettes ou il s'étale en nappe; on y a trouvé des globules rouges.

L'hémorragie est constamment limitée à une surface peu étendue ; elle siège le plus souvent dans le creux de la main, à la plante des pieds, autour du mamelon et au front. Le flux sanguin se produit par accès qui coïncident souvent avec les époques menstruelles. C'est une manifestation de l'hystérie, comparable aux hémorragies gastro-intestinales qui surviennent sous l'influence de cette névrose, une hémorragie par diapédèse, liée à un trouble dans l'innervation des petits vaisseaux que contiennent les parois des glandes sudoripares.

II. — TROUBLES DE LA SÉCRÉTION ET DE L'EXCRÉTION SÉBACÉES

A l'état physiologique, la peau est constamment le siège d'une élimination de matières grasses qui rendent la surface épidermique douce et onctueuse au toucher. Cette élimination se fait par les glandes sébacées et aussi par les glandes sudoripares. On sait, en effet, que la sueur normale contient de la graisse et des acides gras.

Dans certains cas, *cette sécrétion est insuffisante*; la peau est sèche, rude et écailleuse; il en est ainsi dans l'ichtyose et la xérodermie, et aussi, d'après Kaposi, dans le psoriasis et le lichen ruber (1).

Plus fréquemment, *cette sécrétion est exagérée* et contribue à donner lieu à diverses affections (2) que nous étudierons sous le nom de *séborrhéides* ; ce sont des flux huileux, des desquamations furfuracées, des éruptions appelées à tort eczémas marginés ou flanellaires, de véritables eczémas et des psoriasis à caractères spéciaux, des folliculites suppuratives, dépilantes, des acnés et d'autres dermatoses papulo-pustuleuses et squameuses.

Comment ces diverses affections cutanées sont-elles liées aux troubles des fonctions sébacées? Lorsqu'il y a seulement hyperidrose huileuse, on peut supposer que la sécrétion des matières grasses est simplement accrue dans des proportions anormales, mais cette explication n'est pas suffisante lorsqu'il s'agit d'un eczéma ou d'un psoriasis séborrhéiques : il faut admettre alors, ou bien que les matières grasses excrétées sont altérées dans leur composition et deviennent irritantes, ou bien qu'elles sont modifiées de manière à devenir un milieu de culture pour des microphytes, lesquels donneraient lieu à l'irritation des téguments, soit par eux-mêmes, soit par leurs produits. On doit considérer comme bien peu probable qu'il s'agisse là d'un trouble lié à une altération généralisée des glandes sébacées et sudoripares, et toutes les vraisemblances sont au contraire en faveur d'une dyscrasie, d'un vice dans l'élaboration des matières grasses,

(1) HEBRA et KAPOSI, *loc. cit.*
(2) UNNA, *Das seborrhoïsches Eczema* (*M. F. D.*, 1887.)

d'où résultent leur excrétion en quantité anormale et la modification qui les rend nocives par elles-mêmes ou par les microphytes qui s'y développent (1).

Sabouraud a établi qu'il existe une séborrhée considérable dans des plaques de pelade vraie ; il la rapporte à l'hypertrophie des glandes, tandis que l'alopécie serait due à l'action de toxines engendrées par un bacille qu'a décrit Unna dans l'acné et qui emplit l'utricule pilaire ; suivant l'un de nous (2), cette relation n'est pas établie, ni même vraisemblable, les deux maladies présentant de trop grandes différences dans leur évolution pour reconnaître une seule et même cause ; la séborrhée peladique peut être attribuée simplement à l'absence des cheveux et au défaut d'utilisation corrélatif des matières sébacées.

Dans certains cas, l'accumulation des produits sébacés à la surface de la peau en couches brunâtres, lisses ou saillantes, rappelle l'aspect de l'ichtyose (*séborrhée nigricans*).

D'autres fois, les matières grasses s'accumulent au pourtour des orifices sébacés, et amènent, particulièrement sur le nez et à son pourtour, la formation de concrétions grasses qui peuvent devenir le point de départ d'épithéliomes.

Les obstacles à l'excrétion de la matière sébacée, tels que les agglomérations de cette matière, les corps étrangers, les parasites, les cicatrices, ont pour résultat son accumulation, la distension des culs-de-sac glandulaires, leur inflammation et, par suite, la production des états pathologiques que l'on désigne sous les noms de *comédon*, de *milium* ou *grutum*, d'*état granité* de la peau et d'*acné*.

III. — TROUBLES DE LA SENSIBILITÉ

1. — Douleur.

La douleur, sensation de nature spéciale, phénomène psychique comme la sensibilité dont elle est un mode, doit nécessairement se produire dans un groupe de cellules encéphaliques. Ce groupe cellulaire, qui n'a pu être encore localisé, est vraisemblablement le même que celui où sont perçues les sensations physiologiques. La douleur peut être provoquée dans la peau par tous les traumatismes ainsi que par l'impression du froid ou du chaud, l'électrisation, les irritations ou cautérisations chimiques, les inflammations, les hypérémies, une partie des néoplasies cutanées. La peau peut être aussi le lieu où se font sentir des douleurs liées à des altérations des cordons ou des centres nerveux : telles sont celles des névralgies, des

---

(1) Hallopeau, *Réunions cliniques de l'hôpital Saint-Louis*, séance du 20 novembre 1888.

(2) Idem, *S. F. D.*, mars 1897.

névrites, des compressions nerveuses, des maladies des ganglions nerveux et des racines qui y aboutissent, des faisceaux postérieurs de la moelle : en pareils cas, elles peuvent s'accompagner de troubles dans l'innervation trophique (vésicules de zona, bulles pemphigoïdes, etc.).

L'*acuité* de la douleur dépend, d'une part de la nature et du siège de la lésion qui la provoque, d'autre part, de la sensibilité du sujet : il y a, à cet égard, de grandes différences entre les individus.

Les douleurs cutanées sont de nature diverse : en dehors de celles que provoquent les traumatismes et les violences extérieures, tels que les coups, les pincements, les piqûres, les coupures, les brûlures (les extrémités nerveuses sensitives réagissent différemment contre ces diverses excitations) ; on peut distinguer des sensations de constriction, de refroidissement, de chaleur, de fourmillements, de picotements, d'onglée, et surtout de *cuisson* et de *prurit*.

La *cuisson* paraît être surtout en relation avec l'hypérémie cutanée : c'est ainsi qu'on l'observe dans l'érysipèle, le phlegmon, les fièvres éruptives, les brûlures superficielles, l'urticaire où elle prend un caractère spécial ; elle augmente sous l'influence de la chaleur et peut être calmée par le froid.

On peut lui opposer les sensations pénibles que provoque l'asphyxie locale, sensations dont l'onglée est l'expression la plus fréquente.

Le *prurit* est un mode de réaction sensitive qui appartient en propre à la peau : il a pour conséquence un besoin impérieux de grattage ; bien que chacun le connaisse, il est impossible d'en rendre compte par des mots. Son intensité varie dans les limites les plus étendues ; il est parfois des plus violents et pénibles, si bien qu'il peut conduire à des idées de suicide ; il donne lieu le plus souvent, mais non constamment, à la formation de ces papules excoriées que nous désignons généralement en France, conformément à la nomenclature de Willan et Bateman, sous le nom générique de *prurigo*, alors qu'en Allemagne on réserve cette dénomination à une seule affection prurigineuse de la peau, le prurigo de Hebra.

Le *prurit* peut être provoqué par des piqûres d'insectes dont les plus fréquentes sont celles de l'*acarus scabiei* et des diverses espèces de *pediculi* ; il faut y ajouter celles des *puces*, des *punaises*, des *moustiques* et de divers insectes exotiques ; chose singulière, ces sensations ne se produisent pas chez tous les sujets, ni, chez le même sujet, à toutes les périodes de son existence : c'est ainsi que l'on rencontre des gales sans démangeaisons et que tel individu, après avoir longtemps réagi contre les piqûres de puces par des plaques urticariennes, ne les perçoit plus lorsqu'il a dépassé l'âge mûr. Le prurit est fréquent dans les dermatoses qui intéressent le corps papillaire, telles que l'eczéma, le lichen, le mycosis ; il s'étend souvent en dehors de la région lésée ; il revient habituellement par accès plus ou moins prolongés.

Parfois, il semble que la sensibilité de la peau, à force d'avoir été mise en jeu, cesse de donner lieu à une réaction sous l'influence des mêmes causes : c'est ainsi que l'on voit les *pediculi vestimentorum* exister en grand nombre chez des vagabonds atteints d'une pigmentation intense des téguments sans qu'il ne se produise plus trace d'excoriations.

Il est probable qu'en pareil cas les grattages antérieurs, et aussi les toxines sécrétées par les parasites, ou toute autre cause, ont altéré la partie du derme qui réagit par le prurit et l'ont mise ainsi hors d'état de provoquer cette sensation, ou, si cette sensation se produit, aux réactions qui en sont habituellement la conséquence et donnent lieu aux excoriations croûteuses : on connaît, en effet, plusieurs dermatoses qui comptent le prurit parmi leurs manifestations prédominantes et qui cependant, malgré des grattages incessants prolongés, et parfois frénétiques, ne donnent pas lieu à la production de prurigo : il en est ainsi généralement du lichen de Wilson et surtout, ainsi que l'a établi l'un de nous, avec Besnier, du mycosis fongoïde, particulièrement dans sa période érythrodermique (1).

D'autres fois, le grattage se traduit par des éruptions différentes de ce prurigo ; nous en avons pour témoin ce qui se passe dans le lichen simple : des démangeaisons intenses et persistantes y déterminent la production de ces élevures avec épaississement des plis de la peau que l'on a dénommées *lichénoïdes* (Brocq) ; la même réaction peut s'observer dans la maladie de Duhring où, malgré des grattages incessants, il ne survient pas non plus de prurigo : l'un de nous y a vu, par contre, se produire, sous cette même influence, les élevures lichénoïdes dont il vient d'être question (2).

On ignore jusqu'ici pourquoi les extrémités nerveuses réagissent aussi différemment sous l'influence de diverses excitations.

2. — Anesthésie et analgésie.

Ces troubles dans les fonctions cutanées ont pour causes prochaines, sauf les cas où les extrémités nerveuses sont détruites, comme dans la lèpre et les cas d'ischémie par excitation des vaso-constricteurs (asphyxie locale), des altérations des cordons ou des centres nerveux étrangères à notre sujet.

IV. — TROUBLES DE L'INNERVATION TROPHIQUE

La nutrition des tissus est soumise à l'influence du système nerveux : celle-ci s'exerce en partie par l'intermédiaire des vaso-moteurs qui augmentent ou réduisent l'afflux sanguin, en partie direc-

---

(1) Besnier et Hallopeau, *Congrès de Vienne*, 1892.
(2) Hallopeau et Jacques Monod, *Sur un cas de dermatite* (S. F. D., 1895.) . . .

tement. On voit fréquemment se produire, dans les maladies nerveuses, des troubles trophiques. Leur siège peut correspondre à la distribution de rameaux nerveux de même origine métamérique : le fait est de toute évidence pour le zona (Brissaud, Head). Cependant le siège d'une lésion sur le trajet d'un nerf ou d'une distribution métamérique ne suffit pas à en démontrer l'origine nerveuse (Kaposi et Leredde).

Il est admis que l'influence trophique peut être troublée isolément et donner lieu à des lésions cutanées que n'accompagne aucun désordre de l'innervation motrice ou sensitive; leur origine nerveuse est alors beaucoup plus difficile à déterminer (1).

Les dermopathies d'origine trophonévrotique peuvent offrir les caractères les plus variés : ce sont des taches érythémateuses, des éruptions vésiculeuses ou bulleuses, des ulcérations, des gangrènes, des œdèmes, des taches de purpura, du vitiligo, des plaques d'alopécie, de la dermographie; elles sont souvent symétriques et se distribuent parfois sur le trajet des nerfs (2). Concurremment, on peut trouver les ongles courbés et tuméfiés ou atrophiés, déformés, diversement altérés ; de même, les cheveux et les poils peuvent devenir blancs ou tomber; dans certains cas, la peau est amincie : sa surface est lisse et brillante; elle s'atrophie et se décolore par places, se rétracte et semble devenir trop petite pour contenir les parties sous-jacentes : il en est ainsi dans la forme de sclérodermie que l'un de nous a proposé d'appeler *trophonévrose disséminée* (3). Les lésions peuvent s'étendre dans cette maladie aux muqueuses, aux os et aux articulations; d'habitude, on observe concurremment des phénomènes d'asphyxie locale.

Le *tissu cellulaire* peut, sous l'influence de troubles trophiques, devenir le siège d'*œdèmes passagers* ou *durables*. Ceux qui accompagnent, dans certains cas, les poussées d'urticaire, et que l'un de nous a vus persister durant des années (4), doivent être considérés comme tels.

La peau peut être le siège d'*hyperthermies* et d'*algidités* locales; elles sont liées à des troubles inverses de l'innervation vaso-motrice : on peut considérer comme types, de celles-là, l'*érythromélalgie*, *névrose vaso-dilatatrice*, de celles-ci, l'*asphyxie locale, névrose vaso-constrictive*.

---

(1) LEREDDE, *Le rôle du système nerveux dans les dermatoses*, mém. inédit. 1899.
(2) LELOIR, *Rech. sur les affections cutanées d'origine nerveuse* (*Journal des mal. cut. et syphilitiques*), 1883.
(3) HALLOPEAU, *Note sur un cas de sclérodermie avec atrophie des os et arthropathies multiples* (*Comptes rendus de la Soc. de biologie*, 1872). — Il n'est pas prouvé que la sclérodermie soit *nécessairement* une maladie d'origine nerveuse (LEREDDE et THOMAS, *Arch. de méd. expérim.*, 1898).
(4) H. HALLOPEAU, *Sur un œdème généralisé persistant d'origine ortiée* (S. F. D., 1893 et 1898).

On connaît les troubles de la pigmentation (*vitiligo*) dans le goitre exophtalmique.

IV. — DIAGNOSTIC DES LÉSIONS CUTANÉES

Le *diagnostic général* des maladies cutanées comprend plusieurs étapes successives : il faut, en effet, déterminer d'abord quelles sont les *lésions dites élémentaires*, puis reconnaître le *processus* dont elles sont l'expression et enfin remonter à la *cause de ce processus* : il va de soi que, dans la grande majorité des cas, pour un médecin expérimenté, ces trois étapes sont franchies simultanément.

I. — DIAGNOSTIC DES LÉSIONS ÉLÉMENTAIRES

Cette dénomination de *lésions élémentaires*, acceptée depuis Willan par tous les dermatologues, s'applique à des manifestations qui répondent à des processus très divers : elle n'a qu'une signification purement clinique ; à ce titre elle peut être conservée.

Nous avons à considérer des LÉSIONS PRIMAIRES qui sont des *taches persistantes* ou *macules*, des *taches érythémateuses*, des *papules*, des *plaques ortiées*, des *vésicules*, des *bulles*, des *pustules*, des *soulèvements purulents*, des *tubercules*, des *gommes*, des *végétations*, des *saillies cornées* et des *tumeurs* ; et des LÉSIONS SECONDAIRES, qui sont des *squames*, des *excoriations*, des *fissures*, des *croûtes*, des *amincissements* et des *épaississements de la peau*, des *ulcérations* et des *cicatrices* ; — il faut distinguer aussi des *lésions mixtes* (1).

I. — Lésions primaires.

A. TACHES OU MACULES PERSISTANTES. — Elles peuvent être *achromiques* ou *hyperchromiques*. Les macules *achromiques* se présentent sous les formes les plus diverses. Elles peuvent *exister sans autres altérations cutanées* : il en est ainsi dans le vitiligo, dans la syphilide maculeuse où, contrairement à l'opinion de dermatologues éminents, elles se produisent indépendamment des hyperpigmentations ; l'un de nous les a observées après la disparition de plaques de psoriasis (2) ; l'achromie est généralisée chez les albinos ; d'autres fois, elle est liée à une *atrophie de la couche profonde du corps muqueux* : c'est ce que l'on observe dans les cicatrices et les vergetures ; elle coïncide alors avec un effacement des plis de la peau.

Cette atrophie peut être liée à une *inflammation durable* du derme

---

(1) Voy. pour l'anatomie et la physiologie pathologique de ces lésions, le chapitre *Processus*, p. 34 et suiv.

(2) HALLOPEAU, *S. F. D.*, 1893 et 1898.

vasculo-papillaire (témoins les plaques de *morphée*) ou *indélébile*. L'aspect de ces macules atrophiques peut être caractéristique : c'est ainsi que les cicatrices consécutives aux ulcérations serpigineuses de la syphilis, aux pustules varioliques, aux lésions de la sclérodermie et d'autres trophonévroses, celles de la tuberculose, de la lèpre et du farcin, ainsi que celles qui succèdent au chancre simple, à la maladie de Raynaud ou aux boutons des pays chauds, sont souvent pathognomoniques.

Les *macules hyperchromiques* ou *taches pigmentées* peuvent varier beaucoup dans leur coloration, depuis le jaune clair jusqu'au noir ; parmi ces taches, il faut mentionner, en première ligne, les tatouages : il est peu de nos malades de la classe ouvrière qui n'en portent ; ils sont le plus souvent bleus, parfois rouges ou noirs ; le pigment est inclus profondément dans le derme ; leur siège d'élection sont les bras, le devant de la poitrine, et la région interscapulaire ; par leurs types particuliers chez les différentes races, et, dans un même peuple, suivant les professions, elles constituent d'importants caractères anthropologiques.

L'*hyperpigmentation généralisée*, mais *plus prononcée sur la partie postérieure du tronc*, est fréquente chez les vagabonds ; elle est alors répandue en nappes uniformes ; il est probable qu'elle est due surtout, ainsi que nous l'avons indiqué déjà, à la production d'une matière colorante par les *pediculi vestimentorum*.

Il n'est pas rare de voir, chez les vieillards, le tégument prendre une teinte jaunâtre qui résiste aux soins de propreté. La chlorose, le cancer, la lèpre donnent à la peau une coloration qui varie d'un jaune pâle pour la première au jaune foncé pour le second et au brun pour la troisième. On observe encore une pigmentation généralisée dans la maladie d'Addison, dans l'acanthosis nigricans.

Une inflammation chronique de la peau peut laisser à sa suite une *hyperchromie en nappes* : il en est ainsi de l'eczéma chronique, surtout quand il occupe les membres inférieurs, du psoriasis, du lichen de Wilson, des syphilides, de la maladie de Neumann, parfois d'une simple vésication, au grand désenchantement des malades.

Les taches *pigmentées* peuvent coïncider avec le développement de néoplasie ou le précéder : elles sont alors, tantôt brunes ou noirâtres, tantôt d'un jaune clair : nous citerons, comme exemples, les macules du xéroderma pigmentosum, celles qui accompagnent les neurofibromes, celles de la maladie de Darier et de l'acanthosis nigricans.

Des taches d'un *jaune brillant* peuvent exister sous formes de lentilles ou de stries dans le xanthélasma en même temps que les tumeurs de même coloration ; la matière colorante de la bile, séjournant dans le derme, lui donne une couleur qui varie du jaune clair au jaune foncé. Des taches *bleues* sont constituées par les toxines que sécrètent les *pediculi pubis*. Diverses variétés d'aspergillus donnent lieu aux pigmentations diverses connues sous le nom de *karatés*.

Des taches *jaunes* ou roussâtres peuvent être congénitales et constituer le *lentigo* ou se développer sous l'influence, soit de la lumière solaire, soit de la grossesse (*cloasma*).

Les dermopathies d'origine toxique peuvent laisser à leur suite des pigmentations persistantes : il en est ainsi, au premier chef, de celle que provoque constamment, chez certains sujets, l'antipyrine.

Les taches *hémorragiques* comptent au nombre des plus fréquentes : elles siègent le plus souvent aux membres inférieurs. Elles peuvent se développer *secondairement* dans les maladies érythémateuses de la peau : telles sont celles de la rougeole, de la scarlatine et de la variole dans sa première période ; plus souvent, elles viennent compliquer un exsudat interstitiel séreux ou purulent : il en est ainsi dans l'érysipèle, la dermatite herpétiforme, le pemphigus, le zona, les pustules varioliques, dans l'érythème polymorphe où elles infiltrent le plus souvent des saillies papuleuses, dans l'urticaire et enfin dans la maladie de Werlhoff ; si l'on déprime avec une plaque de verre une surface érythémateuse, on peut constater parfois que des extravasations sanguines y persistent alors que cependant l'éruption ne paraît pas au premier abord hémorragique. D'autres fois, *les hémorragies cutanées se développent sans autre altération appréciable du tégument* : nous avons vu qu'il en est ainsi dans les maladies du cœur, dans l'hémophilie, et dans les affections de nature encore indéterminée que l'on appelle purpura simple ou hémorragique.

Ces taches hématiques sont, tantôt miliaires ou lenticulaires, tantôt dispersées en de larges nappes ; elles prennent alors le nom d'*ecchymoses* ; on les a appelées *vibices* quand elles sont en forme de stries ; cette dénomination est inusitée en France. D'abord d'un brun sombre caractéristique, elles présentent ultérieurement toutes les modifications qui appartiennent aux transformations chimiques de l'hémoglobine ; on observe souvent, en raison de poussées hémorragiques successives, la gamme des couleurs, depuis les hémorragies récentes d'un brun foncé jusqu'aux taches jaunâtres.

B. TACHES ÉRYTHÉMATEUSES. — *La peau peut devenir rouge dans toute son étendue* ; il en est ainsi dans la scarlatine, dans les érythèmes scarlatiniformes, dans l'érythrodermie prémycosique, dans le pemphigus foliacé, dans le psoriasis, l'eczéma et le pityriasis rubra. D'autres fois, la rougeur est disposée en *nappes* plus ou moins vastes, par exemple dans les psoriasis, les eczémas, les formes aiguës du lichen de Wilson, dans les intoxications médicamenteuses, dans les inflammations accidentelles par la lumière, la chaleur, les irritations mécaniques ; souvent enfin elle est *lenticulaire* ou *miliaire* : il en est de la sorte dans la rougeole, fréquemment aussi dans la syphilis où elle prend le nom de roséole, dans la scarlatine, dans les miliaires aiguës, dans les érythèmes polymorphes, les eczémas, la dermatite herpétiforme.

La *couleur* est, au début, d'un *rouge clair et vif*; plus tard, elle devient *sombre* avec des tons violets : cette modification, comme l'a bien montré Kromayer, a une importance capitale, car elle différencie le processus en activité des altérations en voie de rétrocession. Dans celui-là, les parties atteintes sont d'habitude légèrement ou fortement surélevées : on peut y constater, par la main, une élévation de la température qui se rapproche de celle du sang, ainsi que permet de le constater l'application du thermomètre ; la rougeur disparaît rapidement et complètement sous la pression du doigt ; dans celles-ci, au contraire, les parties malades ont cessé d'être saillantes, leur relief a notablement diminué, il n'y a plus d'hyperthermie locale et la couleur sombre ne s'efface plus que lentement et parfois incomplètement par la compression digitale.

C. PAPULES. — Ce sont des saillies liées, soit simplement à une *hypérémie intense*, soit à une *infiltration du derme papillo-vasculaire*; les premières s'affaissent complètement sous la pression du doigt. Leur *volume* varie de celui d'une tête d'épingle à celui d'une pièce de 20 centimes ; elles peuvent être *isolées* ou *réunies en placards*, comme on l'observe dans le psoriasis, le lichen de Wilson. Leur surface peut être *lisse* et *brillante* comme dans le lichen de Wilson.

Leur *forme* est variable ; on peut s'en assurer en pratiquant dans un certain nombre d'entre elles, comme l'a fait Kromayer, des coupes verticales : on voit ainsi que la *papule d'acné* est *acuminée*; son profil rappelle celui du Vésuve ; elle est entourée d'une zone inflammatoire ; la *papule syphilitique* donne une coupe de *figure parabolique* à contours nettement arrêtés ; la *papule psoriasique* peut donner l'image d'un *plateau avec saillie considérable des papilles et bords verticaux*. Les papules peuvent aussi prendre la forme d'*ovales* ou d'*ellipses* dont le grand axe est parallèle à celui des plis de la peau, particulièrement dans les régions axillaires et inguinales, sous-mammaires, cervicales.

Leurs *contours* sont arrondis ou polygonaux (lichen de Wilson). Elles sont ou non entourées d'une aréole érythémateuse.

Leur *couleur* peut être, par exemple dans l'acné, celle de la peau normale; plus souvent, elle varie du *rouge vif*, comme dans l'érythème polymorphe, au *rouge sombre* ou à la *couleur jaune brun*, comme dans la syphilis. Elles peuvent être le siège de *stries opalines* qui contribuent à les caractériser dans le lichen de Wilson.

On peut y observer des *dépressions punctiformes* correspondant à des orifices glandulaires (lichen de Wilson).

Leur *consistance* est le plus souvent ferme, parfois dure.

Les *plis* de la surface cutanée, étudiés sur les papules par l'em-

.preinte qu'elles laissent sur une plaque de verre recouverte de suie (Kromayer), peuvent être effacés, comme dans l'acné, les syphilides et le lichen de Wilson, ou exagérés, comme dans le psoriasis.

Les papules peuvent devenir, surtout dans leur partie médiane, à leur sommet si elles sont acuminées, le siège d'*excoriations suivies de croûtelles.*

Elles peuvent avoir une *marche aiguë* : il en est ainsi, au premier chef, dans les érythèmes polymorphes ; *elles peuvent présenter une évolution plus lente et ne s'effacer qu'au bout de quelques semaines :* telles sont les papules syphilitiques et celles de certains eczémas ; elles peuvent passer à l'*état chronique* et durer ainsi pendant des années : il en est de la sorte dans certains lichens de Wilson, particulièrement dans la forme obtuse et cornée.

D. PLAQUES ORTIÉES. — Elles diffèrent des papules par leurs contours géographiques, la soudaineté de leur développement, leur couleur souvent normale ; elles peuvent cependant être érythémateuses et devenir hémorragiques ; leur lésion essentielle est un *œdème aigu et localisé* de la peau lié à un trouble de l'innervation vaso-motrice (Hallopeau). Leurs dimensions varient de quelques millimètres à plusieurs décimètres ; on peut les voir envahir toute une région et s'accompagner d'une tuméfaction œdémateuse aiguë ; leur *consistance* est ferme ; elles peuvent se déprimer dans leur partie centrale ; elles peuvent être entourées d'une aréole érythémateuse ; elles sont habituellement le siège de *sensations toutes spéciales de cuisson* ; leur durée est généralement, mais non constamment éphémère ; elles laissent parfois à leur suite des excoriations avec croûtelles dont l'origine peut échapper ; elles peuvent être associées à d'autres lésions élémentaires telles que les papules du prurigo chronique et les bulles de la dermatite herpétiforme. Le plus souvent éphémères, elles peuvent persister pendant des mois ou des années, s'accentuant parfois par poussées aiguës et s'accompagnant d'une hyperchromie parfois très prononcée.

E. VÉSICULES. — Nous avons vu que ces petits soulèvements de l'épiderme par un liquide clair sont la traduction de l'exsudation séreuse, soit dans les cellules du corps muqueux et leurs interstices, soit sous la couche cornée, soit, exceptionnellement, dans le derme vasculo-papillaire. Ils sont *isolés* ou *confluents.* Leur *forme* est *acuminée* ou *arrondie*, rarement *ombiliquée.* Leur *volume* varie de celui d'une tête d'épingle à celui d'un grain de chènevis ; lorsque les vésicules sont plus volumineuses, c'est que, par le fait de la résistance de l'épiderme, plusieurs d'entre elles sont devenues confluentes : ce fait ne s'observe guère que dans les régions palmaires et plantaires.

Leur *contenu* peut être tout à fait translucide ou plus ou moins louche, suivant la quantité de globules blancs qu'il contient ; il s'évacue en totalité ou en partie, suivant que la cavité est ou non cloisonnée.

Tantôt leur *paroi se rompt très peu de temps après leur apparition*; les couches profondes de l'épiderme se trouvent ainsi mises à nu et le liquide exsudé se concrète en croûtes plus ou moins épaisses; tantôt l'exsudation se fait plus profondément et les *éléments persistent sans que l'épiderme donne issue au liquide* : il en est ainsi dans le zona; on voit alors l'élément éruptif s'affaisser graduellement et se dessécher peu à peu; l'épiderme ne tombe que tardivement en pareils cas.

Les vésicules peuvent secondairement être envahies, soit par des globules blancs et se transformer ainsi en pustules, soit par des globules rouges et devenir ainsi le siège de petites hémorragies; d'autres fois, le corps vasculo-papillaire sous-jacent se sphacèle : il peut en être ainsi dans le zona.

Quand l'épiderme est tombé, il se régénère aux dépens du corps muqueux sous-jacent : d'abord mince et translucide, facile à excorier; la nouvelle couche cornée peut reprendre son épaisseur et son aspect normaux, mais il n'en est pas toujours ainsi : il est trop fréquent de voir, dans l'eczéma, le revêtement épidermique rester mince, brillant, fragile, et devenir incessamment le siège de nouvelles extravasations séreuses et de nouvelles ruptures.

Les vésicules ne laissent pas de cicatrices, sauf dans les cas de gangrènes ou de suppurations secondaires.

F. PUSTULES ET SOULÈVEMENTS PURULENTS. — Les pustules sont constituées par l'exsudation, dans l'épiderme ou le derme vasculo-papillaire, d'un liquide purulent. La *forme* de ces éléments peut être, comme celle des précédents, acuminée, arrondie, plane ou ombiliquée; ils sont souvent centrés d'un poil. On peut observer, dans la peau, des *soulèvements purulents* en traînées curvilignes, d'aspect parfois des plus singuliers, ou en nappes (1) : ces altérations ne reçoivent plus dans le langage courant le nom de pustules.

Le *volume* des pustules varie entre celui d'un grain de millet et celui d'une lentille. Leur *contenu* peut être formé par du pus pur; mais c'est l'exception : le plus souvent, c'est une sérosité chargée de leucocytes; suivant que la cavité est ou non cloisonnée, il s'écoule, par la piqûre, partiellement ou complètement. Elles sont souvent entourées d'une *aréole érythémateuse*. Leur *évolution* diffère suivant que l'épiderme qui les recouvre résiste ou donne issue au liquide exsudé : dans le premier cas, le pus se concrète, ses éléments liquides se résorbent et il reste un magma qui subit la dégénérescence graisseuse; dans le second cas, le pus se concrète en croûtes plus ou moins épaisses et de coloration variant du jaune clair au brun noir.

Les petites pustules peuvent être confluentes : on leur a donné alors le nom de *psydriacées*; celui de *phlysiacées* était réservé aux élé-

(1) HALLOPEAU, *Sur l'infection purulente tégumentaire* (loc. cit.).

ments plus volumineux et non confluents : ces dénominations sont tombées en désuétude.

Les pustules peuvent exhaler une *odeur* fétide lorsque le pus qu'elles renferment s'est altéré.

Comme les vésicules, les pustules peuvent devenir *hémorragiques* : ce fait a été observé surtout dans la variole.

Ces éléments, quand ils sont intradermiques, peuvent laisser à leur suite des cicatrices indélébiles.

G. BULLES. — Ce sont des soulèvements massifs de l'épiderme ou de sa couche cornée par un liquide séreux, souvent plus ou moins chargé de leucocytes, parfois d'hématies. *Il peut être libre dans leur cavité* et s'y déplacer lorsque l'élément est flasque, suivant les lois de la pesanteur; d'autres fois, cette cavité est *multiloculaire*. Le *volume* des bulles varie de celui d'un grain de chènevis à celui d'une orange. Elles peuvent se développer sans altération appréciable du tégument qui les entoure ou être environnées d'une aréole érythémateuse. Elles peuvent ou non s'accompagner de *prurit*. Le feuillet épidermique qui les recouvre se rompt le plus souvent : le liquide s'écoule alors et laisse à nu, soit le corps muqueux, soit le corps papillaire, avec une seule couche de cellules cylindriques.

Dans le pemphigus foliacé, l'épiderme se dissocie au fur et à mesure que se fait l'exsudation ; il en résulte une exfoliation généralisée de cette membrane avec suintement. On peut y voir les poussées bulleuses se faire aux extrémités en soulèvements parallèles que l'on a comparés à des vagues.

L'épiderme se régénère d'habitude complètement après la rupture des bulles. Il peut englober, en se régénérant, l'orifice de glandes sudoripares dont l'on voit alors le contenu accumulé se traduire par la production de petits nodules jaunâtres.

H. TUBERCULES. — Cette dénomination a malheureusement deux acceptions différentes en pathologie : elle s'applique, d'une part à l'infection bacillaire, d'autre part à une lésion élémentaire. Celle-ci, dont nous avons exclusivement à nous occuper dans ce chapitre, est caractérisée par la production de nodules profondément enchâssés dans le derme (c'est ainsi qu'à juste titre Besnier et Doyon les séparent des papules); leur *relief* peut être nul : il en est ainsi souvent dans la tuberculose lupique; plus habituellement, ils forment une saillie plus ou moins notable, parfois considérable : témoin ce que l'on observe dans la syphilis et dans la lèpre aussi bien que dans la tuberculose. Ils peuvent se réunir en *bourrelets* à progression généralement excentrique, ulcérés à leur partie interne, nettement limités en dehors; cette disposition est fréquente dans le mycosis fongoïde. Leur *couleur* varie de la teinte jaune sucre d'orge au brun foncé.

Leur *consistance* est, tantôt d'une grande mollesse (lupus), tantôt d'une grande fermeté (syphilides) : on trouve tous les intermédiaires.

Quand ces éléments se ramollissent par *caséification*, ils peuvent s'ouvrir, donner lieu à l'issue de leur produit de dissociation et devenir le siège d'une *ulcération* passagère ou persistante.

I. GOMMES. — Ces néoplasies, intradermiques ou sous-cutanées, sont remarquables par leur forme arrondie, par les dimensions considérables qu'elles peuvent atteindre, par leur tendance à se propager en traînées suivant le trajet des lymphatiques (particulièrement aux membres), par leur ramollissement habituel suivi d'une ulcération profonde, par la couleur sombre et violacée du tégument qui les recouvre.

J. VÉGÉTATIONS. — Ce sont des *excroissances papillomateuses*. Elles peuvent être *primitives* et constituer toute la maladie : telles sont les végétations vénériennes ou crêtes de coq, les verrues, les papillomes. Elles peuvent se développer *secondairement* sur des surfaces ulcérées : c'est ce que l'on observe presque constamment dans le pemphigus végétant et dans la maladie de Neumann, et fréquemment aussi dans la syphilis, le mycosis, la tuberculose, très exceptionnellement dans la maladie de Duhring, l'eczéma, le psoriasis.

K. SAILLIES CORNÉES. — Elles sont produites par une prolifération de l'épiderme ; elles peuvent offrir un aspect identique à celui des cornes et mesurer plusieurs centimètres de longueur.

L. TUMEURS. — Les néoplasies que l'on désigne sous ce nom se distinguent surtout des précédentes en ce sens qu'elles semblent étrangères au tissu normal du tégument et n'ont pas tendance à rétrocéder ; elles peuvent être saillantes, pédiculées ou infiltrées, molles ou dures, ulcérées ou non ; en un mot, leurs caractères physiques sont des plus variables. Elles peuvent être le siège de vives douleurs spontanées.

II. — Lésions secondaires.

A. SQUAMES. — Elles sont constituées par l'exfoliation de la couche cornée en lamelles blanchâtres ; ce sont des productions secondaires ; elles indiquent un trouble dans la nutrition des cellules épidermiques et coïncident fréquemment avec leur hyperplasie. Quand l'altération du derme vasculo-papillaire est peu apparente ou masquée, ces squames deviennent caractéristiques de la lésion élémentaire : il en est ainsi dans la séborrhée, dans l'ichtyose et même dans le psoriasis.

Les squames présentent de grandes variétés dans leur aspect : elles peuvent être *minces* et peu *étendues* ; on les dit alors *furfuracées* ; elles se détachent incessamment : il en est ainsi dans la séborrhée du cuir chevelu où elles sont remarquables par leur grande richesse en matières grasses ; elles peuvent être également minces, mais plus étendues et distribuées sur la plus grande partie de la surface cutanée, comme dans l'ichtyose; d'autres fois, elles sont *brillantes* et *nacrées*, comme dans le psoriasis et certaines syphilides; elles peuvent alors former des couches épaisses de plusieurs millimètres; elles peuvent également s'accumuler dans l'ichtyose et y constituer des saillies considérables, le plus souvent de couleur noirâtre; l'épiderme peut encore se détacher en *larges lambeaux* : il faut alors penser, soit à une scarlatine, soit à un érythème scarlatiniforme, les squames peuvent être très *adhérentes*, comme dans la forme cornée du lichen de Wilson ainsi que dans les hyperkératoses palmaires et plantaires. Elles sont souvent limitées au pourtour des orifices pilo-sébacés, particulièrement dans le pityriasis rubra pilaire, le psoriasis et les séborrhéides. Leur apparition peut être, dans le centre d'un soulèvement papuleux, le premier indice d'un exsudat miliaire au niveau d'un orifice sébacé(1).

B. EXCORIATIONS. — Elles sont provoquées par le grattage soit au sommet de papules de prurigo, soit en traînées dans les cas où la peau ne réagit pas par la production de ces papules; il en est ainsi, par exemple, dans les érythrodermies mycosiques. Le corps papillo-vasculaire, mis à nu suivant des traînées plus ou moins étendues, se recouvre de minces croûtelles noirâtres.

C. FISSURES OU RHAGADES. — Ce sont des solutions de continuité en forme de sillons; on les observe au pourtour de l'anus, de la vulve, des commissures des lèvres, des sillons plantaires ou palmaires; elles peuvent être très douloureuses et amener des contractures.

D. CROUTES. — Nous avons vu l'exsudat séreux ou purulent se concréter et former ainsi les productions secondaires que l'on désigne sous le nom de *croûtes*. Leur *consistance* est molle ou résistante; leur *couleur* est voisine du jaune mélangé de noir en passant par le vert et le brun les plus variés; leur *volume* répond à celui de l'altération sous-jacente. Elles peuvent être *planes* ou former des *saillies* parfois considérables; elles sont alors souvent disposées en *couches successives* qui peuvent leur donner un aspect *conchyloïde*; elles peuvent se déformer dans leur partie centrale; lorsqu'elles tombent, elles laissent à nu une surface plus ou moins profondément ulcérée ou cicatrisée; on dit qu'il s'agit d'un *rupia* quand la croûte est entourée d'un soulèvement bulleux.

E. AMINCISSEMENTS DE LA PEAU. — Ils s'observent surtout chez les vieillards; on les a notés aussi dans les maladies qui entraînent un trouble prolongé et profond de la nutrition, telles que les carcinoses, les pemphigus foliacés; ils peuvent encore être congénitaux et coïncider avec d'autres hypotrophies et de l'ichtyose; ils comptent parmi les conséquences habituelles des processus scléreux.

F. ÉPAISSISSEMENTS DE LA PEAU. — Ils peuvent affecter

(1) HALLOPEAU, *Sur une nouvelle forme de dermatose séborrhéique* (S. F. D., 1898).

surtout l'épiderme et le derme vasculo-papillaire : la production de cornes peut en être considérée comme l'expression locale la plus intense. Chacun connaît les callosités auxquelles donnent lieu des excitations mécaniques réitérées *in eodem loco*, durillons, cors. La peau peut également être épaissie dans sa totalité, mais plus particulièrement dans sa couche vasculo-papillaire : il en est de la sorte dans le mycosis fongoïde et, à un degré moindre, dans le psoriasis, l'eczéma chronique, la forme hypertrophique du lichen de Wilson, certaines sclérodermies, particulièrement la morphée et les chéloïdes.

G. ULCÉRATIONS. — On a pu voir, par les caractères anatomiques que présentent ces altérations, de quelle importance elles sont pour le diagnostic (Voy. p. 92). Besnier et Doyon distinguent les *exulcérations*, comprenant toutes les érosions superficielles de la peau et guérissant *ad integrum*, les *ulcérations* dans lesquelles la destruction ne peut se pallier que par une cicatrice, et les *ulcères* qui sont des ulcérations prolongées et principalement des taches.

H. CICATRICES. — Elles sont consécutives à toutes les altérations qui détruisent partiellement le derme. Elles peuvent être *superficielles*, *saillantes* en forme de brides ou de réseaux, ou *déprimées* ; leur *surface* peut être lisse, légèrement plissée, comme gaufrée, ou inégale et profondément anfractueuse ; elles peuvent amener le *rétrécissement* ou l'*occlusion* d'orifices normaux, des *adhérences anormales*, par exemple entre le pavillon de l'oreille et le tégument voisin, entre plusieurs doigts ou orteils. Leur *couleur* est tantôt rouge, rose ou violacée, tantôt jaunâtre, tantôt blanche; leur *consistance*, molle ou dure. Elles sont indélébiles et, trop souvent, elles reproduisent fatalement les mêmes difformités, déjouant les efforts de la chirurgie. La sensibilité peut être abolie à leur niveau. Leurs caractères cliniques permettent souvent de reconnaître la nature de la maladie qui les a produites : il en est ainsi particulièrement pour celles que peuvent entraîner à leur suite les syphilides, les tuberculides, les chancres simples, les pustules d'acné, la variole, etc.

Brocq et Jacquet admettent, à juste titre, l'existence de *lésions mixtes* dans lesquelles deux des formes précédemment décrites se trouvent réunies : tels sont les *érythèmes papuleux-vésiculeux, bulleux, pustuleux*, les *papulo-vésicules* et *papulo-pustules*, les *vésico-pustules*, etc.

Les lésions élémentaires sont très diversement groupées ; leur disposition en cercle ou serpigineuse est le plus souvent en rapport avec leur progression excentrique et peut éclairer leur pathogénie. Souvent elles sont exactement symétriques; souvent aussi elles se limitent à la sphère de distribution d'un nerf ou aux confins de deux territoires voisins d'innervation ou de développement. Elles peuvent suivre le trajet des plis cutanés (Kaposi) ou des vaisseaux.

II. — DIAGNOSTIC DU PROCESSUS

Il ressort le plus souvent, mais non constamment, en toute évidence de l'étude des lésions : c'est ainsi qu'en présence d'une dermatose constituée surtout par la rougeur de la peau, on peut se demander si l'on a affaire à une simple hypérémie ou à une phlegmasie ; nous verrons que la plupart des éruptions dites *érythèmes polymorphes* sont de nature inflammatoire.

De même on peut, lorsque l'on a sous les yeux des saillies dont la consistance est ferme, hésiter entre une néoplasie inflammatoire ou une autre hyperplasie; les phénomènes concomitants permettent le plus souvent de les différencier ; dans le cas de doute, on est éclairé par une biopsie.

III. — DIAGNOSTIC DE LA CAUSE

Il est, de même que le précédent, contenu presque toujours dans celui de la lésion élémentaire : c'est ainsi que l'aspect d'une ulcération permet de reconnaître, le plus souvent, s'il s'agit d'un chancre simple ou induré, d'une gomme ulcérée, d'une affection syphilitique tuberculeuse, farcineuse ou épithéliomateuse : de même, une papule syphilitique se distingue suffisamment d'une papule de lichen plan.

Il peut cependant se présenter des difficultés : c'est ainsi que les syphilides squameuses peuvent offrir de grandes analogies d'aspect avec les éléments de psoriasis, à tel point que, si les commémoratifs et les phénomènes concomitants ne donnent pas la solution du problème, on doit attendre, pour se prononcer, les résultats du traitement.

Il faut tenir grand compte, dans le diagnostic différentiel des dermatoses, de leur mode de distribution : c'est ainsi que les localisations du prurit et des éruptions qu'il entraîne au niveau des mains et des poignets, au-devant des aisselles, sur le pénis et sur le mamelon, sont de fortes présomptions, pour ne pas dire une certitude, en faveur de la gale; de même, les localisations des excoriations et croûtelles prurigineuses dans les régions interscapulaire et lombaire témoignent d'une pédiculose des vêtements. Certains troubles fonctionnels, tels que le prurit intense et des sueurs profuses, peuvent également servir au diagnostic : il en est ainsi pour le mycosis fongoïde à sa première période.

Dans les cas douteux, on peut souvent reconnaître *de visu*, directement ou par biopsie, examen histologique et culture bactériologique, le parasite pathogène.

Il faut tenir grand compte de l'état général : l'absence de fièvre permet souvent de décider que l'on a affaire à un érythème simple ou médicamenteux et non à un érysipèle.

Quelle que soit la dermatose que l'on ait sous les yeux, il faut toujours s'enquérir des antécédents personnels et familiaux du sujet, des idiosyncrasies, des influences diathésiques qui peuvent exister chez lui, n'oubliant pas qu'*en toute circonstance il faut tenir compte du terrain en même temps que de la provocation morbifique.*

V. — PRONOSTIC GÉNÉRAL

Les éléments généraux du pronostic sont tirés de la *nature*, du *siège* et de l'*étendue des lésions*, du *mode de réaction du sujet*, de la *cause morbifique*.

Les lésions *érythémateuses* et *vésiculeuses*, bénignes quand elles sont circonscrites, peuvent devenir dangereuses quand elles envahissent toute l'étendue de la surface cutanée.

Les éruptions *bulleuses* sont le plus souvent sans gravité lorsqu'elles sont provoquées par une irritation externe, telle qu'une brûlure ou une vésication, ou lorsqu'elles sont liées à une maladie peu durable, telle que l'érythème polymorphe ; elles prennent au contraire une signification grave lorsqu'elles sont de cause interne et persistante.

Les éruptions *pustuleuses* peuvent de même être bénignes lorsqu'elles sont superficielles et provoquées par l'action des microbes banaux de la peau (il en est ainsi pour celles de l'impétigo) et qu'elles n'occupent que la partie superficielle du derme ; il n'en est plus de même lorsqu'il s'agit de suppurations profondes, telles que celles du furoncle et surtout de l'anthrax.

Le pronostic de ces éruptions devient très grave lorsqu'elles se multiplient par auto-inoculation et envahissent la plus grande partie de la surface du corps, comme dans l'infection purulente tégumentaire maligne (impétigo herpétiforme).

Les *ulcérations* entraînent par elles-mêmes des conséquences fâcheuses, telles que des cicatrices indélébiles qui peuvent, lorsqu'elles sont étendues, constituer les plus pénibles difformités ; elles peuvent également être la cause de destructions profondes : il en est ainsi dans la syphilis, la tuberculose, la lèpre, le farcin.

D'autres ulcérations doivent leur gravité à leur tendance à s'étendre excentriquement : telles sont celles des maladies infectieuses énumérées précédemment, du chancre simple, du phagédénisme.

Les *cicatrices* peuvent amener des oblitérations d'orifices tels que les paupières, les points lacrymaux, les fosses nasales : on voit ainsi une cicatrice lupique réduire à un petit pertuis l'ouverture des narines et aussi celles des lèvres ; le nez, les oreilles peuvent subir, par le fait de ces mêmes ulcérations et des cicatrices qui leur font suite, les plus graves déformations et destructions partielles.

D'autres fois, elles amènent la production d'adhérences anormales : c'est ainsi que les doigts peuvent se trouver soudés ou maintenus dans une attitude anormale.

Lorsque la cicatrice obstrue un orifice glandulaire, elle amène la rétention et l'accumulation du produit ; l'oblitération du canal lacrymal a pour conséquence nécessaire l'épiphora ; de même, les destructions étendues de la lèvre inférieure donnent lieu à l'écoulement de la salive.

Les exfoliations, quand elles sont très étendues, abondantes et prolongées, constituent une perte de matériaux organiques qui peut entraîner la cachexie.

D'une manière générale, les dermatoses sont plus graves chez les sujets *débilités* ou d'une *mauvaise constitution* telle que l'implique la vulnérabilité du système lymphatique, et chez ceux qui sont atteints d'une *maladie générale*, telle que le diabète, les néphrites, le paludisme, ou d'une *cachexie* consécutive à une maladie grave telle que la fièvre typhoïde.

On peut considérer comme *liées à une prédisposition individuelle* les maladies qui récidivent incessamment et résistent opiniâtrément à tous les traitements : il peut en être ainsi du psoriasis qui trop souvent récidive après des guérisons passagères.

Le *pronostic des maladies infectieuses* varie essentiellement suivant qu'elles sont locales ou générales, et, dans le premier cas, suivant qu'elles sont ou non accessibles au traitement ; on ne peut en fournir un meilleur exemple que celui des trichophyties : affections rebelles, durant des mois ou des années, lorsqu'elles occupent les régions pilaires et s'y trouvent inaccessibles aux agents parasiticides, elles guérissent généralement en peu de jours lorsqu'elles se localisent dans des parties glabres. Certaines infections généralisées ont un pronostic en partie plus favorable parce qu'elles sont modifiées par les parasiticides : c'est ainsi que la syphilis peut être considérée comme généralement beaucoup moins grave que la tuberculose, la lèpre et la farcinose (il y a cependant des exceptions).

Le *pronostic des dermatoses d'origine traumatique ou accidentelle* est le plus souvent bénin, sauf lorsqu'elles sont très étendues, en ce sens que l'éruption guérit, en général, quand la cause qui l'a provoqué cesse d'agir et quand le processus mis en jeu a terminé son évolution.

La *localisation* des dermatoses influe notablement sur leur pronostic ; nous venons de le voir en parlant des cicatrices : les dermatoses qui occupent les parties découvertes sont, par ce fait même, particulièrement pénibles.

VI. — THÉRAPEUTIQUE GÉNÉRALE

I. — DIVISION DES INDICATIONS

Dans toute maladie, les indications thérapeutiques peuvent être fournies :

1° Par la *cause prochaine* qui provoque et souvent domine toute l'évolution morbide, et par les *causes secondes* qui peuvent intervenir ultérieurement ;

2° Par les *processus* qu'engendrent ces causes et les *lésions* qui en résultent ;

3° Par les *troubles fonctionnels* et les *symptômes* liés à ces processus.

Ces indications répondent à tous les *desiderata* lorsqu'il est possible d'y satisfaire ; mais, malheureusement, pour la peau comme pour les autres organes, bien que peut-être à un degré moindre, il est loin d'en être toujours ainsi.

Nous avons vu en effet que la *cause prochaine* reste trop souvent peu accessible à nos moyens d'action en même temps qu'à nos recherches. D'autre part, nombre de dermatoses, celles que nous nommons *affections cutanées* ou *dermopathies*, ne présentent pas la condition étiologique que nous venons d'indiquer : les indications causales sont donc nécessairement multiples dans ces états morbides et trop souvent aussi en dehors de nos moyens d'action.

Les indications fournies par les *processus* se confondent en partie avec celles que donne la cause prochaine, en ce sens que souvent celle-ci reste active pendant toute la durée de la maladie et que le processus, lui étant subordonné, se développe et s'éteint avec elle ; il en est de la sorte, par exemple, pour la plupart des inflammations et des dystrophies d'origine parasitaire. On ne peut s'expliquer autrement les résultats parfois surprenants du traitement abortif de l'érysipèle, non plus que l'action des mercuriaux sur les syphilides et celle de l'iodure de potassium sur les gommes syphilitiques ; on voit des impétigos disparaître du jour au lendemain, sous l'influence de simples préparations boriquées ; de même l'eczéma scabiéique et les troubles de nutrition que provoque le trichophyton dans les parties accessibles aux médications locales guérissent souvent dès que le parasite a été détruit. On ne peut cependant appliquer aux processus l'axiome *sublata causa, tollitur effectus* ; nous en avons pour témoins ceux qui sont mis en jeu par l'action sur le tégument de substances irritantes : telle est, par exemple, une dermite pustuleuse déterminée par l'application d'huile de croton ; il faut, alors même que l'action irritante a été passagère, que l'inflammation suive son évolution ; de même on peut voir, après une simple application de teinture d'arnica,

i *r*venir une phlegmasie qui, caractérisée en premier lieu par du gonflement et de la rougeur, devient parfois vésiculeuse et pustuleuse
et se prolonge ainsi pendant plus de quinze jours ; le processus peut
donc avoir son évolution propre, indépendante de sa cause initiale.

On peut se demander s'il y a dans ces processus une source d'indications thérapeutiques : ils ne sont en effet que des modes de réaction de l'organisme contre les perturbations apportées dans sa nutrition et ses fonctions par les diverses causes nocives ; ils constituent
ainsi des actes de défense et doivent, par conséquent, être considérés
comme utiles. Il n'est pas douteux, par exemple, que les phénomènes
de réaction provoqués par les microbes pyogènes n'aient pour but
d'en circonscrire l'action et d'en favoriser la destruction par phagocytose. Il est vraisemblable qu'il en est de même des néoplasies
inflammatoires dont divers agents infectieux amènent le développement. Il semblerait donc que l'action du médecin sur ces phénomènes
dût être nulle. Il ne faudrait pas cependant accepter dans toute sa
rigueur une pareille conclusion : d'une part, en effet, les phénomènes
de réaction peuvent s'accentuer outre mesure ; ils deviennent alors
par eux-mêmes nuisibles et l'on est en droit de les modérer ; d'autre
part, ils peuvent constituer des épiphénomènes sans effets curatifs
sur la maladie : nous citerons pour exemple l'eczéma scabiéique ;
d'autres fois, enfin, la réaction provoquée par l'agent infectieux est,
en même temps qu'impuissante, nuisible à d'autres points de vue :
il en est ainsi des suppurations trichophytiques.

Il y a donc bien des indications fournies par les processus morbides.

Les *lésions*, n'étant que le résultat des processus, donnent lieu aux
mêmes indications ; elles peuvent en outre en fournir par elles-
mêmes ; c'est ainsi que les excoriations consécutives aux éruptions vé
siculeuses, pustuleuses et bulleuses, les exfoliations épidermiques,
les hyperkératoses méritent l'intervention de la thérapeutique.

Enfin, l'on satisfait le plus souvent aux *indications* fournies
par les troubles des fonctions en répondant aux divers ordres
d'indications que nous venons d'énumérer. C'est ainsi que la
frotte fait disparaître le plus souvent le prurit de la gale, que l'on
évite les sensations pénibles liées à l'urticaire en empêchant par
l'enveloppement cette éruption de se développer. Mais cependant, en
dehors de ces faits qui constituent la règle, il en est d'autres où
le symptôme semble bien être par lui-même une source d'indications. Considérons par exemple le prurit scabiéique : nous savons
que si, le plus souvent, il disparaît aussitôt que l'acare a été
détruit, il est au contraire des sujets chez lesquels, en raison sans
doute d'un état névropathique indéterminé, la sensation pénible qui
provoque le grattage se prolonge pendant des semaines après la
guérison de la maladie et en l'absence de toute éruption autre que

celle qui est amenée par ce grattage lui-même. De même, le prurit vulvaire et le prurit anal peuvent se produire et persister avec une grande intensité sans lésions suffisantes pour les expliquer. L'expérience nous enseigne, d'autre part, que l'on peut notablement soulager les souffrances provoquées par les phlegmasies cutanées en les traitant localement par des applications émollientes ; sans doute, on modifie ainsi l'hypérémie cutanée et l'on peut, en partie, s'expliquer par là le soulagement produit, mais on peut admettre en outre une action concomitante s'exerçant sur les terminaisons des nerfs sensitifs et contribuant, par cela même, à apaiser la douleur.

Il résulte de ces considérations que la division formulée ci-dessus peut, sous les réserves indiquées, nous servir de guide dans l'étude générale des indications thérapeutiques.

II. — INDICATIONS FOURNIES PAR LES CAUSES

Les causes des dermatoses peuvent être *intrinsèques* ou *extrinsèques*.

I. — INDICATIONS FOURNIES PAR LES CAUSES INTRINSÈQUES

Nous aurons à considérer les indications fournies, d'un côté, par les *vices de nutrition, congénitaux, généraux ou locaux*, d'un autre côté par les *troubles des fonctions viscérales et nerveuses*.

1° Indications fournies par les vices de nutrition.

Il y a lieu de placer ici en première ligne les *diathèses*.

En raison des relations de l'*arthritisme* avec un excès des recettes sur les dépenses, lié surtout à un ralentissement de la nutrition, comme l'a établi Bouchard, les indications principales qui lui répondent sont l'exercice au grand air et une alimentation modérée.

On attribue, à tort ou à raison, une action aux alcalins sur cette diathèse.

On s'est demandé si l'on est toujours en droit d'en combattre les manifestations cutanées quand elles sont très étendues ; on a, en effet, signalé maintes fois une sorte de suppléance entre ces dermatoses et des manifestations viscérales, particulièrement du côté des voies respiratoires. La plus grande circonspection est donc de rigueur dans ces circonstances.

On agit sur la *scrofule* en plaçant les sujets dans de bonnes conditions hygiéniques, particulièrement au bord de la mer ; les préparations iodées et l'huile de foie de morue sont réputées, sans preuves, comme d'utiles adjuvants.

Les prédispositions connues sous le nom d'*idiosyncrasies* échappent
à l'action de la thérapeutique.

Il n'en est pas de même de celles qui constituent la *réceptivité* et
l'*immunité morbides*.

En évitant les privations, les mauvaises conditions hygiéniques,
les excès de toute nature, on peut par cela même modifier le terrain.

Les injections de toxines spécifiques placent l'organisme dans des
conditions d'immunité à l'égard de plusieurs des maladies infectieuses les plus redoutables.

L'un de nous a eu, avec H. Roger (1), quelques résultats favorables en traitant localement le lupus par des inoculations de toxines
érysipélateuses. De même, Richet et Héricourt ont exercé, l'un de
nous l'a constaté par lui-même, une action incontestable sur l'incubation de néoplasies cancéreuses en introduisant dans l'organisme
des toxines de cette même nature, mais elle est malheureusement
passagère : en fait, les *prédispositions locales* qui amènent le développement des néoplasies malignes ou bénignes, telles que les carcinomes, les épithéliomes, les nævi, les xanthomes, demeurent jusqu'ici
inaccessibles à des moyens d'action autres que l'ablation totale, et
l'on ne sait que trop que celle-ci est souvent impraticable.

2° Indications fournies par les troubles des fonctions viscérales et nerveuses.

Elles comptent parmi les plus importantes.

Le traitement du prurit et du purpura provoqués par l'*insuffisance
urinaire* doit s'adresser surtout à la cause de ce syndrome; il en est
de même de celui des affections cutanées qu'engendre le diabète.

Cependant, au traitement général, qui est ici le plus important, on
doit associer le traitement local par les antiseptiques non irritants
ainsi que par les moyens propres à calmer le prurit.

C'est encore la cause du trouble fonctionnel que doit viser le théra-
peute lorsqu'il se trouve en présence d'un *prurigo ictérique* ou
d'*hémorragies* par *acholie*.

Le traitement de la *dilatation de l'estomac* et des fermentations
qu'elle entraîne est indiqué comme moyen curatif des éruptions qui
en sont la conséquence.

La réduction dans l'ingestion des aliments qui engendrent les
matières grasses et le traitement des fermentations anormales qui
peuvent en amener l'altération sont les moyens généraux indiqués
pour agir sur les éruptions séborrhéiques.

Si les ptomaïnes, dont la pénétration dans le sang est, selon toute
vraisemblance, la cause prochaine de la plupart des formes de pemphigus chronique, sont engendrées dans l'estomac, les antiseptiques.

(1) H. Hallopeau et Roger, *Presse médicale*, 1896.

gastriques sont les agents indiqués pour combattre ces redoutables dermatoses.

On est sans action sur les altérations des plexus environnant les *capsules surrénales* qui peuvent donner lieu à la mélanodermie (1).

Le traitement des purpuras et des érythèmes liés à une maladie du cœur se confond presque entièrement avec celui de cette maladie.

Nous avons vu que les *troubles de l'innervation* sont des causes fréquentes de dermatoses.

Les éruptions d'*origine psychique*, telles que les diverses formes de stigmates qui, sous l'influence d'*hallucinations* ou de *suggestions*, peuvent se produire en diverses régions de la surface cutanée, doivent être combattues dans leur cause prochaine, et, localement, par les aseptiques.

Il en est de même pour les lésions cutanées actives ou passives qu'engendrent les *encéphalopathies*, les affections de la *moelle* ainsi que celles des *troncs nerveux* et du *système sympathique*.

Dans le *prurigo de Hebra*, il faut s'attacher surtout à combattre l'auto-intoxication génératrice des accidents, en même temps qu'à calmer par un traitement local les sensations pénibles.

La thérapeutique n'est pas sans action sur la plupart des dermatoses d'origine tropho-neurotique : elle peut s'adresser, suivant les cas, à l'état général par l'exercice physique et l'hydrothérapie, ou aux modificateurs locaux, dont le plus puissant est l'électrisation pratiquée suivant divers modes (Voy. plus loin).

Les éruptions cutanées d'origine menstruelle, particulièrement l'acné mentonnière, indiquent l'emploi des emménagogues, sans préjudice du traitement local.

Dans la *grossesse*, la maladie, qui a été décrite sous le nom d'*impétigo herpétiforme* et que l'un de nous (2) a dénommée *infection purulente tégumentaire maligne*, indique l'accouchement prématuré.

Les indications fournies par les troubles dans les *fonctions des glandes* de la peau sont complexes.

Celles qui ressortent de la séborrhée sont, d'une part, de réduire l'ingestion des aliments susceptibles d'augmenter l'excrétion de matières grasses, c'est-à-dire les graisses et les substances amylacées, et de régler, dans la mesure du possible, les fonctions digestives, de manière à éviter l'absorption de graisses en quantité ou de qualités anormales ; d'autre part, d'éliminer par des savonnages fréquents les graisses qui peuvent s'accumuler sur la surface cutanée et dans les orifices glandulaires ; et enfin de détruire les microbes qui trouvent là un terrain favorable, par des applications parasiticides dont les plus efficaces sont les applications sulfurées.

---

(1) Cependant, il existe quelques faits de maladie d'Addison améliorés par l'opothérapie surrénale.

(2) HALLOPEAU, *Bulletin de l'Académie de médecine*, 1898.

Il appartient à la prophylaxie d'agir sur la cause prochaine des *hypersécrétions sudorales*; il faut en outre s'opposer au séjour sur la surface cutanée des produits excrétés et traiter localement les éruptions qu'ils ont provoquées.

Le traitement des altérations des glandes sudoripares qui paraissent jouer un rôle prédominant dans la genèse des *hyperkératoses* congénitales palmaires et plantaires, ne peut être que palliatif.

II. — INDICATIONS FOURNIES PAR LES CAUSES EXTRINSÈQUES

Le traitement des éruptions érythémateuses, vésiculeuses, bulleuses ou gangreneuses que peuvent provoquer les causes *physiques*, telles que la *chaleur*, le *froid*, l'*électricité* et la *lumière*, les causes *mécaniques*, telles que les *traumatismes*, les *compressions prolongées*, les *contacts anormaux*, et les causes *chimiques*, est avant tout prophylactique; on doit s'attacher en même temps à éviter les intoxications secondaires.

On est sans action sur l'idiosyncrasie en vertu de laquelle certaines de ces éruptions se manifestent surtout chez certains sujets.

Le traitement peut avoir plus d'action sur les *causes animées*.

Pour ce qui est des *parasites animaux*, qui peuvent siéger dans les vêtements, à la surface de la peau, dans l'épiderme ou dans le derme, les indications thérapeutiques sont identiques : il faut avant tout tuer l'animal; on y parvient plus ou moins facilement suivant qu'il est situé plus ou moins profondément.

Il faut également s'efforcer de détruire les *champignons parasitaires*; chacun sait avec quelle difficulté l'on y parvient lorsque les follicules pileux sont envahis : il semble que le meilleur moyen d'action soit alors l'emploi d'agents phlogogènes qui transforment le tissu en un milieu défavorable à la vie et à la multiplication du parasite; il ne faut pas négliger néanmoins les parasiticides, parmi lesquels les préparations mercurielles, iodées et soufrées, ainsi que la chrysarobine, tiennent les premiers rangs.

Le traitement de l'actinomycose, dans laquelle les champignons pénètrent profondément dans les téguments, consiste dans l'ablation des parties malades et l'emploi concomitant des parasiticides, en particulier de l'iodure de potassium à l'intérieur et localement.

Les indications fournies par les *infections bactériennes* sont différentes suivant qu'elles agissent directement sur la nutrition de la peau ou qu'elles s'y localisent après avoir infecté tout l'organisme. Le traitement peut être local ou général.

A. *Traitement local des infections bactériennes.* — On peut se proposer, soit de détruire les bactéries par une action locale, soit d'annihiler l'action des toxines qu'elles engendrent, soit enfin de transformer le tissu où elles se développent en un milieu de culture défavorable.

Le *traitement par les parasiticides* a plus ou moins d'action suivant que les microbes lui sont plus ou moins accessibles et aussi suivant leur vitalité et leur puissance de reproduction. Quelle différence, à cet égard, entre une pustule d'impétigo, justifiable de simples applications boriquées, et un chancre simple, une pustule maligne ou une tuberculose cutanée !

Les différents microbes réagissent différemment sous l'influence des divers parasiticides : il faut arriver à déterminer pour chaque microbe pathogène un agent qui s'attaque plus particulièrement à lui : tels sont, l'iodoforme et le diiodoforme contre le chancre simple, le sublimé contre le *bacillus anthracis* encore localisé, le tartrate ferrico-potassique contre l'agent du phagédénisme chancrelleux et de la pourriture d'hôpital, l'ichtyol contre le streptocoque de l'érysipèle (Juhel-Rénoy), la résorcine à 100 p. 100 et l'acide pyrogallique en pommade à 10 p. 100 pour les dermatoses tuberculeuses.

Contre la plupart de ces agents infectieux, il faut placer, en outre, en première ligne la *destruction directe par les caustiques*.

La chirurgie, à l'aide du raclage, peut aussi intervenir utilement.

Malgré cette richesse apparente de moyens locaux curateurs, la thérapeutique reste encore souvent désarmée contre ces redoutables ennemis, en raison de leur siège profond, de leur infiltration dans les parties voisines ainsi que de leur puissance de vitalité et de repullulation.

Nous avons vu que ces microbes agissent le plus souvent par les toxines qu'ils engendrent plutôt qu'ils n'agissent directement. Il peut être difficile de distinguer quelle est, dans le traitement local, la part qui revient à l'action sur ces produits.

Dans des cas où les parasiticides locaux échouent, on peut avoir recours, comme adjuvants, aux *modificateurs locaux du terrain*.

C'est surtout dans la tuberculose qu'ils donnent de bons résultats ; c'est ainsi qu'agissent les scarifications et les cautérisations en usage aujourd'hui, grâce surtout à Balmano Squire, à Vidal et à Besnier.

Comme autre adjuvant du traitement local, nous devons signaler la soustraction des parties atteintes à l'action de l'air atmosphérique : on sait en effet que plusieurs maladies infectieuses, particulièrement la lèpre, se localisent surtout dans les parties découvertes.

B. *Traitement général des infections bactériennes.* — Il comprend également une action destructive, une action sur les toxines et une modification du terrain.

L'action par les parasiticides est limitée en ce sens qu'elle intéresse les éléments organiques en même temps que les agents infectieux.

Cependant ceux-ci peuvent être plus vulnérables que ceux-là : nous en avons pour preuve l'action si remarquable des préparations

mercurielles et iodiques sur les manifestations de la syphilis :
c'est malheureusement là une rare exception. Les tentatives pour
agir de la sorte sur les affections cutanées produites par la lèpre,
la pellagre, la morve ou l'infection charbonneuse généralisée n'ont
jamais donné que des résultats nuls ou contestables. Peut-être
cependant peut-on agir par la créosote ou l'arsenic sur les lésions de
nature tuberculeuse, par le mercure sur celles de la lèpre? On n'est
pas jusqu'ici en droit de l'affirmer. C'est ainsi que nous voyons trop
souvent les lupus persister indéfiniment malgré l'usage prolongé de
ces médicaments.

Les découvertes de Pasteur et les études de Behring, Kitasato,
Roux et Landouzy ont ouvert une nouvelle voie : *en montrant que le
sérum d'animaux immunisés contre une maladie infectieuse par des
inoculations successives devient un moyen curateur pour cette maladie,*
ces savants ont rendu un service comparable à celui de Jenner ;
déjà, l'on est aujourd'hui en mesure de guérir, dans la grande majorité
des cas, la rage et les diphtéries non compliquées. On doit à Koch
d'avoir établi que l'inoculation du produit de cultures de bacilles
de certains microbes peut agir efficacement sur les altérations produites dans l'organisme par ces mêmes microbes et en atténuer,
peut-être même en annihiler, la virulence. Malheureusement, la tuberculine préparée en premier lieu par cet expérimentateur exerçait,
à doses presque infinitésimales, une action nocive en même temps
qu'une action curative ; celle-ci s'épuisait bientôt et celle-là empêchait
de continuer la médication ; selon Hirschfelder, cette même tuberculine garde en partie ses propriétés curatives et perd sa nocivité si on
l'oxyde ; nous avons constaté (Hallopeau) que l'emploi de ce produit
donne localement d'excellents et rapides résultats dans le traitement des ulcérations lupiques ; son action, lorsqu'on l'introduit dans
l'organisme par voie d'inoculation, est beaucoup moins évidente en
ce qui concerne les nodules lupiques ; les essais pratiqués par l'un
de nous n'ont pas été continués encore assez longtemps pour qu'il
ait pu apprécier à cet égard la valeur curative de ces injections.

Nous avons vu que l'on peut modifier favorablement les manifestations cutanées d'une maladie infectieuse en plaçant le malade dans
de bonnes conditions hygiéniques ; il en est ainsi tout particulièrement pour la tuberculose : c'est à une action sur le terrain devenant
moins favorable aux cultures bacillaires qu'il faut rapporter l'influence
salutaire du séjour au bord de la mer ou dans un climat d'altitude.

Il est des maladies dont la cause prochaine n'est pas encore
déterminée : tels sont le psoriasis, le lichen de Wilson et le pityriasis
rubra pilaire ; on ne peut donc les combattre que par des moyens
empiriques.

III. — INDICATIONS FOURNIES PAR LES PROCESSUS ET LES LÉSIONS

Ces indications se confondent en partie avec les précédentes, mais néanmoins il est des cas où la cause initiale n'agit que passagèrement, et, d'autre part, les lésions peuvent évoluer indépendamment de la cause qui en a suscité le développement : nous avons cité déjà, comme exemple, la dermite aiguë provoquée par la teinture d'arnica. Le processus est donc susceptible de fournir par lui-même des indications.

Ces indications diffèrent suivant que les lésions sont *actives* ou *passives*.

A. *Lésions actives.* — Ce sont celles qui consistent, soit dans un trouble actif de l'innervation vasculaire ou trophique, soit dans la prolifération cellulaire.

Les topiques émollients ont une action favorable sur les phlegmasies cutanées; il en est de même de l'enveloppement, qui doit être pratiqué dans des conditions différentes suivant qu'il s'agit d'exsudats séreux ou purulents : pour les premiers, en effet, il suffit de protecteurs aseptiques tels que l'ouate stérilisée, les compresses imprégnées d'eau bouillie ou le caoutchouc ; pour les seconds, il faut recourir aux antiseptiques tels que, suivant les cas, l'ouate imprégnée d'huile phéniquée au dixième, ou les compresses de gaze imbibées, soit d'eau boriquée, soit d'une solution de sublimé au cinq-millième, ou d'autres parasiticides.

Les hyperplasies cellulaires peuvent être modifiées, soit par les cautérisations interstitielles ou des scarifications, soit par l'électrisation à l'aide de courants continus.

Les hémorragies cutanées sont efficacement combattues par l'attitude élevée des parties atteintes, leur compression et l'application d'astringents hémostatiques tels que l'antipyrine.

C'est par l'électricité que les troubles de l'innervation vasculaire ou trophique sont le plus efficacement modifiés.

B. *Lésions passives.* — Ce sont des hyperémies, des hydropisies, des gangrènes et des atrophies : les hyperémies passives sont traitées surtout par la compression et les astringents ; il en est de même des hydropisies ; mais ici le traitement local n'a qu'une importance secondaire ; il en est de même de la gangrène, où les indications sont avant tout étiologiques et symptomatiques ; il y a lieu seulement de prévenir, par les antiseptiques, les phénomènes d'infection secondaire et d'intoxication. Pour ce qui est des troubles passifs de la nutrition, on peut tenter de les enrayer par l'emploi d'agents stimulants et par la galvanisation ; mais, dans la plupart des cas, ces moyens restent inefficaces.

IV. — INDICATIONS FOURNIES PAR LES TROUBLES FONCTIONNELS

C'est en s'adressant à la cause ou au processus que l'on agit le plus activement sur les manifestations symptomatiques d'une dermatose ; c'est ainsi que l'on a d'ordinaire raison des prurits parasitaires en détruisant l'hôte qui les produit; cependant, ces troubles peuvent fournir par eux-mêmes d'importantes indications, surtout quand ils persistent après la destruction du parasite. Les hypercrinies sudoripares ou sébacées, ainsi que les hyperkératoses, doivent également être directement combattues ; il en est de même des réactions générales que peuvent provoquer les dermatoses.

Il résulte de cet exposé que le *traitement des dermatoses est le plus souvent complexe*, puisqu'il s'adresse à la fois à la *cause*, au *processus* et aux *symptômes*, et qu'à chacune de ces indications peuvent répondre des moyens multiples.

VII. — MATIÈRE MÉDICALE ET MÉDICATIONS DERMATOLOGIQUES

I. — MÉDICATIONS INTERNES

Il résulte des chapitres précédents que l'on peut se proposer, par les médications internes, soit de *détruire l'élément infectieux générateur de la dermatose*, soit de *transformer l'organisme en un milieu défavorable au développement de cet élément ou d'en augmenter la résistance vitale*, soit de *détruire ou d'éliminer les toxines qui y pénètrent ou y sont produites*, soit de *modifier les états diathésiques*, soit enfin de *combattre certains symptômes*.

Les *médicaments internes* peuvent être administrés sous la forme de *pilules*, de *bols*, de *cachets*, de *solutions* ; on les introduit, soit par la *bouche*, soit par le *rectum*, soit en *injections hypodermiques*, soit par *frictions*, soit par l'*application d'emplâtres de grandes dimensions*.

Lorsque l'introduction par *voie sous-cutanée* ou *cutanée* est possible, elle est de beaucoup préférable aux autres, car l'ingestion par la bouche a pour inconvénients, dans beaucoup de cas, de troubler la digestion, parfois de donner lieu à des douleurs gastriques ou à de la diarrhée, et de ne pas assurer l'absorption intégrale du médicament qui peut être éliminé en partie, ou même en totalité, avec les garde-robes. L'absorption par le *rectum* a des inconvénients moindres, mais analogues.

Les médicaments peuvent être introduits par des *injections hypo-dermiques*. Ils sont alors dissous ou finement divisés et en suspension dans un liquide. Ce liquide peut être, soit de l'eau distillée et bouillie, soit un *sérum*; celui-ci peut être employé seul; il peut provenir d'*animaux immunisés* à l'égard de la maladie que l'on veut traiter ou atteints de cette même maladie sous une forme atténuée; il peut aussi être fourni par des *cultures de virulence amoindrie* ou par des *toxines* que l'on prépare avec des bouillons de cultures et qui renferment, ou non, des bacilles morts : c'est ce que l'on appelle, avec Landouzy, l'*opothérapie* : nous mentionnerons, comme exemples de ce traitement, celui de la *diphtérie* qui s'applique aussi bien à ses mani-festations cutanées qu'à ses localisations sur les muqueuses, celui de la *tuberculose* par les *tuberculines* et par l'*oxytuberculine* de Hirschfelder, celui de cette même maladie par les *injections hypoder-miques de cultures de streptocoques érysipélateux* (1), celui de l'éry-sipèle par le *sérum de Marmorek*; nous ne parlons pas de celui de la lèpre par le sérum de Carasquilla, car l'un de nous (H.) n'en a pas obtenu les résultats annoncés par l'auteur (2), et il n'a pu contrôler les expériences favorables que de Laverde assure avoir faites avec ce même sérum préparé dans de meilleures conditions (3).

Les injections de sérum sont pratiquées de préférence, après avoir aseptisé la peau par le savon, le sublimé et l'alcool, dans le tissu cellulaire sous-cutané lâche des régions dorsale ou lombaire, si le liquide n'est pas irritant, ou, dans le cas contraire, dans l'épaisseur des muscles fessiers, en enfonçant l'aiguille de préférence dans leur partie externe qui renferme moins de veines volumineuses et où l'on est par conséquent moins exposé à l'afflux en masse du liquide dans l'appareil circulatoire. Nul doute, à en juger par les progrès accomplis depuis peu d'années, que l'efficacité de cette médication ne s'impose de plus en plus à l'attention des médecins : on peut se demander si un jour, peut-être peu éloigné, ne viendra pas où toutes les maladies infectieuses pourront être ainsi enrayées dans leur évolution (4).

Les médicaments internes sur lesquels on peut compter pour agir efficacement sur les dermatoses sont en petit nombre; à leur tête, il faut citer le *mercure* et l'*iodure de potassium*; ils exercent en toute évidence une action puissante sur le *contage syphilitique*, ainsi que l'un de nous l'a établi l'un des premiers (5).

Le *traitement mercuriel* est celui que R. Crocker et l'un de nous

(1) HALLOPEAU et ROGER, *Presse médicale*, 1896.
(2) HALLOPEAU, *Bulletin de l'Académie de médecine et Conférence internationale de la lèpre*, 1897.
(3) IDEM, *Bulletin de l'Académie de médecine*, rapport sur le traitement de M. de Laverde.
(4) Consulter à ce sujet le beau rapport de Landouzy au Ve *Congrès de la tuberculose*, 1898.
(5) HALLOPEAU, *Le mercure, son action physiologique et thérapeutique*. Paris, 1878, et *Bull. de la Société de biologie*, 1878.

(Hallopeau) ont vu le plus souvent suivi de résultats favorables dans la *lèpre*. L'action de l'*iodure de potassium* est puissante dans les *syphilides tardives*, et non à négliger dans les *précoces* ; son action interne sur le bacille de Koch est au contraire bien problématique.

Villemin a attribué à ce médicament une influence favorable sur les *érythèmes polymorphes* : le plus souvent, il paraît plutôt aggraver ces dermatoses. Haslund l'a employé aux doses énormes de 20 à 30 grammes *pro die* contre le *psoriasis*, avec des résultats inconstants et passagers et des dangers d'intolérance. On donne empiriquement l'iodure pour combattre la plupart des *néoplasies*, d'ordinaire sans en obtenir aucun effet utile.

La *créosote* a été préconisée contre les *tuberculoses cutanées*, l'*huile de chaulmoogra* contre la *lèpre*, sans que leur efficacité ait pu être démontrée.

- Quand une dermatose paraît liée à la formation de *toxines*, on peut tenter, soit d'en enrayer la production, soit de les modifier, soit d'en favoriser l'élimination par les reins ou l'intestin, à l'aide de diurétiques et de purgatifs : c'est peut-être par l'un de ces modes d'action que le *salicylate de soude* a paru plus d'une fois à l'un de nous exercer une action favorable sur les *érythèmes polymorphes* et sur l'*érysipèle* (1) ; néanmoins, on ne peut nier que, d'une manière générale, cette médication n'a pas donné jusqu'ici les résultats que l'on peut en attendre.

On attribue à l'*arsenic* une action curative sur le *lichen de Wilson* : agit-il alors comme parasiticide ou, ainsi que le veut Unna, comme agent réducteur ? On l'ignore ; la réalité de cette action est d'ailleurs contestable. Il en est de même de celle qu'on lui attribue sur les *tuberculoses*, le *mycosis*, l'*urticaire*, le *prurit* et l'*eczéma*. On l'administre sous la forme, soit de *granules d'acide arsénieux* à *1 milligramme*, à la dose moyenne de 6 à 12 dans les vingt-quatre heures, soit de *liqueur de Fowler* à la dose de VI à XII, XV et même XX gouttes par jour, soit d'*arséniate de soude* en solution à la dose d'un demi-centigramme, soit d'*acide cacodylique* à la dose énorme de 0,50 et même 0,75 centigrammes *pro die* (Danlos). La liqueur de Fowler a une action plus énergique en *injection sous-cutanée* que si on l'introduit par la voie digestive ; il faut avoir soin alors de l'étendre d'au moins cinq fois son volume d'eau, autrement l'on produit des escarres.

Comme *médicaments capables de modifier certains symptômes*, il faut mentionner l'*acide phénique* qui exerce une action sur le *prurit* et surtout le salicylate de méthyle, auquel l'un de nous (Leredde) a reconnu, à un plus haut degré, cette même propriété.

L'*ichtyol* est employé par Unna dans le traitement de la *rosacée* et dans les *dermatoses accompagnées de stase veineuse*.

---

(1) HALLOPEAU, *Traitement de l'érysipèle par l'emploi du salicylate de soude intus et extra* (Soc. méd. des hôp., 1881).

L'antipyrine est utile contre les affections douloureuses de la peau et surtout, d'après nos observations, contre l'urticaire à la dose de 3 grammes *pro die*.

Quinquaud a employé, comme traitement interne de la syphilis, l'application de très grands emplâtres mercuriels, l'absorption ayant lieu par la peau ou par inhalations.

L'ergotine et la solution de perchlorure de fer sont employées, avec une efficacité douteuse, contre les dermatoses hémorragiques. Le traitement de la *scrofule* par les *préparations iodées* (Lugol), de l'*herpétisme* par l'*arsenic* et de l'*arthritisme* par les *alcalins* est devenu classique, bien que l'efficacité en demeure incertaine.

C'est surtout par l'*hygiène* que l'on peut modifier favorablement l'état général.

Nous verrons ainsi qu'une *alimentation appropriée* joue un rôle prédominant dans le traitement des eczémas, des diabétides, des urticaires, des séborrhéides.

La résistance de l'organisme aux dermatoses infectieuses pourra être accrue si le malade se place dans des conditions de milieu très favorables, telles que le séjour soit dans la montagne, soit au bord de la mer.

II. — MÉDICATIONS EXTERNES

Elles peuvent être de formes très diverses : nous aurons à passer en revue les *bains*, les *douches*, les *lotions*, les *fumigations*, les *pulvérisations de liquides*, les *enveloppements*, les *poudres*, les *pommades*, les *pâtes*, les *crayons*, les *colles*, les *collodions*, les *traumaticines*, les *pellicules*, les *liniments*, les *caustiques*, et les applications d'*agents physiques*, *lumière*, *chaleur* et *électricité* ; nous aurons en outre à étudier, comme moyens thérapeutiques, les *raclages*, les *scarifications* et *cautérisations*, et enfin le *massage* (1).

BAINS. — Ils ont pour effet de *débarrasser la surface du corps des squames et des croûtes en même temps que des poussières qui peuvent la recouvrir, de ramollir l'épiderme, de favoriser le détachement de ses lamelles cornées superficielles, de dilater les vaisseaux s'ils sont chauds, de les contracter s'ils sont froids*. Ils peuvent être de *courte durée* ou *prolongés* ; les malades restent plongés dans ces derniers, que Hebra a mis en usage, pendant des semaines ou des mois : ils soulagent parfois les sujets atteints de *dermatoses généralisées et douloureuses*, telles que le *pemphigus foliacé*, les *brûlures très étendues* : on ne peut leur attribuer une action sur la maladie.

Les bains peuvent être additionnés de différentes substances :

(1) Consu'ter, outre les traités classiques, les livres de Brocq, de Leistikow, *Therapie der Hautkrankheiten*, 1897, de Ledermann, *Therapeutisches Vademecum der Hautkrankheiten*, 1898, de Cathelineau, 1898, et de Thibierge.

Les plus employés sont les bains de *son* et d'*amidon* qui soulagent les eczémateux pendant qu'ils y séjournent, mais sont suivis de sensations pénibles et ont l'inconvénient de laisser le tégument imprégné d'une substance altérable (on sait qu'il ne faut pas abuser des bains chez les eczémateux et que leur emploi est contre-indiqué dans l'eczéma aigu).

Les bains *alcalinisés*, soit par le carbonate de soude à la dose de 60 à 200 grammes (Besnier considère cette dernière comme excessive), soit par le borate ou le biborate de soude aux mêmes doses.

Les *bains sulfureux*, préparés en y faisant dissoudre 60 grammes de sulfure de potassium ou de sodium : ceux-ci sont utiles dans les *maladies parasitaires* de la peau, telles que la *gale*, qu'ils améliorent au point de la rendre difficile à reconnaître, sans la guérir (ils doivent pour cette raison être exclus des policliniques), ainsi que dans la *phtiriase*, le *pityriasis versicolor*, l'*érythrasma*, les *séborrhéides*.

Les bains de *sublimé*, à la dose de 8 à 20 grammes pour 200 litres, sont utiles également contre les dermatoses *parasitaires* qui viennent d'être mentionnées, et importants comme moyens d'application du mercure dans toutes les syphilides étendues, sans ulcérations.

Les bains *gélatineux* sont tombés en désuétude et les bains *salés* ne sont guère employés en dermatologie, sauf sous la forme de bains de mer dans les cas de tuberculose cutanée : ils agissent alors comme stimulants de la nutrition générale, et non par une influence directe sur la dermatose.

Lassar, imité par Ledermann et Leistikow, emploie des bains de *goudron de bois*, ainsi que d'*huile de cade* ou de *bouleau* : le patient est enduit de l'une de ces substances que l'on laisse sécher, puis plongé dans un bain où il reste une demi-heure : ils conviennent dans le *psoriasis*, les *eczémas chroniques*, le *prurigo*, le *pityriasis versicolor*.

Les bains de *permanganate de potasse*, à la dose de 5 à 8 grammes, ont été conseillés dans le *prurigo* et la *furonculose*, et les bains de *menthol*, à la dose de 1 à 2 grammes dissous dans de l'alcool, contre l'*urticaire*. Brocq a obtenu de bons effets de *bains additionnés d'un litre de vinaigre* dans le traitement des maladies prurigineuses.

Plusieurs des bains que nous venons d'énumérer sont fournis par des sources minérales : nous citerons particulièrement, comme bains alcalins, ceux de *Vichy*, de *Vals*, de *Pougues*, de *Carlsbad*; comme bains *sulfureux*, ceux d'*Aix-les-Bains*, des *Pyrénées*, d'*Aix-la-Chapelle*, de *Weissembourg*; comme bains *arsenicaux*, ceux de la *Bourboule*. La plupart de ces sources renferment en outre des substances sécrétées par des végétaux, telles que la *sulfurine*, et sans doute aussi des substances qui ont échappé jusqu'ici à l'analyse et sont néanmoins actives.

DOUCHES. — L'*eau* peut encore être employée sous forme de *douches chaudes* : celles-ci constituent un des meilleurs traitements du *lichen de Wilson*.

LOTIONS. — Les *lotions* sont fréquemment pratiquées dans le but de nettoyer des surfaces ulcérées ; on les additionne le plus souvent d'une substance antiseptique telle que l'acide phénique à 1/200 ou l'acide borique : leur action est d'ordinaire trop passagère pour être réellement efficace ; cependant, elles peuvent être utiles, soit par la température du liquide employé, soit par les substances qu'il peut déposer en s'évaporant : c'est ainsi que les *lotions très chaudes* sont efficaces dans l'*acné*, en enlevant la graisse qui recouvre les téguments, et que les lotions contenant, soit du *sublimé en solution au millième* (ou même au *cinq-centième* pour le cuir chevelu), soit du *soufre*, peuvent guérir, modifier favorablement ou arrêter dans leur propagation certaines *dermatoses parasitaires*, telles que la *phtiriase*, les *trichophyties* et le *pityriasis versicolor*.

FUMIGATIONS. — Les *fumigations cinabrées*, souveraines contre la phtiriase *vestimentorum*, constituent aussi un traitement efficace des syphilides : il est malheureusement difficile d'en mesurer l'action et elles peuvent être suivies facilement de salivation.

PULVÉRISATIONS. — Les *pulvérisations*, pratiquées de préférence avec un appareil automatique à vapeur, constituent un utile moyen d'action médicamenteuse : elles doivent être prolongées pendant un laps de temps qui varie de quinze à quarante-cinq minutes ; elles ramollissent l'épiderme et facilitent ainsi l'action des médicaments qu'elles répandent sur la surface cutanée ; nous mentionnerons, comme particulièrement efficaces, les pulvérisations d'eau *sulfureuse* dans les *acnés*, celles de *sublimé* dans les *syphilides*, de solutions *boriquées* ou *biboratées*, *boriquées* et *salicylées* dans les affections suppuratives chroniques, telles que le *sycosis* et les *infections purulentes tégumentaires*.

Les *cataplasmes* sont peut-être trop délaissés de nos jours ; les plus employés sont ceux d'amidon et de fécule ; on en fait de tout préparés qu'il suffit de tremper dans l'eau bouillante pour les appliquer après les avoir laissés refroidir ; ces topiques peuvent être employés utilement dans les eczémas aigus, les furoncles et autres dermites à la condition d'être rigoureusement aseptisés par la coction ; on y ajoute le plus souvent, avec avantage, de l'acide borique, sauf dans des cas d'eczéma aigu où aucun médicament externe n'est toléré.

Les cataplasmes sont le plus souvent appliqués froids, car autrement leur contact peut être pénible ; il importe de les renouveler souvent pour éviter les fermentations.

ENVELOPPEMENTS. — Les *enveloppements avec des compresses de tarlatane aseptique* pliées en plusieurs doubles et imprégnées, soit simplement d'eau bouillie, soit d'eau additionnée de diverses substances solubles, telles que la solution de *sublimé au cinq-millième*, la

solution *boriquée*, la solution d'*acide picrique*, celle qui est connue
sous le nom de *laurénol* et est composée de plusieurs sels, le *sulfate
de cuivre*, le *chlorure de zinc*, l'*alun*, le *chlorate de potasse*, le *chlorure
de sodium*, l'*acide picrique*, l'*acide borique* et l'*acide chlorhydrique
dans de l'eau glycérinée*, ou celle d'*Alibourt*, modifiée par Bouchardat
ainsi qu'il suit : *sulfate de cuivre* 3,50, *sulfate de zinc* 1,30,
camphre 0,60, *safran*, 0,03, *eau*, 1500 grammes ; ces applications,
recouvertes de taffetas caoutchouté, peuvent n'être renouvelées que
toutes les six ou huit heures ; elles constituent des topiques que l'on
emploie actuellement de préférence aux précédents ; elles représentent,
suivant la remarque de Brocq, une sorte de bain local permanent.

L'enveloppement peut encore être pratiqué avec des *feuilles* de
caoutchouc : ce pansement, introduit dans la pratique dermatologique par Colson de Beauvais et vulgarisé, d'abord par Hardy, puis
par Hebra, employé par Besnier, préconisé récemment par Tenneson,
rend, comme nous le verrons, de grands services, s'il est méthodiquement appliqué, dans le traitement des eczémas aigus.

POUDRES. — Les applications de *poudres* conviennent surtout
dans les cas où le tégument ne supporte aucun autre topique ; il en
est ainsi parfois dans certains érythèmes, certains pemphigus, dans
les eczémas aigus ; elles sont également usitées comme moyens de
masquer une altération cutanée et de la protéger contre le contact
de l'air quand les malades veulent sortir ou figurer sans pansement
apparent sur le visage. D'après Unna (1), ces topiques ont pour
résultat d'absorber les graisses, de faciliter ainsi l'évaporation de l'eau
à la surface de la peau, dont elles amènent le refroidissement et l'anémie locale ; c'est une action favorable dans le cas d'hyperémie.

On peut diviser en trois catégories les poudres dont on fait ainsi
usage en dermatologie : les unes sont *végétales*, ce sont celles de *riz*,
d'*amidon*, de *lycopode*, d'*arrow-root*, de *charbon*, d'*iris de Florence* ;
les autres sont *minérales*, nous citerons particulièrement celles de
talc, d'*oxyde de zinc*, d'*argile*, de *ceyssatite* (Veyrières) ou *randanite*
remarquable par sa puissance d'absorption, de *craie préparée*, de
sous-nitrate de bismuth, de *carbonate de magnésie* ; on a même employé
des poudres d'*origine animale*, telles que la *sèche* (elle polit les ongles).

Ces poudres peuvent avantageusement être mélangées en diverses
proportions les unes avec les autres.

Les poudres végétales sont généralement plus fines et plus douces ;
les poudres minérales ont l'avantage de ne pas s'altérer par fermentation et doivent, de ce chef, être préférées ; elles entrent, pour une part,
dans la composition des différentes espèces de pommades.

POMMADES. — Les *pommades* sont les modes d'application les plus
fréquents des médicaments en dermatologie : elles sont composées

_____

(1) Cité par Ackermann, *Therapeut. der Hautkrankheiten*, 1893.

d'un *excipient* capable de s'étaler sur la peau et d'y former une couche persistante et de *principes actifs* variés.

L'excipient de choix a été longtemps l'*axonge* : on y renonce généralement aujourd'hui, à cause de la facilité avec laquelle elle rancit et devient irritante.

On emploie de préférence la *vaseline*, la *lanoline*, la *résorbine*, l'*aleptine*, l'*eudermine*, l'*adipine*, le *beurre de cacao*, la *cire*, le *blanc de baleine*, la *graisse brute de laine de moutons (œsipus)*, le *cold-cream*.

La *vaseline* mérite une place à part dans cette énumération ; seule, elle ne peut être rangée parmi les corps gras ; c'est là un fait important, car *elle n'exerce pas, sur diverses substances irritantes, l'action atténuante qui appartient à ces corps* : il résulte, en effet, des recherches de l'un de nous et de Laffitte, que l'acide phénique neigeux, incorporé dans l'huile d'amandes douces ou dans la glycérine, peut être employé, à la dose de 10 et même de 20 p. 100, sans exercer d'action irritante, tandis que, si l'on choisit la vaseline comme excipient, il provoque, à ces mêmes doses, une vive et douloureuse irritation dermique : nous avons reconnu qu'il en est de même pour l'acide tartrique (1). On ne peut donc toujours impunément substituer la vaseline aux excipients tirés des matières grasses et l'on peut poser en règle générale que la vaseline ne convient comme excipient que pour des substances non irritantes.

La vaseline peut, elle-même, exercer une action irritante lorsqu'elle est préparée dans des conditions défectueuses ; les mêmes objections peuvent s'adresser aux mélanges si usités de vaseline et d'autres excipients tels que la lanoline. On trouve dans le commerce diverses vaselines : c'est la vaseline jaune d'Amérique dont on fait actuellement surtout usage. La vaseline a l'avantage d'être de consistance agréable, de se mélanger à la plupart des médicaments et de ne pas rancir.

La *lanoline*, extraite du suint de mouton, est trop dense pour être employée seule ; on la mélange d'habitude, soit avec de la vaseline, soit avec de l'huile d'amandes douces ou d'olives : elle a la propriété d'absorber l'eau dans une proportion égale ou même supérieure à son poids ; elle s'absorbe elle-même facilement.

Une autre graisse laineuse, préparée à Brème sous le nom d'*adeps lanæ* et sous celui d'*alapurin*, *lorsqu'elle est purifiée*, possède à un plus haut degré ce pouvoir d'absorption : on l'évalue à 300 p. 100.

L'*œsipus* est encore une préparation de graisse de mouton ; contrairement à la lanoline, il renferme, en quantité, des acides gras libres et leur devrait une action thérapeutique : sa mauvaise odeur est combattue avantageusement, d'après Rosenthal, par l'addition de teinture de benjoin dans la proportion de 2,5 p. 100.

(1) Hallopeau et Laffitte, *Société de thérapeutique*, 1893 et 1897.

La *résorbine*, dont on doit la fabrication à Ledermann, se compose de cire et d'huile d'amandes douces émulsionnées et additionnées d'une petite quantité de gélatine, de savon et de suint ; ce produit se distingue par sa grande puissance de pénétration dans le tégument.

L'*eudermine*, de Despinoy (1), l'*adiptine* de Cavaillés (2) et les excipients préparés sous le nom d'*aleptine* par Vigier (3), possèdent des propriétés très semblables. L'huile de physeter a également, comme l'a constaté Bœck, une grande puissance de pénétration.

Ces divers excipients peuvent être mélangés en proportions diverses.

Les principes actifs les plus variés peuvent leur être incorporés : tels sont l'*oxyde de zinc*, l'*acide tartrique*, l'*huile de cade*, les acides *pyrogallique* et *chrysophanique*, diverses préparations *mercurielles*, le *tannin*, la *résorcine*, l'*ichtyol*, le *menthol*, le *salol*, le *soufre*, etc.

PATES. — Elles diffèrent des préparations précédentes par leur consistance plus ferme; on obtient ce résultat en ajoutant à l'excipient une proportion plus ou moins considérable de poudres inertes ou actives : une des pâtes les plus usitées est celle de Lassar, qui contient une partie d'oxyde de zinc et une d'amidon pour deux de vaseline ; elles constituent des pansements résistants, qu'il n'est pas nécessaire de couvrir de linges.

(1) L'*eudermine* de Despinoy est ainsi composée :

Lanoline..	200	grammes.
Cire blanche.....................................	30	—
Huile d'amandes douces.........................	100	—
Gélatine..	2	—
Eau de roses.....................................	5	—
Glycérine...	20	—
Essences de mirbane et de géranium......... Eau	XV	gouttes.

(2) L'*adiptine* de Cavaillés a pour formule :

Cire blanche......................................	20	grammes.
Paraffine...	80	—
Huile d'amandes.................................	400	—
Adeps lanæ.......................................	250	—
Eau de roses.....................................	150	—
Eau de laurier-cerise............................	20	—
Teinture de benjoin vanillée....................	IV	gouttes.

(3) Vigier prépare, sous le nom d'*aleptine* (de αλειπτός, propre à enduire, à graisser), la pommade suivante :

Lainine anhydre.................................	2000	grammes.
Huile d'amandes douces benzoïnée...........	6000	—
Blanc de baleine.................................	1500	—
Cire blanche.....................................	1100	—
Eau distillée stérilisée..........................	3000	—
Baume du Pérou.................................	100	—
Gélatine blanche................................	200	—

M. S. A.

L'*onguent à la caséine* d'Unna est composé de 14 p. 100 de caséine avec 0,43 p. 100 d'alcalis, 7 de glycérine, 21 de vaseline, 1 d'antiseptique, 10 d'eau ; c'est une émulsion épaisse et visqueuse, dont la couleur rappelle celle du lait : cette préparation tient le milieu entre les pommades et les vernis ; elle laisse, en se desséchant, une couche lisse et élastique ; on peut y incorporer des poudres neutres jusqu'à concurrence de 20 p. 100, à condition d'y ajouter une quantité égale de vaseline.

Pommades réfrigérantes. — Unna appelle ainsi des préparations dans lesquelles l'addition, à l'excipient gras, d'une certaine quantité d'eau, soustrait de la chaleur à la partie sur laquelle elle est appliquée ; il en distingue deux espèces d'après leur consistance : les *onguents réfrigérants*, plus fermes, et les *crèmes réfrigérantes* ; nous citerons, comme exemple des premiers, la préparation suivante : lanoline anhydre, 10 grammes ; graisse benzoïnée, 20 grammes ; eau de roses, 30 grammes ; dans les crèmes réfrigérantes, la proportion d'eau est doublée.

CRAYONS MÉDICAMENTEUX. — Ce sont des substances solides à l'aide desquelles on étend, par badigeonnages, des principes actifs ; leur excipient peut être composé de beurre de cacao et de blanc de baleine ou de paraffine, en proportion variable, suivant la température ambiante ; on peut y ajouter un peu de vaseline : on peut en préparer avec de la cire et de l'huile ou avec un mélange d'amidon, de dextrine, de sucre et de gomme adragante ; on emploie surtout ces préparations dans le traitement des teignes ; on peut également en faire usage dans celui des psoriasis, des hyperkératoses, des verrues, etc. ; les substances que l'on y incorpore le plus habituellement sont l'huile de croton, la chrysarobine, le thymol, l'acide salicylique, le nitrate d'argent, la résorcine, le soufre, l'ichtyol.

COLLES. — Dans le but d'avoir des préparations adhérentes d'une manière durable aux tissus, Pick a employé, comme excipient, la gélatine qui, dissoute dans l'eau par la chaleur, forme en se refroidissant une couche dense et adhérente. Unna y ajoute de la glycérine et en prépare deux espèces différentes, l'une molle, l'autre dure, suivant que les proportions d'eau et de glycérine y sont plus ou moins considérables. Nous n'insistons pas sur ces préparations qui nous ont paru défectueuses en ce sens que, tout en adhérant à la surface tégumentaire, elles ne font pas corps avec elle, de telle sorte que les médicaments qui y sont inclus n'agissent pas avec une activité suffisante.

Les *collodions ricinés* peuvent servir de milieu pour incorporer des principes actifs : on en fait usage surtout dans le traitement des teignes ; ils sont parfois irritants. Les *traumaticines*, composées de chloroforme dans lequel on fait dissoudre 10 p. 100 de gutta-percha, sont de très utiles préparations : on ne peut les appliquer, en raison de leur action légèrement irritante, que sur des parties sèches ;

elles donnent d'excellents résultats dans le traitement des psoriasis, des teignes, des verrues, des hyperkératoses, etc. On peut y incorporer le médicament : il est souvent préférable d'appliquer d'abord le principe actif, sous forme de solution, sur la partie malade et de le recouvrir ensuite d'une couche de traumaticine qui le maintient en place jusqu'à nouvelle intervention.

PELLICULES. — On les obtient en faisant dissoudre 5 à 6 grammes de fulmicoton dans 40 grammes d'éther et d'acétone additionnés de 8 grammes d'huile de ricin ; elles peuvent remplacer la traumaticine ; elles sont moins usitées.

LINIMENTS. — On comprend sous ce nom les substances liquides médicamenteuses, sans y faire rentrer cependant les simples solutions aqueuses ou alcooliques.

Ces préparations peuvent être de nature très diverse : nous citerons le *liniment oléo-calcaire*, formé d'huile et d'eau de chaux médicinale ; il peut être employé dans les cas de brûlures et d'affections desquamatives de la peau ; il est indiqué d'y ajouter un antiseptique tel que l'acide borique.

Pick est arrivé à remplacer avantageusement les colles médicamenteuses par un liniment qui se prépare à froid ; il a pour base la *bassorine*, substance contenue dans la gomme adragante : il comprend 5 parties de cette gomme pour 2 parties de glycérine et 100 grammes d'eau : il laisse, en se desséchant, un dépôt, dans lequel reste inclus le médicament surajouté. Plus récemment, Unna a obtenu, par un mélange de gomme adragante et de gélatine, un vernis qu'il appelle *gelanthum* : nullement irritant, il peut servir de véhicule pour presque tous les topiques. Schiff a préparé un autre liniment qu'il dénomme *filmogene* : c'est une solution de cellulose dans l'acétone avec addition d'huile.

EMPLATRES. — On désigne aujourd'hui sous ce nom les préparations que l'on appelait autrefois *sparadraps* : ce sont des masses agglutinatives renfermant une substance active et étalées en une mince couche sur un tissu ; celui-ci peut être imperméable. Ces emplâtres ont l'avantage de mettre intimement le médicament en rapport avec la surface cutanée qu'ils modifient par la rétention de la sueur et dont ils facilitent ainsi le pouvoir absorbant : ils doivent être *aseptiques, suffisamment adhérents, susceptibles de s'appliquer exactement sur toutes les parties du tégument, résistants, non friables, suffisamment souples, inaltérables.*

Cette dernière condition n'est pas remplie par l'ancienne formule de l'emplâtre simple, compo... ...nge, d'huile d'olives, de litharge et d'eau, non plus que pa... ...emplâtre diachylon ; leurs excipients, autrefois les p... ...t l'inconvén... ...ir et de devenir ainsi irritant...

Depuis les trava...

la gutta-percha et du caoutchouc, des formules plus satisfaisantes : à cet égard, nous citerons particulièrement celles d'Unna et Beiersdorf, de Vigier, de Cavaillès, de Portes et de Debuchy : leur composition doit nécessairement varier suivant le médicament actif que l'on veut appliquer.

Unna et Beiersdorf étendent la masse médicamenteuse, en couche mince, sur une mousseline rendue imperméable par l'incorporation d'une petite quantité de gutta-percha ; la pâte dans laquelle est inclus le médicament paraît composée surtout de lanoline, associée à du caoutchouc dissous à l'aide de benzine.

Les emplâtres de Cavaillès sont composés d'une masse formée de parties égales de vaseline, de résine, et d'une solution de caoutchouc obtenue à chaud ; dans cette masse, on incorpore, à froid, les substances actives à la dose de 5, 10, 30 p. 100 ; la masse emplastique obtenue est étalée au sparadrapier sur des bandes de toile imperméables et aseptiques, se rapprochant le plus possible de la couleur de la peau ; puis, on passe les emplâtres à l'étuve : on obtient ainsi des sparadraps fins, souples, non cassants, se conservant bien et n'ayant subi aucune cause d'altération par la chaleur ou par les sels de plomb comme dans les anciennes préparations des emplâtres ordinaires.

Dans l'emplâtre à l'oxyde de zinc, il faut supprimer la résine et la remplacer par de la cire blanche, puis évaporer complètement la solution de caoutchouc et passer les bandes à l'étuve pendant assez longtemps, de manière à avoir un emplâtre qui ne soit nullement irritant et bien aseptique.

Vigier prépare, sous le nom d'*épithèmes*, des emplâtres formés de gutta-percha et de gomme élastique, dissoutes dans de la benzine et additionnées de vaseline : on y incorpore le médicament actif ; on étend le tout sur un tissu imperméable et l'on recouvre d'une gaze.

Debuchy prépare ses taffetas médicamenteux en appliquant sur une pellicule, d'abord, une couche de la solution suivante : colle de poisson, 50 ; gomme arabique, 5 ; eau bouillie, 500 ; puis il ajoute une solution de 15 grammes du principe actif dans 250 grammes d'alcool méthylique.

En Allemagne, on fait grand usage de l'*emplâtre savonneux salicylé* de Pick.

Portes, adoptant une *formule mixte entre les anciens et les nouveaux emplâtres*, associe l'emplâtre simple, additionné de cire jaune et de résine de Dammar, à de la lanoline caoutchoutée.

Les nouveaux emplâtres ont l'avantage d'être plus agréables à l'œil et au tou̅ ̅ ̅ils sont plus minces, plus légers, plus m̅ ̅ ̅ ̅ ainsi qu̅ ̅ ̅ ̅ ̅ ̅ ̅uer l'un de nous (1), ces quali̅ ̅ ̅ ̅ physiqu̅ ̅ ̅

(1) HALLOPE̅ ̅ ̅
ques, etc. (Soc. de ̅ ̅

s'agit d'affection du visage) : lorsque les emplâtres préparés suivant les anciennes formules sont frais, leur action irritante est négligeable si l'on a affaire à une dermatose non eczémateuse, telle qu'une syphilide, une hyperkératose, un lichen, une tuberculide ; c'est ainsi que l'emplâtre rouge de Vidal, dans lequel le diachylon est associé à un trentième de cinabre et un vingtième de minium, rend journellement les meilleurs services dans le traitement, non seulement des syphilides, mais aussi des suppurations localisées et même des eczémas torpides.

C'est donc à juste titre que Portes a conservé partiellement cet excipient en le complétant suivant les données modernes.

Les médicaments que l'on peut incorporer à ces emplâtres sont des plus variés ; on compte par centaines les formules exécutées ; nous mentionnerons, comme particulièrement utiles, les emplâtres à l'*oxyde de zinc salicylé* contre les *eczémas*, celui de *Vigo* contre les *syphilides* et l'*acné*, celui de *chrysarobine* contre le *psoriasis*, ceux à l'acide *pyrogallique*, à la *résorcine*, à la *créosote salicylée* contre les *tuberculides*, au *soufre* contre les *acnés*, à l'*acide salicylique* contre les *hyperkératoses* et, en première ligne, l'*emplâtre rouge de Vidal* dans les conditions indiquées ci-dessus (p. 115). Les emplâtres sont d'une grande utilité pour *emprisonner*, en quelque sorte, les *microbes pyogènes dans les affections suppuratives localisées de la peau* et en empêcher ainsi la *multiplication* et les *auto-inoculations*.

SAVONS. — Ces préparations répondent à des indications diverses : 1° *nettoyer la surface cutanée* sans l'*irriter* ; 2° *ramollir l'épiderme* ; 3° le *décaper* ; 4° *laisser après dessiccation un dépôt médicamenteux*.

Dans le premier cas, le savon doit être *neutre* ; on peut avec avantage, comme l'a montré Unna, y incorporer un excès de matières grasses.

Les savons *mous*, préparés avec la potasse, peuvent être employés purs ou mélangés avec de l'alcool pour décaper la peau : ils sont d'un usage journalier dans le traitement de la gale. Les médicaments les plus divers peuvent leur être incorporés : ils ne peuvent convenir que pour les dermatoses nullement irritatives.

Les savons *durs*, à base de soude, peuvent également servir comme véhicules à des préparations très variées : Vigier a montré que l'on peut y incorporer simultanément des substances habituellement incompatibles.

Parmi les préparations les plus usitées, nous mentionnerons les savons au *panama*, si utiles contre la séborrhée, au *borate de soude*, au *goudron*, au *sublimé*, à l'*huile de cade*, au *naphtol*, au *soufre*, aux *acides phénique* et *salicylique*.

La surcharge graisseuse du savon a été obtenue, d'abord par l'addition d'huile d'olive (Unna), puis par celle de lanoline associée à cette même huile (Eichhoff).

On emploie également les *savons sous forme de poudres* (Eichoff).
Récemment, Buzzi a préparé des *savons fluides* au *camphre*, à l'*acide phénique*, à la *créoline*, à l'*huile de foie de morue*, au *baume du Pérou*.

Les savons médicamenteux peuvent être employés suivant quatre procédés différents : 1° simple lavage; 2° friction après laquelle on laisse sécher la mousse; 3° friction avec un linge sec imprégné de cette mousse; 4° maintien de la mousse à l'aide d'un pansement humide.

III. — OPÉRATIONS DERMATOLOGIQUES

Le médecin est souvent appelé à traiter chirurgicalement diverses dermatoses, particulièrement les lupus, les acnés, la couperose, les verrues, les nævi, certaines tumeurs, telles que les papillomes, des épithéliomes. Il peut recourir aux *cautérisations*, soit par des *agents chimiques*, soit par le *thermocautère* ou le *galvanocautère*, aux *scarifications*, au *raclage*, à l'*électrolyse* : il peut également employer le traitement par l'*électricité galvanique, faradique ou statique*, par l'*action* de la *lumière* ou de l'*air chaud*, et enfin par le *massage*.

Avant de pratiquer une petite opération, il peut être amené à faire une anesthésie locale : il emploiera, de préférence, sauf pour les opérations ignées, les pulvérisations de *chlorure d'éthyle*, à l'aide de l'appareil de Bengué; on peut commencer l'opération dès que la peau prend une couleur blanche; ce procédé a l'inconvénient de durcir la peau, de la rendre difficilement accessible aux scarifications et d'en masquer les lésions; il ne peut donc être mis en pratique dans la généralité des cas. Nous déconseillons l'anesthésie par la *cocaïne*, dont l'un de nous a démontré les dangers (1). On n'est, en effet, jamais certain de ne pas avoir affaire à un sujet qui, par suite d'une idiosyncrasie, éprouvera, immédiatement après l'absorption d'une dose minime de ce médicament, des phénomènes très pénibles et persistants d'intoxication.

CAUTÉRISATIONS. — Elles peuvent être pratiquées avec la *pâte de Vienne* ou de *Canquoin*, avec l'*acide acétique cristallisable* à 17°, avec l'*acide sulfurique mélangé de charbon*, avec l'*acide phénique appliqué en solution à neuf sur un dans l'alcool pur*, avec l'*acide chromique en solution concentrée*; ce dernier agent est employé surtout contre les verrues, les papillomes et les épithéliomes; il ne provoque aucune douleur et est très efficace, mais il ne faut l'employer que sur des surfaces très peu étendues : l'un de nous (H.) a vu, chez une malade à qui un médecin imprudent avait pratiqué cette cautérisation sur de larges condylomes vulvaires, la mort survenir en vingt heures par intoxication.

(1) Hallopeau, Cocaïnisme aigu prolongé, *Bul. de l'Acad. de méd.*, 1892.

Les *cautérisations ignées* sont d'un usage journalier dans le traitement du lupus, où elles rendent les plus grands services; elles sont également applicables au traitement des acnés indurées et pustuleuses, à celui des nævi, des petits épithéliomes, des papillomes; on ne se sert plus pour les pratiquer du vulgaire fer rouge, mais bien du *thermo cautère* de *Paquelin* ou, de préférence, du *galvanocautère*.

SCARIFICATIONS. — Les scarifications ont été pratiquées en premier lieu, dans le traitement du lupus, par Volkmann en 1870; il les faisait exclusivement ponctuées; Balmanno Squire a inauguré, en 1874, les scarifications linéaires. Peu après, E. Vidal en a étudié histologiquement le mode d'action : il a reconnu qu'elles donnent lieu à la formation d'un tissu sclérosé qui réduit le champ de la circulation et diminue ainsi l'activité nutritive dans la région, en même temps qu'elle combat l'hypérémie ; on s'explique de la sorte son action favorable dans les acnés vasculaires et les néoplasies lupiques, ainsi que dans toutes les inflammations chroniques de la peau. Besnier a exprimé la crainte que les ouvertures vasculaires ne favorisent la pénétration, dans la circulation générale, des agents infectieux et ne provoquent ainsi la généralisation de la tuberculose : d'après les recherches de Brocq, l'expérience n'a pas confirmé ces appréhensions.

Les scarifications sont inoffensives et utiles dans le traitement des *diverses espèces de lupus*, des *chéloïdes*, et encore plus dans celui de l'*acné rosacée* et de certains *eczémas*, tels que celui des lèvres dans sa forme chronique (1).

Les *scarifications* doivent être pratiquées à l'aide de l'instrument qui porte le nom de Vidal. Si elles sont faites au visage, l'opérateur a avantage à se tenir derrière le malade dont la tête est renversée : les incisions doivent comprendre toute l'épaisseur du tissu morbide et, très rapprochées, être dirigées en divers sens de manière à s'entre-croiser une ou deux fois; si l'on rencontre des veinules apparentes, il faut avoir soin d'y pratiquer une série d'incisions transversales ; il est nécessaire d'empiéter de quelques millimètres sur les parties saines : l'écoulement sanguin est facilement arrêté, au fur et à mesure qu'il se produit, par l'application d'ouate hydrophile; ultérieurement, on peut appliquer, d'abord une couche de pommade boriquée, puis un emplâtre rouge de Vidal ou l'un des topiques appropriés à l'affection en traitement, par exemple la pommade soufrée dans l'acné, résorcinée dans le lupus, etc...; les scarifications favorisant l'action de leur principe actif. Cette médication exige toujours, sauf dans les eczémas, un nombre relativement considérable de séances : on ne peut en limiter le chiffre dans les lupus et,

_____

(1) HALLOPEAU, *Sur un cas de guérison d'un eczéma chronique des lèvres par les scarifications linéaires* (S. F. D. 1890).

même dans les acnés, affections où le tégument est moins profondément atteint, il faut toujours les renouveler au moins huit ou dix fois.

Les cicatrices qui en résultent sont généralement très peu ou nullement apparentes.

RACLAGE. — Par là, on entend l'ablation de productions morbides à l'aide de la curette : si l'on enlève des parties saillantes, il s'agit de ce que l'on appelle une *rugination* ; si, au contraire, on pénètre profondément dans l'épaisseur des tissus morbides, on dit que l'on pratique un *curettage*.

L'instrument, inventé par Volkmann, a été perfectionné successivement par Vidal et par Besnier : il est tenu, suivant le volume et la profondeur des tissus à enlever, comme une plume à écrire, ou à pleine main; on doit abraser les tissus malades dans toute leur épaisseur; l'hémostase est pratiquée avec de la ouate : si l'hémorragie est trop abondante, on peut avantageusement saupoudrer le foyer avec de l'antipyrine; rarement, on est obligé de recourir à l'hémostase par le thermocautère.

Le raclage est employé très utilement dans les lupus saillants ou ulcérés, dans les papillomes, les épithéliomes circonscrits, les végétations volumineuses, le tubercule anatomique ; il a l'inconvénient de laisser des cicatrices profondes ; aussi doit-il être, dans la mesure du possible, évité au visage.

ÉLECTROLYSE. — On sait que, si l'on applique sur la surface cutanée les deux pôles d'un courant galvanique, l'oxygène et les acides du tissu se portent au pôle positif, l'hydrogène et les bases au pôle négatif; il en résulte un trouble profond dans la nutrition : les liquides albumineux se coagulent au voisinage du *pôle positif* sous l'influence des acides et il en résulte, par hémostase, la formation d'une *escarre sèche*; *au pôle négatif*, les bases caustiques détruisent également les tissus, mais sous forme d'*escarre molle et diffluente*. Si l'on veut obtenir surtout une action destructive, comme dans l'hypertrichose, on se sert du pôle négatif ; si l'on veut surtout provoquer une coagulation, comme dans les tumeurs érectiles, c'est le pôle négatif qui doit être appliqué.

On n'utilise généralement que l'une des électrodes qui est dite *active*; l'autre électrode, que l'on qualifie d'*indifférente*, est représentée par une large plaque au niveau de laquelle l'action chimique, disséminée, ne peut produire d'effet sur la nutrition.

Grâce aux travaux de Michel, de Behrend, de Kœbner et de Brocq, l'électrolyse est aujourd'hui la méthode de choix dans le traitement de l'hypertrichose, des nævi vasculaires et pilifères, des angiomes, des angiokératomes : on l'a appliquée aussi, mais avec des résultats insuffisants ou douteux, au traitement des chéloïdes et des sclérodermies.

GALVANISATION. — Elle a été employée dans diverses formes de trophonévroses, sans que l'on ait pu affirmer que les améliorations parfois survenues aient été produites par cette médication.

BAINS ÉLECTRIQUES. — On peut employer sous forme de bains les courants *galvaniques, faradiques* ou *alternatifs* ; ils sont *unipolaires* ou *bipolaires*, suivant qu'une des électrodes ou toutes deux sont incluses dans le bain ; dans le premier cas, la seconde électrode est appliquée sur le corps du sujet en dehors du bain : ce sont surtout les *courants alternatifs sinusoïdaux* qui sont mis en usage en raison de l'action qu'on leur attribue sur les phénomènes tropho-névrotiques.

Les électriciens assurent que, sous l'influence de ces bains, l'appétit augmente, la respiration s'accélère, la température s'élève et les fonctions génitales sont stimulées; Gautier et Larat disent en avoir obtenu de bons effets dans les prurigos, les eczémas, les escarres chroniques; nous avons vu plusieurs malades atteints de différentes formes de sclérodermie présenter une notable amélioration alors qu'ils faisaient usage de ces bains, mais sans pouvoir affirmer qu'il y eût là relation de cause à effet.

On attribue, à tort ou à raison, à l'*électrisation statique* les mêmes effets sur la nutrition que nous venons d'énumérer, non sans un certain scepticisme, à propos des bains sinusoïdaux; outre les bains faradiques, on soumet les malades à l'action du *souffle*, de l'*effluve*, de la *douche*, de la *friction* ou de l'*étincelle électrique*.

Leloir, Doumer et Brocq ont obtenu parfois, mais non constamment, des améliorations en traitant les *prurits localisés* par l'effluve; il faut souvent un grand nombre de séances pour y arriver; des résultats favorables ont été obtenus par Brocq moins fréquemment, mais d'une manière frappante, dans le traitement des prurits généralisés; quelques améliorations paraissent également avoir été obtenues dans la cure, par cette médication, de lichens circonscrits, d'urticaires et même d'ezcémas.

Gautier, Larat et Oudin ont employé les courants de haute fréquence et de grande intensité, auxquels ils attribuent une action puissante sur la nutrition, dans le traitement de diverses dermatoses telles que des prurits, des eczémas, des psoriasis, des lupus, des acnés, des séborrhées, des verrues planes, des sycosis, des zonas, des pelades; il faut attendre des expériences de contrôle.

RAYONS X. — Ils ont été employés, avec succès, par Gautier et Larat dans le traitement de la couperose; par Albert-Schœnbergs, Barthélemy et Oudin dans celui du lupus. Brocq s'est demandé si, en raison de la déglabration qu'ils produisent expérimentalement, on ne pourrait pas les utiliser contre l'hypertrichose : nous sommes à l'égard de cette médication dans la période d'essais et de recherches.

RAYONS LUMINEUX. — Finsen, dont Bang a exposé la méthode et les appareils au cinquième congrès de la tuberculose (1), traite le lupus par des séances, prolongées chaque jour pendant au moins deux heures, d'exposition à l'action de la lumière solaire ou voltaïque, qui est tamisée par une lentille convexe, colorée en bleu pour ne laisser passer que les rayons chimiques ; sous leur influence, il se produit de l'érythème, parfois de la vésication et consécutivement de la desquamation ; dans plus de la moitié des cas ainsi traités, la guérison a été obtenue en deux ou trois mois ; il y a donc là une médication puissante à laquelle on ne peut objecter que les difficultés de son application.

AIR CHAUD. — Tout récemment, Hollaender a préconisé, contre le lupus vulgaire, le traitement par une soufflerie d'air en contact avec une tige métallique surchauffée ; la même médication a été appliquée par Lang au traitement du lupus érythémateux, et par Haralamb à celui du chancre simple : ici encore les difficultés techniques s'opposeront vraisemblablement à la vulgarisation de la méthode.

EXTIRPATION. — C'est la méthode de choix pour les tumeurs lorsqu'elles ne sont pas assez petites pour être enlevées par une cautérisation ou une ligature, ni assez profondément et largement infiltrées pour que leur récidive ne soit pas fatale ; Lang l'a appliquée avec avantages aux lupus qui se trouvent dans ces conditions.

VIII. — CLASSIFICATION DES DERMATOSES

Les classifications dermatologiques qui ont été proposées et mises à l'étude depuis un siècle sont nombreuses ; aucune n'a résisté à la critique, et, de guerre lasse, des auteurs éminents se sont résignés à décrire les dermatoses par ordre alphabétique. Et cependant, quelques objections qu'il soit facile d'opposer à toutes les classifications proposées jusqu'ici, dans leur principe ou leurs détails, mieux vaut, croyons-nous, en adopter une, même défectueuse, que n'en suivre aucune. En effet, toute classification des dermatoses offre cet intérêt qu'elle permet d'étudier côte à côte celles qui ont des points de contact naturels.

Les plus célèbres classifications sont celles de Willan, de Rayer, d'Hebra et d'Auspitz ; elles reposent sur une base anatomique ; les plus récentes ont, pour la plupart, le même principe ; il est vrai qu'aucune ne s'y attache exclusivement : en fait, les auteurs des divisions anatomiques tiennent le plus grand compte de l'étiologie, sans l'avouer toujours (2).

Toutes ces classifications sont susceptibles d'une même critique : il

---

(1) BANG, *Semaine médicale*, août 1898.
(2) LEREDDE, *Classif. pathogénique des dermatoses* (*A. D.*, 1896).

est impossible de trouver une base ferme à une division anatomique des maladies du tégument externe. En effet, d'une part, les mêmes processus morbides, aboutissant à la formation des mêmes lésions dites *élémentaires*, peuvent être mis en jeu par les causes les plus diverses et, d'autre part, les mêmes causes peuvent donner lieu à des processus multiples : c'est ainsi que les papules peuvent être engendrées par des maladies aussi disparates que la syphilis, la gale, la maladie de Duhring et celle de Wilson, et que les syphilides pourraient être rangées successivement parmi les dermatoses érythémateuses, papuleuses, pustuleuses, bulleuses et gangreneuses ; enfin, divers processus sont encore trop mal définis pour servir de base à une classification : qu'entend-on, pour citer un exemple, par une dermatose inflammatoire ? Il sera impossible de le dire tant qu'une définition de l'inflammation n'aura pas été universellement adoptée.

Une classification fondée sur l'étiologie et la pathogénie est seule rationnelle, car la cause de la maladie en domine certainement l'évolution. Il est vrai que l'étiologie et le mécanisme de diverses maladies cutanées ne sont pas connus et il nous faudra établir présentement une classe de maladies de causes indéterminées ; mais nous considérons cette nécessité comme passagère ; selon toute vraisemblance, le jour est prochain où des maladies telles, par exemple, que le psoriasis et le lichen plan, pourront être classées d'après leur cause.

Sous cette réserve, nous pouvons, à l'heure actuelle, déterminer les cadres où l'on peut ranger les diverses dermatoses, sauf à déplacer ultérieurement certaines d'entre elles, si une découverte relative à leur étiologie montre qu'on les avait placées à tort dans telle ou telle subdivision (Leredde).

Nous classerons ainsi qu'il suit ces cadres dermatologiques.

1. MALADIES CONGÉNITALES ET DE DÉVELOPPEMENT. — Il nous paraît légitime, en premier lieu, d'établir un groupe comprenant les dystrophies congénitales ou tardives et les tumeurs.

La cause des dystrophies cutanées n'est qu'incomplètement connue ; cependant, elles ont entre elles assez de points de contact pour que l'on puisse leur attribuer une origine commune : toutes relèvent de troubles du développement.

Les tumeurs bénignes de la peau peuvent être, en majeure partie, rapprochées des nævi.

Quant aux tumeurs malignes, elles peuvent être primitives ou secondaires aux tumeurs bénignes : les unes peuvent être rapportées, avec Cohnheim, à des inclusions congénitales ; d'autres sont probablement de nature parasitaire, mais le fait n'est pas démontré, aussi peut-on provisoirement les classer à côté des précédentes.

Les maladies de développement peuvent se manifester de bonne heure ou tardivement : c'est ainsi que la xérodermie pilaire et l'ichtyose, dont les rapports sont intimes, apparaissent, celle-ci dans le premier âge, celle-là surtout vers la puberté, lors du développement rapide des follicules pileux qui se produit à cet âge.

Certaines maladies tardives de la peau sont identiques aux maladies de développement précoce : nous citerons par exemple le syndrome du xeroderma pigmentosum, maladie congénitale de la peau, qui peut être reproduit par une affection à début tardif, décrite par Unna sous le nom de « *Carcinom der Seemannshaut* ».

On peut encore faire rentrer dans cette classe les modifications séniles de la peau la transformation colloïde de la peau.

2. **DERMATOSES TRAUMATIQUES**. — Certaines dermatoses résultent de l'action sur la peau de causes *inanimées* qui sont d'ordre mécanique, physique ou chimique : ce sont les « dermatoses traumatiques ».

Certaines affections, qu'on devrait ranger dans cette classe, si on ne respectait pas les conventions admises, en sont exclues, et étudiées dans les traités de chirurgie : il en est ainsi des brûlures, des traumatismes d'origine mécanique.

En général, les causes traumatiques épuisent rapidement leur action ; la dermatose est alors constituée par la réaction du tissu irrité et les phénomènes simultanés de réparation.

3. **DERMATOSES PARASITAIRES**. — Sous le nom général de dermatoses parasitaires, nous désignons les maladies qui ont *une cause vivante*, qu'il s'agisse d'un parasite animal, d'un parasite végétal ou d'un agent microbien, *lorsque cette cause a une action prédominante*.

Les progrès de l'histologie et de la bactériologie ont permis d'étendre dans des proportions considérables le champ de ces dermatoses : c'est là une des plus grandes conquêtes de notre science contemporaine. Nombre de dermatoses, dont la nature avait été jusqu'à ces derniers temps complètement méconnue, et que, le plus souvent, on rattachait à des états généraux hypothétiques masquant une réelle l'ignorance, ont pu ainsi être rapportées à leur cause prochaine. Nous verrons, en particulier, combien s'est agrandi le domaine de la tuberculose cutanée. Bien plus, nous sommes en droit, dès aujourd'hui, de considérer comme parasitaires, en raison de leur mode d'évolution et de leur transmissibilité, des maladies dont l'agent infectieux n'a pas encore été déterminé : nous citerons, en première ligne, la syphilis.

La cause parasitaire peut agir passagèrement ou persister ; les phénomènes de défense se poursuivent, dans ce dernier cas, jusqu'à ce qu'ils aient amené la disparition du parasite. Celui-ci peut s'introduire par les couches superficielles de la peau et y végéter indéfiniment ou pénétrer dans sa profondeur (gale, trichophyties, furoncles, etc.); il peut y être apporté par la circulation (syphilis, lèpre, etc.).

C'est un axiome, en biologie générale, qu'un être vivant ne peut se développer que dans un milieu de conditions déterminées : c'est dire que la nature du terrain joue un rôle essentiel dans la genèse des dermatoses parasitaires.

Quelle que soit l'opinion que l'on ait sur la nature des diathèses et leur rôle en pathologie, il faut bien se rappeler que les modifications générales de l'organisme ne peuvent aboutir à déterminer une dermatose qu'en agissant directement sur le *sol cutané*, en modifiant les fonctions, les sécrétions de la peau, etc.

Le rôle du parasite reste considérable, en dehors de celui du terrain. C'est lui qui provoque les lésions, les altérations anatomocliniques qui constituent la dermatose. Une lésion, un syndrome anatomique sont liés à tel microbe et non à tel autre; les conditions de terrain sont, au contraire, d'une manière générale, complexes et variables. Nous citerons par exemple le *pityriasis versicolor* : son champignon pathogène, le *Microsporon furfur*, ne se développe que chez des sujets prédisposés; il n'en est pas moins, pour cela, une maladie parasitaire.

Entre les maladies parasitaires dues à des agents non saprophytiques et qui se développent chez tous les individus, lorsque le parasite a pénétré la peau, maladies dont les types sont fournis par la syphilis, la gale, la phtiriase et peut-être le charbon, et celles qui résultent du développement de parasites présents à la surface de la peau chez tout individu et ne déterminant des lésions que grâce à des conditions de terrain étroitement limitées, il y a toutes les transitions, et, dans une division de l'ordre de celle que nous proposons il est difficile de marquer la limite. Dans les dermatoses même où les troubles fonctionnels ont le plus d'importance, les lésions sont, en général, provoquées par des parasites. Les causes de la plupart de ces maladies sont donc complexes : nous rangerons, parmi les maladies *parasitaires*, celles dans lesquelles *le rôle prépondérant appartient à l'hôte envahisseur* et, parmi les maladies par *troubles fonctionnels*, celles *où il pullule exclusivement sous l'influence de la modification du terrain* (H.).

A titre provisoire, nous classerons parmi les *maladies de cause indéterminée* certaines dermatoses dont la nature parasitaire, vraisemblable, ou même certaine suivant l'un de nous (L.), reste cependant l'objet de vives contestations.

4 et 5. DERMATOSES NERVEUSES ET DERMATOSES TOXIQUES.
— Dans les maladies traumatiques et parasitaires, la cause essentielle,

l'agent traumatique ou l'agent vivant, portent leur action directement sur la peau.

D'autres maladies ont des causes beaucoup plus éloignées, mais ces causes agissent par l'intermédiaire du système nerveux ou du milieu sanguin. L'un de nous (L.) a groupé les deux premières classes sous le nom d'*affections primitives* et on peut réunir les maladies d'origine nerveuse ou sanguine sous le nom d'*affections secondaires de la peau*.

Le groupe des maladies nerveuses a pris une extension considérable; certains dermatologues, après Lewin, Leloir, Schwimmer, y font rentrer le plus grand nombre des dermatoses (trophonévroses cutanées, dermatoneuroses de Leloir).

Nous le réduirons à de plus étroites limites; il ne suffit pas, à notre avis, de constater des accidents nerveux dans certaines dermatoses pour assigner à celles-ci une cause nerveuse : la cause réelle peut agir directement sur la peau et déterminer d'autre part des accidents nerveux (1). Certaines affections d'origine congénitale de la peau sont en rapport avec des affections du système nerveux, mais nous ne les étudierons pas non plus dans le groupe des dermatoses nerveuses.

Les maladies où la lésion cutanée résulte directement d'une altération sanguine, s'accompagnant ou non d'altérations morphologiques du sang, peuvent être classées sous le nom de *maladies d'origine sanguine*, mais également sous celui de *maladies toxiques*. Il est vrai qu'il faut alors donner au mot *maladie toxique* un sens extrêmement large : nous considérons, par exemple, le myxœdème comme une maladie toxique de la peau, si l'on admet que les altérations sanguines dues au trouble thyroïdien agissent directement sur la peau. Nous classerons dans ce groupe la plupart des érythèmes et les dermatoses médicamenteuses d'origine interne. Il n'est pas prouvé que les agents toxiques agissent sur la peau par l'intermédiaire du système nerveux (Leredde).

6. DERMATOSES PAR TROUBLES FONCTIONNELS. — Bien que les troubles des fonctions cutanées semblent le plus souvent être surtout pathogènes en transformant le tégument en un milieu favorable au développement de parasites, l'un de nous (H.), admet que cette classe doit être établie, car il ne saurait ranger autre part les sudamina et les miliaires sudorales; il y fait rentrer également les acnés vulgaires et les séborrhéides : ce sont des dermatoses de causes complexes; si, en effet, on cherche à en déterminer la pathogénie, on voit qu'il y faut tenir compte, à la fois, du trouble dans la sécrétion graisseuse, phénomène primordial, et de l'action des parasites banaux pour lesquels ce produit devient un bon terrain de culture.

(1) Leredde, *Le rôle du système nerveux dans les dermatoses* (Arch. gén. de méd., mars 1899).

7. DERMATOSES DE CAUSES INDÉTERMINÉES OU MULTIPLES.

— Un certain nombre de maladies cutanées restent en dehors de cette classification.

Ce sont celles dont la cause est insuffisamment connue et celles dont l'étiquette s'applique à des états morbides de nature diverse.

Cette dernière catégorie disparaîtra le jour où, d'une part, on connaîtra la cause prochaine de toutes les dermatoses et où, d'autre part, l'on cessera d'appliquer, par un abus de langage, une même étiquette à des maladies de nature diverse.

Tel est le cas pour les purpuras simplex et hémorragique, les pityriasis, etc.

Nous suivrons en somme l'ordre suivant :

Maladies congénitales et de développement ;
Maladies d'origine traumatique ;
Maladies parasitaires ;
Maladies toxiques ;
Maladies nerveuses ;
Maladies par troubles fonctionnels ;
Maladies de cause indéterminée ou multiple.

III

DERMATOLOGIE SPÉCIALE

MALADIES CONGÉNITALES ET DE DÉVELOPPEMENT

N Æ VI

DÉFINITION ET DIVISION. — On désigne généralement sous le nom de *nævi* les néoplasies cutanées bénignes d'origine embryonnaire : bien que cette dénomination n'ait plus sa raison d'être, puisque la structure et l'origine de ces productions sont en grande partie connues, nous continuerons à l'employer pour la commodité du langage.

L'hyperplasie d'origine embryonnaire peut porter, isolément ou concurremment, sur tous les éléments constitutifs de la peau, et donner lieu ainsi au développement de diverses espèces de nævi (1).

I. **Nævi simples.** — 1. *Nævi pigmentés lisses, nævi spili, lentigines*;

2. *Nævi achromiques*;

3. *Nævi pilaires*;

4. *Nævi pilo-folliculaires* (prolifération de la gaine des follicules pilo-sébacés);

5. *Nævi molluscoïdes, molluscum fibrosum, verrues séborrhéiques* (prolifération du tissu conjonctif);

6. *Nævi atrophiques* (sclérose dermique);

7. *Nævi materni lipomatodes* (prolifération du tissu graisseux);

8. *Nævi papillomateux* (prolifération des papilles);

9. *Nævi à comédons en bandes*;

10. *Nævi mous ou verrues molles*;

11. *Nævi cornés, nævi kératodermiques, ichtyoses partielles*;

12. *Nævi vasculaires sanguins et lymphatiques*;

13. *Nævi chéloïdiens.*

II. **Nævi associés.** — Ces nævi, revêtant des formes constantes dans un type donné, sont associés à des troubles de développement et à des stigmates de dégénérescence qui dominent parfois le tableau morbide; ce sont : 1° les *nævi symétriques de la face*; 2° les *nævi*

(1) HALLOPEAU, *Les nævi* (*Progrès médical*, 1891).

épithéliaux kystiques; 3° les *nævi neuro-fibromateux* (maladie de Recklinghausen).

Étiologie générale. — Ces néoplasies sont des plus fréquentes : l'un de nous en a constaté l'existence chez plus de la moitié de ses malades (H.).

Elles sont souvent, mais non nécessairement, congénitales dans le sens étroit de ce mot ; une statistique de Guéniot montre en effet qu'on les observe beaucoup moins fréquemment chez les nouveau-nés que chez les enfants plus âgés et chez les adultes ; un nombre relativement considérable de ces nævi n'apparaît donc que plus ou moins tardivement après la naissance, bien qu'ils soient d'origine embryonnaire ; ils se comportent ainsi comme diverses tumeurs, telles que les enchondromes et les adénomes palpébraux; ils peuvent même ne se développer qu'à la puberté et à l'âge adulte; c'est ainsi que l'on voit les molluscum se multiplier tardivement dans la maladie de Recklinghausen.

Caractères généraux. — Les nævi se présentent, le plus souvent, sous la forme de taches ou de saillies diversement pigmentées, indolentes, limitées au tégument externe ou empiétant sur les parties profondes; elles sont souvent multiples. D'ordinaire indélébiles, elles sont cependant susceptibles de subir une *évolution rétrograde* : on voit ainsi de petits nævi vasculaires congénitaux s'effacer dans les premières années de la vie et disparaître sans laisser de traces.

La disposition assez fréquente de ces néoplasies en séries linéaires, et ce fait que ces séries peuvent correspondre à certains territoires nerveux ou aux lignes qui séparent deux territoires nerveux voisins (lignes de Voit), ont conduit à admettre que ces nævi sont d'origine tropho-névrotique : dans les cas où elles correspondent aux limites de territoires nerveux, l'un de nous a émis l'hypothèse (1) qu'elles sont dues à la superposition des actions tropho-névrotiques qui appartiennent aux rameaux anastomosés ; les nævi non systématisés pourraient s'expliquer de même par l'addition d'actions trophiques appartenant aux anastomoses de branches secondaires; il resterait à expliquer pourquoi ces hyperplasies restent le plus souvent limitées à telle ou telle des parties constituantes de la peau, et comment elles peuvent être circonscrites à la sphère de distribution d'un seul et même tronc nerveux.

Kaposi ne considère pas comme vraisemblable l'origine tropho-névrotique de ces néoplasies : partant de ce fait que, pendant le développement embryonnaire, tous les éléments constituants des différentes parties du corps s'accroissent parallèlement, il arrive à conclure qu'un trouble dans le développement d'une de ces parties devra nécessairement correspondre au trajet des nerfs sans qu'il

---

(1) Hallopeau, *loc. cit.*

s'agisse pour cela d'une tropho-névrose. Malheureusement pour cette hypothèse, il n'est nullement démontré que la sphère de distribution de chacun des rameaux nerveux corresponde au développement isolé des parties qu'ils animent ; le fait est particulièrement bien peu vraisemblable pour les extrémités digitales (1).

Dans ces derniers temps, l'étude des localisations suivant les métamères est venue jeter un jour nouveau sur une partie de ces nævi systématisés.

Comme Pecirka et Jadassohn, l'un de nous (H.) les a vus, avec E. Weil, occuper des territoires métamériques (2).

Il y a longtemps déjà que Virchow a expliqué la fréquence des angiomes à la face et au crâne par un trouble survenu dans l'évolution des arcs branchiaux.

Blaschko et Jadassohn ont signalé la distribution des nævi suivant la direction des poils. Blaschko a également soutenu l'hypothèse d'un trouble du développement de l'épiderme.

Les nævi peuvent s'accompagner de *troubles trophiques*.

Ils portent, soit sur les téguments dont ils déterminent l'ulcération [ces lésions peuvent guérir en laissant des cicatrices indélébiles ; Gastou (3) les a vues produire des syndactylies], soit sur les muscles dont ils amènent l'atrophie avec toutes ses conséquences.

Nous verrons les angiomes provoquer lentement l'atrophie des tissus musculaires, nerveux et osseux, avec lesquels ils se trouvent en rapport.

D'autre part, les nævi peuvent coïncider avec des neuro-atrophies d'origine embryonnaire ; c'est ainsi que, dans un cas de Lindstrœm, toute une moitié du tronc semblait présenter un arrêt de développement ; elle était très atrophiée en même temps que la sensibilité y était abolie sous toutes ses formes (4).

Les troubles de nutrition peuvent être circonscrits à la partie occupée par le nævus ; il en était de la sorte dans un cas de *nævus* en bande de Brault, où la couche épidermique semblait atrophiée (5).

Les *nævi* constituent des *loci minoris resistentiæ* ; nous avons vu plusieurs fois des *nævi* vasculaires et des *nævi* verruqueux devenir, à diverses reprises, le siège d'éruptions eczémateuses qui restaient circonscrites à leur surface.

Plusieurs variétés de *nævi*, et particulièrement les pigmentaires et

(1) H. Hallopeau, *Nævi kérato-pilaires distribués suivant des trajets nerveux* (*Bull. de la Soc. clinique*, 1890). — Hallopeau et Jeanselme, *Sur un nævus lichénoïde correspondant aux lignes de Voit* (*S. F. D.*, 1894).

(2) Pecirka, *Sur les papillomes de la peau.* Prague, 1893. — Jadassohn, *Zur Kenntniss systematischen Nævi* (*A. F. D.*, 1895). — Brissaud, *Zona et métamères* (*Bull. méd.*, 1896). — Hallopeau et E. Weil, *S. F. D.*, 1897.

(3) Gastou, *S. F. D.*, 1894. — Galewsky, *Deutsches Arch. f. klin. Med.*

(4) Lindstrœm, *Soc. physico-médicale de Kiew*, 1898.

(5) Brault, *S. F. D.*, 1898.

les adénomateux, peuvent *dégénérer en tumeurs malignes* : les groupes d'éléments embryonnaires y prolifèrent ; c'est ainsi que chez une malade de l'un de nous (H.), un idradénome palpébral est devenu le point de départ d'un épithéliome. Ce fait ne saurait surprendre si, comme le veut Unna (1), les nævi sont le plus souvent des enclaves épithéliales d'origine embryonnaire dans le tissu conjonctif de la peau, avec modification des caractères des cellules.

Des troubles dans le développement intellectuel s'observent souvent chez les individus atteints de *nævi* multiples et d'autant plus que les nævi sont plus nombreux : ils varient dans leur expression clinique; les sujets sont ce que l'on appelle *minus habentes*; certains sont complètement idiots, d'autres épileptiques ; d'une manière générale, ce sont des dégénérés héréditaires (2).

Les caractères *anatomo-pathologiques* des nævi varient dans chacune de leurs espèces et seront étudiés avec elles.

I. NÆVI SIMPLES. — 1° Nævi pigmentés lisses. — Ces nævi, dits aussi nævi *spili*, sont constitués par des taches dont la coloration plus ou moins foncée varie de celle du café au lait clair à celle de la sépia ; leurs contours sont souvent irréguliers : on les a comparés à des fragments de peau animale qui seraient intercalés dans la peau humaine; ils peuvent être punctiformes ou constituer des plaques plus ou moins étendues; ils peuvent intéresser la plus grande partie du tégument externe et constituer une mélanodermie congénitale.

Le pigment siège surtout dans les cellules du corps muqueux, au niveau des prolongements interpapillaires; on trouve également des îlots de cellules pigmentées dans les couches superficielles du derme. On n'a pu encore déterminer quel est le mode de production de ce pigment; tandis que la plupart soutiennent, avec Kœlliker et Aeby, qu'il provient du sang et se dépose primitivement dans le derme d'où il est transporté par les cellules dites *chromatophores* dans la couche profonde de l'épiderme, d'autres, tels que Kaposi et Jarisch, croient plutôt que le pigment se développe, dans ces cas, aux dépens du protoplasma des cellules de l'épiderme.

A côté de ces nævi pigmentaires, nous placerons les taches de *lentigo*, ou *lentigines*, dites vulgairement *taches de rousseur*; elles en diffèrent surtout par leur volume généralement moindre, leurs contours plus réguliers et leur mode de dissémination; ce ne sont là que des caractères d'une signification secondaire, insuffisants pour impliquer une différence de nature.

On pourrait attacher plus d'importance à l'époque d'apparition;

(1) UNNA, *Die epitheliale Natur der Nævuszellen* (*Deutsche med. Zeit.*, 1897).
(2) HALLOPEAU et LEREDDE, *Sur un cas d'adénomes sébacés à forme scléreuse : unité des affections comprises sous les noms d'adénomes sébacés, nævi vasculaires, verruqueux*, etc. (*S. F. D.*, 1895).

mais ici encore il n'y a pas de différences essentielles : comme les nævi, le lentigo peut être congénital ; comme eux, il peut se développer plus tardivement, surtout à l'époque de la puberté; nous considérons cette affection comme une simple variété de nævus pigmentaire. Les taches de lentigo présentent cependant cette particularité qu'elles s'accentuent sous l'influence de l'air extérieur et surtout de la lumière solaire. Leur fréquence est plus grande chez les sujets blonds et surtout chez les roux.

Cette éruption est constituée par des taches d'une coloration qui varie du jaune pâle au brun plus ou moins foncé; elles sont généralement arrondies et mesurent de 1 à 3 millimètres de diamètre; elles ne s'effacent pas sous la pression du doigt.

Elles occupent de préférence les parties découvertes, mais on peut les observer sur toute la surface du tégument externe. Elles sont toujours multiples et disséminées assez régulièrement ; rarement elles sont confluentes. On les voit habituellement pâlir l'hiver pour redevenir plus colorées pendant la saison chaude. Elles peuvent s'atténuer et même cesser d'être perceptibles avec les progrès de l'âge.

Nous verrons plus loin comment les lentigo peut être différencié de éphélides solaires et du xeroderma pigmentosum.

2° **Nævi achromiques**. — Ils constituent un albinisme partiel ; on les observe surtout chez les nègres, qui méritent alors le nom de *nègres pies* ou *mouchetés*; ils peuvent être recouverts également de poils décolorés.

3° **Nævi pilaires**. — Ils sont caractérisés par la présence de touffes de poils, soit dans des parties glabres, soit, avec des caractères anormaux, dans des parties velues ; la peau qui les supporte paraît être constamment le siège d'autres altérations, celles du nævus pigmenté ou du nævus verruqueux. Les poils anormaux sont généralement plus épais, plus colorés que les poils normaux; ils sont en outre souvent frisés: ordinairement circonscrits, ces nævi pilaires peuvent envahir toute une partie du corps et lui donner l'aspect d'une peau de bête; il n'est pas rare de les voir se développer avec l'âge.

4° **Nævi pilo-folliculaires**. — Ils sont formés par de petites papules, d'un rouge plus ou moins vif, surmontées à leur centre d'un cône épidermique d'où émergent, soit un poil follet, soit une concrétion sébacée sous forme d'un filament allongé ; le système pileux présente à leur niveau un développement exagéré.

5° **Nævi molluscoïdes, fibroma molluscum, molluscum vrai**. — On désigne sous ces dénominations les fibromes mous de la peau ; il n'y a aucune raison pour en séparer, au point de vue nosologique, les fibromes durs, car ils ont la même pathogénie et la même évolution ; cette dénomination de molluscum est destinée à disparaître, puisque l'on connaît la structure et l'étiologie de l'affection

Une division plus importante dans l'étude de ces tumeurs à pour base leur siège : Besnier distingue, avec raison, des *fibromes du corps papillaire*, des *fibromes des couches profondes du derme* et des *fibromes hypodermiques*.

Nous verrons que les fibromes peuvent se développer dans la gaine des nerfs, d'où le nom de *neuro-fibromes* que l'on donne à cette variété ; ils peuvent également avoir pour point de départ le tissu fibreux des parois glandulaires (Fagge).

Leurs caractères varient suivant leur siège et leurs particularités de structure.

Les *fibromes mous* du corps papillaire et du derme sont des tumeurs, de volume variable, arrondies, piriformes ou aplaties et simulant alors un adénome sébacé dont le contenu aurait été éliminé ; elles prennent le nom de *molluscum pendulum* quand elles sont pédiculées ; la palpation décèle souvent, au milieu de la masse de consistance molle, des points indurés ; dans certains cas, la tumeur peut être en partie réduite comme l'est une hernie, et l'on a la sensation qu'elle traverse un orifice ; c'est surtout dans les tumeurs de la face profonde du derme que cette disposition est nettement appréciable. On sent parfois un prolongement profond formant une tumeur hypodermique. Tantôt les molluscum ont la couleur de la peau normale, tantôt ils sont violacés ou pigmentés ; nous avons vu qu'ils peuvent être surmontés de poils ; nous avons signalé des cas dans lesquels il s'agissait de *tumeurs mixtes* constituées en partie par un molluscum, en partie par un nævus vasculaire.

Les *fibromes sous-cutanés* sont généralement plus fermes ; ils adhèrent souvent à la face profonde du derme ; on les voit coïncider avec des tumeurs intradermiques ; souvent leur saillie, à peine appréciable à la vue, n'est perceptible nettement que par la palpation.

Le *volume* des molluscum varie dans des proportions considérables : tandis que, le plus ordinairement, il ne dépasse guère celui d'un pois, il peut acquérir les dimensions d'une noisette ou d'une noix ; il peut être encore plus considérable et dépasser celui d'une grosse orange, ou même former, sur les parois du visage, du cou ou du tronc, comme d'énormes diverticules du tégument externe.

6° **Nævi atrophiques.** — L'existence de cette forme est établie par un moulage du musée déposé par Brocq ; il paraît s'agir d'une sclérose cutanée accompagnée de stéatose.

7° **Nævi materni lipomatodes.** — Cette forme, décrite par Walther, est caractérisée par la présence, dans les aréoles très dilatées du derme, d'une grande quantité de cellules adipeuses ; le volume de ces nævi est des plus variables ; ils peuvent constituer d'énormes lipomes. Leur surface est d'un blanc jaunâtre ; elle peut, d'après O. Larcher, présenter un aspect en mosaïque qu'elles doivent à l'adossement de petits lobules ; leur consistance est molle, mais non fluctuante.

8° **Nævi papillomateux.** — Ils sont généralement décrits sous le nom de *nævi verruqueux*; nous repoussons cette dénomination appliquée indifféremment à tous les nævi non vasculaires qui forment saillie; nous avons vu, en effet, qu'ils présentent des variétés nombreuses et bien distinctes. Les nævi constitués par l'hypertrophie des papilles présentent des saillies généralement irrégulières et de volume variable; elles sont le plus souvent recouvertes de séborrhée concrète et d'amas épidermiques qui leur donnent une coloration variant du jaune au gris et au brun foncé. Ces nævi sont d'ailleurs le plus souvent pigmentés et fréquemment aussi pilaires. Veiel les a vus, dans les creux axillaires, prendre l'aspect de condylomes acuminés (1). C'est une des variétés de nævi qui sont le plus souvent distribuées suivant les territoires nerveux ou leurs limites.

9° **Nævi à comédons en bandes et en plaques.** — Cette forme n'a été signalée jusqu'ici que par Selhorst (2) et Thibierge (3); elle est disposée en plaques ou en bandes unilatérales, à direction verticale ou horizontale; elle occupe surtout le cou et le devant du thorax. Ses éléments sont des *comédons* de dimensions variées, séparés par des brides cicatricielles. Lorsque l'on a pratiqué l'énucléation des comédons, on reconnaît qu'ils occupent des loges cylindriques, régulières, semblant constituées par une dépression de la peau; ces alvéoles plans sont séparés par des brides irrégulières rappelant la coupe d'un tissu caverneux. Ces nævi peuvent devenir le siège d'ulcérations qui offrent beaucoup d'analogie avec celles des gommes tuberculeuses : la pression en fait sourdre du pus mélangé de matière caséeuse.

10° **Nævi mous ou verrues molles.** — Unna (4) réunit sous ce nom des altérations ayant pour caractère commun la présence, dans les couches supérieures du derme, de cellules qu'il considère comme épithéliales; elles se sépareraient, pendant la vie embryonnaire, de l'endothélium des follicules pileux et des canaux glomérulaires et perdraient leur structure fibrillaire.

Suivant Kromayer, des cellules épithéliales dépourvues de leurs prolongements épineux et de leurs folioles pénétreraient dans le tissu conjonctif et s'y transformeraient en éléments conjonctifs. La plupart des auteurs, parmi lesquels Recklinghausen et Herxheimer (5), considèrent ces éléments comme des cellules endothéliales.

11° **Nævi cornés.** — Ils ont été souvent désignés sous le nom de *kératodermies palmaires* et *planlaires*, en raison de leur siège le plus habituel. On en a distingué plusieurs variétés suivant qu'ils sont

(1) Veiel, *A. b. D.*, t. XXXVI, 1896.
(2) Selhorst. *British Journal of Dermatology*, 1896.
(3) Thibierge, *S. F. D.*, 1896.
(4) Unna, *Réunion de Lubeck*, 1895.
(5) Herxheimer, *Réunion de Francfort*, 1897.

congénitaux ou se développent tardivement, mais ils sont toujours, sauf les cas où ils s'expliquent par la profession, d'origine congénitale. Une distinction plus importante repose sur la *localisation initiale* de l'*hyperkératose* : celle-ci peut en effet affecter primitivement, soit le *pourtour des orifices sudoripares*, soit le *revêtement épidermique des crêtes papillaires*. La localisation initiale d'une forme de *kératodermie palmaire* et *plantaire* au pourtour des orifices des glandes sudoripares a été reconnue par Besnier et par l'un de nous (H.), dans un travail en collaboration avec P. Claisse (1); il y est établi que cette *kératodermie sudoripare peut constituer un nævus* : sa disposition en séries linéaires ne laisse aucun doute à cet égard. On trouve tous les intermédiaires entre les simples dilatations des orifices sudoripares, celles qui, plus volumineuses, sont obturées par une concrétion cornée, et enfin celles qui se réunissent en groupes et forment des plaques dures cornées, arrondies, entourées souvent par une zone légèrement érythémateuse et creusées de cavités cratériformes que remplissent des productions cornées dures, jaunâtres, irrégulières, rocheuses, d'une grande dureté et très difficiles à enlever; c'est à la plante des pieds que ce nævus présente ces caractères (Planche III); aux mains, des callosités criblées d'orifices sudoripares sont disposées entraînées qui répondent à des trajets nerveux; la sécrétion sudorale ne se fait pas par ces orifices dilatés et obturés.

La *kératodermie symétrique et congénitale des surfaces plantaires et palmaires*, localisée *suivant les crêtes papillaires*, qu'Unna a séparée de l'ichtyose, est également, comme l'a bien vu Besnier, de nature nævique ; c'est une affection héréditaire; une fine aréole érythémateuse y sépare les parties kératosées des parties saines. Besnier a montré qu'une affection très analogue peut survenir chez l'enfant ou même chez l'adulte; son développement est favorisé, mais non déterminé, par les irritations professionnelles ou autres : il s'agit encore, suivant nous, d'un *nævus*.

Les foyers hyperkératosiques forment de larges traînées qui occupent surtout, aux mains, une partie des éminences thénar et hypothénar, la région des articulations métacarpo-phalangiennes et les faces palmaires des doigts; aux pieds, le talon, les parties sousjacentes aux premiers et cinquièmes métatarsiens et les faces plantaires des orteils : dans ces diverses régions, l'épiderme est considérablement épaissi et les lignes papillaires forment des saillies notables ; les mouvements sont gênés, mais non douloureux : il se fait, de temps à autre, de nouvelles poussées hyperkératosiques.

L'accumulation de substance cornée qui caractérise ces altérations nous paraît due au mode de réaction spécial que présente l'épiderme des régions intéressées ; des éruptions de nature toute différente, telles

(1) HALLOPEAU et P. CLAISSE, *Kératodermie palm. et plant.*, etc. (*S. F. D.* 1891).

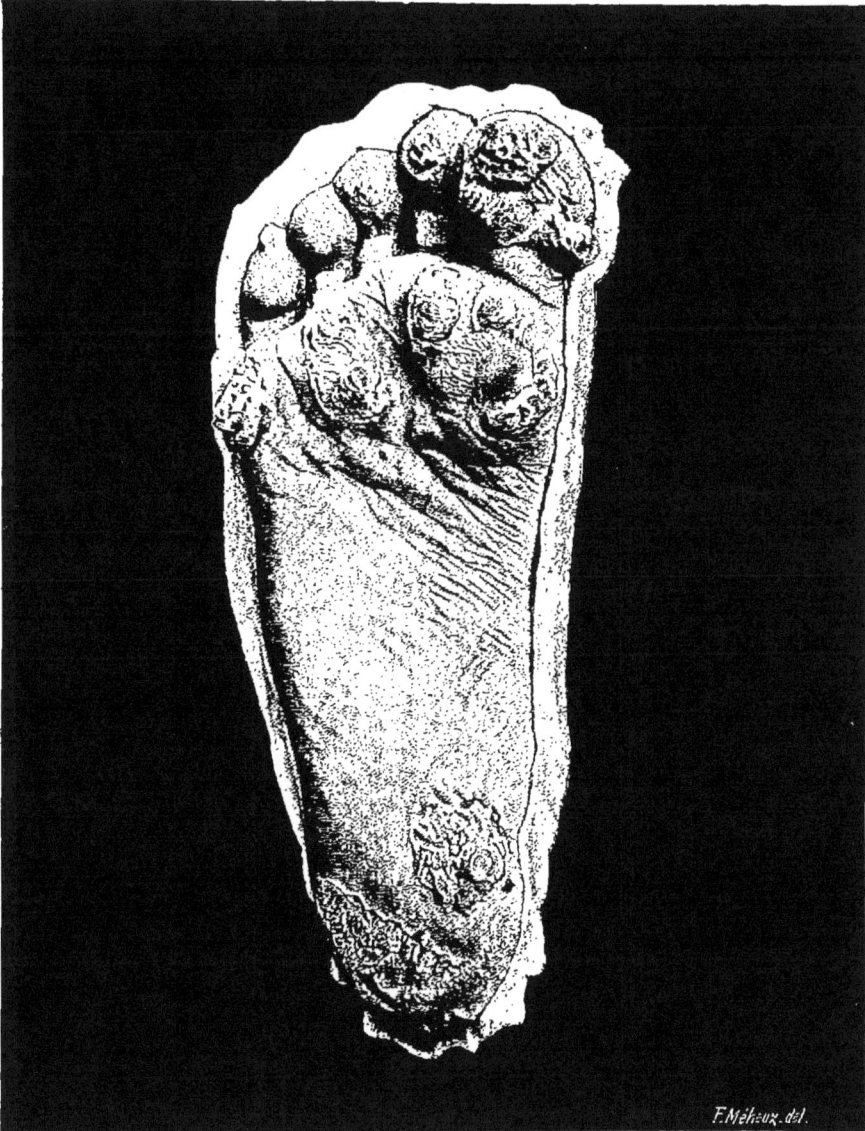

F.Méheux.del.

Librairie J.-B. Baillière et fils.

KÉRATODERMIE PLANTAIRE

que des eczémas, des syphilides, des neuro-dermites et des toxi-
dermites, peuvent prendre, dans ces mêmes parties, le caractère
corné ; nous avons vu, chez un même malade, les dilatations des
orifices sudoripares s'accompagner, à la plante des pieds seulement,
d'hyperkératose ; les saillies développées concurremment à la face
interne des doigts n'avaient pas ce caractère.

Ces différentes kératodermies plantaires et palmaires peuvent, sous
l'influence d'irritations, devenir le point de départ de lésions phlegmasiques qui constituent une pénible complication par les douleurs
qu'elles provoquent, la gêne de la marche et quelquefois l'impossibilité de travailler.

On peut voir se développer des nævi cornés en dehors des régions
que nous venons d'indiquer ; un moulage du musée en représente un
qui est limité au crâne, où il se contourne en forme d'S ; il a l'aspect
d'une plaque psoriasique : c'est une des formes de ce que l'on a
décrit, à tort, sous le nom d'*ichtyose partielle*.

12° **Nævi vasculaires.** — Ils peuvent être constitués *par la dilatation ou la néoformation de vaisseaux sanguins ou lymphatiques de
la peau.*

A. **Nævi vasculaires sanguins.** — Ils se présentent sous des
formes différentes suivant le siège, l'étendue et la complexité de la lésion.

On distingue ainsi parmi eux des *nævi vasculaires lisses* et des *nævi
vasculaires angiomateux* formant *tumeurs* ou *hématangiomes*, etc.

a. Les **nævi vasculaires sanguins lisses** sont communément désignés
sous le nom de *taches de vin*; on les a appelés également *nævi flammæ*.

Tantôt ils existent au moment de la naissance ; tantôt ils ne se
développent que plus tardivement. L'exactitude de cette proposition,
soutenue par Besnier, ressort en toute évidence des observations
comparatives que Guéniot et Hutinel ont bien voulu faire sur notre
demande à la Maternité et aux Enfants-Assistés : tandis que, chez les
nouveau-nés, la proportion des sujets atteints de nævi vasculaires
n'est que de 15 p. 100, elle s'est trouvée, aux Enfants-Assistés, chez
des enfants plus âgés, de 32 p. 100, et, chez les adultes de nos salles,
d'au moins 50 p. 100 (H.).

De même, les taches congénitales peuvent ultérieurement s'agrandir.
Leur accroissement peut avoir lieu par l'extension graduelle de leurs
limites et, comme l'a montré Francis (1), par la formation et l'élargissement de foyers satellites qui se réunissent peu à peu et finissent
par se confondre sous la masse principale. D'autres fois, au contraire, ces taches subissent une évolution rétrograde et finissent par
disparaître dans les premières années de la vie.

Elles peuvent occuper toutes les parties du corps et varier, dans
leur *étendue*, depuis le simple point jusqu'aux larges plaques occu-

---

(1) FRANCIS, *Atlas international de dermat.*, 1895.

pant toute une région. Elles peuvent affecter les dispositions linéaires suivant toute la hauteur d'un membre : R. Crocker les qualifie alors de *serpigineuses* (1).

Leur *couleur* varie du rouge pâle au violet foncé ; elle augmente sous l'influence des efforts, des émotions de la digestion. Elles s'effacent plus ou moins complètement sous la pression du doigt. Elles peuvent, lorsqu'elles s'étendent, pâlir dans leur partie centrale, mais le fait n'est pas constant (Francis). Leur *forme* est tantôt arrondie, tantôt irrégulière, figurant des anneaux, des stries. Elles font parfois une légère saillie qui s'accentue sous l'influence des mêmes causes que la coloration. Elles constituent, lorsqu'elles siègent à la face, une difformité des plus pénibles. On admet que les artérioles ou les veinules prennent une part prépondérante dans leur constitution, suivant que leur coloration est plutôt d'un rouge vif ou d'un rouge violacé.

b. **Hématangiomes.** — On appelle ainsi les nævi *vasculaires sanguins* formant *tumeurs*. Ils peuvent être *cutanés* ou *sous-cutanés*.

Les plus petits des hématangiomes cutanés forment des points saillants et colorés comme les simples taches ; on y distingue, d'après Besnier, une petite houppe centrale de laquelle se détachent des télangiectasies ramifiées ; plus volumineux, ils forment des tumeurs plus ou moins saillantes ; on a comparé leur aspect à celui des fraises ou des framboises ; ils s'affaissent sous la pression du doigt.

Les tumeurs érectiles sous-cutanées constituent des masses plus ou moins volumineuses qui peuvent, ou non, intéresser simultanément la peau, et qui sont de même en partie réductibles par la compression.

Nous avons vu que les nævi vasculaires peuvent être le siège d'éruptions de nature eczémateuse ; d'autres fois, ils s'ulcèrent ou se gangrènent et, s'ils sont étendus, deviennent ainsi l'origine de cicatrices vicieuses ; Hardy a vu ces ulcérations næviques simuler des syphilides.

L'examen microscopique des nævi vasculaires peut y dénoter de simples dilatations vasculaires avec ou sans néoformations ; dans les tumeurs plus volumineuses, on constate en outre une hyperplasie plus ou moins considérable du tissu connectif ; enfin, dans les tumeurs hypodermiques, il peut se former des cavités en communication avec le réseau vasculaire, qui leur méritent le nom d'*angiomes caverneux*.

Lorsqu'ils sont volumineux, les angiomes peuvent donner lieu à des lésions secondaires par la pression qu'ils exercent sur les parties qui les avoisinent; on les a vus, malgré leur mollesse, amener de la sorte des atrophies musculaires et nerveuses, avec toutes leurs conséquences ; elles peuvent, comme l'a montré Kaposi, atrophier des os ; c'est ainsi que l'un de nous a observé, chez un jeune homme

(1) R. Crocker, *Diseases of the Skin*, 1893.

atteint d'un nævus cutané et sous-cutané de la joue, une dépression considérable des arcades dentaires.

B. **Nævi vasculaires lymphatiques.** — Le nom de *lymphangiomes cutanés* a été appliqué à des maladies multiples de la peau. Les unes sont des *lymphangiomes vrais*, c'est-à-dire des tumeurs d'origine congénitale, qui se caractérisent par la néoformation d'endothélium lymphatique. D'autres ne sont que des *dilatations lymphatiques*, des *lymphangiectasies* dues à l'obstruction d'origine microbienne des voies lymphatiques; nous les étudierons à côté des maladies microbiennes. Enfin Kaposi a décrit sous le nom de *lymphangiome tubéreux* une affection qui n'est autre que le *cystadénome épithélial bénin* de Besnier ou adénome sudoripare.

Le nom de lymphangiome peut être attribué légitimement à trois formes de lésions cutanées ou muqueuses. Remaniant légèrement la division de Brocq et Bernard, nous admettrons :

a. Un *lymphangiome circonscrit vésiculeux.*

b. Un *lymphangiome circonscrit kystique.*

c. Un *lymphangiome diffus.*

Seule, l'étude du lymphangiome vésiculeux intéresse spécialement les dermatologistes.

Lymphangiomes circonscrits vésiculeux. — SYMPTÔMES. — Tous les cas observés remontent à l'enfance, mais on n'observe guère les malades qu'à un âge plus avancé : ils ne se présentent au médecin que lorsqu'ils sont gênés par le volume d'une difformité naturelle.

Au début, on remarque quelques vésicules isolées les unes des autres; elles se multiplient et forment des groupes où elles sont coalescentes. Elles reposent sur une masse de consistance molle, qui peut faire une saillie légère (1).

Les vésicules, peu volumineuses, ne dépassent guère les dimensions d'une tête d'épingle anglaise : elles sont rondes ou ovales, ou aplaties par pression réciproque, résistantes au doigt.

A leur origine, ces vésicules sont *claires et transparentes* et elles peuvent le rester indéfiniment. Mais, souvent aussi, elles peuvent devenir hémorragiques et prendre une couleur rouge ou violacée. Freudweiler a constaté que cette transformation se fait brusquement.

A la surface des vésicules claires et tout autour on peut voir de fines télangiectasies; quelquefois on aperçoit également par transparence, à travers la vésicule, de fins capillaires arborisés. Il convient de les rechercher à la loupe.

Les vésicules sont susceptibles de disparaître spontanément; elles sont sujettes à des changements de volume; il en est de même de la masse sur laquelle elles reposent.

(1) Les auteurs n'ont pas assez insisté, nous semble-t-il, sur les caractères de cette tumeur profonde. Dans le cas de Thibierge, elle débordait largement les régions couronnées de vésicules.

Lorsqu'on pique une vésicule, on détermine l'écoulement d'un liquide abondant, dont la quantité est évidemment supérieure à celle que pouvait contenir la vésicule. Ce liquide clair, albumineux, est de la lymphe ; il contient des cellules qui sont des *lymphocytes*; on n'y voit pas de polynucléaires ni d'éosinophiles. L'écoulement dure quelques minutes, puis s'arrête *spontanément*.

Il existe une variété verruqueuse, où l'épiderme, au lieu d'être aminci à la surface des vésicules, prolifère exactement de la même manière que dans les nævi verruqueux.

Le lymphangiome circonscrit vésiculeux ne détermine de gêne fonctionnelle que par le volume qu'il peut atteindre, celui d'une noix, d'une orange même. On l'a observé au cou, à la racine du membre supérieur et du membre inférieur, et aux régions génitales.

Cette forme de lymphangiome a été observée sur la langue (Baldy, Bryant, Samter, Brocq), sur les lèvres et la face interne de la joue. Les vésicules sont semblables à celles qu'on observe sur la peau. Brocq et Bernard notent comme unique différence le développement du tissu fibreux, qui amène une saillie plus considérable de la masse lymphangiomateuse.

Tenneson a observé un fait de lymphangiome diffus de la langue, qui offrait les mêmes caractères.

ANATOMIE PATHOLOGIQUE. — Au-dessous de l'épiderme, tantôt aminci, tantôt hypertrophié, on trouve des vésicules qui occupent les papilles et les régions sous-jacentes. Les plus petites sont irrégulières (Török); quelquefois les plus grandes sont arrondies. Parfois on y trouve des cloisons incomplètes. Les parois, les cloisons, sont tapissées d'un endothélium régulier. Tout autour, les tissus du derme sont refoulés.

Souvent, on trouve des vaisseaux sanguins au contact des cavités. C'est la rupture de ces vaisseaux qui amène la transformation des vésicules claires en vésicules hémorragiques. Ils peuvent également se rompre dans le tissu et amener des infarctus.

Finch, Noyes et Török, Brocq et Bernard (1) ont bien mis en évidence l'origine lymphatique des cavités dermiques. Souvent on constate des amas cellulaires qui sont le début de la formation de néovaisseaux lymphatiques; ces vaisseaux se dilatent à leur extrémité supérieure, d'où la formation des cavités.

Les autres lésions du derme, pigmentation, sclérose, etc., ne paraissent être que des lésions secondaires.

La nature anatomique du lymphangiome circonscrit vésiculeux a été extrêmement discutée. Besnier considère que les vésicules sont à l'origine hémorragiques et deviennent plus tard claires, et il fait de l'affection un hématangiome. Les faits que nous avons exposés

(1) FINCH, NOYES et TÖRÖK, *Lymph. circonscriptum* (*Monatsh. für Derm.*, 1890). — BROCQ et BERNARD, *Lymphangiome circonscrit* (*S. F. D.* 1898).

d'après Freudweiler, F. Noyes et Török, Brocq et Bernard, semblent bien montrer qu'il s'agit réellement de lymphangiomes, et que les vésicules sont initialement des vésicules lymphatiques. Mais il faut bien reconnaître que le système sanguin intervient dans le processus; les télangiectasies, les ruptures même des vaisseaux sanguins en donnent la preuve. Un fait de Bryant (cité par Brocq et Bernard) montre nettement l'association de lésions hématangiomateuses et lymphangiomateuses. On peut donc admettre une opinion intermédiaire à celle de Besnier et à celle de Török et Brocq et, tout en reconnaissant que les vésicules ont une origine lymphatique, faire du lymphangiome circonscrit vésiculeux un hématolymphangiome, où la participation du système sanguin est constante, mais plus ou moins importante suivant les cas (L.).

13° **Nævi chéloïdiens**. — Nous désignons sous ce nom *des saillies indurées, généralement allongées, parfois bifurquées à chacune de leurs extrémités, de structure connective, présentant, soit la coloration de la peau normale, soit une couleur légèrement rosée survenant sans cause appréciable*; on y voit parfois quelques fines arborisations vasculaires. Ces néoplasies sont indélébiles : lorsqu'on en réduit le volume par des scarifications successives, elles reprennent bientôt leurs dimensions primitives. Il n'est pas rare de voir plusieurs saillies semblables disposées parallèlement à 1 ou 2 centimètres d'intervalle les unes au-dessous des autres, avec une parfaite symétrie. L'examen histologique démontre que ces néoplasies sont constituées par une prolifération du tissu connectif, mais que cette prolifération n'y amène pas, comme dans les chéloïdes cicatricielles, l'atrophie des autres parties constituantes de la peau, et que l'on y retrouve intacts les papilles et les prolongements du corps muqueux (Kaposi). Ces faits établissent, suivant la remarque fort juste de Kaposi, que *ces productions ne sont pas destinées à réparer une perte de substance : elles n'ont pas les caractères du tissu de cicatrice.*

Au contraire, leur développement systématique dans une même partie médiane du corps, leur disposition symétrique, leur structure qui indique une simple hyperplasie du tissu normal, sont en faveur d'une malformation d'origine congénitale à laquelle peut s'appliquer la dénomination de nævus (H.). Il n'en est pas de même des chéloïdes qui se développent en n'importe quel point du corps, chez les sujets prédisposés, à la suite de traumatismes, et qui présentent la structure du tissu de cicatrice. On confond donc à tort sous le nom de chéloïde, d'après les ressemblances morphologiques, deux ordres de productions tout à fait différents ; pour nous (H.), nous réserverons le nom de *nævi chéloïdiens* à celles que nous venons de décrire; les autres seront dénommées *cicatrices chéloïdiennes* ou *hypertrophiques*. Ravogli (1)

(1) RAVOGLI, *M. f. p. D.*, 1896.

considère à juste titre les chéloïdes comme des fibromes diffus du chorion. Soffiantini (1) y a signalé l'absence de fibres élastiques.

II. **NÆVI ASSOCIÉS.** — Il existe des malades chez lesquels les nævi n'apparaissent plus comme des lésions isolées de la peau, mais se trouvent en très grand nombre à la surface du tégument; presque toujours on constate des signes de dégénérescence, de déchéance organique, et même des symptômes nerveux bien caractérisés. Les nævi apparaissent alors comme un symptôme physique d'une dystrophie générale. Il en existe trois aujourd'hui classés : les *nævi symétriques de la face*, les *nævi épithéliaux kystiques*, qui doivent être rapprochés des précédents, et la *maladie de Recklinghausen*.

1° **Nævi symétriques de la face** (2). — Sous ce nom, nous décrirons une maladie d'origine congénitale, dont les lésions, objectives et microscopiques, sont variables, mais dont tous les exemples sont reliés par une série continue de faits intermédiaires (Pringle, Hallopeau et Leredde); c'est dire que nous ne pouvons donc admettre, avec Darier, qu'il s'agisse là de maladies distinctes. Tantôt la prolifération de l'épithélium sébacé est l'élément le plus important, au moins en apparence; la maladie, sous cette forme, a été décrite par Balzer et Ménétrier (adénomes sébacés); tantôt la prolifération vasculaire, l'état télangiectasique prédomine [nævi vasculaires verruqueux de la face (Darier)]; tantôt c'est la sclérose hypertrophique du derme (Hallopeau et Leredde).

SYMPTÔMES. — A. *Type Balzer et Ménétrier (adénomes sébacés)*. — La face, dans ses régions moyennes, surtout autour du nez, est couverte de petites tumeurs, ne dépassant guère le volume d'une lentille. Ces tumeurs sont isolées les unes des autres ou en contact, mais jamais elles ne sont confluentes. Les unes, peu saillantes, aplaties, pénètrent dans la profondeur du derme; d'autres sont plus élevées et moins profondes. Quelques-unes, très rares, peuvent même se péduliser.

Ces saillies n'ont aucune coloration; quelques-unes cependant offrent de petites arborisations veineuses. On y trouve des points blancs, qui sont dus à des kystes sébacés. Les tumeurs sont dures; la plupart n'atteignent pas le tissu sous-cutané; elles s'énucléent alors aisément et en totalité par la curette.

La répartition des lésions a une grande valeur diagnostique. Elles sont *exactement* symétriques.

Dans les cas de Balzer et Ménétrier, les papules étaient nombreuses sur les bosses frontales, rares sur la ligne médiane du front et les tempes. Le nez était indemne, mais le sillon naso-génien était couvert

---

(1) SOFFIANTINI, *Giorn. ital. de mal. ven.*. 1893.
(2) BALZER et MÉNÉTRIER, *Arch. phys.*, 1885. — PRINGLE, *Brit. Journ. of Dermat.*, 1890. — DARIER, *S. F. D.*, 1890. — BESNIER, Notes de Kaposi. — HALLOPEAU et LEREDDE, *loc. cit.*

de tumeurs. Quelques-unes étaient disséminées sur la lèvre supérieure; on en trouvait un grand nombre dans le sillon labio-mentonnier, et quelques-unes, dispersées, au voisinage des commissures labiales et sur les paupières.

Des tumeurs de mêmes caractères se retrouvaient sur la paroi postérieure des conduits auditifs externes; on en trouvait de nombreuses disséminées dans le cuir chevelu et à la nuque.

Le malade présentait des molluscum fibreux sur l'épaule et la hanche.

B. *Type Darier-Pringle (nævi télangiectasiques)*. — Dans les cas de Darier, comme dans celui de Balzer et Ménétrier, les lésions étaient surtout développées dans les sillons naso-géniens et sur le menton, disséminées sur le reste de la face. Les saillies papuleuses, toujours petites et indépendantes les unes des autres, offraient une couleur rouge vif, quelquefois rouge orangé. Les tumeurs étaient assez molles. Lorsqu'on les tendait pour en chasser le sang, elles prenaient une teinte jaunâtre, et on voyait de petits points blancs correspondant aux glandes sébacées, *non hypertrophiées*. Les saillies étaient entourées d'arborisations vasculaires.

Les cas de Pringle relient le type Balzer au type Darier. Les papules y étaient dures, non colorées, mais entourées d'arborisations vasculaires très développées. Quelques-unes même s'incorporaient à certaines papules, qui prenaient un aspect rose brillant, analogue à la gelée de groseille.

C. *Type Hallopeau-Leredde (nævi fibreux)*. — Ici, les lésions sont excessivement dures. Ce sont, sur la face, tantôt des papules à peine saillantes, souvent polygonales (on n'y trouve aucun point blanc d'origine sébacée), tantôt des nodules qui peuvent atteindre ou dépasser le volume d'un pois, être isolés ou confluents; l'épiderme peut être plissé à leur surface. Certaines lésions offrent une teinte rosée persistante; il peut se développer, par places, des varices capillaires. Sur le tronc, nous avons vu un placard ainsi constitué dessiner un triangle à base très allongée qui occupait toute la largeur du dos au-dessus de la région fessière; des sillons longitudinaux cloisonnaient cette masse saillante, pigmentée.

Dans les cas de Darier, Pringle, et les nôtres, comme dans ceux de Balzer et Ménétrier, il existait des nævi multiples sur le corps.

Les caractères essentiels de la maladie peuvent être résumés ainsi qu'il suit : elle se développe dans l'enfance et s'accroît à la puberté; elle atteint la face où elle a une disposition symétrique, prédomine sur les parties moyennes et se développe surtout dans l'axe du sillon naso-génien et au-dessus, formant une traînée *oblique*, ainsi que dans le sillon mentonnier. De ces foyers principaux, elle s'étend sur le nez, les paupières, le front, les parties latérales des joues. On constate *toujours* des nævi multiples sur le corps, nævi qui appartiennent à toutes les variétés (molluscum, angiomes, nævi pigmentaires, etc.).

Les lésions de la face sont formées par de petites tumeurs, tantôt incolores et dures, tantôt vasculaires et rouges, quelquefois molles, alors planes, parfois saillantes et même pédiculées, où l'on peut trouver des points jaunes dus à l'hypertrophie des glandes sébacées. On peut observer des télangiectasies en dehors des tumeurs. Dans plusieurs observations, on trouve signalées des altérations cutanées dues à des troubles sébacés (séborrhée, acné sous toutes ses formes).

Dans toutes leurs formes, les lésions paraissent susceptibles, vers la trentième année, de régression spontanée, et peuvent aboutir à des cicatrices déprimées.

La dégénérescence somatique et mentale est presque de règle : un grand nombre de malades présentent des stigmates de dégénérescence nerveuse (intelligence faible, imbécillité, idiotie, épilepsie).

ÉTIOLOGIE. — La maladie se développe dans la première ou la seconde enfance. Elle est un peu plus fréquente chez la femme (Pringle). En général, les lésions s'aggravent au moment de la puberté ; aussi la plupart des cas ont-ils été observés chez l'adulte.

ANATOMIE PATHOLOGIQUE. — A. *Type Balzer-Ménétrier.* — On trouve, dans le derme, des masses lobulées, entourées de tissu conjonctif et contenant souvent des kystes. Ces masses sont souvent découpées en lobules secondaires. Elles sont appendues à un conduit sébacé, dont dépendent à côté d'elles des glandes normales.

Elles sont formées de tubes cellulaires pleins, anastomosés, composés de cellules épithéliales, polyédriques, de volume variable, à gros noyau, à protoplasma peu abondant, identiques, disent Balzer et Ménétrier, aux cellules pariétales normales des glandes sébacées.

Certains follicules pilo-sébacés sont altérés ; leurs parois bourgeonnent à peu près de la même manière que les glandes sébacées.

Des kystes, les uns petits, les autres volumineux, sont très nombreux en certains points. Leur paroi est bordée de cellules aplaties, plus ou moins altérées ; ils ont un contenu solide formé de cellules dégénérées, aplaties et confondues les unes avec les autres, privées de graisse.

Le tout est entouré d'un stroma conjonctif dense ; parfois, on trouve des cellules nombreuses autour des masses lobulées.

Pour Darier, qui considère cette forme comme une maladie indépendante, elle peut être classée parmi les épithéliomas cutanés bénins.

B. *Type Darier.* — Darier a constaté des dilatations vasculaires considérables, formant des boyaux contournés, des lacs sanguins, entourés par places de cellules rondes, le tout plongé dans un derme fibreux. L'épiderme et les glandes étaient normaux. Le corps papillaire comprenait un grand nombre de cellules pigmentaires.

C. *Type Hallopeau-Leredde.* — Ici la sclérose dermique est le fait essentiel ; elle refoule l'épiderme et détermine les saillies. Les lésions glandulaires sont tout à fait accessoires.

Dans un cas de nævi symétriques de la face chez un individu qui mourut de tuberculose, l'un de nous (Leredde) a trouvé dans le foie et la rate des angiomes volumineux en dégénérescence graisseuse.

2° Nævi épithéliaux kystiques. — Synon. : *idradénome éruptif* (Darier et Jacquet); *épithéliome kystique bénin* (Jacquet); *cystadénome épithélial bénin*; *nævi épithéliaux kystiques* (Besnier); *adénomes sudoripares* (Perry); *syringo-cystadénomes*.

La description de cette maladie rare est due à Jacquet et Darier et à Besnier (1). Le nombre de cas publiés depuis 1887 ne s'élève pas à une vingtaine.

SYMPTÔMES. — Les adénomes sudoripares sont une affection de la puberté comme les adénomes sébacés. Ils apparaissent vers la quinzième année : cependant on a signalé des cas beaucoup plus tardifs. La maladie est parfois héréditaire. Elle se développe surtout au niveau de la face, et particulièrement, comme les adénomes sébacés, symétriquement, dans les sillons naso-géniens, sur les faces latérales de la racine du nez, le milieu et les parties latérales du front, et le creux sus-mentonnier. Parfois, elle se limite au visage, mais, en général, on trouve également des lésions sur le cou, la région supérieure de la poitrine, les membres supérieurs. D'autres régions du corps pourraient être envahies.

Les adénomes sudoripares sont de petites tumeurs dont le volume est parfois extrêmement petit et ne dépasse pas celui d'un pois. Certains sont à peine saillants, d'autres ont un relief plus accusé.

Leur couleur est des plus variables. Tantôt elle est celle de la peau voisine, tantôt elle est rosée ou d'un rose jaunâtre ou café au lait. Unna a observé des tumeurs de couleur jaune entourées d'une aréole hypérémique. Fordyce a signalé des varicosités à leur surface.

Parfois les tumeurs saillantes ont un aspect luisant particulier; elles peuvent être translucides à leur sommet et même paraître vésiculeuses, ou sont translucides en totalité.

Au doigt, elles sont fermes, résistantes, mais non dures comme les adénomes sébacés fibreux.

Elles ne provoquent aucune sensation désagréable, si ce n'est parfois quelques picotements.

Leur répartition est parfois exactement parallèle à la direction des plis normaux de la peau.

On n'observe pas de télangiectasies concomitantes. On peut, d'après Perry, distinguer des points noirs sous-jacents à la peau, au niveau des papules, et, par conséquent, non comédoniens.

Le développement des adénomes sudoripares se poursuit pendant plusieurs années; à un moment donné, il ne paraît plus de nouvelles tumeurs, et celles qui existent ne s'accroissent plus. Elles ne pré-

---

(1) JACQUET et DARIER, *Adénomes sudoripares* (*A. D.*, 1887). — BESNIER, Notes de Kaposi. — PERRY, *Adénomes sudoripares* (*Atlas international*, 1890). — PHILIPPSON, *Monatsh. für prak. Derm.*, 1891.

sentent du reste aucune tendance spontanée à la régression.

Darier, l'un de nous (H.) et Audry ont observé la transformation des idradénomes en épithéliome.

ANATOMIE PATHOLOGIQUE. — On constate, dans le derme scléreux, des boyaux épithéliaux minces, dont le centre peut subir une dégénérescence colloïde et même, de place en place, de petits kystes dont la paroi est formée d'un épithélium régulièrement disposé, et qui contiennent également une substance colloïde ou des amas épithéliaux, groupés au voisinage les uns des autres. Dans le fait de Perry, les glandes sudoripares étaient extraordinairement augmentées de volume et de complexité ; les glandes sébacées étaient normales. La présence de pigment dans les cellules glandulaires explique les points noirs signalés précédemment.

Plusieurs théories ont été émises sur la nature de ces proliférations épithéliales. Pour Jacquet, E. Besnier, il s'agit simplement d'inclusions épithéliales d'origine fœtale, de nævi épithéliaux. Pour Unna, les néoformations sont bien d'origine fœtale, mais elles sont dues au bourgeonnement des glandes sudoripares ; le fait de Perry ne laisse pas de doutes à cet égard. J. Darier admet que ce bourgeonnement se produit, non chez l'embryon, mais à la puberté (adénomes sudoripares, syringo-cystadénome).

Ces tumeurs ont les plus grands rapports avec les adénomes sébacés, et il existe des cas qu'on ne peut expliquer autrement qu'en admettant des transitions entre les deux maladies.

3° **Nævi neuro-fibromateux et fibromateux**(1).—Synon. : *Maladie de Recklinghausen*; *molluscum généralisé* (Rayer); *neuro-fibromatose*.

La neuro-fibromatose est une maladie congénitale, caractérisée par le développement de taches pigmentaires et de fibromes cutanés et hypodermiques qui seraient constitués en totalité ou en partie, aux dépens de la gaine lamelleuse des nerfs cutanés et profonds (Recklinghausen). — Aux symptômes cutanés s'associent régulièrement des troubles nerveux d'origine centrale, troubles psychiques, moteurs et sensitifs, et presque toujours on constate un retard dans le développement général de l'organisme.

ÉTIOLOGIE.—La neuro-fibromatose est une maladie familiale comme le sont certaines maladies du système nerveux ; on l'observe chez des individus dont les parents, dont les frères et sœurs ont pu la présenter également.

Parfois les principaux symptômes, et en particulier les taches pigmentaires, existent dès la naissance. Souvent ils se développent plus tard, et même à un âge avancé de la vie.

(1) V. RECKLINGHAUSEN, *Ueber die multiplen Fibrome der Haut*. Berlin, 1882. — Pour la bibliographie, voy. Th. FEINDEL, Paris, 1896. — LEREDDE et BERTHERAND, JEANSELME, THIBIERGE, *S. F. D.*, 1898.

SYMPTÔMES. — 1º *Taches pigmentaires.* — Il n'existe pas de pigmentation universelle de la peau ; cependant on a signalé fréquemment une coloration bistre, que la plupart des auteurs rattachent à l'état cachectique des malades (1). Les muqueuses sont respectées.

Des taches pigmentaires de toutes les nuances, de toutes les dimensions, sont disséminées sur le corps, souvent en nombre extraordinaire. Leur couleur varie du jaune sale au brun foncé. Les unes, très petites, forment un pointillé, d'autres deviennent considérables et prennent une forme régulière, allongée, ovalaire. Sur les membres, elles se disposent dans l'axe, sur le tronc d'une manière transversale, et peuvent suivre une disposition métamérique (Brissaud). Leurs dimensions peuvent être extraordinaires : on a vu une tache entourer presque complètement le tronc.

Ces taches doivent être considérées comme des nævi, et, du reste, on constate, à côté de taches simplement pigmentaires, quelques taches couvertes de poils et diverses variétés de nævi, surtout des nævi vasculaires.

Le développement local des taches peut s'associer à celui des fibromes : on voit ceux-ci naître sur une tache qui les déborde, ou bien se couvrir de taches isolées.

Ajoutons que, dans certains cas, les taches forment presque l'unique symptôme cutané de la maladie, le développement des fibromes étant réduit à son minimum ; dans d'autres, au contraire, on n'observe que des fibromes ou à peu près, et les taches deviennent excessivement rares.

Lorsqu'elles sont congénitales et très développées, l'affection revêt le tableau de la mélanodermie généralisée congénitale (*ubi supra*).

2º *Fibromes.* — a. *Fibromes cutanés.* — Dans les cas où les fibromes sont nombreux, et où l'on peut en observer plusieurs centaines et même plus d'un millier, on peut en suivre exactement le développement et l'observer à tous les stades.

La plupart naissent dans la profondeur du derme ; quelques-uns ne s'étendent pas davantage, et on ne les sent qu'à la palpation. Parfois la peau se modifie, se flétrit et se ride à la surface.

Plus volumineux, les fibromes déterminent des saillies petites, aplaties et basses, ou saillantes. Quelques-unes peuvent atteindre le volume d'une noix. On peut observer des tumeurs de volume considérable, saillantes ou mal limitées, s'étalant dans l'épaisseur de la peau (fibromes diffus).

La peau, au niveau des fibromes, est souvent mince, flasque,

---

(1) Cependant, dans un fait de Leredde et Bertherand, la face, le cou, les aisselles, la face antérieure des coudes offraient une teinte pigmentaire claire, vaguement indiquée sur l'abdomen et les jarrets, absente sur le reste du corps. Cette pigmentation diffuse, qui serait ainsi un des éléments de la maladie, a été également observée par Jeanselme, par Thibierge.

ridée. Parfois elle prend une coloration rose ou, plus souvent, violacée.

Au palper, la plupart des tumeurs sont molles, et, si l'on presse de la surface vers la profondeur, s'affaissent sous le doigt. Les plus volumineuses peuvent offrir une résistance plus considérable ; on y trouve même des noyaux durs. L'un de nous (H.) a constaté la présence de fibromes sur les mains et les pieds ; elle y est exceptionnelle ainsi que sur les organes génitaux.

b. *Fibromes hypodermiques.* — A la palpation, sur les membres en particulier, on observe chez certains malades de petites tumeurs qui sont disposées régulièrement en chapelet. Ce sont des fibromes développés aux dépens de la gaine des nerfs sous-cutanés.

3° *Névromes plexiformes.* — Depuis Verneuil, les chirurgiens ont décrit sous le nom de névrome plexiforme une tumeur qui siège presque toujours à l'extrémité céphalique, tumeur souvent très volumineuse, et de forme tout à fait irrégulière, de consistance molle, mais où l'on sent au palper des masses résistantes formant des cordons durs, entre-croisés.

Cette tumeur, qui est assez rare, peut s'observer chez quelques malades atteints de neuro-fibromatose, ou chez leurs ascendants et leurs collatéraux.

4° *Troubles nerveux.* — Aucun symptôme nerveux n'appartient en propre à la maladie de Recklinghausen; mais, chez presque tous les malades, on constate des troubles qui se rattachent à un développement irrégulier de l'état mental, retard intellectuel, développement insuffisant de certaines facultés. Quelquefois même il existe de véritables troubles psychiques : un malade de P. Marie fut enfermé comme aliéné ; fréquemment les malades ont un caractère bizarre, des manies de tout genre.

On a signalé la lenteur, la paresse dans les mouvements : tel malade restait au lit indéfiniment, sans vouloir faire effort pour se lever. Chez d'autres, la parole est embarrassée. Enfin quelques-uns présentent des désordres plus graves tels que des vertiges ou même des attaques épileptiformes. Les troubles de la sensibilité peuvent se rattacher au développement de fibromes le long des nerfs périphériques : ce sont des crampes, parfois des douleurs violentes, des élancements très pénibles, des arthralgies, des anesthésies vagues (Feindel).

5° *État général. Nutrition.* — Le développement physique est insuffisant ; les malades sont petits, maigres, à peine musclés, souvent scoliotiques.

Chez un individu observé par Leredde et Berthérand, il existait des modifications remarquables du chimisme urinaire, une diminution considérable du coefficient d'oxydation, et une augmentation du coefficient de déminéralisation. Ce malade, âgé de vingt-sept ans seulement, présentait déjà une artériosclérose intense.

La gravité de l'affection paraît résulter du mauvais état général ;

souvent les malades n'atteignent pas la cinquantième année, et meurent de marasme (?). La tuberculose pulmonaire est fréquente.

La dégénérescence sarcomateuse des tumeurs a été observée assez fréquemment et a déterminé la mort.

ANATOMIE PATHOLOGIQUE. — A l'autopsie, on peut constater, autour des nerfs sous-cutanés et même des nerfs profonds, la présence de tumeurs disposées en chapelet. Il n'en est pas toujours ainsi, et le développement des neuro-fibromes peut être limité à la peau. L'examen histologique peut permettre de reconnaître, le plus souvent, ses rapports avec les nerfs fibro-névrome terminal de Recklinghausen).

Les tumeurs de la peau sont formées de fibres de nature conjonctive, tassées les unes sur les autres, orientées quelquefois d'une manière régulière, séparées çà et là par des cellules plates. En quelques points ces cellules peuvent former de petits amas. Le tissu fibreux contient des vaisseaux ; il peut englober les glandes sébacées et sudoripares ; mais, en général, il rejette celles-ci à la périphérie. On peut y voir des fibres musculaires lisses, quelquefois en prolifération évidente. Jeanselme a signalé la présence de mastzellen en très grand nombre dans les fibromes.

Souvent les rapports du fibrome et des nerfs sont évidents ; c'est ainsi qu'on peut trouver un nerf s'insérant à la base d'une tumeur et la traversant de part en part ; ou bien, à la périphérie de la masse, on trouve de très nombreux filets nerveux.

Mais, dans d'autres cas, ces nerfs ont conservé leur gaine. S'il n'existe aucun nerf, soit au centre des tumeurs, soit à leur périphérie, on peut admettre avec Recklinghausen qu'il s'agit de neuro-fibromes où le tissu nerveux a été détruit dans l'évolution progressive de la tumeur, mais, pour d'autres auteurs, les fibromes sont alors indépendants des nerfs (Lehmann, Landowski, Marie, Chauffard, Jeanselme, Darier) : les fibromes dans la maladie de Recklinghausen auraient ainsi pour origine, soit la gaine des nerfs (neuro-fibromatose), soit d'autres tissus fibreux, gaines vasculaires, glandulaires, etc. (dermo-fibromatose de Chauffard).

La structure des névromes plexiformes est en réalité la même que celle des neuro-fibromes cutanés ; mais ici il y a néoformation nerveuse, et c'est autour des filets nerveux de nouvelle formation que se forment les fibromes.

Les taches pigmentaires ont été étudiées par Brigidi ; elles sont dues à une pigmentation intense du corps muqueux ; on retrouve du reste des cellules pigmentaires dans le derme.

DIAGNOSTIC GÉNÉRAL DES NÆVI. — Il présente rarement des difficultés.

Celui des formes *pilaire* et *pigmentée* se fait généralement au premier coup d'œil.

Nous verrons plus loin comment le *lentigo* peut être différencié des éphélides et du xeroderma pigmentosum.

Le diagnostic du *molluscum* est généralement facile ; les tumeurs de l'affection parasitaire dite *molluscum contagiosum* ou acné varioliforme s'en distinguent par leur ressemblance avec un bouton de variole et surtout par le pertuis central qu'elles présentent constamment et par lequel la pression fait sortir un magma qui renferme les corpuscules spéciaux.

Diverses tumeurs de la peau, telles que les névromes et certains adénomes, sont plus difficiles parfois à distinguer des molluscum ; l'examen histologique pourra toujours donner la solution du problème.

Les *nævi papillomateux* peuvent être difficiles à distinguer du lichen de Wilson et du psoriasis, lorsqu'ils sont distribués en séries linéaires ; la présence d'éléments éruptifs typiques, caractérisant l'une ou l'autre de ces dermatoses, peut, en pareils cas, éclairer le diagnostic : il faut parfois recourir à l'examen histologique.

Les *nævi cornés*, palmaires et plantaires, se reconnaissent surtout, soit à leur distribution en séries linéaires, soit à leurs localisations, au pourtour des orifices sudoripares ; ils peuvent être confondus avec les autres affections desquamatives de ces régions, particulièrement avec les psoriasis et les syphilides (Voy. ces articles).

Le diagnostic des *nævi vasculaires* s'impose immédiatement. Les vésicules persistantes, reposant sur une base vascularisée ou verruqueuse, font reconnaître les *lymphangiomes*.

Les *adénomes symétriques de la face* se distinguent des acnés par leur distribution, le défaut de suppuration, et la persistance indéfinie sans tendance à rétrocéder non plus qu'à s'accroître.

Les *adénomes sudoripares* ne peuvent guère être différenciés des nævi précédents que par l'examen histologique. Cependant, l'absence de télangiectasies et l'existence de points noirs sous-cutanés constituent des présomptions en leur faveur.

La coïncidence de nævi pigmentaires et de fibromes multiples caractérise la *maladie de Recklinghausen*.

Pronostic général des nævi. — Le *pronostic* des nævi doit être considéré comme relativement bénin en ce sens qu'ils n'altèrent pas par eux-mêmes la santé générale ; ils peuvent cependant, surtout lorsqu'ils siègent à la face, constituer des difformités des plus pénibles ; on cite un cas de nævus du corps comme ayant justifié une nullité de mariage ; nous avons vu que les nævi vasculaires prédisposent à l'eczéma, qu'ils peuvent donner lieu à des déformations du squelette, que parfois ils deviennent le siège de vastes ulcérations, lesquelles laissent à leur suite des cicatrices vicieuses et indélébiles, et qu'ils peuvent même se gangrener ; d'autre part, les nævi peuvent être le point de départ de néoplasmes malins, épithéliomes, sarcomes ou carcinomes. Rappelons enfin qu'ils coïncident fréquemment, surtout lorsqu'ils occupent les parties de la peau dont l'organisation est la plus élevée, nous voulons dire les glandes et les nerfs, avec un arrêt de dévelop-

pement des facultés psychiques et parfois aussi avec l'épilepsie : ces
faits suffisent à démontrer que la bénignité de ces néoplasies est loin
d'être absolue.

TRAITEMENT GÉNÉRAL DES NÆVI. — Il ne peut être qu'exclusivement
chirurgical : on peut pratiquer l'ablation des hyperplasies avec la curette ou le bistouri ; plus souvent, on a recours à leur destruction par
des caustiques ; rarement, on emploie la pâte de Vienne ou les flèches
de Canquoin : on se sert de préférence du galvanocautère ou surtout, dans les nævi vasculaires, de l'électrolyse. On a utilisé, pour
le traitement de ces derniers, l'action destructive des cicatrices de
vaccin : ce moyen n'est applicable qu'aux nævi de petites dimensions ; il a l'inconvénient de laisser des cicatrices très visibles et
indélébiles. En règle générale, on ne peut espérer un résultat satisfaisant que si l'on enlève dans son entier la production morbide ;
autrement, la récidive est certaine : il en est particulièrement ainsi
pour les nævi chéloïdiens. Besnier a obtenu de la compression, employée seule ou concurremment avec des scarifications linéaires, de
bons résultats dans le traitement des nævi vasculaires. Les récidives
sont fréquentes.

XERODERMA PIGMENTOSUM

Synon. : *Mélanose lenticulaire progressive* de Pick ; *épithéliomatose
pigmentaire* de Besnier ; *lentigo épithéliomateux* de Quinquaud ;
liodermie essentielle avec mélanose et télangiectasie de Neisser (1).

Kaposi a décrit sous le nom de *xeroderma pigmentosum*, en 1870,
une maladie innée et héréditaire que caractérisent des taches pigmentaires, des phlegmasies cutanées, des atrophies et des tumeurs
épithéliomateuses ; on en connaît aujourd'hui une centaine de cas.

ÉTIOLOGIE. — La maladie est à un haut degré héréditaire ; elle
atteint souvent plusieurs enfants d'une même famille ; on a vu jusqu'à
sept frères et sœurs en être affectés simultanément : Thibierge l'a
observée chez deux cousins.

Elle débute le plus souvent dans la première enfance ; pourtant
Schwimmer l'a vue apparaître à l'âge de trente-cinq ans. Diverses
causes occasionnelles paraissent en favoriser le développement : telles
sont la lumière du soleil, et surtout ses rayons chimiques, l'air marin,
toutes les causes d'irritation locale, l'action pigmentogène d'un
vésicatoire dans un fait d'Arnozan, l'irritation des téguments par les
larmes chez les sujets atteints d'ectropion (R. Crocker et Pringle) ; ce
ne sont là, comme le fait remarquer justement Besnier, que des
causes occasionnelles : la cause vraie, c'est, selon toute vraisem-

(1) KAPOSI, *loc. cit.* — NEISSER, *Vierteljahrschr. für Dermat.*, 1883. — VIDAL,
Ann. de dermat., 1883. — PICK, *Vierteljahrschr.*, 1884. — DUBOIS-HAVENITH, *Journ.
de méd.* — BRUCHET, *Nouv. Dict. de méd.*, 1884.

blance, un *trouble congénital dans la nutrition du tégument externe*;
l'hérédité, si manifeste, rend bien peu vraisemblable son origine
parasitaire.

SYMPTÔMES. — Au point de vue clinique, nous distinguerons quatre
périodes à la maladie : une période de début, caractérisée par des
éruptions érythémateuses et inflammatoires ; une seconde période,
dans laquelle apparaissent les taches pigmentaires ; une troisième
période, dans laquelle surviennent des phlegmasies cutanées suivies
d'atrophies ; une quatrième période, dans laquelle se développent
des néoplasies épithéliomateuses.

Les plaques érythémateuses du début se manifestent sur les parties
découvertes, le plus souvent après que l'enfant a été exposé à la
lumière du soleil ; on croit d'abord à un coup de soleil ; mais, au lieu
de s'effacer, la rougeur persiste en s'atténuant graduellement ; elle
s'accompagne d'une rudesse anormale de la surface cutanée ; elle
laisse à sa suite des taches plus ou moins foncées ; d'autres fois, ces
taches pigmentées se produisent d'emblée ; l'éruption érythémateuse
fait défaut ; il semble primitivement qu'il ne s'agisse que de taches
de rousseur ; mais l'on peut voir bientôt que leur coloration d'un
brun foncé, ou même noire, les distingue du lentigo ; elles peuvent
devenir légèrement saillantes ; leur volume varie de celui d'un grain
de millet à celui d'une tête d'épingle ; elles siègent primitivement
à la face et sur le dos des mains ; ultérieurement, elles peuvent envahir
le haut du tronc et des bras ; il est rare de les voir descendre jusqu'à
l'ombilic ; il se produit d'habitude simultanément des télangiectasies.
La xérodermie cutanée se manifeste dès lors : la peau devient
sèche ; elle est le siège d'une desquamation furfuracée ; on y voit
parfois des concrétions séborrhéiques.

Les phlegmasies cutanées qui caractérisent la troisième période
consistent en des éruptions eczémateuses ou pustuleuses ; celles-ci
laissent, à leur suite, des ulcérations qui se recouvrent de croûtes
plus ou moins épaisses et donnent lieu à la formation de cicatrices,
d'abord rouges, puis décolorées, ordinairement un peu déprimées,
parfois chéloïdiennes, irrégulièrement arrondies ; concurremment,
il se développe de fines télangiectasies ; les ulcérations sont fréquentes
à la face : dans deux moulages du musée Baretta, elles occupent tout
le pourtour des narines.

Ce n'est pas seulement au niveau des surfaces ulcérées que se développe l'atrophie cutanée : peu à peu, au niveau des plaques hypérémiques ou pigmentées, apparaissent des taches décolorées qui
blanchissent de plus en plus et donnent au tégument, par leur contraste avec les taches qui restent pigmentées, un singulier aspect
bariolé ; la peau s'amincit à leur niveau ; on la plisse difficilement ;
elle prend un aspect cicatriciel ; il en résulte des déformations qui
rappellent celles de la sclérodermie : c'est ainsi qu'à la face, le nez

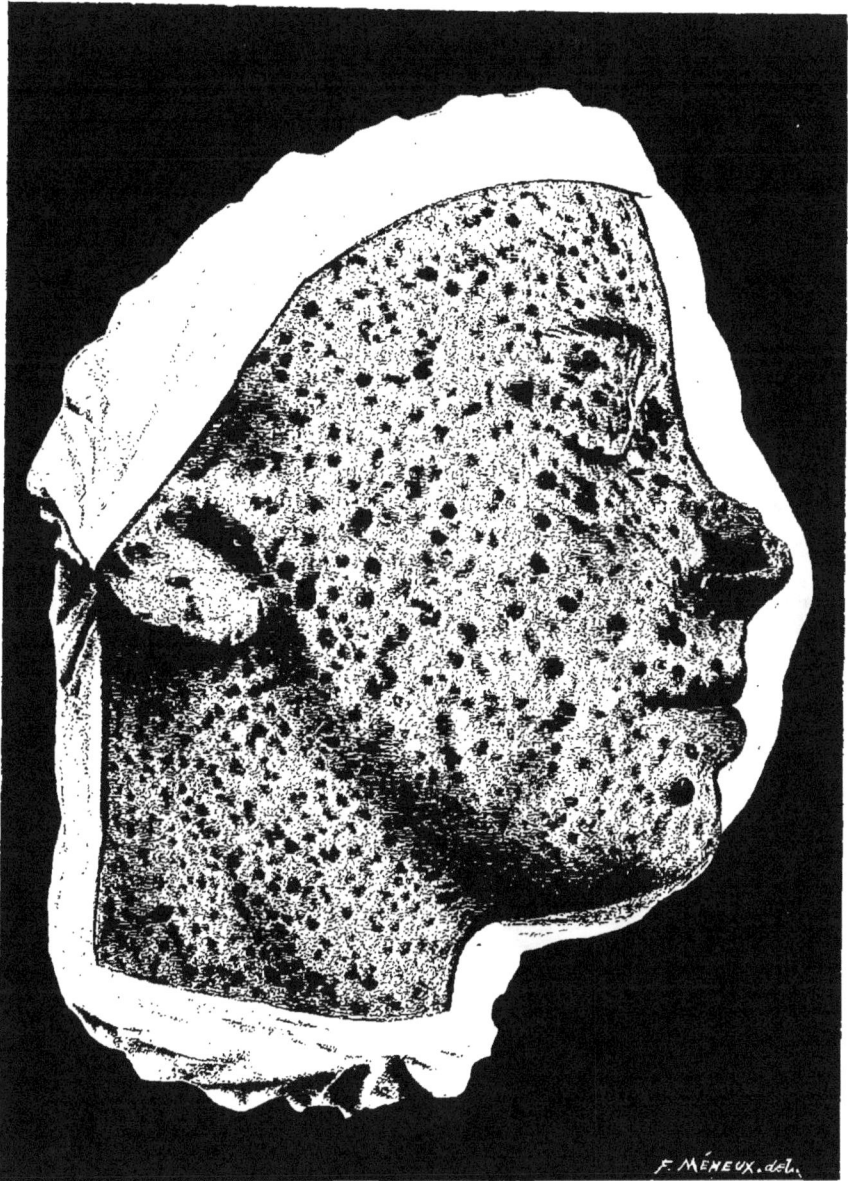

XERODERMA PIGMENTOSUM

prend un aspect analogue à celui qu'il présente dans certains lupus ; ses ailes s'atrophient et s'amincissent ; la rétraction des téguments de la face peut amener de l'ectropion et l'on peut voir ultérieurement la cornée, insuffisamment protégée, devenir le siège d'ulcérations ou d'opacités ; les cils peuvent tomber ; de même, parfois, l'orifice buccal se rétrécit, les lèvres perdent leur couleur rosée et prennent un aspect cicatriciel ; leurs mouvements sont souvent gênés. L'état des parties, malgré de grandes analogies, diffère cependant de ce que l'on observe dans la sclérodermie : la peau est tendue, mais non indurée ; elle peut sembler adhérente aux parties sous-jacentes, mais non constamment ; d'autres fois, au contraire, elle glisse facilement sur elles : il s'agit d'une atrophie simple sans hyperplasie connective, du moins le plus habituellement. Des plaques atrophiées et déprimées peuvent être entourées de parties tuméfiées ; sur deux moulages du musée de Saint-Louis, la face paraît comme bouffie, tout en présentant des dépressions d'aspect cicatriciel.

Le développement de néoplasies marque le début de la quatrième période : ce sont d'abord des saillies d'aspect verruqueux ; elles ont le plus souvent pour point de départ d'anciennes plaques pigmentées ; à la face, elles occupent surtout les joues, le pourtour des paupières, les narines et le bord libre des oreilles ; leur nombre peut être considérable ; leur volume varie de celui d'un grain de millet à celui d'une noisette ; leur coloration varie du brun clair au brun foncé, parfois noirâtre (Planche I) ; elles masquent la plupart des taches pigmentaires ; elles ne s'accompagnent pas habituellement d'adénopathies. Les tumeurs peuvent évoluer suivant trois modes différents : les unes se détachent après s'être ou non ulcérées et laissent une cicatrice qui n'est pas le siège de nouveaux néoplasmes ; d'autres fois, elles deviennent le siège d'ulcérations qui peuvent s'étendre ; d'autres fois, elles se recouvrent d'épaisses croûtes brunâtres ; la cicatrice qu'elles ont laissée en tombant est le point de départ d'une nouvelle tumeur ; elles peuvent enfin continuer à proliférer, atteindre des dimensions considérables, envahir par exemple la plus grande partie de la face, intéresser profondément le squelette et se multiplier ; elles présentent alors tous les caractères de l'épithélioma : la santé générale, jusque-là intacte, s'altère rapidement et profondément et les malades finissent par succomber avec tous les signes de la cachexie carcinomateuse.

La durée de la maladie varie de dix à trente et quelques années.

ANATOMIE PATHOLOGIQUE. — Suivant Neisser, Taylor et Lukasiewicz (1), le processus initial est une dermite aiguë qui laisse à sa suite des lésions à évolution chronique et des pigmentations. On n'est pas d'accord sur le siège initial des altérations ; un des premiers phénomènes observés est la présence, dans la peau, d'une

---

(1) LUKASIEWICZ, A. f. D., 1895, Bd XXXIII.

quantité anormale de pigment : d'après les uns, dont l'opinion tend à prévaloir, le dépôt se fait primitivement dans les couches profondes de l'épiderme, surtout dans la couche épineuse, mais aussi dans la couche granuleuse et même dans la couche cornée (Unna); d'après les autres, le pigment s'accumule surtout dans des traînées cellulaires de nouvelle formation, le long des vaisseaux du derme ; on en trouve dans les fentes lymphatiques ; on a noté la prolifération des cellules de l'épiderme ; dans les parties atrophiées, tout le derme et l'épiderme sont simultanément intéressés; on a parfois constaté, en même temps que leur atrophie, une surabondance de fibres élastiques ; les télangiectasies de voisinage peuvent se produire secondairement (Politzer) : les tumeurs sont le plus souvent, mais non constamment, des épithéliomes; Kaposi et Pick y ont trouvé des sarcomes ; ces tumeurs, surchargées de pigment, peuvent offrir les caractères de la mélanose.

DIAGNOSTIC. — Cette maladie ne peut guère être confondue qu'avec les éphélides, la sclérodermie et une forme de lèpre. La coloration foncée des taches pigmentaires, leur grand nombre, leur apparition habituelle à la suite de taches hypérémiques, plus tard leur légère saillie et leur extension aux parties couvertes du corps les distinguent des taches de rousseur ; l'absence d'induration et les pigmentations concomitantes empêchent la confusion avec la sclérodermie; dans la lèpre pigmentaire de Kaposi, les troubles de la sensibilité et les caractères des néoplasies empêchent la confusion.

PRONOSTIC. — Il est absolument fatal ; tous les cas observés jusqu'ici se sont terminés par la mort, le plus souvent entre dix et vingt ans ; la survie peut être cependant d'une longue durée : un malade de Riehl n'a succombé qu'à soixante et un ans.

TRAITEMENT. — Il ne peut être que palliatif ; Brocq s'est bien trouvé de l'application d'emplâtre rouge ou de Vigo; les tumeurs doivent être enlevées dès qu'on les voit apparaître.

Nature de la maladie. — Kaposi Arnozan (1) et A. Lesser (2) admettent que le xeroderma pigmentosum peut être considéré comme une *sénilité précoce de la peau* : on y trouve en effet l'atrophie, la pigmentation et la tendance à la prolifération épithéliale de la peau que l'on observe chez l'homme sain qui reste pendant soixante-dix ou quatre-vingts ans exposé à l'action de l'air et à la lumière; comme chez lui, elles s'y localisent dans les parties découvertes; Lesser y a même constaté la dilatation et un état flexueux de l'artère radiale. Les altérations cutanées sont très voisines de celles des nævi.

(1) ARNOZAN, *A. D.*, 1888.
(2 LESSER, *Charité Annalen*, 1889.

XERODERMA PIGMENTOSUM TARDIF.

On peut observer le développement tardif d'altérations cutanées identiques à celles du xeroderma pigmentosum. Le fait a été signalé par Unna (1). Sous le nom de *carcinome de la peau des marins* (Carcinom der Seemannshauts), cet auteur décrit une affection qui se développe surtout chez les marins, mais également chez des individus exposés aux intempéries. On observe d'abord une rougeur cyanique et diffuse aux oreilles, sur la partie adjacente des pommettes et des joues, sur le dos des mains et des doigts. Puis, la peau devient marquetée et on observe des taches pigmentaires de diamètre variable; quelques-unes sont confluentes. D'autres régions, au contraire, perdent leur pigmentation normale. On remarque la rudesse de la peau ; la couche cornée s'épaissit ; on observe des saillies hyperkératosiques.

Plus tard, se forment des cornes cutanées, les glandes sébacées s'hypertrophient et enfin des épithéliomes verruqueux et ulcérés se développent.

L'un de nous (L.) a observé à la consultation de l'hôpital Saint-Louis un cas semblable chez une femme d'une cinquantaine d'années.

Comme nous l'avons fait pour la xérodermatose pigmentaire vraie, nous ne classerons pas l'affection décrite par Unna dans les épithéliomes ; le développement d'épithéliomes peut en être une suite nécessaire, mais certainement les lésions initiales ne sont pas de cette nature. Sous l'influence de causes externes, la régression sénile ne se fait pas chez certains sujets d'une manière normale ; d'autres causes plus profondes déterminent l'aspect spécial qu'elle prend alors ; cette dermatose peut être considérée comme une maladie de développement, se développant à la faveur de conditions externes.

A priori, rien n'interdit de supposer que la xérodermatose pigmentaire vraie, comme d'autres maladies familiales de la peau (2), comme la neuro-fibromatose par exemple, puisse se développer tardivement. Unna n'a pas recherché si l'affection qu'il a décrite peut s'observer chez plusieurs individus d'une même famille. Balzer et Gaucher ont présenté à la Société de dermatologie un malade d'une vingtaine d'années atteint de xeroderma tardif, qui est, peut-être, un exemple de xérodermatose vraie ayant débuté chez un adulte.

TRAITEMENT. — Il serait, le cas échéant, le même que celui du xeroderma juvénile (L.).

(1) UNNA, *Histo-path. et Anal. crit.* de J. Darier (*Ann. de dermatol.*, janvier 1896 .
(2) LEREDDE, *Les maladies familiales de la peau.* Mém. inédit.

ALBINISME

On décrit sous ce nom un défaut congénital de développement, caractérisé par l'absence complète ou incomplète de pigment dans la peau et la choroïde.

Étiologie. — La seule cause connue de cette anomalie est l'hérédité; elle est loin de pouvoir être invoquée dans tous les cas; on a invoqué, sans preuves suffisantes, l'influence des mariages consanguins.

Symptômes. — Dans l'albinisme complet, toute la surface cutanée est d'un blanc mat; sa couleur a été comparée à celle du lait; assez souvent, ce blanc est teinté de rose, l'absence de pigment permettant de voir par transparence la coloration rouge du réseau capillaire. Les cheveux, ordinairement d'une remarquable ténuité, sont aussi complètement blancs ou d'un blanc sale, jaunâtre; il en est de même des sourcils et des cils; toute la surface du corps est recouverte de nombreux poils follets d'une grande ténuité. Les yeux présentent un aspect tout particulier : l'iris est d'un rose pâle et translucide; le champ pupillaire présente une coloration rouge qui appartient à la choroïde privée de son pigment. Cette décoloration de la choroïde donne lieu à des troubles fonctionnels : les rayons lumineux n'étant plus absorbés par le pigment choroïdien sont mal tolérés par la rétine; il en résulte un nystagmus continuel tant que les sujets sont exposés à la lumière; les malades fuient le jour; leurs regards et leur démarche sont incertains et hésitants.

Dans l'albinisme partiel, il n'existe sur la surface cutanée qu'un nombre plus ou moins grand de taches décolorées; il en résulte un aspect marbré qui a été comparé à celui de la robe des chevaux pies. Cette achromie peut être limitée à une moitié du cuir chevelu ou aux extrémités des membres.

On signale encore un albinisme incomplet dans lequel la décoloration n'est pas totale.

Les muqueuses sont-elles décolorées comme l'est le tégument externe? les auteurs sont muets sur cette question.

L'albinisme coïncide souvent avec diverses malformations.

L'altération qui donne lieu aux phénomènes de l'albinisme est l'absence de pigment dans les cellules du corps muqueux, ainsi que dans celles de l'iris et de la choroïde. Outre les troubles de la vue que nous avons signalés plus haut, il faut encore noter, chez les sujets atteints d'albinisme, une myopie très prononcée.

ICHTYOSE INTRA-UTÉRINE OU FŒTALE [1]
(Hyperkératose universelle congénitale d'Unna).

On décrit sous ce nom une malformation congénitale de l'épiderme ; il y est, dans les cas typiques, épaissi, induré, très résistant, creusé de fissures et recouvert de sébum. Avec la plupart des auteurs, nous considérons comme différente de l'ichtyose vraie cette anomalie de développement.

ÉTIOLOGIE. — Le seul fait digne d'être mentionné à cet égard est la possibilité de voir plusieurs enfants d'une même mère être atteints de cette dermatose : c'est une maladie *familiale*.

SYMPTÔMES. — L'épaississement de l'épiderme, dans sa couche profonde, peut être considérable ; on l'a vu atteindre près d'un demi-centimètre ; il amène la disparition des saillies normales de la peau et la dilatation de ses orifices. L'aspect et la consistance de cet épiderme rappellent ceux du cuir. On le dirait couvert d'une couche de collodion craquelé. Il est trop étroit pour contenir les parties sous-jacentes, aussi toute la surface du corps devient-elle le siège de profondes fissures, recouvertes ou non d'un mince feuillet épidermique ; lorsqu'il fait défaut, il s'y établit rapidement une abondante suppuration ; leur coloration est d'un rouge plus ou moins vif ; leur largeur peut atteindre un centimètre ; elles circonscrivent, en s'entrecroisant, des plaques de forme variable. Le système pileux, très peu développé, fait complètement défaut dans beaucoup de régions. La face est considérablement déformée ; les paupières, renversées en dehors, se présentent sous l'aspect de saillies rouges masquant les globes oculaires ; il n'y a ni cils, ni sourcils ; le nez, dont le relief est effacé, n'est plus représenté que par les orifices arrondis des narines dont la cloison fait défaut ; les lèvres épaissies sont creusées de fissures en rayons divergents ; les téguments voisins sont sillonnés de plis radiés ou concentriques. Le pavillon de l'oreille n'est représenté que par un relief aplati avec un orifice arrondi. Souvent, on note, sur la partie supérieure de la poitrine, un sillon irradié, plus ou moins profond et bifurqué à sa partie inférieure ; il n'y a pas de mamelons apparents ; l'anus peut être imperforé ; les organes génitaux sont très incomplètement développés.

Il existe assez fréquemment une malformation des doigts et des orteils ; ils peuvent manquer complètement ou être soudés ; les

(1) Voy. l'article de Thibierge dans le *Dictionnaire encyclopédique des sciences médicales.* — SELIGMANN, *De epidermide imprimis neonatorum desquamatione* ; Berlin, 1861. — F. HEBRA, *Atlas*, chap. *Ichtyose sébacée.* — ROBERT, *Ueber keratose*, 1864. — KYBER, *Medic. Jahrb.* Vienne, 1881. — CASPARY, *Ueber ichthyosis Fœtalis* (*Vierteljahrschr. für Dermatol.*, 1881. Voy. également les faits de H. Hebra, Kaposi, Behrend, Lang, Caspary, Houël, Bar, Unna, Ostreicher, etc.

membres sont alors terminés par des masses arrondies, irrégulières, craquelées, fissurées, de couleur violacée. Les sillons excoriés des membres tuméfiés sont surtout prononcés au pourtour des articulations.

Les malades succombent, le plus souvent, soit à l'asthénie par inanition, soit à l'infection provoquée par la suppuration, soit à une complication thoracique. La mort survient le plus souvent deux ou trois jours après la naissance.

On a cependant cité des cas dans lesquels les lésions de l'ichtyose fœtale, relativement peu prononcées, ont été compatibles avec l'existence et suivies jusqu'à la quatrième année de la vie ; ce sont ces faits qui ont été invoqués en faveur de l'opinion erronée d'après laquelle cette ichtyose d'origine fœtale ne serait qu'une variété de l'ichtyose vulgaire. L'un de nous a observé, avec Watelet (1), cette forme atténuée de la maladie. Chez l'enfant qui en était atteint, le corps était recouvert, un quart d'heure après sa naissance, d'une pellicule blanche ; au bout de quelques minutes, cette cuticule s'est fendillée par places, surtout au niveau des plis naturels de la peau, puis elle s'est recroquevillée et est tombée par lambeaux. L'épiderme semblait tendu ; la couleur de la peau rappelait celle que produirait l'immersion dans un bain de teinture d'iode ; la résistance de l'épiderme maintenait les membres en demi-flexion. Des faits analogues ont été publiés par Kaposi, Caspary, Lang et Behrend : les déformations hideuses de la face font alors défaut ; Kaposi a constaté qu'en pareil cas les enfants, s'ils survivent, ne sont pas atteints d'ichtyose vulgaire.

ANATOMIE PATHOLOGIQUE. — La couche cornée de l'épiderme est énormément épaissie dans sa couche profonde ; les poils y sont souvent inclus ; le stratum lucidum et la couche épineuse présentent aussi une épaisseur anormale ; les glandes sébacées sont d'ordinaire mal développées ou font complètement défaut, ainsi que les follicules pileux ; par contre, les glandes sudoripares ont été trouvées hyperplasiées ; le derme est incomplètement développé. Ces lésions sont très analogues à celles de l'ichtyose vulgaire ; elles en diffèrent surtout par le développement énorme qu'elles présentent.

DIAGNOSTIC. — C'est surtout avec l'ichtyose vulgaire que cette dermatose a été confondue : elle s'en distingue, non seulement par l'époque de son apparition, mais aussi par les particularités suivantes : contrairement à l'ichtyose vulgaire, elle intéresse les plis de flexion ainsi que les surfaces palmaires et plantaires ; l'épiderme n'y est pas seulement épaissi, il y est aussi plus résistant qu'à l'état normal et inextensible (Unna) ; la sécrétion sudorale y est conservée, la sécrétion sébacée y fait défaut ; les déformations y prédominent au niveau des orifices. Ces caractères la différencient également de sébacée et de certaines syphilides congénitales.

_____

(1) HALLOPEAU et WATELET, *Sur une forme atténuée de la maladie dite ichtyose fœtale* (S. F. D, 1892, p. 38). — KAPOSI, *eod. loc.*, p. 149.

Pronostic. — Ce n'est que dans la forme atténuée que la survie est possible, si l'enfant peut s'alimenter.

Traitement. — Les deux indications principales sont d'alimenter l'enfant, ce qui est souvent difficile ou impossible en raison de la déformation de l'orifice buccal, et de protéger contre les invasions microbiennes les parties excoriées, en les recouvrant de préparations antiseptiques telles que la pommade ou mieux le vernis caséiné à l'acide borique.

Nature et pathogénie. — Il s'agit en toute évidence d'un *trouble de développement*, mais la cause prochaine de ce trouble n'a pu encore être déterminée. Récemment, Winfield (1), ayant constaté dans un fait l'absence complète du corps thyroïde, ainsi qu'une invasion de microorganismes autour des espaces lymphatiques de la peau, a émis l'hypothèse que cette maladie, ainsi que toutes les ichtyoses, serait liée à cette atrophie thyroïdienne, et que la multiplication de micro-organismes serait due au défaut de l'action d'arrêt que cette glande exercerait sur elle. On peut objecter que l'atrophie thyroïdienne existe souvent sans ichtyose, et que les invasions microbiennes s'expliquent suffisamment par les nombreuses solutions de continuité que présente alors l'épiderme.

Bowen (2) s'est efforcé d'établir que l'ichtyose congénitale est due à la *persistance, chez le nouveau-né, de la couche épitrichiale* ; elle constituerait la cuticule signalée par l'un de nous et Watelet, et observée également par cet auteur ainsi que par Török et Grass (3) : cette interprétation nous paraît très vraisemblable.

DERMATOSE BULLEUSE HÉRÉDITAIRE ET TRAUMATIQUE

Historique. — Cette dermatose peut se présenter à l'observation sous des formes diverses. L'une d'elles, qui paraît avoir été observée presque exclusivement en Allemagne, a été décrite, d'abord par Goldscheider (4), puis par Valentin (5) et par Joseph (6) sous le nom de *tendance héréditaire à la formation de bulles* ; plus tard, Blumer (7), dans une remarquable étude, y a ajouté la qualification de *traumatique* ; partant d'idées théoriques, Kœbner (8) a dénommé cette forme *épidermolyse bulleuse héréditaire* ; plus récemment, Lesser (9),

(1) Winfield, *Journ. of cut. diseases*, 1897.
(2) Bowen, *Journ. of cutan. a. gen. urin. diseases*, 1895.
(3) S. F. D., 1895.
(4) Goldscheider, *Monatsh. für prakt. Dermat.*, 1882.
(5) Valentin, *Berlin. klin. Wochenschr.*, 1885.
(6) Joseph, *Monatsh. für prakt. Dermat.*, 1886.
(7) Blumer, *Archiv für Dermatol. Ergänzungsheft*, 1892.
(8) Kœbner, *Deutsche medic. Wochenschr.*, 1886.
(9) Lesser, *Arch. für Dermatol. Ergänzungsheft*, 1893.

Bonajuti, Wechselmann(1), Hoffmann (2), Elliot (3) et Grünfeld (4) en ont fait connaître de nouveaux cas sous cette même étiquette. Une autre forme a été étudiée par l'un de nous (5) sous le nom de *dermatose bulleuse congénitale avec cicatrices indélébiles, kystes épidermiques et manifestations buccales*, et observée récemment par Bowen (6); on peut en rapprocher le fait de Vidal (7) communiqué en 1889 à la réunion des médecins de l'hôpital Saint-Louis sous le titre de *lésions trophiques d'origine congénitale à marche progressive*, et l'*ichtyose à poussées bulleuses* de Besnier (8); ajoutons que Brocq (9) a appliqué le nom de *pemphigus successif à kystes épidermiques* à la même maladie, et l'on aura une idée de la confusion que peuvent entraîner des dénominations aussi multipliées et aussi diverses.

Il semble, au premier abord, qu'elles doivent impliquer l'existence d'affections de nature différente, et, en effet, plusieurs des travaux que nous venons d'énumérer ont été publiés indépendamment les uns des autres et sans que leur corrélation ait été primitivement reconnue; c'est dans ces derniers temps seulement que, en comparant, dans leurs caractères communs, les diverses observations publiées sous ces titres, nous nous sommes convaincus que, conformément aux vues d'Augagneur (10), il s'agit là de formes différentes d'une seule et même maladie.

SYMPTÔMES. — Nous distinguerons *une forme bulleuse simple*, *une forme bulleuse dystrophique* et *une forme fruste* de cette dermatose.

A. *Forme bulleuse simple*. — Elle a été jusqu'ici pour ainsi dire seule décrite en Allemagne; on n'y trouvait, en effet, jusqu'à ces derniers temps, qu'une seule observation, celle de Hertzfeld(11), dans laquelle eût été signalé un trouble trophique; il consistait dans une altération des ongles et une atrophie de l'épiderme; récemment, Ledermann en a fait connaître un nouveau cas accompagné de dystrophie unguéale (12).

Sous l'influence d'irritations mécaniques légères, par exemple de celles que provoquent la marche, l'action de tricoter, de manier un instrument quelconque, le contact d'un corset ou d'un faux col, il se

(1) WECHSELMANN, *Berlin. klin. Wochenschr.*, 1895.
(2) HOFFMANN, *Münch. med. Wochenschr.*, 1895.
(3) ELLIOT, *Americ. Journ. of cut. a. genit. urin. diseases*, 1895.
(4) GRUNFELD, *Festchrift v. Pick*, 1898.
(5) H. HALLOPEAU, *Ann. de dermat.*, 1890, 1896 et 1998.
(6) BOWEN, *Journ. of cut. dis.*, 1898.
(7) VIDAL, Réunion des médecins de Saint-Louis, 1889.
(8) BESNIER, *Ibid.*
(9) BROCQ, *Traitement des mal. de la peau*, 1890.
(10) AUGAGNEUR, *Ann. de dermatol.*, 1896.
(11) HERTZFELD, *Berl. med. Wochenschr.*, 1895.
(12) LEDERMANN, *S. B. D.*, 1897.

forme des bulles ; on peut les provoquer artificiellement par des frictions douces ou de simples pichenettes.

Blumer en a étudié avec soin le mode de développement ; si l'on frotte doucement, sans pression, le dos du pied d'un sujet atteint de cette dermatose, on perçoit, au bout d'environ trois minutes, ou même plus rapidement, une sensation de légère humidité visqueuse ; la surface frottée a pâli, elle s'est plissée, il s'est fait dès lors un léger soulèvement de la couche superficielle de l'épiderme ; après une heure, ou plus tôt (chez un de nos malades au bout d'un quart d'heure), une bulle se développe ; son apparition est beaucoup plus rapide si la friction a été continuée ; l'étendue et la forme du soulèvement correspondent à celles de la friction ; pourtant, le centre de la bulle peut être déplacé si un plan résistant, tel qu'un os, est sous-jacent à une partie de la surface frottée ; il se produit aussi une hyperémie de la partie frictionnée ; d'après Blumer, on ne l'observe que quelques instants après l'apparition de la bulle ; nous l'avons vue au contraire la précéder ; il en a été de même d'Augagneur, qui a observé successivement, après excitation avec la pointe d'un stylet, un prurit intense, une traînée hyperémique et enfin une bulle ; le soulèvement se produit plus vite au niveau de la muqueuse buccale que sur la peau.

Si l'on a préalablement anémié le membre par une compression avec la bande d'Esmarch, le détachement épidermique a lieu, mais il ne se forme pas de bulle aussi longtemps que l'on prolonge l'ischémie ; suivant Blumer, les excitations autres que les frictions, par exemple, les applications de substances irritantes telles que la teinture d'iode, les emplâtres, ne donnent pas lieu à l'éruption bulleuse ; sous un jet d'éther, la production de la bulle par frictions fait défaut, mais elle a lieu ultérieurement.

Un bain chaud favorise l'éruption ; ce fait est d'accord avec cette observation clinique que les bulles se produisent plus facilement et plus fréquemment pendant la saison chaude qu'en hiver.

C'est constamment sous l'influence d'excitations extérieures que se développent les bulles, du moins dans cette forme.

Leurs sièges d'élection sont les extrémités des doigts et des orteils, les plantes des pieds et les paumes des mains, les parties antérieures des genoux et des coudes ; le pourtour du cou et les différentes parties de la muqueuse buccale ont été également intéressés ; aucune partie de la surface tégumentaire n'est d'ailleurs indemne.

Le contenu des bulles est d'abord clair et séreux, mais souvent il devient hémorragique, surtout chez les hommes, plus exposés que les femmes à des violences professionnelles.

Si la bulle se déchire, il peut survenir secondairement une suppuration de son contenu.

Généralement, les bulles se dessèchent, s'affaissent et disparaissent au bout de six à sept jours.

Les poussées se renouvellent ainsi indéfiniment pendant toute la vie du malade ; elles peuvent cependant devenir plus rares dans la vieillesse.

Les sensations qui les accompagnent sont très variables; assez souvent le prurit est nul ; d'autres fois, au contraire, il est intense et constitue alors un symptôme des plus pénibles : Augagneur l'a vu précéder l'apparition des autres phénomènes.

Grünfeld a signalé la coïncidence de ces éruptions avec de l'hyperidrose et il tend à admettre une relation entre les deux ordres de troubles morbides.

B. *Forme bulleuse et dystrophique.* — Dans les deux cas que l'un de nous a publiés, ainsi que dans ceux de Vidal, d'Augagneur et d'Herzfeld, des troubles trophiques de nature variée et complexe ont fait suite aux éruptions bulleuses; ils ont consisté en des dystrophies unguéales, des atrophies cicatricielles du tégument et des kystes épidermiques miliaires. Les dystrophies des ongles sont consécutives à la formation de bulles sur le lit ou dans la matrice de ces organes ; on les trouve doublés de masses incomplètement kératinisées ; leur surface est rugueuse, creusée de stries longitudinales et transversales ; très épaissis, ils sont rétrécis transversalement et recourbés à leurs extrémités (Vidal); on les a comparés à des griffes ou à des becs de perroquet; leur altération mérite alors le nom d'*onychogryphose* ; d'autres fois, ils tombent en laissant leur lit à nu: ils peuvent aussi persister partiellement: l'un de nous (H.) a vu leur lit se continuer directement avec la peau de la phalangette ; il n'existait plus, en ce point, de tissu unguéal ; les ongles des orteils peuvent être encore plus intéressés que ceux des doigts : chez l'un de nos malades, quatre d'entre eux avaient complètement disparu et les autres étaient profondément altérés.

Les lésions qui se produisent consécutivement aux éruptions bulleuses consistent surtout en une atrophie du tégument ; elle est particulièrement appréciable au-devant des genoux et aux coudes, et aussi, comme l'a observé Grünfeld, à la plante des pieds dont la peau est amincie, atrophiée et tendue : l'amincissement du derme peut coïncider avec une coloration d'un rouge sombre ou une décoloration survenue ultérieurement et semblable à celle d'une cicatrice ; l'épiderme est en pareil cas plissé et comme froissé; chez l'un de nos malades, des cicatrices saillantes s'étaient développées en grand nombre sur la surface du corps, pendant la première enfance ; on en voyait surtout au front, sur la limite du cuir chevelu, au cou et sur le tronc ; elles étaient ovalaires et mesuraient de 1 à 3 centimètres dans leur grand axe sur 1 ou 2 transversalement ; elles avaient un aspect gaufré; leurs bords étaient décolorés ; leur aspect rappelait celui de plaques d'urticaire; mais elles étaient indélébiles; certaines d'entre elles formaient de légères saillies; elles étaient très abondantes au niveau du cou et de la partie supérieure du tronc.

On peut voir également, sur la partie postérieure du pharynx, des dépressions cicatricielles.

Les *kystes miliaires* se développent dans les parties qui ont été le siège des éruptions bulleuses, consécutivement à leur dessiccation ; ils se présentent sous la forme de points blancs ou jaunâtres ; leur volume varie entre celui d'une tête d'aiguille et celui d'une tête d'épingle ; ils ressemblent à de petites vésicules, mais il n'en sort pas de liquide ; on peut en énucléer le contenu : il est formé par un magma de cellules cornées ; nous verrons bientôt que, d'après les recherches de Darier, il s'agit là de glandes sudoripares dont l'orifice a été obturé par la régénération de l'épiderme pendant la période de réparation des lésions bulleuses.

Ces nodules miliaires ont été notés aux mains, aux pieds, aux coudes et sur les pavillons des oreilles.

Ils n'ont qu'une durée passagère : prenant naissance au moment où l'épiderme se régénère, après dessiccation de la bulle, ils disparaissent spontanément au bout de quelques semaines.

Vidal a noté une atrophie de la phalangette.

C. Forme fruste. — Le plus habituellement, les poussées bulleuses se renouvellent à intervalles plus ou moins fréquents pendant de longues années, si ce n'est durant toute l'existence de l'individu, mais il n'en est pas toujours ainsi ; la malade de Vidal n'avait eu de bulles que passagèrement, dans son enfance, et cependant les dystrophies unguéales, les macules au niveau des coudes et les nodules miliaires constituaient un ensemble de signes qui ont conduit à admettre qu'il s'agissait de la même dermatose.

D'autre part, le second malade dont l'un de nous (H.) a publié l'histoire, après avoir présenté, pendant toute sa vie, des éruptions bulleuses, en est actuellement exempt, et cependant les téguments de ses coudes restent hypérémiés et squameux ; il semble que, chez lui, le processus, diminué dans son activité et n'arrivant plus à la production d'exsudat, se traduise seulement par des troubles dans la nutrition du derme et de l'épiderme.

La nature tropho-névrotique des accidents s'est manifestée chez ce même malade par la localisation des poussées éruptives suivant des trajets nerveux ; leur distribution était comparable à celle du zona.

MARCHE. — Les localisations de ces éruptions se font de préférence aux mains et aux pieds ; le devant des genoux, les sommets des coudes sont aussi, pour elles, des lieux d'élection ; il en est de même des plantes des pieds, mais non constamment, contrairement à ce que l'on pourrait présumer *à priori* : il est possible que l'épaisseur plus grande de l'épiderme dans cette région atténue l'action des irritations incessamment renouvelées qui résultent de la marche. Toutes les parties du corps peuvent être envahies ; c'est ainsi que, chez le malade d'Augagneur, il n'y avait pas de région indemne : dans la bouche, la paroi interne des joues et la langue sont le plus souvent intéressées, mais on peut voir également des bulles se développer sur la paroi postérieure du pharynx. Les éruptions sont plus fréquentes pendant la saison chaude; elles peuvent faire complètement défaut pendant l'hiver.

Chez un de nos malades, un trouble grave dans la nutrition générale a coïncidé avec la cessation des éruptions bulleuses.

Pronostic. — Il est relativement bénin en ce sens que la santé générale des malades atteints de cette dermatose n'est pas habituellement altérée ; ils ont cependant une tendance marquée aux hémorragies : nous en avons pour témoignage les extravasations sanguines qui viennent souvent, presque constamment même, chez certains sujets, colorer le liquide des bulles, ainsi que la fréquence des épistaxis et même, mais beaucoup plus rarement, la persistance des hémorragies accidentelles (Blumer). La coïncidence avec l'ichtyose sur laquelle a insisté Besnier a-t-elle été fortuite ? elle est loin d'être constante, mais cependant Lassar l'a également signalée.

Cette dermatose constitue une infirmité pénible par sa persistance, par la gêne qu'elle apporte au travail, par les altérations qui en sont l'expression ; exceptionnellement, les poussées mal soignées peuvent devenir le point de départ d'infections secondaires : c'est ainsi que Blumer a observé un phlegmon diffus chez une de ses malades.

Anatomie pathologique. — Les lésions bulleuses ont été surtout bien étudiées par Blumer; leur liquide renferme des débris de cellules épidermiques et des grumeaux fibrineux; on n'y voit pas, au début, de globules blancs; ceux-ci, ainsi que les globules rouges, n'y apparaissent que secondairement.

Le stratum germinatif de l'épiderme se trouve divisé par l'exsudat : la séparation se fait d'ordinaire dans la couche supérieure du corps muqueux; les noyaux y sont horizontaux; plus rarement, les prolongements interpapillaires sont lésés : on trouve, à la base de la bulle, la couche profonde du corps muqueux recouvrant les papilles; le couvercle est formé de la couche cornée, du stratum granulosum et d'un nombre variable de couches cellulaires du corps muqueux; de sa face profonde se détachent des franges épidermiques ou des conduits sudoripares.

Habituellement, un espace clair sépare le détritus bulleux des cellules de la base; il s'est fait un exsudat actif entre les cellules du corps muqueux.

Plus tard, le retour à l'état normal se fait peu à peu par régénération de la couche cornée.

Dans la forme dystrophique, le processus est plus complexe; d'après l'étude qu'a faite Darier du premier fait que l'un de nous (H.)

a publié en 1890, le corps papillaire disparaît, un tissu de cicatrice se développe dans le derme ; de petits amas de cellules lymphoïdes s'infiltrent dans ses mailles ; les capillaires sont abondants.

Les kystes miliaires sont limités par la couche malpighienne à laquelle succèdent, comme dans l'épiderme normal, une couche granuleuse peu riche en éléidine, une couche lucide et une couche cornée ; la cavité du kyste est exclusivement remplie de couches concentriques de cellules cornées ; des coupes transversales montrent que ces kystes présentent, dans leur partie profonde, un prolongement épidermique, comme une queue, dans lequel il est facile de reconnaître le conduit excréteur d'une glande sudoripare.

Il résulte de ces faits qu'il s'est développé secondairement, en pareil cas, un processus phlegmasique et que les nodules miliaires sont constitués par des conduits sudoripares momentanément oblitérés.

CAUSES ET PATHOGÉNIE. — Cette dermatose est éminemment héréditaire ; dans presque tous les cas, on a pu constater son existence chez plusieurs générations d'une même famille ; le cas récent de Grünfeld est le seul dans lequel cette influence héréditaire ait fait défaut ; dans les faits de Bonajuti (1), le nombre de parents ainsi affectés s'est élevé à 31 ; les deux sexes sont atteints, mais il y a une prédominance marquée pour le sexe masculin ; c'est cependant d'habitude une femme qui est atteinte la première dans une famille.

Les bulles se produisent le plus souvent sous l'influence d'une irritation cutanée, parfois très légère, telle qu'une simple pichenette ; la distribution, chez l'un de nos malades, de l'éruption suivant des sphères de distribution nerveuse semble bien indiquer que cette influence des traumatismes n'est pas une condition *sine quâ non*.

Comment peut-on comprendre la genèse de ces éruptions? Des théories multiples ont été proposées : suivant les auteurs allemands qui en ont publié les premiers cas, le fait essentiel est une *diminution de la résistance de la couche épineuse* (akantholysis d'Auspitz), d'où le nom d'*épidermolyse* proposé par Kœbner ; d'autre part, Blumer, d'accord avec Klebs, admet qu'il s'agit d'une *angiopathie* ; dans cette maladie, comme dans l'hémophilie, on trouverait le derme irrigué par de nombreux vaisseaux à parois encore embryonnaires ; il y aurait *dysplasia vasorum* ; sous l'influence de traumatismes, il se produirait un exsudat qui s'accumulerait par effraction dans l'épaisseur du corps muqueux ; ce serait *une forme rudimentaire d'hémophilie* ; Blumer invoque à l'appui de cette thèse les caractères communs d'hérédité et la tendance aux hémorragies chez les malades atteints de cette dermatose bulleuse ; nous noterons cependant des différences entre les deux maladies, en particulier la possibilité, pour la dermatose bulleuse, d'être transmise par le père et la rareté des

(1) Cité par WECHSELMANN.

hémorragies traumatiques chez les sujets qui en sont atteints;
d'autre part, cet état embryonnaire des parois vasculaires du derme
n'a pas été signalé par d'autres auteurs. Suivant Kaposi, il s'agirait,
non d'une maladie spéciale, mais d'une urticaire bulleuse : l'absence
d'éléments ortiés a été constatée par Grünfeld et par nous-même;
d'autre part, on ne s'expliquerait pas, s'il en était ainsi, les troubles
si remarquables de la nutrition, sur lesquels nous avons insisté. Pour
nous, ayant, d'accord avec Augagneur, observé comme phénomène
initial, après l'irritation provocatrice, l'apparition d'une rougeur hypérémique, nous pensons plutôt à une *angio-névrose* (H.) : la symétrie
que présentent généralement ces éruptions bulleuses, ainsi que leur
distribution suivant des territoires nerveux, nous paraissent démonstratives en faveur de cette interprétation. L'existence de notre forme
dystrophique montre *qu'il peut se développer dans cette dermatose des
lésions inflammatoires* : les cicatrices multiples et indélébiles du premier malade de l'un de nous, ainsi que l'altération histologique observée par Darier, ne peuvent laisser de doute à cet égard; seulement, la
marche des accidents montre qu'il s'agit de phlegmasies secondaires.

Diagnostic. — La production de bulles sous l'influence de traumatismes très légers suffit à caractériser cette dermatose; il faut y
ajouter l'hérédité, la disposition symétrique, le siège aux extrémités,
ainsi qu'aux genoux et aux coudes, le caractère souvent hémorragique de l'exsudat, les nodules miliaires consécutifs, et enfin l'aspect
atrophique, gaufré et parfois cicatriciel que prennent ultérieurement
les parties intéressées du tégument; il y a là un ensemble de signes
qui ne peuvent laisser de place à l'erreur ; seule, la forme fruste peut
être méconnue ; chez les malades présentant des dystrophies unguéales
ainsi que des altérations érythémateuses, squameuses et atrophiques
du côté des extrémités et au niveau des grandes articulations, l'étude
des commémoratifs permet de reconnaître qu'il s'est produit antérieurement des éruptions bulleuses; il y aura lieu de rechercher si celles-
ci ne peuvent pas avoir toujours fait défaut et s'il n'y a pas des faits
qui ont été frustes d'emblée au lieu de le devenir secondairement,
comme celui de Vidal et l'un des nôtres; il faudra étudier, à ce même
point de vue, les observations d'*onycho-gryphose*.

Traitement. — On est sans action sur la cause prochaine de
cette maladie : on ne peut que conseiller aux malades d'éviter les
traumatismes provocateurs des éruptions. Lorsque celles-ci se sont
produites, des pansements antiseptiques doivent être appliqués pour
les infections secondaires. Grünfeld assure que le tannoforme, qu'il
a expérimenté en raison de son action sur l'hyperidrose associée
parfois à cette affection, diminue le nombre et l'intensité des poussées.

APLASIE MONILIFORME DES CHEVEUX ET DES POILS
(*Monilithrix*).

Cette maladie, qui paraît très rare, a été décrite pour la première fois, en France, par Luce (1) et, en Angleterre, par Walther G. Smith (2), en 1879. Depuis lors, des observations publiées par M. Call Anderson (3), Behrend (4), Lesser, Kaposi, Unna, l'un de nous et Lefèvre (5), Sabouraud et Jeanselme, ont contribué à en compléter l'étude sous les dénominations diverses de *nodosités des cheveux, Ringelhaare, trichorrexis nodosa hereditär*. Ces dénominations répondent, comme nous le verrons, les deux premières à des confusions avec d'autres altérations des cheveux, la dernière à une erreur d'interprétation. Le nom d'*aplasie moniliforme* (de *monile*, collier) lui a été attribué, d'abord par Behrend, puis par l'un de nous (H.) ; il donne une idée exacte de l'aspect que présentent les cheveux.

Étiologie. — Cette maladie, qui paraît très rare, est éminemment héréditaire et familiale. Nous l'avons observée chez trois sujets d'une même famille et trois autres parents en étaient atteints. Sabouraud en a relevé dix-sept cas dans une même famille. Elle débute dans la première enfance et persiste toute la vie dans la plupart des cas.

Symptômes. — Les cheveux et les poils atteints de cette altération présentent une série de renflements et de parties rétrécies ; ils paraissent, au microscope, composés par une série de fuseaux disposés en chapelets et régulièrement espacés ; dans les faits de l'un de nous (H.), le volume central de chaque fuseau égalait environ trois fois celui des parties amincies. L'aspect régulièrement fusiforme des renflements apparents indique qu'ils sont également modifiés par la maladie, puisque leur diamètre se rétrécit constamment de leur partie médiane à leurs extrémités.

Les rétrécissements qui séparent chaque fuseau sont régulièrement cylindriques ; ils ont environ le tiers de leur longueur ; la substance médullaire a entièrement disparu dans les parties amincies ; on n'en retrouve que parfois des traces dans les parties renflées ; le pigment fait défaut dans les segments atrophiés ; ceux-ci présentent, aussi bien à la lumière réfléchie qu'à la lumière trans-

---

(1) Luce, *Sur un cas ancien d'alopécie*, 1879.

(2) Walther G. Smith, *On a rare nodose condition of the Hair* (The Brit. med. Journ., 1879).

(3) M. Call Anderson, *On a unique case of hereditary trichorrexis nodose* (Lancet, 1887).

(4) Behrend, *Ueber Ringelhaar* (*Virchow's Arch.*, Bd CIII). — Lesser, *Ueber Ringelhaar* (A. D., 1886).

(5) Hallopeau et Lefèvre, *Sur l'aplasie moniliforme des cheveux* (S. F. D, p. 78 et 111, 1890).

verse, et à l'œil nu qu'au microscope, une coloration plus pâle que les fuseaux.

L'altération peut être moins prononcée : la substance médullaire persiste alors, mais elle est amincie et souvent déviée latéralement ; l'enveloppe cuticulaire peut être épaissie (Unna).

Les cheveux tombent en totalité ou en partie ; le crâne peut être dénudé dans presque toute son étendue ; le cuir chevelu est pâle et brillant, son aspect rappelle celui qu'il présente après la guérison d'un favus ; la maladie peut être cependant partielle et disposée en îlots circonscrits (Arnozan). Les cheveux qui restent sont, pour la plupart, altérés ; ils se cassent presque tous à une faible distance de leur émergence, au niveau d'une partie rétrécie ; si on cherche à les enlever, ils se cassent à leur émergence et leur racine reste incluse dans le cuir chevelu ; leur longueur varie d'un quart de millimètre à 6 millimètres ; les plus longs ne dépassent pas 10 centimètres ; quelques-uns sont dissociés en fibrilles à leur extrémité brisée, la plupart présentent à leur base une saillie semblable à celles de la kératose pilaire et couverte de squames fines. Les cheveux peuvent être repliés plusieurs fois sur eux-mêmes dans les grains pilaires (Lailler, Arnozan). On trouve concurremment de la kératose pilaire dans les régions où les poils ne sont pas complètement atrophiés. Besnier, Brocq, Tenneson et l'un de nous (H.) ont insisté sur cette corrélation.

L'un de nous (H.) a reconnu que cette aplasie peut être généralisée à toute l'étendue du système pileux.

La maladie peut s'atténuer avec l'âge.

GENÈSE ET PATHOGÉNIE. — Cette aplasie moniliforme ne peut s'expliquer que par un trouble dans le développement des cheveux et des poils, mais on ignore jusqu'ici quelle en est la nature. On a supposé une influence solaire ; le cheveu pousserait atrophié pendant la nuit et à peu près normal pendant le jour. D'après Unna, il s'agirait d'une atrophie de la substance médullaire liée à un trouble intermittent dans la circulation de la papille ; il resterait à déterminer la cause de ce trouble intermittent.

L'un de nous (H.) a établi, conformément à l'opinion émise par Besnier et Brocq, que la maladie est en relation étroite avec la kératose pilaire ; Tenneson a également apporté des faits à l'appui de cette manière de voir ; ce serait la même altération étendue aux follicules des cheveux et des poils complètement développés.

En réalité, l'aplasie moniliforme présente avec cette kératose des analogies et des dissemblances.

Les analogies sont les saillies circumpilaires, le repliement des poils plusieurs fois sur eux-mêmes dans l'épaisseur de ces saillies, la transmission héréditaire ; de plus, les cheveux présentent, dans la kératose comme dans l'aplasie, des inégalités de calibre ; elles y sont cependant moins nettes et moins régulièrement géométriques. L'un de nous (H.) a trouvé, dans des grains de kératose pilaire, des poils repliés plusieurs fois sur eux-mêmes et présentant l'aspect moniliforme.

Les dissemblances paraissent essentielles au premier abord : l'aplasie siège, en effet, précisément dans les parties qui sont épargnées par la kératose, telles que le cuir chevelu, les aisselles, les régions présternale et pubienne, en un mot, toutes les régions où les poils atteignent leur complet développement.

Ces dissemblances ne sont qu'apparentes : si la plupart des sujets atteints d'aplasie moniliforme n'ont pas de kératose pilaire dans le lieu d'élection de cette altération, c'est-à-dire sur le dos des bras, c'est que, chez eux, les poils follets de cette région sont le plus souvent complètement atrophiés.

Diagnostic. — Cette maladie peut facilement passer inaperçue ; il faut la chercher chez tout sujet atteint de calvitie depuis son enfance ; elle est caractérisée par l'aspect géométriquement fusiforme des cheveux et des poils ; on trouve bien des cheveux moniliformes dans la pelade et chez les faviques, mais les renflements n'y présentent jamais la même régularité ; ils ne portent d'ordinaire que sur un côté du cheveu.

La *trichorrhexis nodosa* a été confondue, bien à tort, par M. Call Anderson, avec l'aplasie moniliforme : elle est constituée par une tuméfaction localisée du poil qui s'incurve ou se brise à son niveau et est sain dans le reste de son étendue ; c'est une maladie parasitaire.

L'état *annelé*, décrit par Karsch, a été également confondu avec l'aplasie moniliforme : il est dû à la pénétration, dans l'intérieur du cheveu, de bulles d'air qui y forment des taches ; il paraît alternativement blanc et noir et ces teintes s'intervertissent suivant qu'on le regarde sur un fond clair ou sur un fond noir ; il n'est pas fragile ; il atteint sa longueur normale : il n'est altéré que dans sa forme et sa transparence.

Pronostic. — La guérison n'est pas impossible : un malade n'est resté chauve que jusqu'à l'âge de sept ans ; le plus souvent, les altérations sont indélébiles.

Traitement. — On doit enlever par des lavages avec le savon mou de potasse les amas d'épiderme qui entourent l'origine des poils à mesure qu'ils se forment ; on cherchera ensuite à stimuler la nutrition par des frictions avec un alcoolat de camphre et de térébenthine.

HYPERTRICHOSE

L'hypertrichose n'est pas à proprement parler une maladie, mais bien une anomalie dans la structure de la peau, une monstruosité.

Elle peut être congénitale ou ne se manifester qu'ultérieurement, soit à l'époque de la puberté, soit à l'âge mur ; on dit à tort, dans ces derniers cas, qu'elle est acquise.

L'hypertrichose congénitale peut être générale ou partielle. On a figuré des sujets qui sont nés couverts, sur toute la surface du corps, de poils touffus. Il n'est pas très rare de voir presque toute la face être envahie par la barbe. La femme n'est pas exempte de ces difformités ; en dehors des cas rares où elles sont généralisées, on peut voir, chez des jeunes filles, la barbe se développer à l'âge de la puberté et devenir aussi touffue qu'elle l'est normalement chez l'homme. Cette anomalie peut se rencontrer chez des viragos, mais elle est également compatible avec toutes les grâces du sexe féminin. Plus souvent, on voit, chez les femmes, la lèvre supérieure s'ombrager de moustaches, parfois épaisses, quand elles arrivent à la trentaine, et cette hypertrichose ne fait que s'accentuer avec les progrès de l'âge.

On doit à Hardaway d'avoir établi que l'électrolyse est un moyen efficace de détruire les poils ; il faut y recourir de préférence aux épilatoires chimiques, qui n'ont donné jusqu'ici que des résultats passagers et peuvent, pour la plupart, provoquer de la dermite.

Peut-être, cependant, pourra-t-on mettre à profit l'action dépilante si énergique qui a été récemment reconnue à l'acétate de thallium (Combenale, Jeanselme), en l'employant localement à doses suffisantes pour agir et trop faibles pour donner lieu à des phénomènes d'intoxication. Les expériences faites actuellement par l'un de nous (H.) et Laffitte permettent d'espérer que cette balance pourra être établie ; nous avons déjà constaté que cette substance peut déterminer localement, chez un cobaye, une dépilation sans tuer l'animal. Un fait a montré à l'un de nous (H.) que cette dépilation est de longue durée.

MALADIE FAMILIALE DES CHEVEUX ET DES ONGLES

Les troubles de développement peuvent se limiter aux phanères (1). Ch. Nicolle et Halipré (2) ont relaté l'observation d'un malade chez lequel les cheveux étaient très rares, courts, frêles, non colorés, peu adhérents. Les ongles des pieds et des mains étaient atrophiés ou hypertrophiés, striés, friables ; ces altérations étaient du reste dues en grande partie à l'infection secondaire, mais la généralisation des

(1) KAPOSI, loc. cit. — MANSOUROFF, Recueil clinique d'observations sur les maladies de la peau. Moscou, 1887.
(2) NICOLLE et HALIPRÉ, A. D., 1895.

lésions unguéales permettait d'expliquer celles-ci par des troubles tro
phiques de l'ongle facilitant les infections pyogéniques.

En six générations, dans la famille de ce malade, ces auteurs ont
observé trente-six cas d'altérations pilaires et unguéales du même
ordre. La plupart des individus offraient des signes de dégénérescence
physique et de dégénérescence mentale, allant jusqu'à l'idiotie (L.).

ICHTYOSE (1)

DÉFINITION. — On appelle ainsi un trouble de nutrition de l'épiderme caractérisé objectivement par sa sécheresse et par la formation
incessante de squames ou d'écailles plus ou moins épaisses, tantôt
blanches (*ichthyosis alba*), tantôt présentant une coloration qui varie
du gris au brun et au noir (*ichthyosis nigricans*), en passant par tous
les intermédiaires ; on peut la rattacher à une anomalie dans la
kératinisation de l'épiderme.

ÉTIOLOGIE. — Cette difformité est congénitale en ce sens qu'elle
fait partie de la constitution du sujet qui en est atteint ; mais elle
n'apparaît que dans le cours des deux premières années de l'existence,
presque toujours plusieurs mois au moins après la naissance. D'après
Tommasoli, elle pourrait, dans des cas exceptionnels, se développer
plus tardivement ; il cite un cas où elle ne s'est manifestée qu'à l'âge
de vingt ans. Elle est le plus souvent héréditaire, soit directement, soit
par voie collatérale ; on la voit souvent se transmettre pendant plusieurs
générations successives : c'est donc une maladie *familiale* ; on l'a vue
n'affecter que les mâles d'une même famille.

SYMPTÔMES. — L'ichtyose se présente sous des formes variées que
l'on désigne sous les noms de *xérodermie, ichtyose nitida, pityriasique, serpentine, sauriasique, noire, lichénoïde, cornée* ou *hystrix,
polymorphe, paratypique* et *hypotrophique*.

Dans la forme dite *xérodermique* (2), la plus atténuée, on constate
seulement une remarquable sécheresse de la peau liée à une obstruction des follicules pilo-sébacés (Wilson) avec très fine desquamation ;
cette sécheresse se rencontre dans toutes les formes d'ichtyoses.

Dans la forme dite *nacrée* ou *nitida*, les squames sont apparentes ;
tantôt minces, tantôt épaisses, elles sont adhérentes, soit par toute
leur surface, soit par une partie de leur contour ; leur coloration est
le plus souvent blanche ou grisâtre ; elle est souvent diverse chez le
même sujet ; il en résulte un aspect tacheté des téguments qui rappelle celui d'une mosaïque ; la peau est amincie. Suivant Tommasoli,
la formation des écailles peut être précédée de taches d'un rouge

---

(1) WILLAN, *Synopsis of cutaneous Diseases*. London, 1808. — ALIBERT, *Traité des
dermatoses*. — THIBIERGE, art. ICHTYOSE du *Dictionnaire encyclopédique*. — TOM-
MASOLI, *Ann. de dermatol.*, 1893, et *Soc. de dermatol.*, 1892.

(2) H. FOURNIER, *Dict. encyclop.*, 1889, art. XÉRODERMIE.

plus ou moins vif, quelquefois pâle; l'affection peut être prurigineuse.

Dans l'ichtyose *pityriasique* de Hardy, les téguments, remarquables par leur finesse, sont *furfuracés*.

Dans l'ichtyose *serpentine*, des sillons entre-croisés divisent l'épiderme en plaques irrégulièrement polygonales, plus épaisses dans leur partie centrale ; la surface de la peau est rude au toucher; sa couleur, généralement tachetée, varie du gris au noir d'ébène.

Dans la forme *lichénoïde* de Hardy, la peau est épaissie et sillonnée de plis allongés qui s'entre-croisent comme les hachures de dessins.

Dans la forme dite *cornée* ou *hystrix*, la peau est recouverte de saillies dures et volumineuses, tantôt larges et aplaties comme celles qui recouvrent la peau du crocodile (*sauriasis*), tantôt coniques ou prismatiques ; elles peuvent mesurer, dans ce dernier cas, plusieurs. centimètres de longueur et rappeler dans leur ensemble l'aspect du porc-épic : il en était ainsi chez les frères Lambert, dont Tilesius (1) a publié la description. Ces lésions peuvent prédominer à la face.

Dans la forme *ptérygoïde* de Kaposi, la peau est recouverte de saillies molluscoïdes du volume de plumes de corbeau; elles sont constituées par des filaments épidermiques disposés parallèlement et simulant des plumets. On trouve concurremment les lésions de l'ichtyose hystrix.

Ces différentes formes peuvent coïncider : l'ichtyose est dite alors *polymorphe*.

Dans l'ichtyose dite *paratypique* de Besnier, les régions habituellement indemnes peuvent être le siège principal des lésions.

Dans un cas *paratypique*, Thibierge (2) a constaté des lésions des muqueuses buccales et nasales consistant pour la plupart en un épaississement avec plis et sillons; chez le même malade, les cornées étaient le siège, dans leur partie centrale, d'une infiltration grisâtre.

Danlos a vu l'ichtyose coïncider avec une érythrodermie en réseau intéressant toutes les parties couvertes du corps (3).

L'existence d'une ichtyose *hypotrophique* est établie par les publications d'Audry (4), de Jadassohn (5) qui l'a décrite sous le nom de *pityriasis alba atrophica*, et de l'un de nous (6) avec Jeanselme ; elle n'est que l'exagération de ce que l'on observe dans l'ichtyose serpentine. La peau y est très amincie ; son élasticité y est amoindrie; elle y conserve longtemps les plissements que l'on y provoque. Audry l'y a trou-

(1) Tilesius, *Ausfürl. Beschreibung und Abbildung der Stachelschweinmenschen aus der englischen Familie Lambert, oder the Porcupineman*. Altenburg, 1802.
(2) Thibierge, S. F. D., 1895.
(3) Danlos, S. F. D., 1897.
(4) Audry, *Formes atrophiantes de l'ichtyose* (Journ. des mal. cut., 1895).
(5) Jadassohn, *F. von pityriasis alba atrophicans* (A. D., 1894).
(6) Hallopeau et Jeanselme, *Ichtyose avec hypotrophie* (S. F. D., 1895).

vée trop large pour les parties sous-jacentes; l'altération était inverse dans le cas de Jadassohn ainsi que dans celui de l'un de
nous (H.); elle se traduisait par une insuffisance de l'occlusion des
paupières, l'exagération des plis cutanés, particulièrement à la face,
dans les mouvements de physionomie, l'impossibilité de l'extension
et de la flexion complète des doigts; la peau semble, en pareil cas,
collée à l'aponévrose. Le squelette peut concurremment être incomplètement développé. Il peut se produire des poussées intercurrentes
de dermatite aiguë avec prurit intense (Jadassohn).

La *distribution* de l'ichtyose est presque toujours régulièrement
symétrique.

Constamment, certaines régions sont moins atteintes que d'autres;
presque jamais la surface cutanée n'est intéressée dans toute son
étendue; les plis des coudes, le haut des aisselles et les régions
inguinales restent d'habitude indemnes; il en est de même, le plus
souvent, des creux poplités ainsi que de la paume des mains et de
la plante des pieds; la face est aussi épargnée, dans la plupart des
cas; lorsqu'elle est atteinte, les lésions y sont d'ordinaire peu prononcées; on n'y voit que de fines squames.

A. Hardy admettait, contrairement à la plupart des auteurs, mais
à juste titre, l'existence d'ichtyoses *partielles*. L'un de nous en a
publié avec Guibal (1) un fait des plus démonstratifs : les altérations,
très intenses à la tête et aux membres, faisaient complètement défaut
au niveau du tronc; leurs limites formaient, à la partie supérieure
de chacun des membres, des courbes remarquables par leur dessin
compliqué et leur parfaite symétrie.

La kératose pilaire coïncide en général avec une ichtyose partielle.

Le cuir chevelu est souvent recouvert de squames plus ou moins
adhérentes; les cheveux sont secs, lanugineux et généralement peu
nombreux; quelques-uns sont engainés dans l'épiderme; l'alopécie
peut exceptionnellement être complète; les sourcils et les cils font
parfois presque complètement défaut (Thibierge) (2); les poils sont
atrophiés; les membres ont été trouvés complètement glabres,
excepté au voisinage des plis articulaires restés indemnes. Les ongles
sont cassants; leurs couches profondes peuvent être épaissies et
présenter l'aspect de la moelle de jonc.

Les fonctions des glandes sébacées et sudoripares sont plus ou
moins diminuées, d'où, en partie au moins, la sécheresse de la peau;
il se produit au contraire une sudation abondante au niveau des
régions non envahies par l'ichtyose, et particulièrement aux aisselles
ainsi qu'à la paume des mains et à la plante des pieds.

On peut voir survenir du prurit, de la rougeur et un aspect eczé-

(1) Hallopeau et Guibal, *Sur un cas d'ichtyose vraie, localisée et symétrique*
(*S. F. D.*, mai 1898).
(2) Thibierge, *S. F. D.*, 1892.

mateux; il s'agit d'une exagération de l'état inflammatoire plus ou moins latent, non d'un véritable eczéma ; Unna propose d'appeler ce processus *catarrhe ichtyosique*.

L'ichtyose, une fois développée, dure toute la vie; elle peut s'aggraver jusqu'au développement complet de l'individu et même à l'âge adulte (Tommasoli) ; on la voit souvent, dans ses formes légères, s'amender dans les saisons chaudes sous l'influence de la suractivité des fonctions cutanées ; elle peut s'améliorer aussi sous l'influence d'une fièvre éruptive, d'une grossesse et d'un traitement approprié, mais ce n'est jamais que passagèrement ; elle subit le plus souvent une recrudescence à la fin de l'hiver.

ANATOMIE ET PHYSIOLOGIE PATHOLOGIQUES. — Les lésions varient suivant les cas. On ne peut encore déterminer quelle est l'altération initiale et essentielle de cette dermatose. Le plus souvent, la couche cornée est plus ou moins épaissie : elle atteint, dans l'ichtyose hystrix, des proportions énormes; des lamelles s'y trouvent superposées comme celles du bulbe d'un oignon. Cette couche peut être au contraire amincie dans les formes serpentine et hypotrophique (Isaac); Jadassohn et Audry ont signalé, dans cette dernière, la disparition de l'éléidine. Le stratum lucidum et la couche granuleuse ont été trouvés atrophiés par Kaposi et Tommasoli, anormalement développés par Isaac ; la couche épineuse peut être également atrophiée, hypertrophiée ou normale; Neumann a trouvé les cellules épineuses anormalement développées dans les espaces qui séparent les papilles. Celles-ci sont hypertrophiées quand les squames sont épaisses, et infiltrées d'éléments embryonnaires ; elles deviennent énormes dans l'ichtyose hystrix; leurs vaisseaux sont alors dilatés ; on peut les trouver atrophiées dans l'ichtyose vulgaire et entourées de granulations pigmentaires. On a signalé l'épaississement du derme et son infiltration par des éléments embryonnaires; Leloir en a indiqué l'appauvrissement sensible en fibres musculaires. Les glandes sébacées sont le plus souvent atrophiées; il en est de même des follicules pileux et des poils où nous avons constaté de remarquables inégalités de calibres : une série de renflements fusiformes y étaient séparés par des parties rétrécies, leur aspect rappelant ainsi celui qu'ils présentent dans l'aplasie moniliforme (Voy. cet article); il en différait par l'irrégularité des renflements ; cependant les orifices folliculaires peuvent être distendus par des squames; on trouve même le plus souvent, au centre de celles-ci, un épaississement avec prolongement correspondant à l'un de ces orifices dilatés : il est possible que ces altérations des glandes et du derme soient secondaires et que l'altération initiale porte sur l'épiderme qui est troublé dans sa nutrition et dont la kératinisation se fait incomplètement et irrégulièrement ; le corps muqueux jouant un rôle essentiel dans cette kératinisation, on peut, avec Thibierge, chercher à y localiser le processus du développement de l'ichtyose ; dans un fait de Giovanini (1), les altérations prédominaient au pourtour des orifices sudoripares.

Si l'on étudie plus spécialement les lésions dans la *forme cornée*, on y constate une hyperkératose sans prolifération épithéliale. La couche épineuse est diminuée d'épaisseur ; les papilles sont moins saillantes et se nivellent. La coïncidence de l'épaississement de la couche cornée avec un faible développement de la couche épineuse et des papilles caractérise cette forme d'ichtyose (Unna) : les crêtes papillaires s'y aplatissent ; les cellules cornées y sont remarquablement homogènes et dépourvues de noyaux ; la couche granuleuse y fait défaut : les cellules épineuses s'y kératinisent donc sans l'intervention de la kérato-hyaline (Unna). Les cellules profondes de la couche épineuse renferment fréquemment des grains pigmentés ; on les trouve également disséminés dans les cellules du corps papillaire ou dans leurs intervalles. La kératinisation peut envahir partiellement les parties de la couche épineuse intermédiaires aux papilles.

L'hyperkératose se prolonge aussi dans les follicules pileux, sous deux formes : tantôt le conduit dilaté est le siège d'un entonnoir corné qui entoure un poil follet contourné en spirale et diversement infléchi, tantôt son orifice est complètement oblitéré par les couches cornées et il se trouve transformé en un kyste pilaire ; les glandes sébacées sont atrophiées ; il n'y a pas de sebum dans ces kystes qui diffèrent des comédons.

L'épiderme des glandules sudoripares est tuméfié, leurs conduits sont dilatés ; ils subissent ainsi une compression réciproque qui explique l'anhidrose et l'astéatose (Unna).

On trouve dans les papilles une minime prolifération cellulaire ; on l'a invoquée, à tort, en faveur de la nature inflammatoire du processus.

A la longue, le tissu connectif sous-jacent peut être épaissi ; les muscles cutanés s'hypertrophient ; dans la vieillesse, cependant, tous les éléments du derme subissent une évolution rétrograde.

Au contraire, l'*ichtyose serpentine* s'accompagne d'une prolifération de la couche épineuse ; la couche granuleuse y est conservée, les papilles y sont saillantes ; les prolongements kératinisés y pénètrent profondément dans la couche épineuse et il en résulte la production de perles cornées. Ces lésions rappellent celles de l'eczéma.

Suivant Tommasoli, dont l'opinion est restée isolée, ces altérations papillaires doivent être interprétées, dans le sens d'une inflammation chronique très lente et très faible et divisée en deux périodes différentes, l'une progressive, caractérisée par l'infiltration embryon-

_ (1) GIOVANINI, *A. D.*, 1894.

naire et l'œdème lymphatique ; l'autre régressive, caractérisée par la
sclérose atrophique.

Kaposi a constaté que, dans la couche cornée, surtout dans les
cas d'ichtyose hystrix, la substance unissante est plus abondante
qu'à l'état normal.

La coloration plus ou moins foncée de l'épiderme doit être rapportée, en partie à l'accumulation des poussières dans les squames
ou les écailles, en partie à une production exagérée de pigment dans
l'épiderme ; l'influence de la saleté est démontrée par ce fait que
les productions cornées sont de moins en moins colorées à mesure
qu'on les examine dans des couches plus profondes ; celle d'une
anomalie dans la pigmentation cutanée, par l'existence de taches
pigmentées en dehors des squames, et aussi par la présence d'une
quantité exagérée de granulations pigmentaires dans les cellules
profondes du corps muqueux (Bærensprung). Isaac (1), ayant constaté la sécheresse de la peau dans des cas où les glandes n'étaient
pas atrophiées, l'attribue à la compression exercée par la couche
cornée épaissie sur l'éléidine ou la kératohyaline du stratum ; il
admet que ces substances concourent à la formation de la graisse.

DIAGNOSTIC. — Les commémoratifs empêchent de confondre
l'ichtyose avec l'eczéma généralisé arrivé à sa période de desquamation ; ce sont eux également qui feront reconnaître les desquamations
qui surviennent à la suite de maladies générales ayant gravement
intéressé la nutrition et dont on peut rapprocher celles de la sénilité
et celles que l'on observe chez les ataxiques.

Il existe plusieurs variétés de *pseudo-ichtyoses* qui peuvent être
confondues avec l'ichtyose vraie.

La localisation des éléments éruptifs dans la sphère de distribution d'un nerf distingue de l'ichtyose vraie ceux qui constituent certains nævi ; leur localisation à des régions déterminées en sépare les
pseudo-ichtyoses professionnelles.

Des concrétions sébacées peuvent prendre un aspect identique
à celui des squames ichtyosiques ; la confusion est surtout facile dans
les cas où ces concrétions se colorent en brun plus ou moins foncé sous
l'influence de la saleté (*seborrhea nigricans*), mais l'interrogation du
malade fait reconnaître que l'affection cutanée ne remonte pas à la
première enfance ; et de plus, d'après l'observation de l'un de nous (H.),
les plis et creux articulaires ne sont pas épargnés, les concrétions
sont séparées par des interstices au niveau desquels la peau a son
aspect normal, et on retrouve ce même aspect en enlevant ces
concrétions par le grattage (2).

La forme hypotrophique peut donner lieu à des symptômes
semblables à ceux de la sclérodermie : elle en diffère par l'absence

(1) ISAAC, *Arch. für Dermatologie*, 1890, p. 189.
(2) Moulage du musée de Saint-Louis.

d'induration et de cicatrices interstitielles, ainsi que par son défaut ·
d'évolution.

NATURE ET PATHOGÉNIE. — La plupart des auteurs font de l'ichtyose
une dystrophie congénitale de l'épiderme et peut-être aussi du corps
capillaire : ils s'appuient sur son apparition dans les premiers temps
de la vie, sur ses caractères immuables ou ne se modifiant qu'en
apparence sous l'influence de l'activité plus ou moins grande des
fonctions cutanées, sur sa transmission fréquemment héréditaire.

Contrairement à cette manière de voir, Tommasoli la considère comme une dermatose liée très probablement à une auto-intoxication de nature encore indéterminée ; il invoque à l'appui de cette
interprétation les faits suivants : l'ichtyose aurait une évolution ; elle
serait susceptible de guérir complètement ; on pourrait y distinguer
une période d'altérations progressives et une période d'altérations
régressives ; son apparition serait précédée par celle d'une rougeur
indiquant un processus inflammatoire ; elle pourrait se développer
sous l'influence de causes occasionnelles ; elle coïnciderait avec des
troubles de la sécrétion rénale.

Aucun de ces arguments ne nous paraît devoir entraîner la con-
viction : les modifications histologiques dans la structure peuvent être
rapportées à une évolution, non de la maladie, mais de l'individu lui-
même ; la peau du vieillard n'est pas identique à celle de l'enfant ; on
voit des difformités congénitales, telles que des nævi, se développer
sous l'influence de causes occasionnelles ; l'hypérémie que l'on a pu
observer peut s'expliquer par une réaction des vaso-moteurs papillaires sous l'influence de l'irritation provoquée par l'accumulation
des produits épidermiques ; enfin les troubles de la sécrétion urinaire
n'impliquent rien relativement à la nature de l'affection.

La disposition rigoureusement symétrique avec contours nettement
figurés des altérations dans les cas où l'ichtyose est limitée aux membres (H.) ne peut s'expliquer que par un trouble de développement.
La coïncidence avec l'hypotrophie squelettique vient également à l'appui de cette interprétation actuellement au-dessus de toute discussion.

TRAITEMENT. — L'ichtyose est incurable ; cette difformité de l'épiderme faisant, pour ainsi dire, partie de la constitution de l'individu,
il n'y a pas lieu de lui opposer un traitement interne ; on peut seulement maintenir le malade dans un état de guérison apparente en
faisant tomber les squames au fur et à mesure qu'elles se produisent ; on y parvient, dans la grande majorité des cas, à l'aide d'onctions pratiquées, soit avec de l'huile d'amandes douces, soit avec de
la vaseline pure ou additionnée de 5 p. 100 d'acide borique, de
2 p. 100 d'acide salicylique ou de 5 p. 100 de soufre, soit surtout
avec de la glycérine, du glycérolé d'amidon ou du glycérolé tartrique à 5 p. 100, des lavages avec le savon mou de potasse mélangé
d'un tiers d'alcool et des bains prolongés.

Ces moyens doivent d'abord être renouvelés tous les jours ; quand les squames sont tombées, il suffit, pour maintenir la peau en bon état, de faire des frictions et de prendre les bains savonneux une ou deux fois par semaine.

Dans l'ichtyose hystrix, on peut recourir au raclage des concrétions.

KÉRATOSE PILAIRE

De petites élevures cornées développées autour des orifices pileux, sous l'influence d'un processus qui tend à l'atrophie, caractérisent la maladie de la peau que, d'abord Hyde, puis Brocq ont désignée sous ce nom ; elle a été considérée, à tort, comme une des manifestations de l'ichtyose avec laquelle elle coïncide habituellement et dont elle diffère, comme l'a bien vu Cels (1), non seulement par ses localisations histologiques et régionales, mais aussi par ce fait capital qu'elle présente une évolution. Elle a été aussi dénommée *xérodermie pilaire* (Besnier), *ichtyose folliculaire, ichtyose ansérine, folliculite rouge, lichen pilaire*.

Étiologie. — Cette maladie est très fréquente, car on l'observe environ chez les deux tiers des sujets à différents degrés ; elle est le plus souvent héréditaire.

On ne l'observe généralement pas dans la première enfance ; c'est d'ordinaire vers deux ans et demi qu'on la voit paraître ; son développement peut être plus tardif ; elle ne se manifeste, chez certains sujets, qu'à l'époque de la puberté. La présence des poils dans leurs follicules paraît être la condition essentielle de sa production et de sa persistance ; aussi fait-elle défaut dans les cas d'ichtyose où les poils sont atrophiés et a-t-elle tendance à s'atténuer et à disparaître à mesure que, l'individu avançant en âge, son système pileux s'atrophie de plus en plus.

Symptômes. — Dans sa forme la plus habituelle, la kératose pilaire est caractérisée par de petites saillies du volume d'une tête d'épingle développées autour de poils atrophiés, saillies surmontées souvent d'une squame ; ce ne sont, à l'état le plus rudimentaire, que des accumulations d'épiderme ; à un degré plus avancé, on trouve des papules arrondies, à sommet acuminé, dures au toucher : leur volume varie de celui d'un grain de millet à celui d'un petit grain de chènevis ; leur couleur est le plus ordinairement celle de la peau saine (kératose pilaire blanche) ; assez souvent, cependant, elle est d'un rouge plus ou moins foncé (kératose pilaire rouge) ; l'affection se complique alors d'un état congestif ou inflammatoire. Le poil inclus est presque toujours plus ou moins atrophié ; on le trouve ordinairement enroulé ; son calibre est souvent inégal ; il

(1) Cels, Thèse de Paris, 1898.

peut présenter une série de renflements fusiformes; l'un de nous (H.) a plusieurs fois constaté en pareil cas l'existence d'une altération très analogue, pour ne pas dire identiques à celle de l'*aplasie moniliforme*.

Brocq signale, à côté de ces papules, des éléments incomplets, avortés ou en voie d'évolution rétrograde : ce sont de simples taches périfolliculaires, érythémateuses ou blanches; dans ce dernier cas, elles représentent des cicatrices. L'affection est parfois prurigineuse.

Le dos des bras, dans sa partie moyenne, est le siège le plus habituel de cette dermatose; on l'observe également sur la face dorsale des avant-bras, la région fessière, le devant des cuisses au-dessus des genoux et les jambes; la peau peut être envahie dans la plus grande partie de son étendue; les plis articulaires et le milieu du tronc restent alors seuls indemnes.

A la face, l'éruption présente des caractères particuliers qui ont été bien décrits par Brocq : les saillies, de très petites dimensions, étant confluentes et leur présence déterminant un état congestif, le tégument qui en est le siège présente une coloration érythémateuse plus ou moins intense ; on voit, dans les plaques rouges, les mêmes cicatricules qui ont été signalées précédemment.

Brocq indique, comme lieux d'élection de cette dermatose, sur la face, le front où elle forme deux plaques rouges au-dessus du tiers interne des sourcils, les sourcils dont elle occupe, soit le tiers interne soit le tiers externe, le devant de l'oreille où elle est disposée en une plaque verticale allant de la tempe à l'angle de la mâchoire et cette dernière région d'où elle s'étend en haut et en avant vers la pommette.

L'espace intersourcilier, le haut du menton dans sa partie médiane et les oreilles peuvent être envahis dans les cas très prononcés.

Le cuir chevelu présente concurremment une desquamation analogue à celle de la séborrhée ; Brocq y a observé la kératose avec formation de papules circumpilaires, puis atrophie cicatricielle; il lui rattache l'aplasie moniliforme des cheveux et des poils. Les observations de l'un de nous (H.) sont en faveur de cette manière de voir. Dans l'*ulérythème ophryogène* de Taenzer, la tendance à la formation de tissu de cicatrice est plus prononcée.

MARCHE. — Cette dermatose n'est pas, comme l'ichtyose, une simple difformité cutanée, car elle a une évolution : constamment, elle finit par s'éteindre, en laissant à sa suite un tissu de cicatrice et de l'alopécie.

ANATOMIE PATHOLOGIQUE. — La kératose pilaire est essentiellement caractérisée par une hypergenèse de cellules épidermiques dans les follicules pileux, sous forme de globes cornés que constituent de minces lamelles stratifiées; plusieurs poils rudimentaires peuvent y être inclus. D'autre part, ces organes ainsi que leurs glandes s'enflamment, puis s'atrophient; les poils sont souvent privés de leur bulbe (Giovannini).

DIAGNOSTIC. — Le pityriasis rubra pilaris est la seule dermatose qui puisse simuler la kératose pilaire : l'existence, sur le dos des phalanges, de saillies péripilaires ponctuées et squameuses, l'altération en moelle de jonc du segment inférieur des ongles, les localisations et enfin les desquamations palmaires et plantaires l'en distinguent.

PRONOSTIC. — La santé générale n'est nullement troublée ; l'affection, quand elle est très prononcée et surtout quand elle siège à la face, est pénible par l'aspect désagréable qu'elle donne aux téguments.

TRAITEMENT. — Nous avons vu que les grains pilaires s'effacent quand les poils sont complètement atrophiés : c'est donc à juste titre que Brocq considère comme le procédé de traitement le plus sûr la destruction du bulbe pileux par l'électrolyse. Toute autre médication ne peut être que palliative. On peut, avec avantage, enlever mécaniquement les squames après les avoir dissociées par des applications de savon noir ou d'une pommade renfermant de 2 à 4 p. 100 d'acide salicylique dont on continue les applications biquotidiennes jusqu'à production d'une vive irritation et que l'on remplace alors par des topiques protecteurs et non irritants tels que la pommade à l'oxyde de zinc, pour y revenir ensuite ; des *scarifications linéaires* peuvent être utiles pour diminuer, au visage, la coloration rouge.

POROKÉRATOSE

Synon. : *Hyperkératose figurée centrifuge atrophiante* (1).

ÉTIOLOGIE. — Cette maladie, qui a été observée surtout en Italie (Mibelli, Respighi, Ducrey), et particulièrement dans le district de Parme, atteint en général plusieurs membres d'une même famille, frères et sœurs, quelquefois le père ou la mère et certains enfants. Elle ne paraît pas contagieuse.

Le sexe masculin est le plus souvent atteint.

La plupart des observations portent sur des paysans ou des ouvriers. Quelquefois l'affection s'est développée chez des enfants ; en général elle paraît chez des adolescents, ou même à un âge plus avancé.

SYMPTÔMES. — Les lésions occupent la peau, et souvent les muqueuses buccales. Toutes les régions du tégument peuvent être envahies, mais certaines localisations sont plus fréquentes : le visage (nez, partie supérieure et interne des joues, partie inférieure et médiane du front), la région préauriculaire, le pavillon des oreilles, la nuque, les organes génitaux (gland, scrotum ou grandes lèvres), l'extrémité des membres (face dorsale des mains et des pieds, face palmaire des doigts, région calcanéenne, bord externe du pied, articulations métatarso-phalangiennes). Les autres régions des membres, surtout la face d'extension, le tronc en dernière ligne, peuvent être atteints.

(1) MIBELLI, RESPIGHI, *Giornale ital. delle malattie della pelle*, 1893. — MAX JOSEPH, A. für D., 1897. — DUCREY et RESPIGHI, *A. D.*, 1898.

Les muqueuses buccales sont envahies dans 50 p. 100 des cas. Toutes peuvent être intéressées, à l'exception du dos de la langue.

Les lésions de la peau se présentent sous forme de saillies et de placards, ceux-ci et celles-là hyperkératosiques, soit en totalité, soit sur leurs bords. Ces placards ne sont que le développement de lésions plus petites, et on saisit aisément les transitions chez des malades qui sont atteints sur de grandes étendues du tégument.

On peut résumer de la manière suivante les caractères des lésions d'après Ducrey et Respighi.

1° On observe de très fines saillies formées d'une partie centrale très proéminente, acuminée ou ombiliquée, et presque toujours entourées d'une collerette cornée ;

2° De petites saillies papuleuses à surface pleine ou légèrement convexe, quelquefois surmontées d'un cylindre corné qui atteint jusqu'à quelques millimètres, entourées également d'une collerette cornée ;

3° Des plaques arrondies, dont l'aire centrale est normale, déprimée même ou d'aspect atrophique, et qui sont limitées, soit par une ligne squameuse, soit par une saillie cornée linéaire, tantôt régulière et continue, tantôt irrégulière et interrompue, surtout au visage où l'on voit de petites saillies convexes ou hémisphériques indépendantes. Souvent cette saillie est divisée par un sillon où l'on peut trouver un « liséré corné » inséré à sa partie profonde, tantôt indépendant, tantôt annexé à la lèvre interne du sillon.

Sous l'aire calleuse, on peut trouver la peau atrophiée comme dans les plaques précédentes ;

4° Des plaques dont l'aire centrale est calleuse, dont la bordure est formée comme celle des plaques précédentes, mais offre un sillon plus large et un liséré corné plus élevé, qui peut masquer le sillon.

A la limite externe des plaques, la peau est normale, ou de couleur rouge ; aux membres inférieurs, elle se pigmente volontiers.

A la limite interne, la coloration de la peau est quelquefois rouge ou plus ou moins brune.

Les plaques sont surtout étendues aux mains et aux pieds ; la bordure est irrégulière et s'étale largement ; sa couleur est jaune sale.

Les plaques, souvent rondes, ovales ou elliptiques, peuvent devenir polycycliques par confluence, et même tout à fait irrégulières, surtout quand elles atteignent de vastes dimensions, par exemple aux membres inférieurs, où elles peuvent offrir plusieurs centimètres de diamètre.

Les lésions des muqueuses buccales sont généralement peu nombreuses et tout à fait asymétriques. Ce sont de petites taches dont les dimensions varient de celles d'une tête d'épingle à celles d'une lentille, arrondies, ovalaires, polycycliques ou irrégulières.

L'aire centrale est uniformément opaline ; elle laisse deviner la couleur rosée de la muqueuse sous-jacente ; sa surface est concave, plane ou convexe. La limite est nettement indiquée par une saillie linéaire, d'un blanc opaque, qui, par exception, peut être divisée par un sillon.

En certains points, on peut trouver de petits îlots où la muqueuse est déprimée sans prendre une coloration spéciale.

Certaines taches offrent de petites dépressions ou de petites saillies d'origine glandulaire.

Les symptômes fonctionnels sont sans importance. Rarement le malade se plaint de prurit cutané, quelquefois de douleurs au niveau des pieds, dues à la pression qu'exercent les chaussures sur les régions malades. Souvent le malade ignore les lésions des muqueuses.

La maladie a une évolution essentiellement lente. Parfois un seul foyer existe pendant de longues années, puis l'extension se fait par apparition de nouvelles altérations cutanées. A la fin, les lésions sont toujours bilatérales.

ANATOMIE PATHOLOGIQUE. — De l'étude histologique minutieuse à laquelle se sont livrés plusieurs auteurs, surtout Ducrey et Respighi, nous retiendrons les détails suivants :

La lésion que l'on peut considérer comme essentielle est le liséré qui est formé d'un amas de cellules mal kératinisées, ayant conservé des noyaux colorables. Il s'élève du fond d'une rigole correspondant à des dépressions interpapillaires auxquelles aboutissent des orifices glandulaires élargis, mais oblitérés par des amas cornés. La présence du sillon n'est pas nécessaire ; il peut exceptionnellement être remplacé par une saillie sur laquelle se développe le liséré corné.

Le derme subit une transformation scléreuse dans ses couches supérieures. D'abord hypertrophié, il s'atrophie à une période plus avancée du processus. Les glandes sébacées et les follicules, hypertrophiés également à l'origine, s'atrophient également plus tard. Les glomérules sudoripares peuvent être dilatés (Majocchi).

Les lésions muqueuses ont une structure identique.

L'origine du processus est indéterminée. Elle a été considérée comme épidermique par les premiers auteurs, mais Ducrey et Respighi accordent maintenant la plus grande importance aux lésions du derme.

DIAGNOSTIC. — Le *lichen plan* est une maladie généralement prurigineuse, qui dure quelques mois et qui n'atteint pas plusieurs membres d'une même famille. Les lésions essentielles sont des papules caractéristiques, striées à leur surface, de couleur rouge foncé, brillante. Des plaques annulaires peuvent les accompagner. Il existe quelques faits de lichen plan essentiellement annulaire, mais les anneaux y sont limités par une saillie rouge où on ne voit ni le sillon, ni le liséré des anneaux porokératosiques. Sur les muqueuses, on trouve des stries linéaires, rarement des taches annulaires.

TRAITEMENT. — En présence d'un cas de porokératose, il conviendrait d'agir comme dans les ichtyoses congénitales, et de *décaper* les lésions par des bains, des pommades salicylées et surtout l'application d'emplâtres, celui de Vigo en particulier (L.).

DÉGÉNÉRESCENCE COLLOÏDE DU DERME

Synon. : *Colloïd milium, colloïdome miliaire* (1).

Cette maladie rare, décrite par Wagner, Besnier, Balzer, Feulard, Liveing, Perrin, s'observe chez des individus qui vivent exposés à la lumière et au grand air et atteint les parties découvertes. Elle n'a été rencontrée que chez des adultes ou des vieillards.

Elle paraît, d'après Unna, présenter des rapports intimes avec la dégénérescence sénile de la peau.

SYMPTÔMES. — Les lésions sont tout à fait caractéristiques. On trouve à la face, en particulier sur le front, les tempes, les régions périorbitaires et la face antérieure du nez, de petites saillies lisses dont le volume extrêmement variable n'atteint pas celui d'un grain de blé. Certaines ne sont visibles qu'à la loupe (Besnier). Elles sont rondes ou de forme irrégulière. Ces saillies, brillantes, transparentes, font penser à première vue à des vésicules, mais il est facile de s'assurer par la piqûre qu'elles ne contiennent pas de liquide. Elles sont résistantes au toucher. Leur nombre est toujours élevé, elles sont souvent cohérentes en beaucoup de points, *mais non confluentes*, de sorte qu'on reconnaît toujours les saillies élémentaires.

Certaines saillies peuvent disparaître en laissant une cicatrice transitoire.

Des saillies jaunes, identiques, isolées ou cohérentes, peuvent s'observer en divers points de la conjonctive.

Dans quelques cas, les saillies du colloïd milium se voient à la face dorsale des mains.

Il est rare que le malade éprouve un léger prurit.

Par le raclage, on constate que les saillies sont formées d'une matière gélatineuse ; c'est la matière colloïde, qui infiltre les faisceaux conjonctifs du derme et soulève l'épiderme tendu à la surface.

ANATOMIE PATHOLOGIQUE. — La transformation colloïde porte sur certains faisceaux conjonctifs du derme qui sont hypertrophiés, réfringents et homogènes ; on constate d'abord des boules qui apparaissent au centre des faisceaux et se confondent plus tard en formant de gros blocs qui ont des réactions colorantes particulières. Dans les régions dégénérées, le tissu élastique est altéré et se transforme en *élacine* (Unna) ; plus tard il se combine avec le tissu

(1) WAGNER, *Arch. der Heilk.*, 1866. — BESNIER, *A. D.*, 1879. — FEULARD et BALZER, *A. D.*, 1885. — LIVEING, *Brit. med. Journ.*, 1886. — PERRIN, *Congrès internat.*, 1892. — UNNA, *Histo-pathologie.*

conjonctif ; la substance colloïde passe, d'après Unna, par deux stades qui ont des réactions colorantes différentes, *collastine* et *collacine*.

Autour des régions malades, on trouve parfois au début des cellules assez nombreuses ; mais à la période d'état les cellules fixes sont tout à fait normales.

La dégénérescence se développe dans les parties supérieures du derme profond ; les masses colloïdes restent séparées de l'épiderme refoulé, aminci, par une bande connective saine, qui se retrouve en général autour des follicules et des glandes, les uns et les autres sains. Parfois la dégénérescence envahit cependant leur gaine connective.

Dans un fait de Balzer et Feulard, la transformation colloïde s'étendait jusque dans l'hypoderme.

La gaine externe des vaisseaux sanguins subit parfois également une transformation colloïde, même en dehors des régions dégénérées du derme.

Les nerfs restent sains.

Le seul mode de traitement est le raclage de la peau (L.).

RÉGRESSION SÉNILE DE LA PEAU (1)

ÉTUDE CLINIQUE. — Les rides, qui sont, au moins à la face, le symptôme le plus évident de la régression sénile, sont dues à l'atrophie des muscles peauciers et du tissu graisseux abondant qui se trouve dans l'hypoderme de la face. Mais il existe des altérations qui ont plus d'importance pour le dermatologiste.

La peau du vieillard est sèche, à cause de l'atrophie des glandes et surtout des glandes sébacées. Elle est moins épaisse que celle de l'adulte ; elle est pâle, par suite de l'anémie sénile fréquente, mais surtout de la diminution de la circulation cutanée. Par contre, on observe souvent, au moins à la face, des varicosités veineuses développées.

La régression sénile de la peau se développe parfois d'une manière précoce, et la sénilité cutanée peut être plus marquée chez certains individus à quarante ans, que chez d'autres à soixante. Ces différences sont liées surtout à des conditions individuelles, mais également à des causes externes ; la peau est plus altérée chez les sujets qui ont vécu à la campagne, exposés aux intempéries, au soleil, que chez les autres.

La régression sénile favorise le développement d'une série de dermatoses. Suivant l'un de nous (L.), l'eczéma est plus fréquent et surtout plus persistant chez les vieillards que chez les adultes (2). Le cancroïde se développe de préférence chez des individus âgés

(1) UNNA, *Histo-pathologie.*
(2) LEREDDE, *L'eczéma, maladie parasitaire.* Paris, 1898.

dont la peau est altérée ; nous reviendrons sur ces altérations au chapitre *Épithéliome*.

ANATOMIE PATHOLOGIQUE. — Plusieurs auteurs allemands (Neumann, Schmidt, Reizenstein) ont étudié la peau sénile et sont arrivés à des conclusions intéressantes, qui ont été contrôlées et complétées par Unna.

D'une manière générale, l'épiderme est atrophié, au moins dans sa portion malpighienne, car en certains points la couche cornée s'épaissit. Sa pigmentation est plus intense qu'à l'état normal, surtout en certains points, et est perceptible sur une plus grande hauteur. Les papilles sont courtes, mal indiquées, les vaisseaux sanguins dilatés. Les follicules pileux sont courts, dilatés, et les glandes sébacées élargies. Les glandes sudoripares restent normales ; cependant Neumann y a constaté la présence de masses fauves ou brunes, qui peuvent amener l'élargissement des conduits excréteurs.

Le derme profond diminue d'épaisseur ; on trouve dans le tissu adipeux des lésions variables, ici la diminution du tissu avec épaississement des travées conjonctives, là l'augmentation de la graisse. De place en place, on trouve, dans le derme, de petits amas cellulaires autour des vaisseaux. Les mastzellen sont en nombre normal ; les muscles restent sains (Unna).

Grâce à des méthodes de coloration spéciales, Unna a pu mettre en évidence des altérations importantes du tissu conjonctif et du tissu élastique ; on trouve, dans la peau des vieillards, des fibres élastiques *basophiles* (*élacine*). Cette élacine peut se combiner avec le tissu conjonctif normal, en tissu collagène et constituer la *collacine*. D'autre part, le tissu élastique normal (*élastine*) peut se combiner avec le collagène dégénéré et constituer la *collastine*.

Ces lésions complexes ne sont pas dues uniquement à l'âge des malades : elles peuvent du reste être très marquées chez des individus jeunes. Elles sont toujours plus prononcées à la face et aux mains, et il n'est pas douteux, par suite, que l'action des causes irritantes externes n'ait un rôle important dans leur détermination.

L'hygiène de la peau peut, dans une large mesure, retarder le développement de la régression sénile. Les vieillards doivent éviter l'emploi de tous les agents irritants de la peau, et ne pas abuser des savons. Les mains seront nettoyées de préférence à la pâte d'amandes, à la vaseline et à la mie de pain. Les bains simples, et mieux les bains d'amidon, seront seuls recommandés, au moins à titre régulier.

Le développement précoce des rides peut être prévenu par le massage de la peau (L.)

XANTHOMES

DÉFINITION ET DIVISION. — On décrit, sous ce nom, des néoplasies d'aspect très divers qui ont pour caractère commun de se traduire par des taches ou des élevures de coloration plus ou moins jaune, liées à une infiltration graisseuse. Pour les uns, leurs variétés représentent différentes formes d'une seule et même maladie; pour les autres, on confond sous cette dénomination des espèces morbides multiples.

Cette dernière interprétation prédomine aujourd'hui.

En tenant compte de l'aspect des lésions, de leur évolution et des phénomènes concomitants, on peut distinguer deux espèces principales de xanthome, le *xanthome vulgaire* et le *xanthome diabétique* : il faut y ajouter le *xanthome élastique de Balzer*, et, d'après Unna, un *xanthome palpébral à cellules géantes* : nous les étudierons successivement.

A. **Xanthome vulgaire.** — ÉTIOLOGIE ET SYMPTÔMES. — Cette forme a été décrite la première par Rayer, en 1835, sous le nom de *plaques jaunes folliculeuses*, *plaques jaunâtres des paupières*; depuis lors, différentes autres dénominations lui ont été appliquées : telles sont celles de *blepharodyschroea* par Von Ammon, de *vitiligoidea* par Addison et Gull, de *molluscum dit sébacé* par E. Wilson, *cholestérique* par Bazin, *lipomatodes* par Virchow, de *xanthelasma* par E. Wilson, de *fibrome lipomatode* par Kœbner, et enfin de *xanthome* par F. Smith : Cette dernière est généralement adoptée aujourd'hui.

La maladie peut être congénitale, remonter à la première enfance ou se développer tardivement; elle offre, dans les deux cas, les mêmes caractères.

Elle est souvent héréditaire, et, à un haut degré, *familiale*; on en a observé maintes fois nombre de cas dans plusieurs générations successives.

Elle est fréquente, mais elle passe souvent inaperçue par défaut d'attention.

D'après la forme de l'éruption, on peut en distinguer, avec Besnier et Doyon, trois variétés, une *plane*, une *tubéreuse* et une *en tumeurs*.

La *variété plane* a pour siège d'élection les paupières, et plus particulièrement leur partie interne; exceptionnellement, on l'observe en d'autres régions, telles que les autres parties de la face, les oreilles et le fourreau de la verge; les dimensions des éléments éruptifs varient de quelques millimètres à plusieurs centimètres de diamètre.

Les plaques peuvent être arrondies, ovalaires ou disposées en traînées qui s'étendent, sur la paupière inférieure obliquement en bas et en dehors en partant du voisinage de la commissure interne,

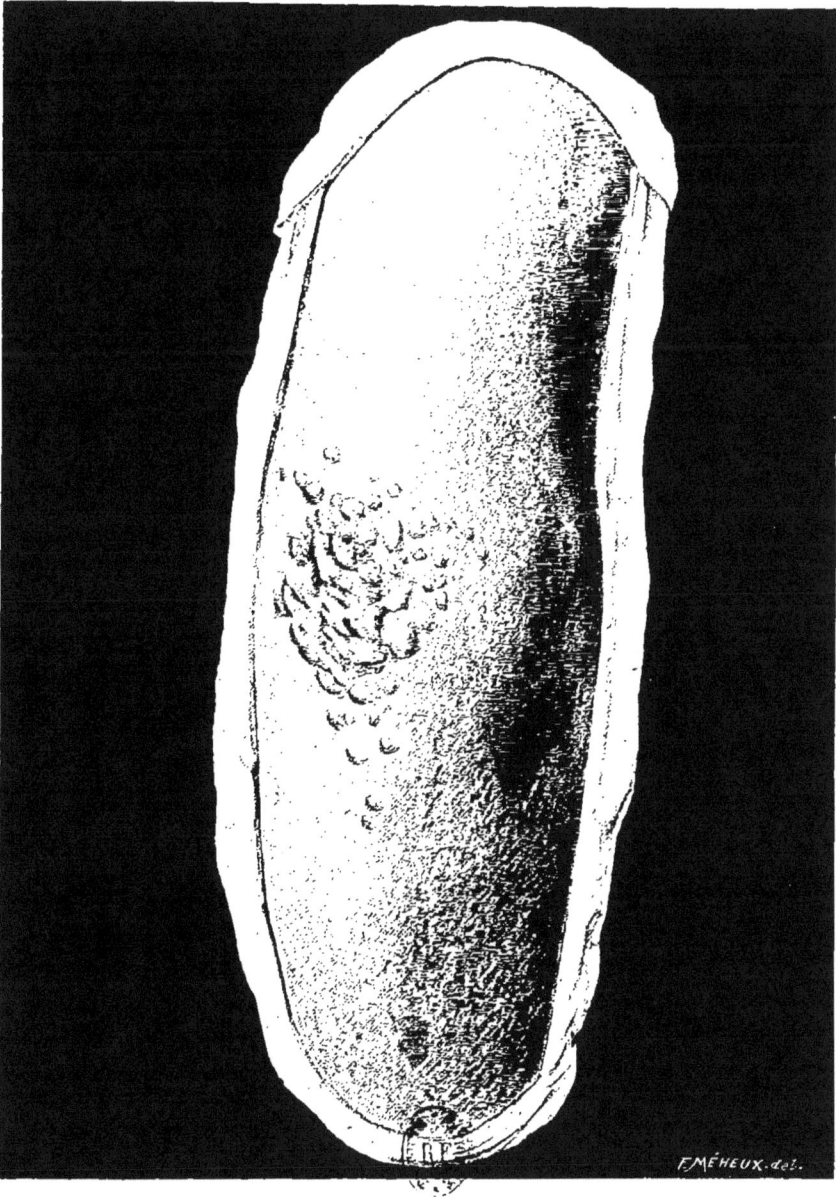

Librairie J.-B. Baillière et fils.

XANTHOME

sur la partie interne de la paupière supérieure transversalement en suivant la direction des faisceaux musculaires ; elles sont habituellement multiples et séparées par des intervalles de peau saine ; elles peuvent former un relief, ordinairement peu considérable, parfois plus accentué.

Leur *surface* est remarquablement douce au toucher, ordinairement lisse, quelquefois finement cloisonnée par de légers sillons.

Elles ne s'accompagnent d'aucune altération appréciable de l'épiderme ; elles ne donnent lieu à aucune sensation anormale.

Leur *couleur* est d'un jaune habituellement assez vif que l'on peut comparer à celui du beurre, de l'orange, de la peau de chamois, du safran, du cuir clair.

Dans la variété *tubéreuse*, les lésions forment des saillies dont le volume varie le plus souvent entre celui d'un grain de millet et celui d'un pois (Planche III) ; ces saillies peuvent être périfolliculaires, entourer un comédon et se multiplier sous cette forme en si grande abondance qu'il en résulte un aspect tout spécial rappelant celui de certaines acnés ponctuées ; leur développement peut s'accompagner de douleurs vives qui surviennent spontanément ou sous l'influence de la pression (Török).

Dans la variété *en tumeurs*, les nodosités atteignent le volume d'une noisette et peuvent même le dépasser.

Ces différentes variétés peuvent coïncider chez un même sujet : souvent limitées aux paupières, elles peuvent intéresser d'autres régions, telles que la tête, le cuir chevelu, les joues, les commissures labiales, le nez et les oreilles, plus bas la nuque et le cou, puis les épaules, les fesses, les articulations des membres où elles occupent le plus souvent le côté de l'extension, et enfin les extrémités digitales (Planche IV), ainsi que les faces palmaires et plantaires : elles sont habituellement symétriques.

Les éruptions ont présenté plusieurs fois une *disposition linéaire correspondant à des trajets nerveux* et comparable à celle de certains nævi ; leur coexistence avec des nævi n'est pas rare.

Dans les paumes des mains, l'éruption peut affecter la forme de stries linéaires qui correspondent aux plis normaux de la région. Gaucher l'a vue se développer sur des cicatrices consécutives à l'application de ventouses scarifiées.

Dans un fait de Virchow (1), les cornées étaient envahies, d'un côté par des taches jaunes multiples, de l'autre par une petite tumeur xanthomateuse supprimant presque complètement la vision.

Les muqueuses peuvent être simultanément intéressées ; on a vu des plaques xanthomateuses sur les gencives, la face interne des joues et des lèvres, la voûte palatine, le pharynx ; on en a trouvé dans

(1) *Virchow's Archiv*, Bd XLI.

la trachée, dans le larynx, dans les bronches; elles peuvent s'accompagner de douleurs, de gonflement et de rougeur des parties voisines (1). Dans des autopsies, on a constaté les mêmes altérations dans l'œsophage, dans le foie, où elles peuvent coïncider avec une cirrhose hypertrophique qu'elles ont vraisemblablement provoquée, dans les conduits biliaires dont elles peuvent déterminer l'obstruction, sur l'endartère pulmonaire et aortique, dans l'endocarde, dans la capsule de la rate, dans le péritoine périrectal, dans la paroi d'un kyste de l'ovaire; il s'agit donc d'une maladie étendue à beaucoup d'organes. Dans le foie, où ces altérations ont surtout été étudiées par Pye Smith et Moxon, elles se présentent sous la forme, tantôt de taches blanchâtres situées sous la capsule de Glisson et sur le pourtour des canaux biliaires, tantôt de foyers parenchymateux.

Ces localisations viscérales donnent la clef des symptômes qui peuvent accompagner ces xanthomes : le plus souvent, il s'agit d'ictères accompagnés parfois de coliques hépatiques et d'hypermégalie du foie ; on a signalé aussi de l'amblyopie, des névralgies, du tremblement et autres troubles de l'innervation (2).

Les altérations du xanthome vulgaire n'ont aucune tendance à rétrocéder; elles persistent indéfiniment sans se modifier ou en s'accroissant lentement. Elles peuvent se multiplier par poussées aiguës (Blaschko).

Il semble cependant que les localisations viscérales soient susceptibles de présenter des alternatives d'augmentation et de régression, car l'ictère et les phénomènes douloureux peuvent n'être que passagers et se renouveler à plusieurs reprises.

Besnier a signalé, comme distincte de l'ictère, une xanthodermie, de coloration ocreuse; l'urine ne décèle pas en pareil cas trace de pigment biliaire; Hayem ayant établi que l'ictère peut exister sans cette excrétion dans les cas où le sérum du sang est peu chargé de bile, on doit se demander si ce n'est pas ainsi qu'il faut interpréter la production de cette dyschromie cutanée.

Histologie. — Les auteurs nombreux qui ont étudié le xanthome à ce point de vue sont loin d'être arrivés à des résultats identiques et les conceptions les plus diverses ont été formulées, particulièrement par Balzer, Touton, Kœbner, Robinson, Unna, Darier.

Ce qui frappe surtout, dans les examens de tissu xanthomateux, c'est la présence d'amas plus ou moins considérables d'une substance graisseuse offrant des caractères particuliers; d'après la plupart des auteurs, il s'agit là de cellules infiltrées par cette graisse : on les a dénommées *cellules xanthomateuses*; elles sont, d'après Touton,

(1) Dyer, *Journ. of. cutan. dis.*, 1898.
(2) Hallopeau, *Sur la nature des xanthomes* (*Congrès de l'Association pour l'avancement des sciences et Annales de dermat.*, 1893).

caractéristiques; il leur décrit une mince membrane d'enveloppe, un contenu finement granuleux, un gros noyau et une infiltration graisseuse ; certaines d'entre elles sont en outre pigmentées ; elles siègent dans les voies lymphatiques. Suivant Unna, cette interprétation serait inexacte : cette graisse serait accumulée, non dans de grandes cellules, mais bien dans des espaces lymphatiques ; Darier émet une opinion mixte en disant que ces amas graisseux peuvent être libres ou inclus dans des cellules.

Touton a indiqué des éléments de transition entre ces grandes cellules à noyaux multiples et les cellules connectives normales de la paupière; elles offrent, d'après Török, une grande analogie avec les cellules adipeuses en voie de formation que Flemming a étudiées chez l'embryon.

Les auteurs sont d'accord pour admettre que ces éléments du xanthome se développent sur le trajet des vaisseaux, et particulièrement des lymphatiques, dans un réseau de fibrilles conjonctives et élastiques. L'opinion de Hebra, qui les localisait dans les glandes sébacées, a été soutenue récemment par Geber (1). Cet auteur a constaté que ces organes sont augmentés de volume ; il a trouvé leurs cellules tuméfiées et chargées de granulations graisseuses; il s'agit pour lui d'un développement hyperplastique de ces éléments. Cette opinion est restée isolée ; à juste titre, Waldeyer (2) considère comme secondaires ces lipomes glandulaires : les localisations du xanthome dans les paumes des mains suffisent à démontrer que l'interprétation de Geber ne peut être admise.

C'est à tort que l'on a parlé, dans ce xanthome, d'une dégénérescence graisseuse ; le tissu morbide y conserve sa vitalité : il ne subit pas une évolution rétrograde. Il ne s'y produit pas de ramollissement comme dans les altérations caséeuses; on n'y trouve ni cholestérine, ni dépôts calcaires.

Unna a montré que la graisse de ces néoplasies diffère par ses réactions de la graisse normale : elle se présente, au microscope, sous l'aspect d'éléments bacilliformes très petits et offrant une longueur double de leur largeur.

Il ne s'agit pas d'une altération d'éléments normaux de la région, car elle ne contient pas physiologiquement de cellules graisseuses. Pour ceux qui admettent, comme nous, l'origine embryonnaire de ces productions, il y a là une *hétérotopie*. Suivant Unna, ce seraient les éléments interstitiels du muscle orbiculaire qui, en se multipliant, donneraient naissance à ces néoplasies ; il assure que si on les enlève avec soin, on peut constater que leur tissu se prolonge entre les faisceaux de muscles qui, d'autre part, envoient des prolongements dans son épaisseur.

(1) GEBER u. SIMON, *A. f. D.*, 1892.
(2) WALDEYER, *Virchow's Archiv*, Bd XLIV.

Chambard a signalé, dans les xanthomes, des lésions d'endartérite, de périarthrite et de péri-névrite. Suivant Quinquaud, le sang des xanthomateux renfermerait de la graisse en excès. Coats, ayant constaté, dans le xanthome tubéreux, des proliférations avec formation de cellules géantes, rattache cette néoplasie à une infection encore indéterminée; il est, à cet égard, en désaccord avec tous les auteurs (1).

B. **Xanthome élastique de Balzer.** — Cette dermatose offre dans ses caractères cliniques, de grandes analogies et quelques différences avec le xanthome vulgaire; comme lui, elle peut être constituée par des macules ou des papules; les commissures palpébrales ne sont pas épargnées; l'éruption se présente surtout sous forme de plaques un peu élevées, de teinte marbrée, paraissant constituées par la confluence de petites masses lenticulaires que sépare un réseau violacé; au pourtour des plaques, les papules jaunâtres s'isolent: elles sont entourées par une auréole rouge et centrées par un orifice brunâtre (Chauffard), contrairement à ce que l'on observe dans le xanthome vulgaire; en outre, la peau peut être parsemée de larges taches pigmentées; les traînées pâles, linéaires, qu'elles séparent, peuvent être parallèles; le tégument a perdu son élasticité dans les parties atteintes; les manifestations prédominent du côté des plis de flexion et des creux articulaires; Gaucher ajoute, comme particularités, la coloration plus pâle des lésions cutanées et ce fait que les éléments xanthématiques peuvent être mêlés de nombreux points ou îlots cicatriciels qui paraissent dus à la résorption spontanée d'une partie des éléments; enfin, ces plaques peuvent être, d'après cet auteur, lentement progressives.

Au nom de l'histologie, Darier (2) fait de ce xanthome de Balzer une espèce morbide distincte qu'il appelle *pseudo-xanthome élastique*. Dans les deux observations que l'on en connaît, on a constaté que les altérations portaient surtout sur le tissu élastique : Balzer a signalé ce fait chez son malade et Darier sur celui de Chauffard; le réseau élastique s'y fragmente, s'y tuméfie et finit par se désagréger complètement (*elastorrhexis* de Darier); les altérations spécifiques du xanthome, et particulièrement les granulations graisseuses, y feraient défaut.

De nouvelles recherches seront nécessaires pour juger la question, car Balzer, à qui l'on doit la première étude complète sur ce sujet, a trouvé des cellules xanthélasmiques dans ces néoplasies, et il assure avoir rencontré des altérations analogues, bien que moins prononcées, du tissu élastique dans plusieurs cas de xanthomes vrais.

C. **Xanthome diabétique.** — Nous avons affaire ici à un type clinique qui se différencie nettement du xanthome vulgaire; il a été

(1) Coats a. M. C. Anderson, *Brit. med.*, 1892.
(2) Darier, *Congrès de Londres*, 1896.

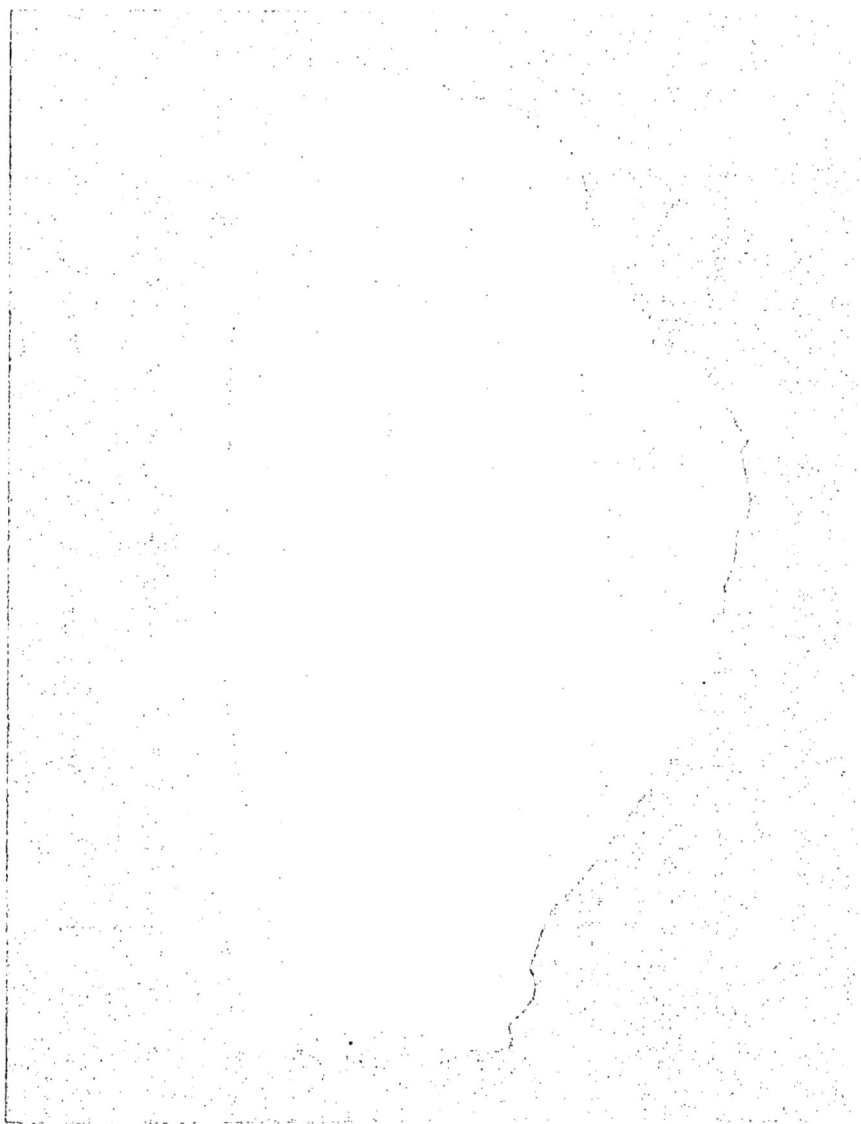

Librairie J.-B. Baillière et fils.

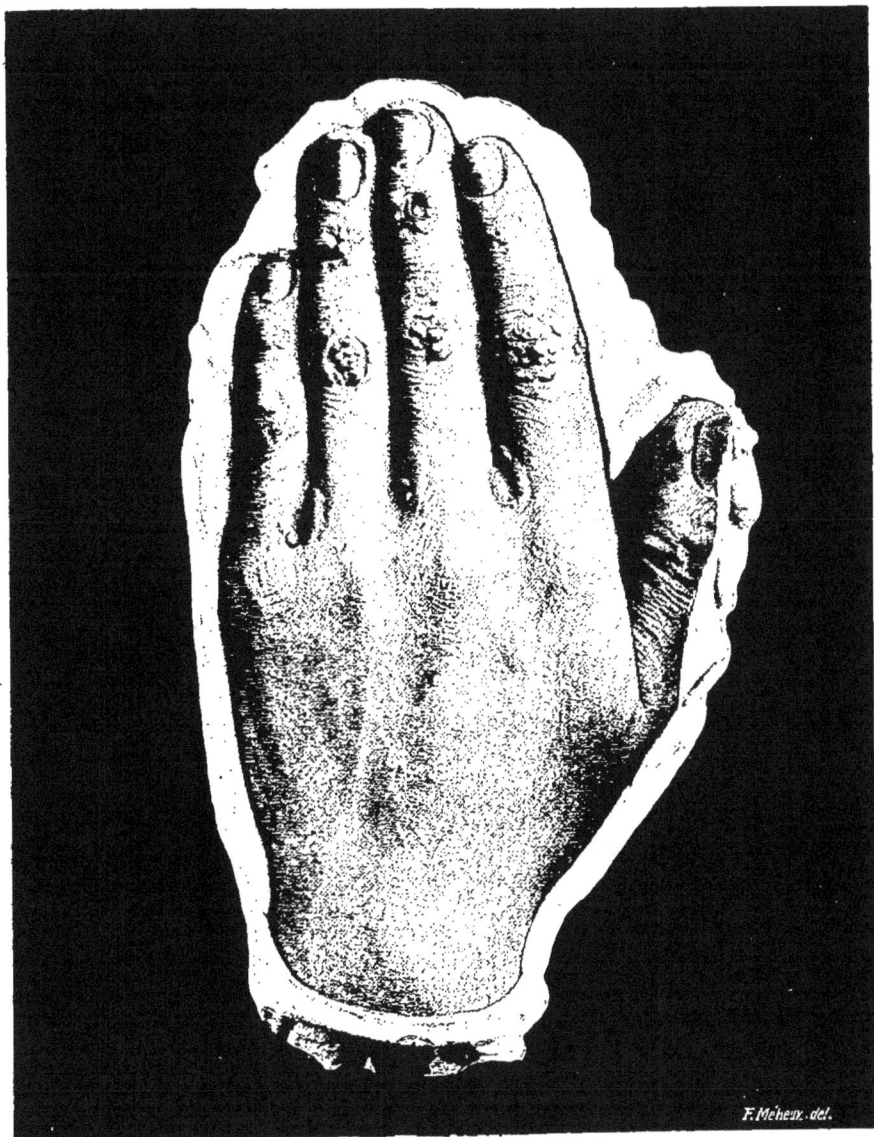

F.Meheux.del.

Librairie J.-B. Baillière et fils.

XANTHOME

particulièrement mis en relief et bien étudié en 1883 par Malcolm Morris (1).

Les altérations palpébrales y font défaut; les lésions consistent surtout en des *papules*, des *tubérosités* et des *tumeurs*; celles-ci dépassent souvent le volume d'une noisette et peuvent atteindre celui d'une noix; *elles peuvent se développer dans les couches profondes du derme et l'on en trouve même dans le tissu cellulaire sous-cutané; les follicules pilo-sébacés sont saillants et entourés d'une fine collerette épidermique*; les tumeurs siègent surtout au niveau des articulations des membres, du côté de leur convexité; quelques éléments éruptifs peuvent se développer concurremment du côté de la flexion. Ces papules ou tumeurs peuvent être *isolées* ou *groupées*, parfois en séries linéaires incurvées; leur *consistance* est d'une fermeté remarquable, surtout lorsqu'elles sont volumineuses; leur *couleur* est le plus souvent d'un rouge sombre ou violacé plus ou moins intense; on n'y trouve parfois que par places, et seulement dans une partie des éléments, une teinte jaunâtre rappelant celle du xanthome vulgaire. On peut observer en outre des *traînées éruptives* offrant de frappantes analogies, par leur disposition et la nature de leurs éléments, avec celles du nævus que l'un de nous a appelé pilo-folliculaire : dans un fait publié par l'un de nous (2), le bord interne de l'avant-bras était occupé, dans toute sa hauteur, sur un diamètre d'environ 3 centimètres, par une de ces traînées; les plis de la peau y étaient exagérés; elle était légèrement tuméfiée; on y voyait plusieurs saillies papuleuses; la coloration variait du rouge vif au jaune bistré xanthomatique; à la face palmaire des doigts, ces mêmes productions étaient également disposées en séries verticales.

Le développement de ces tumeurs peut s'accompagner de *douleurs* des plus pénibles qui souvent se renouvellent ultérieurement et coïncident alors habituellement avec de nouvelles poussées.

Contrairement au xanthome vulgaire, ces lésions ont une *évolution*, elles peuvent s'ulcérer et donner lieu consécutivement à la production de *cicatrices*; elles peuvent s'affaisser et disparaître, sinon dans leur totalité, du moins en grande partie ; il faut prendre garde cependant de ne pas confondre un affaissement passager avec une disparition : l'un des malades étudiés par l'un de nous avait été considéré comme guéri d'une première atteinte, et, cependant, nous l'avons retrouvé plusieurs années plus tard avec des manifestations localisées dans les mêmes régions que précédemment et offrant les mêmes caractères. Les muqueuses ont été jusqu'ici épargnées.

Cette éruption n'est pas congénitale : elle n'apparaît guère qu'à l'âge mur ou dans la vieillesse; on trouve, chez les sujets qui en sont atteints, de la glycosurie : celle-ci est habituellement, mais non tou-

---

(1) MALCOLM MORRIS, *Path. Transactions*, t. XXIV.
(2) HALLOPEAU, *loc. cit.*

jours, abondante et transitoire; elle peut disparaître pendant des années pour se reproduire ensuite.

Les lésions histologiques ont été bien étudiées par Touton (1) et par Robinson (2). Les vaisseaux, particulièrement ceux qui entourent les glandes pilo-sébacées, sont dilatés et entourés d'amas cellulaires qui subissent une dégénérescence graisseuse ; ces éléments cellulaires sont, les uns lymphoïdes, les autres fusiformes ; on trouve en outre du tissu fibreux et élastique.

Quels rapports peut-il y avoir entre le développement de ces lésions et la glycosurie? Il est bien peu vraisemblable qu'une altération humorale soit la cause génératrice de ces tumeurs : pourquoi, s'il en était ainsi, seraient-elles aussi exceptionnelles dans le diabète?

L'un de nous (H.) a émis l'hypothèse plus vraisemblable d'une localisation de néoplasies analogues à celles de la peau dans un viscère dont la lésion peut engendrer la glycosurie, et particulièrement dans le pancréas (3). *On aurait ainsi, parallèlement, le xanthome vulgaire avec des localisations viscérales de préférence hépatiques, et le xanthome diabétique avec localisations surtout pancréatiques*; le peu d'étendue qu'ont généralement ces lésions xanthomateuses expliquerait le caractère généralement bénin de cette glycosurie, et leurs phases alternatives de progression et de régression rendraient compte des alternances de ce syndrome.

Geyer a publié récemment un fait dans lequel un xanthome tubéreux s'est développé concurremment avec une néphrite albumineuse (4); les poussées éruptives coïncidaient avec une augmentation de l'albuminurie, liée peut-être à une localisation rénale.

Les rapports de ces deux types de xanthomes sont, comme nous l'avons dit, interprétés différemment. Suivant Touton, Robinson et Besnier, *le xanthome diabétique n'est qu'une variété du xanthome vulgaire*; Besnier invoque à l'appui de cette thèse un fait dans lequel le xanthome palpébral s'est développé chez un glycosurique; mais le diabète sucré est une maladie assez fréquente pour que l'on soit autorisé à ne voir là qu'une coïncidence. Avec Barlow, Török et Unna, nous pensons au contraire que l'absence habituelle de localisations palpébrales, les douleurs, les ulcérations, la production possible de cicatrices, l'évolution des tumeurs, la possibilité de les voir rétrocéder et même disparaître, leur dureté et enfin leurs caractères histologiques doivent faire considérer le xanthome diabétique comme une espèce distincte du xanthome vulgaire (5).

(1) Touton, *loc. cit.*
(2) Robinson, *Monatsh. für prakt. Dermal.*, 1891.
(3) Hallopeau, *loc. cit.*
(4) Geyer, *A. f. D.* 1897, Bd XL.
(5) L'un de nous (H.) a soutenu cette manière de voir en 1889 dans la réunion des médecins de l'hôpital Saint-Louis.

Une observation récente de Colombini (1) peut être invoquée en faveur de cette interprétation : il s'agit d'un xanthome diabétique dans lequel cet auteur a constaté de la *pentosurie*. Hammarsten a montré que l'hydrocarbure, différent du glucose, que l'on dénomme *pentose*, se développe dans le pancréas par dédoublement d'une nucléo-protéine ; ce fait vient donc à l'appui de la théorie qui attribue la glycosurie du xanthome à une localisation des néoplasmes dans cette glande et explique également comme la glycosurie peut faire défaut dans ce xanthome ; elle y est alors remplacée par l'élimination d'autres hydrocarbures.

D. **Xanthome à cellules géantes des paupières**. — Il a été décrit par Unna qui le regarde comme distinct du xanthome vulgaire et vraisemblablement de nature infectieuse.

Il faut en rapprocher un fibro-xanthome à cellules géantes étudié par le même auteur.

DIAGNOSTIC. — Il n'offre pas en général de difficultés : nous avons vu cependant que le xanthome élastique présente la plus grande ressemblance avec le xanthome vulgaire ; il faut le rechercher dans les cas où les manifestations occupent surtout les plis de flexion et où la peau a perdu son élasticité.

Les grains de *milium* peuvent prendre une coloration jaunâtre et offrir des localisations palpébrales analogues à celles du xanthome, mais il suffit de les comprimer, après les avoir ouverts, pour en faire sortir le contenu : il n'y a rien de semblable dans le xanthome.

L'*urticaire pigmentée* peut prendre une teinte chamois rappelant celle de certains xanthomes ; le prurit initial et les localisations ainsi que les contours géographiques des plaques éruptives ne permettent pas la confusion.

Les *xanthomes tubéreux* ont été pris par des *sarcomes* dans des cas où leur coloration jaunâtre était peu prononcée ; leur localisation aux avant-bras, au sommet des coudes, aux doigts ou au pourtour des genoux devront désormais éviter cette erreur.

PRONOSTIC. — Il est bénin *quoad vitam*, mais il s'agit d'affections indélébiles et qui ne laissent pas que d'être pénibles, car elles altèrent la physionomie ; nous savons que la forme diabétique est souvent douloureuse.

TRAITEMENT. — La médecine interne est sans action sur les affections xanthomateuses ; les seuls traitements efficaces que l'on puisse leur opposer sont la *destruction* par l'*électrolyse*, l'*électropuncture* ou l'*ablation chirurgicale* ; mais il faut prendre garde que les cicatrices qui en résultent ne constituent des difformités aussi désagréables que l'affection elle-même. En pratiquant l'opération dès le début, alors

(1) COLOMBINI, *Pentosurie et xanthoma diabeticorum* (*M. f. p. D.*, 1897).

qu'il ne s'est encore produit que des taches miliaires, a-t-on chance de prévenir le développement ultérieur des altérations ? cela est peu vraisemblable ; on en a cependant publié des faits.

Les manifestations du xanthome diabétique, quand elles s'accompagnent de douleurs et d'inflammation avec menace d'ulcération, indiquent un traitement par les antiseptiques locaux.

NATURE DES XANTHOMES. — Il résulte des faits exposés que l'on confond sous ce nom des affections de nature diverse ; le xanthome diabétique diffère essentiellement du xanthome vulgaire, et il nous faut admettre encore un xanthome ou pseudo-xanthome élastique et peut-être un xanthome palpébral infectieux.

Le xanthome vulgaire a été considéré par Touton et par l'un de nous (1) comme une forme de nævus : son apparition dans la première enfance, sa transmission héréditaire et familiale, sa persistance indéfinie sans évolution, sa disposition en traînées correspondant à des trajets nerveux sont en faveur de cette interprétation. Török (2) a formulé plus récemment une opinion analogue en faisant remonter à la vie embryonnaire les causes du développement des lésions xanthomateuses qu'il rattache à l'hyperactivité proliférative de cellules aptes à la transformation adipeuse.

Le xanthome diabétique peut également être localisé suivant des trajets nerveux (3), mais ses autres caractères le différencient du nævus et du xanthome vulgaire : ce sont son apparition par poussées aiguës, les douleurs qui les accompagnent, la possibilité de lui voir subir une évolution rétrograde, les phénomènes inflammatoires qui parfois viennent le compliquer, les ulcérations et les cicatrices qui peuvent en résulter, son développement à l'âge adulte ou dans la vieillesse : cet ensemble de caractères donne plutôt l'idée de *néoplasies d'origine infectieuse* ou *toxique*. Il faut ajouter, comme signes différentiels, l'absence de stries, la dureté des tumeurs contrastant avec la douceur molle des xanthomes vulgaires, le défaut de localisation aux paupières, la coloration, qui n'est jaune qu'exceptionnellement, et l'absence d'ictère.

Les deux principales formes de xanthomes semblent donc bien constituer des espèces distinctes. Elles s'accompagnent de troubles viscéraux ; les plus fréquents sont : l'ictère dans le xanthome vulgaire, la glycosurie dans la forme qui lui doit son nom. Ainsi que nous l'avons indiqué déjà, l'un de nous (4) a considéré comme très vraisemblable que ces *troubles fonctionnels sont liés à des localisations viscérales des néoplasies, localisation hépatique du xanthome vulgaire*, conformément aux idées exprimées par Kaposi, et *localisation pan-*

(1) HALLOPEAU, *Ann. de dermat.*, 1893, p. 935.
(2) TÖRÖK, *Ann. de dermat.*, 1893, p. 1109.
(3) HALLOPEAU, *loc. cit.*
(4) IDEM, *Ibid.*

créatique du xanthome diabétique; Török a, depuis lors, adopté cette interprétation; il faut admettre en outre, d'après le fait de Geyer, une *localisation rénale* avec albuminurie; c'est dire que nous (H.) ne pouvons regarder comme vraisemblables les théories humorales, en particulier celle de Quinquaud (1) qui a trouvé chez les xanthomateux le sang surchargé de matières grasses et de cholestérine. Potain (2) explique la genèse du xanthome vulgaire par l'oxydation et la transformation incomplète de la graisse sous l'influence de la lésion du foie.

DYSTROPHIE PAPILLO-PIGMENTAIRE

Synon. : *Acanthosis nigricans de Pollitzer.* — *Dystrophie papillaire et pigmentaire de Darier.*

Cette maladie rare de la peau a été observée d'abord par Pollitzer et décrite par lui en 1890, puis par Janovsky (3). On en a publié jusqu'ici une vingtaine de cas. On doit à Darier d'en avoir indiqué les rapports avec les cancers de l'abdomen et étudié minutieusement le processus histologique. La relation avec la carcinose ne peut être considérée comme constante, car on connaît plusieurs cas dans lesquels elle a fait défaut (Hügel) (4).

Symptômes. — La maladie est caractérisée par une pigmentation symétrique de certaines régions en même temps que par un état papillomateux et une hypertrophie générale de la peau, et souvent aussi de diverses muqueuses qui conservent leur couleur normale.

Répartition des lésions. — Les lésions de la peau, *exactement symétriques*, atteignent leur maximum dans certaines parties, toujours les mêmes, en première ligne le cou, les plis axillaires, la région mammaire, l'ombilic, la région périnéo-génitale et la face interne des cuisses; — en seconde ligne, et avec moins d'intensité, la face, les plis des coudes et des jarrets, les faces palmaires et plantaires. *Mais en réalité il s'agit d'une dermatose universelle*; à la loupe déjà on peut s'assurer parfois que la peau n'est saine en aucun point (L.). La plupart des muqueuses ectodermiques, et en particulier la muqueuse linguale, peuvent être également modifiées.

a. *Pigmentation.* — Parfois, la peau offre une teinte bronzée générale, mais souvent aussi elle a simplement la coloration jaune-paille, anémique et cachectique, qu'offrent les cancéreux. Sur ce fond, on constate, au niveau des régions d'élection, une pigmentation intense,

(1) Quinquaud, *Soc. clinique*, 1878.
(2) Potain, *Gaz. des hôpitaux*, 1877.
(3) Pollitzer, *Atl. international*, 1890. — Janovsky, *Ibid.* — Darier, *Dystrophie papillaire et pigmentaire* (A. D., 1893). — Mourek, *Monatsh. für prakt. Derm.*, 1894. — Tenneson et Leredde, *A. D.*, 1897.
(4) Hügel, *Ueber Acanthosis nigricans*. Strasbourg, 1898.

même excessive, grise, bistrée, brune ou noire. Elle cesse peu à peu à la limite de ces régions.

b. *État papillomateux.* — Dans les régions où les altérations sont à leur maximum, on constate un état papillomateux de la peau. Elle est sillonnée de plis profonds principaux et de plis secondaires. La direction des uns et des autres est en général déterminée par celle des sillons normaux de la surface cutanée. Il est utile, pour percevoir l'hypertrophie, d'étendre la peau entre deux doigts, ce qui détermine l'ouverture des sillons, sinon leurs deux faces restent en contact et on n'apprécie pas à sa valeur l'intensité de la déformation cutanée. Les plis secondaires dessinent souvent un quadrillage ; ils limitent, quand on les écarte, des saillies de la peau à surface plane parfois, souvent chagrinée. A la loupe, la surface paraît toujours chagrinée, inégale, ponctuée.

Comme la pigmentation, et en même temps qu'elle, la papillomatose s'étend peu à peu sur le bord des régions grossièrement malades.

Au toucher, les régions papillomateuses sont râpeuses et sèches. Il ne se produit pas de desquamation (Couillaud).

La présence de papillomes saillants et isolés est due à l'exagération de la lésion précédente. Leur croissance est très rapide. Ils se développent, tantôt sur les régions de pigmentation et de papillomatose diffuse, tantôt en dehors d'elles. Les uns sont sessiles, les autres pédiculés. Souvent, ils apparaissent hérissés, formés de végétations filiformes, cohérentes dans une partie variable de leur étendue.

c. *Lésions accessoires.* — Le *développement concomitant de nævi* en grand nombre, de molluscum pendulum, d'éphélides, de verrues séborrhéiques et de verrues vulgaires a été signalé par Darier.

L'*alopécie* est fréquente, quelquefois complète. Les poils s'atrophient ; ils prennent l'aspect du crin : ils n'ont plus d'adhérence ; ils tombent ou s'arrachent et il en résulte une alopécie qui peut être partielle ou généralisée. On a observé aussi des altérations des ongles, qui deviennent secs, épais, cassants et parfois se décollent partiellement ; leur surface irrégulière se creuse de sillons transversaux ou verticaux. Couillaud insiste sur la sécheresse universelle de la peau.

Les altérations principales de la peau et leurs localisations déterminent, dans les cas complets, un aspect du corps qui permet de reconnaître la maladie à distance. La face peut offrir une teinte bronzée ; les rides sont exagérées ; dans les conques auriculaires, on constate des papillomes. La surface cervicale est formée d'un collier noirâtre où les lésions de papillomatose sont excessives. Cette teinte noire se retrouve aux aisselles, sur le mamelon et l'aréole, dans l'ombilic, sur les organes génitaux, les plis inguinaux, le pli périnéal. Quelquefois le ventre est entouré d'une ceinture noire complète.

La paume des mains et la plante des pieds présentent l'épaississe-

ment de la couche cornée, l'exagération des plis principaux et des
crêtes interpapillaires.

d. *Lésions des muqueuses.* — Elles ne sont pas absolument constantes (Mourek, Darier).

La papillomatose *sans pigmentation* est la seule lésion visible des
muqueuses. Elle est particulièrement marquée au niveau de la face
dorsale de la langue; lorsqu'on plie celle-ci entre deux doigts, on
constate que la muqueuse est formée de longues et minces saillies,
tassées les unes sur les autres. Quelquefois, la surface de la langue
est divisée par de larges sillons principaux.

Des papillomes végétants, pédiculés ou sessiles, longs ou courts,
isolés ou en contact, déterminant un état granuleux, s'observent souvent sur les gencives, la région muqueuse des lèvres, le pharynx, le
palais, dans les fosses nasales, sur les conjonctives. Dans un fait de
Malcolm Morris, la muqueuse vaginale était recouverte de végétations
verruqueuses.

Couillaud a signalé, dans un cas, la présence, sur les végétations
linguales, de petits points hémorragiques visibles à la loupe.

Cette description des altérations de la peau et des muqueuses doit
être complétée par la mention de quelques anomalies.

Dans un seul fait (Tenneson et Leredde), il existait du prurit, peut-
être dû simplement à une extension du cancer gastrique à l'organe
hépatique.

Dans un cas publié par l'un de nous (H.), des lésions de la région
lombaire présentèrent une transformation épithéliomateuse.

SYMPTÔMES GÉNÉRAUX. — L'existence d'un carcinome abdominal a
été notée dans la plupart des cas où on l'a recherchée avec soin.
Le carcinome peut du reste occuper primitivement l'estomac, l'utérus, etc. La cachexie cancéreuse accompagne alors tôt ou tard
l'acanthosis nigricans et détermine la mort.

On a signalé des rémissions passagères dans l'évolution des lésions
cutanées.

DIAGNOSTIC. — Le diagnostic de la maladie à sa période d'état
est facile. Nous ne passerons pas en revue toutes les mélanodermies ;
nous dirons seulement quelques mots de deux d'entre elles, la maladie
d'Addison et la mélanodermie arsenicale, nous réservant d'insister ci-
après sur les analogies et les dissemblances avec la maladie de Darier.

La maladie d'Addison se distingue de l'acanthosis par l'absence de
papillomatose au niveau des régions pigmentées de la peau, la présence de plaques pigmentaires, et l'absence de papillomatose sur les
muqueuses, à l'encontre de ce qui a lieu dans la maladie de Pollitzer.

Il existe cependant un fait, observé par Du Castel, où le diagnostic
ne put être porté : la pigmentation universelle s'accompagnait d'un
épaississement avec quadrillage de la peau ; il existait une légère
pigmentation avec épaississement de la muqueuse des joues sans

lésions de la langue. Ce fait établit l'existence de types de transition entre la maladie d'Addison et l'acanthosis (1).

On se rappellera que l'intoxication arsenicale chronique peut s'accompagner de kératodermie et de pigmentation, mais, la kératodermie atteint les pieds et les mains à leur face tactile, et la pigmentation se présente sous forme de taches qui n'ont pas les localisations électives de celles de l'acanthosis et que n'accompagne aucune lésion proliférative de la peau.

L'altération signalée par l'un de nous (H.) sous le nom de *séborrhée nigricans* (2) offre de frappantes analogies d'aspect avec l'acanthosis ; le corps y est en effet recouvert, dans presque toute son étendue, de concrétions noirâtres, mais celles-ci s'enlèvent facilement et la peau sous-jacente apparaît alors avec son aspect normal ; elle n'est ni épaissie, ni villeuse, ni pigmentée.

ANATOMIE PATHOLOGIQUE. — Dans les régions où l'on constate la pigmentation intense et la papillomatose diffuse, on observe au microscope, de place en place, l'allongement des papilles et des cônes interpapillaires ; dans les points correspondant aux sillons, l'épiderme est extrêmement déprimé. En d'autres points, la surface devient plus irrégulière, on constate des saillies et des dépressions ; l'exagération des saillies répond aux papillomes isolés visibles à l'œil nu (3). Les lésions ont pour siège d'élection les orifices des follicules pilosébacés sans leur être limitées.

La couche cornée est toujours hypertrophiée ; dans les dépressions, elle forme des amas parfois très épais.

Le stratum granulosum est légèrement épaissi ; sa structure reste normale, parfois il disparaît (Hügel).

Le corps de Malpighi est modérément hypertrophié en général, mais en quelques points on trouve des cônes interpapillaires longs pénétrant profondément le derme ; entre eux les papilles sont également longues et minces.

Hügel a constaté la présence de filaments nerveux extrêmement nombreux entre les cellules du corps muqueux.

Dans le derme, on observe parfois une infiltration de cellules autour des vaisseaux ; les mastzellen sont habituellement multipliées. Dans un cas, Darier a noté une hypertrophie du tissu élastique, peut-être d'origine sénile.

Le pigment occupe l'épiderme et le derme : il ne contient pas de fer. Dans le derme, il est contenu dans des cellules, abondantes auprès de l'épiderme, et qui ont le type habituel des cellules pigmentaires de la peau (noyau clair, protoplasma clair allongé ou ramifié chargé de grains jaunâtres cristalloïdes).

(1) DU CASTEL, *A. D.*, 1897.
(2) HALLOPEAU, Moulage du musée de Saint-Louis, n° 1423.
(3) COUILLAUD, *Thèse de Paris*, 1896.

Il n'existe pas d'autres altérations régulières du derme. Dans un fait de Darier, le tissu sous-cutané dans l'aisselle était presque dépourvu de graisse.

L'un de nous (L.) a examiné histologiquement l'état de la peau dans les régions où elle ne paraît pas malade à l'œil nu. Comme pouvaient le faire constater les résultats donnés par l'examen à la loupe, la peau était altérée, présentant des sillons profonds et une légère acanthose.

Le cancer occupe en général l'estomac. Dans un cas de Huë et un de Malcolm Morris, il siégeait dans l'utérus ; chez un malade de Kusnitzky, il existait une carcinose généralisée abdominale secondaire à un cancer du sein. Malheureusement, beaucoup d'observations sont incomplètes, l'autopsie n'ayant pas été faite ou l'ayant été d'une manière insuffisante.

Dans un fait de Darier, ainsi que dans celui de Kuznitzky, on constatait une propagation péritonéale. Dans les deux cas, les capsules surrénales étaient saines, mais les ganglions voisins gros et cancéreux.

PRONOSTIC. — Lorsque l'acanthosis est due au développement de tumeurs carcinomateuses, la mort est constante ; la durée de la maladie n'est jamais longue dans ce cas.

TRAITEMENT. — Il ressort de l'histoire de cette maladie qu'elle n'est justifiable d'aucune modification.

PATHOGÉNIE ET NATURE DE LA MALADIE. — Suivant Darier, la lésion des filets sympathiques de l'abdomen serait la cause des altérations cutanées. On ne saurait incriminer les capsules surrénales, qui étaient saines dans les deux autopsies qu'il a rapportées. Darier admet du reste que d'autres causes que le carcinome peuvent amener l'acanthosis par l'intermédiaire de la lésion sympathique, et explique ainsi les faits dans lesquels on a constaté l'absence de ces néoplasies. Cette hypothèse nous paraît contestable (H.).

Suivant l'un de nous (H.) (1), il existe des rapports étroits entre cette dermatose et la maladie de Darier ; ils ont déjà été signalés par ce dernier ainsi que par Kusnitzky : on constate les mêmes localisations, la même couleur bistrée, les mêmes saillies papuleuses au pourtour de l'ombilic ainsi que dans le sillon interfessier ; il faut y ajouter l'état villeux si remarquable du dos de la langue et aussi l'état granité du dos des mains en même temps que l'exagération des crêtes papillaires au niveau de leurs faces palmaires. La coexistence dans les deux maladies d'altérations aussi particulières conduisent à se demander si les deux types morbides ne représentent pas des modalités différentes d'une seule et même dermatose ? L'absence des corpuscules pris, à tort, pour des psorospermoses, dans l'acanthosis, et de carcinomes dans la maladie de Darier, est-elle suffisante pour les différencier ? on ne saurait l'affirmer.

(1) HALLOPEAU, *Sur un nouveau cas de maladie de Darier et de dystrophie papillo-pigmentaire* (S. F. D., mai 1896).

Cette manière de voir a été également indiquée par Kaposi qui considère les deux affections comme des formes de « kératose » ; elle a été adoptée plus récemment par Rille (1). Cet auteur cite, comme faits intermédiaires, ceux dans lesquels les follicules ne sont pas exclusivement intéressés, comme dans la maladie de Darier, ou même sont indemnes (fait de De Amicis) et où cependant l'on trouve comme dans celle-ci les pseudo-psorospermoses. L'hypothèse d'une cause parasitaire ne paraît pas à l'un de nous (H.) devoir être éliminée d'une manière absolue. (L.)

MALADIE DE DARIER

La dermatose connue sous ce nom a été observée, d'abord par Besnier (2) et Lailler, puis par l'un de nous (3) qui en a publié le premier une observation sous le titre d'*Espèce particulière d'acné sébacée concrète avec hypertrophie*, et par Thibault ; on doit à Darier d'y avoir signalé la présence de corpuscules spéciaux qu'il a considérés d'abord comme des psorospermoses et qu'il s'accorde aujourd'hui, avec tous les auteurs, à regarder comme des produits de dégénérescence épithéliale ; depuis lors, une vingtaine de faits semblables ont été publiés à l'étranger : nous mentionnerons particulièrement ceux de White, d'Euthyboule, de Bœck, de Fabry, de Jarisch, de Petersen, de Bowen, de De Amicis, d'Ernst Doctor.

Étiologie. — Une observation de Pawlow semble indiquer que la maladie peut être héréditaire : elle débute parfois dès le premier âge ; plus souvent, elle ne se manifeste que chez l'adulte.

Sa cause prochaine est, selon toute vraisemblance, une dystrophie congénitale, localisée plus particulièrement dans l'épiderme des follicules sébacés.

Symptômes. — Cette maladie est caractérisée surtout par des élevures papuleuses bistrées qui occupent, pour la plupart, le pourtour des orifices pilo-sébacés. Elles sont surmontées par des concrétions brunâtres, consistantes, sèches, adhérentes, confluentes par places, plus épaisses à leur centre, dures, sèches ; si l'on enlève la concrétion centrale, on voit qu'elle a la forme d'un clou à tête plane, convexe, (Besnier), et constitue comme une petite corne : elle se termine par une extrémité allongée, blanchâtre ou grisâtre, de consistance molle, offrant ainsi les caractères d'un comédon ; beaucoup d'entre elles présentent un poil dans leur partie centrale ; en les comprimant, on en fait sortir souvent une fine concrétion sébacée sous la forme d'un

---

(1) Rille, *Ueber Acanthosis nigricans und Darier'sche Psorospermose Gesel. deutschen Naturforscher in Frankfurt*, septembre 1895.

(2) Le diagnostic de l'observation de Lutz, que l'on cite généralement comme la première en date, est contesté ; c'est ainsi que Kaposi en fait un cas de molluscum contagiosum confluent.

(3) Hallopeau. — La présentation de ce fait a inauguré, en 1888, la réunion des médecins de l'hôpital Saint-Louis.

filament flexueux ; à côté de ces papules, on peut voir un grand nombre de simples comédons. D'autres éléments sont plus étendus ; la concrétion brune qui les surmonte, moins saillante, peut atteindre 4 millimètres de diamètre : en enlevant cette croûtelle, on peut trouver une surface villeuse (de Amicis) (1).

Le *siège* des altérations, ainsi que l'a fait remarquer l'un de nous (H.) et que l'a, depuis lors, observé également Jarisch, est surtout celui qu'affectent les dermatoses séborrhéiques : c'est ainsi qu'on les voit occuper le cuir chevelu, le haut du front, les sillons rétro-auriculaires, les régions temporales, le pourtour des ailes du nez, les sillons naso-géniens, le menton, les régions présternales et interscapulaires, les aisselles, la ceinture et les plis inguinaux : on les trouve également au pourtour de l'ombilic, dans la région sus-pubienne, dans le sillon interfessier ; aux membres supérieurs, elles occupent surtout les faces internes des bras, les plis des coudes et presque toute la surface des avant-bras ; on les observe également dans les paumes des mains et sur la face dorsale des doigts : aux membres inférieurs, les lésions ont été surtout signalées à la face interne des cuisses, dans les creux poplités et aux parties postéro-internes des jambes ; l'un de nous a trouvé le dos de la langue et les lèvres intéressés (H.). Au cuir chevelu, de nombreuses saillies indurées et squameuses, entourant des follicules dilatés, sont séparées par des dépressions longitudinales. Sur le dos des mains, on a signalé une coloration érythémateuse avec dilatation des orifices pilo-sébacés, et un aspect granité tout particulier ; des striations verticales des ongles ont été observées (H.). A la plante des pieds comme à la paume des mains, les lésions s'accompagnent d'hyperkératose dans les régions exposées aux pressions ; les saillies formées par les crêtes papillaires y sont notablement plus marquées qu'à l'état normal. A un degré plus avancé, que Besnier qualifie de *stade de végétation*, les saillies deviennent beaucoup plus considérables ; elles forment, au pourtour des orifices pilo-sébacés, des bourrelets volumineux, à teintes plus ou moins foncées, et de consistance molle ; leur surface est inégale ; fréquemment, elles donnent lieu à une sécrétion fétide ; parfois, elles sont agminées en cercles ; souvent, elles deviennent confluentes et arrivent ainsi à former des masses végétantes ; en diverses régions, particulièrement aux aisselles et aux aines ainsi qu'au pourtour de la taille, elles peuvent atteindre d'énormes proportions et donner ainsi une image des plus frappantes. Elles sont parfois séparées par les dépressions cicatricielles. Elles peuvent s'accompagner, particulièrement au visage et dans le sillon interfessier, d'une exagération considérable des plis cutanés. Pawloff (2) et de Amicis ont signalé la coexistence de taches pigmentaires, et Darier celle de verrues planes.

_ (1) DE AMICIS, *Congrès dermat. de Vienne*, 1892.
(2) PAWLOFF, *A. f. D.*, 1893.

Aux lèvres, les lésions déterminent une hypertrophie comparable à celle que l'on observe dans les syphilomes tertiaires; l'un de nous (H.) en a vu résulter un aspect tout particulier, presque anthropoïde du visage; il a constaté, d'autre part, que la face muqueuse des lèvres peut être également intéressée; on y voit des taches érythémateuses entremêlées de plaques décolorées et indurées; en outre, on y trouve, par l'inspection et le toucher, de nombreux nodules, isolés ou agminés, qui résistent à la pression; leur volume varie entre celui d'un grain de millet et celui d'un grain de chènevis; certains d'entre eux présentent, dans leur partie centrale, une dépression punctiforme d'où la pression fait sourdre un liquide visqueux : des altérations semblables se retrouvent à la face interne des joues : il s'agit de glandes muqueuses hyperplasiées; le centre du dos de la langue peut être hérissé de papilles villeuses très allongées (1). Des lésions buccales ont été également observées par Fabry (2).

Cette maladie se prolonge pendant de longues années; elle ne paraît pas susceptible d'évolution rétrograde.

Anatomie pathologique. — Elle a été surtout bien étudiée par Darier (3). Les lésions occupent plus particulièrement les orifices folliculaires, mais elles ne leur sont pas limitées. La partie externe de l'orifice est dilatée en cupule ou en entonnoir. Les orifices sudoripares peuvent également être intéressés. Les masses kératoïdes, qui bouchent les orifices et infiltrent ou remplacent au niveau des orifices la couche cornée, renferment, en proportions variables, des *grains*, corpuscules durs, ovalaires ou polyédriques, qui paraissent résulter de la transformation du protoplasma de cellules malpighiennes en une coque réfringente appliquée contre le noyau; ils sont le produit de la transformation que subissent en évoluant, avec la couche cornée, des *corps ronds* constitués par une coque de même nature qu'une substance demi-liquide sépare du noyau; leur volume est celui d'une cellule épithéliale; ce sont ces corpuscules que Darier avait primitivement considérés comme des psorospermoses. Ils peuvent renfermer de l'éléidine.

Au niveau des lésions, le corps muqueux est désagrégé par rupture des filaments d'union, fissuré et creusé de lacunes (Darier); ses cellules dissociées s'accumulent en amas désordonnés ou flottent isolément, ou par petits groupes, dans un espace, qui, vraisemblablement, doit contenir du liquide ; cette vésiculette renferme, en outre, des granulations ou des filaments granuleux de nature fibrineuse qui souvent unissent les cellules flottantes ; cette désintégration granuleuse d'un certain nombre de cellules du corps muqueux au-dessus

(1) Hallopeau, *S. F. D.*, mai 1896.
(2) Fabry, *A. f. D.*, 1894, Bd. XXXI.
(3) Darier, *Congrès de dermatologie*, 1889. — *Atlas international de dermatologie*, fasc. VIII, et *S. F. D.*, 1896.

de la couche cylindrique, — celle-ci est épargnée, — constituent pour
Darier la modification primordiale; les grains paraissent résulter de
la transformation du protoplasma de ces cellules en une coque réfringente appliquée contre le noyau : les corps ronds sont dus à la production d'une coque de même nature séparée du noyau par une substance demi-liquide et parfois entourée extérieurement par une zone
de cette même substance. Les corpuscules semblent produits par
une kératinisation anormale des cellules du corps muqueux ; suivant
Darier, l'agent nocif, qui détruit une partie des éléments, en incite
peut-être d'autres à subir irrégulièrement les modifications qui conduisent à la production d'éléidine et de kératinisation. On ne trouve
pas de parasites dans ces tissus. Bowen formule une interprétation
analogue en disant que les corps ronds de Darier sont des cellules
épithéliales qui se kératinisent sans passer par le stade où se développe la kératohyaline; il y a *parakératose* et souvent aussi *hyperkératose*. Dans les masses hypertrophiées, on voit, autour des tubercules dilatés, des végétations épithéliales en boyaux ramifiés que
séparent des travées conjonctives (Darier).

Les corpuscules de Darier ont fait défaut dans quatre faits qui
présentaient, d'ailleurs, tous les caractères de la maladie (cas de
Joseph, Neisser et Doctor).

DIAGNOSTIC. — Les localisations de cette dermatose, le caractère des
lésions élémentaires constituées surtout par des élevures papuleuses
bistrées, recouvertes ou non de croûtelles, et de saillies acnéiformes
avec hypertrophie, la caractérisent suffisamment; elle ne peut être
confondue qu'avec l'*acanthosis nigricans* qui offre des caractères
très semblables ; nous avons vu précédemment (p. 197) la parenté
qui existe entre ces deux dermatoses. La maladie de Darier est également voisine de l'*acné*; elle en diffère pourtant par le développement
considérable des saillies, leur pigmentation, leur localisation et leur
défaut d'évolution. Ses lésions peuvent également offrir une frappante
analogie d'aspect avec celles du *molluscum contagiosum confluent* :
ce sont les mêmes saillies colorées, les mêmes dépressions punctiformes d'où la pression fait sortir une concrétion dans laquelle
l'histologie fait reconnaître des corpuscules spéciaux; elles s'en distinguent par leur localisation systématique, la nature de leurs corpuscules et leur résistance au traitement.

PRONOSTIC. — Il n'a pas de gravité *quoad vitam*, mais l'affection est
pénible en ce sens qu'elle constitue une difformité qui intéresse souvent le visage et peut être considérée comme incurable.

TRAITEMENT. — Il ne peut s'adresser qu'aux complications qui sont
susceptibles de survenir en raison des produits fétides qui s'accumulent
dans les interstices des végétations lorsqu'elles sont confluentes ; il
consiste en des mesures banales d'antisepsie locale.

NATURE DE LA MALADIE. — L'hypothèse du parasitisme ne compte plus, pour le moment, de partisans, sans que l'on puisse la rejeter d'une manière absolue. Les rapports étroits de cette dermatose avec l'*acanthosis nigricans* conduisent à la rattacher, comme celle-ci, à une anomalie, probablement d'origine embryonnaire, dans le processus de kératinisation. Ce qui la distingue surtout de cette maladie, c'est qu'elle siège plus particulièrement au pourtour des orifices glandulaires ; cela ne veut pas dire que les crêtes papillaires ne puissent également y être intéressées ; une autre différence importante entre les deux maladies, c'est la grande fréquence, dans l'acanthosis, de cancers viscéraux alors qu'ils n'ont pas encore été signalés dans la maladie de Darier. Ni les corpuscules de Darier, ni les lacunes du corps muqueux ne sont caractéristiques, car ceux-là peuvent faire défaut, et celles-ci peuvent se rencontrer dans diverses maladies.

Doctor s'est efforcé récemment d'établir que cette maladie n'est qu'une variété de l'ichtyose vulgaire : cette assimilation ne nous paraît pas justifiée, car, à l'encontre de l'ichtyose, cette dermatose peut débuter à l'âge adulte, elle se localise de préférence dans les creux articulaires, elle peut être limitée à la tête et aux mains, elle s'accompagne de lésions étrangères à l'ichtyose.

La maladie peut être considérée comme une maladie localisée surtout dans le système sébacé, et ses altérations présentent de frappantes analogies avec celles de l'acné : la présence des comédons en est un témoignage ; elle diffère cependant de cette dermatose par ce fait qu'elle semble constituer une anomalie de développement et non une maladie en évolution : elle mérite plutôt d'être rapprochée, comme le veut Kaposi, des kératoses dont elle constituerait, comme l'acanthosis, une variété : on ne peut la dénommer, comme l'ont fait White et Bowen, *kératose folliculaire* (1), car nous avons vu que les altérations ne sont pas limitées aux orifices glandulaires.

MYOMES CUTANÉS

A l'exemple de Besnier, nous distinguerons deux formes de myomes cutanés : les myomes simples et les myomes dartoïques (2).

I. **MYOMES SIMPLES.** — Cette forme a été décrite par Besnier, observée par Arnozan et Vaillard, Jadassohn, Lukasiewicz.

On constate sur le tronc et les membres des éléments qui appartiennent à deux types, entre lesquels existent du reste des formes de transition. Les uns sont des taches de petites dimensions, plus ou moins rosées, rondes ou irrégulièrement ovales. Parfois elles ont une consistance très ferme. A la pression, leur couleur s'efface. Besnier

(1) Bowen, *Cas de kératose folliculaire* (*A. D.*, 1898).
(2) Besnier, *A. D.*, 1885 et 1886. — Arnozan et Vaillard, *Journ. de méd. de Bordeaux*, 1888. — Jadassohn, *Virchow's Archiv*. — Lukasiewicz, *A. f. D.*, 1898.

les compare à des plaques d'urticaire papuliforme. Les autres sont des tumeurs dont le volume est en général celui d'un grain de plomb, d'un pois, mais qui peuvent atteindre les dimensions d'une noisette (Jadassohn). Elles sont comprises dans le derme; l'épiderme reste normal à leur surface. Les plus petites sont de couleur rose clair, les plus grosses d'un rouge terne. Souvent on ne constate aucun trouble de sensibilité subjectif, à peine un léger prurit; parfois il existe des douleurs spontanées et même violentes; toujours ces tumeurs sont douloureuses à la pression entre les doigts.

Dans quelques cas, les tumeurs se disposent sur certains points en traînées linéaires.

L'évolution est lente : tous les ans de nouvelles tumeurs apparaissent; peut-être quelques-unes peuvent-elles disparaître en laissant une cicatrice.

Histologiquement (Balzer, Jadassohn), on constate au-dessous du corps papillaire une masse formée de fibres lisses tassées les unes auprès des autres; on trouve entre elles un réseau élastique très développé, des vaisseaux et des nerfs peu nombreux.

Ces masses peuvent s'étendre jusque dans l'hypoderme. A leur périphérie, on trouve des fibres lisses aberrantes, s'étendant à une grande distance, séparées par des fibres conjonctives normales.

Jadassohn a constaté l'origine des plus petites tumeurs aux dépens des muscles lisses annexés aux follicules pileux.

Les autres lésions, infiltration cellulaire périvasculaire, présence de mastzellen, pigmentation de la base de l'épiderme, sont accessoires ou inconstantes.

Le diagnostic, dans les cas où des hésitations sont possibles, devra toujours être déterminé par l'examen histologique.

TRAITEMENT. — Il consiste dans l'extirpation chirurgicale, s'il y a des douleurs vives. Besnier a proposé l'emploi dans ces cas de scarifications comme dans les cas de chéloïdes douloureuses, mais n'a pas eu l'occasion de les essayer.

II. MYOMES DARTOÏQUES (Virchow, Besnier). — Ce sont des tumeurs volumineuses, uniques ou peu nombreuses, pouvant atteindre les dimensions d'une noix et même du poing, qu'on a observées à la région mammaire, au scrotum, à la grande lèvre et au pénis, « sessiles ou pédiculées, contractiles ou rétractiles par l'irritation, le froid, l'excitation électrique, et plus ou moins vascularisées » (Besnier). Besnier et Doyon les distinguent des myomes migrateurs venant de la prostate ou de la cloison recto-vaginale, sur lesquels la peau reste mobile. (L.)

NÉVROMES DE LA PEAU

Il n'existe dans la science que deux faits de *névromes* de la peau proprement dits, c'est-à-dire développés dans le derme (Duhring Kosinski) (1).

SYMPTÔMES. — On constate sur une région déterminée de la peau le développement de saillies dures, fusiformes, nées dans le derme : ces saillies se multiplient et deviennent confluentes. Elles sont sèches, squameuses quelquefois à leur surface. La couleur est rosée ou violacée, mais varie avec la plus grande facilité, sous l'influence des changements de température et des paroxysmes douloureux.

L'affection est excessivement douloureuse. Les douleurs sont spontanées. En outre, de temps en temps, sous l'influence des causes les plus variées et les plus insignifiantes, d'un attouchement, d'un changement de température, d'une impression psychique, surviennent des paroxysmes, avec irradiations à distance. Le moindre contact, le frôlement des vêtements, etc., éveillent les sensations pénibles.

Dans le cas de Duhring, la biopsie révéla la présence en très grand nombre de fibres nerveuses amyéliniques, plongées dans un tissu conjonctif assez dense. La tumeur avait exactement les caractères du névrome amyélinique de Virchow.

Ces névromes doivent être distingués des tubercules sous-cutanés douloureux ; on donne ce nom à des tumeurs de l'hypoderme ou des régions sus-hypodermiques, dont la structure est variable (névromes, fibromes, lipomes, angiomes même). Elles sont extrêmement sensibles au moindre contact, à la moindre pression, parfois même plus qu'à une pression violente. Leur étude est faite dans les Traités de chirurgie.

TRAITEMENT. — Le traitement des névromes de la peau est exclusivement chirurgical. Les tubercules sous-cutanés douloureux doivent être enlevés. Dans le fait de névrome publié par Duhring, qui occupait l'épaule et le bras, la résection du plexus brachial ne suffit pas à amener une guérison définitive. (L.)

SARCOMES CUTANÉS

L'histoire de la sarcomatose cutanée est des plus incomplètes : l'origine des sarcomes est ignorée et peut être multiple (2). Au point de vue clinique, nous connaissons depuis Kaposi une forme bien déterminée qui se développe d'abord sur les extrémités du corps et se généralise sur la peau en suivant une direction centripète, puis

---

(1) DUHRING, *Atlas internat. des maladies rares*, 1897.
(2) Pour la bibliographie, jusqu'à 1886, voy. PERRIN, *Thèse de Paris*, 1886. — FUNK, *Monatsh.*, 1889. — UNNA, *Histo-pathologie*.

envahit les viscères; mais il existe d'autres types mal classés : ceux-ci donnent lieu à de nombreuses erreurs de diagnostic ; la nature ne peut être déterminée que par le microscope. Certains d'entre eux peuvent être d'origine parasitaire; on ne peut guère s'expliquer autrement leur disparition complète et définitive observée par divers auteurs, et particulièrement par Bieder et l'un de nous (H.), sous l'influence d'un érysipèle intercurrent(1) ; d'autres, au contraire, se comportent comme des néoplasies d'origine embryonnaire : des différences de structure et de caractères cliniques correspondent à ces différences de nature.

Nous ne possédons pas une définition histologique ferme du sarcome cutané : certains contiennent des cellules géantes, certains offrent des vaisseaux dont la paroi n'est pas sarcomateuse, certains présentent un réticulum (lymphosarcome). Les tumeurs cutanées mélaniques, consécutives à des nævi, sont considérées, par les uns, comme des sarcomes, par d'autres comme des épithéliomes (Unna). Max Joseph (2) applique aux pseudo-sarcomes l'épithète de *sarcoïdes* créée par Kaposi pour désigner les néoplasies mycosiques.

Nous devons dire que le champ de la sarcomatose cutanée s'est limité dans ces dernières années par l'élimination définitive de certaines affections qui ont été longtemps confondues avec le sarcome, en particulier du mycosis fongoïde.

ÉTIOLOGIE. — Les causes de la sarcomatose cutanée sont inconnues. Le type Kaposi se développe chez des individus assez âgés, de quarante à soixante ans (Perrin); cependant on en a observé des cas chez les enfants.

Le sarcome mélanique est souvent consécutif à des nævi de toutes les variétés, mais surtout à des nævi pigmentés; souvent ces nævi ont été irrités, ulcérés à l'origine. Les nævi peuvent du reste dégénérer en sarcomes non mélaniques: des exemples en sont fournis par les tumeurs de la neuro-fibromatose.

ÉTUDE CLINIQUE. — Nous éliminerons de ce chapitre les sarcomes cutanés secondaires à des tumeurs ganglionnaires ou viscérales, que les sarcoïdes décrits récemment par Spiegler et Max Joseph, et nous ne nous occuperons que des sarcomes primitifs de la peau, qui s'accompagnent, d'une manière souvent précoce, de métastases cutanées.

Parmi ces sarcomes primitifs, on peut distinguer trois groupes :

1. Certains naissent en un point quelconque du tégument externe, par un nodule qui s'agrandit lentement. Des nodules secondaires se développent, d'abord très peu nombreux, à distance, mais sans distribution régulière. La guérison peut être obtenue au début par ablation de la tumeur initiale et même des tumeurs secondaires. C'est dans ce

---

(1) GALIPPE et HALLOPEAU, *S. F. D.*, 1898.
(2) Max JOSEPH, *Ueber Hautsarkomatose (A. f. D.,* 1898).

groupe de tumeurs qu'on a observé des faits de guérison après emploi de l'arsenic.

C'est en effet un des caractères remarquables du sarcome cutané que la disparition possible de certaines tumeurs, avec ou sans ulcération antérieure, avec ou sans cicatrices consécutives.

2. Certains sarcomes se développent au niveau des mains et des pieds, simultanément ou à peu près, sous forme de nodules multiples. De nouveaux nodules apparaissent dans le voisinage, et la sarcomatose s'étend vers la racine des membres, *dans une direction centripète*. La face, le tronc plus tard sont atteints, enfin les viscères. Cette maladie à évolution régulière et fatale, tout à fait incurable, constitue le type Kaposi.

3. Enfin les mélanosarcomes doivent être étudiés dans un chapitre distinct : ils diffèrent des précédents par leur étiologie et leur évolution.

I. SARCOMATOSE A DISTRIBUTION IRRÉGULIÈRE. — Il existe quelques faits, réunis par Perrin, où le développement du sarcome aux extrémités fut précédé par le développement de tumeurs en d'autres points du corps. Secondairement les extrémités furent atteintes, et dès lors la marche suivit exactement celle du type Kaposi.

Les sarcomes à distribution irrégulière se présentent sous des types cliniques nombreux. C'est ainsi que Unna en distingue cinq variétés que nous décrirons d'après lui.

1° **Sarcomes durs et blancs.** — Ce type a été observé par Unna dans deux cas. Les nodules, compris d'abord dans le derme, font plus tard saillie à la surface de la peau qui est blanche, rosée ou bleuâtre, mais toujours de couleur claire. Leur surface est lisse et tendue, quelquefois on y trouve des télangiectasies. Leur volume peut atteindre celui d'une prune. Les tumeurs ne sont pas douloureuses, elles résistent au doigt, parfois se résorbent partiellement et même peuvent disparaître. Jamais elles ne se pigmentent ni ne s'ulcèrent. Elles rappellent par quelques caractères le molluscum. Il s'agit de sarcomes fusocellulaires et de fibrosarcomes.

2° **Sarcomes durs et pigmentés (type Piffard).** — Les nodules ont une couleur foncée, rouge brun ou violacé ; ils se développent à la suite de télangiectasies avec hémorragies superficielles qui peuvent être suivies de taches pigmentaires. Les tumeurs sont moins dures que dans la forme précédente. En général, elles se distribuent sur des régions déterminées, souvent d'une manière symétrique et surtout sur la moitié inférieure du corps. Il s'agit ici de tumeurs très vasculaires, non mélaniques. Ce sont des angiosarcomes et des angiofibrosarcomes.

3° **Sarcomes mous (type Neumann).** — Ces tumeurs ont une consistance molle et une couleur claire. Elles se développent sous forme de plaques arrondies et forment à la fin de volumineuses saillies à large base. Ces lésions, qui se rencontrent surtout dans le dos, ont été souvent confondues avec le mycosis fongoïde. Ce sont des sarcomes globo-cellulaires.

4° **Sarcomes gommeux (type Funk-Hyde).** — Les tumeurs sont molles, peu ou point pigmentées, volumineuses. Elles se ramollissent au centre et s'affaissent après avoir donné une sécrétion semiliquide. Il s'agit de sarcomes avec dégénérescence myxomateuse centrale.

5° **Sarcomes hypodermiques (type Perrin).** — Les tumeurs sont dures, elles naissent et se multiplient dans l'hypoderme. Elles peuvent acquérir un volume assez notable sans que la peau leur devienne adhérente ; à la fin, celle-ci rougit et s'ulcère. Ce sont des sarcomes globo-cellulaires.

Tous les sarcomes de la peau ne peuvent être rangés dans ces types et il faudra en établir de nouveaux. L'un de nous (L.) a observé une forme extrêmement caractérisée, à marche presque aiguë. Les tumeurs commençaient par des nodules durs, intradermiques, qui se développaient dans l'épaisseur de la peau sans déterminer de saillie importante. Les plus caractéristiques formaient des plaques aplaties, de plusieurs centimètres de diamètre, ovalaires, extrêmement dures. Leur surface légèrement convexe avait une couleur rose tendre, violacée à la périphérie (1).

La multiplication des tumeurs fut extrêmement rapide. Entre certaines des plaques néoplasiques, on rencontrait des dilatations capillaires, en l'absence de toute infiltration. Histologiquement, il s'agissait d'un sarcome à cellules rondes.

II. SARCOMATOSE SYSTÉMATISÉE (TYPE KAPOSI). — Synon. :

Sarcome pigmentaire multiple idiopathique (Kaposi, 1869); *sarcome idiopathique multiple hémorragique* (Kaposi, 1895) ; *acrosarcome cutané télangiectoïde multiple* (Unna).

SYMPTÔMES. — La maladie se développe sur les mains ou les pieds : en général, ces deux régions sont envahies à peu près en même temps. Ce sont d'abord des taches, parfois rouge vif, qui prennent bientôt une teinte violacée. Leur volume varie de celui d'une tête d'épingle à celui d'une fève ; les unes ne s'accompagnent d'aucune infiltration dermique ; d'autres correspondent à des nodosités résistantes que l'on sent au doigt.

Ces nodosités se multiplient et deviennent saillantes sur le dos et la paume des mains, le dos et la plante des pieds ; on observe en outre une infiltration diffuse, dure, de couleur sombre, qui déforme les doigts et tuméfie la main; les doigts, fusiformes, restent écartés les uns des autres

---

(1) Il existe au musée de Saint-Louis un moulage dû à Le Dentu, étiqueté sarcome encéphaloïde et dont les caractères se rapprochent de ceux que nous avons observés dans notre cas.

Quelquefois cette infiltration diffuse est le premier phénomène objectif; les taches, les nodules apparaissent plus tardivement.

Les malades éprouvent des sensations de gêne, de tension pénible, parfois du prurit; cependant, on a observé des douleurs spontanées et à la pression, et même très vives (Schwimmer).

Au bout de quelques mois, de nouvelles nodosités apparaissent sur les avant-bras et les jambes, puis sur les cuisses et les bras; dans certains cas, elles se disposent en séries qui paraissent suivre le trajet des voies lymphatiques.

Les nodules sarcomateux ont des caractères très différenciés qu'il convient de mettre en relief. .

Leur couleur est toujours foncée, de teinte variable du reste; leur surface est violacée, brune, gris foncé ou noirâtre, véritablement pur-purique. La peau qui les recouvre est lisse, tendue, brillante. Leur volume varie. La plupart des tumeurs sont petites et ne dépassent guère les dimensions d'une cerise, mais certaines, dans quelques cas, atteignent le volume d'un œuf de pigeon ou d'une mandarine, surtout à la racine des membres et sur le tronc. Elles sont rondes ou ovales, hémisphériques quand elles sont petites, mais souvent aplaties, disposées en « macarons ».

Les lésions se groupent en certaines régions : les tumeurs con-fluentes forment des masses qui ont les mêmes caractères, la même évolution que les tumeurs isolées. Au doigt, on sent des tumeurs qui ne se perçoivent pas à la vue. En grossissant, elles font saillie, et, si elles n'ont pas envahi le derme, elles n'amènent aucun changement de coloration. La peau glisse sur elles. Leur consistance est élastique; quelquefois, si elles sont très vasculaires, elles sont molles en certains points et paraissent légèrement réductibles.

Parmi les tumeurs et les infiltrations néoplasiques, certaines, avec ou sans ramollissement, s'affaissent au centre. On constate alors une dépression centrale, pigmentée, entourée d'un bourrelet déchiqueté, induré, rouge brun, couvert de squames dures et sèches (Kaposi). D'autres tumeurs disparaissent totalement, en laissant des cicatrices déprimées, pigmentées.

Suivant Kaposi, les tumeurs ne s'ulcèrent jamais. Il existe quelques exceptions à cette règle générale (Filetti).

Les ganglions lymphatiques sont rarement volumineux. Leur étude histologique n'a du reste pas été faite avec assez de soin, et il est probable qu'ils deviennent sarcomateux, sans hypertrophie notable, car on ne comprend guère la marche de la maladie si on n'admet pas qu'elle suit les voies lymphatiques.

Évolution. — La marche de la sarcomatose systématisée est lente. La maladie dure de trois à cinq ans. Lorsqu'elle a atteint la face et le tronc, la multiplication des tumeurs devient plus rapide; des nodules sarcomateux peuvent apparaître dans la bouche et le

pharynx. Le malade maigrit, pâlit, se cachectise, on observe des épistaxis, des hémoptysies, des mélæna, divers symptômes de localisations viscérales de la fièvre, et, sans rémission, le tout aboutit à la
mort.

Les cas observés chez l'enfant ont eu une marche rapide et ont amené
la mort en un an.

Les sarcomes du type Kaposi ont en général le type fuso-cellulaire ;
ils sont extrêmement vasculaires ; le pigment qu'ils contiennent est
d'*origine sanguine et peu abondant*, aussi Kaposi a-t-il substitué au
nom qu'il leur avait donné à l'origine celui de sarcome hémorragique (1).

III. **SARCOMES MÉLANIQUES PRIMITIFS** (2). — L'évolution du
sarcome mélanique comprend deux périodes. Au début, on observe
une tache noire, souvent développée au niveau d'un nævus ancien, surtout d'un nævus irrité, ulcéré. Elle siège en un point quelconque du
tégument, assez souvent à l'extrémité des membres ; parfois elle est
sous-unguéale. Cette tache s'indure, fait saillie ; la croissance de la
tumeur initiale est lente. La couleur est extrêmement foncée (encre
noire, sépia, dit Perrin) ; elle ne dépasse guère les dimensions d'une
noisette, n'atteint que par exception celles d'une noix (Perrin). Elle
est ronde ou ovalaire, hémisphérique ou un peu aplatie, excessivement dure. En général, elle est mobile sur les parties profondes.
Quelquefois elle occupe le derme et l'hypoderme, quelquefois
l'hypoderme seul, et la peau glisse dessus.

La croissance de la tumeur s'accélère, si elle est irritée, et surtout
si elle est l'objet d'une intervention chirurgicale ; dans ce cas, elle
repullule et la généralisation se produit.

Le début de la généralisation est assez tardif, sauf dans les condi-

(1) On peut rapprocher du type Kaposi le *sarcome lymphangiomateux hémorragique* que l'un de nous a décrit avec Jeanselme en 1892 (*). Dans cette forme,
les tumeurs développées le long des lymphatiques d'un membre, sous-cutanées au
début, de coloration violacée, s'ulcèrent régulièrement. Les ulcérations offrent des
bords sinueux, décollés, une surface mamelonnée inégale, vermeille ou bourbillon-
neuse. Certaines des ulcérations guérissent, laissant une cicatrice ; quelquefois les
tumeurs disparaissent ainsi totalement. Ces tumeurs restent pendant plusieurs
années limitées à un même membre et envahissent les ganglions qui semblent
faire obstacle à leur dissémination ; elles offrent, dans *leur mode de distribution,
leurs caractères et leur évolution, les plus grandes analogies avec les lymphangites
tuberculeuses nodulaires* ; elles s'en distinguent surtout par des *hémorragies* incessantes qui se produisent, soit dans l'intimité du tissu, soit à l'extérieur après
l'ulcération ; l'examen histologique montre que ces hémorragies sont dues à l'altération d'un grand nombre de veines et de capillaires par des bourgeons néoplasiques : il en résulte des foyers de dégénérescence au sein desquels se produisent
des ruptures vasculaires.

(2) Les sarcomes mélaniques secondaires de la peau présentent les mêmes
caractères que les sarcomes primitifs : ils sont consécutifs aux sarcomes de la
choroïde.

(*) HALLOPEAU et JEANSELME, *Sur une sarcomatose cutanée offrant les caractères cliniques d'une
lymphangite infectieuse (IIe congrès international de dermatologie* et *A. D.*, 1892).

tions que nous venons d'indiquer. Des tumeurs, du même caractère que la tumeur primitive, se développent sur le trajet des lymphatiques qui partent de la région qu'occupe celle-ci, ou bien les ganglions sont envahis directement et forment dans l'aisselle, dans l'aine, de grosses masses dures, ligneuses, multilobulées, qui adhèrent à la fois à la peau et aux parties profondes (Perrin). Enfin on peut constater la formation de tumeurs mélaniques en des points quelconques du tégument, sans que les ganglions paraissent intéressés. Le nombre de ces tumeurs secondaires, en général peu considérable, s'est élevé à 105 dans un cas de Bulkley, à 561 dans un fait de Rothacker.

Tous ces néoplasmes ont exactement la couleur, la forme, la dureté du néoplasme initial. Tous sont absolument indolents. Leur volume n'atteint pas celui d'une noix.

Dans 50 p. 100 des cas (Perrin), on observe l'ulcération d'une ou deux tumeurs. Il s'écoule alors, non du sang, mais un liquide parfois très épais, de couleur noirâtre, maculant le linge d'une tache sépia.

Certaines tumeurs peuvent disparaître : elles s'aplatissent au centre, et ne laissent qu'une tache noire ou livide.

La généralisation cutanée est suivie de la généralisation viscérale. Dans quelques cas, celle-ci se produit à la suite du développement d'une tumeur mélanique primitive de la peau, sans généralisation cutanée. On observe divers signes de localisation viscérale, en outre la mélanurie, la mélanémie, la leucocytose avec pigmentation des globules blancs. La mort est due à la cachexie, à des accidents pulmonaires, cérébraux, etc.

Duncan Bulkley a signalé à cette phase terminale une pigmentation noire universelle de la peau.

La durée du sarcome mélanique ne dépasse guère deux à trois ans. Lorsqu'on observe les premiers signes de généralisation viscérale, la mort est proche et se fait dans un délai de six semaines au plus.

Diagnostic des sarcomes cutanés. — Les épithéliomes vulgaires de la peau occupent en général la face ; on observe des végétations ou des perles épithéliales, un ourlet dur spécial ; la progression se fait en surface plus qu'en profondeur ; à la période d'ulcération, aucune confusion n'est encore possible.

Le mycosis fongoïde ne peut être confondu avec le sarcome que dans les cas rares où les tumeurs en sont le premier symptôme et ne sont pas associées à des lésions érythrodermiques ou eczématoïdes. Ces tumeurs ont des caractères précis : ce sont des saillies mamelonnées, demi-sphériques, de couleur rouge vif ou rouge violacé, quelquefois blanc jaunâtre ; elles peuvent s'ulcérer, se résorber. S'il y avait quelque difficulté de diagnostic, elle serait tranchée par une biopsie.

Les gommes cutanées ont une marche progressive : d'abord profondes, intradermiques ou sous-dermiques, elles amènent rapidement des changements de coloration de la peau, qui s'ulcère. La matière évacuée par l'ulcération a des caractères propres ; elle est filamenteuse ; l'ulcération a une forme régulière, des bords fermes, taillés à pic.

Les fibromes se reconnaissent aisément, grâce à leur consistance molle, à leur enveloppe flétrie. Lorsqu'ils sont multiples, on trouve habituellement des taches pigmentaires (neuro-fibromatose).

Les tubercules sous-cutanés douloureux, de même que les névromes de Duhring et Kosinski, offrent une sensibilité excessive au contact et des douleurs paroxystiques qui n'existent jamais dans le sarcome.

Parmi les maladies qu'il est possible de confondre avec les sarcomes, citons encore, à l'exemple de Perrin, les tumeurs de la ladrerie (contenu liquide qu'on peut retirer par ponction), les nodosités lépreuses (coloration fauve, troubles de sensibilité), le xanthome (couleur jaune-chamois, jaune clair, siège au sommet des articulations, à la paume des mains et à la plante des pieds), les myxomes de la peau, la chéloïde sous-cutanée d'Hutchinson.

ANATOMIE PATHOLOGIQUE DES SARCOMES CUTANÉS. — Nous en distinguerons quatre formes :

1° Sarcome à cellules fusiformes ;
2° Sarcome à cellules rondes ;
3° Sarcome à cellules géantes ;
4° Sarcome mélanique.

1° **Sarcome à cellules fusiformes (fuso-cellulaire).** — Ces sarcomes sont formés de cellules identiques aux cellules fixes normales du tissu conjonctif, tassées les unes sur les autres, ordonnées en faisceaux plus ou moins réguliers. Unna n'a jamais constaté de figures de karyokinèse. Entre ces cellules, on ne trouve que des restes minimes du tissu conjonctif, et on ne voit de fibres élastiques qu'auprès des vaisseaux. Ceux-ci sont limités par des cellules identiques à celles de la tumeur. Quelquefois ils deviennent extrêmement nombreux (angiosarcomes), mais la plupart des sarcomes fuso-cellulaires sont peu vascularisés.

La tumeur se développe dans le tissu sous-cutané ou le derme profond ; on trouve toujours à sa surface une zone plus ou moins épaisse de derme à peu près normal, le séparant de la surface.

Elle s'étend par des traînées de cellules sarcomateuses qui s'irradient à distance le long des vaisseaux sanguins. La présence de mastzellen est rare ; on peut voir quelques plasmazellen à la limite de la tumeur.

Tous les organes de la peau, glandes sébacées, follicules pileux, s'atrophient et disparaissent. Les glandes sudoripares sont repoussées dans la profondeur.

Certaines variétés méritent l'attention. Parfois le tissu conjonctif persiste et peut être mêlé intimement aux cellules sarcomateuses ; il peut même être aussi abondant que le tissu sarcomateux (fibrosarcomes); dans ces formes, le tissu élastique persiste toujours. On observe deux types rares de myxosarcome, l'un à dégénérescence centrale, l'autre à dégénérescence périphérique.

Certains sarcomes fuso-cellulaires sont pigmentés ; on trouve, dans les cellules, des granulations jaune clair ou jaune d'or plus ou moins abondantes.

Contrairement à Babès, Unna(1) admet que ces sarcomes n'ont pas généralement une origine vasculaire, même dans la plupart des cas d'angiosarcome.

2° **Sarcome à cellules rondes (globo-cellulaire).** — Dans cette forme, très fréquente, la masse du néoplasme est formée de cellules rondes, petites, dont le noyau n'est pas toujours très colorable, juxtaposées, et souvent séparées par des fibrilles fines, formant un réticulum délicat dont les mailles n'enferment quelquefois qu'un seul élément (lymphosarcome). Des vaisseaux larges, en abondance modérée, ayant souvent conservé leur endothélium, circulent dans le tissu du néoplasme. Celui-ci est cloisonné par des tractus importants, d'origine conjonctive.

A la périphérie de ces sarcomes, Unna a noté la tuméfaction et la prolifération des cellules fixes, la présence de mastzellen et de plasmazellen, celles-ci quelquefois en très grande abondance. Les cellules du sarcome dérivent, suivant Unna, de ces plasmazellen, et, par leur intermédiaire, des cellules fixes.

On observe très fréquemment des figures karyokinétiques dans le sarcome à cellules rondes, au contraire de ce qu'on observe dans le sarcome fuso-cellulaire. Comme ce dernier, le sarcome à cellules rondes respecte presque toujours l'épiderme et en est séparé par une zone conjonctive.

Unna a observé une variété remarquable qu'il décrit sous le nom de forme figurée, et où l'on observe, au centre de nodules formés de cellules sarcomateuses rondes, des amas clairs. Ces amas comprennent entre autres éléments des cellules pâles à plusieurs noyaux et même, à leur périphérie, des cellules géantes.

3° **Sarcome à cellules géantes.** — Cette forme est extrêmement rare; on y trouve de grandes cellules à noyau clair dérivant des cellules fixes, des cellules géantes ayant exactement le caractère des cellules géantes de la syphilis ou de la tuberculose, d'autres qui sont des chorioplaxes, enfin des plasmazellen. Tous ces éléments sont répartis sans orientation définie. Les endothéliums vasculaires persistent.

Ces sarcomes rappellent à de très nombreux points de vue, par leurs caractères histologiques, les néoplasmes d'origine infectieuse (2).

4° **Sarcomes mélaniques.** — A la coupe, les tumeurs paraissent bigarrées; de coloration noirâtre en certains points, elles sont à peine

(1) Unna, *Histo-pathologie.*
(2) L. Perrin et Leredde, *A. D.*, 1895.

pigmentées en d'autres. Elles sont souvent ramollies dans leurs parties centrales, qui constituent une sorte de bouillie. Le pigment est identique au pigment épidermique et au pigment choroïdien ; on ne peut y déceler de fer par les réactifs histologiques.

Les auteurs qui ont étudié ces tumeurs les considèrent en grande majorité comme des sarcomes, et nous nous sommes conformés à l'opinion classique. Mais il existe, à côté des sarcomes mélaniques, des épithéliomes mélaniques, et même, suivant Unna, les tumeurs mélaniques de la peau sont peut-être dans tous les cas des carcinomes, développés aux dépens des inclusions épithéliales qu'il a rencontrées dans un grand nombre de nævi. La tumeur est formée de cellules souvent dégénérées, souvent pourvues de nombreux noyaux qui seraient des cellules épithéliales logées dans les alvéoles ; le pigment infiltre ces cellules, les cellules fixes du tissu conjonctif, les cloisons connectives, et se distribue le long des vaisseaux. On trouve, à la limite des blocs épithéliomateux, des plasmazellen accumulées, comme il est de règle dans les épithéliomes. Dans les tumeurs secondaires, les tumeurs métastatiques, on retrouve la même structure (Unna).

TRAITEMENT DES SARCOMES CUTANÉS. — La sarcomatose systématisée n'est susceptible d'aucun traitement chirurgical. Dans certains cas, la marche de l'affection a paru ralentie par le traitement arsenical à hautes doses. On peut employer des injections étendues à dose progressive, sous la forme suivante :

Liqueur de Fowler.............................. 1 partie.
Eau distillée.................................. 4 parties.

Douze à trente gouttes.

ou bien

Arséniate de soude............................. $0^{gr},05$
Eau distillée.................................. 10 grammes.

Dix à vingt gouttes.

On pourra également administrer l'arsenic par voie rectale, suivant le procédé employé par le professeur Renaut dans la tuberculose.

Le traitement arsenical sera surtout employé dans les cas de sarcomes multiples. Mais lorsque la tumeur sarcomateuse sera unique et qu'il ne s'agira pas d'un sarcome mélanique, on pratiquera l'ablation aussi complète que possible.

Aucune intervention ne sera essayée chez les malades atteints de sarcome mélanique. Les ulcérations seront pansées au moyen de poudres absorbantes ou d'enveloppements humides. (L.)

ÉPITHÉLIOMATOSE CUTANÉE

Parmi les proliférations *malignes* des épithéliums cutanés (épiderme, glandes sébacées et sudoripares, follicules pileux) certaines déterminent des formes cliniques qui, dès leur origine, ont des caractères spécifiques et une évolution maligne : ces formes sont de beaucoup les plus rares. En général, les tumeurs épithéliomateuses de la peau ne prennent ces caractères et cette évolution qu'à un moment tardif; souvent, pendant de longues années, elles sont précédées par des proliférations épithéliales à marche lente, qui ont des caractères bénins, non seulement au point de vue clinique, mais même au point de vue histologique, étant formées par des cellules identiques aux cellules épithéliales normales de la peau, et ne présentant aucune trace de la désorientation cellulaire, que l'on peut considérer, à l'exemple de Fabre-Domergue (1), comme le symptôme microscopique essentiel de la malignité. On ne peut distinguer par exemple entre certains papillomes qui deviendront envahissants et d'autres qui ne le deviendront jamais; de même, parmi les cornes de la peau, certaines aboutissent à la formation de tumeurs à marche rapide, certaines persistent indéfiniment et ne s'accroissent plus à un moment donné; et même certaines proliférations épithéliales qui prendront une forme maligne sont exactement identiques, au double point de vue macroscopique et microscopique, à des proliférations qui guérissent spontanément.

A notre sens, tout se passe comme si la gravité était dominée non par des caractères propres à la néoplasie elle-même, mais par la résistance du terrain, résistance toute locale bien entendu, inaptitude du sol à laisser germer des cellules épithéliales, que cette germination soit d'origine parasitaire ou reconnaisse une autre cause.

Il est indispensable, jusqu'au jour où nous posséderons un caractère distinctif qui permette de séparer les proliférations épithéliales bénignes des proliférations malignes, de donner au terme épithéliome cutané un sens large. Mais nous en séparons les proliférations épithéliales qui se développent dans des circonstances étiologiques précises (verrues vulgaires, papillomes vénériens et syphilitiques...) et certaines affections qui n'aboutissent pas régulièrement à l'épithéliome malin : ainsi les adénomes sébacés de Balzer et Ménétrier, les idradénomes sudoripares de Jacquet et Darier.

Étiologie. — L'épithéliome cutané, dans la grande majorité des cas, se développe sur la face; il peut s'observer chez des sujets jeunes et des adultes, mais à la suite d'altérations prolongées et profondes de la peau, de lésions congénitales (xeroderma pigmentosum) ou

(1) Fabre-Domergue, *Les cancers épithéliaux*. Paris, 1898.

acquises. Chez les sujets âgés, les épithéliomes sont infiniment plus fréquents ; la régression sénile est évidemment une condition favorable, et les épithéliomes sont plus communs chez les individus dont la sénilité cutanée est très intense que chez les autres. Aussi observe-t-on, coexistant avec l'épithéliome, l'atrophie, la sécheresse de la peau, la perte complète d'élasticité ; on peut voir également des télangiectasies, des nævi volumineux.

Toutes cicatrices et lésions à tendances cicatricielles, quelle que soit leur origine, mais, en particulier, les cicatrices dues aux brûlures, à l'application de corps caustiques, à des ulcérations prolongées, peuvent être l'origine d'épithéliomes ; on peut même observer sur une seule cicatrice des épithéliomes indépendants (Leredde). Le lupus aboutit assez souvent à une forme d'épithéliome particulièrement grave et rapide ; les cicatrices d'origine syphilitique sont parfois suivies de cancer ; ce fait s'observe au niveau de la peau comme au niveau de la langue ; exceptionnellement le cancer complique des syphilides en évolution.

Parmi les lésions cutanées qui peuvent aboutir au cancer, citons les verrues séniles, le psoriasis (Cartaz, White, von Hebra) en particulier dans ses formes lichénifiées, à lésions locales rebelles, les lésions de kératose arsenicale (cancer arsenical d'Hutchinson), diverses lésions diffuses de la peau, d'origine traumatique ; Rollet a observé le développement d'épithéliomes chez des ouvriers qui fabriquent des briquettes de houille et chez lesquels on observe, par le fait de brûlures et d'incrustations de poussières dans la peau, des cicatrices et des tatouages multiples de la face ; Derville et Guermonprez ont décrit le « papillome des raffineurs ».

Nous pourrions encore signaler, à l'exemple d'autres auteurs, diverses lésions telles que des proliférations verruqueuses, papillomateuses, des lésions hyperkératosiques (acné sébacée concrète), les cornes cutanées, qui pourraient à un moment donné dégénérer en épithélioma. Mais nous considérons ces lésions comme de nature épithéliomateuse dès l'origine ; sans doute elles évoluent lentement, quelquefois guérissent spontanément, mais on observe des faits semblables dans des épithéliomes perlés qui, dès leur apparition, ont les caractères certains d'épithéliomes, par leurs caractères objectifs seuls.

Par contre, nous éliminons de la description de l'épithéliome le xeroderma pigmentosum et même l'affection décrite par Unna sous le nom de *Carcinom der Seemannshaut*. En dehors des lésions épithéliomateuses qui compliquent fatalement ou non ces diverses maladies, on observe des lésions qu'on ne peut rattacher à l'épithéliomatose et qui la précèdent.

Les épithéliomes de la peau sont en effet les plus bénins des cancers épithéliaux, et la plupart affectent pendant des années le caractère de maladies locales, évoluant en surface plus qu'en profondeur, et avec une lenteur excessive.

Nous ne parlerons pas ici des conditions étiologiques générales du cancer cutané. Elles sont pour la peau ce qu'elles sont pour tout organe, et aussi mal déterminées pour elle que pour les viscères.

Cependant l'observation de l'épithéliome cutané nous permet de relever un fait capital : c'est la multiplicité fréquente des épithéliomes de la peau chez un même malade. Tantôt les divers néoplasmes ont le même caractère tantôt ils ont des caractères différents, macroscopiques et microscopiques. Mais on ne sait si la polymorphie clinique et histologique des épithéliomes cutanés correspond à une différence de nature; comme nous le verrons, les divisions qu'on peut établir entre les diverses formes ont simplement une valeur d'étude, car on constate entre presque toutes les formes des transitions et des associations.

CLASSIFICATION DES ÉPITHÉLIOMES CUTANÉS. — Il convient de distinguer : 1° le *cancer primitif*; 2° le *cancer secondaire*.

I. **CANCER PRIMITIF**. — Il y a : 1° des *formes initiales*, dont les symptômes sont parfois très spéciaux, qui peuvent même constituer des maladies individualisées, et 2° des *formes terminales*. Il est impossible de distinguer les épithéliomes de la peau d'après la variété d'épithélium qui leur a donné naissance ; cependant nous dirons quelques mots de certains épithéliomes d'origine sudoripare, dont la description peut être ébauchée.

A. **Formes initiales**. — Nous distinguerons l'*épithéliome verruqueux ou papillaire*, les *cornes épithéliomateuses*, l'*ulcus rodens de Jacob*, les *épithéliomes acnéiformes de la face*, l'*épithéliome de Paget*, les *épithéliomes perlés*, les *épithéliomes sudoripares*.

I. **Épithéliome verruqueux (ou papillaire)**. — Aucun caractère ne distingue absolument cette forme, à son début, de la verrue sénile, si ce n'est son siège à la face, chez un individu âgé dont la peau présente les altérations régressives sur lesquelles nous avons insisté. Peu à peu, très lentement, la tumeur s'étale et s'élève, s'indure légèrement en profondeur; elle saigne aisément ; plus tard elle s'ulcère et prend les caractères de l'épithéliome adulte. Parfois, entre les végétations papillomateuses, on trouve des perles épithéliales, ce qui indique les rapports étroits des formes d'épithéliomatose faciale. Ces faits ont été signalés surtout au cours de l'acné sébacée concrète.

II. **Cornes épithéliomateuses**. — Les cornes cutanées ne sont, comme l'a bien vu Spietschka (1), qu'une variété de papillomes, caractérisée par l'exagération de la formation cornée; à la base de toute corne on observe un état papillomateux des plus nets; de longues papilles coiffées par le corps muqueux pénètrent le tissu de la corne qui, détachée, offre un aspect canaliculé.

(1) SPIETSCHKA, *A. f. D.*, 1898.

La prolifération papillomateuse peut se développer sur une partie préalablement saine du tégument ; plus souvent, elle vient s'implanter sur une autre altération qui peut être une verrue ou une acné sénile, un kyste sébacé, un éléphantiasis, une cicatrice, particulièrement une cicatrice de lupus, renfermant des papilles avec l'épithélium sous-jacent ; exceptionnellement, elle se développe sur un condylome syphilitique, et offre alors un caractère bénin ; plus souvent elle se comporte comme un épithéliome de nature maligne. Lorsque l'on enlève une de ces productions, elle se reproduit rapidement si l'on n'a pas procédé à l'ablation profonde du tissu générateur.

L'étiologie des cornes cutanées est exactement celle des papillomes : on sait que, parmi ceux-ci, il en est de bénins (verrues vulgaires, papillomes génitaux bénins, condylomes syphilitiques), c'est-à-dire qui n'évoluent jamais comme des épithéliomes ; d'autres, moins fréquents, sont malins ; nous venons de les étudier.

Parmi les cornes cutanées, la plupart sont au contraire de nature maligne et peuvent prendre à un moment donné l'évolution épithéliomateuse.

Nous éliminerons complètement les cornes de nature bénigne ; en dehors de circonstances étiologiques précises, toute corne cutanée doit être pratiquement considérée comme un épithéliome et traitée comme telle.

Les cornes se développent surtout chez les vieillards, mais certaines peuvent remonter à la première enfance ; il en était ainsi dans une observation de Mansouroff, où elles étaient en grand nombre distribuées suivant des trajets nerveux ; elles doivent être alors considérées comme des nævi et rapportées à un trouble de développement.

Ces productions peuvent se développer sur toutes les parties de la surface cutanée ; elles sont plus fréquentes à la tête où on les a vues occuper le cuir chevelu, le front, le rebord des oreilles, les paupières (fait de Pick), la pointe du nez ; on en a observé plusieurs exemples sur le gland ; d'autres fois, elles sont localisées sur chacune des extrémités digitales ; on en a rencontré même sur les muqueuses. Leur accroissement se fait avec une lenteur excessive.

Leurs dimensions sont très variables. Souvent, elles sont petites et n'ont que quelques millimètres de long ; on les appelle alors *verrues filiformes* ou *fibrokératomes* (Unna) ; ce sont de petits cônes effilés que termine une extrémité pointue ; d'autres fois, elles sont énormes ; Kaposi les a vues atteindre une longueur de 25 centimètres. Leurs dimensions transversales peuvent croître proportionnellement ; leur diamètre peut égaler celui du pouce. Elles ont tous les caractères qu'offrent les cornes des animaux ; de couleur foncée, variant du jaune gris au brun, elles sont constituées par un tissu dur, sec, moins consistant cependant que celui des cornes animales ; leur surface est rugueuse ; à leur base, quand on les détache, on trouve

une matière sébacée. Elles ne déterminent de douleurs que
lorsqu'elles sont mobilisées; leur forme est des plus variables: elles
sont généralement droites, quelquefois incurvées ou disposées en
spirale. Elles présentent des cannelures, des sillons et des crêtes souvent réguliers; ces sillons correspondent à des phases d'arrêt momen-
tané dans leur développement. Comme les cornes animales, ces
productions présentent une base d'implantation plus large et vont
graduellement en s'amincissant jusqu'à leur extrémité. Lorsque
plusieurs d'entre elles sont voisines, elles peuvent s'enchevêtrer
suivant les modes les plus divers; il en est ainsi particulièrement
pour celles des extrémités digitales. La base de la corne est implantée
plus ou moins profondément dans la peau qui remonte sur elle en
l'engainant dans une hauteur qui peut atteindre ou même dépasser
1 centimètre; on les a vues se détacher spontanément pour se reproduire *eodem loco*.

Spietschka (1) a montré que, dans la plupart des cas, si ce n'est dans
tous, les cornes se développent sur des papilles hyperplasiées,
reposant elles-mêmes sur une hyperplasie connective et élastique
(Dubreuilh).

Unna avait même, dans le fibrokératome, considéré comme primitive cette hyperplasie conjonctive.

Nous avons vu que le corps papillaire est intéressé dans ses
éléments conjonctif et vasculaire en même temps que l'épiderme qui
le recouvre, car il fait avec lui un seul et même organe (Kromayer).

L'hyperplasie des papilles peut atteindre des proportions considérables : Mitvalsky les a vues atteindre 15 millimètres de hauteur;
c'est surtout à la périphérie de la corne qu'elles présentent ces dimensions considérables; elles sont déformées, des bourgeons épidermiques les compriment et les dissocient; d'autres partent également
de la gaine cutanée qui remonte sur la base de la corne; de petites
hémorragies peuvent se produire aux dépens des vaisseaux des
papilles.

Dans sa masse principale, la corne est formée de lamelles, dont les
cellules épithéliales sont imparfaitement kératinisées et renferment
souvent des noyaux (Dubreuilh); ces lamelles peuvent offrir une
disposition concentrique. La partie centrale présente parfois un
aspect médullaire (G. Simon) qui persiste jusqu'au-dessus des
papilles.

En résumé, hypertrophie papillaire, hyperplasie épithéliale et
exagération de la kératinisation, tels sont, comme l'a bien vu
Spietschka, les trois facteurs nécessaires à la production d'une corne
cutanée.

Les cornes cutanées peuvent tomber par le fait du développement

(1) Spietschka, A. f. D., 1878.

à leur base d'un épithéliome qui prend peu à peu le type vulgaire.

Le seul *traitement* des cornes consiste dans leur ablation radicale avec le tissu dermique générateur.

III. Ulcus rodens de Jacob. — Les auteurs anglais ont réservé le nom d'*ulcus rodens* à une forme d'épithéliomatose extrêmement différenciée par son évolution anatomo-clinique. Les lésions se développent presque toujours au voisinage de l'œil ; on ne les a pas observées en dehors des deux tiers supérieurs de la face. Au début, on observe une faible saillie qui s'étend en s'affaissant au centre ; la surface malade a une couleur grise ou rosée ; elle est lisse, d'aspect cicatriciel, son étendue peut être supérieure à celle d'une pièce de un franc ; on peut y constater des télangiectasies, des taches pigmentaires. Le bord est constitué par un fin bourrelet, saillant, avec de petits épaississements nodulaires (Unna).

Sur la surface néoplasique se forment de fines ulcérations passagères couvertes de croûtes, puis une ulcération large, mais généralement tout à fait superficielle, presque plane, d'un rouge vif, granuleuse, semblable à celle d'une plaie de bonne nature. Les lésions ne sont pas habituellement douloureuses. Cependant, dans un fait observé par l'un de nous (H.) et A. Jousset (1), les souffrances provoquées par les moindres contacts avec l'ulcération étaient tellement vives que l'application de topiques modificateurs ne pouvait, en aucune mesure, être tolérée. Le bord devient polycyclique, tandis que l'épithéliome s'étend, mais conserve ses caractères primitifs.

Le processus peut exceptionnellement devenir profondément destructif ; l'un de nous (H.) l'a vu avec Jousset (2) détruire presque entièrement le lobule du nez ; d'autre part, le bourrelet d'extension peut être tellement prononcé qu'il constitue une véritable tumeur.

La marche est excessivement lente ; la maladie peut durer vingt, trente ans et plus. L'ulcération se cicatrise quelquefois sur une large étendue. A la fin, le mal envahit l'orbite et les os de la face. On n'observe pas d'adénopathies, on n'a jamais constaté de métastases, et la mort est due à des complications locales. Les rapports de cette forme avec l'épithéliome perlé sont à déterminer. Il est certain qu'en France la plupart des faits d'ulcus de Jacob sont rattachés à l'épithéliome perlé. La cicatrisation des ulcérations, due à l'organisation de couche cornée au-dessus des régions épithéliomateuses, est un des caractères originaux de l'ulcus rodens.

IV. Épithéliome acnéiforme de la face (3). — Synon. : *Acné cancroïdale sénile partielle* ; *herpès crétacé de Devergie* ; *acné atrophique de Chausit* ; *acné sébacée concrète*.

(1) HALLOPEAU et JOUSSET, *A. D.*, 1896.
(2) IDEM, *Loc. cit.*
(3) AUDOUARD, *Acné sébacée partielle* (*Thèse de Paris*, 1878).

L'affection à laquelle on donne le nom d'acné sébacée concrète est le type le plus parfait de l'épithéliomatose disséminée de la face. Elle débute chez des individus d'un âge avancé qui sont presque toujours des hommes exposés, en qualité de cultivateurs, aux irritations de la lumière solaire et de toutes les intempéries. Pendant des années, on n'observe que le premier stade des lésions : ce sont des croûtes irrégulières, saillantes, ou étalées en nappe, d'une couleur blanc jaunâtre et finement granitées, sèches, mais non plâtreuses comme les croûtes du lupus érythémato-acnéique (Besnier).

Ces croûtes sont adhérentes aux parties profondes; quand on les enlève, on constate qu'elles recouvrent une surface altérée, rouge, où l'on trouve des vaisseaux dilatés et qui saigne avec la plus grande facilité, irrégulière, offrant des saillies papillomateuses et des orifices glandulaires élargis, extrêmement grasse.

Plus tard, les croûtes deviennent plus épaisses, plus larges et plus saillantes, elles forment parfois des amas élevés et même de véritables cornes; il en était ainsi chez un malade de Besnier (1). Les croûtes peuvent tomber spontanément; au-dessous d'elles, la surface du corps muqueux a pris des caractères nouveaux : on constate une saillie mamelonnée entourée d'un anneau, ou même c'est l'aspect d'un épithéliome vulgaire en miniature, un « godet cancroïdal », un « cratère cupulaire entouré d'un ourlet fin » (Besnier).

La coalescence d'un certain nombre de croûtes s'accompagne de la formation d'ulcérations plus importantes, plus étendues et plus profondes, et peu à peu l'épithéliome prend les caractères de l'épithéliome adulte. On peut retrouver sur le bourrelet qui limite celui-ci la trace des ourlets plus fins qui ont appartenu aux lésions épithéliomateuses élémentaires devenues coalescentes.

Sur certains points, les lésions croûteuses peuvent au contraire guérir spontanément et donner lieu à des cicatrices blanches et déprimées, à bord saillant rouge, où l'on trouve des follicules dilatés (Audouard).

Toutes les parties de la face sont susceptibles d'être atteintes. Souvent l'acné sébacée recouvre les deux tiers de cette région. On observe des lésions initiales, tandis que les lésions avancées se transforment en épithéliome adulte. Besnier croit à l'auto-inoculabilité de toutes ces lésions.

V. **Épithéliome de Paget.** — Cette forme d'épithéliomatose superficielle, eczématoïde, se développe sur le mamelon, l'aréole et la peau du sein, chez la femme. Cette localisation nous paraît exclusive, le diagnostic de deux cas de localisation périnéo-scrotale n'étant pas suffisamment établi.

L'affection débute presque toujours sur le mamelon lui-même, et

_____

(1) Besnier, *Musée de l'hôpital Saint-Louis.* Paris, Alcan.

presque toujours celui-ci se rétracte dès le début. Au-dessous de
productions épidermiques rebelles, de formations cornées adhérentes,
de croûtes, on trouve, à un moment donné, une surface rouge. Plus
tard, surviendront des ulcérations superficielles, et les lésions
offriront toujours leur maximum au niveau du mamelon.

La rougeur gagne en surface, et, lorsqu'elle a envahi, au bout de
plusieurs mois ou de plusieurs années, l'aréole et la peau voisine, la maladie de Paget prend des caractères absolument tranchés qui permettent de la reconnaître facilement. L'œil est frappé par la couleur
rouge vif, vermillon, et les limites nettes des lésions. La surface est
brillante, mais irrégulière, grenue et mamelonnée (H.) (1) ; certains
points sont recouverts de squames, d'autres de croûtelles et de
croûtes, d'autres sont superficiellement exulcérés ; tantôt l'érosion
est très superficielle, le corps muqueux est dénudé et on constate une
faible sécrétion séreuse ; tantôt l'érosion est plus profonde, les tissus
sont plus rouges et la sécrétion est plus abondante (Darier). En certains points, on trouve des îlots épidermisés, unis, lisses, vernissés,
secs. Enfin, de place en place, des télangiectasies (2).

La région malade a, dans son ensemble, une forme ronde ou ovalaire, mais, à vrai dire, le bord est formé de segments de cercle, et
polycyclique. Il est marqué, soit par un bourrelet surélevé, de
couleur rose tendre, soit par le passage brusque, sans saillie ni dépression, de la peau saine à la surface malade dont le bord, nettement arrêté, n'est marqué que par une fine dilatation vasculaire (H.).
On y rencontre encore des vaisseaux dilatés et quelquefois, dit
Wickham, une collerette squameuse, très fine, visible seulement à la
loupe.

Au toucher, on peut constater une induration papyracée, un peu
plus prononcée au niveau du mamelon. A la pression, on provoque
facilement de petites hémorragies au niveau des régions exulcérées.

Spontanément, les lésions sont rarement douloureuses, quelquefois
on observe du prurit. Mais toute irritation, toute contusion, des pansements mal appropriés provoquent des douleurs vives. On a noté
des névralgies intercostales et brachiales rebelles du côté malade
(Wickham).

La maladie progresse très lentement, paraît s'arrêter pendant
quelque temps, puis reprend sa marche envahissante ; elle aboutit à
la formation d'un nodule épithéliomateux sur un type vulgaire.
Celui-ci se développe au niveau du mamelon : on observe une ulcération qui devient profonde, dont les bords sont indurés, renversés, et,
si l'on n'intervient pas rapidement, le cancer devient incurable. Suivant l'un de nous (H.), il faut, *à priori*, chercher la cause des caractères spéciaux de cette maladie dans les organes spéciaux qui

---

(1) HALLOPEAU, *Mal. de Paget* (*Réunions cliniques de l'hôpital Saint-Louis*, 1889).
(2) WICKHAM, *Thèse de Paris*, 1890.

appartiennent aux parties où elle siège, c'est-à-dire dans les conduits galactophores. Il s'y développe un épithéliome qui, en raison de cette localisation, présente des caractères particuliers et entraîne le développement d'une dermite à caractères également propres et distincts de l'eczéma.

VI. **Épithéliomes perlés.** — Nous avons vu que des *perles épithéliales* s'associent parfois aux autres formes, mais il en existe une où la lésion élémentaire et essentielle est une petite saillie lisse, arrondie, résistante, de coloration blanc nacré, quelquefois rouge pâle. Cette saillie est énucléable et s'écrase facilement sous le doigt (Kaposi).

Parfois les perles restent indéfiniment isolées (Besnier). Sinon, au voisinage de la perle initiale, paraissent des saillies semblables qui s'agglomèrent au contact les unes des autres. Plus tard, celles du centre s'affaissent, et on peut observer la production spontanée d'exulcérations, parfois persistantes, souvent passagères, et aboutissant à une cicatrice. Sur les bords, de nouvelles perles se développent, et l'épithéliome s'étend, suivant une marche centrifuge, restant absolument superficiel.

Certains épithéliomes perlés sont curables spontanément ; ils s'étendent sur les bords, mais ne gagnent pas en profondeur, et se cicatrisent en totalité ; la formation des perles épithéliales s'arrête à un moment donné. Les bords sont polycycliques, formés par un *ourlet* mince, saillant, dur, arrondi, où l'on retrouve des perles isolées. Le centre est constitué par une cicatrice mince, lisse, blanche ; quelquefois elle contient des perles aberrantes, qui disparaissent spontanément. Mais tout épithéliome perlé peut aboutir à la phase adulte, et l'intervention médicale s'impose dans tous les cas (1).

VII. **Épithéliomes sudoripares** (2). — Parmi les épithéliomes sudoripares, on a décrit un grand nombre de formes dont l'origine n'est pas démontrée ; aucun caractère clinique ne permet de séparer les faits décrits par Remak, par Verneuil, d'autres cas où l'épithéliome a pour point de départ l'épithélium épidermique ou sébacé ; histologiquement, les épithéliomes sudoripares revêtent souvent la même forme que d'autres épithéliomes (Darier).

Nous avons décrit dans un chapitre spécial les idradénomes sudoripares, que Jacquet et Darier ont classés parmi les épithéliomes. Jusqu'ici on n'a jamais observé une évolution maligne de ces lésions, et, s'il s'agit d'épithéliome au sens histologique de prolifération épithéliale, il ne s'agit pas d'épithéliome au sens clinique que nous accordons à ce mot.

Parmi les épithéliomes dont l'origine sudoripare est démontrée, et qui ont des symptômes cliniques et microscopiques propres, nous

(1) V. THIBIERGE, *A. D.*, 1894.
(2) Ce chapitre est fondé essentiellement sur un travail de J. Darier, *Épithéliome des glandes sudoripares* (*Arch. de méd. expérim.*, 1889).

n'insisterons que sur une forme décrite par J. Darier sous le nom d'*épithéliome diffus des glandes sudoripares*, d'après une observation de Besnier et Thibault.

Il s'agissait dans ce fait d'un vieillard de soixante et onze ans qui portait depuis quelques mois, à la région sus-hyoïdienne, un bouton dur ; ce bouton en se développant forma une large plaque, extrêmement dure, nettement limitée, légèrement saillante et de coloration rouge pâle. A son niveau, les poils étaient tombés. Peu de temps après, se développa dans l'épaisseur de la paroi épigastrique un empâtement très dur, douloureux, mal limité, et peu de jours après on observa dans l'épaisseur de la peau, sur le tronc, un grand nombre de petites saillies dures, infiltrant le derme, pénétrant l'hypoderme, mais glissant sur les tissus profonds. Ces saillies, dont le volume ne dépassait pas celui d'un pois, étaient douloureuses ; quelques-unes avaient une teinte rosée. Elles étaient particulièrement nombreuses dans les creux axillaires. Le malade mourut cachectique, quatre mois seulement après l'apparition de la tumeur sus-hyoïdienne.

Certains faits d'épithéliome sudoripare ayant des caractères différents ont été encore observés par Hénocque et Souchon, Christot, Chandelux. Ce sont des curiosités cliniques et histologiques ; nous renvoyons à leur sujet au travail de J. Darier.

Le nom d'*épithéliome sébacé* a été prononcé quelquefois par des dermatologistes, mais ne s'applique encore à rien de précis. En général, la transformation épithéliomateuse des glandes sébacées aboutit à l'épithéliome lobulé.

B. **Forme terminale.** — **Épithélium adulte.** — Les épithéliomes de la peau, à leur période adulte, constituent des tumeurs proéminentes, tantôt formées de végétations dures, agglomérées les unes auprès des autres, tantôt, et beaucoup plus souvent, offrant au centre une large ulcération déprimée et plate. Cette ulcération, de forme arrondie, polygonale, ou irrégulière, est recouverte d'une croûte plate adhérente de couleur sombre, au-dessous de laquelle on constate une sécrétion séro-sanguinolente, en général peu abondante. Les bords forment un bourrelet saillant, mamelonné, souvent taillé à pic du côté de l'ulcération ; ce bourrelet peut végéter en dehors, se renverser, et la surface de la tumeur devient alors plus large que sa base. Le bourrelet est tout à fait dur, mais friable, et saigne par la pression.

Dans quelques cas, l'ulcération centrale se cicatrise plus ou moins complètement, plus ou moins régulièrement ; il existe des épithéliomes qui progressent pendant des années sur leurs bords, en se cicatrisant au centre (épithéliomes serpigineux).

L'extension de la tumeur en surface est plus rapide que sa progression en profondeur ; elle peut recouvrir une large étendue de la face. Mais, peu à peu, elle pénètre profondément ; on perçoit une induration profonde, tandis que l'ulcération se modifie, se couvre de végétations, de produits de suppuration, de croûtes irrégulières de couleur foncée. L'épithéliome adhère aux parties profondes, détruit les muscles, dénude et envahit les os mêmes.

Jusqu'à ce que les parties profondes soient envahies, l'épithéliome ne détermine aucune douleur; tout au plus présente-t-il une certaine sensibilité à la pression. A une période plus avancée, il atteint les nerfs profonds et provoque des douleurs intolérables.

L'invasion du système lymphatique est tardive, sauf dans les formes à marche rapide. Elle est suivie de généralisation cancéreuse qui est une des causes de la mort.

II. CANCER SECONDAIRE DE LA PEAU. — Nous n'avons pas à nous occuper ici de l'immense majorité des cas d'épithéliome secondaire de la peau, consécutifs à l'invasion d'organes plus profonds (sein, estomac, etc.).

Nous rappellerons seulement le squirre en cuirasse (Kaposi, Besnier, Prince-O'Morrow) qui est étudié dans les Traités de chirurgie. Mais on observe également des faits de carcinome miliaire tubéreux de la peau, dus à la généralisation lymphatique et presque toujours d'origine mammaire (*Carcinomatöser Lymphbahninfarkt* de Unna).

L'un de nous (L..) a observé, avec A. Robin, une femme d'une soixantaine d'années chez laquelle cette carcinose secondaire s'était développée. On constatait des milliers de petits nodules disséminés dans l'épaisseur de la peau, durs, non douloureux, déterminant une saillie arrondie, mais jamais de rougeur ni d'ulcération ; dans le tissu cellulaire, suivant les trajets lymphatiques, un aussi grand nombre de petits nodules dus à l'invasion des ganglions. La malade mourut de cachexie, et à l'autopsie on trouva tous les ganglions du corps développés, mais ne dépassant jamais le volume d'une noisette, en transformation épithéliale, et les réseaux lymphatiques, volumineux, de couleur blanchâtre, remplis de cellules épithéliales. L'injection du système lymphatique, du mésentère par exemple, était aussi parfaite que celle que peut donner une injection au mercure.

Histologiquement, au niveau des nodules, toutes les fentes lymphatiques de la peau étaient remplies de longues et minces traînées formées de cellules cubiques, disposées sur une ou deux rangées.

ANATOMIE PATHOLOGIQUE DES ÉPITHÉLIOMES CUTANÉS. — Cornil et Ranvier décrivent trois formes d'épithéliome cutané (épithéliome pavimenteux) : lobulé, perlé et tubulé.

Les *épithéliomes lobulés* sont formés de masses épithéliales incluses dans le tissu conjonctif, et qu'on rencontre à une profondeur de plus en plus grande suivant l'âge de la tumeur. La couche périphérique est formée de cellules cylindriques, puis on trouve de dehors en dedans des cellules qui, par tous leurs caractères, sauf par leurs dimensions, rappellent celles du corps muqueux, enfin des amas cornés constituant ce qu'on appelle des globes épidermiques, souvent séparés des cellules précédentes par des éléments qui contiennent de la kérato-hyaline irrégulièrement distribuée. Parfois un lobule épithéliomateux renferme plusieurs centres de formation cornée; parfois, au contraire, l'évolution cornée est absente, les cellules des régions centrales ne se dessèchent pas et restent volumineuses (*épithéliome colloïde* de Cornil et Ranvier).

Le tissu inter-épithélial est formé d'un tissu connectif embryonnaire, adulte ou même scléreux, parfois en dégénérescence muqueuse. Plus ce tissu est dense, moins il est vasculaire. Les vaisseaux de calibre sont altérés, et même leur tunique interne bourgeonne et rétrécit leur cavité. On constate, en général, de nombreuses cellules : ce sont en majeure partie des plasmazellen (Unna), comprises entre les fibres du tissu connectif. Des mastzellen nombreuses se trouvent à la périphérie de la tumeur; Unna a même signalé des cellules géantes.

Les *ulcérations* sont dues à l'oblitération des vaisseaux; elles sont suivies d'un bourgeonnement irrégulier du tissu conjonctif, qui se recouvre secondairement d'épithélium. Suivant Fabre-Domergue, l'ulcération dépend surtout de la désorientation cellulaire, c'est-à-dire de l'irrégularité dans le sens de développement des cellules épithéliomateuses, les unes par rapport aux autres.

La forme lobulée peut se développer indifféremment aux dépens du corps muqueux, des glandes sébacées, des follicules pileux; souvent, on observe le bourgeonnement des épithéliums des glandes sudoripares, dont la cavité est comblée par les éléments épithéliaux. Cornil et Ranvier pensent que, dans une tumeur en voie de développement, de nouveaux lobules peuvent se former par ce mécanisme, aux dépens des glandes sudoripares; on n'admet pas, en général, que les tumeurs proviennent d'une seule cellule épithéliomatisée; il en est tout au moins ainsi pour celles où l'on constate, à la périphérie, des indices de division et de prolifération épithéliales (Fabre-Domergue).

Les *épithéliomes perlés* sont caractérisés par la présence de *perles épithéliales*. Ce sont des masses petites, arrondies ou formées de plusieurs lobes, où l'on trouve des lamelles aplaties, concentriques, tassées les unes sur les autres comme dans un bulbe d'oignon.

Les *épithéliomes tubulés* se développeraient, suivant Cornil et Ranvier, aux dépens des glandes sudoripares; cette opinion exclusive n'est plus acceptée aujourd'hui. L'épithéliome est formé de travées plus ou moins épaisses, anastomosées les unes avec les autres; les cellules gardent le type malpighien et ne subissent jamais l'évolution cornée.

Ces tumeurs sont en général moins graves que l'épithéliome lobulé. Le tissu conjonctif intertrabéculaire est presque toujours dense; on y voit les mêmes éléments cellulaires que dans le stroma conjonctif des épithéliomes lobulés.

Aux formes admises par Cornil et Ranvier, on peut ajouter la forme *végétante*, qui est tout à fait identique à un papillome vulgaire ; à un moment donné, la végétation se fait en profondeur et non plus seulement en surface. Les cornes cutanées ne sont qu'une variété de ces tumeurs ; à leur base, on trouve toujours un bourgeonnement papillomateux. Pour Fabre-Domergue, c'est là un type d'euthéliome qui, à un moment donné, se transforme en épithéliome.

Les proliférations épithéliales, dans toutes ces tumeurs, se font par division directe, par karyokinèse parfaite ou imparfaite.

On constate fréquemment la présence de figures intéressantes qui sont considérées par les uns comme dues à des dégénérescences cellulaires ou à des modes de division anormale, par d'autres comme des figures parasitaires, en particulier des sporozoaires ; nous ne pouvons insister sur leur détail, et nous renvoyons aux ouvrages où cette question est abordée dans toute sa complexité, en particulier au livre de Fabre-Domergue.

Parmi les formes spéciales, nous étudierons d'abord l'histologie de la *maladie de Paget* (Darier, Wickham).

L'épiderme est épais, les cellules épidermiques sont désordonnées ; dans la couche de Malpighi, on trouve des éléments volumineux, arrondis, très colorables par le carmin ; quelques-uns paraissant enkystés ; souvent ils sont vacuolaires. D'autres corps sont entourés d'une vacuole, grâce à la rétraction du protoplasma. Ces corps sont intracellulaires ; à leur périphérie, on voit le noyau aplati de la cellule où ils se sont développés. Ce sont ces éléments que Darier a considérés comme des psorospermies ; ils n'ont jamais de noyau. On admet aujourd'hui qu'ils sont dus à des altérations cellulaires, par exemple, à un œdème des cellules de Malpighi, quelquefois avec kératinisation périphérique (Thin, Unna).

A la surface du corps muqueux, la couche cornée est généralement épaisse et contient souvent des corps arrondis qu'on observe facilement par raclage de la peau, et dont la présence est un des éléments du diagnostic. A la limite profonde, les papilles sont larges, ou parfois très longues et minces ; on trouve, de place en place, de longues végétations épidermiques, qui plus tard envahiront les parties profondes de la peau.

Dans le derme, les vaisseaux du plan superficiel, dilatés et entourés de cellules nombreuses, peuvent former une zone d'infiltration diffuse. La plupart de ces cellules, sinon toutes, sont des plasmazellen (Unna). Au-dessous, le tissu est scléreux, les vaisseaux sont entourés de manchons cellulaires ; on arrive enfin à un tissu normal.

A un degré plus avancé, l'épiderme s'amincit sur certains points et même s'ulcère ; ailleurs, il s'épaissit irrégulièrement ; les prolongements profonds bourgeonnent, et on trouve des petites masses épithéliomateuses à distance. Le développement de l'épithéliome se fait sur le type lobulé ou tubulé ; il s'agit toujours d'un squirre, où on ne retrouve pas les corps de Darier (Salmon).

L'*ulcus rodens* de Jacob a été étudié au point de vue histologique par Unna ; il explique les caractères spéciaux de cette forme par la prolifération du tissu conjonctif profond, qui devient dense, et où l'on trouve de nombreuses cellules fixes, des mastzellen et des plasmazellen groupées en un plasmome mince, situé au contact de l'épiderme en prolifération. L'organisation spéciale du tissu conjonctif empêche l'extension profonde de l'épithéliome, et celui-ci s'étend en surface. L'absence de toute végétation superficielle est des plus remarquables ; la surface néoplasique est régulière, recouverte par une couche cornée assez mince, lisse et tendue ; dans la profondeur, on constate de fins prolongements, incurvés en tous sens, constitués par des cellules extrêmement déformées.

Dans l'*épithéliome sudoripare* de Darier, à un premier stade, on observe la prolifération des cellules des tubes sudoripares sécréteurs, qui conservent leur forme ; à un deuxième stade, les cellules épithéliales s'infiltrent entre les tubes ; à un troisième, elles gagnent les tissus périglomérulaires. Les masses épithéliales sont entourées d'un tissu scléreux dense. Elles n'ont aucune tendance à gagner les couches superficielles de la peau. Des lésions nerveuses expliquent la sensibilité des tumeurs dermiques. Les cellules épithéliomateuses sont des éléments polygonaux, à noyau rond bien limité, à protoplasma relativement abondant, se colorant en fauve par le picro-carmin. Certaines cellules offrent des vacuoles à contenu homogène, colloïde.

DIAGNOSTIC DES ÉPITHÉLIOMES CUTANÉS. — Lorsque le diagnostic d'une lésion cutanée dont on peut supposer l'origine épithéliomateuse est incertain, ce diagnostic doit être établi histologiquement. On n'oubliera pas que tout retard dans une thérapeutique active peut amener la mort du malade. Lorsqu'on hésitera entre une lésion syphilitique ou un épithéliome, le diagnostic pourra être établi par le traitement mixte intensif (iodure de potassium : 6 grammes ; injections de calomel).

L'ourlet épithélial, qui se retrouve dans un grand nombre de formes jeunes, est pathognomonique.

Les lésions lupiques sont des lésions molles, d'un rouge foncé ; on peut directement, ou après avoir graissé la peau de vaseline, y constater des « tubercules » caractéristiques. Les lésions syphilitiques tertiaires ont une couleur rouge foncé qui leur est propre ; tantôt elles s'infiltrent profondément dans la peau, sans ulcération de surface, elles progressent plus rapidement que l'épithéliome à son début ; ou bien, si elles s'ulcèrent, l'ulcération s'étend avec rapidité et se recouvre de croûtes différentes de celles des épithéliomes.

Toute saillie verruqueuse de la peau, chez un individu âgé, doit être considérée comme suspecte, à moins qu'il ne s'agisse de verrues des mains en rapport avec des causes externes. Si la saillie s'accroît en hauteur ou en largeur, on la traitera radicalement.

La maladie de Paget se distingue de l'eczéma du sein par sa marche lente, par l'irrégularité de la surface, les saillies qu'on y trouve, les bords réguliers, la légère induration de la peau.

TRAITEMENT DES ÉPITHÉLIOMES CUTANÉS. — Tout épithéliome cutané doit être reconnu à son début et traité à fond ; à l'heure actuelle, si l'affection ne se développait pas surtout chez des paysans qui se font soigner par des empiriques, et si le public avait oublié l'expression ancienne de *noli me tangere*, la mortalité par épithéliome de la face diminuerait beaucoup.

La guérison de l'épithéliome peut être du reste obtenue par des moyens qui sont à la portée des dermatologistes, lorsqu'il ne s'agit pas d'épithéliomes déjà étendus, dont on ne peut déterminer à l'avance les prolongements profonds, ce qui s'observe surtout dans les épithéliomes à marche rapide ; ce sont les plus rares. Si le derme, très épais à la face, est atteint dans une certaine épaisseur, mieux vaut avoir d'emblée recours au bistouri, sauf à faire réparer les pertes de substance par l'autoplastie.

Par contre, dans des épithéliomes même très étendus en surface et non pénétrants, la petite chirurgie dermatologique permet d'arriver à la guérison, à la condition expresse de suivre les malades et de renouveler les interventions, quel que soit le procédé employé, jusqu'à ce qu'on ait obtenu une cicatrice plane, unie, sans points suspects, en particulier à la périphérie. En outre, le malade sera revu tous les trois mois, dans la suite, pendant une année, même deux.

Le raclage (Vidal) est, avec la cautérisation ignée (Besnier), le procédé de choix dans les épithéliomes verruqueux. Au moyen d'une curette tranchante, après avoir congelé la peau au chlorure de méthyle, on enlève toutes les parties exubérantes d'un coup sec ; on peut ensuite badigeonner à la cocaïne, et, au moyen d'une très fine curette, racler la surface cruentée, mais il vaut mieux à ce moment avoir recours au galvanocautère, et cautériser, assez légèrement et uniformément le fond, et largement les bords.

Après la cautérisation, on recouvrira la plaie de pansements humides à l'eau bouillie, à l'eau additionnée de phénosalyl à 1 p. 400, ou de sublimé à 1 p. 5000.

Dans les épithéliomes perlés et l'ulcus rodens, le curettage sera pratiqué avec des curettes moins volumineuses ; souvent, il faudra renoncer au chlorure de méthyle et anesthésier la peau avec la cocaïne en injections intradermiques, à la périphérie du mal. La galvanocautérisation complétera l'œuvre de la curette.

Mais, dans les épithéliomes un peu pénétrants, et qu'on peut essayer de guérir sans l'intervention de la grande chirurgie, l'action du raclage doit être plutôt complétée par celle d'une poudre caustique,

en particulier le chlorate de potasse, que par la cautérisation galvanique; le chlorate de potasse a en effet des propriétés électives; il
paraît agir surtout sur le tissu épithéliomateux, en respectant à peu
près les travées connectives.

On l'applique de la manière suivante :

Après un raclage plus ou moins profond suivant les cas, et qui
sera destiné à enlever le bloc néoplasique, on badigeonne à la
cocaïne et on saupoudre la plaie de chlorate de potasse finement por-
phyrisé, puis on recouvre de coton hydrophile et d'un morceau de
taffetas adhérent, ou de bandelettes collodionnées sur les bords. On
laisse le pansement en place pendant deux jours; à ce moment, on
applique de nouveau sur la plaie, après l'avoir nettoyée à l'eau boriquée et séchée, du chlorate de potasse. On renouvelle ainsi les applications trois ou quatre fois.

La guérison des ulcérations consécutives est facilitée, d'après
Brocq, par la poudre d'aristol. On peut employer également le salol,
le dermatol, etc.

La méthode de destruction par les caustiques seuls, abandonnée, au
moins en France, depuis assez longtemps, a retrouvé récemment
faveur, sous la forme proposée par Cerny et Trunecek (1).

Autrefois déjà, on avait employé les pâtes arsenicales, par exemple
la pâte du frère Côme, le caustique de Manec, recommandé par Brocq :

```
Acide arsénieux.................................   2 grammes.
Sulfure de mercure............................   6     —
Éponge calcinée...............................  12     —
```

Délayer dans l'eau pour faire une pâte molle.

Cerny et Trunecek font, après abstersion de la surface néoplasique,
une application au pinceau de la solution suivante :

```
Acide arsénieux pulvérisé....................   1 gramme.
Alcool éthylique.............................  |
Eau distillée................................  }  ãã 75 grammes.
```

on laisse évaporer, et *on laisse à l'air libre*; la douleur dure quelques
heures, puis une escarre se forme.

Chaque jour, on fait une nouvelle application, avec des solutions de
plus en plus fortes, jusqu'à la suivante :

```
Acide arsénieux pulvérisé....................   1 gramme.
Alcool éthylique.............................  |
Eau distillée................................  }  ãã 40 grammes.
```

Le traitement est continué jusqu'à ce que l'escarre soit complètement tombée.

(1) CERNY et TRUNECEK, *Sem. méd.*, 1897. — HERMET, *S. F. D.*, 1898.

Après la chute de l'escarre, on badigeonne de nouveau ; si la croûte qui se forme est mince, c'est qu'on a atteint les limites du cancroïde ; si elle est épaisse, il faut poursuivre les applications quotidiennes.

Les applications cessées, on panse à la vaseline boriquée jusqu'à cicatrisation.

Cette méthode peut être très douloureuse et provoque des réactions inflammatoires assez vives à la périphérie, mais elle offre des avantages pour le traitement des épithéliomes étendus en surface, et assez profonds, qu'on veut essayer de guérir sans intervention chirurgicale.

La maladie de Paget exige l'ablation chirurgicale du sein, et le curage des ganglions de l'aisselle, souvent atteints à une période précoce. (L.)

MALADIES D'ORIGINE TRAUMATIQUE

Sous le nom de *dermaloses traumatiques* (1), nous comprendrons les altérations de la peau dues à l'action des causes physiques et chimiques. Nous éliminerons, pour nous conformer à l'usage classique, les plaies, les contusions, les brûlures ; parmi les irritants physiques, il en est cependant qui déterminent des lésions étudiées en dermatologie : ce sont celles qui sont dues au froid (érythème pernio), à la pression prolongée (érythème paratrime, hyperkératoses), à la lumière, à l'électricité et aux rayons X. Les altérations d'origine chimique sont beaucoup plus nombreuses et fréquentes ; dues, comme les précédentes, à des causes extrinsèques, elles guérissent aisément, et guériraient toujours par la simple suppression de la cause morbide, si elles ne se compliquaient souvent de phénomènes secondaires dus, selon toute vraisemblance, à des infections microbiennes qui déterminent la prolongation de la maladie et en rendent le traitement plus complexe.

ÉRYTHÈME PARATRIME

L'*érythème paratrime*, décrit par Alibert, est provoqué par l'action prolongée du décubitus : il siège surtout dans les régions sacrée et lombaire ; on l'observe également aux talons ; il peut se développer au niveau des trochanters ; il est le résultat de la pression extérieure et aussi de la pression exercée de dedans en dehors par les saillies osseuses sur les téguments troublés dans leur nutrition par un état cachectique. Ces érythèmes sont souvent le point de départ de troubles plus graves de la nutrition, de gangrènes. Ils sont le stade initial des escarres qui se développent à la suite des ictus apoplectiques d'origine cérébrale, de celles qu'on observe chez les paraplégiques. Le début de la gangrène peut s'accompagner de phénomènes douloureux.

L'*érythème lisse* est très voisin du précédent : comme l'érythème trochantérien, il est lié à une irritation du tégument par une pression qui s'exerce de dedans en dehors ; il se produit sous forme de plaques d'un rouge vif, lisses et luisantes, au niveau des parties distendues par l'œdème : on l'observe particulièrement à la partie pos-

---

(1) Bazin, *Affections cutanées artificielles*. — C. White, *Dermatitis venenatas.* Boston.

térieure des mollets et des cuisses; comme le précédent, il peut devenir le point de départ d'escarres plus ou moins profondes.

DURILLONS ET CALLOSITÉS

Les durillons, les callosités, les cors forment le groupe des *hyperkéraloses traumatiques.*

L'épaississement de la couche cornée survient chaque fois qu'une partie du tégument externe est soumise à des frottements ou à des pressions incessamment réitérées.

C'est d'abord un phénomène presque physiologique, un acte de défense de l'organisme permettant à la peau de résister à ces irritations; mais, au bout d'un certain temps, il se crée une altération persistante de la nutrition, qui assure la régénération incessante du tissu hypertrophié; on peut voir des callosités professionnelles se reproduire ainsi indéfiniment, alors même que les irritations qui les avaient d'abord provoquées ont cessé. Ces durillons et callosités peuvent se développer dans toutes les parties du corps, mais bien plus particulièrement au niveau de celles qui reposent sur un plan résistant; c'est ainsi que leurs lieux d'élection sont les régions palmaires et plantaires. Leur siège peut être pathognomonique de la profession qui en est l'origine : c'est ainsi que l'on peut reconnaître la main d'un cordonnier, d'un serrurier, d'un violoniste, etc. On les a exceptionnellement observés sur le gland, sans avoir pu déterminer par quel mécanisme ils se sont développés. Des excitations réitérées par des agents chimiques peuvent donner lieu à des lésions semblables.

Ces callosités se présentent sous l'aspect d'indurations dont la forme varie suivant la cause qui l'a produite; leur surface lisse ou rugueuse rappelle, par son aspect, celui de la corne. Leur coloration peut être normale; plus souvent, elle est jaunâtre ou pigmentée en brun. La sensibilité de la peau est amoindrie à leur niveau; elles sont douloureuses lorsqu'elles occupent la plante des pieds.

Généralement bien supportées, elles peuvent se fissurer, et, laissant ainsi sans protection le derme sous-jacent, devenir douloureuses en même temps que le point de départ de phlegmasies; celles-ci se traduisent soit par la formation d'un abcès, soit par une lymphangite amenant elle-même une adénopathie ; on a également signalé des gangrènes et des érysipèles secondaires.

Au microscope, on trouve la couche cornée très épaissie ; lorsque l'altération est ancienne, les cellules de la couche épineuse entrent également en prolifération et l'on peut constater un développement anormal des papilles avec dilatation de leurs vaisseaux.

Il n'y a d'autre traitement prophylactique que l'abandon de la profession ou des habitudes qui ont amené la prolifération épidermique ; c'est dire qu'elle doit le plus souvent être tolérée. Le traitement curatif consiste en l'ablation, par le bistouri, des parties malades ; on peut également amener le ramollissement et parfois la chute de la callosité en la traitant localement par des applications, soit d'acide lactique, soit d'acide trichloracétique, pur ou à 20 p. 100, soit d'acide salicylique ; celui-ci s'emploie en pommade ou dans la glycérine saponifiée (Hans von Hebra) à 5 p. 100, soit en emplâtre à 10 p. 100, ou dissous, à la même dose, dans le collodion riciné ou dans la traumaticine.

CORS

Synon. : *Clavi, tylosis.*

Ces hyperkératoses diffèrent des précédentes par leur forme que l'on compare à celle d'un clou dont la pointe s'enfoncerait dans l'épaisseur de la peau, et par la dureté plus grande de ce prolongement central.

Ce sont des saillies indurées, à surface arrondie, généralement lisse et luisante, mobiles sur les parties sous-jacentes, assez souvent d'une coloration jaunâtre, comparable à celle de la corne ; elles siègent surtout au niveau des parties saillantes des orteils, particulièrement sur la face externe de la deuxième phalange du cinquième, parfois sur la face supérieure d'un autre orteil, sur le bord interne du gros orteil, plus rarement au talon ; on peut les voir également se développer sur les faces latérales des orteils en contact les unes avec les autres : elles prennent alors le nom vulgaire d'*œils-de-perdrix* ; leur dureté est moindre, leur couleur blanchâtre, leur surface comme macérée par la sueur et le sebum, et déprimée dans sa partie centrale.

Ces productions sont le siège de vives douleurs chaque fois qu'elles viennent à être comprimées ; elles peuvent ainsi gêner singulièrement la marche ; par les temps humides, l'épiderme, en raison de ses propriétés hygrométriques, se tuméfie davantage, les douleurs deviennent plus vives.

Les cors peuvent déterminer, à leur périphérie et dans le derme sous-jacent, une réaction inflammatoire d'intensité variable ; la peau rougit à leur pourtour ; il peut se former du pus profondément ; cette suppuration occupe parfois une petite bourse séreuse développée au-dessus du cor ; on a vu exceptionnellement ces phlegmasies s'étendre en profondeur et même gagner le squelette.

Si l'on enlève successivement, avec un instrument tranchant, les couches cornées, on trouve bientôt, dans la partie centrale, cette induration qui pénètre dans le corps papillaire en forme de pointe : elle est plus douloureuse que les parties périphériques ; on peut voir à son pourtour de petites ecchymoses.

Les cors sont provoqués exclusivement par les chaussures mal faites : on ne les observe pas chez les individus qui marchent sans souliers.

HISTOLOGIE. — Le noyau central seul diffère des callosités ; on n'y retrouve plus les lamelles cornées stratifiées ; ce ne sont que des blocs agglomérés de substance cornée : on n'y reconnaît pas la couche granuleuse : les papilles sous-jacentes, d'abord hypertrophiées et hypérémiées, se dépriment et disparaissent ; les conduits sudoripares sont oblitérés.

Au pourtour du noyau central, la compression étant moindre, les noyaux des cellules sont encore apparents ; suivant le degré d'altération, ces parties réagissent différemment sous l'influence des matières colorantes (Müller).

TRAITEMENT. — Pour guérir un cor, il faut en enlever la racine ; on en empêchera la reproduction en faisant usage de chaussures appropriées. On peut également, avec avantage, protéger leur surface et en éviter la compression en recouvrant leur pourtour de disques gommés d'ouate comprimée ou d'appareils analogues en gutta-percha ; les moyens indiqués contre les durillons, et particulièrement les emplâtres salicylés et les collodions salicylés à 10 p. 100, peuvent rendre des services.

ENGELURES

L'action du froid sur la peau détermine des lésions de deux ordres : l'érythème (auquel on applique plus spécialement les noms d'engelures et d'*érythème pernio*) et l'escarrification ; mais, entre ces deux ordres d'accidents, il existe tous les stades intermédiaires, et le mécanisme de l'érythème *à frigore* n'est peut-être autre que celui de l'escarre.

ÉTIOLOGIE. — Les engelures se développent sur les régions exposées au froid, et où la circulation est la moins active : les doigts d'abord, puis, les orteils, les oreilles et le nez. Ces régions sont également le lieu d'élection des escarres *à frigore*.

A refroidissement égal, la peau réagit d'une manière extrêmement variable suivant les individus. Chez l'adulte, l'érythème pernio est tout à fait rare ; on n'observe guère chez lui que des érythèmes avec escarre superficielle, ou des escarres profondes à la suite de refroidissements violents. Chez l'enfant au contraire, de cinq à quinze ans, l'érythème pernio est banal, et se développe à la suite de refroidissements presque insignifiants, surtout s'ils sont suivis rapidement d'une exposition à une chaleur vive (feux de cheminée, de poêle, etc). Quoique l'hiver soit la saison où l'on observe en immense majorité les cas d'engelures, elles peuvent aussi se développer en été, à la suite d'un abaissement de température de 5° à 6° centigrades, chez quelques enfants particulièrement prédisposés (Kaposi).

L'analyse des conditions organiques qui rendent tels enfants sensibles, au point d'être atteints d'engelures perpétuelles en hiver, alors que d'autres n'en ont que de temps en temps, et que certains n'en ont jamais, serait des plus intéressantes, si nous pouvions être fixés d'une manière précise sur les conditions individuelles, dues à la structure propre du sang, des tissus et du système nerveux, qui interviennent. Aujourd'hui, nous ne savons exprimer ces conditions qui rendent certains individus plus vulnérables, qu'en les rattachant à une altération générale « diathésique », le « lymphatisme », autrement dit la « scrofule ».

L'anémie serait aussi une des causes favorisantes des engelures (Kaposi). Elles s'observent plus fréquemment dans le sexe féminin.

Enfin, rappelons que des engelures peuvent, par exception, se développer chez certains vieillards.

Symptômes. — **Érythème pernio.** — L'apparition des lésions de la peau est précédée par des troubles subjectifs, sensations d'engourdissement, prurit ; puis, l'érythème se développe sous forme de plaques arrondies, dont le diamètre varie de celui d'une pièce de cinquante centimes à celui d'une pièce de cinq francs. Ces plaques font une certaine saillie ; leur couleur varie du centre où elle est violacée, à la périphérie où elle est rouge, suivant une gamme continue. Il n'est pas rare d'observer en même temps un œdème diffus des régions où les engelures, habituellement multiples, se sont formées.

La plaque érythémateuse se prolonge pendant une huitaine de jours ; le soir, elle provoque des phénomènes désagréables, un prurit intense et même douloureux ; l'enfant éprouve une sensation de chaleur vive ; le matin, au contraire, les régions atteintes sont engourdies, et leur sensibilité est diminuée.

Une forme plus sérieuse, dont on fait le deuxième degré des gelures car elle s'accompagne de nécrose superficielle, est liée à une action plus intense du froid : la couche cornée se décolle par l'afflux du liquide de l'œdème, et sur les plaques érythémateuses on observe des bulles, peu saillantes en général, dont le contenu est séreux, quelquefois séro-sanguinolent, parfois hémorragique.

Ces bulles se rompent ; le corps muqueux et la région superficielle du derme sont souvent nécrosés, et on observe une ulcération de teinte foncée, rouge, hémorragique, qui guérira lentement, en laissant des cicatrices parfois définitives. Ces ulcérations sont exposées à toutes les causes d'infection secondaire ; mais, si on les traite avec la propreté de rigueur, on n'observera ni la phlébite, ni l'adénite, sur lesquelles insiste Kaposi.

Escarres « à frigore ». — Le début de l'escarre *à frigore* est marqué, non par un érythème saillant, mais par une coloration rouge cyanique de la peau qui est froide et insensible. Plus tard seulement, quelques jours après, se développe une escarre dont les teintes ne sont pas nécessairement les mêmes que celles de la gelure primitive, escarre parfois extrêmement profonde et pouvant aboutir à la perte du doigt où elle s'est développée.

La chute de l'escarre et l'ulcération consécutive peuvent être la source d'infections, qu'il faudra prévenir par une antisepsie sévère. Lorsque la gelure porte sur une région étendue d'un membre, les chirurgiens peuvent être obligés d'en pratiquer l'amputation.

Engelures chroniques. — Chez les enfants prédisposés, on observe, en hiver, des engelures persistantes, chroniques. Leur gravité est due surtout à ce qu'elles s'accompagnent d'un œdème diffus, qui pourra devenir persistant, et aboutir ainsi à des déformations presque indélébiles des mains, des oreilles, même du nez (Besnier et Doyon).

DIAGNOSTIC. — Nous n'insisterons pas sur le diagnostic de l'érythème pernio et de l'érythème polymorphe; les circonstances étiologiques, le refroidissement des extrémités, la coloration violacée du centre des plaques, permettent d'affirmer l'engelure.

Mais, parmi les lésions qui sont groupées aujourd'hui sous le nom de toxituberculides ou tuberculides, il en est qui simulent de très près les engelures, et en particulier le lupus pernio ou asphyxique.

Cette forme s'accompagne d'un œdème diffus, persistant, de couleur livide; elle atteint symétriquement les mains; elle se prolonge pendant des années en s'accompagnant d'ulcérations suivies de cicatrices. — On peut voir se développer à la longue des varicosités qui n'appartiennent pas aux engelures.

Dans les formes plus banales de lupus érythémateux, la persistance des lésions, l'irrégularité de la surface, les productions hyperkératosiques adhérentes, les télangiectasies, les cicatrices, rendent le diagnostic plus facile.

L'angiokératome de Mibelli se développe, constamment ou à peu près, chez des individus qui présentent des engelures à répétition. Ses lésions se distinguent de celles des engelures par l'état verruqueux de la surface, et les télangiectasies que l'on voit, sinon à l'œil nu, au moins à la loupe.

ANATOMIE PATHOLOGIQUE. — Les lésions des engelures se rapprochent des lésions d'érythème, c'est-à-dire que les vaisseaux sont distendus, qu'il existe de l'œdème interstitiel; mais elles sont souvent plus profondes que l'érythème simple et s'accompagnent d'altérations du tissu interstitiel. Ces lésions ont été peu étudiées, au contraire des gelures qui ont été l'objet de recherches expérimentales d'un certain nombre d'auteurs; l'étude de ces dernières altérations sort du cadre de notre sujet (1).

TRAITEMENT. — 1° *Traitement général.* — Chez tout enfant exposé

(1) MENAHEM HODARA, *Monatsh. für prakt. Derm.*, 1897.

aux engelures à répétition l'hiver, l'état général devra être relevé par l'hydrothérapie froide, suivie de frictions sèches, le matin, et l'emploi des corps gras, en particulier de l'huile de foie de morue qui trouve dans les engelures une indication formelle.

2° *Traitement local*. — Pour prévenir les engelures, on suivra exactement la pratique indiquée par Besnier : l'enfant prendra des bains de mains et de pieds avec de l'eau de feuilles de noyer tiède, pendant un quart d'heure ; puis on frictionnera les extrémités avec une toile de flanelle imbibée d'alcool camphré ; la peau, séchée, sera poudrée à l'amidon ; les doigts de pied seront séparés par du coton hydrophile sec. En temps normal, et surtout à la suite du refroidissement des extrémités, on tiendra toujours l'enfant à distance de la chaleur du foyer ; les chaufferettes seront proscrites ; les sujets prédisposés ne s'exposeront pas à l'air froid sans porter des gants appropriés.

Les engelures une fois formées, on les traitera, soit par des applications de glycérine pure additionnée d'un tiers d'eau de chaux médicinale, soit par une pommade camphrée à 10 p. 100. (L.)

DERMATOSES PROVOQUÉES PAR LA LUMIÈRE SOLAIRE

Érythème solaire. — Éphélides.

L'action de la lumière solaire peut provoquer des érythèmes dont le développement est aigu ; ce sont de véritables brûlures superficielles qui se réduisent en général à une rougeur érythémateuse, mais peuvent s'accompagner d'un œdème intense et même de phlyctènes. Ces lésions se terminent, quand elles sont intenses, par desquamation, et parfois même elles sont suivies d'une pigmentation passagère. Elles se limitent, comme toutes les lésions dues à la lumière solaire, aux régions découvertes.

Il faut tenir compte, dans la pathogénie de l'érythème solaire, des prédispositions individuelles, de l'intensité de la lumière, de la protection que fournit l'air ambiant, protection d'autant moindre que la couche d'air est moins épaisse et par conséquent que le sujet exposé se trouve à une altitude plus ou moins grande.

Bouchard a démontré que ce ne sont pas les rayons lumineux, mais bien les rayons chimiques du soleil qui donnent lieu à ces érythèmes : ce sont en effet les rayons violets et ultra-violets pauvres en calorique (Hammer, Widmark), riches en action chimiques, qui les déterminent.

Chez les individus vivant à la campagne et au grand air, la lumière solaire amène un état hyperémique persistant de la peau, de nuance foncée. Cet état est toujours suivi d'une pigmentation persistante.

Chez certains sujets, le développement de fines télangiectasies à la face est dû sans aucun doute à la lumière solaire, et peut-être au grand air : on sait combien, chez les paysans vigoureux, il est fréquent d'observer la rougeur de la face et des dilatations variqueuses des capillaires cutanés, même en l'absence de tout alcoolisme.

La pigmentation due à la grossesse, et qui porte le nom de *chloasma*, peut survenir chez des femmes aménorrhéiques en dehors de toute grossesse ; elle se développe évidemment, dans une certaine mesure, sous l'influence de la lumière solaire : c'est la manière la plus simple d'expliquer sa localisation à la face.

Sous le nom d'*éphélides*, on décrit des taches pigmentaires limitées aux régions découvertes. Rayer, Bazin, Thibierge, séparent ces éphélides solaires du *lentigo* ; cependant, la distinction n'est pas admise par tous les auteurs, les caractères cliniques n'étant pas assez tranchés pour permettre de les séparer définitivement. Il est possible que les éphélides lentigineuses (lentigo) ne soient que des éphélides de la jeunesse ; il est possible également que les taches de lentigo soient des nævi, influencés dans leur développement par la lumière solaire.

Éphélides solaires. — Les taches qui portent le nom d'*éphélides* sont strictement limitées aux régions découvertes. Elles se développent en été, s'atténuent ou disparaissent en hiver ; quelquefois elles apparaissent en très grand nombre, après une exposition de quelques jours au grand air et au soleil. Les sujets faibles, anémiques, sont atteints de préférence ; un grand nombre d'individus y sont exposés.

Les éphélides vraies, au contraire du lentigo, s'observent presque exclusivement chez l'adulte et le vieillard.

Symptômes. — Sur les mains et surtout la face, on trouve des taches de toutes dimensions, depuis celles d'une pointe d'épingle jusqu'à celles d'une pièce de cinquante centimes. Ces taches, absolument lisses, planes, non saillantes, ont une couleur jaune clair, jaune vert, jaune brun ; rarement elles sont presque noires.

Leur forme est ronde ou ovale, mais leurs limites sont en général peu précises ; elles peuvent confluer en plaques étendues, qui atteignent plusieurs centimètres de large.

Au visage, elles prédominent sur le front et les joues ; aux mains, elles se limitent à la face dorsale. On les rencontre sur le cou et la poitrine chez les paysans, qui ont habituellement ces régions découvertes.

Les éphélides ne s'accompagnent jamais de prurit.

Le diagnostic du lentigo et des éphélides est difficile en raison des rapports indéterminés de ces affections. Les taches de lentigo sont plus petites, de forme toujours régulière ; elles ont des contours nets, et peuvent se développer sur des régions non exposées à l'air (Thibierge). Elles appartiennent à l'enfance. Le chloasma forme des plaques étendues à limites indécises ; il s'étend surtout sur le front. Les mains sont respectées. On l'observe chez des femmes enceintes ou aménorrhéiques.

Chez certains tuberculeux, on observe des pigmentations de la face, qu'on peut confondre avec les éphélides (Jeannin).

Le pityriasis versicolor atteint les régions non découvertes, et forme souvent de grandes nappes ; si l'on a quelque doute, il est facile, par le signe du « coup d'ongle », de reconnaître l'affection : on enlève aisément une pellicule cornée.

ANATOMIE PATHOLOGIQUE. — Les lésions de pigmentation atteignent presque exclusivement l'épiderme : on constate la présence de granulations pigmentaires nombreuses, extra et intra-cellulaires, dans les couches basales. Dans les couches plus élevées du corps muqueux, le pigment ne se trouve que dans les cellules. Ce pigment est identique au pigment normal de l'épiderme : c'est de la mélanine où on ne peut reconnaître la présence du fer. Les vaisseaux du derme sont sains ; à leur contact, on peut voir quelques cellules pigmentaires.

TRAITEMENT. — Le traitement des éphélides est difficile et souvent insuffisant ; comme prophylaxie, il est indiqué de ne sortir qu'avec un voile, rouge de préférence ; comme moyens actifs, on a conseillé des applications, jusqu'à chute de l'épiderme, d'une solution de sublimé à 1 p. 100 ; Hebra employait une pommade contenant un quart de précipité blanc et de sous-nitrate de bismuth ; on peut abaisser jusqu'à 2 p. 100 la dose de ces médicaments ; on a recommandé aussi la pâte de soufre et d'acide acétique. Brocq préconise les applications d'emplâtre de Vigo ou d'emplâtre rouge la nuit, des lotions de sublimé à 1 p. 500 ou 1 p. 300 matin et soir, et l'application, le jour, de fards à base de kaolin :

Kaolin	4 grammes.
Vaseline	10 —
Glycérine	4 —
Carbonate de magnésie	ǎǎ 2 —
Oxyde de zinc	

ou de bismuth (Besnier) :

Vaseline	20 grammes.
Carbonate de bismuth	ǎǎ 5 —
Kaolin	

L'eau oxygénée peut rendre des services dans quelques cas. (L.)

ÉRUPTIONS DUES AUX RAYONS X

L'action des rayons X sur la peau (1) offre un intérêt théorique et pratique pour les dermatologistes.

Les accidents produits par ces rayons se rapprochent de ceux que déterminent la lumière solaire et les rayons électriques, sans leur être identiques.

Ils se développent lentement, et un certain nombre de jours après la première exposition. Ils sont d'autant plus à redouter, toutes choses égales d'ailleurs, que les expositions ont été plus répétées et plus prolongées.

L'érythème est la lésion la plus commune ; souvent, il a des bords nets et se limite exactement à l'aire exposée. La couleur est vive ou foncée ; dans certains cas d'application thérapeutique, chez des malades atteints de lupus, on a observé une poussée qui rappelait celles que produit la tuberculine. Souvent la rougeur s'accompagne de gonflement ; celui-ci se limite à la peau ou s'étend aux tissus sous-cutanés. Parfois, son intensité est telle que l'on doit admettre un processus inflammatoire.

Des altérations de l'épiderme peuvent s'associer à l'érythème ou existent seules ; on observe, dans le premier cas, des vésicules, des phlyctènes. Leur rupture détermine un écoulement séreux souvent abondant, parfois prolongé et persistant pendant plusieurs jours. On a signalé également des troubles de la pigmentation consistant en des achromies et surtout des hyperchromies.

Dans des cas plus rares, on observe des ulcérations, des escarres étendues ou profondes ; la chute des parties mortifiées est lente, et la guérison ne se produit qu'en huit jours, deux ou trois semaines ; elle aboutit fréquemment à des cicatrices indélébiles.

Apostoli a vu une escarre de la paroi abdominale mesurant 17 centimètres sur 13 ; sa guérison nécessita une année.

Ces formes graves, érythémateuses ou ulcéreuses, déterminent des douleurs localisées, des sensations de brûlure, de prurit, des phénomènes névralgiques. On peut observer la diminution de la sensibilité cutanée.

Des accidents moins graves se limitent à l'épiderme qui s'exfolie, et aux phanères. Sur les régions pilaires exposées aux rayons X, qu'il s'agisse du cuir chevelu, de la barbe, de la moustache, du reste du corps, les poils peuvent tomber ; on a observé également la chute des ongles. En général, ces accidents s'accompagnent d'exfoliation épidermique, sinon de lésions plus graves et plus profondes. Parfois, au contraire, les poils persistent sur les régions enflammées.

---

(1) Oudin, Barthélemy et Darier, France médicale, 1898.

Il existe une forme chronique qu'on observe aux mains et qui est celle des opérateurs ; elle a été décrite par Oudin et Barthélemy : la peau est d'un rouge foncé, lisse et luisante, mais parcheminée et épaisse ; sa mobilité sur les parties profondes est diminuée ; tous les plis sont exagérés ; parfois, il se produit, au fond, de véritables crevasses ; la couche cornée est épaisse et s'exfolie, les poils tombent, les ongles sont minces, plats et friables ; les mouvements de la main sont gênés ; le toucher devient moins délicat ; le malade éprouve un sentiment de constriction dans les doigts. La réparation des lésions, plus encore que dans la forme aiguë, est tout à fait lente.

Les conditions étiologiques sont de deux ordres :

1° Les accidents sont fréquents lorsque le tube de Crookes est placé à une petite distance de la peau. Toutes les fois qu'il en est approché à 5 centimètres, il y a de l'irritation. Pour éviter les accidents, il ne faut se servir que d'intensités électriques inférieures à 6 ou 8 ampères et mettre les ampoules à une distance de 15 ou 20 centimètres. Dans ces conditions, des séances prolongées d'une heure et plus ne déterminent aucun accident ou des accidents insignifiants. La fréquence des expositions n'a pas non plus, dès lors, une réelle importance.

2° Il faut tenir largement compte de la sensibilité cutanée des sujets, de la sécheresse ou de l'humidité de la peau, de ses lésions antérieures. Certains individus résistent à des expositions faites sans toute la prudence nécessaire ; d'autres sont extrêmement sensibles.

Oudin et Barthélemy accusent l'irritation des nerfs cutanés, Destot celle de la moelle. Nous ne voyons au contraire aucune raison d'accuser uniquement les nerfs, qui peuvent être altérés, mais au même titre que les éléments des autres tissus. Pour nous, comme pour Unna, l'action directe sur les éléments cellulaires, les tissus conjonctifs, les parois vasculaires, explique les accidents.

J. Darier a étudié les lésions de la peau produites chez le cobaye par l'exposition aux rayons X ; il a observé une alopécie à développement brusque, et même, dans un cas, la formation d'une croûte semblable à celle d'une brûlure. Histologiquement, au niveau des régions alopéciques, on constate l'atrophie extrême des follicules pileux, l'atrophie des poils et des ongles ; l'épiderme, dans toutes ses couches, s'épaissit ; cette épaisseur peut être dix fois plus grande que celle de l'épiderme sain ; la couche granuleuse comprend six à dix rangées au lieu de une ou deux, ce qui se traduit par l'augmentation de la kératohyaline ; en outre, on remarque la multiplication et l'hypertrophie de ses grains. Unna (1) a constaté la présence de nombreuses granulations pigmentaires dans le corps papillaire, beaucoup de mastzellen autour des vaisseaux et une tuméfaction des travées col-

(1) Unna, *Arbeiten aus Unna's Klinik,* 1898.

lagènes, devenues basophiles, qui compriment les éléments protoplasmiques et masquent les fibres élastiques.

TRAITEMENT. — Nous avons déjà indiqué quelles étaient pour
Oudin et Barthélemy les conditions de la prophylaxie. Dès que des
accidents cutanés, même minimes, apparaîtront, on cessera les applications. Le traitement est le même que celui des dermatites de cause
chimique. (L.)

DERMATITES DE CAUSE CHIMIQUE

Parmi les agents chimiques qui déterminent des *traumatismes
cutanés*, beaucoup provoquent des phénomènes locaux graves, des
lésions destructives analogues à celles qu'amène la chaleur : il en est
ainsi des acides minéraux concentrés. D'autres corps, moins actifs,
n'amènent pas de désorganisation, mais provoquent des réactions
inflammatoires, simples ou compliquées, dont la somme comprend
l'hypérémie et l'œdème (état érythémateux), la vésiculation, la
phlycténisation, la pustulation. Toutes ces lésions, même les lésions
suppuratives, peuvent se développer en l'absence d'infection microbienne surajoutée; on sait, par exemple, que l'huile de croton détermine des pustules aseptiques. Ce sont ces réactions inflammatoires
que nous étudions dans ce chapitre.

Mais, parmi les lésions des dermatites artificielles, certaines sont,
au contraire, d'ordre microbien. Pour ne prendre qu'un exemple
démonstratif, nous signalerons les lymphangites streptococciques
qui se développent souvent au cours des dermatites de la main : tous
les auteurs reconnaissent l'origine parasitaire de cette complication,
ainsi que d'autres lésions telles que les furoncles, les lésions d'impétigo, l'ecthyma... Cependant la liste classique des infections secondaires consécutives aux traumatismes chimiques ne nous paraît pas
assez étendue, et l'un de nous (L.) a proposé d'y adjoindre une altération qui est considérée comme la forme la plus fréquente des dermatites artificielles : l'eczéma (1).

Sans doute, parmi les lésions élémentaires dues aux agents irritants,
figurent toutes celles de l'eczéma, et, de fait, les dermatites artificielles sont souvent des dermatites eczématiformes.

Mais, en général, les lésions aiguës, eczématiformes d'origine
chimique, diffèrent de l'eczéma vrai par l'œdème plus intense, par la
non-extension aux régions non traumatisées, par la guérison facile et
rapide, au contraire des lésions d'eczéma aigu, grâce à de simples
pansements. Dans d'autres cas, et le fait s'observe en particulier chez
les blanchisseuses, les lésions cutanées prennent toutes les allures de

(1) LEREDDE, *L'eczéma, maladie parasitaire*, 1898.

l'eczéma vulgaire et, par exemple, s'auto-inoculent à la face (Leredde).

On peut comprendre les rapports des dermatites eczématiformes et de l'eczéma vrai de trois manières seulement :

1° L'eczéma vulgaire n'est autre chose qu'une dermatite artificielle ; il est identique à celui que produisent les substances irritantes (École de Hébra) ;

2° Chez les ouvriers qui manient des substances irritantes, on observe des lésions artificielles qui simulent exactement l'eczéma vrai ; elles deviennent de l'eczéma vrai chez les prédisposés (École française) ;

3° Les substances irritantes provoquent, entre autres lésions, des lésions qui se rapprochent de celles qui sont dues aux parasites de l'eczéma vrai (au moins au point de vue macroscopique) ; mais, les traumatismes de la peau ouvrent la porte aux parasites de l'eczéma, et l'association des dermatites artificielles et d'eczéma vrai est un fait banal : c'est l'opinion soutenue par l'un de nous (L.).

Les lésions d'eczéma développées chez des blanchisseuses sont, dans cette théorie, des lésions d'infection secondaire, comme une simple lymphangite.

Des difficultés du même ordre se rencontrent au sujet des lésions dues à l'application de teintures sur le cuir chevelu. Entre les lésions eczématiformes qui sont dues à l'action chimique et celles qui sont compliquées par le parasitisme, eczématisées, et qui peuvent s'étendre à une grande distance des lésions initiales, le passage est insensible.

De même, on trouve dans les éruptions hydrargyriques un nombre prodigieux de microorganismes (Sabouraud).

Une discussion analogue pourrait être engagée au sujet de certaines lésions qui sont rangées, par les auteurs classiques, dans les dermatites artificielles et où l'intervention microbienne est peut-être nécessaire. Nous voulons parler de l'intertrigo. Il est du reste parfaitement possible qu'à son origine l'intertrigo soit une dermatite artificielle qui permette le développement d'agents parasitaires. Nous n'avons pas d'arguments nous autorisant à trancher dans un sens ou dans un autre ; nous étudierons l'intertrigo à côté des séborrhéides, avec lesquelles il offre des rapports évidents.

Certaines sécrétions de l'organisme exercent une action irritante sur les tissus ; il est banal d'observer la rougeur de l'ouverture des fosses narines et des lèvres chez les individus qui présentent du coryza, celle de la vulve chez les femmes atteintes de vaginite, du gland chez les blennorragiques mâles, du périnée et des fesses chez les individus atteints de diarrhée (enfants surtout) ou d'incontinence d'urine. Ces lésions paraissent être uniquement d'origine traumatique, dues à l'irritation qu'exercent sur la peau les corps contenus dans les sécrétions ; mais, facilement, elles sont le siège d'infections secondaires, et la limite est difficile à trancher entre les lésions parasitaires et les lésions traumatiques. Parmi les lésions cutanées qu'on observe chez les diabétiques, certaines sont dues à l'irritation de l'urine glycosurique, d'autres se rapprochent de l'eczéma séborrhéique, prennent par exemple des formes figurées et semblent parasitaires.

Nous restreindrons autant que possible le cadre des dermatites artificielles de cause chimique; les complications en seront étudiées aux chapitres *Eczéma, Lymphangite, Ecthyma, Furoncle,* etc.

Parmi les dermatites artificielles, il faut ranger des lésions qui ne sont pas accessibles au clinicien ou qui le sont peu. Unna a prouvé que la teinture d'iode amène des lésions uniquement microscopiques de la peau. Partant de ce fait, l'un de nous (L.) a admis l'existence de dermatites artificielles chroniques, les unes purement microscopiques, les autres se révélant par quelques symptômes mal caractérisés, mais dont l'existence est indéniable si l'on veut bien comparer les mains d'une blanchisseuse à celles d'une femme du même âge exerçant une profession dans laquelle les mains ne sont soumises à aucune irritation chimique répétée.

Ces lésions chroniques, dont l'étude est à faire surtout à un point de vue histologique, jouent le plus grand rôle dans l'étiologie des dermatites artificielles aiguës et de diverses dermatoses, l'eczéma surtout.

ÉTIOLOGIE. — La liste des corps qui ont une action irritante sur la peau est interminable.

Il convient de signaler surtout ceux qui, grâce à un usage habituel, déterminent les « dermatoses professionnelles », et ceux qui sont employés à titre médicamenteux.

Parmi les premiers, citons les corps que manient habituellement les chimistes (solutions de potasse, de soude, acides minéraux et organiques forts); certains corps que manient les chirurgiens, en particulier l'acide phénique, l'iodoforme, le salol ; certains sels de mercure, surtout le sublimé ; les savons à base de potasse, l'eau de Javelle (blanchisseurs, plongeurs de restaurants) ; des substances employées d'une manière courante en photographie ; les huiles, les essences, surtout l'essence de térébenthine, employées par les peintres ; les poussières minérales, celles de chaux, de plâtre, de ciment (éruptions des maçons), d'arsenic (ouvriers des mines d'arsenic surtout), des huiles minérales, des essences, etc., etc.

Parmi les agents médicamenteux employés en applications cutanées, nous citerons en particulier les sels de mercure, l'iodoforme, l'acide phénique, le salol, des corps employés fréquemment dans les affections cutanées, l'huile de cade, les acides chrysophanique et pyrogallique, le mercure en pommades (onguent napolitain et onguent gris) et les préparations arsenicales.

Conditions de terrain. — C'est un fait universellement connu que la différence d'action sur la peau d'un même corps suivant les individus. Parmi les ouvriers qui manient les mêmes substa ces, quelques-uns seulement sont atteints ; parmi les chirurgiens, quelques-uns seulement offrent des lésions des mains dues aux antiseptiques qu'ils manient. Du reste, certains individus, dont la peau est *réfractaire* à une substance irritante pour certains autres, seront *sensibles* à une substance qui n'est pas irritante pour d'autres personnes. (Nous aurons à mentionner des faits identiques dans l'étude des dermatoses d'origine toxique.)

Ces conditions de terrain sont du reste mal connues. Thibierge (1), après Bazin et Leloir, a mis en relief l'action des causes générales. On voit des éruptions artificielles se développer chez des individus dont la résistance organique est diminuée : à la suite de maladies aiguës, d'affections rénales, hépatiques, de suppression des règles, chez des diathésiques.

Mais l'étude des altérations viscérales doit être complétée par celle des causes locales. On ne peut concevoir l'action du terrain organique général qu'en essayant de déterminer les altérations cutanées provoquées par ses modifications. Le peu d'épaisseur de la peau, la diminution de sa vascularisation, des modifications indéterminées des sécrétions grasses, et, à leur suite, des modifications probables de la résistance de la couche cornée, dont elles sont un des facteurs essentiels, interviennent dans les dermatites artificielles. La sénilité de la peau joue un rôle évident chez les blanchisseuses (2).

1° **DERMATITES ARTIFICIELLES AIGUËS.** — Symptômes. — Les corps irritants appliqués sur la peau déterminent une série de lésions élémentaires que l'on peut classer ainsi :

L'*érythème* ;

La *vésiculation* ;

La *phlycténisation* ;

La *pustulation* ;

L'*ulcération* ;

L'*escarrification*.

1. **Érythèmes d'origine traumatique.** — Les érythèmes ont pour lésion fondamentale une inflammation caractérisée par l'hypérémie et l'œdème ; ceux qui sont dus à des agents irritants se distinguent les uns des autres uniquement par leur intensité, et quelquefois des nuances de coloration. Les uns ne font pas saillie, les lésions restent au niveau de la peau ambiante ; d'autres, au contraire, sont surélevés et les lésions simulent celles d'une lymphangite infectieuse, ou bien l'œdème devient intense, sans que l'hypérémie s'exagère ; souvent on peut déterminer un godet par la pression du doigt, mais,

(1) Combalat, *Thèse de Paris*, 1894.
(2) Leredde, *L'eczéma, maladie parasitaire.*

dans ce dernier cas, on rencontre habituellement des lésions plus complexes, en particulier des vésicules.

L'*iodoforme*, le *mercure* et tous les corps qui donnent en général lieu à des éruptions vésiculeuses, peuvent ne déterminer que des phénomènes d'érythème.

L'*acide chrysophanique* et la *chrysarobine* provoquent quand on les manie à doses fortes des réactions érythémateuses intenses, de couleur sombre. Leur action sur les muqueuses est beaucoup plus énergique que sur la peau; il ne faut pas les employer dans des régions voisines des orifices naturels, sous peine d'infliger au malade une conjonctivite, une stomatite.

A la suite d'érythème chrysophanique, on observe en général une pigmentation qui se prolonge pendant des mois. Les ongles et les cheveux sont souvent teints en violet.

Certains érythèmes d'origine chimique prennent une coloration purpurique qui est due, soit à leur développement sur des régions où la circulation est défectueuse, soit à une activité spéciale du corps irritant.

Des érythèmes d'origine chimique, il faut rapprocher l'*urticaire* de cause externe, dû à des sécrétions toxiques que produisent certains animaux ou certaines plantes. Rarement le principe toxique est assez énergique pour pénétrer la peau à travers l'épiderme intact sans application prolongée; cependant, le venin des chenilles processionnaires agit peut-être par ce mécanisme. Presque toujours le corps toxique doit être déposé dans les tissus. Les piqûres de puces, de punaises, de moustiques, le suc des orties, pour ne prendre que les causes les plus banales, produisent ainsi des lésions qui se rapprochent plus ou moins de l'urticaire de cause interne, et parfois lui sont tout à fait identiques.

2. **Lésions vésiculeuses, bulleuses et pustuleuses.** — Un grand nombre d'agents chimiques déterminent la formation de vésicules; citons la térébenthine, l'arnica, le thapsia, le mercure. Parfois ces vésicules restent assez longtemps séreuses; parfois elles se transforment rapidement en vésico-pustules beaucoup moins nombreuses.

Le vésicatoire cantharidé est le type des agents dont l'application engendre des bulles. Certains agents paraissent provoquer des lésions pustuleuses d'emblée, qui siègent en général à l'orifice des follicules pileux (tartre stibié, huile de cade).

Toutes les lésions que nous venons d'énumérer sont associées à des lésions dermiques, tantôt diffuses, tantôt limitées. Dans ce cas, on constate à la base des vésicules, des pustules, de la rougeur, et souvent les éléments deviennent un peu saillants. Parfois la saillie est importante; ce fait s'observe dans les éruptions cadiques où on trouve une pustule, un élément nodulaire, identique à celui de l'acné (*acné cadique*).

Parmi les lésions de ce groupe, nous étudierons surtout celles qui sont dues à l'iodoforme, au mercure, au thapsia, à l'huile de croton, à l'huile de cade, au tartre stibié, à la paraphénylènediamine.

L'*iodoforme* donne lieu à des éruptions qui, à leur stade initial, sont constituées par un érythème léger de couleur rosée. Cet érythème peut devenir foncé, scarlatiniforme, érysipélatoïde même, parfois il prend une couleur purpurique (1).

Lorsque la vésiculation s'établit, elle est constituée par des vésicules très nombreuses, très petites, qui donnent lieu à un suintement intense et prolongé. En général, il suffit de supprimer l'action de l'iodoforme pour amener la guérison ; mais les lésions peuvent persister, et constituer un véritable eczéma n'ayant bientôt aucun caractère objectif qui permette de reconnaître son origine.

Des lésions telles que des bulles (Wallich), des ulcérations des parties génitales sont d'observation plus rare.

Nous considérons comme dues à une intoxication générale de l'organisme les lésions d'érythème polymorphe, que l'on a signalées quelquefois à la suite d'applications iodoformiques. Du reste, on peut observer également des troubles nerveux graves, délire, anorexie, insomnie, phénomènes de démence, ou état de prostration, de collapsus. Quelquefois la mort a suivi des intoxications iodoformiques, d'origine cutanée, dans des cas où les doses employées avaient été trop élevées.

La sensibilité de la peau à l'iodoforme n'est pas en rapport nécessaire avec la sensibilité générale de l'organisme ; Jadassohn a observé des éruptions consécutives à des applications externes chez des sujets qui ne présentaient aucun trouble à la suite d'ingestion d'iodoforme.

Les lésions érythémateuses et érythémato-vésiculeuses que détermine le *mercure* en applications cutanées sous forme de pommade (onguent napolitain, onguent gris) sont semblables à celles que provoque l'absorption par voie interne de ce corps; nous renvoyons à la description que nous donnerons plus tard des dermatites hydrargyriques (Voy. *Dermatoses toxiques*). Ces lésions d'origine externe sont relativement fréquentes ; elles s'observent à la suite de frictions faites sur les régions pilaires, d'où le précepte d'éviter ces régions de la peau dans les frictions employées chez les syphilitiques, d'autant plus qu'elles y provoquent plus rapidement que dans les autres des phénomènes d'intoxication (2). Neisser a accusé les excipients gras auxquels on incorpore le mercure, en particulier l'axonge altérée; nous croyons que les graisses peuvent en effet altérer la peau et faciliter le développement de la dermatite mercurielle, mais celle-ci a des caractères bien tranchés, presque spécifiques, qui obligent à incriminer, non le véhicule, mais le mercure lui-même. (L.)

_____

(1) TAYLOR, *A. D.*, 1887.
(2) HALLOPEAU, *Le mercure*. Th. agrég., Paris, 1878.

Parmi les composés mercuriels, un grand nombre sont irritants pour la peau ; on observe fréquemment des dermatites artificielles dues à l'application intempestive de ces préparations, par des personnes incompétentes, pour le traitement de diverses dermatoses ; elles sont particulièrement dangereuses dans celles où la peau est ouverte, l'eczéma surtout.

Des éruptions érythémato-vésiculeuses, et même pustuleuses, peuvent encore être produites par les poussières cryptogamiques de la canne de Provence, du jus des oranges amères ; on les rencontre chez les ouvriers qui fabriquent du sulfate de quinine (Bazin).

Il faudrait citer encore le mal de vers ou de Bassine qui s'observe chez les fileuses de cocons de vers à soie. L'ipécacuanha détermine des lésions plutôt papuleuses qu'érythémateuses (Bazin).

Les éruptions dues au *thapsia*, employé dans certains emplâtres révulsifs, sont formées par des vésicules régulièrement distribuées, de volume égal, qui suppurent avec une très grande rapidité. A la base des vésicules, la rougeur est plus ou moins vive suivant les cas.

Les lésions dues à l'*huile de croton* sont analogues à celles du thapsia, mais les pustules sont plus volumineuses et moins confluentes ; elles peuvent aboutir à des ulcérations durables et à des cicatrices indélébiles.

Chez les psoriasiques, à la suite de frictions répétées à l'*huile de cade*, on observe, surtout aux membres inférieurs, à la face d'extension, des saillies papuleuses, acuminées à leur sommet qui répond à un poil, dures, d'un rouge sombre, qui deviennent pustuleuses à leur sommet (*acné cadique*).

Le *tartre stibié* détermine des pustules, sans base papuleuse, parfois suivies d'ulcérations. Rappelons encore l'existence d'affections vésiculo-pustuleuses dues à la *térébenthine*.

Outre l'érythème et des vésicules, les *composés arsenicaux*, en particulier chez les ouvriers qui fabriquent des fleurs artificielles, déterminent des pustules coniques à base rouge : rapidement ces pustules se rompent ; elles peuvent être le point de départ d'ulcérations.

Les accidents dus au *chlorhydrate de paraphénylènediamine*, employé dans certaines teintures pour cheveux, ont été étudiés par Cathelineau (1). Ils sont en réalité produits par l'action de l'eau oxygénée sur le chlorhydrate déterminant la formation de quinone. L'éruption siège à la bordure des cheveux, et autour de la moustache chez l'homme ; elle a toujours son maximum au niveau des régions où l'application a été faite, mais peut s'étendre à la partie supérieure du tronc et même se généraliser. On observe des plaques érythémateuses qui se confondent entre elles, mais se retrouvent disséminées

(1) Cathelineau, *Soc. franç. derm.*, 1898.

sur les bords. L'œdème est considérable; il atteint les paupières : on observe souvent des vésicules suivies de suintement et de formation de croûtes. Le prurit est intense.

L'origine se reconnaît grâce à la localisation des lésions, aux commémoratifs, à l'œdème intense des parties atteintes, la coloration artificielle des cheveux.

L'urticaire due à des substances d'origine végétale telles que les orties, ou à des piqûres d'insectes venimeux, punaises, puces, moustiques, chenilles processionnaires, diffère peu par ses lésions de l'urticaire de cause interne; elles sont irrégulièrement distribuées. Lorsqu'elles sont dues à des parasites qui viennent du milieu ambiant pour attaquer les téguments pendant la nuit, elles prédominent sur les membres supérieurs qui sont facilement découverts ; au centre de ces lésions, on constate la présence de piqûres ; celles qui sont dues à des puces laissent parfois une tache purpurique passagère au moment de leur régression (*purpura pédiculaire*) ; celle-ci peut aussi se produire isolément.

3. Ulcérations. — Escarres. — Nous aurions à faire ici l'histoire des lésions dues aux corps caustiques : elles n'ont pas d'intérêt pratique en dehors de celui qui résulte de leur application thérapeutique : rappelons qu'on emploie comme caustiques en dermatologie la potasse, la chaux, l'arsenic.

Des solutions concentrées d'acide phénique employées en pansements peuvent déterminer des escarres étendues et profondes, qui guérissent très lentement. Employé sur des ulcérations, l'acide phénique les augmente fréquemment.

Les ulcérations arsenicales sont consécutives à des pustules; elles sont arrondies, régulières, à bords taillés à pic, non décollés, à fond gris ou rougeâtre. Il n'y a pas de réaction inflammatoire, mais parfois la base s'indure (Bazin).

2° DERMATITES ARTIFICIELLES CHRONIQUES. — Lorsqu'on examine la face palmaire des mains, chez des femmes qui exercent la profession de blanchisseuses, de cuisinières, chez des ouvriers employés à des travaux manuels et maniant des substances qui altèrent la peau, les maçons par exemple, on constate, outre l'épaississement de la couche cornée, la présence de plis profonds, quelquefois extrêmement nombreux. L'existence de ces plis ne peut être expliquée que par des altérations du derme, et révèle ce que l'un de nous (L.) a appelé une dermatite chronique latente. Parfois, à la suite d'irritations plus intenses, la peau rougit, desquame sur certains points; ces lésions ne doivent pas être confondues avec l'eczéma palmaire; elles peuvent se compliquer d'eczéma, mais ne sont pas de l'eczéma. Des altérations épidermiques qui s'observent chez les débardeurs, les tailleurs, les cordonniers, les brunisseurs, les marbriers, les mégissiers (Bazin) doivent être signalées ici;

dans chacune de ces professions, elles ont des caractères propres.

A la face dorsale des mains, chez les individus dont la peau est altérée à sa face palmaire, les altérations sont moins apparentes encore ; on constate la sécheresse, l'état rude de la peau, des altérations qui ressemblent à celles de la peau sénile ; ces altérations chroniques facilitent le développement de l'eczéma et ses récidives, et en retardent la guérison. La peau est certainement beaucoup plus sensible aux agents irritants chez l'enfant et chez le vieillard qu'elle ne l'est chez l'adulte ; elle l'est également plus chez la femme que chez l'homme. Entre divers individus exerçant la même profession et du même âge, on remarque des différences extrêmes dans les réactions cutanées ; certains ont une peau absolument saine, au moins en apparence ; chez d'autres, elle est très altérée. L'analyse des conditions individuelles qui favorisent le développement de dermatites artificielles chroniques est tout à fait délicate : chez les blanchisseuses où on les observe, il existe presque toujours de l'hyperidrose, quelquefois de l'anidrose (L.) et la peau rappelle alors celle des ichtyosiques. Il est possible que ces altérations sudorales soient dues à l'irritation des glandes sudoripares par les agents externes, surtout lorsqu'il s'agit d'eau de lavage *chaude* ; mais ces troubles sudoraux ne se développent pas chez toutes les blanchisseuses ; il faut encore faire intervenir l'existence de conditions individuelles, *idiosyncrasiques*.

Chez les enfants, et même les adultes dont la peau est fine et sensible, le savonnage quotidien détermine à la face un état spécial de sécheresse, de rugosités superficielles ; parfois la peau est hypérémiée. Ce sont encore des altérations de dermatite chronique. Tenneson a insisté sur ces lésions qu'on observe d'une manière banale dans la clientèle hospitalière ; elles se compliquent souvent d'eczéma sec : on observe alors des aires mal limitées, de couleur rouge, squameuses, fendillées à leur surface dans le sens des plis cutanés.

DIAGNOSTIC GÉNÉRAL DES DERMATITES D'ORIGINE CHIMIQUE. — Pour tout dermatologiste un peu exercé, les dermatites artificielles, dues à des irritations de nature chimique, sont d'un diagnostic assez facile, grâce à l'impression immédiate qu'elles provoquent et qui permet d'éliminer toute dermatose d'une autre nature. Souvent, les lésions cutanées ont des bords nets, et même une forme *géométrique* lorsqu'elles sont dues à une application limitée, à un pansement, à un emplâtre irritant. L'œdème cutané est presque toujours intense, la peau est surélevée, et l'intensité de la réaction dermique contraste avec le peu d'importance des lésions épidermiques, ou leur absence, lorsqu'il s'agit simplement d'érythèmes. Ces dermatites sont souvent irrégulières dans leur distribution, tandis que les dermatoses qu'elles peuvent simuler offrent en général des lieux d'élection.

Au contraire de nombreuses affections cutanées, les dermatites artificielles ont un début brusque.

Toutes les fois qu'on hésite entre une dermatite artificielle de forme vésiculeuse et un eczéma, c'est que les deux affections sont associées (L.). Les lésions eczématiques aiguës occupent souvent la face ; elles y sont toujours symétriques ; si le corps est atteint, certaines régions sont prises avec prédilection et d'une manière symétrique ; au contraire, toute lésion eczématoïde limitée, asymétrique, aiguë, est soit une dermatite artificielle pure, soit une dermatite artificielle en voie d'eczématisation.

L'un de nous (H.) a vu l'érythème provoqué par l'huile de croton simuler un érysipèle : l'absence d'hyperthermie et les commémoratifs conduisirent rapidement au diagnostic.

Lorsque les caractères des lésions ont permis de présumer et même d'affirmer à priori une dermatite artificielle, il suffit d'interroger le malade pour confirmer le diagnostic : les commémoratifs révèlent l'application de pansements, de substances irritantes, de pommades altérées ou contenant des corps dangereux pour la peau. Un dernier élément de diagnostic est la rapidité de la guérison à la suite de la suppression du corps irritant et de pansements appropriés.

TRAITEMENT. — Le traitement des dermatites artificielles doit être simple, et, plus il est simple, meilleur il est. Il convient d'abord, la cause reconnue, d'en supprimer l'application, et de supprimer toutes les causes irritantes autres, même celles qui ne le sont pas pour un tégument normal, en particulier le savon. S'il s'agit d'érythème simple, le poudrage de la peau et l'enveloppement à sec avec une toile fine suffisent ; mais, s'il y a des vésicules, des pustules, et surtout des lésions d'infection secondaire, des pansements humides s'imposent. On peut se contenter d'eau bouillie ; mieux vaut employer des solutions alcalines (Darier, Brocq), de l'eau bouillie chargée de biborate de soude à 1 p. 20 ou de bicarbonate de soude à 1 p. 20. L'eau picriquée à 1 p. 400 peut rendre également des services (Leredde).

On peut ajouter aux solutions boratées de l'acide borique à la dose de 3 p. 100. Les pommades donnent de moins bons résultats.

Si la dermatite a été intense et a provoqué de larges phlyctènes, on les ouvrira, on enlèvera aux ciseaux avant le pansement tous les lambeaux cornés déhiscents.

Lorsque l'inflammation aiguë sera complètement calmée, on pourra, dans les lésions vésiculeuses, eczématoïdes, agir comme dans un eczéma vrai et pratiquer des badigeonnages au nitrate d'argent à 1 p. 50 ; on peut ainsi hâter la réorganisation de la peau.

S'il existe des furoncles, de l'ecthyma, on les traitera par des applications de rondelles d'emplâtre simple, ou mieux, d'emplâtre rouge.

L'eczéma sera traité de la manière que nous indiquerons plus loin. (L.)

MALADIES PARASITAIRES

PHTIRIASES

Les *pediculi* exercent une action pathogénique en piquant la peau avec leur rostre garni de petits crochets, et en même temps d'un stylet, que forment quatre soies appliquées l'une contre l'autre ; il peut l'entamer avec d'autant plus de force et de persistance que les crochets retiennent le suçoir dans la partie intéressée (J. Chatin). Ils sont également nocifs par les toxines qu'ils engendrent. Ces toxines sont déterminées pour ceux du pubis ; Duguet, en injectant dans le derme le liquide obtenu par l'écrasement d'un certain nombre de ces insectes, a provoqué l'apparition des taches bleues qui caractérisent leur action. On verra plus loin que l'un de nous considère comme très vraisemblable que les pigmentations provoquées par les poux des vêtements reconnaissent une origine semblable, et comme probable que des modifications de même nature passent inaperçues dans le cuir chevelu (H.).

La présence de poux à la surface du corps provoque des lésions de grattage qui entraînent le plus souvent une série d'altérations qui sont dues aux infections secondaires ; la série de ces altérations comprend l'impétigo, l'ecthyma, des furoncles, des folliculites ; l'eczéma est plus rare.

En général, les lésions dues aux différentes formes de phtiriase se reconnaissent à leur localisation spéciale.

Ces formes sont au nombre de trois : la phtiriase du cuir chevelu, celle du corps et celle du pubis.

1. PHTIRIASE DE LA TÊTE. — Les poux du cuir chevelu, petits et allongés, mesurent de 1 à 2 millimètres de long sur une largeur moitié moindre ; leur couleur est grise chez les Européens, noirâtre chez les nègres. Leur présence dans la tête, qui est commune chez les enfants mal tenus, peut n'avoir d'autre conséquence qu'un prurit déterminant des lésions de grattage ; plus souvent, dans les cas mêmes où ils sont peu nombreux, ils amènent secondairement des éruptions que les parents, et même les médecins insuffisamment expérimentés au point de vue dermatologique, ne savent pas rapporter à leur cause réelle. Comme nous venons de le dire, il est probable qu'ils donnent lieu, dans le cuir chevelu, à des troubles de pigmentation analogues

à ceux que provoquent les autres formes sur le tronc, mais on sait combien les troubles de coloration du cuir chevelu échappent aisément à l'observation la plus attentive s'ils ne sont pas très accentués (H.). Toute une série d'infections cutanées et ganglionnaires ont pour causes les grattages que provoque l'infection phtiriasique du cuir chevelu : signalons l'impétigo, l'eczéma, l'ecthyma, des abcès superficiels et profonds ; souvent les adénopathies chroniques des faces postérieure et latérale du cou, que l'on rattache à la scrofule, ont cette origine.

Lorsque les poux sont très nombreux, on observe, dans le cuir chevelu, des croûtes grenues, d'un jaune clair ou jaune sale, adhérentes aux cheveux et les agglomérant les uns avec les autres (*impetigo granulata, plique polonaise* chez les sujets qui ne se peignent pas).

Souvent, on observe concurremment des lésions de grattage à la nuque.

DIAGNOSTIC. — Il est de règle, dans la clinique hospitalière, de chercher les *pediculi capitis* chez tout enfant qui présente des lésions irritatives du cuir chevelu : celles de l'impétigo granulata doivent tout particulièrement, à cet égard, attirer l'attention. On peut voir les insectes adultes cheminer sur le cuir chevelu. Dans certains cas, ils ont disparu, et l'on ne trouve que des lentes que l'on peut confondre avec les petits squames de la séborrhée ; elles s'en distinguent par leur adhérence intime aux poils, leur forme en grain d'avoine, leur couleur plus vive, leur dureté et leur éclatement sous la pression des ongles.

TRAITEMENT. — S'il existe des croûtes, une suppuration diffuse de la surface, le malade sera soumis à des pulvérisations au moyen d'une solution de sublimé à 1 p. 4000. Chez les enfants et chez l'homme, les cheveux seront coupés ras, puis on prescrira des savonnages au savon noir, des lotions phéniquées à 1 p. 100 ou avec l'eau-de-vie camphrée si la peau n'est pas trop atteinte par les infections secondaires; on peut encore imprégner le cuir chevelu d'un mélange d'huiles de pétrole et d'olives.

S'il existe des ulcérations, des suppurations, on fera précéder ces applications irritantes de pulvérisations à l'eau bouillie additionnée de borate de soude à 30 p. 1000 et de pansements avec des compresses de tarlatane pliées en plusieurs doubles et recouvertes de taffetas-chiffon.

Les cheveux seront peignés au peigne fin, après lotion au vinaigre pour enlever exactement les lentes.

Chez la femme, on peut toujours conserver la chevelure, à moins que l'intrication des cheveux ne soit devenue excessive. On se débarrassera des croûtes au moyen de pulvérisations, ou mieux d'un bonnet de caoutchouc, puis on fera des lotions de vinaigre chargé de sublimé à 1 p. 1000 ou d'alcool camphré, enfin on peignera.

2. **PHTIRIASE DU CORPS.** — Plus larges et plus gros que les pré-

cédents, ces *pediculi* peuvent atteindre 4 millimètres de long. Ils n'habitent pas l'épaisseur de la peau; on les trouve dans les vêtements, surtout dans ceux qui sont au contact du tégument : chemises, gilets de flanelle, caleçons, et de préférence dans les plis, là où ces vêtements sont serrés sur la peau. Comme le fait remarquer Kaposi, on peut expliquer ainsi les localisations principales de la phtiriase.

Le pou des vêtements peut se rencontrer dans toutes les classes de la société. Mais on l'observe surtout dans les classes pauvres, chez les gens qui fréquentent les garnis mal tenus, dont les lits sont déjà souillés; il peut se développer dans les vêtements en nombre invraisemblable.

Les éruptions provoquées par ces insectes varient beaucoup dans leurs caractères suivant qu'elles se développent chez un sujet jusqu'alors indemne de phtiriase ou chez un vagabond infecté depuis longtemps.

Dans le premier cas, on voit survenir des élevures papuleuses, rosées, disposées en petits groupes ou en séries linéaires, du volume d'un grain de millet ou de chènevis; bientôt, sous l'influence de grattages réitérés, ces papules se couvrent de croûtelles. Concurremment, il peut se produire de l'urticaire. Chez les vieux phtiriasiques, ces lésions élémentaires ne s'observent plus : on ne voit plus que des papules de prurigo (1) recouvertes de croûtes remarquables par leur étendue; elles sont disposées en longues traînées rectilignes, parfois encore saignantes lorsqu'on découvre le malade.

Ces lésions se trouvent nombreuses, surtout aux lieux d'élection, qui sont l'union du tronc et de la nuque et la région dorso-lombaire. Les lésions de phtiriase ne se généralisent que s'il y a un nombre considérable de poux.

Jamais on ne trouve, en quelque région de la peau que ce soit, le parasite; dès que le malade retire ses vêtements, le pou abandonne la peau et se réfugie dans la chemise.

Aux lésions de grattage peuvent s'associer, surtout chez les misérables atteints depuis longtemps de phtiriase et chez les cachectiques, des lésions d'infection cutanée, ecthyma, furoncles, petits anthrax, et même de la lymphangite; quant à l'eczéma, il n'est pas rare; on l'observe cependant beaucoup moins souvent dans cette maladie que dans la gale.

Lorsque le parasitisme est ancien, on constate, mêlées aux lésions de grattage, de petites taches blanches, les unes arrondies, les autres allongées, qui sont dues à la cicatrisation des lésions antérieures.

La complication la plus remarquable est la *mélanodermie*. Elle s'observe surtout chez des débilités, chez des cachectiques. Elle se développe d'abord aux points où les lésions de grattage prédomi-

(1) Au sens français de ce mot.

nent, et c'est toujours là qu'elle est le plus intense. D'abord d'un jaune foncé, la couleur de la peau devient de plus en plus sombre; si la phtiriase persiste, elle finit par prendre une teinte noirâtre; celle-ci est surtout intense autour des cicatrices. Elle peut se généraliser sur le tronc; dans certains cas, comme l'ont montré Greenhow, Besnier et Thibierge, on observe des taches sombres sur les muqueuses de la face interne des joues, du voile du palais et du prépuce, ainsi qu'au milieu des ongles. Chez les vieux phtiriasiques, elle persiste seule, le grattage ne provoque plus de prurigo et ne laisse plus de traces. Son mode de production n'a pu encore être déterminé; cependant, *étant donné le pouvoir chromatogène reconnu aux pediculi pubis*, nous nous croyons (H.) en droit de considérer comme très vraisemblable, pour ne pas dire certain, que les poux des vêtements sécrètent également une matière colorante qui pénètre dans la peau et en détermine la coloration anormale; la présence de taches pigmentées sur la muqueuse buccale indique que cette matière peut être transportée par la circulation en des parties lointaines des téguments. Il y aura lieu d'étudier à ce point de vue les autres muqueuses. C'est à l'action phlogogène de cette même substance qu'il faut rapporter l'éruption papuleuse signalée précédemment, ainsi que le prurit. On observe quelquefois un épaississement persistant, l'état lichénifié de la peau, à la face postérieure du tronc.

DIAGNOSTIC. — Entre la phtiriase et la gale, on ne peut guère hésiter que dans les cas tout à fait frustes; cette dernière maladie ne présente pas les mêmes sièges, il existe des sillons (Voy. *Gale*).

Chez des individus soigneux qui ont contracté la phtiriase par accident, on croit plus volontiers à l'urticaire; chez les vieillards, au prurit sénile. L'existence de lésions de grattage, même très discrètes, et de traînées urticariennes limitées aux lieux d'élection, permet d'éliminer ces affections et d'affirmer la cause du prurit.

La mélanodermie phtiriasique se distingue de toute autre, même en l'absence de lésions de grattage actuelles, par son maximum en des régions limitées de la face postérieure du tronc, par son irrégularité; à côté de points pigmentés, on en observe de moins foncés, dus à la présence de cicatrices. La mélanodermie addisonienne s'en distingue par sa prédominance sur les parties découvertes et les symptômes concomitants.

TRAITEMENT. — Le pou n'existant pas sur le corps, il est inutile d'appliquer sur la peau quelque agent parasiticide que ce soit. Un bain d'amidon peut être conseillé pour calmer le prurit, et, pendant le bain, on procède à la désinfection des vêtements *et des objets de literie*. Dans les grandes villes, on trouve des étuves à vapeur qui remplissent ce service; à la campagne, on peut, comme l'indique Tenneson, employer le four du boulanger, en ayant soin que la température ne dépasse pas 120 degrés.

3. **PHTIRIASE DU PUBIS.** — Les poux du pubis (*morpions*) mesurent environ 1 millimètre dans leurs dimensions longitudinale et transversale; ils se transmettent surtout par les contacts vénériens, mais aussi par les draps, les cabinets d'aisance, etc. ; au contraire des poux du corps, on les observe surtout chez des sujets jeunes et en bon état de nutrition.

Ils vivent surtout et se multiplient dans les poils de la région pubienne, mais on les trouve aussi dans des régions très éloignées, sur le tronc, dans les aisselles; on les a même observés à la barbe, sur les cils, les sourcils et le cuir chevelu (1). La phtiriase des paupières mérite une attention toute particulière ; elle occupe les cils : les morpions, insérés à la base de ces organes, s'y reconnaissent difficilement; l'attention est plus souvent éveillée par leurs lentes multiples : Jullien (2) a compté jusqu'à 120 de ces parasites sur une seule paupière; il est juste de dire que tous les cils y étaient envahis. Leur présence peut être bien tolérée ; plus souvent, ils donnent lieu à des démangeaisons, de la blépharite et de la conjonctivite.

Le morpion est difficile à voir, à cause de sa forme aplatie et de son peu de mobilité; il est inséré sur les poils et adhère intimement à leur racine; on y trouve en même temps ou isolément des lentes. Parfois le prurit est nul ; en général, il est assez intense, surtout le soir.

Sur le corps des individus atteints de phtiriase du pubis, on observe fréquemment les taches ombrées, bleuâtres, mentionnées ci-dessus ; la peau paraît légèrement déprimée à leur niveau ; elles s'observent surtout à la lumière oblique ; on les trouve particulièrement nombreuses sur les parties latérales du corps.

TRAITEMENT. — Il est des plus simples : il suffit de lotions quotidiennes de vinaigre, contenant du sublimé en quantité variable (1 p. 300 à 1 p. 1000), suivant la sensibilité de la peau. Après la lotion, on peigne les poils au peigne fin. On peut également recourir à une friction avec l'onguent mercuriel simple, à la condition d'enlever la pommade au bout d'une heure par un savonnage ; autrement, on risque de provoquer la salivation, en raison de la grande puissance d'absorption de la région pubienne. L'un de nous (H.) a observé cette complication chez un sujet qui s'était pratiqué impunément, pendant plusieurs mois, des frictions mélangées avec l'onguent napolitain sur des parties glabres. Les morpions des cils doivent être, comme l'a montré Jullien, enlevés un à un avec une pince à griffes.

Les vêtements, les draps seront désinfectés à l'étuve.

(1) TROUESSART, *Phtiriase du cuir chevelu causée chez un enfant de vingt mois par le phtirius inguinalis* (C. R. de l'Acad. des sciences, 1891). — R. BLANCHARD rapporte des faits semblables.
(2) JULLIEN, *Phtiriase des paupières* (S. F. D., 1891-1892).

GALE

L'*acarus scabiei* appartient à la classe des arachnides; il fait partie de la famille des sarcoptes.

Ses dimensions sont à peu près d'un tiers de millimètre de long sur un cinquième de large. Le mâle est plus petit que la femelle.

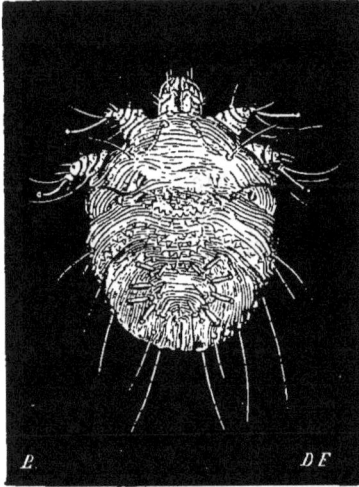 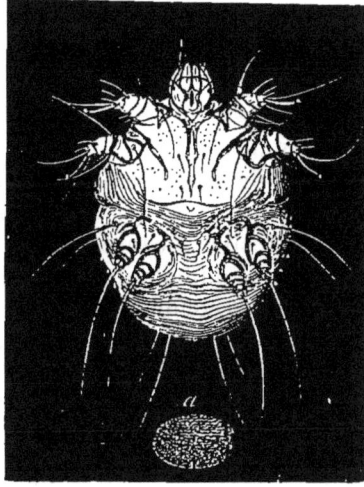

Fig. 6.   Fig. 7.

Fig. 6 et 7. — *Sarcoptes scabiei* (femelle). — 6, vue de dos. — 7, par la face ventrale. — *a*, œuf.

La tête est petite, arrondie, munie de huit demi-mâchoires et de deux palpes; le corps, ovalaire, porte huit pattes, terminées les unes par des ventouses, les autres par des soies.

La femelle peut pondre jusqu'à cinquante œufs; de ceux-ci naissent, au bout de six jours, des larves qui s'enfoncent de plus en plus dans l'épiderme; après plusieurs mues, les acares arrivent, vers le quatorzième jour, à l'état adulte, prêts, s'il s'agit de femelles, à créer de nouveaux sillons. Isolés du corps humain, ils peuvent, dans un milieu humide, survivre durant un mois environ. La femelle meurt, lorsque la ponte est terminée, dans le sillon intra-épidermique qu'elle s'est creusé et qui constitue le signe capital de la gale. On la trouve, à l'extrémité de ce sillon, sous la forme d'un petit corpuscule que distinguent son aspect réfringent et la netteté de ses contours.

Certains animaux (cheval, lapin, chat, divers carnassiers) peuvent être infectés par des sarcoptes qui diffèrent de ceux de l'homme; chacune de ces espèces paraît servir d'hôte à une variété spéciale de ces arachnides. Dans certains cas, ces sarcoptes peuvent envahir

la peau de l'homme et causer des altérations qui diffèrent de celles
de la gale humaine.

ÉTIOLOGIE. — La gale se développe sur des gens qui ont été en contact avec des galeux, mais un contact prolongé est nécessaire. Il
semble que l'acare émigre peu pendant le jour, et c'est surtout pendant la nuit que la contagion se produit. En dehors du contact direct,
il faut signaler la propagation par les vêtements, les draps de lit...
La gale s'observe rarement chez le vieillard.

SYMPTÔMES. — Le développement de la gale humaine se révèle par
un prurit généralisé, prédominant dans les régions où pénètre
l'acare. Ce prurit est en général intense, et surtout prononcé le soir,
lorsque le patient se couche, et le matin au réveil. Par exception, il
peut manquer.

L'intensité des altérations objectives est tout à fait variable; et, s'il
est difficile chez les sujets propres, dans les classes aisées, de reconnaître l'affection à cause du faible développement des lésions, il est
parfois aussi difficile de la déceler à l'hôpital, surtout par suite de
l'intensité des complications qu'elle amène.

Les lésions propres à la gale sont des sillons, des vésicules et des
bulles. (Voy. pl. V.)

Le *sillon* est une galerie que l'acare femelle creuse obliquement
dans la couche cornée, comme l'a montré Török, et non dans le corps
muqueux, comme on le croyait autrefois. Au-dessus, par suite de
l'irritation causée par le parasite, la couche cornée s'épaissit.

Cette galerie est plus large à son entrée, masquée souvent par une
vésicule, qu'à sa terminaison, où s'arrête la femelle quand elle a terminé la ponte. La longueur du sillon varie de 2 millimètres à 2 centimètres; vu à la surface de la peau, il paraît d'ordinaire légèrement
flexueux, incurvé quelquefois en fer à cheval. On y remarque, à la
loupe, des points jaunes, blancs et surtout noirs, ce sont les œufs
et les matières fécales, et, à son extrémité, le point brillant qui
est le parasite, mort parfois lorsque la ponte est achevée. Les sillons
s'accompagnent souvent d'autres altérations cutanées qui diffèrent
suivant les régions : aux mains et aux pieds, on peut les distinguer
sur l'épiderme soulevé par de petites bulles que distend un liquide
clair ou purulent; au-devant des aisselles, ils reposent sur des élevures allongées; sur le prépuce et le gland, on les voit surmontant
des saillies papuleuses, molles, plus ou moins volumineuses, de couleur variant du rouge clair au brun sombre.

Les *vésicules* sont dues à la piqûre des acares; de fait, on n'est pas
bien fixé sur leur origine. Pour Unna, elles contiennent des morocoques et seraient l'origine de l'infection eczématique. Elles ont
des caractères précis qui permettent de les rattacher nettement à la
gale, et d'en faire un symptôme, non une complication. Elles sont,
en effet, disséminées, tendues, dures, souvent acuminées, remplies

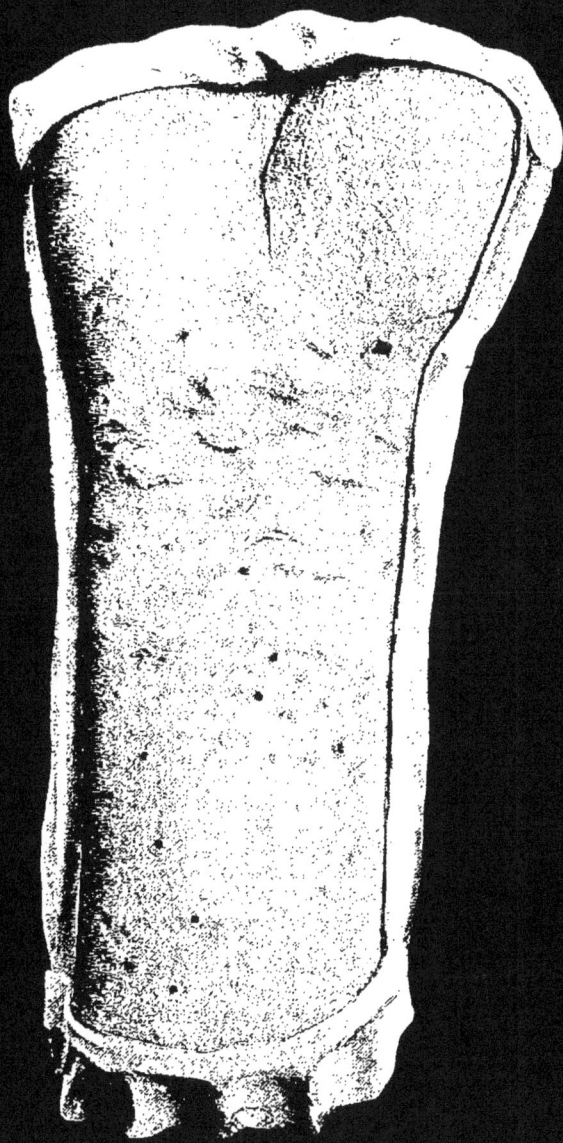

Librairie J.-B. Baillière et fils.

GALE

d'un liquide clair ; la peau ne présente pas, autour d'elles, de réaction inflammatoire tant qu'elles ne suppurent pas ; elles ne s'ouvrent spontanément qu'après plusieurs jours ; elles simulent exactement les vésicules de dysidrose. En général on trouve, à côté de vésicules pleines, les restes de vésicules excoriées par le grattage. Lorsque les vésicules se troublent, on peut y observer des staphylocoques (Unna).

Les localisations des sillons et des vésicules offrent la plus grande importance. On les trouve surtout : dans les espaces interdigitaux ; à la face antérieure du poignet, près du bord interne ; à la face postérieure du coude ; à la partie antérieure des aisselles ; au bas-ventre, surtout au nombril ; sur la partie supérieure et interne des cuisses ; aux fesses et à la ceinture, surtout chez les individus habituellement assis (cordonniers) ; aux creux poplités ; aux pieds, au moins chez l'enfant jeune ; enfin, sur la verge chez l'homme, sur l'aréole du mamelon chez la femme.

La face est toujours indemne, sauf dans quelques cas de gale d'origine animale.

Les lésions secondaires, les complications dues à l'infection superficielle offrent, à leur début, les mêmes localisations, et, si elles se généralisent, c'est toujours au niveau des lieux d'élection que nous venons d'indiquer qu'on trouve leur maximum.

La gale provoque toute la série des infections superficielles de la peau. — Le fait le plus banal est la transformation purulente des sillons et des vésicules. Leur volume s'accroît ; on peut observer parfois une aréole rouge à leur périphérie, et la formation de croûtes quand les cavités purulentes sont rompues. L'extension des croûtes, la réinoculation des pustules et le développement d'eczéma impétigineux s'observent surtout chez les enfants.

C'est par une infection également que nous expliquons la formation fréquente de papules saillantes rouges ; en général, elles sont molles, allongées, ovalaires, en particulier au-devant des aisselles, comme si elles se développaient le long d'un sillon. Elles peuvent être recouvertes de croûtelles plus ou moins abondantes ; parfois elles sont acuminées, dures, recouvertes d'une croûtelle, et représentent les lésions du prurigo. La présence de lésions de grattage aux lieux d'élection a une importance diagnostique. On a donné le nom de chancre acarien aux saillies papuleuses du pénis, qui, pour Besnier, représentent souvent le lieu d'inoculation de la gale. Leur nombre est parfois considérable.

Les lésions de la gale sont souvent infectées par les parasites de l'eczéma. On constate, entre les doigts, au poignet, à la face antérieure des aisselles, à la face postérieure des cuisses, des placards eczématiques secs ou suintants, parfois impétiginisés. Ces lésions peuvent être, quand le sol cutané s'y prête, le point de départ d'un eczéma diffus généralisé. On peut observer des faits remarquables où le corps est parsemé de petits placards eczématiques, allongés, ces placards occupant uniquement les lieux d'élection de la gale, comme si des sillons avaient été le point de départ de l'eczéma. Parfois. on ne peut établir l'existence de la gale que par ces localisations, tous les sillons ayant disparu.

Enfin, on observe, moins fréquemment, de l'ecthyma, de larges phlyctènes, des furoncles, des anthrax, des lymphangites superficielles avec induration profonde, qui peuvent être suivies de phlegmons. Les lésions secondaires, eczéma, impétigo, etc., peuvent s'inoculer à la face qui, avons-nous dit, est toujours respectée par les lésions acariennes proprement dites.

Lorsque l'acare a été tué par le traitement, les complications de la gale peuvent persister ; cependant, il faut remarquer, avec Tenneson, qu'elles cèdent souvent à la frotte, et qu'on peut pratiquer ce traitement énergique chez des individus pour lesquels on pourrait à priori le croire dangereux. En général, les complications résultent de gales prolongées, et le terrain sur lequel elles se développent est résistant : l'acare disparu, elles disparaissent. Cependant, il n'en est pas toujours ainsi : par exemple, lorsqu'une femme enceinte est atteinte de gale, l'eczéma du mamelon est fréquent, et peut devenir rebelle.

Brocq a insisté sur la persistance du prurit après guérison de la gale chez les individus prédisposés, dégénérés et neurasthéniques, alors qu'il n'y a plus de lésions visibles (neurodermie parasitophobique).

Un fait curieux, et signalé par tous les auteurs, est le suivant : si un galeux est atteint d'une maladie infectieuse fébrile. le prurit s'arrête, les lésions n'augmentent pas ou même diminuent, mais l'acare n'est pas mort, et, dès que l'infection est terminée, le développement de la gale reprend.

Kaposi, Besnier ont signalé la mélanodermie acarienne.

Dans la gale par sarcopte du cheval qu'a observée Besnier [1], le cou, la nuque et la face étaient envahis ; la presque totalité du corps était d'une coloration rouge intense ; par places s'accumulaient, en couches épaisses, des croûtes ou concrétions plâtreuses, sèches, dures, adhérentes, d'un jaune de soufre : elles occupaient presque toute la face ; la rougeur, très vive, était criblée d'une quantité infinie de petites vésicules miliaires, translucides ou opaques : ces lésions étaient prononcées au pénis ; le dos des mains et les espaces interdigitaux étaient le siège de concrétions croûteuses avec ébauches de sillons ; la peau était incessamment baignée de sueurs profuses. Les croûtes renfermaient des quantités d'acares d'un quart plus grands que ceux de l'homme (Mégnin).

DIAGNOSTIC. — S'il est très facile de reconnaître la gale lorsque des lésions occupent les lieux d'élection que nous avons mentionnés, et que, parmi ces lésions. on trouve des sillons bien caractérisés, le diagnostic offre les plus graves difficultés lorsqu'il n'en est pas ainsi.

(1) BESNIER. S. F. D., 1892.

Au début, et chez les gens soigneux de leur personne, la gale laisse peu de traces sur la peau ; il faut explorer tout le corps pour découvrir un sillon, examiner le devant des aisselles, étudier les plis interdigitaux des mains, où tout au plus on trouve quelques vésicules, inspecter le pénis. L'existence d'un prurit nocturne intense, récent, ne suffit pas pour permettre d'affirmer la maladie, mais, quand il survient chez un sujet jeune, sans aucune autre cause, capable de l'expliquer, il faut parfois agir comme si la gale était certaine.

En l'absence de tout sillon, lorsque, chez un sujet qui se gratte depuis longtemps, on trouve tous les lieux d'élection occupés par des lésions polymorphes d'infection superficielle, il faut recourir au traitement de la gale. Il ne suffit pas alors de reconnaître l'existence d'impétigo, d'eczéma, d'ecthyma, il faut remonter à leur cause ; en dehors des hôpitaux spéciaux où la gale est toujours présente à l'esprit, de nombreuses erreurs sont commises. En cas de sillon douteux, on peut rechercher l'acare en ouvrant le sillon de sa vésicule initiale à sa terminaison avec la pointe d'une épingle.

La gale doit être distinguée de la *phtiriase*, des *prurigos* aigus et chroniques.

Chez les *phtiriasiques*, il n'existe pas de sillons : les lésions de grattage se développent dans les régions où les vêtements sont serrés sur le corps, en particulier à la face postérieure de la nuque, à son union avec le thorax et à la taille. Les parasites se trouvent dans les vêtements.

Le diagnostic du *prurigo* de cause interne est quelquefois des plus embarrassants ; il peut atteindre les régions envahies par la gale, mais il n'y prédomine pas ; on ne trouve pas de sillons, alors que, chez l'enfant acarien, ils sont, dans la plupart des cas, bien développés ; enfin, aucun membre de la famille n'est atteint, ce qui est bien rare lorsqu'un enfant est galeux ; il en est de même pour le prurigo ictérique.

PRONOSTIC. — Il est relativement bénin lorsque la maladie est reconnue et traitée à temps. Dans le cas contraire, elle devient des plus pénibles, surtout chez les sujets malpropres, par l'intensité et la multiplicité des lésions inflammatoires qu'elle provoque ; la gale provenant du cheval présente une gravité exceptionnelle.

TRAITEMENT. — Les diverses méthodes de traitement de la gale ont pour but de tuer le parasite ; il est nécessaire de pénétrer dans les sillons où il se trouve enfoui ; on y parvient en frottant le corps, surtout aux lieux d'élection, pendant vingt minutes, avec du savon mou de potasse. Une deuxième friction est faite dans un bain chaud ; elle doit être prolongée également vingt minutes.

On peut alors pratiquer la frotte, avec diverses pommades.

Pommade employée à l'hôpital Saint-Louis (form. d'Helmerich modifiée par Hardy).

℞ Axonge	300 grammes.
Soufre	50 —
Carbonate de potasse	25 —

Cette pommade doit être conservée pendant une heure au moins. Le malade s'en débarrasse dans un bain savonneux.

Pommade de Wilkinson-Hebra.

℞ Fleur de soufre...... } ͞aa 20 grammes. | Savon vert............ } ͞aa 80 grammes.
  Huile de hêtre........ } | Axonge............. }
  Craie blanche pulvéris.   5   — | M. S. A.

Pommade de Bourguignon.

℞ Glycérine............ 200 grammes. | Huile de lavande....... } ͞aa 1ᵍʳ.50
  Fleur de soufre 100   — | — de menthe........ } ou Menthol
  Carbonate de potasse. 35   — | — de caryophyllée.. } 1-3 gr.
  Gomme adragante.....   5   — | — de cinnamome.... }

Le baume du Pérou peut être substitué aux traitements par le soufre, à l'état pur, mélangé avec de l'huile ou en pommade.

On peut, par exemple, l'appliquer pur le soir, en frottant légèrement la surface entière de la peau; on le laisse à demeure, et le lendemain le malade prend un bain savonneux (Jullien).

En pommade, on peut l'employer sous la forme suivante :

℞ Résorbine............ 100 grammes. | Acide benzoïque.......... 0ᵍʳ.75
  Alcool...............   4   — | Huile de girofle........... II gouttes.
  Baume du Pérou pur. 15   — |

On peut encore l'associer à parties égales d'huile d'olives ou d'amandes douces.

Il faudra être prudent dans l'emploi de ce médicament, car un cas de mort a été publié (Bernouilli) et l'un de nous l'a vu provoquer, chez un enfant, une dermite intense (1).

Le styrax peut également être employé dans le traitement de la gale : on l'associe, par parties égales, à un mélange d'huile et d'alcool.

Chez les enfants, on peut employer de préférence le naphtol suivant la formule de Kaposi :

℞ Naphtol............. 15 grammes. | Craie préparée.......... 10 grammes
  Savon vert.......... 50   — | Axonge................ 100   —

ou suivant celle de Besnier :

℞ Naphtol .... 5-15 grammes. | Menthol.............. 0ᵍʳ.25-1.
  Eau sulfurique. Q. S. pour dissoudre. | Vaseline.............. 100 grammes.

Le pétrole, associé à deux parties d'huile d'amandes douces, nous a donné d'excellents résultats.

Besnier a encore employé l'huile salolée à 5 p. 100. L'huile de cachalot a été recommandée par Bœck comme excipient; il l'associe à un cinquième de cire.

Lorsqu'il existe une inflammation trop vive de la peau, il est bon de recourir, pour les régions où elle est le plus prononcée, à des préparations moins irritantes que la pommade soufrée, par exemple

(1) HALLOPEAU et LÉRI, S. F. D., 1899.

à l'huile de pétrole mélangée avec deux parties d'huile d'amandes douces ; dès que l'irritation est calmée, on en vient au traitement par la pommade soufrée si le prurit persiste.

Il faudra insister sur la nécessité d'une désinfection rigoureuse, à l'étuve, de tous les vêtements portés depuis le début des accidents, du lessivage du linge, et de la destruction des gants.

Tous les individus de la famille du malade qui présentent le moindre prurit, ou qui ont couché dans le même lit, doivent être traités en même temps que lui.

Si des lésions d'eczéma persistent à la suite du traitement, elles seront traitées par toutes les méthodes qui conviennent à l'eczéma lui-même.

Les pustules et les furoncles seront oblitérés, après évacuation de leur contenu, par des rondelles d'emplâtre rouge au minium et au cinabre. (L.)

FILARIOSES

Plusieurs filaires peuvent donner lieu à des affections cutanées.

I. **FILAIRE DE MÉDINE OU DRAGONNEAU.** — Ce ver, remarquable par sa longueur qui est très considérable par rapport à son diamètre, et atteint de 40 centimètres à 1 mètre, habite les pays chauds. On l'observe surtout en Arabie, sur la côte de Guinée, au Sénégal, en Égypte, en Abyssinie ; on l'a signalé également dans la Caroline du Sud, à Curaçao. Il s'en est présenté, en Europe, des cas importés des pays chauds. Il peut affecter simultanément un grand nombre de sujets ; c'est ainsi que Stambolski (1), pendant un séjour dans l'Yémen, a constaté que, sur un corps d'armée turc comprenant environ 4000 hommes, 2500 en ont été infectés. Ses lieux d'élection sont les membres inférieurs, depuis le genou jusqu'aux extrémités des orteils, et, plus particulièrement, le pourtour de l'articulation tibio-tarsienne, plus rarement le dos et la plante des pieds, les jambes ; on l'a vu occuper le scrotum, le fourreau de la verge, les cuisses, les fesses, le pourtour des poignets, le tronc, etc.

Comment ce ver s'introduit-il dans les téguments ? Il paraît établi, depuis les recherches de Fedschenko (2) et de Stambolski, confirmées par Forbes (3), que ses œufs sont ingérés par de petits crustacés, les cyclopes (fig. 8), qu'ils s'y développent et sont ingérés avec eux ou que les larves (fig. 9), devenues ultérieurement libres dans l'eau des marais, pénètrent dans les voies digestives, et, par leur intermédiaire, dans les tissus où elles se localisent et où le ver devient adulte.

Il donne lieu alors à la formation de tumeurs plus ou moins

(1) STAMBOLSKI, Du ver de Médine, 1870.
(2) FEDSCHENKO, Moscou, 1849.
(3) FORBES, The Lancet, 1894.

volumineuses, parfois allongées en forme de corde ; au bout d'un laps de temps qui varie de quelques jours à deux ou trois semaines, une vésicule ou une bulle apparaît à leur partie la plus saillante ; son contenu, d'abord clair, se trouble au bout de trois ou quatre jours ; le malade éprouve des démangeaisons ; les parois de l'élément éruptif se déchirent alors, soit spontanément, soit par l'effet du grattage :

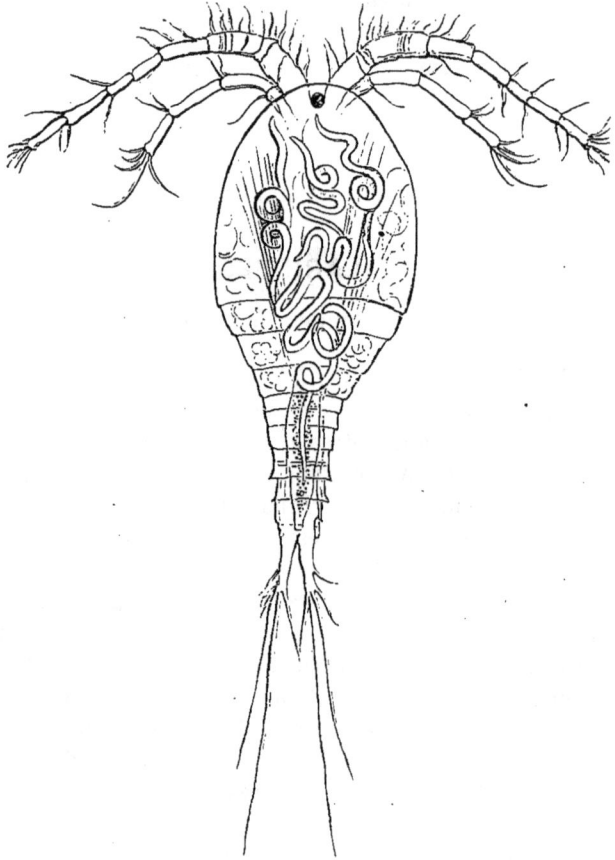

Fig. 8. — Embryons contenus dans la cavité générale du cyclope, d'après Fedschenko.

il se produit une ulcération qui laisse voir dans son orifice la tête blanchâtre de l'animal ; on peut l'extraire en le roulant avec beaucoup de précautions sur un bâtonnet ou un rouleau de diachylon ; on en facilite la sortie, comme l'a bien montré Perrin (1), en plongeant pendant quelques minutes dans l'eau froide la région atteinte.

Cependant cette extraction est toujours des plus délicates ; elle demande plusieurs séances prolongées ; si, comme il arrive souvent, le ver vient à se rompre, on voit survenir des accidents qui sont dus

(1) Perrin, s. F. D., 1896.

à l'action phlogogène des embryons mis en liberté et des toxines qu'ils sécrètent (1) et qui résident dans le liquide laiteux au sein duquel ils nageaient : ce sont des suppurations prolongées, des ulcérations de mauvais aspect, des phlegmons diffus, des gangrènes, parfois la fièvre hectique et la mort; Stambolski a vu se produire spontanément des accidents semblables lorsque l'animal, siégeant sous l'aponévrose, ne peut se faire jour au dehors : il se développe une sorte de phlegmon qui aboutit au sphacèle de toute la région : il peut en résulter une énorme perte de substance (ulcère de l'Yémen).

Dans des cas moins graves, la filaire profonde se traduit par une induration très douloureuse, rectiligne, ou serpentine, avec rougeur

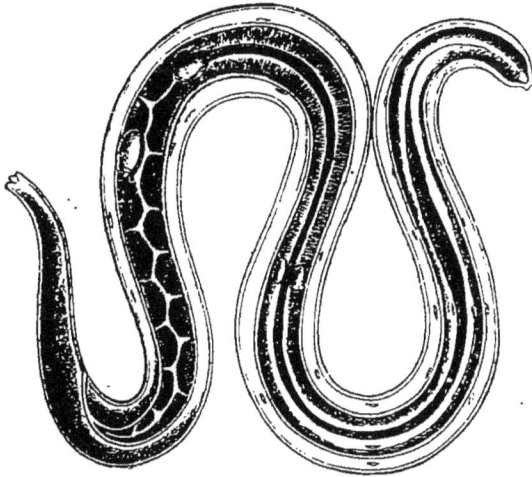

Fig. 9. — Larve de filaire, d'après Fedschenko.

du tégument; d'autres fois, le ver pelotonné s'entoure d'une paroi kystique qui s'enflamme et donne lieu à de vives douleurs.

DIAGNOSTIC. — Il n'offre pas de difficultés dans les pays où cette filaire est endémique; il n'en est pas de même pour les cas importés en Europe : toute ulcération ou fistule observée chez un sujet venant des pays chauds doit être étudiée à ce point de vue.

PRONOSTIC. — Nous avons vu quels graves accidents peut entraîner cette filaire : lorsqu'elle siège profondément, ou lorsque sa rupture amène la pénétration de ses larves dans les tissus, des suppurations prolongées, des cicatrices profondes et vicieuses, et même la mort, peuvent en être la conséquence.

TRAITEMENT. — Nous avons indiqué (p. 263 et 264) comment les indigènes procèdent à son extraction et quels accidents peuvent résulter de cette pratique.

Emily a rendu un service en montrant que l'on peut tuer le ver et

(1) R. BLANCHARD, *Zoologie médic.*, t. II.

en amener la résorption en pratiquant dans la bulle plusieurs injections de sublimé au millième : si l'animal est déjà en train de s'éliminer, on peut pratiquer dans son tissu les mêmes injections interstitielles.

II. **FILARIA SANGUINIS HOMINIS.** — Ce ver est nuisible surtout par son embryon qui peut pénétrer dans les vaisseaux sanguins et lymphatiques et s'y multiplier en quantités énormes; il est la cause de l'hématurie dite *de l'île de France*, affection que l'on observe fréquemment dans les régions tropicales, et de l'éléphantiasis des Arabes (R. Blanchard) (1). On doit la découverte de cet embryon à Davaine, qui l'a trouvé, en 1863, dans le liquide d'une hydrocèle chyleuse, chez un malade de Demarquay. Depuis lors, Wucherer à Bahia, et des médecins anglais des Indes, Lewis, Patrick Manson, Carter, en ont constaté la présence dans les urines chyleuses, ainsi que dans les selles et le sang des chyluriques, et ont établi ses rapports avec l'éléphantiasis, dont nous avons exclusivement à nous occuper ici. La filariose paraît être commune dans les pays chauds, car il n'est pas d'année où nos médecins militaires n'en observent plusieurs cas chez nos soldats dans nos colonies.

Il est donc établi qu'un parasite spécial se trouve dans le sang et souvent dans les lymphatiques des parties devenues éléphantiasiques, particulièrement dans l'éléphantiasis du scrotum, dans l'éléphantiasis vrai des Arabes et dans les varices lymphatiques, surtout dans celles de l'aine et du cordon spermatique (Moty). On est conduit ainsi à admettre que la présence de cet entozoaire est la cause même de ces troubles morbides, et à considérer ces maladies comme parasitaires.

L'embryon de la filaire du sang mesure $0^{mm},35$ de longueur sur 7 à 8 μ de largeur (fig. 10); son extrémité céphalique est arrondie et mousse, son extrémité caudale effilée en pointe; il paraît enveloppé d'un mince étui sans ouverture dans lequel il s'allonge et se rac-

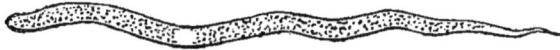

Fig. 10. — *Filaria sanguinis hominis.* Embryon pris dans le sang.

courcit librement. Chose étrange, on ne le trouve dans le sang que pendant la nuit; il s'y montre vers sept heures du soir, y est visible en grande quantité au milieu de la nuit, et disparaît au matin. Ce fait est dû, d'après V. Linstow, à ce que les capillaires, dilatés pendant le sommeil, offrent seulement à ce moment le calibre nécessaire à la migration de ces parasites; il explique comment de bons observateurs l'ont cherché en vain chez les chyluriques. P. Manson a

(1) Voy. H. BARTH, *Annales de dermatologie et de syphiligraphie*, 1881.

montré qu'il peut être absorbé par les moustiques avec le sang
humain, et subir dans le corps de ces animaux une série de transformations : l'étui qui renferme l'embryon s'en écarte, puis se dissout ;
l'animal s'accroît ; une bouche se dessine et l'on peut y distinguer
quatre lèvres ; au bout de quelques heures, la filaire, si elle vit
encore, atteint 1 millimètre de long ; on peut lui reconnaître un tube
intestinal ; la bouche devient infundibuliforme ; les organes sexuels
apparaissent ; l'animal, qui était engourdi depuis son passage dans
le corps du moustique, commence de nouveau à se mouvoir ; il sort
dans l'eau où l'insecte est venu mourir, et y séjourne (fig. 11). Il
peut être ingéré de nouveau par l'homme avec l'eau alimentaire, et
pénétrer ainsi dans l'organisme par les voies digestives.

Les faits dans lesquels sa présence n'a pas été constatée sont, selon
toute vraisemblance, ceux où les recherches ont été insuffisantes ;
car Patrick Manson, après avoir, dans ses premières études, trouvé
le parasite cinq fois sur dix
seulement, l'a ultérieurement
rencontré dans tous les cas où
il l'a cherché.

Il s'accumule plus particulièrement dans les lymphatiques. Suivant Manson, il donnerait lieu à des troubles
différents, suivant que l'obs-

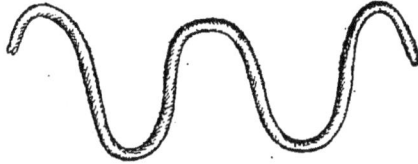

Fig. 11. — *Filaria sanguinis hominis.* Larve
prise dans l'eau.

truction des voies lymphatiques provoquée par l'accumulation
d'embryons de filaire serait ou non complète : dans ce dernier cas, il n'y
aurait que des varices lymphatiques, et les embryons pourraient pénétrer dans la circulation sanguine ; dans le premier, il surviendrait
des lymphorragies par ruptures lymphatiques ou simplement une
dilatation permanente des lymphatiques avec inflammation chronique
du tissu conjonctif ambiant, d'où les symptômes de l'éléphantiasis :
l'exactitude de cette division a été contestée (Unna) ; on ne conçoit
pas que l'obstruction complète puisse être produite par des embryons
dont le diamètre ne dépasse que d'un millième de millimètre celui
des globules rouges.

SYMPTÔMES. — La maladie procède par poussées aiguës.

Un accès de fièvre ouvre généralement la scène (1). Il est violent,
débute par un frisson prolongé, s'accompagne de vomissements, et
se termine par des sueurs abondantes, simulant ainsi un accès palu-
déen ; dès lors, cependant, des phénomènes locaux peuvent indiquer
la nature de la maladie ; les malades accusent des douleurs plus ou
moins vives, presque toujours dans l'un des membres inférieurs ou
dans le scrotum, et il s'y manifeste des altérations lymphangitiques ;

_____

(1) BRASSAC, art. ÉLÉPHANTIASIS du *Dictionnaire encyclopédique.*

on y voit paraître des traînées rougeâtres qui aboutissent aux ganglions correspondants; on y sent, par la palpation, des cordons indurés; les jours qui suivent l'accès, les accidents locaux rétrocèdent graduellement, mais le membre ne revient pas à son état normal, il reste tuméfié; les accès se renouvellent dans une même année, en général de trois à huit fois dans la période d'état de la maladie, ils deviennent généralement moins intenses et moins fréquents. Le gonflement persiste et s'accompagne de déformations de plus en plus considérables; les ganglions correspondants se tuméfient; la peau s'épaissit; sa coloration, rouge pendant les accès, devient brunâtre dans leurs intervalles; ses papilles se tuméfient et forment des saillies d'apparence verruqueuse : quand ces saillies sont très fines et nombreuses, elles peuvent donner à la surface cutanée un aspect velvétique; d'autres fois, ces papilles hypertrophiées constituent des masses végétantes volumineuses, tantôt rouges et mûriformes, tantôt recouvertes d'un épiderme semblable à de la corne; la peau tout entière et le tissu cellulaire sous-jacent peuvent faire des saillies très volumineuses que séparent des plis profonds : sur un moulage de Saint-Louis, on voit très nettement marquées d'énormes dilatations des orifices pilo-sébacés. Brassac signale, comme phénomènes secondaires, la production de squames simulant l'ichtyose, ainsi que des ulcérations sous forme de crevasses. Les parties ainsi tuméfiées peuvent être de consistance molle, comme gélatineuse, ou au contraire, ce qui est plus fréquent, d'une dureté considérable, parfois comme ligneuse.

Le siège le plus habituel de ces altérations est le segment inférieur du corps : d'après la statistique de Brassac, les membres inférieurs en sont atteints dans 90 ou 92 p. 100 des cas; restent environ 7 p. 100 pour les organes génitaux et pour d'autres régions, telles que les membres supérieurs ou les mamelles. Ordinairement, une seule des jambes est atteinte; le membre peut être intéressé dans toute sa hauteur ou en partie seulement : un moulage de Saint-Louis montre le pied resté indemne, alors que tout le reste du membre est énormément tuméfié; ce gonflement n'est pas uniforme : des dépressions profondes cloisonnent le tégument, particulièrement au niveau des plis articulaires; il s'y fait un suintement fétide; de même, on peut voir survenir, au niveau des orteils énormément épaissis et se comprimant réciproquement, des phlyctènes dont l'ouverture est suivie d'ulcérations; sur un des moulages de Saint-Louis, la circonférence de la jambe atteint 80 centimètres; les plis y mesurent 3 centimètres et demi de profondeur.

Aux organes génitaux, le fourreau de la verge et le scrotum peuvent être altérés simultanément ou isolément : la masse scrotale forme une tumeur qui paraît comme appendue au pubis et au périnée; elle peut descendre jusqu'aux talons; la peau est épaissie et rugueuse; souvent il s'y dessine des varices lymphatiques qui peuvent s'ouvrir et donner issue à un liquide aqueux ou lactescent. On a vu également le fourreau de la verge atteindre les proportions les plus considérables : sur un des moulages de Saint-Louis, cet organe descend jusqu'au niveau des genoux ; sa longueur est de 39 centimètres, et son diamètre transversal de 17 centimètres.

La maladie a une marche des plus lentes ; elle ne paraît pas susceptible d'une guérison complète, mais elle peut être enrayée dans son évolution par la mort du parasite.

Pronostic. — L'existence du malade n'est généralement pas menacée par cette infection, mais il peut survenir des complications : le plus souvent, elles ont pour point de départ des ulcérations ou des abcès profonds, qui parfois atteignent le squelette ; plus rarement, il survient un phlegmon gangreneux ; l'éléphantiasis du scrotum se complique fréquemment d'hydrocèle.

Anatomie pathologique. — La stase dans les lymphatiques amène la dilatation de ces vaisseaux et l'hyperplasie du tissu connectif qui les environne : l'hyperplasie gagne, le plus souvent, le corps papillaire et y détermine secondairement une prolifération de la couche cornée. Profondément, la stase lymphatique et l'hyperplasie connectives peuvent avoir pour résultat l'atrophie des muscles ; les nerfs peuvent être comprimés, d'où une diminution dans la sensibilité au contact et à la douleur ; les vaisseaux sanguins peuvent être également épaissis, en même temps que leurs parois deviennent plus fragiles, d'où la production fréquente d'hémorragies interstitielles : on a vu se produire des exostoses ; Brassac a observé un cas d'ankylose.

Diagnostic. — Les phénomènes initiaux simulent une lymphangite de cause banale : en pareil cas, la recherche du parasite peut seule éviter une erreur.

Dans ses phases chroniques, la maladie peut surtout être confondue avec les éléphantiasis nostras qui surviennent le plus souvent comme complications d'ulcères variqueux : leur point de départ et le défaut de séjour dans les pays tropicaux éviteront cette confusion ; dans les cas douteux, c'est encore la recherche du parasite qui doit juger la question.

Traitement. — La première indication serait de tuer les parasites : l'action reconnue par Emily à la solution de sublimé au millième sur la filaire de Médine permet de penser que l'on pourrait obtenir des résultats analogues dans l'éléphantiasis, en pratiquant dans les lymphatiques une série d'injections avec ce même parasiticide.

La compression continue avec de l'ouate ou un bas de caoutchouc peut être utile, sans arriver à une complète guérison.

Dans certains cas, cet éléphantiasis devient justiciable de la chirurgie ; c'est ainsi que Voillemier a pu réduire à de minimes proportions cette énorme altération du fourreau dont nous avons parlé précédemment : le traitement par ligature de l'artère est généralement inefficace et dangereux ; le massage est indiqué comme adjuvant de la compression.

III. **FILARIA LOA.** — Ce parasite, qui occupe le plus souvent la face profonde de la conjonctive, a été signalé aussi aux doigts et aux paupières, d'où on peut facilement l'extraire.

CHIQUE

Cet insecte (*Sarcopsylla penetrans*) vit dans les parties chaudes de l'Amérique (1). La femelle, quand elle est fécondée, pénètre à l'aide de ses scies mandibulaires sous l'épiderme des extrémités inférieures ou du scrotum, rarement en d'autres parties ; son abdomen se développe et atteint les dimensions d'un pois ; l'insecte est alors chassé par les tissus, et la ponte a lieu.

La tuméfaction de la poche produit.une irritation mécanique qui peut donner lieu à de la suppuration, à des adénites, quelquefois à de l'érysipèle, et ultérieurement, à des ulcères difficiles à guérir ; on les a vus se compliquer de phagédénisme ou de gangrène ; on a noté encore l'anesthésie des parties qui avoisinent la lésion ; les orteils peuvent se carier ou se nécroser ; quand l'ulcère se forme autour d'un ongle (*onyxis ulcéreux*), il est ordinairement rebelle, il amène la chute de cet organe et quelquefois aussi l'inflammation et la nécrose de la phalange sous-jacente (2).

LARVES DE MOUCHES

Lorsque les mouches déposent leurs œufs dans des cavités naturelles ou accidentelles, leurs larves peuvent, en se développant, donner lieu à des phlegmasies localisées et à des ulcérations. Dans nos climats, les accidents qui en résultent sont généralement bénins, bien que Roullin et Cloquet aient rapporté des cas de mort ; la gravité est tout autre dans les pays chauds.

Les larves de la mouche bouchère ou hominivore (*Lucilia macellaria*) se développent assez fréquemment dans la partie supérieure des fosses nasales et y provoquent une phlegmasie qui peut s'étendre aux paupières et au front, et amener des ulcérations, la nécrose et la destruction des os du nez et quelquefois une méningite (Nielly).

D'après Woillez, l'affection connue sous le nom de *peenash* est produite par la mouche hominivore.

La larve de l'*Ochromya anthropophaga*, dite *ver de Cayor*, s'introduit sous la peau et donne lieu à la formation d'un bouton d'apparence furonculeuse.

Les larves de certains *œstrides* engendrent également des phlegma-

(1) LABOULBÈNE, art. CHIQUE du *Dictionnaire encyclopédique*.
(2) MAUREL, cité par NIELLY, *Éléments de pathologie exotique*. Paris, 1881.

sies cutanées circonscrites et généralement sans gravité : de ce nombre sont, en France, les hypodermes, et en Amérique diverses espèces du genre *Dermatobia*, particulièrement la *Dermatobia noxialis* (fig. 12) (1).

L'*Hypoderma bovis* peut s'observer chez l'homme ; ses larves, en pénétrant dans la peau, y déterminent une série de tumeurs correspondant aux points dans lesquels elles séjournent ; la dernière, d'où elle s'échappe, siège le plus souvent à la tête (2). D'autres larves de diptères, celles que l'on nomme *Torcel*, *Berne*, peuvent également envahir la peau de l'homme et donner lieu à des phlegmasies circonscrites ; il en est de même de la mouche dite *Sarcophaga magnifica* (3).

ROUGET

On confond sous ce nom plusieurs acariens visibles à l'œil nu ; ils ont été décrits aussi sous les noms d'*Acarus autumnalis* (Shaw), de *Leptus autumnalis* (Latr.) et d'*Acarus des récoltes* : l'un d'eux est la larve du *Trombidium holosericeum*. Ces acariens ont pour caractères communs de présenter, comme l'indique leur nom, une coloration rosée ; ils sont fréquents à l'automne dans les jardins. Ils sont pourvus d'un rostre protractile à l'aide duquel ils s'insinuent dans les couches superficielles de l'épiderme.

Fig. 12. — *Dermatobia noxialis* de profil et par le côté gauche.

Ils donnent lieu à des éruptions érythémateuses, papuleuses ou vésiculeuses, et à de vives démangeaisons.

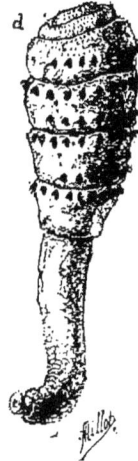

TIQUES OU RICINS

Les *tiques* ou *ricins* (*Ixodes ricinus*) sont des parasites du chien qui se communiquent à l'homme par le contact avec ces animaux ; ils s'attachent à la peau par les crochets de leur rostre, et absorbent du sang en quantité assez considérable pour que leur volume augmente beaucoup.

Généralement inoffensifs, ils peuvent exceptionnellement donner lieu à une réaction locale plus ou moins vive et même devenir le point de départ de réflexes ou d'une infection que l'on a vue se terminer par la mort ; ils peuvent aussi pénétrer et séjourner sous la

---

(1) R. Blanchard, *Sur les œstrides américains dont la larve vit dans la peau de l'homme* (*Annales de la Soc. entomol. de France*, 1892).

(2) Schöyen, cité par Moniez, *Traité de parasitologie*, 1896.

(3) R. Blanchard, *Des diptères parasites* (*Soc. entomol.*, 1893). — Dubreuilh, *Les diptères cuticoles* (*Arch. de méd. expér.*, 1894).

peau, et donner lieu ainsi à la formation d'une petite tumeur (1).
Leurs palpes engainent un suçoir formé de trois pièces cornées.

CARAPATOS

Les *Carapatos* ou *Garapates* du Brésil et de l'Amérique intertro-
picale ressemblent beaucoup aux précédents et se comportent
comme eux. Ils incisent profondément la peau avec leur rostre puissant, et s'y maintiennent avec force.

ARGAS

Les *Argas* de Perse et de Colombie sont également des ixodes voisins des tiques ; ils ont des palpes à quatre articles cylindriques.
Laboulbène a pu étudier, avec Mégnin, ces parasites, dont plusieurs lui ont été envoyés par Tholozan ; il y en a deux espèces, la
punaise de miana (*Argas persicus*) et la punaise des moutons (*Argas
Tholozani*).

Leurs propriétés nocives, singulièrement exagérées par Fischer et
Waldheim, sont très analogues à celles de nos ixodes indigènes ;
Mégnin l'a constaté sur lui-même (2).

TEIGNE TONDANTE A PETITES SPORES

Synon. : *Teigne de Gruby-Sabouraud.*

Le parasite de cette affection (*Microsporon Audouini*) a été vu et
décrit par Gruby en 1843, dans une teigne qu'il dénomma *Porrigo
decalvans.*

En 1892, Sabouraud distingua parmi les teignes (3) une forme clinique due à un parasite qui n'est pas un trichophyton. — Il reconnut
ensuite que cette teigne n'est autre que le *Porrigo decalvans* de
Gruby (4). Le parasite est le *Microsporon Audouini.* Nous n'aurons
qu'à résumer les travaux de Sabouraud, dont l'exactitude n'est plus
contestée.

Symptômes. — L'affection du cuir chevelu qui porte le nom de
tondante à petites spores paraît, au moins à Paris, un peu plus

(1) R. Blanchard, *Pénétration de l'Ixodes ricinus sous la peau de l'homme* (Bull.
de la Soc. de biologie, 1891).

(2) Laboulbène et Mégnin, *Note sur les Argas de Perse* (Bull. de la Soc. de biologie, 1882). — Mégnin, *Expériences sur l'action nocive des Argas de Perse* (même
recueil).

(3) Le mot Teigne employé seul n'a plus qu'une valeur historique, et désigne les
affections du cuir chevelu dues à l'*Achorion Schönleinii*, à divers trichophytons, au
Microsporon Audouini.

(4) Le mot *Porrigo decalvans*, qui, pour Gruby, désignait une teigne, était appliqué
par les dermatologistes à la pelade. On rechercha le *Microsporon Audouini* dans
cette dernière affection,... et la découverte de Gruby ne fut pas admise.

fréquente que les trichophyties vraies. Elle paraît encore plus commune à Londres; on l'a signalée en Espagne; elle est inconnue en Italie.

La maladie est essentiellement contagieuse; la plupart des grandes épidémies d'écoles lui sont dues. Plus fréquente avant la dixième année, elle n'a pas été observée après la puberté.

Les lésions caractéristiques se rencontrent chez les enfants non traités; on voit alors, sur le cuir chevelu, des aires parfaitement rondes, peu nombreuses, de dimensions moyennes, où tous les cheveux, *nombreux*, atteignent environ un demi-centimètre; ces cheveux sont minces, décolorés, serrés les uns près des autres, tous couchés dans le même sens, secs et durs au toucher : fait essentiel, ils offrent une gaine grisâtre, d'aspect épidermique, qui les entoure dans la moitié de leur hauteur et s'insère à leur émergence du cuir chevelu. Cette gaine n'est pas, en réalité, formée par l'épiderme, mais par les parasites qui entourent le cheveu.

A l'épilation, celui-ci vient sans résistance, mais on n'obtient qu'un fragment de la racine, très court, d'un blanc crayeux.

Entre les poils, la peau peut offrir une desquamation lamelleuse, blanchâtre (*pityriasis alba parasitaire*); c'est le fait de l'envahissement de la couche cornée par le parasite. Mais, quelquefois aussi, on observe, à la périphérie de la plaque, et quand celle-ci est récente, deux cercles érythémateux concentriques, d'où l'aspect d'une cocarde (Sabouraud).

Parfois, on observe simultanément, sur la peau glabre, des taches roses arrondies, finement squameuses, à bords peu précis, dues au développement du parasite dans l'épiderme; elles sont tout à fait transitoires.

A la période d'état, l'extension du mal est parfois considérable; par exception, le cuir chevelu peut être entièrement envahi. L'intervention thérapeutique modifie habituellement l'aspect des lésions qui durent un an, deux ans, et plus; du reste, lorsque l'affection date de quelque temps, on trouve sur la plaque malade des cheveux grêles en repousse, dépourvus de parasites à l'examen microscopique; mais entre eux, soit à la loupe, soit à l'œil nu, on trouvera des poils *engainés, décolorés, courts*.

La guérison est généralement lente; pendant très longtemps, pendant des mois avant la terminaison de la maladie, on retrouve quelques poils malades, difficiles à découvrir au milieu des poils sains. Sabouraud, qui évalue la durée minima à quelques mois, l'a vue dans de nombreux cas atteindre plusieurs années.

Nous avons vu que le parasite de la teigne Gruby-Sabouraud ne détermine que rarement des lésions cutanées toujours passagères; mais un parasite voisin de celui de la tondante à petites spores, le *Microsporon Audouini* du cheval, peut provoquer des lésions de la

peau, caractérisées par un ou deux cercles érythémateux très superficiels au niveau desquels on trouve des poils entourés d'un étui
blanchâtre (Bodin, Sabouraud), —
lésions curables par la teinture
d'iode.

DIAGNOSTIC. — La présence de
poils nombreux, et parmi eux de
poils altérés à la surface des aires
malades, distingue l'alopécie *relative* due à la teigne Gruby-Sabouraud, de l'alopécie de la pelade, et
des pseudo-pelades.

Le diagnostic du favus est des
plus simples. Les poils faviques ne
sont pas cassés courts, leur racine
seule est entourée d'une gaine vitreuse, il existe des signes d'inflammation dermique, etc.

Il est souvent facile de distinguer
cliniquement la tondante à petites
spores des vraies trichophyties du
cuir chevelu. En cas de doute,
l'étude microscopique permet toujours de résoudre le problème.
Nous étudierons la question au
chapitre *Teignes trichophytiques.*

ÉTUDE MICROSCOPIQUE DU CHEVEU.

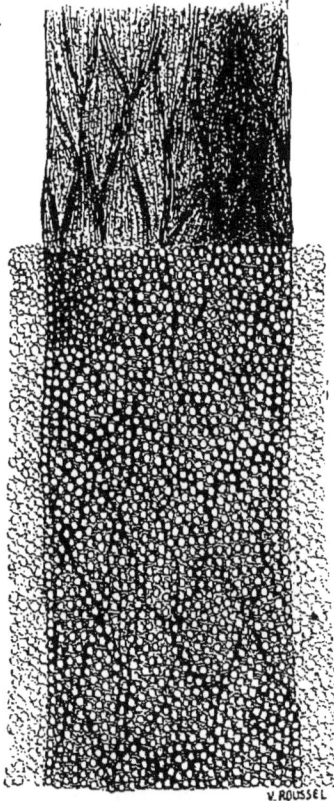

Fig. 13. — Cheveu de la teigne tondante à petites spores, grossissement de 100 diamètres. (D'après
Sabouraud.)

ÉTUDE DU PARASITE (1). — Le cheveu,
dans toute la région qui paraît en-
gainée à l'œil nu, est complètement
entouré de spores, petites, dont le
diamètre ne dépasse guère 2 μ,
exactement juxtaposées, dit Sabouraud, comme les cailloux d'une
mosaïque. Ces spores ne pénètrent pas le poil, de sorte qu'il s'agit
d'un parasite « ectothrix » (2).

(1) *Technique.* — *Technique générale de l'examen mycologique des cheveux.* — Les
cheveux supposés malades sont enlevés à la pince et déposés sur une lame de
verre. On laisse tomber sur la lame une ou deux gouttes d'une solution de potasse à 40 p. 100. On recouvre d'une lamelle, et on chauffe jusqu'à ébullition commençante. Deux gouttes de glycérine sont versées au bord de la lamelle. Sur le
bord opposé, on applique un fragment de papier buvard, et on remplace ainsi la
potasse par la glycérine. Il faut avoir soin d'examiner la préparation avec un
objectif fort (7 Stassnié), et de serrer autant que possible le diaphragme-iris. Les
spores réfringentes apparaissent d'autant mieux que la lumière est moindre.
   Les cheveux des teignes à grosses spores viennent plus aisément à la curette
qu'à la pince.
   (2) En réalité, seules les spores sont *ectothrix*. Le cheveu contient les tigelles

Nous exposerons, au chapitre : *Teignes trichophytiques*, les caractères microscopiques qui distinguent le cheveu envahi par les trichophytons endothrix ou ectothrix du cheveu envahi par le *Microsporon Audouini*.

Les cultures sur pomme de terre sont caractéristiques ; au bout de sept à huit jours, on voit une strie grise, puis brun rougeâtre, ne faisant aucun relief ; au bout de dix à douze jours paraît un peu de duvet. Le parasite, sur ce milieu, vit encore au bout de deux à trois mois, au contraire des trichophytons.

Sur moût de bière gélosé, paraît une touffe de mycéliums radiés ; quelques jours après, au centre de la colonie émerge une touffe de rameaux aériens duveteux ; plus tard paraît un premier cercle duveteux, laissant entre lui et le centre de la culture un cercle glabre, puis un deuxième et troisième cercle semblables se formeront.

Le parasite ne se développe pas sur les milieux acides.

Au point de vue mycologique, le *Microsporon Audouini* se distingue des trichophytons par l'existence de gros renflements mycéliens et la sporulation pectinée, différente de celle des trichophytons qui ont des grappes sporifères.

Traitement. — Voy. *Trichophyties*. (L.)

TEIGNES TRICHOPHYTIQUES

L'unité de la trichophytie considérée comme une maladie de la peau glabre et des régions pilaires due à un seul parasite, a été définitivement ruinée par les recherches de Sabouraud en 1893 (1) et 1894 (2). Il avait eu des précurseurs. Déjà Gruby avait décrit diverses formes parasitaires. Plus récemment, Balzer et Siredey ont distingué, d'après des observations recueillies dans le service de Besnier et de Fournier, un trichophyton à grosses spores : «*Il y a*, dit expressément Balzer, des *trichophytons à petites et à grosses spores*» ; il tend, il est vrai, à admettre qu'il s'agit d'un trichophyton dont la végétation a pris accidentellement un développement énorme en raison du siège qu'il occupe (région fémoro-scrotale), mais il émet également l'hypothèse d'une variété spéciale de trichophytons à grosses spores, et il conclut en disant que de nouvelles recherches sont indispensables pour établir définitivement la nature et l'origine de ce parasite.

Sabouraud a montré qu'il faut séparer de la trichophytie la teigne tondante à petites spores, dont le parasite est différent, que les autres

mycéliennes extrêmement minces et pourvues de branches ; mais on ne peut les voir tant que la gaine de spores persiste et recouvre le poil ; il faut employer une technique spéciale.

(1) Balzer, *Recherches expérimentales sur le favus et le trichophyton* (*Arch. gén. de médecine*, 1885).

(2) Idem, *Contribution à l'étude de l'érythème trichophytique ; trichophyton géant* (*Arch. de phys.*, 1883).

formes sont dues à des parasites multiples de l'espèce *trichophyton*,
et qu'il existe, par conséquent, non une, mais de très nombreuses trichophyties (1).

Les trichophytons pathogènes de l'homme se divisent naturellement en deux classes : les uns n'existent que chez lui, se transmettent presque exclusivement d'enfant à enfant ; on ne les observe
que très exceptionnellement à l'âge adulte [Colcott Fox (2) en a
cependant relaté récemment un fait authentique] ; les autres se développent chez les animaux et sont transmis par eux à l'homme chez
lequel ils se développent, à tout âge, lorsque la peau de celui-ci est
dans les conditions de réceptivité nécessaires. Les trichophytons
d'origine humaine se développent dans les poils, ils sont endothrix ;
les trichophytons d'origine animale se développent autour, ils sont
ectothrix (Sabouraud) (3).

A. TRICHOPHYTIES D'ORIGINE HUMAINE. — Ce sont essentielle-
ment des trichophyties du cuir chevelu. Moins fréquentes à Paris
que la tondante à petites spores, elles sévissent exclusivement dans
de nombreux pays.

Elles s'observent presque toujours chez l'enfant, et disparaissent
à la puberté ; on en connaît cependant quelques faits, très rares,
chez l'adulte.

Symptômes. — Les aires trichophytiques sont de dimensions
variables. Tantôt ce sont de petites surfaces, disséminées en grand
nombre ; tantôt il existe une plaque maîtresse dont le centre répond
au vertex, et qui peut déglabrer les deux tiers du cuir chevelu, avec
ou sans petits foyers secondaires.

Au moment de l'inoculation trichophytique, on peut observer, sur
les aires envahies, des lésions cutanées. A la limite des plaques, existe
un léger soulèvement épidermique qu'on voit bien au jour frisant,
à peine rosé, finement squameux. Il devient très apparent lorsqu'on
badigeonne la plaque de teinture d'iode, car il s'imbibe énergiquement et prend une teinte noirâtre (Sabouraud). Au bout de trois
semaines, cette circination superficielle a disparu.

La peau au niveau des aires trichophytiques paraît ensuite absolument saine et indemne. Elle est en réalité légèrement épaissie,
mais sa surface est nette.

Dans toutes les formes de trichophyties humaines du cuir chevelu,
les poils malades sont courts, cassés presque à ras ; parfois ils ne
dépassent pas la couche cornée, et, ne pouvant la traverser, ils
rampent horizontalement dans son épaisseur ; on les voit par transparence. Ces cheveux sont très gros, souvent plus pigmentés qu'à

(1) Sabouraud, *les Trichophyties humaines*. Thèse de Paris, 1894.
(2) Colcott Fox, *Dermat. Soc. of London*. 1898.
(3) Il y a peut-être quelques exceptions à ce fait général (Sabouraud).

l'état normal, tout à fait friables. Par l'épilation, on n'enlève qu'un fragment insignifiant de la racine, *toujours nue*. Le cheveu enlevé peut être incurvé; sa forme est alors celle d'une virgule.

Le nombre des cheveux qui persistent sur les plaques trichophytiques est variable. Tantôt ils sont encore nombreux, presque tous malades, avec quelques cheveux sains persistants ; tantôt ils sont rares, séparés les uns des autres par de larges espaces de peau d'apparence saine.

Exceptionnellement, ces trichophyties endothrix peuvent déterminer des lésions suppuratives; c'est ainsi que C. Fox (1) les a vues cinq fois se traduire cliniquement par les altérations caractéristiques du *Kérion Celsi*.

La trichophytie d'origine humaine du cuir chevelu s'accompagne très fréquemment d'inoculations à la peau glabre; elles ont été signalées, par Besnier, sous le nom de *trichophytie accessoire des teigneux*. Elles se traduisent de la manière suivante : on trouve sur le cou, la face, des anneaux congestifs à peine saillants, parfois squameux; la peau du centre est plissée, squamulaire, jaunâtre ; ces anneaux sont petits et ne dépassent pas les dimensions d'une pièce de cinquante centimes.

En fait, ces lésions n'ont pas de gravité et ne paraissent pas susceptibles de se développer en l'absence de lésions du cuir chevelu. Toutes les trichophyties cutanées importantes sont d'origine animale.

La guérison de la teigne trichophytique d'origine humaine est constante ; la maladie dure en moyenne de six à quinze mois ; d'une manière générale, elle paraît plus bénigne que la teigne de Gruby-Sabouraud; cependant Colcott Fox l'a vue se prolonger pendant sept années ; la repousse se fait rapidement, et, moins souvent que dans la teigne précédente, on trouve des poils encore malades, lorsque les plaques trichophytiques paraissent guéries dans leur ensemble.

DIAGNOSTIC. — C'est ici le lieu de distinguer au point de vue clinique les trichophyties d'origine humaine du cuir chevelu de la teigne Gruby-Sabouraud. Dans celles-là, la peau est nette; dans celle-ci, elle est souvent squameuse. Dans les premières, les cheveux malades sont cassés à ras, gros, pigmentés, *nus*; dans la deuxième, ils ont environ 5 millimètres de long, sont minces, décolorés, et surtout engainés.

Les trichophyties d'origine animale s'accompagnent toujours, au cuir chevelu, de dermite suppurative.

Le diagnostic du favus sera exposé ailleurs (Voy. *Favus*).

ÉTUDE MICROSCOPIQUE DES CHEVEUX ET DES PARASITES (2). — Les pa-

(1) C. Fox, *loc. cit.*
(2) *Technique.* — C'est la même technique que pour la teigne Gruby-Sabouraud.

rasites sont toujours contenus dans le cheveu (trichophyton endothrix). Ils se présentent à l'état de spores mycéliennes groupées en
chapelet et suivant la direction du poil : spores volumineuses, ayant
5 à 7 μ, c'est-à-dire atteignant les dimensions d'un globule sanguin.

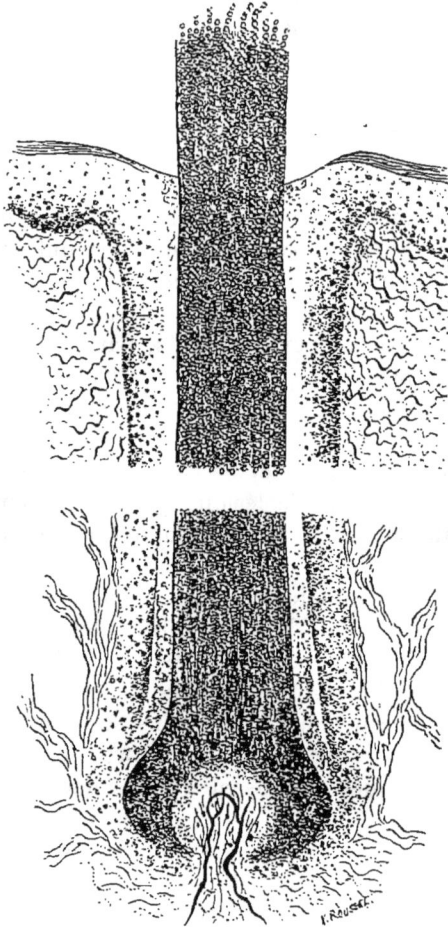

Tels sont les caractères
généraux. Mais il existe
dans les dimensions des
spores, dans leur forme,
etc., quelques différences
qui répondent à des espèces
parasitaires différentes.

a. Dans plus de la moitié
des faits, Sabouraud constate que les spores sont
rectangulaires, de 4 à 5 μ
ou 5 à 7 de long, à double
contour ; souvent, les filaments mycéliens où elles
sont contenues sont nom-
breux au point de se juxta-
poser : lorsque le cheveu
est rasé, on constate que
les spores adhèrent les unes
aux autres fortement, que
le mycélium est *résistant.*

b. Souvent aussi les
spores sont presque rondes,
à double contour égale-
ment, légèrement inégales ;
le mycélium est *fragile,*
c'est-à-dire que lorsque le
cheveu est écrasé les spores
se détachent les unes des
autres.

Fig. 14. — Cheveu envahi par le *Trichophyton
tonsurans,* « tondante à grosses spores »,
grossissement de 130 diamètres. (D'après
Sabouraud.)

c. Il existe d'autres formes, trop rares pour être
classées.

Les cultures du tricho-
phyton à mycélium résistant sont cratériformes : sur gélose-peptone
maltosée, on voit une cupule à fond plat de 1 centimètre de diamètre, dont les bords hauts de 6 à 7 millimètres sont verticaux en
dedans, légèrement inclinés en dehors : ce cratère est entouré d'une
aréole poudreuse avec rayons fins divergents ; au pourtour, la couleur est blanc-crème. Sur pomme de terre, il se produit une multitude
de petites étoiles poudreuses d'un jaune brun léger.

Les cultures du trichophyton à mycélium fragile sont acuminées. Sur gélose-peptone maltosée, on constate un cône à base très large et à sommet très obtus, partagé en secteurs nombreux par huit ou neuf grandes incisures et autant de plus petites, intercalées entre les premières. Sur pomme de terre, on obtient une bande brune, un peu plus claire sur ses bords, recouverte d'une couche poudreuse très mince. Aux formes rares correspondent des cultures également spécifiques.

En somme, il existe, non une, mais des teignes trichophytiques, d'origine humaine, du cuir chevelu.

B. TRICHOPHYTIES D'ORIGINE ANIMALE. — Les espèces trichophytiques connues chez les animaux sont des plus nombreuses ; leur développement sur la peau humaine engendre des lésions différenciées, que nous ne savons reconnaître pour toutes, mais seulement pour les plus fréquentes, seules bien étudiées. Si quelques caractères cliniques séparent un type d'un autre, bien plus importants sont les caractères communs à tous. On peut, d'une manière générale, distinguer deux groupes anatomo-cliniques : les trichophyties à lésions superficielles, les trichophyties à lésions profondes.

I. Trichophyties cutanées. — 1. Trichophyties à lésions superficielles. — Ces trichophyties, sous toutes leurs formes, peuvent se développer sur toutes les régions du corps, régions glabres, régions pilaires ; mais, lorsqu'elles atteignent celles-ci, elles respectent les poils volumineux et ne pénètrent pas dans le derme. Elles sont plus fréquentes chez l'adulte que chez l'enfant, et atteignent de préférence les parties découvertes, assez souvent l'aire génitale.

Au début, c'est une saillie légère de teinte rosée qui s'agrandit peu à peu. Tantôt, elle forme un placard aplati ou même légèrement déprimé au centre, de couleur rosée ou livide sur toute son étendue ; tantôt la guérison se fait peu à peu au centre, le placard trichophytique prend une forme annulaire ; l'anneau grandit par progression des bords. Dans tous les cas, la forme des lésions est extrêmement régulière ; leurs limites, très nettes, très précises, sont presque géométriques.

Assez souvent, l'aspect se complique ; on constate des anneaux concentriques, au nombre de deux ou trois, marqués par une saillie congestive au-dessus de la peau saine, ou par une saillie d'un rouge foncé au-dessus de la peau d'un rouge clair. Plus tard, les anneaux peuvent se rompre ; on constate, sur la zone d'envahissement, des segments de cercle séparés les uns des autres.

Les caractères des bords sont particulièrement remarquables : ils sont un peu saillants, leur versant externe est abrupt, tantôt incolore, tantôt de la même teinte congestive que le versant interne, celui-ci très incliné. La crête offre parfois une incisure épidermique fine ; mais souvent on y trouve des vésicules (forme érythémato vésiculeuse, herpès iris de Biett).

Ces vésicules sont petites, convexes, assez persistantes : on les voit se grouper au nombre de trois, cinq, six, formant des petits foyers écartés les uns des autres, et diminuant la régularité géométrique des bords ; ou bien elles s'ordonnent en chapelets réguliers. Elles se rompent en déterminant une desquamation épidermique, ou sont excoriées par le grattage ; leur place est alors marquée par une croûtelle ; sinon elles deviennent opalines.

Dans l'aire trichophytique, on retrouve des vésicules, tantôt distendues, très nombreuses sur la surface, petites du reste, et qu'il faut chercher pour les voir, tantôt peu nombreuses, isolées, sans rougeur de la peau.

Dans un cas de Pellizari (1), les altérations présentaient une singulière analogie avec celles du lichen scrofulosorum.

Les lésions s'accompagnent souvent d'un léger prurit.

Livrées à elles-mêmes, elles ne présentent aucune tendance à la guérison. Au centre, on ne constate plus que de la rougeur, une légère desquamation ; l'aspect rappelle celui d'un eczéma sec ; parfois la desquamation est plus accusée, presque psoriasiforme, ou bien la régression se fait, accompagnée ou non d'une pigmentation éphémère, mais la progression se poursuit sur les bords. Aussi les lésions peuvent-elles prendre une extension excessive. Il existe quelques pièces au musée de Saint-Louis, où l'on voit des trichophyties, datant de plusieurs années, caractérisées par la présence d'une traînée érythémato-vésiculeuse, occupant toute la largeur du thorax, formée de segments de cercle unis les uns aux autres. Ailleurs, l'extension s'arrête ; mais la guérison ne se fait pas.

A la paume des mains et à la plante des pieds, le bord est souvent marqué par une collerette épidermique large, adhérant seulement sur son bord externe. La zone centrale est squameuse, ou bien la couche cornée est tombée et il reste une ou deux vésicules sur un épiderme lisse, congestif ; parfois on voit une très large vésicule dont la persistance s'explique par la cohésion particulière de la couche cornée.

EXAMEN MICROSCOPIQUE. — Cet examen doit porter sur les organes de la périphérie ; on y trouve, après action de la potasse, de longs filaments gros ou minces, *rectilignes, formés de spores quadrangulaires, se divisant par dichotomie* (Sabouraud).

VARIÉTÉS. — Il existe des trichophyties sèches serpigineuses, très rares, décrites par Sabouraud.

On les observe surtout sur le cou chez l'homme adulte ; elles ont un contour polycyclique, avec des papules rouges excoriées. Dans

---

(1) PELLIZARI, *Lo Sperimentale*, 1897.

l'aire trichophytique, tout entière pigmentée, on trouve des restes de segments de cercle semblables à ceux de la périphérie. Ces lésions ont une évolution insidieuse très lente et peuvent recouvrir d'immenses surfaces. Le parasite respecte absolument les poils.

A l'examen microscopique, on trouve, sous la couche cornée, un nombre incroyable de rameaux mycéliens larges (5 μ.), à spores rectangulaires, disposées avec une régularité parfaite (Sabouraud).

La teigne imbriquée de Patrick Manson (*Tokelau*), qui s'observe dans l'archipel Malais et les îles Fidji, se rapproche, dit Sabouraud, de la forme précédente. Le corps y est recouvert de festons blanchâtres d'épiderme exfolié, consécutifs à des cercles concentriques, qui se développent de dedans en dehors et arrivent au contact des systèmes semblables. Le parasite respecte, totalement le poil ; il se présente sous forme d'un mycélium régulièrement cloisonné, à grosses spores.

Certaines trichophyties du cheval, décrites par Bodin, déterminent des lésions superficielles de la peau, vésiculeuses ou simplement squameuses. Dans la trichophytie du chat, on observe des vésicopustules qui se concrètent en croûtes jaunes.

2. **Trichophyties à lésions profondes.** — Nous ne décrirons que la trichophytie d'origine équine, qui est des plus communes. Elle s'observe chez des individus qui ont des rapports professionnels avec des chevaux : cochers, palefreniers, équarrisseurs, etc.

Le placard principal, souvent unique, s'observe surtout sur le dos de la main et l'avant-bras, puis à la face. Il débute par une saillie nodulaire que Sabouraud compare à un furoncle ; de nouvelles saillies naissent au voisinage et forment en quelques jours une masse arrondie, saillante, plate, de surface irrégulière, criblée de petits orifices masqués par des croûtelles. A la pression, de chaque orifice sort une goutte de pus, et on s'aperçoit que la masse est formée d'alvéoles purulents juxtaposés. La limite est d'un rouge sombre et offre souvent une collerette épidermique.

Les ganglions lymphatiques sont quelquefois tuméfiés ; la douleur locale est insignifiante.

Pour constater la présence du parasite, on cherchera, à la périphérie, des follets et on les épilera.

Leloir a bien décrit ce type morbide sous le nom de *périfolliculites agminées* ; il en a méconnu la nature.

Le diagnostic est des plus faciles. Seule, la tuberculose verruqueuse, type Riehl et Paltauf, forme des masses saillantes à surface irrégulière, analogues à première vue à celles de la trichophytie équine ; mais il s'agit de productions verruqueuses, moins molles que celles de la trichophytie ; la pression n'en fait sortir du pus que par un très petit nombre de points ; la progression est des plus lentes ; la durée est beaucoup plus longue.

II. **Trichophyties du cuir chevelu**. — Les trichophyties d'origine animale atteignent assez rarement le cuir chevelu. La plus fréquente est d'origine équine : l'inoculation se traduit par le développement d'un *kérion* (K. de Celse), dont Bazin a déterminé la nature trichophytique.

Le début se fait, comme sur la peau glabre, par une folliculite suppurée expulsive (Bodin). Les placards se forment par multiplication de lésions semblables, de proche en proche (adultes). On trouve alors des masses saillantes, régulièrement arrondies ou ovalaires, aplaties à leur surface, ou même légèrement déprimées au centre, à bords presque verticaux. Leur diamètre peut atteindre 10 centimètres.

Leur surface est en général recouverte de croûtes. Au-dessous, la peau est rouge, un peu inégale et offre, de place en place, des pustulettes et des amas épithéliaux sous forme de bouchons jaunes, humides et spongieux. Quand on les enlève avec une pince, on constate qu'ils sont comme enchâssés dans une sorte de crypte; ils laissent à leur place un pertuis occupant l'orifice folliculaire d'un poil (Sabouraud). Les poils viennent sans résistance, intacts, non cassés.

A la limite des lésions, la peau, de couleur violacée, offre une collerette épidermique comme on en observe dans l'ecthyma. Les poils follets du voisinage sont cassants, envahis par le parasite.

Au doigt, on constate une infiltration mollasse qui pénètre profondément le derme. La moindre pression fait sourdre, à la surface, du pus de nombreux orifices qui restent béants comme les trous d'une écumoire.

En somme, les lésions sont identiques à celles que nous avons décrites sur la peau. Elles restent indolores. Les ganglions lymphatiques sont souvent tuméfiés et légèrement sensibles.

La guérison se fait de la périphérie au centre par épidermisation de la surface. Il reste une masse indurée qui se résout peu à peu. Les poils sont détruits d'une manière définitive : en général, les lésions laissent une cicatrice.

D'autres trichophyties d'origine animale se révèlent par des caractères moins précis de dermite; lorsqu'on trouve des lésions limitées du cuir chevelu, lésions figurées, ayant ces caractères, l'examen microscopique des cheveux devient nécessaire. Souvent, on trouve des lésions trichophytiques simultanées sur le corps.

Les parasites se développent le long du poil, qu'ils engainent en dehors (trichophyton ectothrix). Ils pénètrent entre la couche épidermique du follicule et la racine, se développent de la profondeur vers la surface, et ne dépassent pas l'orifice pilaire.

Les spores sont disposées en chaînes régulières.

A part ces caractères généraux, il existe des variétés multiples : certains des trichophytons ectothrix ont des spores volumineuses, d'autres des spores petites. Les espèces sont excessivement nombreuses, et on ne peut les classer.

Dans le pus du kérion, on trouve en outre des spores et des filaments mycéliens.

Tous les trichophytons ectothrix, en particulier celui du kérion, sont des trichophytons à culture blanche.

Sabouraud a démontré que la suppuration dans les trichophyties d'origine équine était due au trichophyton lui-même, et non aux agents d'infection secondaire.

III. **Trichophyties de la barbe**. — Il existe des trichophyties *cutanées* de la barbe, mais leurs caractères sont les mêmes que sur les régions glabres, et nous ne nous occuperons ici que des trichophyties *pilaires* de cette région.

Sabouraud en a distingué trois formes :

1° Trichophyties à dermite profonde et circinée (sycosis trichophytique) ;

2° Trichophytie à dermite légère et humide, disséminée ;

3° Trichophytie sèche, à forme d'ichtyose pilaire.

1. Sycosis trichophytique. — On peut, sous le nom de sycosis trichophytique, décrire deux types de folliculite trichophytique inflammatoire, nodulaire, de la barbe.

Un premier type est identique au kérion de Celse et dû au même parasite (trichophyton à cultures blanches du cheval). Ici, il s'agit de folliculites *agminées*.

Un autre type est constitué par des folliculites *disséminées* ; on constate l'existence de poils saillants, gros, engainés d'une collerette à leur émergence, s'enlevant aisément et sans douleur, compris dans des placards inflammatoires qui pénètrent profondément et sont pâteux au doigt. L'un de nous (H.) les a fait mouler ; elles formaient des saillies multiples et volumineuses, irrégulièrement ovalaires, atteignant 2 ou 3 centimètres de longueur, criblées de pustules et d'exulcérations et recouvertes de poils cassés et altérés. Les tissus voisins et même tous les téguments peuvent, comme l'a bien vu Bazin, se tuméfier ; les traits deviennent alors méconnaissables, en même temps que la parole est pénible et la mastication impossible (1).

2. Dermite humide disséminée trichophytique. — On trouve de petites plaques exfoliées sans rougeur, quelquefois recouvertes d'une sécrétion jaune doré. On observe rarement des abcès folliculaires, d'origine staphylococcique, plus souvent de petits nodules profonds, séparés les uns des autres.

Les poils sont gros, grisâtres, cassants, engainés de spores à leur racine.

Cette trichophytie provient encore du cheval.

(1) Bazin, *Affections cutanées parasitaires.*

3. Trichophytie sèche à forme d'ichtyose pilaire. — Dans cette forme, la peau n'est pas atteinte. On constate, à la base de poils cassés à quelques millimètres de la peau, de petits cônes épidermiques secs qui les engainent. Les poils sont gros et, à leur émergence de la peau, on trouve une collerette épidermique.

Les lésions sont disséminées sur les joues, le menton. Elles paraissent guérir spontanément en un an environ.

DIAGNOSTIC DES TRICHOPHYTIES PILAIRES DE LA BARBE. — Au point de

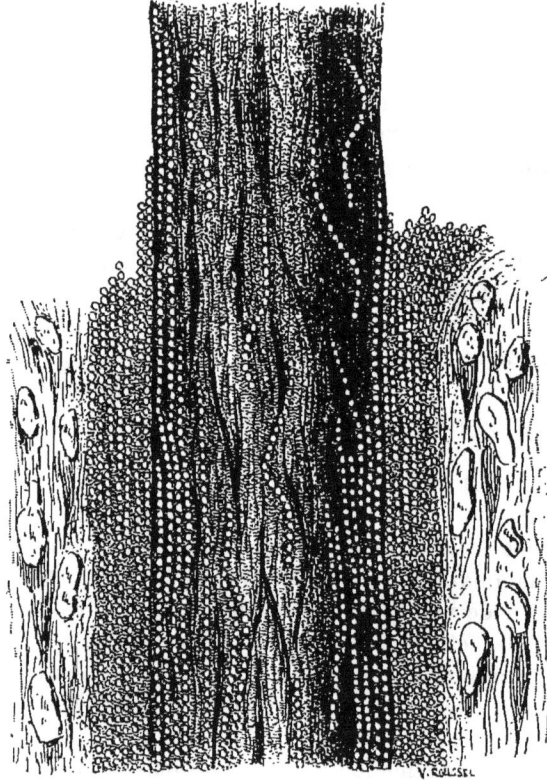

Fig. 15. — *Trichophyton ectothrix* (d'origine animale) autour du poil de la barbe chez l'homme. (D après Sabouraud.)

vue clinique, la diffusion extrême des lésions, la présence de lésions de la moustache font souvent penser à un sycosis non trichophytique (Voy. *Sycosis*). Dans de nombreux cas, le diagnostic ne peut être posé en toute certitude que par l'examen microscopique, qui doit porter sur un grand nombre de poils, et surtout sur ceux qui, à la loupe, paraissent malades et sont soit trop gros, soit atrophiés, soit de couleur anormale. On trouve, dans ces poils, des filaments mycéliens sporulés *endothrix*.

IV Trichophyties ungnéales. — Les onychomycoses tricho-

phytiques sont toutes d'origine animale. D'après la description
d'H. Fournier (1), ce sont des maladies familiales, souvent méconnues; elles débutent un peu au-dessous du point où le bord de l'ongle
devient libre, presque toujours du côté externe, ce qui tient sans
doute à la position que les malades donnent à leurs doigts lorsqu'ils
se grattent le cuir chevelu; elles se traduisent d'abord par un changement de coloration, une teinte noirâtre avec opacité qui envahit
successivement toute la largeur de l'organe; puis, des déformations
se produisent. Le bord libre, épais, offre l'aspect de moelle de jonc,
les ongles s'épaississent, leur revêtement corné s'effrite spontanément
ou par le grattage, s'exfolie en petites lamelles ou se creuse d'anfractuosités à bords irréguliers; celles-ci laissent à nu une substance
molle qui repose sur le lit unguéal rouge et est constituée presque
exclusivement par des spores; c'est, en effet, entre la face profonde
de l'organe et les sillons de Henle que le champignon trouve son
milieu de culture et se multiplie. Dans une autre forme, décrite par
Boyer (2), l'ongle est courbé suivant sa longueur et plissé en arrière
suivant sa largeur; son lit est le siège d'une hyperkératose formant
une couche épaisse de plusieurs millimètres; sa surface, opaque et
blanchâtre, a l'aspect de vieil ivoire. En général, plusieurs ongles
sont atteints à chaque main.

Ces lésions se prolongent pendant des années, parfois pendant
toute la vie, si elles sont méconnues (3).

C. TRICHOPHYTIES D'ORIGINE INDÉTERMINÉE. — Granulome trichophytique.

— Majocchi a décrit sous ce nom, en 1883, une forme
de trichophytie qui a été récemment étudiée de nouveau par Pini (4). On
n'a pu encore déterminer si cette trichophytie est, ou non, d'origine
animale.

Elle est caractérisée par des noyaux ronds ou aplatis d'une coloration variant du rose à la teinte cyanique, du volume d'une noisette
à celui d'une fève, non squameux, indolores, entourés d'une aréole
décolorée de consistance d'abord ferme, élastique, puis ultérieurement molle et parfois même fluctuante; ils peuvent être disséminés:
plus souvent, ils se réunissent en chaînes, en séries linéaires; leur développement est lent; ils ne suppurent jamais; on trouve toujours concurremment de l'herpès tonsurant. Au point de vue histologique, ils
sont constitués par un tissu semblable à celui des granulomes; on y
trouve le trichophyton sous la forme d'hyphes de volume très variable
et de spores petites. Les follicules pilo-sébacés sont les portes d'entrée

(1) H. Fournier, *Trichophytie des ongles* (*Journ. des mal. cut. et syph.*, 1889).
(2) Boyer, Thèse de Paris, 1899.
(3) Frèche, *Trichophytie familiale des ongles* (*A. D.*, 1897).
(4) Majocchi, *Bull. d. R. Ac. Med. di Roma*, 1983. — Pini, *A. f. D.*, Bd XLII,
p. 188, 1898.

où les parasites s'accumulent ; on les trouve aussi bien dans les follicules que dans l'intérieur des cheveux eux-mêmes ; par leur agglomération, ils amènent la rupture du cheveu, d'habitude profondément,
au-dessus du bulbe pileux ; concurremment, les papilles et les gaines
pilaires sont infiltrées par de nombreux leucocytes ; il peut en résulter
une nécrose partielle avec suppuration partielle ou totale ; le plus
souvent, cependant, les granulomes ne présentent pas trace de dégénérescence.

Les nodules peuvent se développer dans les parties glabres : les
granulomes siègent alors profondément dans le derme.

Les cultures du champignon ne se rapportent complètement à
aucune des formes distinguées par Sabouraud.

Diagnostic. — Cette onychomycose peut être confondue avec le
favus, l'eczéma et le psoriasis des ongles, ainsi qu'avec les onycho-
gryphoses de nature indéterminée. Malgré les phénomènes concomitants, le diagnostic ne peut se faire souvent que par l'examen
microscopique.

Traitement des trichophyties en général. — 1° *Trichophyties du
cuir chevelu*. — Le nombre des méthodes proposées tous les jours
pour le traitement des teignes montre la difficulté et les incertitudes
de leur traitement. On ne peut espérer guérir rapidement une teigne
trichophytique ou une tondante à petites spores ; l'épilation, sur
laquelle on comptait autrefois, ne donne aucun résultat, car elle
n'enlève pas les racines des cheveux, chargées de parasites.

Aujourd'hui, plusieurs dermatologistes, Tenneson par exemple,
n'emploient que des soins de propreté du cuir chevelu, et des applications de vaseline iodée ou de teinture d'iode de temps à autre sur
les plaques.

On peut cependant essayer de détruire les champignons, soit en
provoquant l'inflammation de la peau, soit par l'action de parasiticides. Comme irritant substitutif, on peut employer l'huile de croton
mélangée de partie égale d'huile d'olive ou incorporée dans un crayon
de beurre de cacao, avec lequel on fait des frictions deux fois par
semaine sur les plaques ; il faut surveiller la réaction du cuir chevelu ;
souvent on provoque ainsi des suppurations et des cicatrices consécutives. Cette médication est néanmoins l'une de celles qui donnent
les meilleurs résultats dans le traitement des trichophyties de petites
dimensions.

A la suite de la friction à l'huile de croton, il convient d'appliquer
des compresses d'eau bouillie. Les croûtes qui se produisent les jours
suivants doivent être soigneusement enlevées.

Les parasiticides qui ont facilement raison des trichophyties
cutanées agissent beaucoup moins activement sur les champignons
inclus profondément dans les gaines pilaires ; ceux dont l'un de
nous (H.) se sert de préférence ont pour base l'iode et la chrysa-

robine; ces deux médicaments peuvent être employés concurremment, incorporés dans la traumaticine suivant la formule :

Traumaticine..................................	30 grammes.
Iode.........................	1 —
Chrysarobine	3 —

Ils peuvent également être incorporés dans une pommade que l'on recouvre de traumaticine; on peut espérer que ce vernis, en empêchant l'évaporation de l'iode, en favorise l'action sur les parasites inclus profondément; ces applications peuvent être renouvelées chaque jour ; on enlève avec le chloroforme celle qui a été faite la veille.

A la fin de la maladie, il reste quelquefois des poils malades disséminés sur les plaques guéries ; on peut les détruire par le curettage, le crayon de croton, le galvanocautère ou l'électrolyse.

Pour arrêter la progression des plaques malades, il est utile de les entourer d'une zone d'épilation d'un demi ou un centimètre.

Mais surtout il convient de nettoyer avec soin le cuir chevelu pour éviter les auto-inoculations ; on lavera la tête tous les matins à l'eau chaude, au savon, puis avec la solution suivante (H.) :

Alcool...................................	300 grammes.
Teinture de lavande..........................	30 —
Essence de térébenthine..........	) $\bar{a}\bar{a}$ 60 —
Camphre........................	)
Sublimé.....................	0gr,90
Formol...........................	3 grammes.

La prophylaxie des teignes impose le diagnostic précoce de l'affection et l'isolement des enfants malades, qu'on peut réunir dans des écoles spéciales, comme on le fait à l'hôpital Saint-Louis.

2° *Trichophyties de la barbe et de la peau.* — Les trichophyties animales du cuir chevelu et de la barbe guérissent d'une manière remarquable par la teinture d'iode, qu'il faut employer en badigeonnages renouvelés trois jours de suite et repris après un arrêt d'une durée égale. Il arrive fréquemment que ce traitement ne peut être employé en raison de l'intensité des suppurations; on peut alors recourir, d'abord à l'application de compresses de tarlatane pliées en douze, imprégnées d'une solution de sublimé au cinq-millième et recouvertes de taffetas-chiffon, puis à des onctions renouvelées matin et soir avec la pommade suivante (H.) :

Vaseline	30 grammes.
Iode.................................	0gr,60

(faites dissoudre en chauffant la proportion soluble d'iode et décantez). C'est de la même manière qu'on guérit les trichophyties cutanées ; trois applications de teinture d'iode suffisent habituellement. Si l'on emploie la pommade, il importe de frotter les surfaces malades énergiquement, pour la faire pénétrer.

3° *Trichophyties unguéales.* — Le traitement des onychomycoses trichophytiques est le même que celui des onychomycoses faviques (Voy. *Favus*). (L.)

FAVUS

DÉFINITION. — On décrit sous ce nom la teigne provoquée par le développement, dans l'épiderme, de l'*Achorion Schœnleinii*.

ÉTIOLOGIE. — Au contraire de la tondante à petites spores et des trichophyties d'origine humaine du cuir chevelu, le favus (1) s'observe à tout âge ; on l'a signalé chez une femme de quatre-vingts ans ; mais, presque toujours, il remonte à l'enfance ; rarement il débute après la vingtième année. C'est donc une maladie grave par sa ténacité ; en outre, elle aboutit spontanément à l'alopécie cicatricielle ; jamais elle ne guérit d'elle-même.

Comme les trichophyties et la teigne de Gruby-Sabouraud, le favus a une répartition géographique irrégulière. Tous les auteurs signalent sa rareté relative à Paris, où les autres teignes sont si communes, et sa fréquence dans des pays où elles sont rares. Il s'observe surtout dans les classes pauvres, à cause de la promiscuité infantile et du contact des enfants à l'école.

SYMPTÔMES. — 1° **Favus typique.** — Le siège de prédilection de la maladie est le cuir chevelu. Elle s'y révèle par une végétation parasitaire intra-épidermique (godets), une inflammation du derme et des lésions pilaires. Toutes ces altérations peuvent coexister à tous leurs stades, tant que la transformation cicatricielle du cuir chevelu, terme dernier du processus, n'est pas complète. Le phénomène initial est une sensation de prurit déterminant du grattage ; bientôt, l'on voit paraître une rougeur, tantôt diffuse, tantôt nettement circonscrite ; une légère tuméfaction l'accompagne ; c'est alors un anneau érythémateux à contours nettement arrêtés et de dimensions plus petites que l'anneau trichophytique. Ces phénomènes peuvent être bien observés, surtout sur les parties glabres, mais ils se produisent également au cuir chevelu.

Des pustules, apparaissant dans ces aréoles érythémateuses autour de poils, peuvent précéder la formation des godets.

Le godet favique se développe dans l'utricule péri-pilaire, au-dessous de la couche cornée qu'il soulève. Au début, comme l'a bien observé Bazin, on peut voir, soit un léger épaississement péri-pilaire de l'épiderme, soit un ou plusieurs petits points jaunes sous-épidermiques ; ceux-ci confluent rapidement et, au bout de vingt-quatre heures, l'on ne voit plus qu'une petite masse exactement circulaire, à *centre déprimé*, *d'une couleur jaune-serin*, formée de parcelles sèches,

---

(1) BAZIN, *Aff. parasitaires.* — UNNA, *Vierteljahrschrift für. Dermat.*, 1880. — BALZER, *Rech. sur le favus* (*Arch. gén. de méd.*).

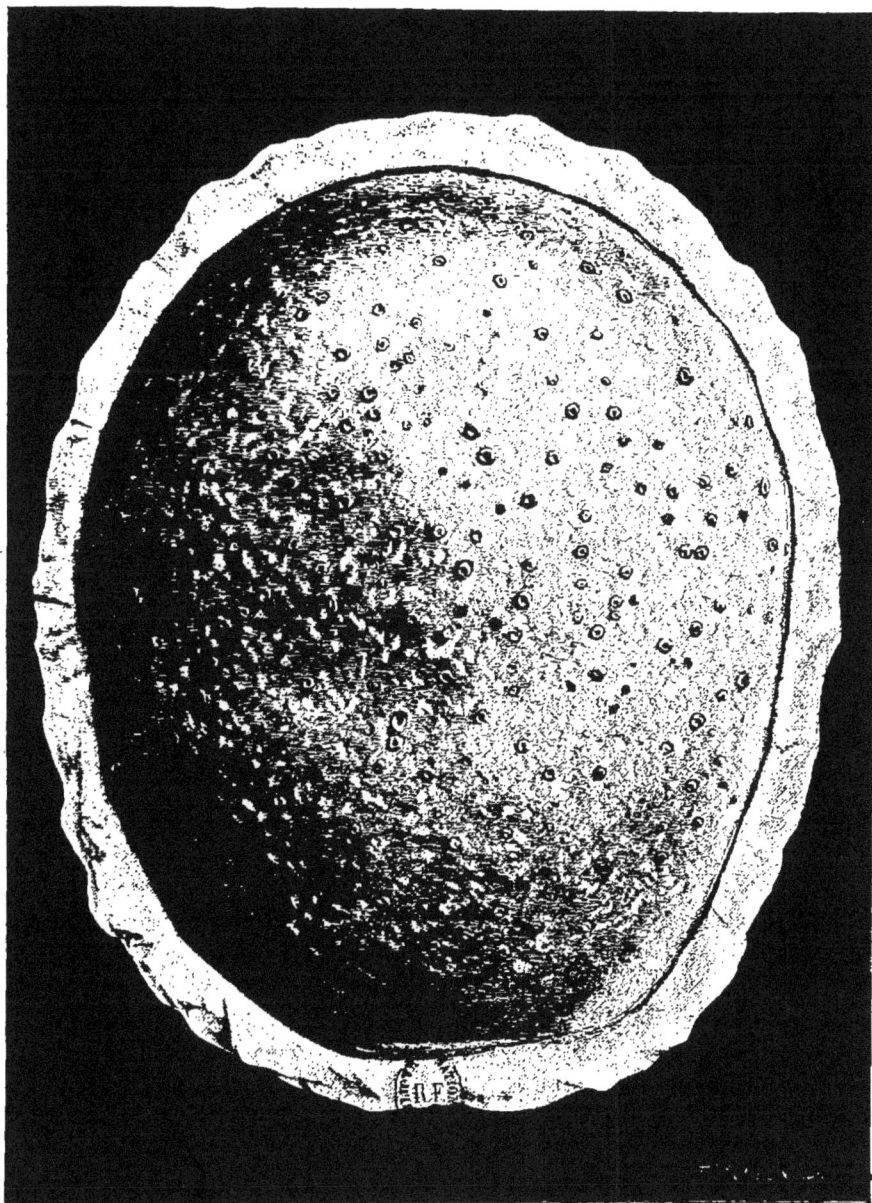

Librairie J.-B. Baillière et fils.

FAVUS

s'effritant à la pince ; elle grandit en s'étalant : punctiforme d'abord, elle peut atteindre plus de 2 centimètres de diamètre en même temps que l'on a vu son accroissement s'accentuer de manière à former une saillie que l'on a vue mesurer plus de 15 millimètres. La surface de la dépression favique peut être parfaitement lisse et régulière ; d'autres fois, elle est comme rocheuse, parsemée de saillies et d'anfractuosités ; on peut y reconnaître plusieurs étages disposés concentriquement ; les plus récents, situés en dehors, sont d'un jaune plus intense que la partie centrale qui devient blanchâtre. Pendant un certain temps, on peut distinguer, à la surface du godet, une lamelle épidermique qui finit par se laisser perforer et dissoudre ; le godet perd alors, par suite de la végétation du parasite qui se produit librement, sa forme régulière. En dehors du poil central, des poils non mobiles peuvent traverser latéralement le godet (Voy. planche VI).

La confluence des godets adultes détermine la formation de *placards croûteux* saillants, parfois excessivement épais ; les croûtes, parfaitement sèches, ont une couleur blanc jaunâtre ; elles sont segmentées sans régularité et s'effritent au moindre contact. Le placard lui-même a souvent des limites régulières ; autour de lui on peut trouver de petits godets caractéristiques. Son aspect a été comparé à celui d'un gâteau de miel, d'où le nom de *favus*.

Lorsqu'on enlève un godet, on trouve une dépression rouge humide, qui sera longtemps persistante ; elle indique une vive réaction inflammatoire. Au-dessous des croûtes, elle est plus manifeste encore ; on trouve des *ulcérations* à fond grisâtre saignant, à bords taillés à pic.

Les cheveux faviques traversent les godets, les croûtes, où se trouvent sur les régions en voie de cicatrisation. Ils sont *secs, minces, ternes, contournés, lanugineux* et ont perdu leur élasticité normale. Ils viennent aisément, sans se casser, à la pince ; la plupart sont entourés, à leur racine, d'une gaine vitreuse.

Souvent ils sont accolés, et, quand on cherche à extraire l'un d'eux, on en obtient plusieurs confondus dans une gaine commune. On en voit souvent ramper dans l'épaisseur de la couche cornée de l'épiderme.

Lorsque la végétation intra-épidermique du favus s'est arrêtée, on assiste à la cicatrisation ; on voit de larges zones alopéciques où persistent de rares poils faviques de place en place, zones à contours mal définis ; de couleur d'abord violacée, puis rouge, elles deviennent plus tard blanches et lisses.

Cette blancheur excessive, brillante du tissu cicatriciel coïncide avec une apparence de tension superficielle ; en plissant la peau à sa surface, on détache légèrement une couche mince, pelure d'oignon ; celle-ci repose sur un derme épais, induré.

Lorsque le favus a duré des années sans traitement, le tissu cicatriciel peut occuper la plus grande surface du cuir chevelu. Mais, comme l'a fait remarquer Besnier, il reste toujours, à la périphérie, une zone étroite de quelques centimètres où la végétation parasitaire ne se fait pas et ne pourra jamais se faire. La présence de cette zone intacte, de cette couronne de cheveux sains entourant une immense aire chauve, permet toujours de faire le diagnostic rétrospectif du favus.

2° **Favus atypiques.** — Dubreuilh, Sabouraud reconnaissent trois variétés de favus atypiques, du fait de l'absence de godets. Elles sont d'observation assez commune, et fréquemment méconnues.

Le *favus impétiginiforme* se caractérise par des croûtes molles, rappelant celles de l'impétigo vulgaire, disséminées sur le cuir chevelu. A une période plus avancée, se forment, au centre des masses croûteuses, des cicatrices plus déprimées, plus irrégulières que celles du favus typique.

Le *favus pityriasique* est plus fréquent. Au premier abord, on croit avoir affaire à une séborrhée sèche, extrêmement intense ; mais, si parfois elle envahit en nappe le cuir chevelu, elle se distribue à l'origine en placards de forme régulière. La peau est cachée par des squames, d'un gris argenté, qui engainent les cheveux et les agglutinent. A la pince, les cheveux offrent une gaine vitreuse au niveau de leur racine et sur une certaine étendue de leur portion libre. Au grattage, on dénude le corps muqueux suintant, saignant facilement.

Enfin le *favus alopécique* se traduit par des plaques cicatricielles alopéciques, parsemées de quelques cheveux qui ont les caractères des cheveux faviques, secs, contournés. Au niveau de l'insertion de quelques-uns, la peau présente de petits points rouges ou bien une collerette épidermique ; Dubreuilh signale l'existence de petites nodosités intradermiques.

DIAGNOSTIC. — Le diagnostic du favus est facile lorsqu'on trouve les godets pathognomoniques ; leur couleur, leur forme, leur sécheresse ne permettent jamais de les confondre avec une autre lésion.

L'odeur des productions faviques est vraiment particulière : c'est une odeur de souris, presque constante, et qu'il faut rechercher toutes les fois qu'on se trouve en présence de productions croûteuses datant de quelques mois, ou d'une alopécie cicatricielle extensive.

Les caractères macroscopiques du cheveu favique, sa sécheresse, son aspect terne, contourné, lanugineux, ne permettent également aucune confusion, si on se rappelle en outre que le cheveu ne casse pas à la pince et que la racine est entourée d'une gaine vitreuse. Les cheveux trichophytiques sont courts, cassés ; les cheveux peladiques ont une racine atrophiée, en forme de navet. Dans les alopécies inflammatoires liées aux dermites du cuir chevelu, les poils sont engainés, mais ils sont gros, mous, succulents.

Enfin, l'examen microscopique permet le diagnostic s'il y a le moindre doute, particulièrement dans les cas de favus atypique, plus difficiles à reconnaître pour les médecins non exercés.

L'impétigo vulgaire, dont la marche est rapide et qui s'accompagne d'inoculations aux oreilles, à la face, ne peut être confondu avec le favus. Souvent, chez les enfants mal soignés, il se complique de dermite et détermine des zones alopéciques cicatricielles : on ne trouve aucun poil à leur surface; tout autour, les cheveux sont atrophiés, décolorés, sans adhérence ; un traitement approprié (pulvérisations, enveloppements d'eau bouillie ou boratée) guérit l'affection, ou au moins l'arrête complètement, en peu de jours.

Le lupus érythémateux du cuir chevelu (Besnier, Méneau) peut être confondu avec le favus en activité : l'alopécie est complète par places ; on trouve des cônes cornés insérés dans des orifices dilatés ; lorsque ce lupus est récent, il y a encore des cheveux sains sur la zone congestive.

Les syphilides tuberculeuses, ulcératives, du cuir chevelu s'accompagnent d'une infiltration dermique limitée qui précède l'ulcération et se retrouve sur ses bords; elle se manifeste par une saillie et une rougeur, bien visibles lorsque les croûtes ont été enlevées.

Enfin, il existe des alopécies cicatricielles extensives mal classées, dont le diagnostic avec les formes atypiques du favus doit être fait par l'étude microscopique des poils.

EXAMEN MICROSCOPIQUE DU POIL FAVIQUE ET DES GODETS. — Le champignon se développe dans le poil; on ne peut donc le confondre qu'avec le trichophyton endothrix. Celui-ci présente des spores ordonnées en chapelet, presque rectilignes, suivant la direction du cheveu; dans le cheveu favique, on voit, non des spores, mais de longs filaments, de diamètre très inégal, les uns minces, les autres larges, cloisonnés irrégulièrement, très flexueux et parfois se dirigeant perpendiculairement à l'axe du poil; les filaments, quoique sporulés, ne présentent pas de double contour visible; enfin, on peut les voir se diviser en trois, quatre filaments secondaires.

MYCOLOGIE. — CULTURES. — Le favus est compris par les mycologistes dans le groupe *Oospora*, mais certaines formes offriraient des caractères voisins du groupe *Trichophyton* (Bodin).

Au contraire du trichophyton, le favus ne pousse bien que sur les milieux azotés. Bodin recommande les milieux peptonisés à 5 p. 100 comme les meilleurs; la forme la plus fréquente du favus (*Achorion Schœnleinii*) y pousse en quinze jours et donne des colonies d'une couleur gris blanchâtre; lorsqu'elles sont confluentes, elles forment une masse irrégulière d'aspect cérébriforme.

Sur pomme de terre, la même variété donne des colonies gris blanchâtre, mamelonnées, irrégulières; tout autour, la pomme de terre prend une teinte brune.

Mais il existe de nombreuses espèces différentes (Quincke, Unna et Neebe, Bodin). Nous renvoyons pour leur étude aux ouvrages spéciaux. Bodin admet qu'il n'y a aucune relation nécessaire entre une espèce favique et les lésions cutanées qu'elle détermine ; il en est autrement, comme nous l'avons vu, dans les trichophyties.

De nombreux animaux sont exposés au favus : tels sont la poule, le chien et surtout le rat et la souris. La contagion de l'animal à l'enfant est encore discutée, les espèces mycologiques de l'animal connues jusqu'ici différant de celles de l'homme ; cependant, il est d'observation, à Saint-Louis, que presque tous les sujets atteints de favus ont été en contact avec des animaux atteints de maladies de la peau ; ce fait explique comment ils viennent presque exclusivement de la compagne.

Les spores présentent une résistance excessive, et restent vivantes dans les poussières pendant des années. Bodin admet que le favus peut avoir une existence saprophytique, comme le champignon, très voisin, de l'actinomycose.

L'inoculation intraveineuse et intrapéritonéale du favus peut déterminer des pseudo-tuberculoses expérimentales (Sabrazès).

Favus de la barbe. — C'est une lésion rare. La végétation parasitaire se fait en profondeur le long du poil, et non en surface, de sorte qu'on ne trouve ni godets, ni masses parasitaires. L'inflammation péri-pilaire est intense et détermine des nodules faviques isolé. ou agminés, dont l'examen microscopique seul pourrait indiquer la nature s'il n'y avait pas coïncidence de favus au cuir chevelu.

Favus des régions glabres. — Des godets peuvent se former, chez un sujet atteint de favus du cuir chevelu, en un point quelconque du corps. Ils ne sont pas toujours, autant qu'on peut s'en assurer, centrés par un poil. Quelquefois ils sont nombreux et peuvent se grouper, confluer. L'un de nous a vu chez un jeune blanchisseur toute la surface du corps recouverte par des masses concrètes atteignant près d'un centimètre de hauteur et se cloisonnant par des sillons profonds dans lesquels pullulaient d'innombrables pédiculi (H.).

- La lésion élémentaire est tout à fait typique par sa forme, sa couleur, sa sécheresse ; autour d'elle, parfois, on constate de la rougeur.

Entre les cas où il n'y a que des godets et ceux où il n'y a que de la rougeur existent toutes les transitions. Dans ces derniers, on voit des lésions rouges, annulaires, à centre sain, ou circinées, rappelant de très près les lésions trichophytiques de la peau, mais sans vésicules et avec une desquamation peu intense.

L'un de nous (H.) a montré que le favus des membres peut laisser à sa suite des cicatrices indélébiles (1).

L'évolution est plus ou moins rapide.

(1) HALLOPEAU, *Réunions cliniques à l'hôpital Saint-Louis*, 1889.

Kaposi a décrit le favus aigu du corps, caractérisé par des godets multiples en tête d'épingle avec dermite secondaire.

Kundrat a signalé un cas de favus propagé à l'œsophage et à l'estomac.

Sur le corps, le favus peut se terminer par guérison spontanée.

Favus des ongles. — L'onychomycose favique se traduit par un épaississement unguéal ; l'ongle présente des stries, des courbures superficielles ; à sa face profonde, il a les caractères de la moelle de jonc ; la couleur jaune du dépôt sous-unguéal et des taches sous la lamelle peuvent faire soupçonner la nature de cette altération : cependant, comme l'a bien vu Lindstrem (1), dans les cas anciens, rien ne distingue ces lésions de l'onychomycose trichophytique ; le diagnostic ne peut être fait qu'au microscope et par les cultures.

Traitement. — Le favus *du cuir chevelu* guérit par l'épilation, et par l'épilation seule. Elle doit être répétée sans interruption, pendant des mois, et comprendre toute la surface des régions malades ainsi qu'une bordure de poils sains. Le malade doit être ensuite surveillé, et l'épilation sera reprise dès que l'on trouvera un cheveu ayant les caractères du poil favique. L'un de nous (H.) lui associe comme adjuvant des badigeonnages avec la chrysarobine incorporée à 10 p. 100 dans la traumaticine ou dans un crayon suivant la formule de Galewsky :

Chrysarobine..	3ᵍʳ,50
Paraffine...., ...	ãã 2ᵍʳ,50
Beurre de cacao.....................................	
Vaseline...	1ᵍʳ,50

et des lotions biquotidiennes avec la lotion parasiticide formulée ci-dessus (Voy. *Phtiriase*, p. 287).

Les croûtes faviques sont enlevées au préalable par des pulvérisations ou par un cataplasme de fécule. Il suffit de nettoyer la tête tous les jours à l'alcool au tiers additionné de sublimé à 1 p. 2000.

L'épilation réitérée des follets des régions malades est nécessaire.

Sur la peau, le favus guérit par la teinture d'iode après ablation des godets.

Différents modes de traitement ont été proposés contre l'*onychomycose*.

Sabouraud conseille de faire porter au malade pendant six mois des doigtiers de caoutchouc ; l'ongle est recouvert au préalable de coton hydrophile imbibé de la solution d'iode au centième et d'iodure de potassium au cinquantième dans l'eau distillée.

Ce procédé peut être appliqué au traitement de toutes les onychomycoses. Pellizari applique sur l'extrémité du doigt le mélange d'acide pyrogallique et d'huile d'olive à parties égales ; Unna emploie de

---

(1) Lindstrem, *A. D.*, 1897.

préférence la chrysarobine, soit en pulvérisation dans un jet d'éther, soit dissoute dans la traumaticine.

Ces applications sont douloureuses et peuvent provoquer des panaris qui amènent la chute de l'ongle. Après la chute, on fait des applications iodées. Le traitement par l'acide pyrogallique dissout au vingtième dans la teinture de gaïac avec addition d'un quinzième de naphtol-β et d'un trentième de précipité blanc est, d'après Lentikow, mieux toléré.

On peut encore, comme le recommande Kaposi, enlever les ongles ; il est nécessaire alors d'endormir le malade au chloroforme ; à la suite, on applique en permanence des pansements iodés faibles. (L.)

CARATÉS.

Les dermatoses connues sous ce nom sont caractérisées par la *production, en différents points de la surface tégumentaire*, de *taches diversement colorées à progression excentrique*. Montoya y Florès a établi qu'elles sont dues à l'invasion de l'épiderme par diverses espèces pour la plupart innominées d'*aspergillus* : il s'agit d'*aspergilloses cutanées* (1).

Il n'est pas douteux que cette maladie n'existe en dehors de la Colombie, tout au moins dans les régions voisines intertropicales. Selon toute vraisemblance, une partie des faits publiés sous les étiquettes de *Pinto*, de *Cute*, de *Cativi*, de *Quirica*, lui appartiennent. Elle comprend plusieurs variétés correspondant à autant de formes du parasite. Les caratés ont été décrits pour la première fois au commencement du siècle par Zea et signalés, d'après lui, par Alibert ; ils ont été étudiés depuis par Uribe Angel et par Comez.

Étiologie. — Les caratés s'observent exclusivement dans les pays chauds ; la pénétration dans l'épiderme des champignons qui leur donnent lieu peut se faire directement chez les individus qui travaillent jambes nues dans les broussailles ou dans les mines ; ils peuvent aussi être introduits par des piqûres de moustiques ou de punaises ; le métissage semble prédisposer à leur développement.

Symptômes. — La maladie se développe lentement, après une période d'incubation d'une longueur indéterminée ; elle ne s'accompagne d'aucune réaction ; elle détermine parfois un léger prurit au moment de l'envahissement.

Les taches caractéristiques apparaissent, en premier lieu, sur les parties découvertes ; au visage, elles occupent d'abord les pommettes, le dos et la pointe du nez, le bas du front et les oreilles ; elles s'étendent excentriquement, formant ainsi des plaques circulaires ou polycycliques qui atteignent bientôt de 2 à 5 centimètres de

(1) Montoya y Florès, Thèse de Paris, 1898. Cet excellent travail nous a servi de guide pour la description de cette maladie, qu'il ne nous a pas été donné d'observer personnellement

diamètre; leurs contours sont nettement arrêtés chez les individus de couleur; ils se confondent insensiblement avec les parties saines chez les blancs anémiques.

Leur couleur est au début pâle et *jaune clair* ou rougeâtre; elles desquament légèrement; plus tard, au bout de deux ou trois ans, les taches, après s'être graduellement foncées, présentent une teinte nettement caractérisée pour les différentes variétés d'aspergillus; les plus fréquentes sont d'un *violet rouge, bleues* ou d'un *noir violacé*.

A cette période, ces lésions peuvent offrir l'aspect d'une cocarde formée de trois anneaux concentriques, le plus central violacé et furfuracé, le moyen grisâtre, l'externe plus pâle, livide et lisse.

Les lésions, asymétriques, peuvent envahir toute la surface du corps ainsi que la muqueuse digestive et génitale; on voit les plaques cutanées se réunir en de vastes surfaces à contours géographiques: tout un membre ou une grande partie du tronc peuvent ainsi se trouver envahis.

La desquamation furfuracée du début fait place à une *exfoliation en squames plus étendues*; l'épiderme s'épaissit, particulièrement dans les régions palmo-plantaires; les plis naturels de la peau peuvent devenir le siège de fissures douloureuses: il en résulte des sensations pénibles qui gênent plus ou moins le travail; le *prurit* du début s'accentue dans ces phases de la maladie, surtout pendant les grandes chaleurs; les malades deviennent moroses et irascibles.

L'hyperkératinisation peut se traduire par la formation d'élevures plus ou moins considérables.

On voit parfois les lèvres se fendiller et devenir le siège de rhagades douloureuses; leurs fonctions multiples se trouvent ainsi considérablement entravées.

Les poils follets tombent complètement; si la maladie se manifeste avant la puberté, il en résulte une absence définitive de barbe; celle-ci persiste au contraire lorsque la maladie débute après son développement, à la condition toutefois que le sujet ne se rase pas.

Les caratés deviennent souvent polychromes : aux couleurs indiquées précédemment il faut ajouter le *noir violacé* ou *encre de Chine*, le *jaune* et le *blanc*; ces colorations sont en relation avec celles de la culture de l'aspergillus qui engendre chacune d'elles.

On voit souvent, quelle que soit la couleur du caraté, se former des *plaques achromiques* au *pourtour des articulations* : il est probable qu'il s'agit là de lésions régressives; il faut en distinguer les *leucodermies disséminées* qui constituent une variété blanche de caratés et sont peut-être dues à une forme spéciale d'aspergillus.

Dans leur période tardive, les caratés peuvent simuler diverses dermatoses; on en distingue ainsi des formes *trichophytoïdes, favoïdes, lupoïdes, lichénoïdes*; d'autres fois, ce sont les altérations de *l'impétigo* qui se trouvent ainsi représentées.

Les caratés peuvent disparaître sous l'influence d'une maladie fébrile intercurrente.

Anatomie pathologique. — Les champignons générateurs des caratés se voient facilement dans l'épiderme : Montoya y Florès les a colorés, cultivés et inoculés. Ces aspergillus présentent des caractères différents suivant qu'ils proviennent de caratés de telle ou telle couleur ; dans la forme violette, ce sont de minces filaments rampants qui s'épaississent subitement, donnent naissance à des hyphes et se terminent par une tête volumineuse qu'entourent des chapelets de spores ; dans d'autres variétés, la tête est munie d'une rangée de stérigmates qui soutiennent de longs chapelets de spores disposés parallèlement ou en éventails ; le volume et la disposition de ces éléments, ainsi que des filaments mycéliens, varient avec chaque espèce. Les cultures de ces aspergillus prennent diverses couleurs en rapport le plus souvent avec celle des caratés dont elles proviennent ; certains de ces champignons se rapprochent des *Penicillum* inoculés, soit à l'homme (Uribe), soit au lapin ; ces champignons donnent lieu à la production de caratés.

Les champignons siègent dans les différentes couches de l'épiderme ; dans les cas anciens, on en trouve dans le corps muqueux ; les cellules pigmentaires disparaissent au niveau des plaques achromiques péri-articulaires.

Diagnostic. — Les caratés peuvent être confondus avec le pityriasis versicolor, la lèpre, les vitiligos, les trichophyties, la kératodermie, le pityriasis rubra pilaire ; les impétigos peuvent être aussi confondus avec des caratés : une erreur sera évitée si l'on tient compte d'une part des caractères toujours un peu insolites de la dermatose, d'autre part, de ce fait qu'elle s'est développée dans un pays intertropical. Un examen histologique enlèvera en tout cas tous les doutes.

Pronostic. — Il est pénible par l'altération que les lésions apportent dans l'aspect du tégument, par les excoriations et les infections secondaires qui peuvent survenir, par les troubles psychiques qui se produisent, par la difficulté de la guérison dans les cas invétérés.

Traitement. — Il est essentiellement parasiticide. Les applications de teinture d'iode ou de traumaticine à la chrysarobine sont le moyen le plus efficace ; le traitement par les préparations mercurielles peut également être efficace.

TRICHOMYCOSE NODULAIRE

Synon. : — *Piedra*.

La maladie s'observe dans l'Amérique du Sud, en Colombie. Juhel-Rénoy lui a donné le nom de trichomycose nodulaire ; on lui doit la première description du parasite (1).

(1) Juhel-Rénoy, *De la trichomycose nodulaire* (A. D., 1888). — Juhel-Rénoy et Lion, *A. D.*, 1890. — Behrend, *Berl. klin. Woch.*, 1890.

Les cheveux sont incurvés, frisés, lanugineux et présentent de très petites nodosités, espacées irrégulièrement sur la longueur, fermes et plus appréciables au doigt qu'à la vue, à moins qu'on ne dispose les poils sur un papier blanc (Juhel-Rénoy). Elles sont d'une coloration plus claire que le cheveu, et l'entourent complètement ou incomplètement.

Les cheveux sont intriqués, grâce à ces nodosités. La maladie est plus fréquente chez la femme. Sa durée est indéterminée, sa guérison facile (Juhel-Rénoy). Toutes les races sont sujettes à contracter la piedra.

Sur des préparations traitées par la potasse à 40 p. 100 (Voy. *Trichophyties*), on constate que les nodosités sont formées par des spores, très grosses, de $0^{mm},01$, très réfringentes, disposées en mosaïque, agglutinées par une matière jaune verdâtre ; quand elles sont dissociées, on voit qu'elles sont irrégulières de forme, rarement rondes, souvent polyédriques ou allongées.

Ces spores sont entourées par des bâtonnets qui déterminent leur agmination et que Juhel-Rénoy ne considère pas comme des tubes mycéliens. Il serait impossible à son avis de trouver le mycélium sur des préparations.

Le parasite ne pénètre pas le poil.

La culture se fait sur les milieux employés pour les trichophytons et le favus.

DIAGNOSTIC. — Sous le nom de *trichoptilose*, on a décrit une lésion du cheveu, caractérisée par sa sécheresse et surtout par sa bifidité ; le poil est fendu du sommet vers la base, dans une plus ou moins grande longueur. Cette lésion appartient à un grand nombre d'affections du cuir chevelu et ne peut être confondue avec la trichomycose nodulaire.

La *trichorrhexis nodosa* s'observe surtout à la barbe, mais on l'a vue aussi se produire au cuir chevelu et au pubis. On constate sur les poils qui en sont atteints quelques renflements grisâtres au niveau desquels ils s'incurvent à angle obtus, sont fragiles et cassent à la moindre traction ; à leur niveau, ils paraissent dissociés.

L'*aplasie moniliforme* se révèle par des rétrécissements en fuseau régulièrement disposés sur le cheveu ; les parties qui paraissent renflées ont en réalité leur diamètre normal (Voy. page 165) ; la maladie est héréditaire et souvent congénitale.

TRAITEMENT. — Juhel-Rénoy recommande de couper les cheveux malades ; il est facile de détruire les spores par des agents parasiticides. (L.)

PELADE VULGAIRE

Synon. : *Alopécie en aires. Area Celsi.*

La pelade est une affection cutanée, parasitaire, contagieuse, qui se traduit cliniquement par une alopécie en aires à développement excentrique, les autres lésions de la peau étant peu apparentes. Son siège de prédilection est le cuir chevelu.

Le mot *pelade*, appliqué à l'affection qui nous occupe, date de Bazin, mais l'affection avait été vue et décrite sommairement par Johnston, Sauvage, Willan, Bateman (1).

Étiologie. — La pelade est une maladie contagieuse, avons-nous dit. Il n'y a pas longtemps que cette contagiosité est admise par tous les auteurs français; H. Fournier, Besnier et l'un de nous (H.) se sont efforcés (2) d'en donner les preuves. A l'étranger, la contagiosité de la pelade et sa nature microbienne rencontrent encore des adversaires.

Il est vrai qu'il est souvent impossible de remonter à l'auteur de la contagion, mais il n'est pas une maladie contagieuse dont on puisse toujours déterminer l'origine chez un malade en particulier. Un seul cas suffit, et nous en avons plusieurs à notre actif; c'est ainsi que l'un de nous (H.) a observé plusieurs fois la transmission du mari à la femme ou inversement; six médecins ou étudiants ont, à sa connaissance, contracté, il y a quelques années, la pelade à l'hôpital Saint-Louis.

La contagion se fait, le plus habituellement, par l'intermédiaire d'objets contaminés, tels que les instruments de toilette, la tondeuse, les intérieurs de coiffure, les coussins, le dos des sièges, les parois de voiture ou de compartiments de chemins de fer. L'un de nous (H.) a vu, à quinze jours d'intervalle, à sa consultation, deux attachés au cabinet d'un même ministre; tous deux portaient une plaque de pelade identiquement localisée au-dessus de la nuque; il est évident que le second a été contaminé par le contact avec le dos d'un fauteuil dont l'un et l'autre faisaient usage.

L'emploi de la tondeuse explique ces épidémies de collège et de régiment dans lesquelles on voit plusieurs centaines d'individus devenir simultanément peladiques; l'un de nous (H.) a eu l'occasion d'étudier plusieurs faits de cet ordre et il a pu s'assurer que la maladie présentait tous les caractères cliniques de la pelade vulgaire. Les faits dans lesquels la pelade reste isolée dans une famille n'ont pas une valeur négative; ils indiquent seulement que la maladie ne se transmet guère par l'air atmosphérique et qu'il faut des contacts directs pour que la contagion se produise. Il est probable également que tous les cuirs chevelus n'ont pas une égale réceptivité pour le contage; ce fait semble ressortir de la récidive de la maladie, à plusieurs reprises, chez le même sujet; il pourrait expliquer les

---

(1) Bazin, *Rech. sur la nature et le trait. des teignes*, Paris, 1893. — H. Fournier, *Journ. de méd. de Paris*, 1886. — Besnier, *Bull. de l'Acad. de méd.*, 1887. — Sabouraud, *Sur les origines de la pelade* (A. D., 1896). — *Sur la séborrhée* (S. F. D. juin 1897).

(2) Hallopeau, *Traitement de la pelade* (*Congrès de thérapeutique.* Paris, 1889).

faits d'immunité et aussi ceux dans lesquels la maladie prend rapidement une grande extension et résiste au traitement.

Beaucoup d'auteurs mentionnent l'intervention de troubles nerveux dans l'étiologie de l'affection : c'est qu'ils ont confondu la pelade avec les alopécies trophonévrotiques.

Quels sont les troubles de la nutrition qui favorisent la pelade et en déterminent la gravité? Nous les ignorons et peut-être resteront-ils longtemps inconnus.

ANATOMIE PATHOLOGIQUE ET BACTÉRIOLOGIE. — Ce chapitre sera surtout le résumé des travaux de Sabouraud (1), auquel nous devons les notions précises que nous possédons sur le sujet.

1° **Pelade en aires**. — Le poil peladique, tel qu'on le trouve à la périphérie des plaques alopéciques, a la forme d'un point d'exclamation d'imprimerie : la partie inférieure, atrophiée, est dépigmentée. On compare aussi sa forme à celle d'une massue.

Il existe quelques variétés. Ce poil, qui se termine en général à quelques millimètres au-dessus de la peau, est souvent fendillé verticalement, à partir de son extrémité supérieure.

Parfois il est régulier, normal pendant quelques millimètres, puis s'atrophie brusquement. Parfois, sur le trajet d'un poil atrophié, on trouve des nodosités; à leur niveau, les caractères du poil sont normaux.

Ces variétés sont assez rares. Mais, de cette description, on peut dégager un caractère commun : *le poil peladique est atrophié de haut en bas*. Ajoutons un deuxième caractère régulier: *on trouve à sa racine un bulbe plein*.

Histologiquement, on constate la disparition du canal médullaire et la dépigmentation de la partie inférieure du poil : *le poil peladique normal est nu à sa partie supérieure, follet à son origine.*

Les lésions sont, et Sabouraud le déclare expressément, les mêmes que celles des alopécies athrepsiques.

Le cheveu peladique est fréquemment stérile; les microbes qui se trouvent à sa surface et qu'on peut cultiver ne sont pas constants et on peut les trouver en l'absence de pelade (Sabouraud).

C'est dans la peau qu'il faut chercher l'agent de la pelade: il détermine des lésions dermiques importantes, parmi lesquelles l'altération de la papille pilaire qui amène l'alopécie, signe clinique de la maladie.

Dès le début, on constate des altérations péri-vasculaires. Les vaisseaux sont entourés de manchons cellulaires, formés de lymphocytes, de mononucléaires et de mastzellen. En même temps, on constate une sclérose dermique, qui se manifeste par la présence de faisceaux denses, tassés les uns sur les autres. A la période d'état, il existera des gaines scléreuses complètes autour des follicules, et les manchons cellulaires seront encore plus développés; les mastzellen

(1) SABOURAUD, *A. D.*, 1896.

surtout deviendront plus nombreuses; des cellules chargées d'hémo-
sidérine apparaîtront. Les lésions de l'épiderme, évidemment consécutives à ces lésions profondes, sont des plus simples : il existe une
dépigmentation complète des couches basales, où on observe des
noyaux en karyokinèse plus nombreux que dans la peau normale.

Mais ce qui est important, c'est l'étude des appareils pilo-sébacés.
Or, il n'existe pas à leur niveau trace de lésion inflammatoire;
tout révèle une modification nutritive, un trouble trophique excessif.

Dans la profondeur du derme, le follicule s'atrophie d'abord de
bas en haut, le poil n'atteint plus la papille et naît par un bulbe plein.
A ce stade correspond le poil peladique que nous avons décrit.

Plus tard, on trouve des follicules jeunes, vides de cheveux, nombreux et difformes, bourgeonnant irrégulièrement en tous sens. La
plupart n'ont pas de papille.

Au-dessus de l'abouchement aux follicules des glandes sébacées
hypertrophiées, on trouve des cavités larges, séparées du derme par
une mince couche de cellules épithéliales; elles s'ouvrent à la surface
par un orifice étroit.

Ces cavités sont remplies de lamelles cornées et bourrées d'un véritable feutrage microbien, formé par les bacilles que Sabouraud considère, sans preuves, suivant l'un de nous (H.), comme les agents de
la pelade.

A la période d'état de la maladie, les utricules disparaissent, ainsi
que les bacilles. Les follicules sont vides de cheveux et atrophiés; les
glandes sébacées hypertrophiées.

Enfin, la période de reformation des cheveux correspond à la pénétration, dans le derme, de bourgeons partis du corps de Malpighi;
quant aux follicules anciens, ils ont tout à fait disparu. Les néo-folli-
cules donnent d'abord des follets, puis peu à peu de véritables poils qui
ont, en fin de compte, une papille bien formée, des poils à bulbe creux.

2° **Pelade décalvante.** — Dans la pelade décalvante, le fait principal
est l'agglomération des follicules pileux les uns auprès des autres, par
le fait d'une sclérose intense; ces follicules sont tout à fait atrophiques;
beaucoup contiennent des follets embryonnaires; follets et follicules
sont annexés à des glandes sébacées énormes, conglomérées également.
Le tout débouche dans un cratère commun où des follets imperceptibles s'accolent en un seul, revêtu d'une gaine cornée commune.

Les autres lésions diffèrent peu de celles de la pelade vulgaire.

Dans la pelade vulgaire, les parasites disparaissent dès le stade
initial; les lésions dermiques évoluent vers la guérison; — dans la
pelade décalvante, au contraire, les bacilles sont toujours présents :
on les trouve, à toute période de la maladie, en nombre fabuleux. le
long des follets (Sabouraud); ils diminuent un peu de nombre à la
période qui précède la guérison.

Le parasite décrit par Sabouraud est le plus fin des bacilles connus :

il atteint au plus un μ. de longueur; il est un peu renflé à sa partie moyenne et mousse à ses extrémités; parfois, il a une forme de meule. Quelquefois disposé en diplobacille, il ne forme de chaînettes que dans les cas graves.

Ce microbe se colore assez aisément et ne se décolore pas par la méthode de Gram. Coloré par le violet de gentiane, il paraît plus gros que par la thionine, ce qui indique l'existence d'une capsule.

Il est facile de l'observer, si l'on emploie la technique indiquée par Sabouraud.

On épile la région couverte de cheveux massués et la région voisine, puis on applique une couche d'acide acétique cristallisable pur. Le lendemain, on couvre la région épilée d'une couche d'un millimètre de collodion riciné. Quand elle est sèche, on l'enlève avec une grande lenteur.

La face profonde du collodion est hérissée de villosités qui proviennent des utricules peladiques ainsi vidés. Ces débris frottés sur une lame sont lavés à l'éther, puis on fait une coloration par la méthode de Gram.

On peut aussi épiler directement à la bordure des plaques. Quelques poils présentent une petite squame visible à la loupe ; elle provient de l'utricule et on examine sur une lame le frottis du poil. Le bacille se trouve sur les préparations en nombre infini.

La présence constante de ce bacille dans les lésions peladiques en évolution, l'absence habituelle de tout autre microbe visible, le développement extraordinaire de ces colonies sont invoqués par Sabouraud en faveur de son rôle pathogénique. Ce bacille est le même suivant Sabouraud, que celui que Unna, Engman, Menahem Hodara ont vu dans le comédon de l'acné et qui serait en réalité le parasite de la séborrhée grasse (*hyperidrose huileuse, acné oleosa*). De là, toute une pathogénie de la pelade : cette maladie serait de même nature que la séborrhée grasse et due à l'exaltation de la virulence du microbe de cette affection. La pelade serait une séborrhée aiguë circinée.

Dans la pelade, la toxine microbienne amènerait l'atrophie et la chute du poil. Le phénomène de la séborrhée associée serait dû à l'oblitération de l'ouverture de la glande sébacée par le cocon séborrhéique, d'où l'hypertrophie de la glande.

Le bacille de la séborrhée grasse a été cultivé par Sabouraud dans le milieu suivant :

Peptone	20 grammes.
Glycérine	20 —
Acide acétique	V gouttes.
Gélose	13 grammes.
Eau	1000 —

Le filtrat détermine chez le lapin des alopécies apyrétiques et durables.

L'un de nous (H.) a exposé (1) les arguments qui, suivant lui, doivent faire repousser la théorie formulée par Sabouraud ; ils peuvent être résumés ainsi qu'il suit : 1° l'inoculation du fin bacille d'Unna-Sabouraud n'a pu jusqu'ici engendrer la pelade : on n'a donc pas la preuve expérimentale qu'il en soit la cause prochaine ; 2° ce bacille peut exister, comme l'a montré Darier (2), en quantité prodigieuse dans le cuir chevelu, et n'y déterminer que l'alopécie séborrhéique ; 3° la présence de ce bacille dans toutes les séborrhées, même dans celles qui résultent d'un trouble initial dans la fonction des glandes pilo-sébacées, tend à prouver qu'il s'y développe secondairement ; 4° il existe une alopécie séborrhéique et une alopécie peladique absolument différentes par le caractère des altérations capillaires que l'on y constate, ainsi que par leurs caractères cliniques et leur évolution ; 5° les toxines les plus diverses provoquent, comme l'a vu Jacquet (3), l'alopécie chez le cobaye. Suivant l'un de nous (H.), l'agent infectieux qui donne lieu au développement de la pelade est encore à déterminer ; si c'est le bacille de Sabouraud, on peut affirmer, d'après les faits qui viennent d'être exposés, que, conformément à la supposition de Brocq (4), il a été confondu à tort avec celui de la séborrhée.

SYMPTÔMES. — 1° **Pelade en aires.** — La plaque peladique débute en un point quelconque du cuir chevelu ; quand on la reconnaît, elle est déjà assez étendue, car aucun phénomène subjectif n'attire l'attention du malade ; tout au plus a-t-on signalé dans quelques cas un léger prurit se poursuivant pendant la durée de la maladie (E. Besnier).

Souvent, le cuir chevelu offre un état séborrhéique, mais cet état est tellement banal qu'on ne peut lui attribuer une signification.

Ainsi, c'est par hasard que le malade découvre une plaque alopécique régulièrement ronde, blanche, sans altérations importantes de la peau. Au premier aspect, le médecin ne reconnaît pas d'autres altérations, mais, à la loupe, il trouve quelques follets à la périphérie et, en petit nombre, les cheveux massués que nous avons déjà décrits ; en outre, tout autour de la plaque, les cheveux qui paraissent sains viennent à la pince sans résistance et sans douleur.

Lorsque la plaque a plusieurs centimètres de diamètre, on peut reconnaître les altérations cutanées qui accompagnent l'alopécie. La principale est l'achromie ; en outre, la région peut être légèrement déprimée au-dessous du tégument voisin ; la surface est tout à fait lisse, habituellement grasse ; il n'y a ni desquamation, ni rougeur, et, quand on prend le tégument entre les doigts, on peut y reconnaître un léger empâtement. Tous ces symptômes répondent aux faits histolo

---

(1) HALLOPEAU, *Discussion sur la séborrhée et les alopécies* (S. F. D., 1896).
(2) DARIER, *eod. loc.*
(3) JACQUET, *eod. loc.*
(4) BROCQ, *eod. loc.*

giques décrits par Sabouraud (dépigmentation de l'épiderme, hypertrophie des glandes sébacées, sclérose du derme). Les orifices glandulaires sont à peine visibles.

Une plaque unique peut s'étendre presque indéfiniment; son accroissement n'est soumis à aucune loi; il est lent ou rapide, régulier ou irrégulier. Lorsqu'il se fait rapidement, on trouve à la périphérie de la plaque un grand nombre de poils massués.

Mais, très souvent, il existe des plaques multiples; leur nombre peut être considérable. Sur le cuir chevelu, elles arrivent à fusionner et dessinent alors des aires alopéciques polycycliques.

On peut arriver ainsi à la déglabration totale de la pelade décalvante. Celle-ci survient très rapidement après une période où des plaques isolées ont grandi lentement; en quelques jours, tous les cheveux tombent.

Les caractères cliniques des plaques peladiques sont les mêmes dans toutes les régions pilaires et toutes peuvent être atteintes, sourcils, cils, moustache, barbe, aisselles et pubis.

La croissance de la plaque peladique s'arrête : à ce moment, les cheveux de la bordure sont adhérents et ont leurs caractères normaux; la présence de cheveux massués est rare. Des follets apparaissent sur la plaque, d'abord très fins et non adhérents, puis plus solides et plus épais, mais restent blancs.

La récidive *in situ* est commune : les follets tombent; plus tard seulement, des poils normaux apparaissent et la guérison complète, définitive, se produit.

Une forme un peu différente au point de vue objectif est décrite par Besnier sous le nom de pelade à cheveux fragiles. La régularité des aires est moins parfaite, parce que sur les plaques il reste des cheveux pigmentés, cassés à peu de distance de la peau. Ce sont des poils morts, restés en place, qui n'ont aucune adhérence; si on a coupé les cheveux, ceux qui sont ainsi compris sur la plaque ne repoussent plus.

Besnier a signalé l'intérêt qu'offrent certaines localisations de la pelade. Par exemple, à la nuque, on observe une forme presque serpigineuse; elle envahit la lisière du cuir chevelu et dessine sur ce trajet une aire alopécique de plusieurs centimètres de large s'étendant d'une oreille à l'autre; les pelades qui affectent ce siège sont particulièrement longues (Besnier) : ce sont-elles que, plus récemment, Sabouraud a qualifiées d'*ophiasiques*.

2° **Pelade décalvante.** — Sous le nom de pelade décalvante, on ne comprend pas seulement la pelade généralisée; il existe des pelades décalvantes limitées, par exemple, celle du cuir chevelu. Elles résultent, dans tous les cas, de la fusion des aires peladiques entre elles avec alopécie totale.

Dans les cas généralisés, qui ne sont pas rares à l'hôpital Saint-Louis, il ne reste plus de poils sur toute la surface du corps, ou l'on y trouve seulement quelques bouquets pileux, blancs en général.

La peau est, dans les régions pilaires, dépigmentée, blanchâtre.

Sabouraud décrit deux stades dans cette évolution : la pelade décalvante à tégument gras, la pelade décalvante à tégument sec.

Dans la pelade à tégument gras, la peau est épaissie, molle et rénitente. Sa surface est brillante ; au doigt, elle donne une sensation grasse ; elle est parsemée d'orifices très nombreux ; quand on presse la peau de chaque orifice, il sort un peu de sébum.

A cette période, il existe peu de follets et chacun est formé de 10-15 petits cheveux imperceptibles réunis dans une gaine cornée.

Dans la pelade à tégument sec, on trouve sur la peau qui est sèche, squameuse, des follets incurvés, très fins, très nombreux. Quand on presse la peau, on observe de nombreux orifices dilatés comme dans la « peau de mandarine » ; il sort de la sueur, non du sébum.

La sécheresse du tégument indique des lésions moins avancées que dans l'état gras, et toute pelade décalvante doit, pour guérir, passer par la période de tégument sec (Sabouraud).

Cette guérison est rare ; parfois des poils presque normaux reparaissent, puis tombent de nouveau : les récidives sont fréquentes.

PRONOSTIC. — Dans la pelade vulgaire, la guérison, par un traitement approprié, est de règle, mais la durée, qui, le plus souvent, ne dépasse pas de trois à six mois, peut, exceptionnellement, atteindre des années. La guérison peut être promise au malade lorsqu'on ne trouve plus autour des plaques des cheveux venant sans résistance au doigt (Besnier).

La pelade décalvante détermine souvent l'alopécie définitive ; quand elle guérit, ce n'est qu'après de longues années ; c'est donc une maladie des plus pénibles au point de vue de l'esthétique.

DIAGNOSTIC. — Les teignes du cuir chevelu, sauf le favus, ne donnent pas lieu, par elles-mêmes à de l'alopécie ; celle-ci survient comme complication due à des abcès, à de la dermite, etc., et présente les caractères des alopécies cicatricielles sur lesquels nous allons revenir. Même s'il y a des cicatrices alopéciques, on trouve des cheveux trichophytiques bien distincts des follets peladiques, non atrophiés à leur racine, courts, décolorés, mais réguliers dans le type Gruby-Sabouraud, — gros, s'écrasant entre les mors de la pince, n'atteignant pas la surface de l'épiderme, dans la trichophytie à grosses spores. Il faut, bien entendu, si l'on hésite, faire l'examen des poils à la loupe, puis au microscope.

Parmi les maladies qui peuvent être confondues plus aisément avec la pelade, nous distinguerons deux classes :

Les *alopécies non cicatricielles*.

Les *alopécies cicatricielles*.

Parmi les alopécies non cicatricielles d'origine toxi-infectieuse, la plus commune est l'alopécie syphilitique. Les aires alopéciques sont mal limitées, disséminées en clairières sur toute la surface du cuir chevelu ; en dehors d'elles, tous les cheveux viennent sans résistance à la traction. Dans d'autres infections telles que l'érysipèle à sa dernière période et certaines formes de tuberculose à leur début (Leredde), les poils tombent irrégulièrement, sans formation de plaques déglabrées. Il en est de même dans les alopécies liées à la séborrhée chronique ; chez l'homme, elles débutent par le sommet du crâne et les tempes, et s'étendent peu à peu en arrière.

Les *cicatrices anciennes du cuir chevelu*, dues à des blessures ou des lésions infectieuses locales telles que des furoncles, des abcès ou des pustules d'impétigo, n'ont pas de forme arrondie ; elles sont linéaires, parfois angulaires ; leurs bords sont gaufrés, les cheveux voisins sont solides.

Le *lupus érythémateux* du cuir chevelu se distingue facilement des pelades vraies ; on y trouve des taches blanches, alopéciques, mais de surface et de contours irréguliers ; elles sont bordées de lésions lupiques en évolution d'une couleur rouge foncé, à surface squameuse avec dilatation des orifices glandulaires.

Les *cicatrices du favus* sont irrégulières, et l'on y trouve des cheveux dont les altérations sont très différentes de celles du poil peladique, ou bien, si la maladie est arrêtée, des cheveux sains.

Il existe une série de *maladies inflammatoires, parasitaires* du cuir chevelu, qui donnent lieu à une alopécie en aire, étendue autour du foyer d'infection : tantôt, cette alopécie est passagère (impétigo avec dermite, folliculites staphylococciques banales) ; tantôt, elle est persistante, parfois définitive (pseudo-pelades, alopécies peladiformes). Lorsqu'on trouve des lésions inflammatoires en activité, pustulettes, croûtes, rougeurs, ou des cicatrices vraies au centre des foyers alopéciques, il est facile d'éliminer la pelade ; mais, dans certaines pseudo-pelades, il n'y a d'autre phénomène apparent que l'alopécie. La maladie a une marche lente ; autour de certaines plaques, on peut trouver des poils sains ; autour d'autres, des poils à gaine vitreuse ; on ne trouve pas de cocons séborrhéiques remplis de bacilles, etc. Dans tous les cas, on tiendra compte de la multiplicité des foyers : dans la *folliculite décalvante*, en particulier, qui constitue un type clinique nettement caractérisé la macule centrale, consécutive à la chute de la croûte que l'on voit pendant longtemps au centre de la plaque dénudée, peut, à la longue, s'effacer ; on évitera une confusion avec la pelade en tenant compte des dimensions restreintes des plaques alopéciques qui ne dépassent guère celles d'une pièce de cinquante centimes, de leur état stationnaire, des caractères identiques de toutes les plaques coexistantes, de la présence dans le centre de quelques-unes d'entre elles de la folliculite initiale ou de ses vestiges, de l'absence de cheveux massués.

Le *vitiligo du cuir chevelu*, qui produit habituellement des plaques

de calvitie, peut, surtout chez l'enfant, se traduire par des aires alopéciques, peladoïdes, *complètement achromiques*. Tout autour, les
cheveux sont solides; souvent, il existe une hyperpigmentation à la
limite; souvent, on observe du vitiligo sur le corps.

La *pelade ophiasique* se distinguerait facilement, d'après Sabouraud, de la *pelade vulgaire*, par sa localisation symétrique, d'abord
diffuse, puis totale, dans la bordure postérieure du cuir chevelu; la
peau y serait mince et sèche; il n'y existerait pas de bordure de poils
venant sans difficulté à la pince. Elle disparaîtrait toujours vers la
quinzième année. Suivant l'un de nous (H.), ces signes ne sont rien
moins que certains; il a vu, chez l'enfant, les localisations dites
ophiasiques s'accompagner des altérations des cheveux qui caractérisent la pelade vulgaire et, par contre, chez l'adulte, la pelade vulgaire s'accompagner de ces mêmes localisations.

Dans l'*alopécie déterminée par l'acétate de thallium* en injections
hypodermiques, l'infiltration du cuir chevelu est généralisée (Jeanselme) : en deux ou trois jours, les rares cheveux qui persistent
n'ont pas le caractère peladique; il ne s'agit pas d'alopécie en
aires.

L'énumération que nous venons de faire comprend les principales
maladies peladoïdes. Il est probable que quelques autres restent à
classer. Il en est ainsi de la forme généralisée en clairières avec aspect
lisse du cuir chevelu, rappelant l'aspect du favus (H.), et d'autres
variétés observées par Sabouraud chez l'enfant.

Traitement. — Tout malade atteint de pelade doit se servir
d'instruments de toilette, brosses, peignes, etc., qui ne servent
qu'à lui et sont journellement désinfectés. Cette mesure est d'une
application indispensable dans les écoles, les casernes, etc.

A notre avis, les enfants atteints de pelade peuvent être admis
dans les écoles, si les mesures que nous venons d'indiquer sont
suivies à leur égard, s'ils ont la tête couverte d'une manière permanente et si le traitement convenable est suivi.

Chez tout peladique, des nettoyages quotidiens ou biquotidiens
de la tête sont indispensables. Chez l'homme, on les fera avec de la
benzine, de l'éther officinal, de l'éther de pétrole ou, de préférence,
avec de l'eau de Panama à 30 grammes par litre, du savon au
Panama ou du tétrachlorure de carbone purifié (H.); chez la femme,
l'acétone et ce dernier produit sont d'un maniement facile. Une friction sera faite ensuite, également sur tout le cuir chevelu, avec la
lotion parasiticide précédemment formulée (p. 287) : ces mesures
sont indispensables pour prévenir la formation de nouveaux foyers.

Le traitement local des lésions peladiques comporte, comme
indications principales, l'épilation de la bordure; elle doit porter
sur les follets et sur les cheveux sains; ceux-ci doivent être enlevés
sur une largeur de 1 centimètre; la surface alopécique est soumise

ensuite à l'action de topiques, soit irritants, soit parasiticides ; il faut avoir soin, dans ce traitement local, d'empiéter sur les parties saines, en apparence, qui entourent l'aire alopécique.

L'irritation peut être produite par l'*acide acétique* : On fait des frictions quotidiennes avec une solution de 3 à 5 grammes de ce produit dans 30 grammes d'un mélange à parties égales d'alcool et de chloroforme (Besnier).

Le sublimé peut être associé à l'acide acétique dans la proportion de 1 p. 50. Il a l'inconvénient d'être très douloureux.

L'un de nous (H.) a employé avec avantage l'*essence de Wintergreen* dissoute à parties égales dans l'éther (1).

Sabouraud recommande le traitement par la pommade cadique dans les pelades extensives où l'état séborrhéique de la tête est prononcé en dehors des plaques. On emploiera du glycérolé cadique de 1 p. 5 à 1 p. 20 en applications sur la tête, le soir. Le matin, on enlèvera le glycérolé avec de l'acétone. On peut du reste combiner ce traitement avec des frictions excitantes sur les plaques malades : on les pratiquera tous les trois jours.

Les applications de *vésicatoire liquide*, renouvelées dès que l'épiderme s'est reformé, amènent une irritation prolongée et sont un des traitements les plus actifs des plaques peladiques. Les résultats sont encore meilleurs si l'on badigeonne les surfaces dénudées avec une solution de neuf parties d'acide phénique neigeux dans une partie d'alcool à 95° ; on continue cette friction, à l'aide d'ouate hydrophile, jusqu'à ce que la partie ait pris une couleur blanche ; on lave alors avec un autre tampon imprégné d'alcool à 95° pour enlever l'excès de la préparation précédente ; ces badigeonnages sont renouvelés tous les deux, trois ou quatre jours, suivant le degré d'irritation produite ; il semble bien, d'après l'excellence des résultats obtenus, que l'acide phénique agisse en partie comme parasiticide sur le contage peladique. Il en est de même de la chrysarobine préconisée par Unna, et expérimentée, dans certains cas, avec succès par Du Castel ; l'un de nous (H.) l'emploie à plus fortes doses que ces auteurs sous forme de badigeonnages quotidiens avec un crayon contenant, suivant la formule de Galewsky (p. 293), le tiers de son poids de chrysarobine ; il a également obtenu de bons résultats d'un crayon semblable à la résorcine ; le premier peut avoir l'inconvénient de rougir les paupières si le malade y porte les mains ; on peut, suivant Kromayer, l'éviter presque complètement si l'on substitue à ces topiques la lénirobine associée à l'eugallol à la dose de 10 à 20 p. 100 dans le chloroforme. L'action phlogogène de ces médicaments ne peut suffire à en expliquer les effets ; ils ont, en toute évidence, une action spécifique sur le contage peladique (H.).

(1) Hallopeau, *Traitement de la pelade par l'essence de Wintergreen* (*S. F. D*,, 1893). — *Traitement de la pelade* (*Congrès de thérapeutique*, 1889.)

Dans les cas de pelade de la barbe, les poils seront coupés courts avec des ciseaux courbes ; les lavages quotidiens, les applications modificatrices sur les surfaces malades, seront faites comme dans la pelade du cuir chevelu.

Jacquet a proposé de traiter la pelade par l'irritation mécanique : il pratique chaque jour, au moyen d'une brosse à soies de porc, des percussions sur la plaque ; ce mode de traitement est à l'étude. (L.)

PELADE OPHIASIQUE

La pelade de l'enfant serait, d'après Sabouraud, une maladie distincte de celle de l'adulte ; c'est elle qui a été vue par Celse (Area Celsi) : on peut lui donner le nom de pelade ophiasique en raison de son aspect serpentiforme.

Cette pelade se développe surtout chez des enfants de six à dix ans ; elle est d'autant plus grave que l'enfant est plus jeune.

On constate à l'origine, à la lisière postérieure du cuir chevelu, au-dessus de la nuque, quelquefois sur ses parties latérales, une dépilation diffuse, qui affecte des surfaces limitées ; plus tard seulement la dépilation devient totale. L'alopécie est presque exactement symétrique ; s'il existe deux plaques latérales, elles se rejoignent, puis l'affection s'étend sur la bordure du cuir chevelu, jusqu'à la région sus-auriculaire. Quelquefois les plaques apparaissent au contraire au-dessus des oreilles et se rejoignent au niveau de la nuque.

Plus tard, l'alopécie peut s'étendre sur les tempes en restant toujours symétrique, et même sur toute la surface de la tête, soit par progression marginale, soit par apparition de plaques nouvelles qui s'unissent à l'aire principale. Sur la tête, quand la pelade de l'enfant est devenue décalvante, il reste souvent quelques bouquets de poils erratiques ; les cils peuvent tomber.

Les caractères de la peau au niveau des surfaces alopéciques peuvent être, suivant Sabouraud, modifiés ; elle devient sèche, légèrement dépigmentée, finement chagrinée ; elle s'amincit (?) ; on peut y voir de fins bouquets vasculaires, et même de grosses veines apparentes.

Les aires alopéciques sont toujours limitées par des lignes courbes ou festonnées. Les cheveux du voisinage peuvent être sains, sauf ceux de la limite, qui vont tomber, et parmi lesquels on en trouve de cassés, à cassure en balai. Tous ces cheveux sont atrophiés de haut en bas près de leur insertion, et décolorés (l'un de nous [H.] y a observé les cheveux massués de la pelade vulgaire).

La pelade ophiasique a une marche lente, beaucoup moins irrégulière que celle de la pelade vulgaire. Elle guérit au plus tard à la puberté ; cependant, dans quelques cas, Sabouraud a vu persister une alopécie cervicale définitive. La guérison se fait par repousse des cheveux, d'abord à la périphérie, puis au centre.

Celle pelade serait, suivant Sabouraud, la seule qu'on observe chez le jeune enfant ; les observations de l'un de nous (H.) sont en contradiction avec cette manière de voir.

L'origine de la maladie est tout à fait inconnue. Elle se distingue surtout de la pelade de l'adolescent et de l'adulte par ses localisations, par l'absence du micro-bacille d'Unna-Sabouraud dans les utricules périphériques des aires glabres et par la résistance au traitement. Sont-ce là des raisons suffisantes pour l'en séparer? Ne s'agit-il pas, comme le voulait Besnier, d'une simple localisation de la pelade vulgaire? Suivant l'un de nous (H.), on peut invoquer en faveur de cette manière de voir l'identité des cheveux massués que l'on y observe avec ceux qui paraissent appartenir en propre à la pelade vulgaire, et ce fait que, chez l'adulte, la pelade vulgaire peut s'accompagner des localisations ophiasiques.

TRAITEMENT. — Cette affection sera traitée comme la pelade vulgaire. (L.)

PITYRIASIS VERSICOLOR

Le pityriasis versicolor est une affection superficielle de l'épiderme due au *Microsporon furfur* découvert par Eichstedt.

Ce champignon se développe dans la couche cornée, où l'on trouve : 1° des filaments mycéliens irrégulièrement et pauvrement ramifiés, remplis de spores de diamètre inégal, sphériques, réfringentes, séparées les unes des autres par des cloisonnements réguliers ; 2° dans les intervalles du réseau formé par les filaments entre-croisés, des spores libres, à double contour, accumulées en grappes. Il ne pénètre pas dans les poils.

Il est facile d'étudier ces caractères après avoir fait agir la potasse à 20 p. 100 sur la couche cornée enlevée par raclage.

Il n'existe pas de procédé de culture certain du parasite.

Le pityriasis versicolor a pu être inoculé à l'homme (Köbner) ; sa germination dure au moins trois semaines. Sa contagion a été observée, mais elle est rare, les téguments de la plupart des sujets ne lui offrant pas un terrain de culture.

On rencontre de préférence la maladie chez des individus mal tenus, vêtus de flanelle. Sa fréquence chez les phtisiques des classes pauvres est un fait remarquable : l'abondance de la sueur, ses fermentations semblent jouer un rôle important dans le développement de cette dermatose. De Molènes et Costilhes accusent, sans preuves, les fermentations gastriques.

L'affection, rare chez l'enfant, ne s'observe pas chez le vieillard. Elle peut atteindre plusieurs individus d'une même famille.

SYMPTÔMES. — Ses caractères cliniques sont des plus simples. Les taches les plus petites, ponctuées, siègent à l'orifice des follicules pileux (Besnier et Balzer). Elles s'agrandissent, formant des gouttes, des disques, des anneaux et enfin des nappes dues à la confluence de lésions d'abord disséminées, nappes parfois immenses, à contours irréguliers, recouvrant, par exemple, une vaste partie du tronc; parfois, des placards figurés occupent des régions symétriques, telles que les aisselles, les plis des coudes. Autour des nappes étendues, on trouve souvent des éléments isolés.

Les lésions ont une couleur uniforme sur toute leur surface; elle varie du jaune pâle au jaune sale, parfois au brun foncé avec tous les intermédiaires; on l'a comparée à celle du café au lait. Quelquefois, certains des éléments prennent momentanément une teinte rosée, surtout s'ils ont été irrités : la couleur est donc susceptible de varier, d'où le nom donné à la maladie.

Par le grattage, l'action de l'ongle, on enlève, sans faire saigner, des squames en copeaux où l'on peut trouver, par l'examen microscopique, le parasite qui les constitue en partie. Quelquefois, sur le bord des nappes confluentes, la desquamation est spontanée. Les placards peuvent être légèrement saillants.

Le pityriasis versicolor occupe de préférence la partie antérieure du tronc, mais il peut s'observer sur toutes les régions du corps, en particulier sur celles de flexion, à l'exception des faces palmaires et plantaires. Besnier et Doyon l'ont vu se développer sur les parties velues du visage et une fois au front.

Cette affection n'est pas habituellement douloureuse ; elle peut cependant donner lieu à des sensations de prurit parfois assez intenses.

Il en existe des formes anormales : telle est la forme *aiguë* observée chez un enfant de six semaines par A. Fournier et Sabouraud : elle occupait surtout les cuisses et était composée d'éléments érythémato-papuleux circulaires ou polycycliques à périphérie rouge, à centre gris cendré, avec aspect squameux, presque psoriasiforme, de la surface. Le diagnostic de ces lésions ne peut être établi que par l'examen microscopique.

DIAGNOSTIC. — Les *lésions pigmentaires de la peau*, chloasma, syphilide pigmentaire, vitiligo, mélanodermies, et lésions lépreuses, etc., ne présentent pas l'état squameux de la surface cutanée qu'on obtient par le grattage dans le pityriasis versicolor.

Le *pityriasis rosé* est une affection à évolution aiguë, dont toutes les plaques offrent une couleur rosée et où l'on ne trouve pas de grandes nappes confluentes. Lorsqu'on a enlevé les squames du pityriasis versicolor, la peau paraît blanche; la couleur du pityriasis rosé persiste au-dessous des siennes qui sont plus fines et ne peuvent être enlevées en copeaux comme celles-là.

Nous avons vu confondre les *dermatoses séborrhéiques présternales et interscapulaires* avec le pityriasis versicolor ; leur teinte jaunâtre, leurs contours géographiques, leur fine desquamation peuvent prêter au change ; s'il y a doute, l'examen histologique devra être pratiqué : le *Microsporon furfur* est facile à voir.

TRAITEMENT. — La guérison est obtenue par des applications répétées de teinture d'iode, par des frictions, d'abord avec le savon mou de potasse, puis avec des pommades résorcinées, salicylées et soufrées et par des bains quotidiens sulfureux ou de sublimé. Besnier et Balzer insistent sur la nécessité de la désinfection des vêtements, des draps, etc. Les récidives sont fréquentes. (L.)

ÉRYTHRASMA

L'érythrasma est une affection de la couche cornée due au *Microsporon minutissimum* décrit par Burckhardt, en 1859, par Baerensprung, en 1862, et observé pour la première fois en France par Balzer (1).

SYMPTÔMES ET DIAGNOSTIC. — On constate, chez l'homme adulte de préférence, des plaques occupant le plus souvent la face interne des cuisses, au contact du scrotum sur lequel leurs limites sont indistinctes. En général, il en existe une de chaque côté; il n'est pas rare cependant de voir de petits îlots au pourtour de la nappe principale.

Quand il envahit d'autres régions, il siège surtout dans les plis de flexion, mais il ne leur est pas nécessairement limité : c'est ainsi qu'on l'a vu intéresser différentes parties du tronc et des membres, et siéger du côté de l'extension : on doit donc distinguer, à côté de l'érythrasma intertrigo, un érythrasma en surfaces planes (H. Fournier), plus rare et dû à l'extension de la forme précédente ; en effet, dans les formes généralisées, on trouve toujours des plaques ayant la localisation régulière.

Dans les plis de flexion, les plaques sont partagées en deux parties qui souvent se correspondent exactement; cependant, suivant la remarque de Balzer et Dubreuilh, il n'en est pas toujours ainsi : on peut voir, par exemple, la plaque fémorale prendre une plus grande extension que la plaque scrotale.

Les aisselles sont atteintes dans un tiers environ des cas; les bords du sillon interfessier peuvent également être intéressés.

La plaque d'érythrasma est d'une couleur rouge orangé ou, plus souvent, brunâtre, café au lait; elle est généralement uniforme; parfois, elle s'atténue vers le centre, celui-ci prenant une couleur jaunâtre, pigmentaire, ou au contraire s'y accentue; sa surface peut être comme farineuse; souvent, elle est fortement plissée, comme moirée, et donne au toucher une sensation onctueuse comparable à

(1) BALZER, *De l'érythrasma* (*A. D.*, 1883). — BALZER et DUBREUILH, *Observation et Recherches sur l'érythrasma* (*A. D.*, 1884). — H. FOURNIER, art. ÉRYTHRASMA du *Dict. encyclop.*, 1887.

celle du talc (Balzer et Dubreuilh): elle peut être un peu humide.

Les bords sont nettement limités, légèrement surélevés au-dessus de la peau saine, généralement très irréguliers et comme déchiquetés, parfois réguliers : ils décrivent de grands arcs de cercle; on les dirait tracés avec la pointe d'une aiguille (Balzer et Dubreuilh).

On peut, par le frottement, y déterminer un état pityriasique, une desquamation, mais non enlever, comme dans le pityriasis versicolor, un copeau par le coup d'ongle : c'est que l'adhérence de la couche cornée n'y est pas diminuée. Les poils ne tombent pas.

Tantôt l'affection ne se révèle par aucun trouble fonctionnel, et le malade la découvre par hasard : tantôt, elle donne lieu, surtout l'été ou après un exercice violent. à un prurit, ordinairement léger, parfois intense.

Son développement excentrique est des plus lents, et se fait en plusieurs années: il est rare que les placards descendent à mi-cuisse et envahissent la région inguinale.

Parfois, l'érythrasma prend une marche rapide, sa couleur devient plus vive, les plaques s'étendent en surface; c'est surtout alors que l'on peut voir des placards sur le tronc et dans les plis.

De Michele, Ducrey et Reale ont réussi à l'inoculer.

DIAGNOSTIC. — Il est facile. L'érythrasma se distingue de l'eczéma intertrigo par sa sécheresse habituelle, sa coloration, sa surface lisse, la netteté et l'irrégularité de ses contours; du trichophyton par l'absence de vésicules, la desquamation moins prononcé et la régression centrale avancée; du pityriasis versicolor par la coloration, le siège, la régularité des plaques.

L'affection est rare chez la femme, et présente chez elle les mêmes localisations que chez l'homme.

ANATOMIE PATHOLOGIQUE. — A la surface de la couche cornée, existe un feutrage mycélien irrégulier et serré; les tubes. extrêmement minces, pénètrent la couche cornée sans la dépasser: ils sont segmentés. quelquefois légèrement moniliformes (Balzer) et contiennent des sporules: on en trouve aussi de libres entre les tubes; elles sont très petites, de volume inégal. Il est facile de colorer le mycélium, par l'éosine et la potasse, la fuchsine ou la thionine phéniquée. L'érythrasma est inoculable à l'homme (Kœbner).

TRAITEMENT. — Le traitement de choix consiste dans l'emploi de la teinture d'iode. dont on renouvelle, trois ou quatre fois, les applications biquotidiennes, à moins d'irritation: dans ce cas, on suspend le traitement, quitte à le reprendre quelques jours plus tard.

L'huile de cade, l'acide pyrogallique. l'acide salicylique, l'acide chrysophanique, le soufre, le lénigallol, la lénirobine peuvent remplacer l'iode (Voy. Traitement de l'Eczéma séborrhéique).

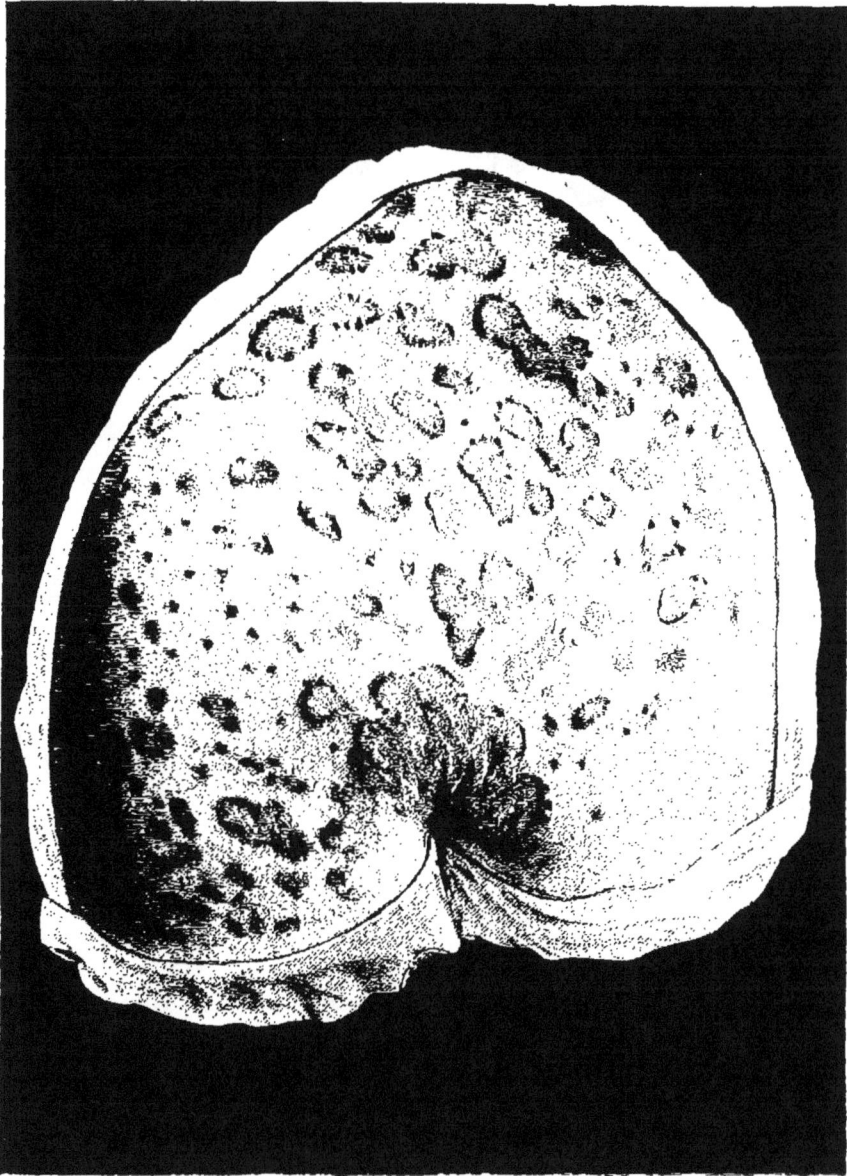

Librairie J.-B. Baillière et fils.

PITYRIASIS ROSÉ DE GIBERT

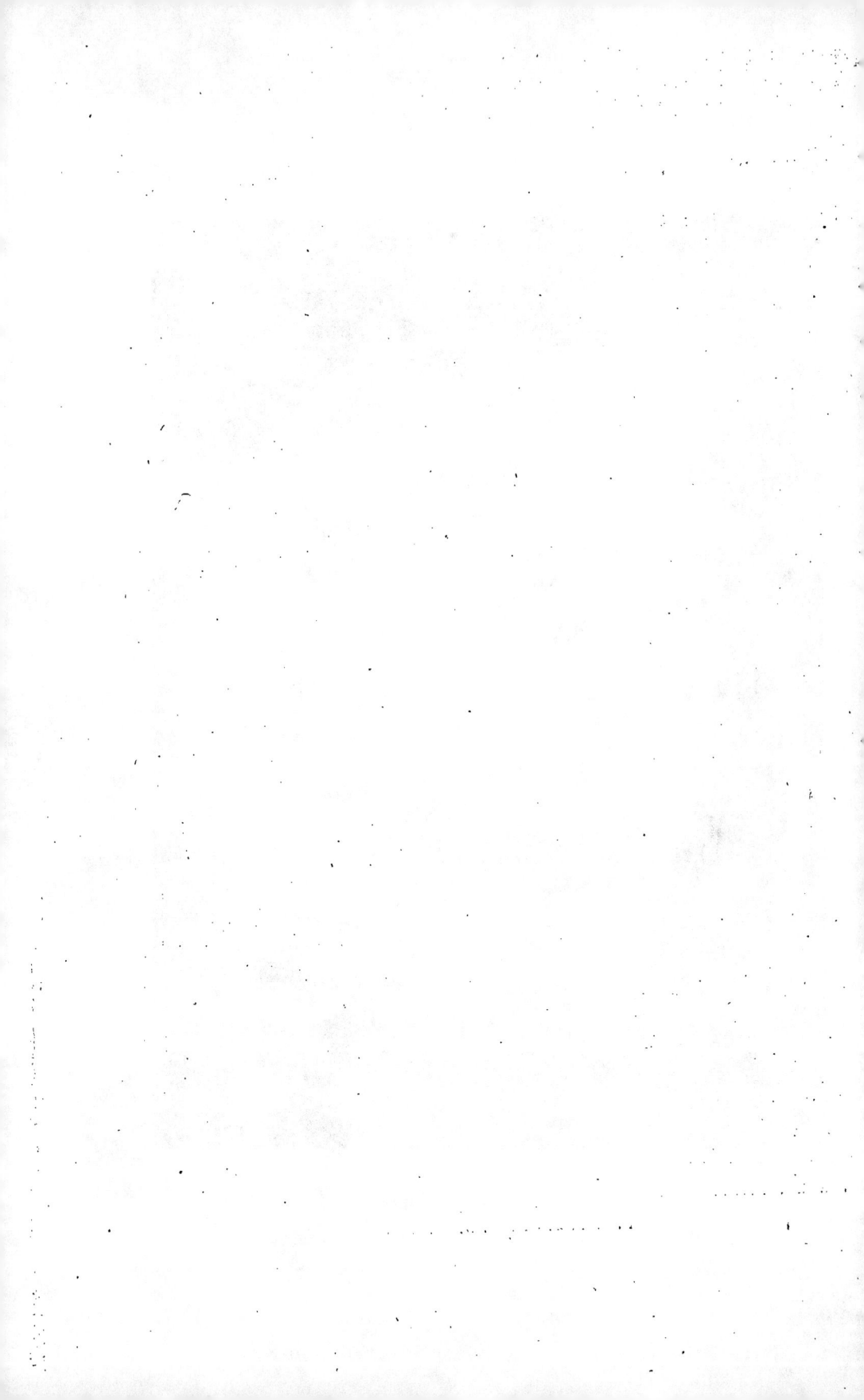

PITYRIASIS ROSÉ

Cette affection a été décrite par Gibert; elle constitue un type clinique des mieux caractérisés. L'école de Vienne la dénomme *herpes tonsurans maculosus* et la rattache à la trichophytie, bien à tort, car elle n'est ni herpétique, ni tonsurante; on n'y trouve pas le trichophyton et son évolution n'a rien de commun avec celle des trichophytons.

L'existence du pityriasis rosé comme type morbide est fondée uniquement sur ses caractères cliniques; sa nature est évidemment parasitaire, mais son parasite nous est inconnu.

Symptômes. — Chez des enfants ou des jeunes adultes, bien plus rarement à un âge avancé, sans cause connue, apparaît, le plus souvent à la partie supérieure du tronc ou au niveau du cou, une « plaque initiale » décrite par Brocq. On ne l'a pas observée avant une période où, déjà assez grande, elle a les dimensions d'une pièce de cinquante centimes : on voit alors un anneau érythémateux arrondi ou allongé, d'un rose clair, à peine saillant à la surface de la peau; le centre en est formé par la peau normale, semble-t-il, ou à peine congestionnée. Son caractère essentiel est la présence, au niveau de la bordure érythémateuse, de squames fines, adhérentes, n'atteignant pas tout à fait le bord de l'anneau. Celui-ci s'étend par son bord externe, tandis que la région centrale se décolore.

On n'a pu étudier cette lésion à un stade antérieur; vraisemblablement, son début est le même que celui des éléments secondaires : ceux-ci surviennent au bout de quatre à quinze jours; cette évolution de la maladie en deux temps est caractéristique (Brocq).

Très rapidement, les lésions cutanées se généralisent, respectant les mains, les membres inférieurs, sauf la partie supérieure et antéro-interne des cuisses, et en général la face. Les premières manifestations apparaissent à la partie supérieure du tronc, les dernières à sa partie inférieure.

On peut alors assister à leur stade initial : on voit, à l'orifice des glandes sudoripares et des follicules pilo-sébacés (Besnier), de petites papules rosées, peu saillantes, qui s'étalent et gagnent excentriquement (Planche VII). Ici, comme dans la plaque initiale, la forme annulaire se réalise : la congestion du derme progresse à la périphérie en cessant au centre.

A ce stade adulte, les lésions présentent : 1° un centre squameux ou lisse, pâle ou légèrement pigmenté, d'un jaune fauve; 2° une zone limitante de quelques millimètres de large, très peu saillante, rosée si elle n'est pas irritée. A première vue, on distingue une desquamation superficielle, qui s'exagère par le grattage. Les squames se détachent plus facilement au centre qu'à la périphérie.

Il existe des cas où presque tous les éléments restent à

l'état papuleux initial, et deviennent desquamatifs sans s'étendre.

Les dimensions des anneaux pityriasiques sont très variables, chez le même malade, et d'un malade à l'autre ; jamais elles ne dépassent les dimensions d'une pièce de cinq francs. Un fait digne de remarque est leur peu de tendance à un groupement régulier ; les plaques restent isolées les unes des autres et, si elles confluent, ne forment pas d'éléments polycycliques.

Tels sont les seuls signes objectifs ; ils peuvent se modifier lorsque la peau est irritée, ce qui est fréquent sous l'action d'une médication un peu énergique, de bains, etc. : on voit alors la congestion et la desquamation s'exagérer ; les lésions se déforment ; le diagnostic peut devenir difficile.

L'affection peut donner lieu à un prurit, faible ou prononcé.

Sa durée est de quinze à quarante jours. Il se fait des poussées secondaires en même temps que de nouvelles régions sont envahies.

Vers la fin de la maladie, les éléments prennent une coloration fauve, comme s'il se faisait une régression sanguine ; la desquamation diminue ; puis tout disparaît.

Les anomalies ne sont pas rares dans cette dermatose ; c'est ainsi que l'on peut voir les éléments éruptifs former des saillies notables, leur aspect être nettement ortié (H.), leurs squames plus épaissies.

Ces papules s'effacent d'ordinaire rapidement pour faire place à de simples taches ; elles peuvent aussi persister.

Les localisations de pityriasis rosé peuvent aussi être irrégulières ; c'est ainsi que nous l'avons vu se limiter aux membres inférieurs.

ÉTIOLOGIE. — Elle est absolument inconnue ; la maladie n'est pas contagieuse et nous ne savons comment se font ses auto-inoculations. Sa nature parasitaire ressort de son évolution, de son caractère superficiel, de sa curabilité complète, de l'analogie de ses lésions avec celles de l'érythrasma et de l'eczéma séborrhéique. Les conditions de terrain sont évidemment des plus importantes, mais nous les ignorons ; la dilatation d'estomac, à laquelle Jacquet a fait jouer un rôle, ne nous y a pas paru plus fréquente que chez les individus normaux.

DIAGNOSTIC. — Le pityriasis rosé de Gibert doit être surtout distingué de l'eczéma séborrhéique.

Le premier est une affection aiguë, transitoire ; le deuxième est l'expression d'un trouble fonctionnel qui perpétuellement tend à se reproduire ; la séborrhée du cuir chevelu y est de règle, et la peau au niveau du thorax et de la face y est huileuse ; mais ce sont là des altérations tellement banales que l'on ne peut leur attribuer aucune valeur au point de vue du diagnostic. Le centre des éléments du pityriasis rosé est sec ; dans l'eczéma séborrhéique, il est gras. Lorsque l'eczéma séborrhéique s'étend sur le tronc, comme le pityriasis de Gibert, il garde rarement l'aspect figuré qu'il présente dans les régions présternale et interscapulaire.

Les caractères et l'évolution de la maladie conduisent ainsi au diagnostic. Ils permettent également de différencier le pityriasis rosé du *psoriasis* avec lequel il ne peut être confondu que lorsque ce dernier simule lui-même l'eczéma séborrhéique.

La *roséole syphilitique* peut être l'origine d'erreurs. Si, souvent, les médecins non dermatologistes prennent le pityriasis rosé pour une roséole, l'erreur inverse est rare. Les lésions de la roséole ne sont pas squameuses, en général; elles ne semblent le devenir que chez des sujets essentiellement séborrhéiques ; elles prédominent sur les faces latérales du tronc: la présence de taches non annulaires, sans saillie, la coexistence de papules, surtout à la face antérieure des bras, et de plaques muqueuses, etc., permettent le diagnostic dans les cas difficiles, qui sont, nous le répétons, fort rares. Le développement simultané du pityriasis rosé de Gibert et d'une roséole syphilitique a, du reste, été signalé.

La *trichophytie cutanée* se reconnaît à son caractère toujours plus inflammatoire, à la saillie plus grande des bords, à la présence de vésicules, de squames plus épaisses, aux dimensions souvent plus grandes, et au groupement dans des régions asymétriques des plaques éruptives : l'examen histologique permet, dans les cas douteux, de poser un diagnostic absolu.

ANATOMIE PATHOLOGIQUE. — Elle a été minutieusement étudiée par Unna. Les lésions dermiques sont beaucoup plus intenses qu'on ne le croyait : il existe de la congestion, un œdème marqué ; les cellules conjonctives prolifèrent autour des vaisseaux ; on les trouve pourvues de deux ou trois noyaux, en état de karyokinèse fréquent. Les leucocytes sont peu nombreux; on rencontre enfin quelques plasmazellen et quelques mastzellen.

Le corps de Malpighi est en voie de prolifération active, mais irrégulière, très marquée en certains points, très peu en d'autres; la dimension des cônes interpapillaires est très inégale. Les follicules sont notablement hypertrophiés. Entre les cellules du corps muqueux, les espaces sont dilatés, remplis de liquide séreux; ces fentes se poursuivent jusqu'au-dessous de la couche cornée et forment, à la partie superficielle du corps de Malpighi, des vésicules microscopiques, irrégulières, contenant du sérum, quelques cellules épithéliales et rarement des globules blancs.

La couche granuleuse manque, et, au centre des lésions, on trouve la couche cornée, immédiatement située au-dessus du corps muqueux, pourvue de noyaux. Il existe donc ici de la parakératose comme dans l'eczéma séborrhéique ou le psoriasis.

Ces lésions se distinguent ainsi de celles de l'eczéma séborrhéique par la prolifération plus marquée des cellules fixes du derme, l'œdème intense du corps muqueux, le caractère des cavités qui ne sont pas fibrineuses, enfin l'absence de parasites, en particulier de trichophytons et de morocoques (Unna).

NATURE DE LA MALADIE. — L'évolution en deux temps de cette affection limitée au tégument externe est un fait unique en dermatologie et mérite, au plus haut degré, l'attention : en toute évidence, il faut que l'agent infectieux subisse, au niveau de la plaque initiale, une évolution pour se propager, au bout de quelques jours, à la manière d'une fièvre éruptive ; les choses se passent comme dans les périodes initiale et secondaire de la syphilis, avec cette différence essentielle que la maladie reste limitée à l'enveloppe cutanée (H.).

TRAITEMENT. — Nous insisterons peu sur le traitement : l'affection guérit spontanément et il suffit de recommander au malade des précautions hygiéniques, des bains additionnés d'amidon ou de borate de soude. Si l'on veut agir plus énergiquement, on peut employer le même traitement que pour l'eczéma séborrhéique (Voy. cet article), mais en commençant par des doses médicamenteuses *très faibles*, qu'on augmente progressivement, telles que l'acide salicylique à 1 p. 100, la résorcine à 0,50 p. 100, le soufre précipité à 3 p. 100 dans de la vaseline, le lénigallol à la dose de 1 à 2 p. 100. Si la peau est tolérante, on peut ensuite élever lentement les doses. Mais il faut toujours agir prudemment et se rappeler que seul le médecin peut réussir à aggraver cette maladie bénigne. (L.)

MOLLUSCUM CONTAGIOSUM

Synon : *Acné varioliforme* (Bazin).

DÉFINITION. — Le molluscum contagiosum, décrit par Bateman, est caractérisé par des saillies hémisphériques, ombiliquées à leur sommet, dures, de couleur blanche ou rosée, reposant sur la peau saine, remplies d'un magma que constitue une agglomération de cellules caractéristiques.

ÉTIOLOGIE. — Cette maladie se développe par contagion : c'est ainsi que Tommasoli a vu, dans un asile, 56 enfants atteints de cette dermatose, sans que, dans d'autres asiles, il pût en trouver un seul cas. On peut l'observer simultanément sur la figure des nourrissons et le sein des nourrices (1).

La contagion se fait fréquemment par voie génitale.

Il est probable que l'agent infectieux peut également provenir, soit d'animaux, soit de milieux de culture extrinsèques encore indéterminés (2).

(1) BESNIER et DOYON, *Notes de Kaposi*. — VIDAL et LELOIR, *Maladies de la peau*. — NEISSER, *Vierteljahresschrift für Dermatologie*, 1888.
(2) On ne peut en effet s'expliquer autrement un fait constaté par l'un de nous : il s'agit d'un nourrisson élevé à la campagne, dans une maison isolée, qui y contracta cette maladie sans qu'aucun autre habitant de la maison n'en fût atteint. (H.)

La maladie est plus fréquente chez l'enfant que chez l'adulte.

Symptômes. — Les saillies sont en général isolées, mais souvent semées à une faible distance les unes des autres, plus rarement cohérentes ou confluentes.

Leur forme est régulière ; elles s'insèrent largement sur la peau ; cependant, on a cité quelques faits de tumeurs pédiculées.

Leur volume varie de celui d'une tête d'épingle à celui d'un pois ; par exception, on les a vues atteindre les dimensions d'une noisette, et même celles d'une noix (J. Renaut), d'une orange (Besnier).

L'ombilication qui se trouve à leur sommet est un de leurs caractères essentiels ; dans quelques cas, elle est colorée en noir par des poussières.

Au palper, les saillies sont dures, résistantes ; elles ont presque la consistance de la corne ; elles sont du reste vaguement translucides comme elle (Renaut).

Par la pression, on ne réussit pas, de suite, à en énucléer partiellement le contenu ; il faut ouvrir assez largement leur sommet pour en faire sortir, d'un seul coup, comme le bourbillon d'un furoncle, une masse centrale, d'un blanc laiteux.

Les tumeurs sont généralement peu nombreuses ; on a cependant décrit des faits de molluscum contagiosum presque généralisé ; dans un cas publié par Kaposi, il s'agissait de masses confluentes énormes ; tout le cuir chevelu, les joues, le menton, la plus grande partie des membres supérieurs étaient envahis ; on doit à Vidal une observation très analogue ; dans un fait, observé par l'un de nous (1), on voyait, à la partie postérieure de l'un des mollets, une plaque mesurant 5 centimètres sur 3cm,25 ; les éléments y étaient complètement fusionnés en masses à contours irréguliers, atteignant 15 millimètres de diamètre, séparées par des sillons irréguliers, profonds et sinueux.

Ces lésions sont généralement indolentes ; cependant, dans un de nos faits (H.), les masses confluentes donnaient lieu à un prurit intense.

Certaines régions sont atteintes de préférence : telles sont, en premier lieu, celles où la peau est fine, délicate, et les parties découvertes, surtout la face, les paupières, le cou ; les parties génitales sont également des lieux d'élection.

Il est très rare d'observer la guérison spontanée, à moins d'inflammation et de suppuration locales qui amènent l'élimination de la masse incluse ; il se forme alors une cicatrice plus ou moins durable, suivant l'intensité de la réaction inflammatoire.

Anatomie pathologique. — La structure du molluscum contagiosum est bien connue : il s'agit d'une prolifération épithéliale, qu'on a rapprochée des épithéliomes (epithelioma contagiosum, Neisser), mais on discute encore sur la région de l'épiderme aux

_____

(1) Hallopeau, S. F. D., février 1899.

dépens de laquelle elle se développe : pour J. Renaut (1), Kaposi, Gaucher et Sergent (2), les tumeurs se forment dans les glandes sébacées, dont les cellules subissent une évolution anormale : ces auteurs se fondent sur la division de la tumeur en lobes, la présence fréquente de poils à son centre.

Au contraire, pour Neisser et la plupart des histologistes, le molluscum se développe aux dépens des couches profondes du corps muqueux, et on peut s'en assurer en examinant des lésions initiales.

La tumeur est formée d'une masse, pénétrant plus ou moins profondément le derme, entourée de tissu conjonctif condensé. La couche externe de cette masse est constituée par des éléments ayant les caractères histologiques et les réactions morphologiques des cellules du corps muqueux. La masse centrale est composée de corps ovoïdes, tassés les uns sur les autres, qui présentent d'une manière générale les réactions histochimiques de la couche cornée. Ce sont les *corpuscules* du molluscum.

Suivant Virchow, Török, Tommasoli, Kromayer, ces corpuscules sont constitués par des cellules épithéliales transformées; suivant Bollinger, Neisser, Darier, on trouve, dans ces corpuscules, des éléments qui sont des parasites et déterminent les lésions par leur développement dans les cellules épithéliales.

Les corpuscules comprennent, suivant Neisser, un noyau atrophié, une membrane pariétale, qui proviennent de la cellule kératinisée, et des corps de petites dimensions qui seraient en majeure partie des spores. Entre les spores, on peut trouver des corps clairs, ovales, mais terminés en pointe à leur extrémité, et pourvus d'un noyau central contourné : ce sont des parasites, ayant dépassé le stade de spores.

La nature parasitaire de ces éléments, affirmée par Darier, par Neisser qui rapproche les éléments parasitaires du molluscum des grégarines qui déterminent l'épithéliome contagieux des gallinacés, n'a plus aujourd'hui un grand nombre de partisans. Török et Tommasoli ont montré que les corpuscules résistent aux acides minéraux et à la lessive de potasse, au contraire des coccidies. La plupart des auteurs considèrent les formations intra-cellulaires décrites par Neisser comme des produits de dégénérescence cellulaire. De nombreuses proliférations épithéliales, surtout les carcinomes, contiennent des corps de même ordre dont la nature parasitaire n'est plus guère admise.

Les couches des tumeurs du molluscum, intermédiaires à la couche malpighienne et à la masse centrale, présentent des grains colorables par le picrocarminate et dont la nature est interprétée différemment, suivant qu'on veut y voir des parasites ou seulement des altérations

(1) J. RENAUT, *Lyon médical*, 29 juillet 1880, et BESNIER et DOYON, Notes de Kaposi, t. I, p. 216.
(2) GAUCHER et SERGENT, *Arch. de méd. expér.*, septembre 1898.

dégénératives : pour les uns, on y trouve déjà des corps parasitaires, compris entre des granulations de kérato-hyaline ; pour d'autres, il s'agit d'une transformation granuleuse, qui rejette le noyau peu à peu à la périphérie.

Malgré ces divergences, personne ne conteste aujourd'hui la nature parasitaire du molluscum contagiosum ; mais, pour certains, le parasite appartient à l'ordre des coccidies et est visible dans les corpuscules, et, pour les autres, le parasite est inconnu.

Retzius, Vidal, Haab ont réussi à inoculer le molluscum contagiosum d'homme à homme. Le développement est très lent et demande en moyenne six mois. Les inoculations tentées sur les oiseaux au moyen du molluscum de l'homme n'ont pas donné de résultats probants ; on observe cependant chez eux (Sanfelice) des tumeurs ayant tous les caractères cliniques et histologiques du molluscum contagiosum. Ces tumeurs sont inoculables chez les gallinacés (poules, pigeons) ; elles se développent en huit jours.

DIAGNOSTIC. — Le diagnostic n'offre de difficultés que lorsque les saillies sont très petites, ou très volumineuses et confluentes. Quand elles sont très petites, on retrouve à la loupe tous les caractères qui permettent de définir le molluscum de Bateman. Il est rare que, en dehors des tumeurs très volumineuses, on ne trouve pas d'éléments offrant le volume habituel ; mais, alors même que l'on a affaire à des masses ayant le volume d'une noix, on y reconnaît encore les caractères essentiels de cette dermatose, la dureté, la translucidité du sommet, l'absence de réaction inflammatoire à la base, l'indolence. Les masses confluentes peuvent simuler un nævus vasculaire frambœsioïde ; les ombilications les en distinguent. Elles peuvent également offrir de grandes analogies d'aspect avec la maladie de Darier : témoin le cas de Lütz que Kaposi considère comme un cas de molluscum.

TRAITEMENT. — Lorsque les saillies sont très petites, on peut les guérir par des applications locales de savon noir répétées une fois par semaine : on laisse une couche de ce savon en contact avec la peau pendant un quart d'heure, puis on lave à l'eau tiède et on poudre à l'amidon (Besnier). Il est encore plus simple de se servir, dans ces cas, de la curette, comme dans les saillies de volume moyen.

Après avoir aseptisé la peau, on la tend entre deux doigts et, d'un coup sec de curette tranchante, on enlève la tumeur. Le saignement consécutif s'arrête de lui-même, par une application de coton hydrophile.

L'un de nous (H.) préfère le procédé suivant : mettant à profit l'action parasiticide de la teinture d'iode, il introduit, par l'ombilic de la petite tumeur, l'extrémité d'une allumette taillée en pointe et imprégnée de cette préparation, et en écouvillonne ainsi les parois ; il suffit généralement d'une séance pour en amener l'affaissement, puis la disparition.

Les tumeurs volumineuses peuvent être extirpées au bistouri.

Kaposi en a obtenu la disparition rapide par des lavages avec le savon noir auxquels fait suite l'application d'emplâtre soufré et salicylé. (L.)

DERMATOSES MICROCOCCIENNES

On peut prévoir que, dans un avenir prochain, les vieilles appellations attribuées aux dermatoses microbiennes feront place à des dénominations tirées de leur cause prochaine : dès à présent, nous sommes autorisés par les faits à établir une classe qui porte le titre de *dermatoses micrococciennes* (H.).

Il est avéré, en effet, que nombre d'éruptions reconnaissent pour cause prochaine l'invasion du tégument externe par des microcoques; leur rôle pathogénique est aussi manifeste pour nous qu'a pu l'être, pour Bazin, celui des champignons, lorsqu'il a reconnu la nature des teignes faveuse et trichophytique.

Nous aurons à considérer, d'après le contenu des soulèvements épidermiques, deux ordres de ces dermatoses: dans les unes, il est *séreux*, dans les autres, il est *purulent*; nous appelons les premières *séro-dermites micrococciennes*, les secondes *pyo-dermites micrococciennes*.

Nous ne pourrons cependant pas encore prendre pour têtes de chapitres les noms des microbes générateurs de ces diverses maladies; plusieurs raisons nous en empêchent : le même microbe peut donner lieu, suivant son degré de virulence et suivant le mode de réaction du sujet, à des éruptions de nature très diverse ; c'est ainsi que le streptocoque peut être la cause prochaine d'érysipèles (1), de lymphangites, de phlycténoses, de suppurations localisées, que le staphylocoque peut se traduire par des suppurations superficielles ou profondes avec ou sans destruction des tissus, localisées ou ayant tendance à se généraliser ; d'autre part, les espèces microbiennes ne sont pas encore suffisamment déterminées et l'on confond vraisemblablement sous la même étiquette des organismes de nature différente.

Nous devrons donc nous en tenir aux grandes lignes indiquées précédemment.

SÉRO-DERMITES MICROCOCCIENNES

Nous étudierons sous ce titre l'*impétigo*, l'*eczéma*, la *phlycténose* et la *dermatite bulleuse épidémique des nouveau-nés*.

IMPÉTIGO

DÉFINITION. — Nous réservons ce nom à une *dermatose contagieuse et inoculable, caractérisée par la production de vésicules qui aboutissent*

(1) L'érysipèle et l'angioleucite étant décrits dans les traités de médecine générale, nous ne ferons que mentionner ici leur nature streptococcique.

rapidement à la formation de croûtes jaunâtres, mélicériques, guérissent sans laisser de cicatrices et sont dues à l'action d'un coccus spécial (1).

On doit à Tilbury Fox d'avoir distingué l'impétigo des autres affections croûteuses : il lui a donné l'épithète de *contagiosa* ; Unna (2) a établi que l'impétigo dit *vulgaire* ne diffère pas du précédent. Cette dermatose a été particulièrement étudiée et séparée de l'eczéma par Vidal, R. Crocker, Stellwagon, Eichstedt, Leroux et d'autres auteurs.

Étiologie. — La cause essentielle de cette maladie est la *contagion*. Elle intéresse surtout les jeunes enfants, mais ils peuvent la transmettre à des adultes : c'est ainsi que Devergie cite l'exemple d'un domestique qui contracta un impétigo des lèvres après avoir embrassé un enfant atteint au visage de cette maladie.

Dans une famille, dans une école, la propagation se fait avec la plus grande facilité. L'impétigo se développe surtout dans les classes pauvres, où les soins de propreté sont insuffisants. Il se propage par auto-inoculation : nous verrons, en effet, que si ses lésions atteignent de préférence la face et le cou, il existe souvent, sur le corps, le cuir chevelu, les mains, des lésions moins confluentes, qu'explique l'ouverture de la peau soit par des traumatismes, soit par des parasites animaux, tels que des punaises, des acares, des pediculi (ceux du cuir chevelu surtout en peuvent favoriser le développement).

Des enfants sont plus sujets que d'autres à contracter l'impétigo : sans doute, leur tégument constitue, pour son contage, un terrain plus favorable. Les scrofuleux sont-ils, comme on l'a cru si longtemps sous l'influence de Bazin, plus aptes que les autres à être atteints de cette maladie ? On peut en douter, car elle fait défaut chez la plupart de ceux qui sont atteints de tuberculose avérée, tels que les lupiques : l'on doit dire seulement que la suppuration prolongée de la peau et l'altération des muqueuses, dues aux parasites de l'impétigo, déterminent des adénopathies chroniques et l'aspect scrofuleux.

Anatomie pathologique. — Les lésions se développent autour d'un follicule pileux. Dans le derme, on constate la congestion, l'œdème du corps papillaire et de la zone péri-folliculaire et peu ou pas de leucocytose. Les couches profondes du corps muqueux présentent un œdème intense qui élargit les espaces intercellulaires et comprime les cellules, sans autre altération de celles-ci. Cet œdème devient excessif dans la couche épineuse de l'infundibulum pilaire, et un

(1) En limitant ainsi le sens du mot *impétigo*, nous suivons la tendance actuelle de l'école de Paris à appliquer les anciennes dénominations dermatologiques, non à des affections multiples, mais à un seul et même type morbide constituant une véritable maladie. Nous en séparerons l'eczéma dit impétigineux, les pyodermites de Bockhardt et les phlycténoses streptococciques, ainsi que l'impétigo granulata, complication de la phtiriase. (H.)

(2) Unna, *Auspitz Archiv.*, 1880.

liquide séreux, refoulant la substance cornée, remplit celui-ci ; bientôt il se mêle de fibrine.

Quand la croûte tombe spontanément, la peau sous-jacente est kératinisée ; lorsqu'elle est enlevée, on voit une surface qui présente transitoirement un aspect eczémateux et est parsemée de petites érosions.

On trouve, dans ces lésions, des cocci dont la signification a été très diversement interprétée : tandis que Balzer et Griffon (1) les considèrent comme des streptocoques, Sabouraud en fait des staphylocoques ; les recherches récentes d'Unna et de Schwenter-Trachsler établissent qu'il s'agit d'une variété particulière de cocci, offrant les caractères suivants :

Leurs chaînes sont constamment courtes ; elles ne comptent que de 4 à 6 éléments, tandis que l'on en trouve de 50 à 100 dans les streptocoques ; elles ne sont pas incurvées plusieurs fois, mais droites, ou très légèrement infléchies ; on ne les voit jamais s'entrelacer ; les éléments, de forme inégale et irrégulière, sont distribués suivant des axes différents ; leur contenu ne se colore pas uniformément ; s'ils forment des masses, elles sont irrégulières et l'on voit s'en détacher de courts prolongements qui semblent rompus ; au contraire, les éléments des streptocoques sont régulièrement arrondis, distribués suivant un même axe ; ils se colorent uniformément et leurs amas se dissocient en chaînes régulièrement incurvées. Les différences des cultures de cocci impétigineux avec celles des staphylocoques ne sont pas moins frappantes ; leur coloration est ocreuse et parfois blanchâtre ; elle se développe de suite et non tardivement ; elle est entourée d'une zone claire ; l'addition de sucre à l'agar de Koch arrête le développement de ces cultures ; inoculées à l'homme, elles donnent lieu constamment à des vésicules à contenu clair avec rougeur et ultérieurement aux croûtes caractéristiques, et non à des pustules comme celles de staphylocoques : elles n'engendrent jamais de furoncles.

Suivant ces auteurs, il s'agit donc bien certainement de cocci aussi distincts des staphylocoques que des streptocoques (2).

Il n'est pas rare de trouver, concurremment avec le microbe spécial à l'impétigo, des invasions secondaires de staphylocoques ou de streptocoques ; mais on ne les observe pas dans les cas typiques.

Symptômes. — L'impétigo s'observe surtout à la face ; il débute

---

(1) Balzer et Griffon, Bull. méd., 1897.

(2) Cependant, il ne faut pas oublier que Widal et F. Besançon admettent l'unité spécifique de la plupart des microbes disposés en chaînettes ; pour ces bactériologistes, il existe, non des streptocoques, mais un streptocoque, et on peut observer dans la série des formes de ce microbe des variations plus étendues au point de vue culture, forme, etc., que celles qui séparent le coccus décrit par Unna et Schwenter-Trachsler du streptocoque habituel. La description de Unna ne suffit pas à établir qu'il ne s'agit pas du streptocoque vulgaire, ayant pris certains caractères différentiels ni même d'une variété de staphylocoques. (L.)

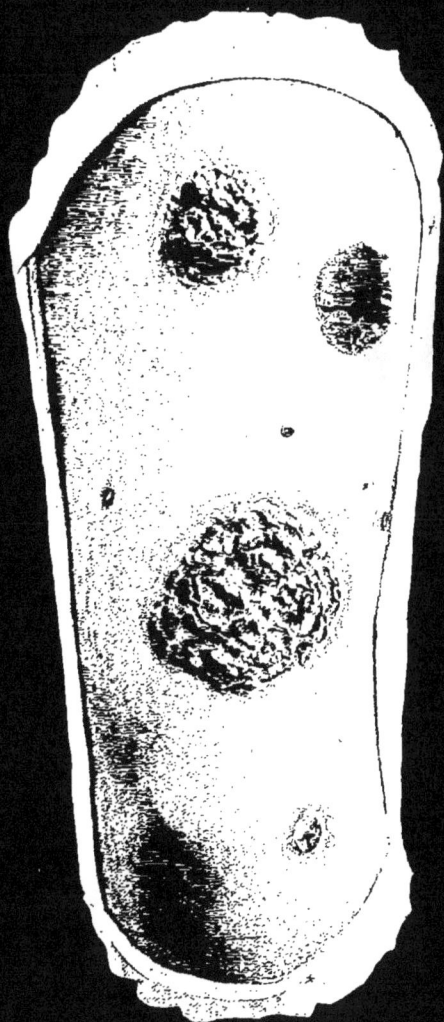

Librairie J.-B. Baillière et fils.

IMPETIGO

par des taches rouges, du volume d'une tête d'épingle à celui d'un petit pois, arrondies, ovales ou irrégulières, parfois un peu saillantes.

En moins de vingt-quatre heures, des vésicules apparaissent dans leur partie centrale, sans prurit et sans cuisson. Le liquide, d'abord jaune-paille, doré ou verdâtre, se trouble, d'ordinaire rapidement ; il peut se concréter en une croûtelle qui se détache sans laisser de traces : il s'agit alors d'une forme abortive (Unna). Plus souvent, se développe, avec ou sans rupture de la couche cornée, une croûte plus volumineuse, épaisse, infiltrée d'un liquide séreux, molle, d'un jaune brillant, dorée ou mélicérique ; tantôt ces croûtes sont irrégulières, tantôt elles revêtent la forme de la vésico-pustule initiale, et restent bien limitées ; tantôt elles figurent des gouttelettes ; tantôt elles se disposent en masses plates, arrondies ; quelquefois, elles revêtent des formes élégantes (Planche VIII). Ces croûtes s'enlèvent avec la plus grande facilité ; autour et au-dessous d'elles, la peau est rouge. Dans certaines formes, elles sont déprimées et l'on y constate la présence de très fines cannelures concentriques, comme dans l'eczéma cannelé de Brocq. Elles peuvent s'altérer et prendre une couleur verdâtre ou brunâtre avec infiltration puriforme ; elles peuvent s'étendre, soit par progression excentrique, soit par confluence : elles forment alors des masses de plusieurs centimètres de diamètre. L'accroissement de ces masses se fait par l'intermédiaire d'une aréole érythémateuse et d'un soulèvement épidermique par un liquide dans lequel on trouve les cocci spéciaux ; si l'on arrache les croûtes par le grattage, elles se reproduisent rapidement. Les croûtes, au bout de dix à quinze jours, finissent par se détacher spontanément ; elles laissent, à leur suite, des macules rouges ou brunâtres, parfois surélevées, qui ne s'effacent que lentement, mais non des cicatrices.

Lorsqu'une plaque éruptive s'affaisse dans sa partie centrale pour s'étendre excentriquement, elle prend le nom d'*impétigo circinata* ; on peut voir, sur des moulages de Saint-Louis, cette éruption se développer aux dépens de l'impétigo vulgaire ; l'aire ainsi circonscrite peut rester un certain temps colorée en rouge sombre.

Les localisations les plus habituelles de la maladie sont, en premier lieu, le pourtour des lèvres et le menton, puis les autres parties du visage, le cuir chevelu ; la maladie se transmet souvent, par le grattage, aux extrémités digitales ainsi qu'aux faces dorsales des mains, parfois aussi sur le bras, aux genoux et aux pieds ; les lésions s'accompagnent, aux extrémités des membres, d'une tuméfaction de la peau ; au cuir chevelu, elles sont disséminées, sauf à la nuque ; si on peut les observer au début, on les trouve constituées par une vésicule trouble autour d'un cheveu ; elles s'ouvrent rapidement et il se forme des croûtes ; à leur suite, elles laissent une macule rouge sans desquamation ; les parties intermédiaires du cuir chevelu restent saines. La maladie peut se prolonger par le fait des réinoculations ou du développement des lésions profondes.

Les réinoculations peuvent se produire à distance ou au voisinage des lésions initiales; parfois, elles se forment sur les points où les croûtes viennent de tomber.

Les lésions profondes qui accompagnent certains impétigos paraissent reconnaître des origines multiples.

Dans certains cas, une inflammation appréciable du derme accompagne le développement des premières vésico-pustules (impétigo eczémateux aigu de Leroux).

Des infections muqueuses peuvent précéder, accompagner ou suivre l'impétigo : nous signalerons la blépharite, la rhinite, la stomatite. Des érosions de la muqueuse labiale, à l'union des lèvres supérieure et inférieure, simulent des plaques muqueuses et, chez les enfants en bas âge, on peut penser à la syphilis.

Des furoncles, des pustules d'ecthyma peuvent se développer sur le corps au cours de l'impétigo.

L'impétigo de la face ou du cuir chevelu s'accompagne, surtout s'il se prolonge, d'adénopathies : c'est ainsi que l'on rencontre, dans la loge sous-maxillaire, la région sterno-mastoïdienne ou à la nuque, des ganglions durs, multiples, dont le volume varie de celui d'un pois à celui d'une bille et dont la rétrocession est toujours des plus lentes.

DIAGNOSTIC. — Les lésions « impétiginisées » ne doivent pas être confondues avec l'impétigo (1). Sous les croûtes, on trouve des lésions qui ont des caractères propres : sous celles de l'impétigo vulgaire, on peut ne voir qu'une légère rougeur : cependant, chez des enfants mal tenus, des lésions persistantes d'impétigo peuvent se compliquer de dermite et même d'ulcérations, surtout au cuir chevelu ; dans ces conditions, des erreurs de diagnostic sont assez communes ; on croit à une syphilide ulcéreuse, par exemple, alors qu'il s'agit d'une dermite banale : l'erreur inverse est encore plus

(1) De l'impétiginisation. — De nombreuses dermatoses sont susceptibles de se compliquer de suppurations superficielles, tantôt abondantes et formant des croûtes épaisses au-dessous desquelles on trouve du pus, tantôt discrètes et se concrétant en croûtes minces. Ce sont des dermatoses « ouvertes » où l'intervention des micro-organismes pyogènes de la peau est possible.

Il en est ainsi par exemple dans la syphilis, le lupus, l'eczéma et surtout les prurigos. Cliniquement, on peut affirmer, pensons-nous, qu'il y a impétiginisation lorsqu'à la suite d'une asepsie superficielle les croûtes tombent et ne reparaissent plus. On peut aussi parler d'impétiginisation lorsqu'à distance de la lésion initiale se développent des pustules qui paraissent l'effet d'auto-inoculations. Mais parfois, il ne se forme pas de pustules à distance, et la suppuration ne tarit pas par l'effet d'une asepsie passagère. Quel rôle jouent les parasites des impétigos dans ces cas? Nous l'ignorons d'une manière générale et en particulier dans la syphilis.

Ils interviennent sans doute dans la formation de la plupart des croûtes, purulentes ou séro-fibrineuses, et modifient les caractères histologiques des lésions. Leur rôle dans l'évolution des altérations cutanées ne peut être déterminé d'une manière générale, et doit être étudié d'abord dans chaque cas particulier.

commune. Pratiquement, toute lésion qui ne guérit pas rapidement par les traitements que nous indiquerons n'est pas de l'impétigo.

Sous le nom d'*eczéma impétigineux*, on confond des eczémas avec infection impétigineuse vraie, surajoutée, et des eczémas qui s'accompagnent d'une sécrétion abondante, se concrétant en croûtes analogues à celles de l'impétigo : dans les deux cas, le prurit fréquent, la rougeur et l'état œdémateux des bords, la confluence des lésions permettront de reconnaître l'eczéma. Cet eczéma est-il compliqué d'impétigo vrai ? en deux jours, par l'asepsie de la surface, toute suppuration sera tarie. S'agit-il d'eczéma impétigineux avec formation croûteuse abondante? les croûtes se reformeront dès qu'on aura supprimé les pansements humides.

Les lésions initiales de l'*ecthyma* sont plus volumineuses que celles de l'impétigo ; elles aboutissent à la formation de croûtes sous lesquelles on trouve des exulcérations ; elles sont entourées d'une aréole érythémateuse.

Il est rare de confondre un impétigo avec un *favus*, mais assez souvent on prend un favus pour un impétigo. Les caractères des croûtes faviques sont parfois ambigus : cependant, elles sont toujours plus sèches, plus cassantes que celles de l'impétigo ; la durée prolongée d'un impétigo du cuir chevelu doit toujours inspirer des doutes au médecin, et lui faire rechercher les *godets*, les *cheveux* et les *champignons caractéristiques du favus*.

On connaît des formes de *lupus* de la face qui se traduisent, à leur début surtout, par des pustules. Ces pustules ressemblent à celles de l'impétigo (lupus impétigineux disséminé), mais, sous le pus, on trouve une ulcération très petite, irrégulière, formée d'un tissu mou qu'on dilacère aisément avec une aiguille.

Les *syphilides impétigineuses* se reconnaissent encore plus facilement : fréquentes au visage, elles envahissent surtout les plis ; sous les croûtes, on trouve des ulcérations, ou tout au moins des érosions ; autour d'elles, on voit un tissu de couleur violacée ou rouge foncé, et, sans qu'il soit besoin de chercher les autres signes de syphilis, le diagnostic d'impétigo peut être éliminé.

PRONOSTIC. — Il peut être considéré comme bénin, sous réserve des infections secondaires qui peuvent résulter du défaut de soins.

TRAITEMENT. — a. *Impétigo des régions glabres.* — Il suffit d'appliquer sur les parties malades des compresses de tarlatane aseptique pliées en plusieurs doubles et imprégnées d'eau boriquée pour faire disparaître en peu de jours les altérations qui caractérisent cette maladie (H.). On peut recourir aussi, avant la période de formation des croûtes, à des lavages fréquents avec l'eau d'Alibour étendue de deux tiers d'eau (Sabouraud) :

Eau distillée......................................	600 grammes.
Camphre à saturation.	
Sulfate de zinc...................................	7 grammes.
Sulfate de cuivre.........................	2 —
Safran	0^{gr},40

ou à la solution de laurénol à 3 p. 100.

Les vésicules et les pustules peuvent être ouvertes avec une aiguille flambée. A partir du moment où les croûtes se forment, le traitement consiste à débarrasser le plus rapidement possible la peau des produits de suppuration et à empêcher les réinoculations.

Des pulvérisations de dix ou quinze minutes, répétées trois fois par jour, avec de l'eau bouillie ou de l'eau additionnée de 5 p. 100 de borate de soude permettent de faire tomber rapidement les croûtes.

Dans de nombreux cas, l'eau d'Alibour, suivant la formule que nous avons indiquée plus haut, offre de grands avantages ; son inconvénient est la fréquence des lavages nécessaires ; il faut que le malade répète les lotions un très grand nombre de fois chaque jour ; traité par des pansements permanents, l'impétigo dure quelquefois plus longtemps, mais le traitement est plus facile.

Si, par exception, la réparation des lésions se fait avec lenteur, il faut appliquer, soit une pommade à l'oxyde jaune de mercure (1 p. 30-1 p. 60), soit du nitrate d'argent à 1 p. 50.

Lorsque l'impétigo s'étend sur le corps, il faut prescrire des bains à l'eau bicarbonatée ou boratée. Les régions malades seront ensuite poudrées et couvertes d'une toile fine.

b. *Impétigo des régions pilaires.* — Chez les adultes mâles et les garçons, il conviendra d'abord de couper les cheveux ; chez les petites filles, on agira de même lorsque les lésions seront étendues et deviendront persistantes.

Lorsque les croûtes n'occupent que des régions limitées, des lotions tièdes suffisent à les enlever ; mais souvent des pulvérisations deviennent indispensables : on emploie les solutions que nous avons indiquées plus haut.

Souvent, il existe de la phtiriase ; on se débarrasse des parasites par les moyens que nous avons indiqués (Voy. *Phtiriase*).

Si la dermite a été prolongée, si l'on constate des points de suppuration, on applique des pansements humides, après avoir fait couper les cheveux. Les plaies, ainsi que les régions où il se produit une suppuration diffuse doivent être touchées au crayon de nitrate d'argent.

Les impétigos de la moustache et de la barbe sont traités par les pulvérisations, les lavages à l'eau d'Alibour à 1/3 ou les compresses imprégnées de la solution biboratée, boriquée et salicylée. Souvent ces lésions sont le début d'un sycosis ; si elles tendent à persister, on épile le malade sans plus tarder.

ECZÉMA

Historique et doctrines. — Willan et Bateman, Cazenave, Gibert, Devergie, ont classé l'eczéma parmi les affections vésiculeuses de la peau ; Biett et Cazenave ont séparé sa forme aiguë de sa forme chronique.

Bazin a montré le rôle considérable des causes externes dans sa production : c'est ainsi qu'il a établi l'existence d'eczémas artificiels parasitaires. Quant à l'eczéma de cause interne, c'était, pour lui, une maladie d'origine diathésique, et trois diathèses étaient susceptibles de le produire : l'herpétisme, l'arthritisme et la scrofule.

A l'époque de Bazin, les dermatologistes français étaient à peu près d'accord, non sur l'étiologie de l'eczéma, mais sur sa description clinique ; ils connaissaient l'eczéma comme une maladie vésiculeuse, aiguë ou chronique ; ils en avaient observé tous les stades et les principales formes. L'impétigo était considéré par tous, sauf Hardy, comme une dermatose distincte, mais ils admettaient un eczéma impétigineux.

L'école viennoise voulut donner à l'eczéma une définition anatomique précise : Hebra fit de cette maladie une *inflammation* superficielle de la peau et *essentiellement du derme*, classée dans le groupe des dermatoses inflammatoires prurigineuses, à côté du prurigo. Il admettait la multiplicité des réactions épidermiques, d'où la polymorphie de l'affection vésiculeuse, pustuleuse, érythémateuse ou squameuse ; l'unité de la maladie était démontrée par la combinaison possible de toutes ses formes.

Le mot *eczéma* n'avait pas pour Hebra, et n'a pas pour Kaposi, le sens clinique que lui donnaient les dermatologistes antérieurs : par exemple, ce que ceux-ci appelaient *impétigo* est, pour ceux-là, une inflammation superficielle de la peau, pouvant se combiner aux variétés, vésiculeuse, érythémateuse, squameuse, de l'eczéma — c'est donc un eczéma. Le mot eczéma a pris ainsi un sens anatomique. Ce désaccord entre les dermatologistes sur la signification de ce terme a créé de longs malentendus qui durent encore. C'est ainsi que, pour Hébra, on pourrait réaliser à volonté un eczéma, chez tout individu, par l'application de substances irritantes : les dermatologistes français ne peuvent admettre cette proposition ; l'inflammation de la peau que l'on provoque ainsi est pour eux une dermatite artificielle et non un eczéma.

Auspitz a compris l'eczéma comme un *catarrhe superficiel* à prédominance séro-purulente, classé dans le même groupe que les érythèmes, où l'hyperémie simple prédomine : il admettait l'existence d'eczémas typiques et paratypiques et en distinguait des variétés papuleuse, vésiculeuse, rhagadiforme, pustuleuse (impétigo) et squameuse.

En 1887, Unna étudia l'eczéma séborrhéique, synthèse de formes dermatologiques observées de longue date. Il fit de cette dermatose un eczéma, parce qu'il y reconnut l'existence d'une *inflammation* du derme et des glandes, qui, dans certaines formes, n'est appréciable que microscopiquement. C'est à ce titre que la séborrhée grasse est, suivant cet auteur, un *eczéma* séborrhéique.

Depuis Unna, beaucoup d'auteurs ont cherché à alléger le cadre de l'eczéma ; avec la plupart d'entre eux nous sommes d'accord aujourd'hui pour en éliminer la dermatose décrite par Unna, et nous l'étudierons dans un chapitre spécial (Voy. *Séborrhéides*). L'impétigo, même en Allemagne, a retrouvé une place dans les cadres dermatologiques ; les dermatites artificielles, qui, dans bien des cas, ont des caractères distincts, sont séparées de l'eczéma.

Besnier a encore cherché à donner un sens anatomique au mot eczéma, élimination faite de l'impétigo et des dermatites artificielles. L'*eczématisation* est, suivant lui, la réaction commune d'affections que nous ne sommes pas actuellement en mesure de classer : les « épidermodermites exsudatives du type catarrhal ».

Nous croyons au contraire que, séparé des séborrhéides, des dermatites artificielles, des trichophyties, de l'impétigo, du prurigo, l'eczéma vésiculeux constitue une maladie où l'on doit comprendre presque tous les faits que l'on dénomme eczéma d'après leurs caractères cliniques (1). Certains types en seront peut-être séparés plus tard, lorsque la bactériologie aura achevé l'étude des épidermites catarrhales.

ÉTIOLOGIE DE L'ECZÉMA. — Suivant nous, l'eczéma est une *maladie parasitaire*, survenant chez des sujets prédisposés.

Nous considérons la présence de parasites, dont certains ont des caractères spéciaux (morocoques d'Unna), dans les vésicules de l'eczéma aigu et les squames de l'eczéma chronique, l'auto-inoculabilité (L.), la transmission par contagion de l'eczéma séborrhéique (Perrin), l'identité des lésions dans les eczémas d'origine externe et d'origine interne (L.), l'action souvent curative de certains parasiticides (H.) tels que l'acide pyrogallique, l'huile de cade, l'acide salicylique et le nitrate d'argent, comme des arguments suffisants à l'appui de la théorie parasitaire (2).

Nous donnons ainsi au mot eczéma un sens étiologique ; les dermatites artificielles en sont éliminées ; l'impétigo est considéré comme une dermatose parasitaire qui en est distincte.

L'origine parasitaire de l'eczéma étant admise, le mode d'action

(1) LEREDDE, *L'eczéma, maladie parasitaire*. Masson ; Coll. Critzman, 1898. — *L'origine parasitaire de l'eczéma*. (*A. D.*, 1899).

(2) Est-il vrai, comme on l'a dit, que l'on ne puisse considérer comme absolument démontrée la nature parasitaire d'une maladie qu'à la condition de pouvoir en déterminer le parasite, le cultiver et reproduire cette maladie par son inoculation

des conditions dans lesquelles il se développe peut être conçu ainsi qu'il suit :

La peau devient un milieu de développement favorable pour le parasite et susceptible de réagir sous son influence suivant le processus eczémateux en raison de causes *externes* ou de causes *internes*.

A. ALTÉRATIONS PRÉALABLES DE LA PEAU. — Il est fréquent d'observer l'eczéma chez des sujets dont la peau offre des modifications générales de structure congénitales ou acquises, en particulier chez les ichtyosiques et chez les vieillards ; il est tout au moins plus rebelle chez eux que chez les individus dont la peau est normale.

Certaines dermatoses se compliquent fréquemment d'eczéma ; il faut signaler d'abord le prurigo de Hebra où l'eczéma est souvent la manifestation principale de la maladie. Rien de plus banal que de voir, dans le prurigo infantile, la face externe des membres supérieurs ainsi que les faces antérieure externe des cuisses couvertes de vastes plaques d'eczéma chronique.

L'eczéma vésiculeux se combine fréquemment aussi avec les séborrhéides. On peut observer, au cours de celles-ci, des poussées aiguës, avec vésiculation, suintement, en particulier au cuir chevelu, à la face, aux oreilles et au pubis.

Enfin, il faut mentionner des altérations profondes qui peuvent avoir une action sur la nutrition de la peau, en particulier les varices des membres inférieurs (eczéma variqueux), les hémorroïdes (certains eczémas de l'anus, l'œdème, etc.).

B. CAUSES EXTERNES. — L'action de la lumière (eczéma solaire), de la chaleur, a été incriminée par certains auteurs : bien plus importante est celle des traumatismes chimiques qui se révèle par la localisation ou la prédominance de l'eczéma aux régions irritées. Le nombre des corps eczématogènes est très élevé ; mais ils ne provoquent pas un eczéma véritable chez tous les individus qui y sont exposés et le rôle du sol cutané reste considérable.

Nous citerons les acides minéraux, les sels à base de potasse et de soude, les essences, et en particulier l'essence de térébenthine, de nombreux savons, surtout le savon noir, l'arnica, les antiseptiques tels que l'acide phénique, le salol, les sels mercuriels, l'iodoforme, qui ont une action nocive pour le chirurgien (eczéma des chirurgiens) et pour certains malades dont la peau offre une susceptibilité particulière, les teintures pour cheveux, causes fréquentes de l'eczéma, surtout chez la femme, certaines substances employées en parfumerie, la chaux, le plâtre, le ciment, etc. Cet eczéma de cause chimique se développe fréquemment, associé ou non à une dermatite artificielle, chez des individus qui font un fréquent usage de substances irritantes

(nous n'en sommes pas encore là pour l'eczéma)? certainement non, car autrement on pourrait, contre toute évidence, la révoquer en doute en ce qui concerne les fièvres éruptives et la syphilis. (H.)

(eczémas professionnels des boulangers, des maçons, des teinturiers, des blanchisseurs, des graveurs, etc.).

Parmi les eczémas de cause externe, on peut encore citer ceux qui se développent consécutivement au séjour de certains liquides de l'orga-nisme, tels que l'urine, surtout chez les diabétiques, les sécrétions nasales, vaginales, la sueur, dans les régions où elle séjourne (plis).

Enfin, les parasites animaux, surtout ceux de la gale, déterminent fréquemment l'eczéma (eczéma acarien).

C. Causes internes. — 1° *Troubles nerveux.* — Si l'eczéma n'offre pas une fréquence particulière chez les individus atteints de grandes maladies nerveuses, il serait commun, pour la plupart des derma- tologistes, chez des individus atteints de troubles névropathiques et beaucoup ont voulu faire de l'eczéma une affection d'origine nerveuse (Leloir, Török). On a signalé l'eczéma en particulier chez la femme à la suite d'émotions, d'ébranlements nerveux (Hardy); d'autre part, les eczémateux seraient fréquemment des individus irritables, à système nerveux débile. Dans des cas exceptionnels, l'eczéma peut se développer sur des territoires nerveux bien limités (Brocq).

2° *Altérations viscérales.* — Les troubles de l'évolution dentaire ont été incriminés chez l'enfant. Les désordres gastro-intestinaux ont une importance particulière dans l'étiologie de l'eczéma chez l'enfant du premier âge. La plupart de ceux-ci, quand ils sont atteints d'eczéma, présentent un gros ventre, des alternatives de diarrhée et de consti- pation, et il n'est pas difficile de constater que leur alimentation n'a pas été ou n'est pas correcte.

Chez l'adulte, la coexistence d'une dyspepsie et de l'eczéma est extrêmement commune; l'un de nous (L.), dans des recherches poursuivies avec A. Robin, a montré que son importance est bien plus grande qu'on ne le croit généralement (1). La constipation est des plus communes chez les eczémateux, mais c'est un symptôme tellement banal qu'il est impossible d'en déterminer la valeur. L'action des troubles hépatiques dans la genèse de l'eczéma est inconnue. Par contre, les altérations rénales ont été incriminées par de nombreux auteurs. Tilbury Fox accusait, dans un grand nombre de cas, l'insuffi- sance de la dépuration urinaire; Thibierge a constaté cependant que l'eczéma est rare chez les rénaux (2). D'autre part, Augagneur et Lépine ont constaté, par le bleu de méthylène, la persistance de la perméabilité rénale chez un grand nombre d'eczémateux.

Kaposi note une fréquence particulière de l'eczéma chez les femmes atteintes de dysménorrhée ou d'affections utérines. Les eczémateux rebelles sont souvent affectés de bronchite chronique, d'emphysème, d'asthme.

3° *Troubles généraux de la nutrition. États diathésiques.* — Les

(1) A. Robin et Leredde, *Acad. de méd.*, 1899.
(2) Thibierge, *Ann. derm.*, 1885.

mieux caractérisés comme générateurs de l'eczéma sont le diabète, la goutte, les diverses formes de lithiase rénale, l'obésité; chez les individus un peu âgés atteints d'eczéma séborrhéique ou d'eczéma des plis, celle-ci est presque constante.

Tous ces troubles de la nutrition, et d'autres encore, se combinent fréquemment chez des individus dont les parents ont souvent offert des troubles analogues. Ce sont eux qu'on appelle des « arthritiques » : il est d'observation que l'eczéma peut coïncider ou alterner avec d'autres manifestations de l'arthritisme.

Hérédité. — L'hérédité de l'eczéma est admise par presque tous les dermatologistes (Hardy, E. Besnier, Brocq, Unna).

Contagion. — Enfin, la contagion possible a été signalée dans les formes séborrhéiques avec des conditions d'observation tout à fait précises : L. Perrin en a rapporté cinq cas.

PATHOGÉNIE. — Après avoir énuméré les causes de l'eczéma, telles qu'elles sont exposées dans les livres classiques, nous pouvons nous demander comment des facteurs si différents peuvent produire des lésions identiques. Quelques dermatologistes ont soutenu que les uns produisent des lésions eczématiformes et d'autres celles de l'eczéma vrai ; mais ils n'ont pu indiquer aucun caractère clinique ou histologique qui permit de distinguer les unes de l'autre, ni, d'une manière générale, les eczémas de cause externe des eczémas d'origine nerveuse ou diathésique.

La multiplicité des causes, l'identité des effets paraissent impliquer la nature parasitaire des eczémas. Comme toute infection microbienne, l'infection eczématique de la peau ne se développe que lorsque le milieu est favorable à la prolifération du parasite, et, en dernière analyse, toutes les causes prédisposantes de la maladie agissent en déterminant essentiellement des altérations chimiques du sol cutané. Des altérations élémentaires que nous observons, les unes déterminent les altérations chimiques, d'autres sont l'expression de la défense de la peau sous la forme d'une réaction séreuse.

Des causes passagères, une défense énergique produisent les phénomènes anatomo-cliniques de l'eczéma aigu.

Des causes persistantes, des altérations graves préalables de la peau, une défense imparfaite, produisent les phénomènes anatomo-cliniques de l'eczéma chronique.

Aucune infection cutanée n'est du reste, plus que l'eczéma, immédiatement sous la dépendance de ses causes et nous en donnerons un exemple frappant à propos de la gale.

Des altérations pré-eczématiques, les plus importantes, c'est-à-dire les altérations chimiques, nous échappent presque complètement ; les altérations sudorales, par exemple, sont presque inconnues ; on sait du reste combien l'étude de la sécrétion physiologique est difficile ; c'est ainsi que nous ignorons même la réaction normale au papier de tournesol, qui varie aisément, et dont on ne peut définir les modifications pathologiques. La présence d'acides organiques ou d'autres composés anormaux n'a pas été recherchée. L'hyperidrose est banale chez les eczémateux, elle est surtout commune chez les laveuses dont les mains sont eczématisées ; parfois celles-ci présentent, au contraire, de l'anidrose.

Enfin, les altérations du sérum sanguin amènent des troubles dans la nutrition du derme et de l'épiderme.

L'œdème de la peau, qui s'associe si fréquemment au prurit, joue peut-être un rôle dans le développement du parasite de l'eczéma (eczémas liés au prurigo); mais, en général, on doit plutôt le considérer comme un phénomène de défense.

Nous connaissons beaucoup mieux, mais non encore dans tous leurs détails, les altérations anatomiques qui précèdent l'eczéma : certaines agissent en facilitant aux parasites l'accès des couches profondes de la peau ; la plupart sont des facteurs de gravité et de chronicité de la maladie. Celle-ci paraît constituée, dans certains cas, par des poussées aiguës qui se renouvellent incessamment au niveau de la peau dont les sécrétions sont altérées et qui est nourrie par un sérum sanguin ou lymphatique anormal. Dans la plupart des cas, l'eczéma chronique s'accompagne de lésions graves, de lichénification eczématique qu'on aurait tort de considérer comme dues uniquement au parasitisme. Sans doute celui-ci intervient, mais les lésions essentielles ne lui sont pas dues (dermatite artificielle latente, sclérose prurigineuse).

Après ces généralités, nous devons entrer dans le détail des faits, et étudier la pathogénie de l'eczéma dans les différents cas où on l'observe.

Le sillon et la vésicule acarienne réalisent les conditions de culture les plus favorables aux parasites de l'eczéma (suivant Unna, la vésicule acarienne contient des morocoques). Chez de nombreux galeux, on trouve des lésions eczématiques aux lieux d'élection de la maladie, et, quand on les surprend à leur origine, on les voit déborder le sillon ou la vésicule qui en sont le point de départ.

L'infection acarienne crée les conditions de développement de l'infection eczématique, mais, dès que la première disparaît, la deuxième s'arrête, sauf dans des cas très rares où nécessairement il faut admettre une prédisposition (c'est-à-dire l'existence d'une autre cause), qui amène la permanence de l'eczéma. Rien n'est plus instructif que de voir un eczéma acarien guérir rapidement à la suite de la frotte. Les préparations soufrées ont pourtant un effet déplorable sur l'eczéma vulgaire : l'eczéma acarien ne diffère de celui-ci, ni par ses lésions, ni par sa cause microbienne, mais, seule, la gale a créé le terrain favorable à son développement : lorsqu'elle a disparu, le terrain ne permet plus le développement du parasite.

Ce fait à lui seul révèle le rôle que les conditions locales de la peau jouent dans l'eczéma ; elles créent la gravité de la maladie, elles en amènent la guérison.

D'autres lésions, dans lesquelles la peau est ouverte, peuvent précéder l'infection eczématique : ainsi les *lésions de grattage* lui servent souvent de porte d'entrée. Cependant, l'eczéma consécutif à la phtiriase, même très prolongée, est assez rare; dans le prurigo de Hebra, au contraire, l'eczéma est banal; mais ici, comme nous le verrons, des conditions plus complexes interviennent et le grattage ne fait que favoriser les auto-inoculations et les réinoculations.

Chez les *ichtyosiques*, l'eczéma est fréquent, souvent intense et rebelle. On sait que, dans l'ichtyose, la vascularisation de la peau est diminuée, que les glandes sudoripares y sont altérées et que la sécrétion sudorale y est considérablement réduite. Ce sont là des conditions qui expliquent la gravité de l'eczéma; les lésions de la surface, hypertrophie de la couche cornée et atrophie du corps muqueux, interviennent également et favorisent l'inoculation eczématique. Cependant, tous les ichtyosiques n'ont pas d'eczéma : il serait intéressant d'étudier chez eux les conditions pathogéniques accessoires de celui-ci; ce serait l'occasion d'en pénétrer plus profondément le mécanisme général.

L'eczéma est fréquent chez les *vieillards* et surtout grave. En dehors des altérations générales de la nutrition qui, chez ces derniers, modifient le sol cutané, il faut tenir grand compte des lésions de la peau ; elles se rapprochent, à certains points de vue, de celles des ichtyosiques : atrophie de l'épiderme et des papilles, diminution de la vascularisation et des sécrétions.

Nous avons déjà indiqué comment nous comprenons les rapports de l'eczéma et des *dermatites artificielles* : aiguës, celles-ci créent des conditions de culture favorables, par l'œdème dermique, par les fissurations épidermiques ; chroniques et latentes, révélées cliniquement par l'état plissé, sec et atrophié de la peau à la face dorsale des mains, par son plissement exagéré et persistant à la face palmaire, elles agissent de même; la localisation, la chronicité de l'eczéma s'expliquent aisément dans ces conditions.

Ajoutons que les eczémas professionnels se développent de préférence à un âge un peu avancé et que la régression sénile joue un rôle à cet égard (1).

Tenneson insiste sur les lésions de la figure qui sont dues au savonnage quotidien et qu'on observe en particulier chez les enfants jeunes : c'est là une dermatite artificielle qui se traduit par une rougeur plus ou moins vive des joues, la sécheresse, l'état squa-

(1) LEREDDE, *Étiologie et pathogénie de l'eczéma* (*Presse méd.*, 8 mai 1897).

meux et le plissement de la peau ; parfois cette dermatite artificielle se complique d'eczéma.

Du reste, lorsque l'eczéma est développé, la peau ouverte, des corps, *qui normalement n'irritent pas la peau normale*, deviennent dangereux et contribuent, ainsi que les lésions anciennes de dermatite artificielle, à la persistance de la maladie : c'est ainsi que le savonnage des mains eczématisées est tout à fait nocif ; nous reviendrons sur ce fait aux chapitres *Prophylaxie* et *Thérapeutique*.

Les irritations dues aux *sécrétions pathologiques* interviennent encore dans l'eczéma de cause externe. Sur la moustache, quand il n'est pas dû à l'extension d'un eczéma de la barbe, il est consécutif à un coryza, soit par l'inoculation directe des parasites de celui-ci, soit par infection secondaire de la peau qu'irritent les sécrétions de cette maladie. La première théorie est peu probable, car l'eczéma de la moustache se comporte comme un véritable eczéma et il faudrait admettre l'existence d'un coryza eczématique. Lorsque les lésions du nez sont guéries, l'eczéma disparaît, sauf dans les cas invétérés où des infections multiples ont produit des altérations dermiques graves.

Le siège de l'eczéma dans les plis montre le rôle que peuvent jouer dans sa production les altérations sudorales et sébacées; on l'observe chez des sujets gras, qui n'ont pas toujours un soin suffisant de leur peau : sans que les modifications de la sueur et du sébum soient bien définies chez ces individus, elles sont sans doute considérables. Dans les plis où la peau est en contact avec elle-même, ces produits, même sécrétés normalement, s'altèrent, des agents de fermentation lèsent l'épiderme et l'eczéma s'inocule aisément. Mais chez les obèses, souvent des plis sont atteints où le contact ne peut intervenir, par exemple, ceux du coude et du jarret : il faut tenir compte, chez eux, d'autres conditions, telles que la résistance moindre de la peau dans ces régions, les modifications des produits de sécrétion n'en donnant pas une explication suffisante.

Comme les causes externes, les causes internes agissent en altérant la résistance de la peau par modification de ses sécrétions, par lésion de ses éléments anatomiques, etc.

L'intervention des *troubles du système nerveux* dans la genèse de l'eczéma ne s'explique pas, si on ne fait intervenir des altérations de sécrétion, des troubles de circulation cutanée. L'eczéma limité à des territoires nerveux s'explique facilement de cette manière et démontre l'existence d'une névrite. Quant aux eczémas d'origine émotive, ils exigent toujours une enquête sérieuse; beaucoup des observations publiées sont loin d'être démonstratives. Si un trouble moral grave peut produire un eczéma, on serait obligé, croyons-nous, d'admettre qu'il peut suffire à provoquer des altérations sanguines, ou des altérations cutanées, *qui ne sont pas de l'eczéma*, mais en favorisent le développement (L.).

Toutes les altérations du *chimisme urinaire* révèlent des altérations du milieu intérieur sanguin et lymphatique; ce sont ces dernières qui, dans les troubles de la nutrition, amènent l'eczéma en modifiant l'équilibre des fonctions de la peau. Qu'il s'agisse de la goutte, du diabète, de la lithiase rénale, de troubles de la nutrition encore mal déterminés et mal classés, le mécanisme de l'eczéma est le même; toujours, il se développe sur des téguments dont la nutrition est défectueuse, et les causes internes agissent sur celle-ci comme les causes externes. Tous les troubles généraux de la nutrition pouvant être héréditaires, l'eczéma héréditaire n'est pas d'une interprétation difficile. Quant aux *altérations viscérales* qui ont été accusées, certaines sont indifférentes; d'autres résultent d'une altération sanguine qui favorise d'autre part la production de l'eczéma; d'autres enfin agissent directement sur la composition du sérum sanguin. Il est impossible de définir l'eczéma arthritique, car il faudrait auparavant définir l'arthritisme lui-même. Tout ce que nous savons, c'est que l'eczéma coïncide souvent avec des manifestations morbides qu'on a rapportées à cette diathèse, telles que des migraines, des dyspepsies, de l'asthme, des hémorroïdes, des arthralgies, etc.

Les rapports de l'eczéma et du *prurigo* offrent une importance majeure et méritent une étude particulière.

a. De toutes les lésions cutanées visibles qu'on observe dans le type du prurigo de Hebra, l'eczéma, localisé aux faces externes des membres ou plus étendu, est, en dehors des lésions de grattage, la plus banale, parfois la seule. Chez l'enfant jeune, des éléments d'urticaire, des papules de prurigo (séro-papules de Tommasoli) sont des symptômes de la maladie, mais l'urticaire disparaît de bonne heure, les papules de prurigo, très nombreuses et bien caractérisées chez certains enfants, sont difficiles à observer chez d'autres : il est possible, d'ailleurs, que la séro-papule ne soit pas un élément nécessaire de cette maladie, et que celle-ci puisse exister sans qu'il se révèle.

Nous avons vu, comme E. Besnier, un type de prurigo analogue se développer chez l'adulte.

A côté de ces prurigos généralisés, intenses, on rencontre, en particulier chez l'adulte, des types atténués et limités. Il est fréquent d'observer, dans des eczémas lichénifiés peu étendus, du prurit et des lésions de grattage, *parfois généralisés à toute la surface du corps*, parfois limités au voisinage de la lésion eczématique seule.

Enfin, l'eczéma aigu survient souvent chez des individus qui offrent du prurit et des lésions de grattage depuis un certain temps, et souvent, avant l'éruption, on observe des éléments de prurigo, de *lichen simplex aigu* (Leredde).

b. Ces faits permettent d'arriver à des cas plus complexes où l'eczéma survient à peu près en même temps que le prurit; c'est dans ces faits qu'on observe ce que Hebra et Kaposi décrivent sous le nom d'*eczéma papuleux* : des saillies rouges qui, rapidement, se vésiculisent. Ces lésions d'eczéma papuleux peuvent être considérées comme des altérations de prurigo, de lichen simplex aigu, qui s'eczématisent de suite, et nous considérons les cas de ce genre comme des plus fréquents.

Le prurigo de Hebra, le prurigo diathésique ont été attribués à des causes multiples ; leur pathogénie est tout à fait obscure : des troubles diathésiques, des troubles nerveux ont été incriminés par de nombreux auteurs ; on tend, depuis quelques années, à rattacher ces prurigos à un trouble de nutrition, en particulier à des troubles gastriques (Barthélemy, Besnier, Feulard) ou à des troubles urinaires (Besnier).

Or, si l'on examine le suc gastrique des individus atteints de prurigo de Hebra, de prurigo diathésique, de prurigos circonscrits, d'*eczéma prurigineux avec formation de papules*, on constate d'une manière constante l'existence de fermentations, principalement butyriques (1).

Souvent la dyspepsie est alors latente, *aucun symptôme ne la révèle.*

La guérison des fermentations gastriques amène la guérison du prurit et des lésions cutanées ; ainsi se trouve établie la relation de cause à effet entre les troubles gastriques et les altérations de la peau.

Le mode de production de la papule de prurigo, ainsi que des lichénifications diffuses, circonscrites, nous est inconnu. Nous ne croyons pas à l'origine nerveuse de ces lésions, et le prurit est pour nous le symptôme d'une irritation toxique du derme. Une altération du sérum sanguin, d'origine gastrique, amènerait l'œdème limité, la sclérose du derme. Nous nous demandons même si, dans le prurigo avec prurit généralisé, il n'existe pas un œdème diffus de la peau. Peut-être des altérations sudorales jouent-elles un rôle.

Mais, et ceci nous ramène à notre sujet principal, la genèse de l'eczéma, peut-être, dans tous ces cas comprise ainsi qu'il suit : les lésions de grattage déterminent la pénétration des germes ; les fermentations gastriques amènent des modifications des sécrétions cutanées ; il se produit de l'œdème de la peau ; l'eczéma apparaît, exaspéré par le grattage et, si la sclérose du derme se développe, l'eczéma persiste.

Tous ces faits nous montrent en outre l'intervention des troubles dyspepsiques latents dans un grand nombre de cas d'eczéma. Sans doute, l'eczéma aigu et l'eczéma chronique d'origine interne ne sont pas toujours dus à des fermentations gastriques, mais ils le sont beaucoup plus souvent qu'on ne le croyait — et, pour établir qu'elles n'ont pas d'action dans un cas donné, il est nécessaire d'examiner le suc gastrique.

(1) A. ROBIN et LEREDDE, *Acad. de méd.*, 1899.

Anatomie pathologique et bactériologie. — 1° **Eczéma vésiculeux
aigu.** — Les vésicules sont très superficielles : elles se développent
entre la couche cornée et le corps muqueux ; elles contiennent du
sérum sans fibrine, quelques globules blancs polynucléaires, des
cellules épithéliales « ballonnisées » : celles-ci sont des cellules malpighiennes, énormes, où l'on trouve vingt, trente noyaux.

C'est dans les cavités ainsi formées qu'on découvre, suivant Unna,
en très grande abondance un microbe d'aspect particulier, le morocoque : il se présente sous la forme de cocci, de dimensions très
inégales, souvent agglomérés par deux ou par quatre, ou en amas
mûriformes, dans lesquels ils ne sont pas nettement séparés. Ces
aspects microscopiques les différencient nettement du staphylocoque,
malgré la colorabilité identique (par le Gram en particulier). Très
fréquemment, d'après Unna, les morocoques sont compris dans le
protoplasma cellulaire des éléments de la vésicule.

Les cellules du corps de Malpighi sont tuméfiées, quelques-unes
se divisent ; les fentes interépithéliales dilatées contiennent peu de
globules blancs. Le derme présente des lésions de congestion et
d'œdème, *sans diapédèse* : les cellules fixes se tuméfient et se multiplient, surtout autour des vaisseaux sanguins (1). *Des lésions analogues se rencontrent dans les poussées aiguës de l'eczéma chronique.*

L'eczéma aigu, par les lésions que nous venons de décrire, se
rapproche de l'impétigo. Mais, dans cette maladie, la *réaction dermique* limitée, passagère, ne s'accompagne pas d'une hypérémie
intense ; la guérison est rapide dès que les vésicules ou les pustules
sont ouvertes (nous n'avons pas en vue les cas où une suppuration
chronique diffuse, due à des fautes thérapeutiques fait suite à l'impétigo ; cette complication n'est pas dans le plan régulier de l'infection
impétigineuse). Dans l'eczéma aigu, la réaction dermique a au contraire histologiquement et surtout cliniquement une importance
majeure. Elle paraît due aux toxines microbiennes, puisque les parasites occupent l'épiderme seul. Dans l'eczéma chronique, l'altération
dermique s'exagère et devient persistante, et peut expliquer certaines lésions épidermiques, *s'il en est que l'infection microbienne
n'explique pas.*

2° **Eczéma vésiculeux chronique.** — Cliniquement, l'œdème et
l'hypérémie sont moindres dans l'eczéma chronique que dans l'eczéma
aigu : ils existent cependant et sont associés à des lésions dermiques
plus graves, puisqu'elles peuvent aboutir à la *lichénification.* Il est
vrai que nous en jugeons mal histologiquement, car nous ne sommes
pas encore en possession de méthodes suffisantes pour étudier à tous
leurs stades les altérations du tissu conjonctif, dont certaines sont

---

(1) Unna, *Hist. path. der Hautkrank.*, et Darier, Anal. critique, in *Ann. de Dermatologie*, 1896.

Hallopeau et Leredde. — Mal. de la peau. 22

antérieures à l'eczéma chronique (Leredde). Au microscope, on constate l'allongement des papilles, la dilatation des vaisseaux; la prolifération des cellules fixes est plus marquée que dans l'eczéma aigu. Il n'y a toujours pas de diapédèse, ce qui est un fait essentiel dans les lésions de l'eczéma.

Si nous jugeons mal de l'intensité des lésions dermiques, nous pouvons en apprécier la profondeur : dans les formes graves de l'eczéma, dans l'eczéma rubrum, elles s'étendent jusqu'à l'hypoderme. Les troubles de nutrition locale qu'amènent les lésions du derme, la persistance de microbes virulents à la surface de la peau engendrent des altérations complexes de l'épiderme.

La plus simple est la prolifération du corps muqueux (*acanthose*). Entre les papilles allongées, les cônes interpapillaires sont longs et hypertrophiés. Parfois, leur hypertrophie amène la disparition des papilles. Entre les cellules du corps de Malpighi, les espaces normaux sont élargis (*état spongoïde*). Les vésicules de l'eczéma chronique se forment par distension limitée de ces espaces, dans les parties superficielles du corps muqueux.

L'œdème du derme et de l'épiderme explique le suintement eczémateux et la formation des croûtes qui ne cesse que par la guérison ou la transformation de l'eczéma chronique en eczéma lichénifié. Mais si, dans l'eczéma aigu, il y a élimination de sérum sans fibrine, dans l'eczéma chronique, le sérum entraîne une grande quantité de fibrine; les croûtes en sont chargées.

La formation des squames est la conséquence de la « *parakératose* ». La couche granuleuse est malade : ses noyaux s'altèrent, disparaissent même; la kératohyaline manque en de nombreux points; sa cohérence est modifiée ; elle ne s'exfolie plus insensiblement comme à l'état normal, mais en lamelles cohérentes, en squames.

La microbiologie de l'eczéma chronique n'est pas bien déterminée. Son étude est à reprendre, en partant des types les plus simples et les plus vulgaires. Toujours est-il qu'on trouve dans les squames de nombreux parasites, dont le morocoque (Unna).

Le caractère histologique le plus important de l'eczéma *lichénifié* est l'existence d'une sclérose dermique qui s'étend au corps papillaire entier. L'anatomie pathologique de ces lésions n'est pas connue dans tous ses détails.

Au point de vue bactériologique, il faut faire des réserves relativement à la valeur eczématogène du morocoque. L'eczéma aigu que Unna a reproduit au moyen de culture de ce microbe ne serait pas, suivant Török, un eczéma aigu vrai, mais un impétigo (1). Il faut donc, avant d'admettre que le morocoque est l'agent générateur de l'eczéma, attendre des données plus complètes sur les caractères de ce microbe,

_____

(1) Török, L'eczéma est-il une maladie parasitaire (*A. D.*; 1898).

en particulier sur ses cultures et sur les réactions que détermine son inoculation cutanée.

SYMPTÔMES. — A. **Eczéma aigu**. — Il faudra sans doute comprendre dans l'eczéma aigu des lésions atténuées, passagères, dont le cadre s'étendrait peut-être singulièrement si l'on pouvait donner au mot eczéma un sens bactériologique. Les vésicules isolées, qu'on observe en dehors des placards principaux d'eczéma, ont une évolution aiguë; d'autre part, les vésicules de la gale sont, pour Unna, de l'eczéma au sens bactériologique du mot. Peut-être certaines lésions vésiculeuses disséminées du cuir chevelu, sans rougeur, sans alopécie, en sont-elles également. Mais les auteurs classiques réservent le terme eczéma aigu à des lésions qui, non seulement présentent une évolution rapide, mais encore ont une intensité toute particulière.

Nous distinguerons, dans l'eczéma aigu vulgaire, trois périodes : une de *début*, une d'*état*, une de *régression*.

Le *début* d'un eczéma aigu, quelque peu étendu, s'accompagne parfois de phénomènes généraux, de troubles gastro-intestinaux, de troubles nerveux surtout, insomnie, inquiétude, et d'un peu de fièvre. Souvent l'éruption est précédée par du prurit.

Les premiers phénomènes locaux sont d'origine dermique. On observe une *rougeur* vive, une légère élévation de la température locale, mais surtout de la tuméfaction, de l'*œdème* (période érythémateuse). La peau est tendue, l'œdème est très apparent dans certaines régions ; il en est particulièrement ainsi dans l'eczéma des régions génitales de l'homme, dans l'eczéma des mains, au niveau de la face dorsale et des doigts, qui paraissent boudinés, dans l'eczéma de la face au niveau des paupières où il détermine l'occlusion presque complète des yeux ; le conduit auditif externe est oblitéré par le gonflement de la peau qui le revêt, les oreilles sont volumineuses, leurs plis s'effacent. Dans la peau ainsi altérée, on remarque parfois de petits éléments papuleux éphémères dont l'interprétation est difficile ; ils peuvent être dus à la vésiculation non encore apparente ; ou bien il s'agit de papules de lichen simple aigu (L.).

A la période d'*état*, les lésions épidermiques deviennent évidentes : ce sont d'abord des vésicules excessivement fines, parfois très nombreuses et presque confluentes.

Ces *vésicules* ne sont apparentes que lorsque la couche cornée est devenue tout à fait mince au-dessus d'elles ; pour bien les voir, il faut examiner très obliquement la surface cutanée. Rapidement, elles se rompent, en laissant des érosions de couleur plus rouge que les parties intermédiaires, érosions presque microscopiques.

Il n'y a pas d'eczéma aigu sans vésicules ; elles précèdent immédiatement le phénomène capital qui suivra leur rupture, le suintement.

Ces vésicules sont parfois imperceptibles à la face, tant elles sont petites, tant leur évolution est éphémère ; elles sont plus volumineuses aux mains, où elles peuvent atteindre le volume d'une tête d'épingle. Parfois même, elles acquièrent le volume de phlycténules, de bulles, les unes comme les autres fragiles, éphémères, évoluant par séries renouvelées, subintrantes : c'est l'*eczéma à grosses vésicules, phlycté-nulaire, bulleux, pemphigoïde* (Besnier).

Le *suintement* traduit l'œdème excessif du derme, l'imbibition du corps papillaire par le sérum sanguin plus ou moins modifié, qui est éliminé par l'épiderme, tant que persiste la période d'état. L'inten-sité du suintement est en rapport direct avec l'intensité de l'eczéma; il se produit sur toute la surface malade. Le liquide est jaune clair, chargé d'albumine et empèse le linge. A cette période, la rougeur et la tuméfaction sont à leur maximum. Le liquide se concrète en *croûtes* molles, jaune doré (Planche XX), formant, quand elles sont très abondantes, une carapace irrégulière; l'absence de globules blancs en abondance permet de distinguer cet eczéma « impétigoïde » de l'eczéma « impétigineux ». Le prurit est moins marqué qu'à la période initiale; parfois il s'agit plutôt de cuissons, de brûlures que de démangeaisons. L'intensité des sensations varie du reste beaucoup suivant la sensibilité du sujet.

L'extension de la maladie est très variable; elle peut se généraliser presque complètement, ne différant des dermatites exfoliatrices que par le suintement abondant et la présence de certaines régions tout à fait saines.

Le passage de la période de suintement à celle de régression se fait très lentement; le suintement diminue, les croûtes sont moins abondantes, l'œdème se résorbe, la rougeur est moindre. A ce moment, on voit souvent un aspect ponctué, dû aux vésicules ou-vertes.

La *période de régression* commence lorsqu'il ne se forme plus de croûtes, ce qui indique l'arrêt de la transsudation séreuse à travers l'épiderme. Mais la réparation de celui-ci est des plus difficiles; sa kératinisation reste anormale; il est d'abord mince, tendu, transpa-rent : c'est l'aspect pelure d'oignon (*période d'épiderme lisse*). La couche épidermique ainsi constituée est destinée à tomber au bout de quelque temps en laissant à découvert une nouvelle couche formée de même. Puis, des squames fines, larges d'abord, de plus en plus petites ensuite, apparaissent, un peu humides ; elles deviennent ensuite sèches, mais ne s'exfolient que peu à peu : c'est la *période de desquamations successives*. Le prurit est alors parfois plus intense qu'à la période d'état (Besnier).

Pendant cette période, excessivement longue dans certains cas, le derme reste congestionné, la peau est rouge; et même, si l'eczéma atteint une région du corps et non la région symétrique, on peut s'assurer, en prenant la peau entre les doigts, qu'elle est encore épaissie.

La guérison se fait enfin, mais les régions atteintes resteront des parties de moindre résistance et de nouvelles poussées s'y produiront aisément.

La *durée* de l'eczéma aigu, correctement traité, est de quelques semaines, sauf chez des individus d'une susceptibilité exagérée. Quand il se prolonge, c'est sous forme de poussées nouvelles sur les parties déjà malades ou à distance, survenant parfois sous l'influence d'une thérapeutique trop active, parfois sans cause connue. Le passage à l'état chronique se produit parfois, bien qu'en général l'eczéma chronique le soit d'emblée.

B. Eczéma chronique. — Quoique certaines différences histologiques séparent les réactions eczémateuses chroniques des réactions aiguës, on y retrouve cliniquement tous les symptômes de celles-ci : la rougeur, l'œdème, les vésicules, les croûtes, le suintement ; les squames appartiennent aux unes et aux autres.

Mais, dans l'eczéma chronique, il n'y a plus de succession régulières, de poussées aiguës et subaiguës, au sens légitime du mot eczéma aigu ; de véritables récidives se produisent sur tel point, tandis que sur d'autres on assiste à la phase de régression. Les altérations sont disséminées sans aucun ordre ; les plus récentes ne se rencontrent pas toujours à la périphérie : il existe cependant des formes presque figurées, à évolution excentrique, où l'on voit le centre des placards eczémateux en régression, tandis qu'à la périphérie évoluent les lésions initiales (*eczémas trichophytoïdes*).

Il faut encore noter, chez un eczémateux, les différences d'âge et d'évolution qui distinguent certains foyers de certains autres. Ainsi on observe, d'une manière banale, des lésions torpides, chroniques, aux mains et des lésions subaiguës à la face ; celles-ci guériront beaucoup plus rapidement que les autres, qui leur sont cependant antérieures.

Aux réactions épidermiques de tout eczéma s'associent, dans les formes chroniques, des altérations nouvelles. La peau ouverte est facilement envahie par des infections externes. Le siège de l'eczéma modifie d'une manière considérable son aspect ; nous aurons à étudier en détail les variétés régionales de la maladie ; nous pouvons dès à présent signaler l'eczéma des plis (*E. intertrigo*) où la macération détermine un décapage continuel, qui fait disparaître les croûtes et met le corps muqueux à nu : les infections secondaires y sont faciles. Signalons encore l'*eczéma hyperkératosique* de la paume des mains et de la plante des pieds, l'eczéma du cuir chevelu, etc.

Mais les caractères propres à l'eczéma chronique résultent également des modifications qu'il détermine dans le derme. L'infection eczématique permanente peut s'accompagner d'hypérémie et d'œdème persistants, de plus en plus profonds, qui amènent des altérations épidermiques secondaires de forme spéciale, comme on les observe dans les eczémas variqueux chroniques. Ailleurs se développent des lésions de plus en plus profondes et de plus en plus graves (*eczéma lichénifié*).

Les parties eczématisées se confondent peu à peu avec les parties saines ; leurs lésions ne sont généralement pas limitées par un bord ; leur coloration s'atténue ; quelques croûtelles disséminées, implantées sur de légères saillies se retrouvent à leur pourtour, indiquant des lésions vésiculeuses aberrantes.

L'absence de bords est une règle qui comporte des exceptions : parfois, on observe des placards bien limités, même dans des formes qu'il faut rattacher à l'eczéma vulgaire. Nous avons déjà cité l'eczéma trichophytoïde. Des bords nets s'observent dans les eczémas des régions sudorales, dans certaines formes surélevées, dans certains eczémas lichénifiés. Quelquefois, on observe à la périphérie, en quelques points, une fine bordure épidermique adhérente par son bord externe à la peau saine, analogue à celle qui est d'observation banale dans l'ecthyma, mais qu'on retrouve dans une foule de lésions parasitaires de la peau, même le psoriasis (L.).

La saillie des lésions est ordinairement nulle, quoique, en prenant la peau entre les doigts, on puisse souvent en constater un léger épaississement. Cependant, lorsque l'eczéma est rouge, œdémateux et qu'il existe des poussées aiguës subintrantes, les lésions deviennent surélevées.

L'analyse des symptômes est des plus difficiles. Il faut chercher le type des lésions eczématiques chroniques dans les formes où il n'y a pas d'infection secondaire, sur les membres supérieurs en dehors des plis, sur le tronc, sur les membres inférieurs quand il n'y a pas de varices.

α. *Lésions dermiques.* — La *rougeur* appartient à toutes les formes : elle est plus ou moins vive et s'exagère à l'occasion des poussées aiguës. Parfois elle disparaît, il n'existe que des lésions épidermiques, même des vésicules ; alors on touche à la guérison. Dans l'eczéma de la paume des mains et de la plante des pieds, la rougeur manque presque toujours. Aux membres inférieurs variqueux, la teinte est souvent foncée, violacée, même purpurique.

L'*œdème chronique* se traduit par l'épaississement de la peau, résultat de l'infiltration dermique plus que de l' « acanthose ». Comme dans tout œdème limité du derme, il ne s'agit pas d'un œdème mou, la peau résiste comme une peau normale. Lorsque la résistance de la peau augmente, lorsque le plissement de la peau entre les doigts devient difficile, il y a *lichénification*.

L'un de nous (H.) a observé plusieurs fois, particulièrement au visage et aussi au pourtour des mamelons, une forme *végétante* d'eczéma caractérisée par des saillies plus ou moins considérables qui surmontent les altérations caractéristiques de la maladie (moulage du musée de Saint-Louis).

β. *Lésions épidermiques.* — La surface des lésions eczémateuses est des plus irrégulières. Rarement on constate des *croûtes* généralisées, épaisses et molles : elles appartiennent, soit à une poussée aiguë, soit à une impétiginisation secondaire. Presque toujours, les croûtes sont discrètes, partielles, limitées à quelques points où elles traduisent une vésiculation ou un suintement plus intense.

Sous le nom d'*eczéma cannelé*, Brocq a décrit une forme assez commune où l'on constate, à la limite des croûtes qui couvrent les plaques disséminées, des cannelures fines, concentriques (1).

Enlevées, les croûtes laissent voir des *érosions* très petites, punctiformes (état ponctué), plus rouges que la surface eczématique voisine. Ces érosions se voient à la suite d'une dénudation spontanée du corps muqueux.

Tout *suintement* un peu abondant répond à des poussées aiguës. Il est facile cependant de le déterminer par des applications de caoutchouc et de montrer ainsi son existence dans l'eczéma chronique. Il est normalement imperceptible, mais continu ; il détermine la formation des croûtes.

La *vésicule non ouverte* est d'observation rare. Elle se traduit par de petites saillies acuminées. Parfois elle s'exagère, et c'est ainsi qu'on peut voir, aux pieds et aux mains, de véritables phlyctènes dues à la fusion des vésicules les unes dans les autres, ou même des bulles hémisphériques tendues, remplies de liquide citrin.

Les *squames* sont sèches, minces, très irrégulières. Parfois la desquamation se poursuit longtemps et l'eczéma peut prendre à sa terminaison un aspect séborrhéique qu'il n'offrait pas au début.

A la période de guérison, les squames peuvent se limiter à la périphérie des placards. Leur centre offre parfois *temporairement* un aspect *cicatriciel* ; il est déprimé, de couleur violacée ; l'épiderme y est lisse. Nous avons surtout observé cet aspect, sur lequel les auteurs classiques n'insistent pas suffisamment, à la face dorsale des mains (L.).

Le prurit, les sensations de brûlure appartiennent à l'eczéma chronique comme à l'eczéma aigu, mais, en général, sont moins intenses. Lorsqu'ils sont très marqués, c'est qu'il existe un état nerveux, et surtout, croyons-nous, une intoxication d'origine gastrique (L.).

Il est impossible, et c'est ce qui explique les difficultés du pronostic, de prévoir la durée d'un eczéma chronique dont on ignore et dont on ne peut traiter la cause ; tout placard peut être le siège de nouvelles poussées ; toujours de nouveaux foyers peuvent se développer.

C. **Eczéma lichénifié.** — L'eczéma lichénifié est un eczéma chronique dont on ne peut expliquer la permanence par des fautes thérapeutiques ou d'hygiène cutanée, et qui ne s'accompagne guère

_____

(1) La présence de ces cannelures à la limite des lésions eczématiques est des plus fréquentes ; il faut la rechercher à la loupe ; on les observe souvent dans des formes vulgaires. (L.)

de poussées aiguës locales. Ici, les lésions épidermiques passent au second plan, et la lésion dermique persistante domine le processus anatomo-clinique. Ces lésions de l'eczéma lichénifié sont essentiellement prurigineuses; on observe fréquemment des croûtes sanguines provoquées par le grattage. Cet eczéma se caractérise cliniquement par l'épaississement et l'induration, plus ou moins prononcée, de la peau, par sa sécheresse superficielle et par sa durée. La lichénification est attribuée par Brocq et Jacquet au grattage; nous pensons que celui-ci peut exagérer les lésions, mais que la sclérose lichénienne est due à des causes beaucoup plus complexes (dermite chronique artificielle ou lichénification d'origine interne, analogue à celle du lichen simple chronique).

FORMES RÉGIONALES DES ECZÉMAS. — Aucune dermatose n'est modifiée au même degré que l'eczéma par le siège qu'elle affecte, par les conditions anatomiques spéciales aux régions pilaires, aux régions sudorales, aux téguments de la face, aux plis de contact de la peau, etc. Peut-être, parmi les formes que nous allons étudier, certaines ne méritent-elles pas le nom d'eczéma et sont-elles dues à des infections eczématoïdes de la peau; cependant, en général, des infections eczématiques secondaires à distance viennent montrer qu'il s'agit bien d'éruptions eczémateuses légitimes.

L'eczéma aigu, les poussées aiguës au cours d'une forme chronique, déterminent, au *cuir chevelu*, de l'œdème, de la rougeur, des croûtes, et un suintement, parfois assez abondant pour agglutiner les cheveux. En général, la face, les oreilles sont envahies dans la suite. Parfois, le début se fait par ces régions et le cuir chevelu n'est atteint que secondairement. La chute des cheveux peut s'observer dans les eczémas graves. Des infections secondaires, diverses formes d'impétigo sont d'observation banale; elles sont favorisées par la rétention, sous les croûtes, des produits de suintement.

Il nous paraît impossible de déterminer exactement ce qu'on doit entendre par eczéma chronique du cuir chevelu : le critérium pratique, qui distingue les eczémas, lésions cliniquement hypérémiques, d'autres infections superficielles de la peau, manque ici. Il faut, sur le cuir chevelu, une hypérémie intense pour produire une rougeur à peine perceptible; de nombreuses lésions, dont la nature eczématique se juge par les caractères qu'offrent les foyers d'extension sur la face, n'y présentent aucune rougeur, et ne s'y traduisent que par des réactions épidermiques.

La forme banale de l'eczéma chronique du cuir chevelu appartient à l'eczéma séborrhéique (Voy. *Séborrhéide eczémateuse*). Le suintement vient quelquefois s'associer à ces lésions; on peut le constater en enlevant avec le doigt les croûtes qu'il détermine.

L'*eczéma auriculaire* devient aisément rebelle. La rougeur, la tuméfaction sont intenses, la peau est tendue, ses plis sont effacés, la vésiculation est en général discrète. Des fissures se produisent souvent, dans le sillon rétro-auriculaire, où elles peuvent persister à l'état suintant et croûteux et amener des récidives de l'eczéma sur les régions voisines. Signalons enfin la surdité par accumulation de squames dans le conduit auditif externe, due à l'eczéma quelquefois limité de ce conduit ; il s'agit, en général, d'un eczéma sec, à squames grasses, d'essence séborrhéique.

Chez l'enfant, l'*eczéma facial* est presque toujours généralisé ; Unna en distingue trois formes, l'eczéma *de dentition*, l'eczéma *tuberculeux* et l'eczéma *séborrhéique*.

L'eczéma *de dentition* est fréquent. En réalité, il se rattache à des troubles digestifs. Il respecte généralement les plis et prédomine dans les parties centrales du visage, particulièrement aux joues. Les lésions y sont très rouges, très vésiculeuses, très suintantes, très prurigineuses. Il résiste aux divers modes de traitement.

Cette forme est souvent liée au prurigo de Hebra, qui se présente sur le corps sous une forme quelconque, discrète, ou associée à des plaques d'eczématisation chronique. Dans ces cas, l'eczéma de la face est généralement très œdémateux : les téguments sont épaissis, lichénifiés, mais la lichénification est plus diffuse que dans les eczémas du reste du corps ; la peau est plus épaisse, et moins résistante au doigt que sur les bras, par exemple.

L'eczéma *tuberculeux* de Unna est à proprement parler un eczéma des lymphatiques. Consécutivement à des inflammations chroniques de la conjonctive, du nez, de l'oreille moyenne ou simultanément, on voit, dans les plis de la face, un état rouge, avec œdème vague de la peau, des croûtes, un léger suintement ; s'il existe des vésicules, elles sont volumineuses ; on constate des polyadénopathies ; le bord libre des paupières est souvent intéressé. Cet eczéma est peu prurigineux. S'agit-il réellement d'eczéma ou de dermite impétigineuse ? Souvent on trouve sur la face, en dehors des plis malades, des foyers d'impétigo vulgaire ; souvent l'affection a été mal traitée, ou respectée par les parents imbus des préjugés populaires.

L'eczéma *séborrhéique* atteint, de préférence, les plis, le front, les paupières, les parties postérieures des yeux ; il coexiste avec des croûtes et des squames sur le cuir chevelu, des lésions des oreilles et surtout du sillon rétro-auriculaire (Voy. *Séborrhéide eczémateuse*).

Chez l'adulte, l'eczéma généralisé de la *face est*, en général, aigu ; chronique, il se limite, se systématise à certaines régions ; souvent, il complique la séborrhée grasse et l'acné.

L'eczéma aigu des *paupières* y amène une rougeur intense, du gonflement, parfois même l'occlusion de la fente et l'ectropion. Par la fente s'écoule un liquide jaunâtre qui se concrète en croûtes.

Deux formes d'allure chronique méritent une mention spéciale : ce sont l'eczéma conjonctivo-palpébral, qui s'associe souvent à l'eczéma séborrhéique du cuir chevelu (Leloir), et l'eczéma ciliaire. Celui-ci se traduit par de la rougeur, ou simplement quelques croûtes et la chute fréquente des cils ; les auteurs insistent sur son association fréquente avec l'eczéma chronique des régions occupées par les moustaches et par la barbe ; nous ajouterons à cette liste la rhinite chronique.

Besnier distingue quatre formes d'*eczéma des lèvres* : une *orbiculaire*, une *hypertrophiante*, une *pilaire sous-narinaire* et une *séborrhéique de la partie rouge des lèvres*.

La première est une affection suintante ou sèche, fissurée, fendillée, dessinant de fines rhagades qui rayonnent autour de l'orifice buccal, se localisant aux commissures où il s'éternise, et où il peut simuler des plaques syphilitiques commissurales, — très pénible, en raison de la défiguration et des douleurs ou de la gêne fonctionnelle, que renouvelle incessamment l'écartement des fissures dans tous les mouvements de la bouche.

Cet eczéma est souvent dû à des altérations de la salive, à l'usage de dentifrices irritants, en particulier de ceux qui contiennent du salol.

L'eczéma hypertrophiant des lèvres supérieure ou inférieure est lié à une lymphangite chronique de ces régions, due elle-même à des infections nasales chroniques : les lèvres sont tuméfiées ; les lésions eczématiques y présentent une teinte un peu violacée ; elles sont torpides, peu suintantes.

Sous le nom d'eczéma séborrhéique de la partie rouge des lèvres, on comprend des lésions vues par Bateman, décrites par Rayer, et sur lesquelles Besnier et l'un de nous (H.) (1) ont attiré à nouveau l'attention. A la surface de la partie rouge des lèvres, se produisent et se renouvellent des squames plus ou moins larges, adhérentes à leur centre, tandis qu'elles se détachent sur les bords. Cette affection, très rebelle, s'accompagne d'une tension gênante ; de temps à autre, surviennent des poussées aiguës, accompagnées de rougeur et de gonflement. Fréquemment, on constate autour de la bouche des lésions d'eczéma séborrhéique vrai.

Nous ne sommes pas bien fixés sur la nature, les lésions, la définition précise des « *eczémas pilaires* » qu'on observe aux *lèvres* et sur la *région de la barbe*. On comprend, sous ce nom, toutes les infections accompagnées de rougeur, non suppuratives en surface ou en profondeur, et ne formant pas de nodules ; mais, souvent, elles s'associent à des lésions de suppuration superficielle, ou à des infiltrations profondes, que l'on désigne sous le nom de sycosis ou de folliculites suppuratives (*ubi infrà*).

(1) HALLOPEAU. *S. F. D.*, 1891.

L'eczéma pilaire de la lèvre supérieure est toujours lié à un coryza, parfois aigu, généralement chronique. Nous l'avons vu unilatéral dans un cas où une seule narine était prise du même côté, et associé à une conjonctivite (L.). Le début peut se faire par de petites vésicopustules à centre pilaire (Besnier). On observe de la rougeur, de la tuméfaction, que masquent les sécrétions retenues dans les poils de la moustache. La région épilée paraît rouge, non suintante. Cet eczéma s'étend, dans quelques cas, au menton, après avoir envahi toute la région de la moustache.

A la barbe, on observe, souvent chez les individus rasés qui s'adressent au coiffeur, exceptionnellement chez ceux qui se rasent euxmêmes, de petits foyers disséminés, vésiculeux, offrant des croûtes jaunâtres. Ces lésions peuvent être considérées comme de l'impétigo, mais elles sont parfois suivies d'une eczématisation rebelle, chez les sujets qui sont mal traités et chez les prédisposés. Souvent, elles sont le début du sycosis.

L'eczéma vésiculeux prend, au *cou*, des caractères précis et on peut y distinguer en général l'eczéma vrai, rouge, très œdémateux, prurigineux, suintant, en collier, de l'eczéma séborrhéique, qui occupe la partie postérieure du cou et est en relation avec un eczéma semblable du cuir chevelu.

La première forme présente deux caractères importants : son irritabilité, et la faculté avec laquelle elle se lichénifie, lorsqu'elle persiste.

L'eczéma des *aisselles* s'observe chez des sujets gras, surtout chez la femme; il est lié à l'hyperidrose et à toutes les causes qui amènent le séjour de la sueur dans cette région, telles que les plis des vêtements, les gilets de flanelle, etc. Il se complique d'infections secondaires profondes, de furoncles et d'abcès de l'aisselle.

L'eczéma des *membres supérieurs* atteint de préférence les régions antérieure et interne; souvent, il se localise ou prédomine aux plis des coudes. Aux mains, il atteint surtout la face dorsale, les faces de contact des doigts, même en dehors de la gale.

L'eczéma de la *paume des mains* forme parfois de larges vésicules qui soulèvent à peine la couche cornée ; à la fin, celle-ci s'exfolie à leur niveau. En général, on dénomme *eczéma palmaire* des lésions squameuses dont la nature ne peut être toujours établie par la présence de lésions eczématiques légitimes à la face dorsale, et on confond sous ce terme, outre l'eczéma vrai, des lésions de dermatite artificielle (L.) et des kératoses variées.

L'eczéma *péri-onyxique* est caractérisé par la présence des lésions eczématiques de la peau qui entoure la base de l'ongle ; elle est œdémateuse, rouge, suintante; l'ongle peut se décoller et tomber ; on constate alors l'eczématisation de son lit.

Chez les eczémateux invétérés, on peut observer des altérations de l'*ongle* lui-même : il s'épaissit, se dessèche, s'exfolie parfois ; l'altération la plus légère est constituée par des stries et des ponctuations de la surface. Lorsque ces lésions s'observent en dehors de l'eczéma ancien ou actuel, le terme eczéma unguéal n'a aucune valeur clinique, car on constate des lésions analogues dans le psoriasis, et même, si elles sont intenses, dans la trichophytie, le favus de l'ongle, et diverses dystrophies congénitales ou acquises, de nature indéterminée.

L'eczéma du *mamelon* et de l'*aréole*, qui peut s'étendre à une plus ou moins grande partie de la surface des seins, a surtout pour étiologie la lactation, et la gale : il est en général fissuré, couvert de croûtes, modifié par les infections secondaires au niveau du mamelon ; sur le sein, on trouve les vésicules, les squames fines, la rougeur qui sont le propre de l'eczéma.

L'*eczéma intertrigineux sous-mammaire* est fréquent chez les femmes obèses dont les seins ne sont pas suffisamment relevés.

L'eczéma du *nombril* est souvent latent ; on l'observe en déplissant la peau, chez des sujets gras, caractérisé par un peu de rougeur avec des croûtes indurées ; il peut s'étendre au pourtour de la région et même se généraliser.

L'eczéma de la *région pubienne* peut être l'une des localisations d'un eczéma disséminé, ou résulter de l'extension d'un eczéma vulvaire ; il est prurigineux au plus haut degré et présente fréquemment des complications de folliculite pilaire. C'est le plus souvent une séborrhéide (H.).

On observe, le plus souvent chez des enfants ou des vieillards dont le *prépuce* est trop développé et lorsque, pour une raison ou pour une autre, quelques gouttes d'urine restent, après chaque miction, sur sa face interne, particulièrement chez des diabétiques, des lésions qui prédominent à la face interne de cette membrane ; la peau est rétractée, épaissie ; on y constate des fissures plus ou moins profondes, plus ou moins suintantes ; ce sont des lésions de dermite artificielle chronique ; elles peuvent s'associer à une eczématisation légitime qui s'étend sur le fourreau. L'eczéma du *gland*, qui se présente sous forme diffuse ou en disques isolés, est habituellement non suintant, et, si le gland est découvert, d'aspect ambigu, psoriasiforme ou syphiloïde. Il est des plus rebelles (Besnier).

Sauf dans l'eczéma aigu, où la rougeur et la tuméfaction sont vives, l'eczéma du *scrotum* ne s'accompagne pas de lésions très visibles, mais il tourmente le malade par un prurit intense. Souvent il se lichénifie. Cet eczéma s'étend facilement sur le périnée et la face interne de la cuisse. Fréquemment, l'eczéma du scrotum est dû au séjour de l'urine qui tombe sur les bourses chez les rétrécis et les prostatiques dont l'urètre se vide mal (1).

(1) *Diabétides de Fournier*. — Ce sont des lésions eczématiques ou eczématoïdes, quelquefois des plaques érythémateuses qui surviennent chez les diabétiques. En

L'eczéma *vulvaire* est dû d'ordinaire, soit à une vaginite ou une urétrite, soit à une altération de l'urine.

Lorsque l'eczéma *péri-anal* n'a pas pour origine un eczéma du périnée antérieur, il est dû à des lésions de l'anus, aux hémorroïdes enflammées, à des soins de propreté insuffisants, à l'irritation que produisent des matières diarrhéiques. Parfois aigu, il est généralement chronique ; il est très prurigineux, surtout la nuit, et se lichénifie facilement ; les plis radiés de la région sont alors indurés et épaissis ; parfois ils deviennent le siège d'excoriations très douloureuses au moment de la défécation qui se trouve ainsi singulièrement gênée.

Les eczémas de la partie supérieure des *cuisses* se rattachent souvent à un eczéma scrotal, vulvaire, ou périnéal. Ils reconnaissent les mêmes causes que ceux-ci et se lichénifient aisément. L'obésité, l'hyperidrose sont des conditions qui en favorisent le développement.

Besnier insiste sur la vulnérabilité du *creux poplité* par rapport à l'eczéma, et sur la fréquence des cas dans lesquels cette région devient le siège d'un premier foyer ou le reliquat d'un eczéma généralisé ; il explique cette susceptibilité par la finesse qu'y présente la peau, ainsi que par les mouvements incessants et l'hyperidrose dont elle est le siège.

Parmi les lésions comprises sous le nom banal d'*eczéma variqueux*, un grand nombre sont des lésions de lymphangite chronique (Lereddc) qui, quelquefois, sont eczématisées à leur surface, et qu'on confond à tort dans la description de l'eczéma. Cependant, on observe souvent des lésions initialement eczématiques chez des variqueux ; ce sont des plaques souvent presque sèches, squameuses, fortement pigmentées, qui persistent, sans tendance à la rétrocession, le malade continuant à marcher ; puis, pour des raisons qui paraissent insignifiantes, elles suintent ; la rougeur, l'œdème local s'accentuent. L'eczéma s'étend parfois, au membre et sur le corps et peut s'y généraliser.

L'eczéma des *pieds* s'observe surtout chez des hyperidrosiques. Il peut se présenter sous une forme banale entre les orteils, et à la face dorsale ; à la face plantaire, il se caractérise surtout par de l'hyperkératose, parfois excessive, et des fissures plus ou moins marquées.

DIAGNOSTIC. — Affection polymorphe, et susceptible de se combiner à des altérations et à des infections multiples de la peau, l'eczéma peut être confondu avec un grand nombre de dermatoses.

A la période érythémateuse, sur la face, il peut être pris pour un *érysipèle* : dans celui-ci, l'œdème est plus considérable, les limites sont mieux marquées, la température locale et générale est plus élevée, il se produit souvent des adénopathies, il peut exister une angine, etc.

---

général, elles s'accompagnent de suintement et d'œdème ; le prurit y est intense et leur lichénification s'observe fréquemment.

Elles atteignent les parties génitales et peuvent s'étendre sur les aines. Chez l'homme, le gland et le prépuce sont surtout intéressés ; à l'état chronique, c'est une véritable balano-posthite avec épaississement du prépuce et phimosis.

Aux mains, et même sur le reste du corps, à la suite d'applications irritantes, on peut confondre l'eczéma aigu avec une *dermite artificielle*. Lorsque celle-ci est aiguë, l'œdème est intense ; souvent la forme des lésions, régulière et géométrique, révèle une application externe ; enfin les commémoratifs permettent en général de remonter à l'origine.

Lorsqu'on hésite entre une dermatite artificielle et un eczéma, c'est que les deux affections sont associées.

A la période vésiculeuse, l'eczéma aigu peut rappeler la *miliaire sudorale* : celle-ci occupe le tronc et les bras, les vésicules y sont très fines comme dans l'eczéma, mais, en général la rougeur se limite autour d'elles et n'est diffuse que dans des cas rares. Du reste, les lésions n'aboutissent pas au suintement eczématique.

La *dysidrose* est une affection assez mal limitée nosologiquement et qui est souvent confondue avec l'eczéma. Dans son type clinique pur, la maladie se caractérise par des vésicules ou des bulles assez volumineuses, qui se reproduisent surtout aux paumes des mains, à la face interne des doigts, à la plante des pieds et se développent sans rougeur ni prurit. Elles aboutissent, soit à la rupture sans suintement consécutif, soit à l'exfoliation.

La limitation nette des groupes de l'*herpès fébrile*, leur siège habituel autour de l'orifice buccal, leur durée éphémère ne permettent pas de les confondre avec l'eczéma.

L'*impétigo* diffère cliniquement de l'eczéma par le caractère mélicérique des croûtes, leur chute rapide, l'absence de lésions eczémateuses consécutives. Nous rappelons que cette maladie et l'eczéma peuvent s'associer (Voy. *Eczéma impétigineux*).

Les *dermatites exfoliatrices*, à leur début, sont souvent confondues avec l'eczéma aigu généralisé. Au bout de quelques jours, le diagnostic se fait, par l'absence du suintement et l'exfoliation.

Lorsque l'eczéma est parvenu à la période chronique, ou lorsqu'il s'agit d'un eczéma chronique d'emblée, le diagnostic est généralement facile, si la surface eczématique a ses caractères bien nets, ou si tout au moins l'on prend soin de la débarrasser des croûtes, des infections superficielles qui peuvent en modifier l'aspect. Le suintement, que l'on peut exagérer par le caoutchouc, la présence de points rouges répondant aux vésicules, la limitation peu précise des bords, sont les éléments essentiels du diagnostic.

Cependant, certains eczémas figurés, à bords nets, sont très difficiles à diagnostiquer de certaines *trichophyties* : dans le doute, le diagnostic ne peut être établi que par l'examen microscopique.

L'eczéma ne peut guère être confondu avec le *psoriasis*, au contraire des séborrhéides squameuses.

On peut considérer les *lésions eczématiformes du mycosis fongoïde* comme résultant d'infections superficielles développées sur la peau atteinte par le mycosis. Quoi qu'il en soit, celui-ci peut se révéler simplement par des plaques diffuses d'eczéma sec. Le prurit plus intense que dans les eczémas non suintants, l'épaississement de la peau, le volume considérable des adénopathies, et surtout l'examen histologique permettront le diagnostic. Mais, en général, on trouve dans le mycosis d'autres caractères tels que des infiltrations dures, des lésions érythémateuses, des formes figurées, qui le font reconnaître sans même qu'il soit nécessaire d'observer les tumeurs.

L'*eczéma lichénifié* doit être distingué des lichénifications primitives. On sait que le lichen circonscrit de Vidal, Brocq et Jacquet comprend, dans les cas complets, trois zones, une de pigmentation, une de papules isolées, une de papules confluentes, séparées par des plis dessinant un quadrillage plus ou moins régulier ; sa surface est *sèche* ; souvent, on y trouve des lésions de grattage qui n'appartiennent pas à l'eczéma (1). Les plaques d'eczéma lichénifié se rencontrent surtout sur la main ; elles sont mal limitées, sans papules isolées ni pigmentation périphérique ; on trouve des lésions eczématiques légitimes en dehors d'elles. Dans d'autres régions, le diagnostic devient souvent difficile ; en réalité, on a souvent, *peut-être toujours*, affaire à du lichen circonscrit avec eczématisation superficielle.

Certaines formes locales d'eczéma donnent lieu à des erreurs assez communes : nous mentionnerons, par exemple, l'eczéma du sein, qu'on peut confondre avec la *maladie de Paget* du mamelon (épithéliomatose superficielle du mamelon, de l'aréole et de la peau voisine). Ici les bords sont nettement dessinés et légèrement saillants (H.) (2), la rougeur est plus prononcée ; la peau offre une « infiltration papyracée » (Wickham) ; enfin, peu à peu, le mamelon se rétracte. Du reste, l'eczéma chronique du sein est rare en dehors de la gale et de la lactation. Dans le doute, on pratiquerait une biopsie.

L'*eczéma folliculorum* de M. Morris est caractérisé par des plaques arrondies disséminées, où l'on trouve des petites taches rouges, périfolliculaires avec desquamation centrale. Ces plaques guérissent du centre à la périphérie. Il est probable qu'il s'agit d'une infection cutanée différente de l'eczéma vrai.

PRONOSTIC. — Il est des plus variables : alors que, chez certains sujets, les poussées eczémateuses sont de courte durée et ne se renouvellent pas, chez d'autres, au contraire, la maladie s'installe pour ainsi dire en permanence et dure des mois, des années ou même toute la vie : la question de *terrain* est, à cet égard, prédominante.

(1) Tenneson insiste sur l'absence des lésions de grattage dans l'eczéma vrai. Toutes les fois, dit-il, qu'il existe des lésions de grattage chez un eczémateux, le grattage est dû à une autre cause, à un prurigo de cause externe (gale, phtiriase, etc.), ou interne. Il en est donc de même, à cet égard, pour l'eczéma que pour l'érythrodermie mycosique et le lichen de Wilson ; l'un de nous (H.) a admis qu'il se produit, dans ces dermatoses, une modification du corps papillaire qui l'empêche de réagir, comme chez les sujets sains, par la production de papules prurigineuses.

(2) HALLOPEAU, Mal. de Paget (*Réunion des médecins de l'hôpital Saint-Louis,* 1889).

L'affection est pénible en raison des démangeaisons dont elle est le siège, de l'altération des parties découvertes, de la gêne qu'elle peut apporter dans les fonctions des membres, du repos qu'elle exige et qui peut empêcher tout travail, des pansements qu'elle nécessite, des complications qui peuvent survenir par défaut de soins appropriés; mais elle ne compromet pour ainsi dire jamais l'existence.

Certaines localisations sont particulièrement rebelles : nous citerons celles des paupières, des lèvres, des aines, de l'anus, des régions palmaires et plantaires.

TRAITEMENT. — **Traitement étiologique.** — La guérison des eczémas doit être d'abord cherchée dans la suppression de leurs causes.

1° *Eczéma de cause externe.* — L'eczéma acarien guérit par la frotte. On doit renoncer à utiliser de suite celle-ci dans des cas rares où l'eczématisation et l'impétiginisation sont excessives et lorsque l'œdème en dehors des foyers acariens peut faire supposer une lymphangite. On enveloppe alors préalablement les parties atteintes de compresses aseptiques imprégnées, par exemple, de la solution suivante :

Eau bouillie......................................	1000 grammes.
Biborate de soude.............................	11 —
Acide borique..................................	10 —
Acide salicylique...............................	5 —

(Formule de Portes.)

Si quelques lésions d'eczéma persistent, on donne des bains d'amidon et on fait appliquer une pommade légèrement salicylée et résorcinée, par exemple :

Vaseline..	20 grammes.
Oxyde de zinc..................................	10 —
Acide salicylique...............................	$\bar{a}\bar{a}$ 0^{gr},50.
Résorcine......................................	

Dans l'eczéma dû à la phtiriase du cuir chevelu, du tronc ou des régions génitales, la destruction des parasites s'impose de même d'emblée et, lorsque les pédiculi sont détruits, la guérison de l'eczéma est facile.

Les eczémas des mains associés à une dermatite artificielle aiguë seront traités à l'origine comme celle-ci, c'est-à-dire par des pansements à l'eau bouillie, ou à l'eau picriquée faible (1 p. 400), ou par la solution formulée ci-dessus. Lorsque l'œdème, les suppurations superficielles auront disparu, on appliquera le traitement de l'eczéma chronique. Mais il sera essentiel, pour celui-ci, d'éviter toutes les irritations, et, en particulier, celles dues au savonnage. Les mains seront nettoyées, soit à la mie de pain, soit à la vaseline, soit à l'eau de son, soit à la pâte d'amandes. La suppression du savonnage suffit à la prophylaxie de l'eczéma des mains chez les individus qui ne sont pas forcés de se servir professionnellement de substances irritantes.

2° *Eczéma de cause interne.* — ECZÉMAS D'ORIGINE GASTRIQUE. — ECZÉMAS LIÉS A UN PRURIGO DIATHÉSIQUE. — Chez un eczémateux dont les lésions cutanées ne reconnaissent aucune cause externe, il faut examiner de suite l'état du tube digestif, et, s'il existe quelque signe de dyspepsie, traiter immédiatement celle-ci et soumettre le malade au régime convenable. Lorsque le prurit est intense et a paru précéder l'éruption et lorsque celle-ci offre une tendance à la généralisation sous forme de foyers disséminés, en l'absence même de tout trouble gastro-intestinal, il convient de pratiquer le tubage et de faire l'examen du suc gastrique (Albert Robin et Leredde) (1).

Lorsque l'eczéma est lié à un prurigo, quelle que soit la forme de celui-ci, quel que soit l'âge du malade, la ligne de conduite doit être la même.

Chez l'adulte (2), la première indication est de diminuer la quantité des aliments ingérés quotidiennement. L'alimentation trop abondante a des inconvénients qui ont été remarqués chez tous les eczémateux ; mais, chez ceux qui sont dyspeptiques, elle est une condition de non-guérison. Il n'est pas nécessaire de diminuer la quantité des repas : ce qui importe, c'est de réduire la quantité journalière des aliments au strict nécessaire.

Parmi les aliments à interdire, nous signalons tous ceux qui sont *gras*, *irritants* et *fermentescibles*, la charcuterie, la viande de porc, les conserves, le gibier, le poisson de mer, les fromages, les pâtisseries ; les sauces seront proscrites et les aliments devront être préparés aussi simplement que possible, avec le minimum indispensable de substances grasses. On interdira le vin, le malade boira alors de l'eau d'Evian ou de l'eau pure.

Le lait, qui est utile chez les eczémateux atteints de troubles rénaux, est à interdire chez tous ceux qui sont dyspeptiques, à cause de la facilité avec laquelle il fermente ; dans certains cas, qu'on pourra déterminer par expérience, le lait stérilisé sera permis (Albert Robin).

Le pain, qui fournit beaucoup d'acide lactique, sera diminué autant que possible. On l'ordonnera très grillé, parce que sous cette forme les malades en absorbent beaucoup moins.

Traitement médicamenteux. — L'un de nous (L.) prescrit à la fin des repas une cuillerée à bouche de la solution :

> Fluorure d'ammonium.......................... 0^{gr},50
> Eau distillée................................. 300 grammes.

(deux par jour) (2).

(1) Quelque désagréable que soit l'examen du suc gastrique pour le malade, il nous paraît indispensable, dans la plupart des cas graves, pour les raisons suivantes : 1° on ne peut affirmer la non-existence d'une dyspepsie de fermentation sans avoir sondé le malade ; 2° des examens du suc gastrique répétés tous les mois sont le seul moyen de suivre l'amélioration due au régime et au traitement et que ne révèlent ni les signes physiques, ni les signes fonctionnels. (L.)

(2) Les lignes qui suivent résument le traitement des dyspepsies par fermentation, tel que l'a réglé A. Robin, à qui l'on doit l'emploi du fluorure d'ammonium et de l'érythrol en thérapeutique. — Voy. *Traité de thérapeutique appliquée.* Traitement des dyspepsies, par A. Robin. (L.)

Dans le cas de fermentation butyrique, on donne au milieu du repas un cachet ainsi composé :

Erythrol (iodure double de bismuth et de cinchoni-
    dine)... 0gr,10
Magnésie calcinée................................. 0gr,20

(deux par jour).

On pourra ajouter à ces cachets de la rhubarbe ou du séné, s'il existe de la constipation.

Le soufre ioduré, à la dose de 20 centigrammes par jour, le naphtol à la dose de 60 centigrammes, dans quelques cas, peuvent également rendre des services.

Lorsque les fermentations seront anormales et coïncideront avec de l'hypersthénie ou de l'hyposthénie, on traitera celles-ci en même temps.

Chez l'enfant de tout âge atteint d'eczéma (sans cause externe évidente, telle que phtiriase, impétigo de la face, souillure des langes par l'urine et les matières fécales), qu'il existe ou non du prurigo, il convient, plus encore que chez l'adulte, de modifier le régime alimentaire et de combattre les fermentations gastro-intestinales.

Dans la première enfance, on réglera les tetées si l'enfant est au sein, et on veillera à ce qu'elles ne soient pas trop longues ; il faut que l'enfant ne vomisse pas après chacune d'elles. S'il est nourri au biberon et qu'on ne puisse donner une nourrice, on prescrira le lait stérilisé ; le médecin indiquera avec minutie les soins à donner au biberon, et, en général, les troubles digestifs céderont aux précautions hygiéniques qui s'imposent.

Chez l'enfant de deux à douze ans, l'alimentation sera réduite à la quantité nécessaire. L'enfant ne mangera pas entre les repas, et ne prendra que des aliments utiles. En outre, les exercices physiques et la vie au grand air sont indispensables.

Les aliments interdits sont les mêmes que chez l'adulte. Nous ne croyons pas utile de donner du lait en abondance, comme on le fait d'une manière banale ; si on le prescrit, ce doit être d'une manière exclusive ; il ne faut l'employer que stérilisé.

Le fluorure d'ammonium nous a rendu des services dans l'eczéma lié au prurigo de Hebra : on l'emploie naturellement à doses moindres que chez l'adulte, de 2 à 5 centigrammes par jour, suivant l'âge, en solution aqueuse (L.).

S'il existe de la constipation, on peut donner à l'enfant des follicules de séné et des pruneaux à la fin du repas. Si elle est prononcée, la manne, la magnésie calcinée, la rhubarbe permettront de la combattre.

Il va sans dire, d'après ce qui précède, qu'il faut proscrire, chez les enfants eczémateux prurigineux, tous les « dépuratifs » qui sont employés d'une manière banale, l'huile de foie de morue, le sirop d'iodure de fer, le quinquina, etc. Les polyadénopathies, le teint pâle, bouffi, le « lymphatisme » chez les prurigineux sont la suite des infections cutanées et d'une nutrition défectueuse ; que l'on règle le régime, qu'on supprime les fermentations gastriques et qu'on fasse disparaître la constipation, que la peau soit mise en état de propreté, et, rapidement, la santé générale se rétablira, si les autres conditions nécessaires à une nutrition normale sont suffisantes, si l'enfant vit à la lumière et au grand air. Pour rétablir l'état général, l'hydrothérapie, les frictions sèches suffiront. Sous aucun prétexte, il ne faut donner à un enfant dyspeptique de remèdes qui ne peuvent qu'augmenter sa dyspepsie.

Eczéma de cause interne et non dyspeptique. — Dans l'*eczéma aigu et étendu*, chez des individus non dyspeptiques, le régime a encore une grande importance. Le malade, pendant une période variable, suivant la gravité de l'eczéma, sera mis au régime lacté, absolu quelquefois, mitigé en général. Dans ce dernier cas, l'alimentation sera aussi simple que possible.

Il sera utile, dans les cas sérieux, d'employer les diurétiques, tels que les tisanes, additionnées de lactose (40 à 80 grammes par jour), le nitrate de potasse (0,50 à 2 grammes) et de purger le malade (huile de ricin, calomel et toute la série des purgatifs usuels).

A la période de régression, les alcalins trouveront leur indication. On peut les prescrire sous la forme suivante :

Benzoate de soude..............................	4 grammes.
Bicarbonate de soude...........................	12 —
Sp. de fumeterre...............................	
Sp. de gentiane...............................	āā 50 grammes.
Sp. de saponaire..............................	
Sirop d'écorces d'oranges amères..............	150 —

(Deux à quatre cuillerées à bouche par jour.)

L'emploi des eaux minérales de Vichy et de Vals est fréquemment utile.

Dans l'*eczéma subaigu ou chronique récidivant*, les indications thérapeutiques seront surtout fournies par l'état des urines. Chez les goutteux, les lithiasiques, les sels de lithine trouvent une indication formelle (carbonate, benzoate, salicylate). On fera boire au malade, par exemple, chaque jour, deux verres de la solution :

Bicarbonate de soude...........................	10 grammes.
Carbonate de lithine...........................	2 —
Salicylate de lithine...........................	2 —
Eau chargée d'acide carbonique.................	300 —

ou de l'eau de Vittel, de Contrexéville, d'Evian.

L'arsenic ne peut être employé que dans des formes rebelles, et particulièrement dans les eczémas hyperkératosiques des mains et des pieds. On emploiera alors, soit la solution de Pearson (douze gouttes par jour) ou de Fowler (six à huit gouttes), soit les granules de Dioscoride (quatre à six par jour). Le traitement sera continué pendant un long temps, mais à la condition d'être surveillé et suspendu au moindre signe d'intolérance.

De toutes les eaux arsenicales, celle qui convient le mieux aux eczémateux invétérés et qui donne les meilleurs résultats est celle de la Bourboule.

Toutes les considérations que nous avons développées à propos du traitement étiologique de l'eczéma s'appliquent à sa prophylaxie. On ne préviendra définitivement le retour des poussées eczématiques que par la guérison des troubles de nutrition qui en sont l'origine.

Dans l'eczéma de cause externe lié à une irritation du voisinage, on fera disparaître la cause irritante ; par exemple, dans l'eczéma de la lèvre supérieure, on traitera la rhinite chronique qui est habituelle, mais presque toujours latente ; dans l'eczéma vulvaire, la vaginite, etc.

Ajoutons que tout foyer d'eczéma persistant doit être détruit, car il est souvent le point de départ de nouvelles poussées eczématiques (Besnier).

Traitement externe. — Existe-t-il des eczémas que l'on doive respecter? Tout eczéma doit être mis en état de propreté et pansé, ne fût-ce que pour éviter les infections viscérales d'origine cutanée, dans les faits dont nous allons nous occuper, et où le pansement doit ménager les lésions eczématiques et avoir pour but non de les guérir, mais de faciliter le suintement, en empêchant la formation des croûtes et des squames. Parmi les faits où l'on a parlé de métastases de l'eczéma, on peut distinguer plusieurs groupes.

a. Dans les uns, la disparition d'un eczéma est le premier symptôme d'une infection viscérale; c'est ainsi qu'on doit expliquer la guérison de l'eczéma au début d'une broncho-pneumonie; l'eczéma reparaît lorsque celle-ci est guérie. (Veiel). Des faits de ce genre s'observent dans de nombreuses affections cutanées.

b. Dans quelques faits d'eczéma chronique prurigineux d'origine dyspeptique, nous avons noté l'alternance de l'eczéma et des symptômes dyspeptiques. En réalité, et nous nous en sommes assuré par l'examen du suc gastrique (L.), le chimisme stomacal reste altéré lors des poussées eczématiques; la dyspepsie devient simplement latente. Il est indispensable, dans ces cas, de traiter la dyspepsie beaucoup plutôt que l'eczéma.

c. Il existe des malades, souvent obèses, offrant des troubles de nutrition multiples, chez lesquels des éruptions eczématiques alternent avec des troubles morbides plus graves, par exemple des accès goutteux, de l'asthme, des névralgies, des troubles mentaux même.

Chez les malades dont l'histoire pathologique révèle des faits *précis* de ce genre, il convient de panser simplement les lésions cutanées. La guérison de l'eczéma doit être obtenue chez eux uniquement par celle des troubles de nutrition qui en sont la cause.

d. On agira de même, et de toute nécessité, chez tout individu, atteint d'eczéma étendu et persistant, qui présente des troubles rénaux, que l'on ait affaire à des albuminuriques, ou à des individus un peu âgés, à urines peu abondantes ou trop abondantes, à excrétion azoturique insuffisante, chez lesquels on est en droit de soupçonner une perméabilité rénale incomplète; dans certains cas, il faudra la rechercher au moyen du bleu de méthylène, par le procédé d'Achard et Castaigne.

Chez les diabétiques sans troubles rénaux, il y a tout avantage à traiter l'eczéma.

Au début des eczémas aigus de cause interne, la plupart des traitements externes n'ont que des inconvénients : les pommades, les pansements humides favorisent l'extension, la généralisation des lésions ; ce fait a été observé par tous les auteurs.

Il faut se contenter de poudrer la surface du corps : l'amidon, le talc, le lycopode combinés de diverses manières seront utilisés. Quant à l'oxyde de zinc et au sous-nitrate de bismuth, ils conviennent à des eczémas chroniques localisés. Lorsque le suintement eczématique sera établi, on interviendra activement.

a. Asepsie des surfaces eczématiques. — A quelque variété d'eczéma que l'on ait affaire, il convient, au préalable, de mettre les surfaces en état de propreté, de les débarrasser des croûtes impétigineuses et de les empêcher de se reproduire.

A cette indication répondent plusieurs moyens.

Lorsque les croûtes sont abondantes, épaisses, on peut s'en débarrasser, soit par des cataplasmes de fécule, de la dimension exacte des régions eczématisées, qu'on laisse plusieurs heures en place, soit, de préférence, par des compresses de tarlatane imprégnées d'eau bouillie que l'on peut, le plus souvent, additionner, avec avantage, d'un centième de biborate de soude et d'acide borique. Après les avoir enlevées, on détache les croûtes au moyen de coton hydrophile et on lotionne à l'eau bouillie.

Les pulvérisations, pour lesquelles on emploiera l'eau bouillie, permettent également de faire tomber les croûtes impétigineuses et constituent le traitement de choix dans les eczémas des régions pilaires. Lorsqu'il s'agit d'eczémas torpides, on peut se servir d'eau boriquée à 3 p. 100 ou de sublimé à 1 p. 10 000, mais il peut suffire de débarrasser mécaniquement la surface des produits d'infection secondaire.

Dans les eczémas généralisés, l'indication des bains peut résulter de l'existence d'infections suppuratives diffuses de la peau : ainsi en est-il dans l'eczéma lié au prurigo de Hebra ; mais, à part cette indication, l'emploi des bains, qui sont pourtant prescrits d'une manière banale, est formellement contre-indiqué ; répétés, ils ont de nombreux inconvénients. Le bain d'amidon est le seul qui puisse être autorisé, comme bain de propreté, dans les eczémas chroniques, c'est-à-dire tous les huit jours.

Dans l'eczéma aigu, infecté, le bain doit être remplacé par les pansements humides permanents à l'eau bouillie. Les décoctions de camomille, de fleurs de sureau, peuvent être exceptionnellement irritantes et l'eau boriquée l'est habituellement.

b. PANSEMENTS SIMPLES DES SURFACES ECZÉMATEUSES. — Sous le nom de pansements simples, nous comprendrons l'ensemble des moyens qui ne diminuent pas sensiblement le suintement eczématique.

Nous les classerons de la manière suivante : pansements humides, corps gras, caoutchouc.

Aux pansements humides indiqués plus haut et qui conviennent au début des eczémas aigus, on peut rapidement substituer des pansements plus actifs. L'eau boriquée à 3 p. 100 est encore irritante, mais, employée à 1 p. 100 et combinée au biborate de soude et à l'acide salicylique suivant la formule indiquée ci-dessus, elle offre, en applications permanentes, de précieux avantages.

Les corps gras sont aujourd'hui moins en honneur qu'autrefois : un des plus utiles est l'axonge *fraîche*, dans tous les eczémas aigus, si peu irritables soient-ils ; on la renouvellera tous les jours. La vaseline exagère assez souvent les réactions inflammatoires de la peau ; les préparations désignées sous les noms de résorbine, d'aleptine, d'aseptine, d'eudermine, la remplacent avantageusement ; on y ajoute de l'oxyde de zinc à 10 p. 100.

L'emploi du caoutchouc vulcanisé (Colson, Hardy, E. Besnier, Tenneson) a réalisé un progrès important dans la thérapeutique de l'eczéma.

Une feuille mince de caoutchouc, de la dimension exacte de la surface eczémateuse, est appliquée sur les lésions aseptisées au préalable. Toutes les deux ou trois heures d'abord, puis, quand le suintement a diminué, deux ou trois fois par jour, on l'enlève, on la lave à l'eau boriquée avec soin et on lotionne la peau à l'eau bouillie. Avec ces soins de propreté, qui sont indispensables, on obtient un décapage parfait des surfaces malades et un suintement intense. Tenneson continue l'emploi de caoutchouc jusqu'à ce que le suintement s'arrête. L'un de nous (L.) a modifié cette méthode, en la combinant à l'emploi du nitrate d'argent (Voy. *Traitements réducteurs*).

L'emploi du caoutchouc est indiqué dans l'eczéma aigu (sauf les contre-indications formulées au début de cet article), et au début du traitement de la plupart des eczémas chroniques, *non séborrhéiques*. S'il se produit de l'irritation, la moindre suppuration, on enlève le caoutchouc et on revient immédiatement aux pansements humides.

c. TRAITEMENTS RÉDUCTEURS OU PARASITICIDES. — On peut, dans certains cas, agir énergiquement sur l'eczéma aigu, lorsqu'il est d'origine externe, ou lorsqu'il n'y a aucune contre-indication viscérale.

L'acide picrique, en solution aqueuse à 1 p. 200, dont on imbibe des compresses qu'on recouvre de taffetas gommé et qu'on renouvelle tous les jours, est un des procédés qui diminuent le plus rapidement l'œdème et l'hypérémie cutanée; dans quelques cas, il est irritant, aussi faut-il en surveiller les effets. Au bout d'un certain temps, le traitement picriqué n'a plus d'avantages, et il faut, lorsqu'il a produit tous ses résultats, modifier le traitement (1).

Les préparations à l'oxyde de zinc conviennent à la période de régression de l'eczéma aigu, et dans les eczémas chroniques. On les emploie sous forme de pommade à 20 p. 100, d'onguent ou de pâte.

℞ Onguent de zinc.
Résorbine.. } ãã
Oxyde de zinc...................................... }

ou bien :
Huile d'amandes douces stérilisée .... 10 grammes.
Oxyde de zinc..................................... 20 —
(BESNIER.)

℞ Talc.. 10 grammes.
Oxyde de zinc.................................... 10 —
Résorbine.. 20 —

Mais ce traitement, un peu banal, convient surtout aux malades chez lesquels on ne peut suivre l'effet d'une intervention plus active. Chez les autres, on peut, en observant la sensibilité des lésions et en procédant graduellement, employer des pommades dans lesquelles on incorporera :

De l'acide salicylique......................... 1-3 p. 100
(LASSAR.)

De la résorcine............................... 1-2 p. 100
De l'huile de cade ou huile de bouleau........ 1-3-5 grammes p. 100.
Du carbonate de plomb......................... 30 grammes p. 100.
(BEHREND.)

Du lénigallol................................. 1-10 grammes p. 100.

Nous citerons, par exemple, les préparations suivantes :

a. Résorbine........... 20 gr.   b. Résorbine........... 100 gr.
Oxyde de zinc......... 10 —   Huile de cade........... 1
Acide salicylique ou Ré-   Ext. de panama......... Q. S.
sorcine.............. 0gr,50

On peut se servir de l'acide phénique à 1 p. 100 dans les eczémas où les lésions sont peu irritables et où le prurit est excessif.

Dans les eczémas chroniques, invétérés, lichénifiés, on peut pro-

(1) LEREDDE, Note sur le trait. ext. de l'eczéma (S. F. D., 1896).

céder d'une manière beaucoup plus énergique et employer l'une des préparations suivantes :

L'huile de cade à la dose de.................... 10 p. 100
L'oxyde jaune de mercure et le calomel........ 1 p. 50 à 1 p. 20
L'acide pyrogallique........................... 1 à 3 p. 100

Behrend a montré que, dans les eczémas non suintants, on obtient de bons résultats en pratiquant des frictions très légères, renouvelées pendant quelques instants matin et soir, avec un linge fin imprégné d'une couche mince de pommade pyrogallique à 10 p. 100.

Nous employons aussi avec avantage dans les cas chroniques la préparation suivante, conseillée par Veiel :

Résorbine............................ .... 30 grammes.
Tannin .... 1^{gr},50
Huile de cade.................................... 0^{gr},30

La préparation suivante a été employée utilement par Andoniadès dans le service de l'un de nous (H.) :

Oxyde de plomb............................. 10 grammes.
Huile d'olive................................. 15   —
Vinaigre..................................... 30   —

Toutes ces substances peuvent être appliquées sous forme d'emplâtres fenêtrés, dans les eczémas limités et chroniques : signalons l'emplâtre à l'oxyde de zinc, l'emplâtre rouge de Vidal (minium, cinabre), l'emplâtre au calomel, l'emplâtre à l'huile de morue dans les eczémas liés au prurigo de Hebra. Dans l'eczéma chronique associé au prurigo, on emploie, depuis Pick et Unna, des colles (1), soit sur les parties eczématisées seules, soit, si l'on veut calmer le prurit, sur la surface entière du corps. On peut les remplacer par le vernis caséiné.

Au nombre des traitements réducteurs et parasiticides de l'eczéma, il faut mettre en première ligne les badigeonnages avec le nitrate d'argent en solution aqueuse de 1 à 12 p. 100. Parmi les moyens actifs, aucun n'est moins irritant, et, en le maniant énergiquement, on peut venir à bout des eczémas les plus rebelles.

On peut, comme l'un de nous l'a indiqué (2), combiner le traitement par le caoutchouc et le nitrate d'argent de la manière suivante :

(1) La colle de Tenneson a pour formule :

Gélatine................. 15 gr.   Glycérine............. } āā 30 gr.
Grénétine.............. 10 —   Eau bouillie.......... }
Gomme arabique........ 0^{gr},50   Oxyde de zinc........ 10 gr.
                                      Phénosalyl........... 0^{gr},20

— On fait tiédir la colle dans le bain-marie et on badigeonne la peau. Avant la dessiccation, on applique un léger duvet de coton hydrophile.
(2) LEREDDE, Note sur le trait. ext. de l'eczéma (S. F. D., 1896).

on applique le caoutchouc suivant la technique indiquée plus haut ; puis, chaque jour, on fait, sur la surface décapée, un attouchement au nitrate d'argent à 1 p. 40, et, s'il ne se produit aucune réaction inflammatoire, ce qui est la règle, on élève peu à peu la dose jusqu'à 1/8. Après chaque attouchement, on laisse sécher la surface, puis on applique de nouveau le caoutchouc.

Ce traitement convient même à des eczémas étendus et subaigus.

On peut agir, surtout dans les eczémas des mains, d'une manière plus énergique et cautériser les surfaces, soit avec le nitrate d'argent en solution saturée, soit avec le crayon de zinc (1).

Traitement de quelques variétés régionales (2). — *Cuir chevelu.* — Ici, l'asepsie préalable par des pulvérisations a encore plus d'importance que partout ailleurs ; chez l'homme, les cheveux doivent être coupés.

Dès que la surface est en état de propreté, on applique, la nuit, un bonnet de caoutchouc chez l'homme, la femme ou l'enfant.

Lorsque le suintement a disparu, et dans les formes chroniques, on emploie les pommades salicylées, à l'huile de cade, à l'acide pyrogallique, au lénigallol, ainsi que les frictions avec l'extrait de panama.

Eczéma des paupières. — Dans cet eczéma, qu'il soit isolé ou associé à un eczéma de la face, Besnier recommande de commencer le traitement par des applications anodines : cataplasmes de fécule tièdes, pulvérisations d'eau bouillie ; dans les formes prolongées, séborrhéiques, l'emploi des pommades finit par s'imposer, mais est toujours délicat.

Eczéma conjonctivo-palpébral. — Pendant la période d'irritation, on maintient des compresses d'eau boriquée faible ou des cataplasmes de fécule ; puis, lorsque l'irritation de la conjonctive décroît, on fait des irrigations, et l'on applique matin et soir des compresses tièdes imprégnées de ce même liquide ou de la solution suivante :

Cyanure de mercure......................... $0^{gr},05$
Eau bouillie................................... 500 grammes.
(Besnier.)

Eczéma de la base des cils. — Les croûtes doivent être enlevées ; on fait des lotions avec la solution de cyanure de mercure à 1 p. 10 000 ; s'il y a des érosions, on les touche au nitrate d'argent. Lorsqu'on a obtenu une amélioration marquée, on applique des pommades, soit à l'oxyde de zinc ou au précipité rouge à 0,10 pour 30, soit à l'oxyde jaune à 1 p. 200 ; souvent l'épilation s'impose.

Eczéma des lèvres. — Chez l'homme, dans toutes les formes d'eczéma des lèvres un peu ancien, et dans tous les cas où il existe un état d'in-

---

(1) Leredde, *Presse méd.*, mars 1899.
(2) E. Besnier, Trait. ext. de l'eczéma, in *Traité de thérapeutique appliquée.*

fection locale qui ne disparaît pas rapidement par les pulvérisations
et des lotions antiseptiques, l'épilation est nécessaire.

On applique alors, et d'emblée chez les femmes (après asepsie de
la surface), une bandelette de caoutchouc attachée derrière la tête
par des cordons qui passent au-dessus des oreilles. Il est utile, dans
les cas rebelles, de combiner au caoutchouc des badigeonnages avec
la solution de nitrate d'argent suivant la technique que nous avons
indiquée; enfin, dans les cas graves, il faut avoir recours aux scarifications.

Mais il est essentiel de rechercher la cause, et de faire étudier, en
particulier, l'état des fosses nasales par un spécialiste.

Dans l'eczéma de la partie rouge des lèvres, Besnier recommande
les astringents légers, ratanhia et borax, le savon mou de potasse,
l'huile de cade ou de bouleau. Chez les sujets qui s'y prêtent, les
scarifications (1) sont le procédé de choix (H.). La nuit, on applique
une bandelette de caoutchouc.

Eczéma de la barbe. — La barbe est d'abord coupée aux ciseaux;
le traitement local de l'eczéma est alors celui de l'eczéma en général,
suivant la variété à laquelle on a affaire.

Dans les formes subaiguës et chroniques, on fait plusieurs fois
par jour, des lotions avec la solution :

> Alcool à 60°..................................... 100 grammes.
> Cyanure d'hydrargyre........................... 0^{gr},05

A la période chronique, l'épilation est nécessaire, et, si on ne
vient pas à bout de l'eczématisation par l'huile de cade, l'oxyde jaune
de mercure, le nitrate d'argent, il faut scarifier.

Eczéma des mains. — Nous avons indiqué que la condition nécessaire de la guérison, dans les eczémas d'origine externe, est la
suppression de toutes les actions irritantes et en particulier du *savonnage quotidien.* Si le malade peut se servir de gants en continuant
sa profession, on peut arriver à le guérir; si c'est impossible, on
n'arrive en général qu'à des résultats incomplets. Les pommades
les plus épaisses sont les meilleures, car elles sont les plus protec-
trices.

Lorsque l'altération *unguéale* a pour cause directe une eczématisation des doigts et des régions péri-unguéales, il faut faire disparaître celle-ci. Le caoutchouc et le nitrate d'argent sont les meilleurs procédés. L'eczématisation disparue, les lésions des ongles
s'améliorent souvent. Lorsqu'elles sont isolées, on peut essayer de
les modifier par la méthode qu'a recommandée Sabouraud, qui

---

(1) Hallopeau, Traitement de l'eczéma des lèvres par les scarifications linéaires
(*S. F. D.*, 1891).

applique chaque jour sur l'ongle un morceau de coton trempé dans la solution :

Iode..	1 gramme.
Iodure de potassium............................	2 grammes.
Eau..	1 litre.

et recouvert d'un doigtier de caoutchouc.

Eczéma de la verge. — Chez l'enfant à prépuce trop développé, la circoncision s'impose. Chez le vieillard, lorsque l'eczéma est dû au séjour de l'urine entre le prépuce et le gland, on sépare ceux-ci par du coton hydrophile et on poudre au bismuth. Les attouchements de nitrate d'argent à 1/50 agissent directement sur l'eczématisation. Les soins hygiéniques doivent être les mêmes chez les diabétiques. L'eczéma chronique du gland est traité par l'huile de bouleau à 1/10 ou le glycérolé cadique en badigeonnages.

Eczéma du scrotum. — Dans les périodes suraiguës, des pulvérisations soir et matin, des cataplasmes de fécule tièdes la nuit, des pansements humides le jour, sont indiqués.

A la période de suintement, lorsque l'œdème diminue, le malade doit porter un suspensoir en caoutchouc, nettoyé à *fond*, ainsi que la peau, plusieurs fois par jour, comme il a été indiqué précédemment (Voy. p. 358). Plus tard, on fait un pansement au cyanure de mercure à 1 p. 10000, et, enfin, des badigeonnages au nitrate d'argent.

Eczéma de la vulve. — On ne peut guérir un eczéma vulvaire sans en avoir déterminé et efficacement combattu la cause. Après chaque miction, les parties génitales doivent être lavées à l'eau boriquée. On fait, plusieurs fois par jour, des lotions au sublimé à 1 p. 10000 ou 1 p. 5000. Au besoin, l'on maintient des pansements humides permanents, et l'on pratique des badigeonnages au nitrate d'argent.

Eczéma de l'anus. — Comme l'eczéma vulvaire, celui de l'anus ne guérit que par la suppression de sa cause. Il faut avant tout régler les garde-robes. Avant la défécation, la région malade est graissée avec la pommade :

Résorbine....................................	100 grammes.
Résorcine....................................	4 —

Après la garde-robe, le malade prend, pour le rendre de suite, un lavement boriqué tiède.

Si l'eczéma est aigu, on prescrit des bains de siège amidonnés et, pendant la période de suintement, du caoutchouc.

Dans les cas rebelles, Besnier recommande les pommades chrysophaniques à 5 p. 100, à condition d'en surveiller l'emploi ; l'un de nous (L.) conseille, de préférence, des lotions renouvelées tous les deux jours avec une solution au huitième de nitrate d'argent ; il faut en outre appliquer matin et soir une couche, soit de la pommade à l'oxyde de zinc salicylée, soit de la pâte au carbonate de plomb de Behrend ; les hémorroïdes seront traitées ; dans les cas rebelles avec prurit et lichénification, l'anus sera dilaté. Parfois, il faut en venir aux cautérisations avec le galvanocautère.

Eczéma variqueux des jambes. — Toutes les fois que le malade pourra garder le repos, la jambe élevée, la guérison de l'eczéma variqueux se fera assez rapidement, en l'absence d'ulcération et de lymphangite ; si le malade marche, on ne peut répondre, ni de la durée, ni des complications.

A la période aiguë, il faut appliquer des cataplasmes de fécule, ou le pansement caoutchouté.

A la période chronique, les emplâtres à l'oxyde de zinc, à l'huile de morue ou au diachylon, et la compression de la jambe par un bas lacé sont indiqués. Une bande de caoutchouc partant du pied et allant jusqu'au genou rend les mêmes services que le bas.

Eczéma des pieds. — Lorsque l'eczéma se présente sous sa forme vulgaire sans hyperkératose, le caoutchouc, au besoin combiné avec les badigeonnages au nitrate d'argent, permet d'arriver à la guérison. S'il existe de l'hyperkératose, il est nécessaire, au préalable, de « décaper » la peau : on ramollit les squames, d'abord par des frictions au savon noir, puis par l'application d'emplâtres salicylés (5-10 p. 100). Au besoin, on peut faire des applications de savon noir qu'on laisse en place plusieurs heures.

Une fois cet eczéma décapé, on le traite comme l'eczéma vulgaire.

Souvent l'eczéma plantaire est lié à l'hyperidrose : contre celle-ci, en dehors des périodes d'eczématisation, on prescrira des lavages avec des solutions de sublimé ou de permanganate de potasse à 1 p. 5000 ; les pieds seront saupoudrés avec de la craie préparée, additionnée de salicylate ou de sous-nitrate de bismuth.

1.	Sublimé	1 gramme.
	Alcool à 90°	200 grammes.
	Eau	800 —
2.	Craie préparée	200 —
	Sous-nitrate de bismuth	10 —

Cures hydro-minérales. — Les eczémateux sont envoyés de préférence à Saint-Gervais-les-Bains ; parfois une saison à Vals, à Pougues, à Royat, à la Bourboule, à Châteauneuf, peut être indiquée ; les stations sulfureuses d'Aix-les-Bains, de Luchon, d'Uriage, conviennent dans les cas torpides et chroniques. (L.)

DERMATOSE BULLEUSE CONTAGIEUSE DES NOUVEAU-NÉS

Synon. : *Pemphigus aigu des enfants* (1).

Les nouveau-nés, de la naissance jusqu'à la deuxième semaine, peuvent contracter une maladie bulleuse parasitaire (2).

Étiologie. — Elle est contagieuse et souvent épidémique ; c'est ainsi qu'elle peut atteindre 30, 40, 100 enfants, dans une maternité. Quelquefois, ces épidémies se développent dans la clientèle d'un accoucheur, d'une sage-femme ; mais on observe également des cas isolés.

Vidal, Colrat, ont réussi à inoculer les bulles de cette dermatose épidémique ; parfois, de l'enfant, les bulles s'inoculent à la nourrice. On ne saurait s'en étonner, car Almquist (3) a trouvé, dans le contenu de ces éléments, un micrococcus qui offre beaucoup d'analogie avec le staphylocoque doré, mais en diffère cependant, car son inoculation donne lieu, non à des pustules, mais à des bulles identiques à celles dont il a été extrait.

Symptômes. — Les bulles se développent sur toutes les parties du corps, sauf la paume des mains et la plante des pieds, consécutivement à des taches rouges ; on les observe surtout sur les régions où la peau est fine (face de flexion des membres, plis articulaires, cou) ; leur volume peut atteindre celui d'une petite noix ; elles ont un contenu clair, transparent, parfois citrin.

Au bout de quelques jours, ces bulles se troublent ; parfois, dans les cas graves, leur contenu devient hémorragique.

Elles aboutissent à la formation de croûtes arrondies, épaisses et plates, qui tombent en laissant à nu une surface ayant les mêmes dimensions ; d'abord rouge, elle se pigmente souvent dans la suite. Homolle (4) a vu se produire, en vingt-quatre heures, une dénudation presque complète du tégument externe. Il se fait souvent des poussées successives ; la maladie peut durer de un à trente jours et au delà.

Pronostic. — Souvent, le pemphigus des nouveau-nés est une maladie bénigne, en particulier dans les formes épidémiques ; il peut cependant s'accompagner de signes généraux graves, surtout chez les enfants débilités et peu résistants : on observe alors des désordres gastro-intestinaux, des troubles pulmonaires (broncho-pneumonie),

---

(1) Si l'on adoptait le sens générique donné par Unna au mot impétigo, le pemphigus aigu des nouveau-nés serait un impétigo peut-être de même nature que la phlycténose suppurative que nous décrivons plus bas. On pourrait alors grouper ces affections sous le nom d'impétigo pemphigoïde. (L.) Corlett, Rasch font également du pemphigus aigu des enfants « un impétigo » au sens d'Unna. Il faut renoncer au mot *pemphigus aigu*, qui prête à toutes les confusions. (L.)

(2) Besnier, *Soc. des hôpitaux*, 1874.

(3) Almquist, *Zeitschr. für Hygiene*, 1891.

(4) Besnier et Homolle, *Soc. des hôpitaux*, 1874.

des accidents nerveux, un état adynamique, une fièvre élevée. La mort survient en huit, dix, quinze jours, quelquefois en un jour ou deux seulement.

Chez les enfants qui guérissent, les lésions bulleuses se compliquent parfois d'ulcérations et de lymphangite.

Parmi les faits de « pemphigus » qui sont décrits chez les enfants plus âgés, beaucoup se rattachent sans doute à la « phlycténose streptogène »; d'autres sont des faits d'épidermolyse bulleuse héréditaire.

Diagnostic. — C'est surtout avec la syphilide pemphigoïde des jeunes enfants que cette maladie peut être confondue, mais cette syphilide se localise surtout dans les régions palmaire et plantaire; elle ne survient guère que trois semaines après la naissance; les éléments y suppurent plus rapidement; ils reposent sur une surface ulcérée; enfin, il se produit concurremment d'autres manifestations de même nature.

Traitement. — Les bulles isolées, que l'on rencontre surtout sur les mains, seront ouvertes au moyen de ciseaux flambés et pansées à l'emplâtre rouge.

Les enfants atteints de cette maladie seront baignés dans de l'eau chaude additionnée de borate de soude à 1 p. 100 ou de sublimé à 1 p. 10 000. Le bain chaud permanent rendrait peut-être des services.

PHLYCTÉNOSE STREPTOGÈNE

Nous désignons sous ce nom (H.) une éruption caractérisée par des bulles aplaties, ou des phlyctènes, à évolution excentrique, entourées d'une aréole rouge, et contenant un liquide clair ou un peu louche; elles sont rarement suivies de croûtes; elles se dessèchent et guérissent le plus souvent sans laisser de traces. Elles ont été décrites par Unna sous le nom d'*impétigo streptogène*. Elles sont d'observation fréquente.

Ces lésions se développent surtout sur les mains.

Elles peuvent se compliquer de dermite. Dans un cas observé par l'un de nous (Leredde), il s'était formé, au-dessous d'une large phlyctène ouverte, une induration de la même étendue, épaisse de 2 millimètres, laissant suinter à la pression un liquide séreux et rappelant vaguement par ses limites nettes et sa couleur un chancre induré. Des lésions non indurées, recouvertes de croûtes, s'étaient développées simultanément.

Cette phlycténose peut intéresser de larges surfaces : l'un de nous (Leredde) a observé un cas où les deux jambes étaient couvertes de bulles entourées d'une aréole rouge. L'affection datait de deux mois, grâce à des réinoculations successives. Elle n'entraîne pas, par elle-même, de conséquences fâcheuses si elle est régulièrement traitée par les pansements antiseptiques.

Il est possible que les faits décrits sous le nom de pemphigus tro-phoneurotiques, c'est-à-dire de bulles consécutives à des névrites ou à des myélites, soient en grande partie de même ordre et que le développement de ces bulles y soit dû à des parasites se développant dans la peau dont la nutrition est modifiée (L.) (1).

PYODERMITES MICROCOCCIENNES

Les suppurations cutanées sont des plus fréquentes et se pro-duisent sous l'influence de causes très variées.

Ces suppurations sont souvent secondaires et doivent être étudiées alors avec la dermatose qu'elles viennent compliquer : il en est ainsi des pyémies avec manifestations cutanées, des eczémas dits impéti-gineux, des trichophyties suppuratives, des tuberculides, des syphilides et des farcinides qui présentent ce même caractère.

Les suppurations primitives, dont nous avons exclusivement à nous occuper ici, se rattachent le plus souvent à des invasions de microbes qui méritent le nom de *pyogènes* : tels sont, en première ligne, ceux que l'on désigne sous les noms de streptocoques et de staphylocoques; il faudra y ajouter peut-être d'autres agents encore incomplètement déterminés.

ECTHYMA

ÉTIOLOGIE. — L'ecthyma est une lésion microbienne de la peau caractérisée par la formation épidermique d'une pustule acuminée reposant sur une base rouge et indurée (2).

Il diffère de l'impétigo par cette réaction dermique, des pyodermites planes par la forme du soulèvement, du furoncle par l'absence de bourbillon. Ces diverses lésions peuvent coexister chez un même individu.

Son auto-inoculabilité a été signalée par Vidal : on ne peut, en général, la constater expérimentalement, sans doute parce que nous ignorons toutes les conditions d'inoculation; mais, cliniquement, elle résulte de ce fait que ses poussées cessent de se produire dès que tous ses éléments, anciens et jeunes, sont oblitérés.

Bien que les parasites constatés dans l'ecthyma en soient certaine-ment les facteurs, on n'a pas réussi jusqu'ici à en amener le dévelop-pement par l'inoculation de ces microbes, sans doute parce qu'il n'est possible qu'avec l'intervention de causes locales, et surtout de causes générales, formant de la peau un terrain qui lui est favorable.

---

(1) LEREDDE, Le rôle du système nerveux dans les dermatoses (*Arch. gén. de méd.*, avril 1899).

(2) *Traités classiques.* — VIDAL, *Tribune médicale*, 1880. — LELOIR, *Arch. de phys.*, 1880. — LELOIR et VIDAL, *Anat. path. des mal. de la peau.* — THIBERGE et BESANÇON, *Soc. de biol.*, 1896. — UNNA, *Histopathologie.*

L'ecthyma indique fréquemment une dépression du milieu organique ; on l'observe chez des enfants mal nourris, dyspeptiques, chez
des vieillards affaiblis, des convalescents de maladies infectieuses ou
des individus atteints de maladies chroniques, et à ces titres la fièvre
typhoïde, la rougeole, les néphrites, le diabète, la syphilis jouent un
rôle étiologique.

A l'état de santé, en dehors des conditions spéciales que nous
indiquerons, on ne constate guère d'ecthyma qu'aux membres
inférieurs et surtout s'ils sont atteints de varices, celles-ci déterminant
des troubles de circulation de la peau et en modifiant ainsi la résistance. Nous aurons l'occasion de montrer que l'ecthyma est souvent
l'origine de l'ulcère variqueux (L.).

L'ecthyma ne se rencontre pas dans tous les cas de gale et de phtiriase, mais il y est commun et peut, par sa présence en différents points
du corps, aux lieux d'élection, révéler l'existence de ces maladies. Les
affections prurigineuses *où la peau est ouverte* sont susceptibles de
s'en compliquer : telle est, par exemple, la maladie de Duhring.

La fréquence de l'ecthyma chez les raffineurs est remarquable : Est-
elle due à l'infiltration de leur épiderme par les poussières de sucre et
aux cultures microbiennes qu'elle facilite? On sait que la fréquence
du furoncle chez les diabétiques a été expliquée de la sorte.

ANATOMIE PATHOLOGIQUE. — Leloir a étudié l'ecthyma dès son début,
et a constaté l'existence de globules blancs nombreux dans le derme
et l'épiderme. Les vaisseaux papillaires et sous-papillaires se dilatent ;
puis apparaissent, dans l'épiderme, les lésions caractéristiques.

Les cellules du corps muqueux sont atteintes d'*altération cavitaire*.
On constate d'abord un élargissement de l'anneau périnucléaire
normal, et, tandis que le noyau diminue de volume, le protoplasma
est refoulé à la périphérie et tend à disparaître. Déjà, à cette époque
où les cavités sont intracellulaires, on y reconnaît la présence de globules blancs. Rapidement, les cavités se confondent les unes avec les
autres et la pustulette est constituée ; elle comprend un réseau de
fibrine, à mailles irrégulières, où on ne trouve plus que des débris
protoplasmiques, au milieu de globules blancs polynucléaires nombreux, parfois mêlés de globules rouges.

Les lésions dermiques sont plus simples : au centre, on voit les
papilles très élargies, à peine distinctes les unes des autres ; à la
périphérie, elles sont larges également, mais très longues, très hautes.
Elles sont bourrées, dans la région centrale, de leucocytes polynucléaires ; à la périphérie, l'infiltration cellulaire est de plus en plus
discrète ; mais elle s'étend dans le derme et forme, entre les faisceaux
conjonctifs, des cordons *lymphangitiques*, s'étendant à une grande
distance.

Il n'existe pas à proprement parler de suppuration dermique, car
les faisceaux conjonctifs ne sont pas détruits (Unna).

Lorsque la région est traversée par un poil, on constate une diapédèse intense autour du follicule pileux; la suppuration peut l'envahir.

La formation de la pustule a été étudiée par Unna qui y distingue
trois couches : la couche superficielle est l'ancienne couche cornée,
infiltrée de fibrine; la moyenne contient des leucocytes, peu de noyaux
épithéliaux et la fibrine y est à l'état fluide; enfin, dans la profondeur,
on ne trouve plus que du pus sans fibrine.

Il nous reste à signaler quelques lésions inconstantes.

L'extension excentrique de la pustule est rattachée par Leloir à un
clivement qui se produit à l'union du corps muqueux et de la couche
cornée, suivant la couche granuleuse; il se forme une phlyctène
purulente.

Les globules rouges sortis des vaisseaux et mêlés aux globules
blancs dans le derme et l'épiderme peuvent être en assez grande
abondance pour déterminer le caractère hémorragique de certaines
pustules. Leloir a trouvé en outre des lésions vasculaires, des en-
dartérites : elles expliquent, suivant lui, l'ecthyma gangreneux.

BACTÉRIOLOGIE. — Le streptocoque a été trouvé dans les pustules
par un grand nombre d'auteurs (Mathieu et Netter, Baudouin et
Wickham, Unna, Thibierge et F. Besançon, Achalme); d'autres y ont
cultivé le staphylocoque doré.

Du reste, on doit se demander si des germes différents ne peuvent
provoquer des réactions analogues à celles de l'ecthyma. Le haut
caractère de spécificité de l'ecthyma typique doit faire admettre qu'il
est dû à un seul microbe qui serait le streptocoque; mais souvent les
dermatologistes appliquent le mot ecthyma à des ulcérations qui ne
sont pas de l'ecthyma vrai. Ces faux ecthymas pourraient être dus à
des microbes variés, par exemple au staphylocoque. Ehlers a décrit un
ecthyma dû au bacille pyocyanique qui serait, d'après cela, un faux
ecthyma.

SYMPTÔMES. — Vidal a étudié les phases initiales de cette affection :
quelques heures après l'inoculation, paraît un point rouge, prurigineux; au deuxième jour, c'est une petite saillie parfois munie d'une
vésicule; au troisième jour, la vésicule est bien formée, son contenu
est trouble et la rougeur s'étend; enfin, au quatrième, la pustule est
d'une couleur jaunâtre, elle atteint le volume d'une tête d'épingle,
l'aréole superficielle augmente, le derme sous-jacent s'enflamme.

Quelques jours après, les lésions ont atteint leur maximum. A cette
période d'état, on constate une croûte arrondie, de couleur foncée,
dure, entourée d'une zone blanchâtre étroite et d'une aréole rouge.

Elle recouvre une petite cavité remplie d'une petite nappe de pus
qui révèle sa présence par la couleur de la zone limitante de la croûte.
La rougeur périphérique traduit la réaction inflammatoire du derme.

La guérison se fait spontanément par décollement de la croûte sur
les bords; cette croûte tombe; l'abcès intra-épidermique se vide;

les parois bourgeonnent; les tissus ont alors une teinte violacée.

On constate, à cette période, l'existence d'une collerette épidermique circulaire; elle nous paraît due à l'exfoliation cornée, normale autour de la pustule, alors qu'au niveau de celle-ci la kératinisation n'est pas encore régulière.

Du quinzième au vingtième jour, la cicatrice est formée; d'abord d'un rouge foncé, elle devient de plus en plus brune et pigmentée. La pigmentation persiste longtemps aux membres inférieurs, surtout s'il existe des varices; quand elle a disparu, la cicatrice est blanche, mince, superficielle.

Telle est l'évolution normale de la pustule ecthymateuse.

Le nombre des pustules est essentiellement variable; il peut devenir considérable, grâce aux auto-inoculations, chez les sujets mal tenus et quand il existe concurremment des lésions ouvertes de la peau, telles que la gale et les dermites artificielles.

Les lésions sont toujours sensibles à la pression et souvent douloureuses spontanément, surtout aux membres inférieurs, quand le malade continue à marcher.

Variétés et complications. — On rencontre parfois, chez un individu atteint d'ecthyma typique, des pustules qui n'ont pas une évolution régulière. Elles sont d'une couleur blanchâtre; la couche cornée forme la paroi superficielle de l'abcès; il n'y a pas de croûte et l'aréole inflammatoire est imperceptible. Ces pustules sont souvent centrées par un poil, et guérissent d'ordinaire rapidement; mais elles peuvent, sans doute, être l'origine d'ulcérations comme les pustules typiques. Si on se reporte à la description de Vidal, on voit que l'ecthyma présente cet aspect vers le quatrième jour. En somme, il s'agit là d'une forme fruste de l'affection. Ces pustules sont analogues à celles qu'on rencontre parfois sur les membres inférieurs des psoriasiques traités par l'huile de cade, et que l'on dénomme acné cadique; voisines, au point de vue clinique, de celles de l'impétigo de Bockhart.

Les pustules d'ecthyma peuvent s'étendre en surface ou en profondeur. En surface, la zone blanchâtre qui entoure la croûte centrale se propage excentriquement, la couche cornée est décollée par le pus et la phlyctène ainsi formée peut atteindre un grand diamètre.

L'extension en profondeur s'observe surtout chez les jeunes enfants (*ecthyma térébrant de l'enfance*) (1). Chez les adultes, les mêmes lésions ont été décrites sous le nom d'*ecthyma gangreneux*. Les lésions débutent par des petites papules érythémateuses; bientôt, une vésico-pustule se forme à leur sommet et se rompt facilement; les pustules deviennent volumineuses; elles laissent à leur place des ulcérations circulaires ou allongées; celles-ci sont remarquables par la

_____

(1) HALLOPEAU, *Ecthyma térébrant de l'enfance*. Atlas du musée de Saint-Louis, fasc. 20.

netteté de leurs bords, qui sont rouges sur une très faible largeur et taillés à l'emporte-pièce comme ceux d'un chancre simple ; les parois et le fond sont creusés en cupules et recouverts d'un détritus sanieux gris jaunâtre. Ces ulcérations sont susceptibles de s'étendre en surface et en profondeur ; on voit leur diamètre atteindre 2 centimètres ; elles peuvent gagner le tissu cellulaire. Les éléments ont tendance à se multiplier par auto-inoculation ; et, lorsqu'ils sont confluents, ils aboutissent à la formation de vastes plaques polycycliques (Vidal). La réparation est très lente ; les cicatrices sont indélébiles.

Ces lésions s'observent surtout sur les fesses, la face interne et antérieure des cuisses, la région inférieure du tronc ; secondairement, toutes les parties du corps. peuvent être intéressées. On ne les observe pas seulement chez des enfants en mauvais état de santé : l'absence de soins de propreté, la macération de la peau par les linges que souillent l'urine et les matières fécales interviennent et déterminent la gravité des accidents locaux. Vidal et Leloir signalent la coexistence fréquente d'ulcérations buccales et labiales.

Ces formes sont graves par les pertes de matériaux organiques qu'elles occasionnent, par les douleurs violentes qu'accusent les cris incessants des enfants, par la résorption des produits septiques (toxines) qui s'y développent. Les ulcérations créent ou aggravent un état de cachexie ; les malades aboutissent plus ou moins rapidement au marasme et à la mort, si une thérapeutique active n'intervient pas.

On donne le nom d'*ecthyma hémorragique* à des pustules qui contiennent une certaine quantité de sang leur donnant une coloration noirâtre ; on l'observe surtout aux membres inférieurs.

Nous avons mentionné l'existence d'un *ecthyma fruste* sous forme de pustules qui n'aboutissent pas à la formation superficielle de croûtes. Il existe, d'autre part, des *ecthymas généralisés* ; tel est celui que Gastou et Canuet ont décrit sous le nom de *dermatite pustulo-ulcéreuse généralisée*. Leur observation concerne un enfant en bas âge, cachectique, dont le dos était couvert d'ulcérations, isolées ou confluentes, ovalaires ou à limites polycycliques, à bords taillés à pic et légèrement décollés. Ces ulcérations avaient pour origine des vésico-pustules. Les lésions étaient dues, suivant les auteurs, au staphylocoque doré.

La *lymphangite* est une complication importante et assez fréquente de l'ecthyma, et ce fait n'est pas surprenant depuis que nous connaissons l'origine streptococcique de ce dernier. Elle n'a pas ordinairement de gravité, si elle est traitée correctement.

L'ecthyma paraît jouer un rôle important dans la genèse des *ulcères variqueux*; souvent, on le trouve à leur origine : il indique la porte d'entrée de l'infection streptococcique, qui se révèle autour des ulcères par la rougeur et l'induration de la peau. L'ulcère résulte, suvant l'un de nous (L.), de l'extension des pustules mal soignées, chez des individus qui continuent à marcher, inoculés sur une peau en état de moindre résistance du fait des varices (1).

Il est rare de constater une *adénopathie* cliniquement appréciable. La *phlébite* est exceptionnelle.

DIAGNOSTIC. — L'*impétigo* siège surtout à la face et au cou; l'ecthyma, sur les membres et le tronc. Ce fait est peut-être en rapport avec la structure de la peau dans ces régions, particulièrement avec sa vascularisation beaucoup plus serrée à la face qu'aux membres (L.). Les lésions de l'impétigo sont très superficielles : ce sont des vésicules qui forment des croûtes jaunes, bien distinctes des croûtes ecthymateuses.

Le *furoncle* ne présente pas à sa surface les mêmes caractères que l'ecthyma. Il y existe une infiltration dure du derme, qui détermine une saillie centrale ; le pus y est très épais, grumeleux.

Le *chancre simple* de la peau peut être d'un diagnostic très difficile; on est exposé à le confondre souvent avec l'ecthyma, à moins que des circonstances étiologiques spéciales, et spécialement la coexistence d'un chancre génital, ne permettent de soupçonner la nature vénérienne de l'ulcération cutanée. Le diagnostic ne peut être fait d'une manière positive que par la constatation de la présence du bacille de Ducrey ou l'inoculation.

Le *chancre syphilitique* de la peau est couvert, sauf dans les plis de flexion, d'une croûte adhérente (chancre ecthymateux); il est indolent; il ne se propage pas comme l'ecthyma par auto-inoculations multiples, sa base est indurée; on trouve dans le voisinage une adénopathie dure et indolente, caractéristique.

Les *syphilides tertiaires-ulcéreuses* sont des lésions indolentes; leurs bords sont d'une coloration violacée ou jambonnée ; la suppuration y est peu marquée; elles se groupent au voisinage les unes des autres en dessinant des figures régulières. Quant aux *syphilides secondaires ulcérées*, elles coexistent, à la période où on les observe surtout (début de la syphilis secondaire) avec des lésions syphilitiques d'un autre caractère (roséole, papules); plus tard, leurs caractères se rapprochent de ceux des syphilides tertiaires. Il existe du reste des lésions sans doute mixtes qui résulteraient de l'infection secondaire des syphilides par les parasites superficiels de la peau (L.).

Le diagnostic des *gommes syphilitiques* est parfois impossible sur les membres variqueux, lorsque l'ecthyma revêt la forme térébrante, lorsqu'il n'y a pas de lésions ecthymatiques superficielles, ni de commémoratifs, ni de cicatrices anciennes nettement syphilitiques.

Les *angio-dermites toxi-tuberculeuses* (érythème induré de Bazin et d'Hutchinson) sont des lésions torpides, à évolution lente, non pus-

---

(1) LEREDDE, *Le rôle du système nerveux dans les dermatoses* (Arch. gén. de méd., avril-mai 1899).

tuleuses, primitivement intradermiques, non extensives après ouverture et qui se rencontrent dans la majeure partie des cas chez des individus en puissance de tuberculose. En dehors des lésions ouvertes ou prêtes à s'ouvrir, on peut trouver, à une palpation soigneuse, des nodules durs, profonds, qui, peu à peu, s'élèveront vers la surface de la peau ; ces nodules représentent le stade initial des lésions.

Chez les malades atteints de *dermatose de Duhring*, on peut voir des ulcérations qui sont dues à l'ecthyma vrai, inoculé sur la peau à la suite du grattage, ou à l'ouverture des lésions bulleuses et à leur infection secondaire, mais on trouve des bulles, des vésicules claires qui représentent les lésions essentielles et dont la présence détermine le diagnostic.

TRAITEMENT. — Lorsque l'ecthyma se rencontre chez des sujets débilités ou cachectiques, le traitement général est de rigueur, et le médecin devra relever la nutrition par tous les moyens qui sont à sa disposition (toniques, fer, hydrothérapie, suralimentation). Lorsque les lésions sont récentes, lorsque leur tendance ulcéreuse est peu marquée, aucun traitement local n'est indiqué en dehors des emplâtres, par exemple, l'emplâtre rouge de Vidal. Tous les jours, le malade prend un bain ; à la suite du bain, chaque pustule et chaque ulcération est recouverte d'une rondelle d'emplâtre de la dimension exacte des lésions cutanées. Les lésions sont ainsi isolées et les auto-inoculations ne peuvent plus se faire ; la guérison est en général rapide.

Mais, lorsque les ulcérations ont une tendance à s'étendre, il faudra modifier les plaies cutanées par divers topiques, tels que le calomel, le salol, le sous-carbonate de fer, le dermatol. Au besoin, on les touchera au nitrate d'argent à 1/20ᵉ, ou même au crayon. Lorsqu'il y a des tendances gangreneuses, il faut panser avec des poudres excitantes et antiseptiques, particulièrement avec celles de quinquina et de camphre après lotions avec de l'eau-de-vie camphrée additionnée de chloral à 1/20ᵉ.

On se rappellera que l'ecthyma des membres inférieurs marque souvent le début des ulcères de jambe chez les variqueux. Lorsque les lésions ne céderont pas à l'application d'emplâtres et tendront à l'extension, on devra sans retard imposer au malade le repos ; les membres inférieurs seront placés sur un plan horizontal. La guérison est ainsi beaucoup plus rapide ; on évite la formation d'ulcères variqueux et l'apparition d'une lymphangite chronique. (L.)

PYODERMITE STAPHYLOCOCCIQUE PRIMITIVE
A PUSTULES DISSÉMINÉES

Synon. : *Impétigo de Wilson, impétigo staphylogène de Bockhart, maladie de Colles, de Graves et Jaccoud.*

Cette pyodermite est essentiellement caractérisée par la formation, sous l'influence d'une infection staphylococcique, de pustules qui se multiplient et envahissent parfois une grande partie de la surface cutanée (1).

ÉTIOLOGIE. — Ces suppurations peuvent être consécutives à un traumatisme, tel qu'une piqûre anatomique, ou survenir spontané, ment, sans cause appréciable. *La pénétration dans la couche papillodermique de staphylocoques blancs ou dorés, quelquefois isolés, habituellement associés, en est la cause prochaine*; en effet, Bockhart y a constaté constamment la présence de ces microbes et les a cultivés; il a reproduit plusieurs fois sur lui-même les mêmes pustules par l'inoculation des produits de culture après plusieurs générations; au bout de quelques heures, il a vu se produire une légère rougeur avec un peu de sensibilité au point inoculé; quatorze heures après, des pustules s'étaient développées, quelques-unes autour d'un poil; plusieurs d'entre elles étaient entourées d'un cercle hémorragique; ces éléments se sont desséchés au bout de six jours et ont disparu sans laisser de traces; leur liquide contenait les mêmes microbes : la démonstration est donc complète.

Comme condition essentielle, il faut ajouter, comme l'a bien montré Jaccoud (2), un *défaut de résistance organique* qui permet la multiplication de ces microbes et le développement, sous l'influence de leurs toxines, de processus inflammatoires.

SYMPTÔMES. — Les pustules peuvent occuper toutes les parties non velues de la surface cutanée; dans les parties velues, les mêmes microbes donnent lieu à un sycosis. Elles envahissent souvent, en premier lieu, les faces palmaires et plantaires et aussi les fesses : Jaccoud les a vues se disposer en fer à cheval au pourtour des genoux; elles peuvent exceptionnellement se généraliser à la plus grande partie de l'enveloppe cutanée; parfois elles sont cohérentes. Les éléments sont d'emblée suppuratifs; ils se développent rapidement et atteignent de suite (Bohn) leurs plus grandes dimensions qui varient de celles d'une tête d'épingle à celles d'une lentille; elles ne sont pourtant ni papuleuses, ni vésiculeuses; souvent, elles présentent un poil dans leur partie centrale. Ordinairement indolentes, elles peuvent être le siège d'un prurit qui rarement est intense; elles s'ouvrent d'ordinaire rapidement; il se forme alors des croûtelles brunâtres qui tombent sans laisser à leur suite d'ulcérations ni de cicatrices; une légère rougeur érythémateuse peut les entourer; on les a vues envahir la conjonctive et entraîner la fonte purulente de l'œil; elles peuvent aussi inté-

_____

(1) On doit à Colles d'avoir décrit une éruption pustuleuse disséminée indépendante de la pyémie, d'où le nom qui lui a été attribué : mais, si l'on passe en revue les faits réunis sous ce titre (Voy. Thèse de Paulidès, 1891), on reconnaît qu'ils sont de natures diverses et artificiellement groupés.

(2) JACCOUD, *Bull. méd.*, 1891.

resser la muqueuse des lèvres et des autres parties de la bouche; elles
s'y ouvrent plus vite et se présentent alors sous forme d'érosions blanchâtres; il peut également survenir des phlegmons diffus. Ces éruptions
sont le plus souvent bénignes; les formations de pustules, après une
série de poussées successives par auto-intoxications, cessent d'ordinaire au bout de quelques semaines; on les a vues cependant se prolonger pendant des mois et même des années; on peut observer au
commencement des éruptions vésiculeuses (Bockhart); exceptionnellement, on a vu l'infection se généraliser au sang et aux viscères et
les malades succomber avec tous les signes de la pyémie : il résulte
de cette description qu'il y a lieu de distinguer plusieurs formes de
ces pyodermites et particulièrement une *forme aiguë*, dans laquelle
les pustules s'étendent en moins de deux jours à la plus grande partie
de la surface externe et qui guérit en quelques semaines (Graves et
Jaccoud) et une *forme chronique* dans laquelle les poussées se renouvellent pendant des mois et des années.

ANATOMIE PATHOLOGIQUE. — Les pustules se développent entre la
couche cornée et le corps muqueux, qu'elles refoulent de manière à
prendre, dit Unna, la forme de lentilles biconvexes. Les conduits
sudoripares qui les traversent sont rompus.

Les leucocytes affluent avec une rapidité excessive, pénétrant entre
les cellules épithéliales, ou même suivant la cavité des conduits
sudoripares. Il n'y a pas de précipitation fibrineuse dans la pustule;
dans le derme, on constate seulement de la congestion et de l'œdème
des papilles; la diapédèse est peu marquée.

A la face inférieure du toit de la pustule, on trouve des staphylocoques en très grand nombre; de là, ils s'étendent vers son plancher,
mais ne pénètrent pas dans le corps muqueux. Unna a constaté qu'ils
ne sont jamais englobés dans les leucocytes.

Lorsque la végétation microbienne est arrêtée, l'afflux leucocytaire
disparaît; on constate de nombreuses figures karyokinétiques au-
dessous de la pustule, et la couche cornée se forme sur le plancher
de celle-ci. Tel est le mécanisme de la guérison. Parfois, cependant,
la pustule grossit encore; elle s'emplit de liquide séro-fibrineux où
nagent les globules blancs, et le plancher peut végéter passagèrement.

Histologiquement, on constate un soulèvement étendu de la couche
cornée. Les phlyctènes contiennent peu de globules blancs, quelques
cellules épithéliales, mais surtout du sérum. On y trouve des chaînettes de staphylocoques : les microbes peuvent se retrouver dans
l'épiderme, mais non dans le derme. Celui-ci est atteint d'un œdème
marqué; les fentes lymphatiques y sont dilatées comme dans l'érysipèle.

La pénétration des staphylocoques semble pouvoir se faire par les
follicules pileux.

DIAGNOSTIC. — Le défaut de propagation et le caractère primitivement vésiculeux des éléments éruptifs qui se couvrent rapidement de

croûtes épaisses et mélicériques différencient l'*impétigo vulgaire* de
ces pustules : celles de l'*ecthyma* s'en distinguent par leur base rouge,
dure et acuminée ; les symptômes généraux, les douleurs lombaires,
les vomissements et la marche typique des éléments ne permettront
pas de confondre une *variole* avec cette dermatose. Il faudra chercher
le *farcin*, si les lésions ont débuté par les fosses nasales et si elles provoquent des destructions profondes ; ce caractère ulcéreux et destructif en différenciera également les *syphilides pustuleuses*.

TRAITEMENT. — Il consiste exclusivement dans l'emploi des antiseptiques locaux (Voy. p. 381).

PYODERMITE EN NAPPES

Synon. : *Impétigo herpétiforme de F. Hebra ; dermatite pustuleuse circinée et excentrique de Besnier et Doyon ; infection purulente
tégumentaire d'Hallopeau.*

Cette maladie, décrite pour la première fois en 1872 par F. von
Hebra, a été bien étudiée depuis, d'abord en 1887 par Kaposi (1), puis
en 1892 par Dubreuilh (2) ; plus récemment Breier, Dauber, Kœbner,
Rille, Jessner et autres en ont rapporté des observations : l'un de
nous (H.) en a publié (3), sous des titres différents, trois faits qui
permettent d'en compléter le tableau clinique (4).

Elle est essentiellement caractérisée par des phlegmasies suppuratives, multiformes, superficielles, en nappes à progression excentrique, qui envahissent sur de grandes surfaces les téguments et
récidivent incessamment par poussées successives accompagnées
d'une réaction fébrile.

ÉTIOLOGIE. — Les premiers faits connus ont tous concerné des
femmes gravides ; l'affection s'est manifestée, le plus souvent, dans
les derniers mois de la grossesse pour ne se terminer, quand elle
n'a pas amené la mort auparavant, qu'après l'accouchement ; quand
elle a guéri, elle s'est maintes fois reproduite à chaque nouvelle
conception. Depuis lors, Kaposi, Dubreuilh, Rille, Hartzell, Tommasoli et l'un de nous (H.) en ont observé des exemples chez la femme
en dehors de la grossesse et chez l'homme. Dans deux des cas de l'un
de nous, la maladie a été consécutive à l'affection qu'il a dénommée
acro-dermatite suppurative continue ; dans un autre, elle a été précédée

(1) KAPOSI, *Archiv für Dermat.*, 1887.
(2) DUBREUILH, *Ann. de dermat.*, 1928.
(3) HALLOPEAU, *Sur une asphyxie locale des extrémités avec polydactylites suppuratives et poussées éphémères de dermatite pustuleuse disséminée et symétrique*
(*Soc. franç. de dermat.*, 1890). — HALLOPEAU et PRIEUR, *Sur une dermatite suppurative multiforme à poussées successives* (*Ibid.*, 1896, p. 110 et 175). — HALLOPEAU,
*Sur un quatrième cas d'acro-dermatite suppurative continue et particulièrement
sur l'infection purulente tégumentaire qui est venue la compliquer* (*Ibid.*, 1898,
p. 1 et 102).
(4) HALLOPEAU, *Infection purulente tégumentaire* (*Acad. de méd.*, octobre 1898).

pendant longtemps de suppurations localisées ; dans le cas de Rille,
elle a eu pour point de départ un abcès du cou ; il faut donc en admettre
deux formes : l'une primitive, le plus souvent d'origine puerpérale,
l'autre consécutive à d'anciennes suppurations localisées dont elle
représente la dissémination. Neumann a indiqué ses rapports avec la
pyémie, signalés déjà comme des plus vraisemblables par Kaposi, et
admis depuis lors par Subolotzki et par Jessner pour une partie des
cas ; nous verrons qu'il s'agit, en toute certitude, d'une infection pyogénique localisée dans les téguments externes et internes.

La maladie est rare : il est difficile d'en établir la statistique pour
deux raisons : d'une part, elle est fréquemment méconnue (on ne la
diagnostique guère dans notre pays) ; d'autre part, on lui rapporte
des faits qui ne lui appartiennent pas : tels sont ceux où des éruptions
bulleuses à liquide citrin se sont développées concurremment.

SYMPTÔMES. — On indique généralement, comme sièges initiaux
des altérations, les régions inguino-crurales et sus-pubienne ; cela
n'est vrai que pour la forme gravidique ; nous les avons vues débuter
deux fois par les extrémités digitales et, dans le cas de Rille, le point
de départ a été l'abcès du cou.

Les lésions sont constamment très superficielles, sous-épidermiques : c'est d'abord un léger soulèvement de l'épiderme par un
exsudat épais, blanc ou jaunâtre, du volume d'une tête d'épingle ; sa
saillie est nulle ou très peu prononcée ; il ne mérite donc pas le nom
de pustule ; il est entouré d'une aréole érythémateuse ; il peut rester
miliaire et se disposer en séries arrondies ou linéaires ; les éléments
sont très serrés, mais demeurent distincts ; ils reposent sur une base
commune érythémateuse ; quand ils se multiplient excentriquement,
les groupes ainsi constitués se dessèchent dans leur partie centrale
et y forment des croûtes qui, plus ou moins rapidement, tombent en
laissant à nu une surface d'un rouge vernissé, parfois squameuse
et pouvant rappeler alors les caractères de l'eczéma ou du psoriasis ;
en même temps, la lésion s'étend excentriquement par la formation
de nouveaux soulèvements ; assez souvent, les éléments initiaux
deviennent confluents et forment des soulèvements dont les dimensions atteignent celles d'une grosse lentille ; d'autres fois, la confluence se fait en traînées curvilignes de formes variées : c'est dans
l'aire des plaques éruptives que l'on voit surtout cette disposition.

Les foyers purulents peuvent se multiplier en grand nombre et
former des centaines de groupes dont les plus étendus n'ont pas un
diamètre supérieur à quelques centimètres ; d'autres fois, les groupes
initiaux se réunissent en de larges nappes ; assez souvent, on voit des
foyers, développés symétriquement dans les parties latérales du
tronc, s'avancer progressivement vers la ligne médiane et se réunir
en un seul placard ; leur fusion est si complète qu'il ne reste plus
trace de leur séparation initiale ; il en est de même au visage qui peut

être envahi dans toute son étendue. Les placards formés de la sorte ont des caractères tout particuliers que l'on ne retrouve dans aucune autre maladie : ce sont de vastes surfaces d'un rouge vif, dépouillées de la couche cornée de l'épiderme et parsemées de soulèvements purulents multiformes, de croûtelles et de squames ; leur marche est le plus habituellement envahissante ; c'est ainsi que l'on peut voir une nappe partir des régions inguino-crurales pour s'élever graduellement dans l'hypogastre, atteindre l'ombilic, puis l'épigastre ; sa propagation est précédée par une aréole érythémateuse que Dubreuilh a justement dénommée *zone d'attaque* ; derrière elle, on voit une ou plusieurs rangées de soulèvements miliaires ; plus en arrière encore, se trouvent des rangées de croûtelles.

La grande aire ainsi circonscrite n'a pas cessé d'être en activité ; on y voit s'y dessiner ces traînées confluentes curvilignes dont nous avons fait mention ; l'un de nous (H.) les a vues prendre journellement les formes les plus diverses et les plus insolites : c'était, tantôt celles de lettres de l'alphabet, telles que des S, des C, des J, des G, tantôt celles de chiffres tels que le 3, tantôt des points d'interrogation accolés dos à dos, des croissants, des spirales, des cercles parfaits, des arabesques variées. Ces soulèvements résultaient de la progression, suivant diverses courbes, de l'exsudat qui apparaissait d'abord sous forme de simples îlots miliaires ; ils se modifiaient du jour au lendemain ; ils donnaient à cette dermatose le plus curieux aspect. Des altérations semblables se sont développées sur les membres ; la presque totalité de la surface du corps a été ainsi envahie chez des malades de l'un de nous (H.). Aux membres, les grandes nappes peuvent avoir pour point de départ les polydactylites que l'un de nous (H.) a décrites sous le nom d'*acro-dermatites continues suppuratives* (Voy. cet article) : elles s'élèvent graduellement par l'intermédiaire des mêmes zones d'attaque érythémateuses et des poussées suppuratives qui ont été signalées au tronc ; elles remontent plus ou moins rapidement sur les poignets et les cous-de-pied, puis sur les avant-bras et sur les jambes ; on peut les comparer à des paires de gants ou de bas rouges et blancs de longueur croissante.

Au niveau des plantes des pieds, l'épaisseur et la résistance de l'épiderme ont pour résultats le développement de larges phlyctènes remplies de pus ; les ongles, rapidement altérés dans leur structure, dépolis, rugueux, partiellement déprimés, doublés par une couche incomplètement kératinisée, tombent le plus souvent. En diverses régions, mais plus particulièrement au pourtour des genoux, les phlyctènes prennent des caractères qui appartiennent également en propre à cette dermatose : c'est un fin plissement de l'épiderme constitué par des soulèvements blanchâtres, parallèles, très ténus, très rapprochés les uns des autres, reposant sur un fond rouge, tout à fait semblables à ceux que l'on peut obtenir avec une très fine étoffe; ils dessinent ainsi des courbes à concavité dirigée vers le centre de la rotule et se rejoignent sur les parties latérales de l'articulation; Dubreuilh a comparé l'épiderme ainsi soulevé à du papier à cigarette mouillé et plissé. Dans les régions inguino-crurales, la macération des produits exsudés se traduit par la formation d'*enduits pultacés* qui exhalent une odeur fétide et pénétrante contre laquelle on cherche en vain à lutter par les applications antiseptiques.

Nous signalerons enfin des éruptions fugaces, telles que des érythèmes diffus, passagers, parfois généralisés, et des poussées urticariennes précédant des soulèvements purulents.

Lorsqu'un des placards déjà signalés vient à guérir, il reste pendant longtemps le siège d'une pigmentation plus ou moins sombre; il n'y a pas trace de cicatrices. Ces altérations ne s'accompagnent pas généralement d'épaississement de la peau; cependant, dans deux faits qui ont été publiés, le premier par Du Mesnil et Marx, le second par Kœbner, cette dermatose a été végétante; des parties malades sont devenues le siège d'excroissances papillomateuses qui ont atteint et même dépassé le volume d'une cerise; elles ressemblaient à des condylomes verruqueux; elles rétrocédaient après l'extinction d'une poussée pour se reproduire après de nouvelles éruptions.

Les muqueuses sont envahies; on voit, sur les lèvres, sur la paroi interne des joues, sur la face dorsale de la langue, sur la voûte palatine, dans le pharynx, des érosions ou des soulèvements polycycliques, à contours irréguliers; ce sont des traînées purulentes entourant des surfaces exulcérées dont le diamètre peut atteindre 1 centimètre; on est en droit d'admettre que des lésions semblables se développent dans toute l'étendue du tube digestif, car on a trouvé des lésions œsophagiennes, et les troubles gastro-intestinaux que nous avons mentionnés reconnaissent selon toute vraisemblance la même cause.

La dysphonie et les phénomènes dyspnéiques qui existaient chez l'un des malades de l'un de nous (H.) ont fait soupçonner une altération de la muqueuse respiratoire; enfin, on a constaté l'existence de manifestations génitales et anales : ces altérations des muqueuses peuvent, comme celles de la peau, devenir végétantes.

Cette maladie procède essentiellement par poussées suivies de rémissions.

Les poussées s'accompagnent parfois de sensations prurigineuses, plus souvent de cuissons parfois très douloureuses; elles donnent lieu à une réaction fébrile plus ou moins intense; au début, il se produit un frisson que suit une sensation pénible de chaleur; la température oscille le plus habituellement entre 38 et 39 degrés; on l'a vue s'élever à 41 degrés : le pouls est fréquent, assez souvent petit et inégal.

La maladie peut guérir; c'est surtout chez les femmes, après

l'accouchement, que l'on a observé cette terminaison favorable ;
plus souvent, les accidents suivent une marche fatalement progressive : la langue se sèche, les lèvres et les narines deviennent fuligineuses ; il survient des troubles gastro-intestinaux, et particulièrement
des nausées, des vomissements et des diarrhées fétides et incoercibles ; l'albuminurie est constante. On a signalé des troubles de
l'innervation consistant en des douleurs périphériques, des fourmillements dans les extrémités, des parésies musculaires, du nystagmus,
de l'incontinence des matières fécales et de l'urine, des contractures,
de la raideur de la nuque, des convulsions, du délire et enfin du
coma. La durée de la maladie varie de quinze jours à vingt mois et
même au delà.

Lorsqu'elle est d'origine gravidique, elle peut récidiver pendant le
cours de plusieurs grossesses successives et, après avoir plusieurs
fois guéri, se terminer par la mort.

DIAGNOSTIC. — C'est bien à tort, comme l'a montré Brocq, que
Duhring a fait rentrer cette maladie dans la dermatose qui porte son
nom ; on n'y observe, en effet, ni vésicules, ni bulles, ni l'éosinophilie
signalée par Leredde, et, surtout, chacun de ses foyers présente une
évolution qui lui est propre : ils s'étendent par progression excentrique ; il y a là une différence d'évolution qui sépare radicalement
les deux dermatoses.

Ces signes différentiels s'appliquent à l'*herpès gestationis*, car cette
dermatose n'est, d'après les recherches de l'un de nous (L.) qu'une
forme de la maladie de Duhring (1).

L'infection purulente tégumentaire, dans sa forme végétante,
a été confondue avec la *forme suppurative de la maladie de
Neumann* que l'un de nous a fait connaître (2) ; cependant, dans
cette dernière, il s'agit, non de soulèvements purulents phlycténoïdes, mais de véritables pustulettes ou vésico-pustules ; leur contenu est souvent plutôt séro-purulent que franchement purulent,
comme dans l'infection que nous décrivons ; la marche des accidents
est essentiellement chronique et généralement apyrétique : les
malades accusent un prurit intense ; il peut se produire concurremment des éruptions bulleuses ; il y a de l'éosinophilie.

ANATOMIE PATHOLOGIQUE. — Elle a été étudiée surtout par Kaposi,
par Du Mesnil, dans la forme végétante, par Dubreuilh et par Laffitte (3).

Les vaisseaux sanguins sont dilatés ; leur endothélium est tuméfié ;
la couche superficielle du derme est infiltrée par une grande quantité
de globules blancs qui s'accumulent surtout au pourtour des
vaisseaux et des culs-de-sac glandulaires ; ils viennent s'accumuler

(1) LEREDDE et CH. PERRIN, *Anat. path. de la Derm. de Duhring* (*A. D.*, 1895).
(2) HALLOPEAU, *Arch. für Dermat.*, 1898.
(3) LAFFITTE, *S. F. D.*, 1898, p. 102.

entre le corps de Malpighi et la couche cornée qui peut disparaître entièrement; ces amas cellulaires sont toujours séparés du derme par plusieurs couches de cellules épidermiques; cependant, dans l'un de nos faits (H.), le derme était partiellement mis à nu.

Laffitte a trouvé, dans les extrémités des nerfs, les altérations qui caractérisent l'inflammation chronique de ces organes, mais les fragments avaient été pris dans un foyer de suppuration ancien; les troncs nerveux eux-mêmes étaient intacts.

On a trouvé deux fois des altérations ulcéreuses de l'œsophage; elles atteignaient plusieurs centimètres de longueur; une aréole érythémateuse les entourait; on a encore constaté la coexistence d'endométrites.

Chez deux de nos malades, le foie était atteint d'une dégénérescence graisseuse des plus prononcées; mais il s'agissait de cas dans lesquels les suppurations s'étaient prolongées pendant plus d'une année. Les reins ont présenté la même dégénération : la rate a été trouvée plusieurs fois tuméfiée.

Les examens bactériologiques ont donné des résultats différents : presque toujours, on a trouvé, dans le liquide exsudé, des staphylocoques blancs ou dorés; exceptionnellement le résultat a été négatif : c'est ainsi que chez une malade de l'un de nous (H.), Prieur a cherché en vain ces éléments dans les soulèvements purulents étudiés à leur début.

TRAITEMENT. — L'application d'antiseptiques capables d'éteindre la virulence des divers foyers de suppuration est l'indication capitale : les mieux appropriés sont les solutions de biborate de soude, boriquées et salicylées, maintenues à l'aide de compresses de gaze et de taffetas; on peut également recourir aux solutions phéniquées faibles en surveillant attentivement les urines au point de vue de l'intoxication. Des bains permanents ont paru plusieurs fois rendre des services; on peut les additionner d'antiseptiques, tels que le biborate de soude au deux-millième. Tommasoli a vu les injections de liquide testiculaire amener une notable amélioration.

La gravité de la maladie est telle que, dans les cas où elle est d'origine puerpérale, l'on est autorisé à provoquer l'accouchement prématuré.

NATURE DE LA MALADIE. — Les données nécessaires ont manqué jusqu'à ces derniers temps pour se prononcer sur cette question; Tommasoli a soutenu tout récemment qu'il s'agit d'une toxémie (1); cependant, depuis longtemps, Neumann avait admis comme la plus vraisemblable l'hypothèse d'une pyémie, et Kaposi inclinait dans la même direction. Les trois observations personnelles de l'un de nous (H.), celles dans lesquelles on a trouvé une endomé-

---

(1) TOMMASOLI, *Ueber einen Fall Impetigo herpetiformis* (*Arch. für Dermat.*, 1898).

trite suppurative, le cas de Rille où un abcès au cou a été le point de départ de la maladie, permettent actuellement d'affirmer qu'il s'agit d'une *infection pyogénique* : les choses se passent comme si un agent infectieux pénétrait dans les téguments et s'y multipliait.

S'agit-il de staphylocoques modifiés, d'un microbe pyogène encore indéterminé ou de toxines émanées d'un foyer superficiel ou profond? les faits observés ne permettent pas encore de formuler une opinion à cet égard; si l'agent pathogène est un microbe, ce qui est l'hypothèse la plus vraisemblable, la localisation exclusive des lésions dans les téguments semble indiquer qu'il est aérobie.

Quoi qu'il en soit, le début qui se manifeste, dans beaucoup de cas, par des inflammations suppuratives, le caractère nettement et constamment suppuratif des altérations, la prolifération si active des éléments éruptifs dans chacun des foyers, la réaction fébrile constante et parfois intense sous forme d'accès débutant par des frissons, les ulcérations œsophagiennes et les altérations de la rate ne permettent pas de douter qu'il ne s'agisse là d'une infection que l'on peut qualifier de purulente : elle se caractérise en propre, et se différencie de l'infection purulente vulgaire, par l'absence d'infarctus viscéraux, la localisation exclusive de ses foyers suppuratifs dans les téguments, sa durée parfois très longue et sa guérison possible, d'où le nom d'*infection purulente tégumentaire* que nous avons adopté pour la désigner.

Il nous paraît préférable à celui d'*impétigo herpétiforme*, dont Besnier et Doyon ont déjà fait remarquer les défectuosités.

En effet, les lésions élémentaires ne sont pas, comme dans l'*impétigo vulgaire*, de véritables pustules, mais bien des soulèvements purulents phlycténoïdes et multiformes; cet impétigo ne présente pas la même extension progressive, il est apyrétique, il n'est jamais mortel; l'action des microbes pyogènes y est constamment limitée à des foyers isolés; enfin, la disposition de l'éruption, ainsi que les caractères de ses éléments, n'ont souvent rien d'herpétiforme.

Il y aura lieu de rechercher si la forme gravidique et celle qui se produit à la suite de suppurations sont bien réellement identiques et si l'on ne confond pas actuellement sous le nom d'*impétigo herpétiforme*, plusieurs maladies très voisines par leurs caractères cliniques, mais de nature différente : il appartiendra à la bactériologie et à la chimie biologique d'en décider.

On ne peut nier, comme l'a montré Jaccoud (1), que cette dermatose n'ait d'étroites relations avec une des formes de la dermite pustuleuse qui a été décrite par Colles, Graves et lui-même; dans les deux cas, il s'agit de suppurations superficielles qui peuvent envahir la plus grande partie de la surface cutanée et disparaître sans laisser de traces:

_____

(1) JACCOUD, *Acad. de méd.*, 1898.

dans les deux cas, les altérations peuvent avoir pour point de départ des suppurations palmaires ou plantaires; dans les deux cas, la disposition si remarquable en fer à cheval au-dessus des genoux a été signalée; il est donc possible qu'il y ait des faits intermédiaires et qu'il ne s'agisse en somme que de formes diverses d'une même infection ; cependant, dans aucun des cas réunis par Paulidès, on n'a signalé ces énormes plaques confluentes où les éléments initiaux aboutissent à la formation de grandes nappes rouges et suintantes; il n'est pas fait mention de ces figures si singulières qui frappent l'attention; aucune de ces éruptions ne s'est prolongée pendant des mois ou même des années : et enfin, dans les autopsies pratiquées par l'un de nous, on n'a pas trouvé trace de suppurations viscérales : ajoutons que, plusieurs fois, la présence des staphylocoques n'a pu être constatée dans les éléments éruptifs non plus que dans le sang: nous nous croyons donc autorisé (H.) jusqu'à nouvel ordre, à considérer cette infection purulente en nappes comme un type morbide distinct.

FURONCLE

Le furoncle est le résultat d'une *inflammation aiguë* du derme, de forme nodulaire, déterminant la suppuration et la nécrose des appareils pilo-sébacés autour desquels elle se développe (1). Cette inflammation est constamment due au *Staphylococcus pyogenes aureus* (Pasteur).

Étiologie. — La pénétration du *staphylocoque doré* dans le derme reconnaît des causes locales multiples. Il n'est pas nécessaire d'admettre l'existence constante de lésions d'impétigo (impétigo de Bockhart) à l'origine. Pour Unna, elles existent toujours, mais passent inaperçues, le furoncle se développant après qu'elles ont disparu. Mais toute effraction épidermo-dermique peut être suivie de furoncle, même sans suppuration superficielle initiale.

Nous signalerons l'*action du prurit et des grattages* qu'il provoque, ainsi que le rôle des *traumatismes répétés* (furoncles de la nuque dus au col empesé, furoncles du siège chez les cavaliers). La gêne d'excrétion des produits sébacés, résultant du dépôt de *poussières* à la surface de la peau, explique la fréquence des furoncles chez les charbonniers, les mineurs, les mécaniciens (L.).

Les lésions se développent, de préférence, dans certaines régions bien déterminées, telles que les plis et les régions où les follicules pileux sont nombreux, la nuque par exemple. Le furoncle n'existe pas au cuir chevelu, où, pour des raisons anatomiques mal connues, l'infection staphylococcique n'amène pas de lésions nodulaires.

Le staphylocoque est un parasite habituel de la peau : le furoncle n'est pas dû seulement aux causes qui déterminent sa pénétration,

(1) *Traités de chirurgie.* — Unna, *Histo-pathologie.* — A. Robin et Leredde, *Traité de thérapeutique appliquée.*

mais aussi à celles qui exagèrent sa virulence ou qui diminuent la résistance du sol cutané.

La fréquence du furoncle à la suite des maladies infectieuses, en particulier de la fièvre typhoïde, ainsi que chez les diabétiques, est bien connue. On l'observe souvent chez des individus atteints de dyspepsie, gastrique ou intestinale, de constipation, et aussi chez des albuminuriques, des phosphaturiques, des azoturiques.

Fréquemment, chez les prédisposés, on observe l'auto-inoculation des furoncles ; ils se reproduisent avec une désolante opiniâtreté, malgré tous les efforts thérapeutiques.

ANATOMIE PATHOLOGIQUE. — L'inflammation furonculeuse offre certains caractères très particuliers. C'est une inflammation *limitée*, grâce sans doute aux propriétés biologiques du staphylocoque, parasite qui a peu de tendance à envahir les vaisseaux, lymphatiques ou sanguins ; mais cette inflammation est des plus intenses. L'abcès est constitué par un nombre considérable de leucocytes polynucléaires. Le tissu où il se développe, c'est-à-dire l'atmosphère du follicule pileux, est complètement nécrosé, détruit en bloc ainsi que le follicule lui-même. Les staphylocoques ne se trouvent qu'au centre de l'abcès ; à la périphérie, on trouve toujours une couronne de cellules lymphatiques bien vivantes, sans microbes.

L'extension peut se faire de proche en proche et atteindre les follicules pilo-sébacés voisins : c'est par ce mécanisme que se développe l'anthrax, affection chirurgicale qui présente la même cause et les mêmes lésions que le furoncle.

L'extension en profondeur est plus rare : l'abcès consécutif au furoncle est une véritable exception, sauf chez les enfants.

SYMPTÔMES. — A son début, le furoncle donne lieu à une saillie légère, de teinte rosée, traversée par un poil souvent visible ; déjà, entre les doigts, on perçoit une certaine résistance et la pression provoque un peu de douleur.

Les jours suivants, la nodosité augmente de volume ; la rougeur superficielle se prononce, devient foncée au centre ; la douleur peut être vive, surtout dans les régions où le derme est dense et dans celles où le furoncle est soumis à des frottements et à des irritations, à la nuque par exemple.

Tôt ou tard, car certains furoncles restent longtemps profonds sans « mûrir », apparaît une pustule centrale, suivie d'une ulcération superficielle ; un peu de sérosité, puis une très faible quantité de pus s'écoulent spontanément ; si l'on presse le furoncle, on ne fait d'abord apparaître que du sang ; lentement, l'ulcération grandit ; l'élimination du bourbillon peut enfin se produire.

Cette élimination se fait, soit par fragments, soit en totalité : le bourbillon évacué, il reste une véritable perte de substance, surtout en profondeur.

La réparation est lente; tout furoncle volumineux est suivi d'une cicatrice indélébile, et, à son début, profonde et irrégulière.

Telle est la marche ordinaire du furoncle. Parfois il avorte, surtout sous l'influence d'un traitement approprié ; une petite nodosité persiste alors pendant quelque temps.

Nous n'insisterons, ni sur l'anthrax consécutif, ni sur les complications sérieuses telles que la phlébite qui peut compliquer les furoncles de la face, etc. (1).

Diagnostic. — La *pustule maligne* est la seule inflammation nodulaire aiguë qui puisse être confondue avec le furoncle; la lésion, d'abord rouge, se couronne de vésicules, qui ne contiennent pas de pus, mais un liquide transparent; puis une escarre centrale, entourée de vésicules, se développe, tandis que la rougeur s'étend à la périphérie.

Les autres pyo-dermites des régions glabres se distinguent du furoncle par l'absence de bourbillon et de nodosité.

Traitement. — La peau, dans la région envahie par un furoncle, doit être nettoyée, à l'alcool et à l'éther, après savonnage.

Le furoncle peut être traité chirurgicalement à toutes ses périodes ; la galvanocautérisation, la thermocautérisation seront employées s'il s'agit de furoncles volumineux, douloureux, amenant une gêne, comme il arrive pour les furoncles de la nuque qui déterminent l'immobilisation du cou.

Les pulvérisations boriquées ou phéniquées, les pansements à l'eau phéniquée faible (1 p. 100), à l'eau boriquée, ou avec une solution de sublimé à 1 p. 5000 seront employés si l'intervention chirurgicale immédiate n'est pas indiquée par les douleurs ou le volume. On y aura recours encore, après ouverture spontanée, si l'ulcération est trop douloureuse pour que l'occlusion par un emplâtre puisse être pratiquée. L'un de nous (H.) se sert de préférence d'huile d'amandes douces phéniquée au dixième, préparée sans alcool : il a vu, maintes fois, avorter des furoncles traités par cette préparation ; il en imprègne plusieurs fois par jour les produits morbides devenus plus accessibles après l'ouverture de la lésion; l'huile pénètre profondément dans l'intimité des tissus malades sur lesquels elle exerce son action parasiticide dont la puissance a été niée à tort (2).

Au début de la maladie, des attouchements à la teinture d'iode, répétés deux fois par jour, peuvent arrêter la progression profonde des lésions et les faire avorter.

Si les furoncles se multiplient, le malade prendra des bains boriqués quotidiens, suivis de lotions alcoolisées et également boriquées. Il est indispensable d'oblitérer, par des pansements humides ou, de préférence, par l'application de rondelles d'emplâtres bien adhésifs,

(1) Voy. *Traités de chirurgie.*
(2) Hallopeau et Laffitte, *Soc. de thérapeutique*, 1897.

les furoncles déjà existants pour empêcher la dissémination et les réinoculations des staphylocoques.

Il va sans dire que, si le malade est diabétique, dyspeptique, etc., il faudra traiter l'état général; l'amélioration du milieu organique permettra parfois seule d'arrêter la furonculose.

Brocq a obtenu d'excellents résultats de l'emploi de la levure de bière. Le malade en prend chaque jour une ou deux cuillerées à dessert dans de l'eau au commencement des repas. On pourrait ainsi prévenir les récidives des furoncles pendant un temps assez long. Les essais faits par l'un de nous (H.) dans cette direction n'ont pas donné de résultats favorables; il a vu les poussées furonculeuses se renouveler pendant des mois malgré un traitement prolongé par cette préparation. (L.)

FOLLICULITES DES RÉGIONS PILAIRES

L'envahissement des régions péri-folliculaires du derme, et même du follicule pileux, est un fait banal dans les affections parasitaires de la peau; mais, sous le nom de *folliculites*, les dermatologistes sont d'accord pour ne comprendre que des affections qui attaquent presque exclusivement les follicules et les régions péri-folliculaires : on sépare même, conventionnellement, l'acné et le furoncle du cadre des folliculites (1).

Les folliculites que nous étudierons dans ce chapitre sont des lésions inflammatoires à tendance chronique, d'origine évidemment parasitaire; elles ne pourront être classées que le jour où leur parasitologie sera élucidée; or, elle est encore presque entièrement à faire.

Nous éliminerons l'eczéma pilaire, qui a été étudié au chapitre « eczéma » et nous décrirons successivement :

a. Les folliculites superficielles suppurées de la barbe et de la moustache;

b. Les folliculites nodulaires (sycosis) ;

c. Les folliculites cicatricielles agminées ou disséminées.

I. — FOLLICULITES SUPERFICIELLES SUPPURÉES DE LA BARBE ET DE LA MOUSTACHE

Sur la région moyenne de la moustache, avec ou sans eczématisation antérieure, et au niveau du groupe pilaire médian sous-jacent à la lèvre inférieure, on observe, à la base des poils, de petites pustules, groupées à peu de distance les unes des autres, entourées d'une

---

(1) L'étude histologique montre que ni l'acnitis ni la folliclis de Barthélemy ne sont des folliculites, non plus que des idrosadénites (Leredde) : nous les étudierons avec les *Toxi-tuberculides* dont elles font partie.

aréole rouge (1). — Lorsqu'elles sont nombreuses, la région tout entière devient rouge et se tuméfie. Ces pustulettes peuvent s'étendre dans d'autres régions de la moustache et de la barbe; elles marquent souvent le début de folliculites profondes, en particulier du sycosis.

Ces folliculites paraissent dues au staphylocoque pyogène. — Leur étiologie est la même que celle du sycosis; leur traitement se confond avec celui de cette affection : en présence de folliculites superficielles, l'épilation est nécessaire, et, si les lésions ne rétrocèdent pas sous l'influence des pommades actives employées pour le sycosis (sublimé, oxyde jaune, huile de cade, savon noir), la scarification est indiquée; la gravité du pronostic de cette affection résulte de ce qu'elle marque habituellement le début du sycosis. (L.)

II. — FOLLICULITES NODULAIRES. — SYCOSIS

Le terme *sycosis* a eu, et a encore pour quelques dermatologistes, une acception des plus larges et des plus vagues : aujourd'hui, on tend à ne l'appliquer qu'aux *folliculites nodulaires* non trichophytiques des régions de la barbe et des moustaches.

Les trichophyties animales peuvent déterminer des folliculites assez analogues au point de vue clinique : elles ont été étudiées au chapitre *Trichophytie*.

Étiologie. — Le sycosis se développe souvent à la suite d'infections superficielles, limitées, dues souvent au rasoir, dites eczéma pilaire, folliculites superficielles suppurées. L'existence d'altérations nasales, de rhinite chronique, est aussi des plus communes; mais ce ne sont pas, d'une manière évidente, les seules causes qui déterminent la pénétration profonde des parasites et leur germination permanente; souvent, il s'agit de malades dont la nutrition générale est loin d'être parfaite, hyperidrosiques, dyspeptiques, arthritiques.

Symptômes. — A la période d'état, on voit des croûtes épaisses, adhérentes aux poils, de couleur foncée, dissimulant les lésions profondes. Au-dessous des croûtes, on trouve des îlots d'un rouge sombre, au niveau desquels la surface cutanée est souvent déformée, irrégulière. Au doigt, on constate une infiltration formée par des nodules, du volume d'un pois, qui, surtout à la région sous-maxillaire, s'agglomèrent en masses beaucoup plus volumineuses, s'étendant presque dans l'hypoderme. A la pression, on peut en faire sourdre du pus comme on fait sortir le bourbillon d'un furoncle. — Certains nodules sont tout à fait durs, d'autres pâteux; on peut trouver, à leur surface, des orifices d'où s'écoule un peu de liquide séro-purulent. Parfois, la suppuration est telle qu'on observe de petits clapiers purulents, à bords décollés.

(1) Unna, *Histo-pathologie.*

Toutes ces lésions, à leur période de début, et même à la périod
d'état dans les formes subaiguës, déterminent des phénomènes dou
loureux, des élancements; au moins existe-t-il une sensation d
tension gênante ; à la pression, les nodules sont sensibles.

Les poils qui recouvrent les saillies sycosiques, et ceux qui son
dans leur voisinage, cèdent à la moindre traction ; leur racine es
entourée d'une gaine vitreuse ; un grand nombre sont atrophiés. L
nodule sycosique se décolore et tend spontanément à la cicatrisation
Les cicatrices sont superficielles ou profondes, parfois chéloïdiennes
les poils n'y repoussent jamais, ou bien, s'il en reste quelques-uns
ils sont épais, incurvés. Rarement, le nodule disparaît sans cicatrice
et sans alopécie. La maladie est surtout grave par sa durée ; elle se
prolonge pendant des années, par le fait de réinoculations incessantes

On peut, avec Brocq, distinguer trois types de cette dermatose,
suivant ses localisations :

Type bilatéral, où les lésions occupent les parties latérales des joues,
la région sus-hyoïdienne, parfois le menton ;

Type médian, où elles occupent la lèvre supérieure; souvent une
blépharite chronique vient s'y associer;

Type mixte, où la barbe et la moustache sont intéressées (acné
lupoïde des Américains).

Formes. — La description que nous venons de donner s'applique
au *sycosis staphylococcique*; Tommasoli a signalé dans certains
cas la présence d'un bacille (*sycosis bacillogène*) ; il ne semble pas y
avoir de différence clinique importante entre cette forme et la forme
vulgaire (le volume des nodules serait moindre, et la suppuration
moins abondante).

Brocq a décrit, sous le nom de *sycosis lupoïde*, une forme qui
se distingue de la forme vulgaire par son intensité, par sa marche
rapidement et régulièrement centrifuge, par l'alopécie constante qui
en est la suite. On y constate, au début, des pustules et des croûtes
reposant sur le derme enflammé, très épaissi ; puis la masse, formée
par les pustules cohérentes, s'affaisse au centre, tandis que de nouvelles pustules se développent à la périphérie.

Plus tard, on trouve une cicatrice, souvent irrégulière, avec brides
fibreuses superficielles ou chéloïdiennes ; à la périphérie, se voient les
lésions initiales, nodules inflammatoires intradermiques, croûtes.

En général, il n'existe qu'un ou deux de ces foyers.

Le *sycosis de la moustache* est, beaucoup plus régulièrement que
celui de la barbe, consécutif à une eczématisation. Celle-ci persiste
sous forme de rougeur de la lèvre, avec ou sans squames minces, avec
ou sans croûtes, le tout recouvrant des nodules intradermiques qui
tendent à se confondre par un œdème intense, un gonflement général
de la lèvre supérieure.

La coexistence d'une blépharite chronique et du sycosis de

la moustache ou de la barbe, avec chute des cils, est habituelle.

DIAGNOSTIC. — L'*eczéma* des régions où l'on observe le sycosis ne s'accompagne pas d'épaississement cutané, ou bien l'épaississement, très modéré, y est régulier ; la peau est alors rouge, sans nodules. S'il existe des pustules, elles indiquent souvent le début du sycosis.

L'*acné* donne lieu à des nodules et à des pustules qui rappellent ceux du sycosis, mais envahissent les régions non pilaires : les régions pilaires de la face ne sont pas respectées, mais les lésions y sont moins serrées que sur les parties glabres.

Les *folliculites nodulaires d'origine trichophytique* (sycosis trichophytique) sont souvent confondues avec le sycosis vulgaire, et parfois l'examen microscopique permet seul d'arriver au diagnostic en toute certitude (Voy. *Tricophytie*).

Leloir et Duclaux, Quinquaud et Pallier ont décrit des *périfolliculites suppurées et conglomérées* en placards qui sont simplement une forme de trichophytie (Sabouraud).

Les lésions du *lupus érythémateux* sont essentiellement sèches et atrophiques, sans infiltration nodulaire, sans suppuration.

Le *lupus tuberculeux* de la barbe peut s'accompagner d'infiltrations profondes, mais les lésions y sont extrêmement molles, il n'y a généralement pas de suppuration ; si la suppuration se produit, elle est liée le plus souvent à des ulcérations à fond mou, irrégulières, extensives.

ANATOMIE PATHOLOGIQUE. — Unna distingue quatre stades dans l'évolution histologique du sycosis.

Au premier stade, on constate une pustule traversée par le poil, recouverte par la couche cornée qu'elle soulève légèrement. Cette pustule, remplie de leucocytes polynucléaires, contient des cocci nombreux. Quelques-uns se trouvent parfois plus profondément.

Au deuxième stade, la pustule s'étend entre le poil et le follicule, et les cocci pénètrent jusqu'à l'orifice des glandes sébacées. L'inflammation dermique, qui existe déjà au premier stade, se traduit par l'élargissement des vaisseaux, une diapédèse intense, la tuméfaction et la prolifération des cellules fixes, l'œdème des papilles.

Au troisième stade, les cocci envahissent le corps papillaire, et il se forme un véritable abcès autour du follicule, comme dans le furoncle.

Le quatrième stade est très rare : le follicule, les glandes sébacées et toute la région ambiante y sont envahis par les leucocytes : l'abcès est beaucoup plus considérable ; le follicule est entièrement éliminé, et l'inflammation s'étend jusqu'aux glandes sudoripares et au tissu adipeux.

A quelque distance du follicule en suppuration, on trouve des plasmazellen.

TRAITEMENT. — Le sycosis doit être traité avec la plus grande énergie *dès son début*, vu la gravité de la maladie, la tendance aux réinoculations, la durée infinie.

Dans les formes bénignes, initiales, les poils seront coupés court aux ciseaux ; les croûtes seront enlevées par des pulvérisations d'eau boriquée ou par des cataplasmes de fécule ; l'asepsie de la surface sera assurée par des pansements humides : on recouvrira les lésions de compresses trempées dans l'eau boriquée additionnée de bicarbonate ou de biborate de soude.

Mais, si la maladie s'étend, et même si elle ne cède pas aux modes de traitement simples, l'épilation réitérée s'impose : elle doit être faite tous les quinze jours au moins.

S'il existe des nodules volumineux, on devra, avant tout traitement ultérieur, ouvrir les pustules, comme des furoncles, au galvanocautère ; on pénétrera profondément dans le derme enflammé. Parfois, il est nécessaire de curetter les éléments avec un très petit instrument.

En l'absence de nodules, ou lorsque les nodules ont été détruits de la manière que nous venons d'indiquer, on appliquera des pommades, soit au calomel (vaseline, 20 ; oxyde de zinc, 5 ; calomel, 0,80) ; soit au turbith minéral (vaseline, 20 ; dermatol, 5 ; turbith minéral, 0,80), soit à l'huile de cade, à 10, 20, 50 p. 100 :

> Glycérolé d'amidon.............................. 50 grammes.
> Huile de cade.................................... 10 —
> Extrait de panama............................... Q. S.

à l'acide pyrogallique ou au lénigallol à 5-10 p. 100, le savon noir en applications prolongées, le styrax additionné de 2 parties d'huile ou la pommade au soufre et au tannin (à 1/20).

Lorsqu'on emploie des pommades très irritantes, il convient de ne les appliquer que tous les trois jours ; dans l'intervalle, on calme l'irritation par des cataplasmes de fécule. Nous n'avons pas eu, en pareils cas, à nous louer des emplâtres.

Si les pommades n'amènent pas une amélioration suffisante, les scarifications réitérées deviennent indispensables : pratiquées de bonne heure, elle amènent la guérison presque à coup sûr.

Il est nécessaire de soumettre les malades à un régime sévère, de combattre les fermentations gastriques et intestinales. Lorsque le malade n'est pas dyspeptique, on peut lui donner de l'arsenic sous la forme, par exemple, de liqueur de Fowler (6 à 12 gouttes par jour).

Enfin, on peut essayer l'effet des cures minérales, en particulier des sources sulfureuses, telles que celles de Luchon, de Barèges, d'Uriage ou de Marlioz. (L.)

III. — FOLLICULITES CICATRICIELLES

Il existe des folliculites, bien distinctes du sycosis, qui aboutissent plus facilement que cette affection à des cicatrices durables, tout en paraissant beaucoup plus superficielles (1). On en observe plusieurs formes.

1° FOLLICULITES CICATRICIELLES SIMPLES DU CUIR CHEVELU. — Synon. : *Alopécie peladiforme.* — Elles sont caractérisées, d'après Brocq, par de petits points blanchâtres, de la grosseur d'une tête d'épingle, qui occupent la place du follicule pileux; elles semblent en relation avec la kératose pilaire; dans la *pseudo-pelade* du même auteur, chaque poil est d'abord entouré d'une tache rouge, de telle sorte que les plaques en activité présentent un piqueté rouge-bistre : ce sont vraisemblablement deux stades d'un même processus.

2° FOLLICULITES CICATRICIELLES DÉCALVANTES. — D'après les observations de l'un de nous (H.), cette maladie est caractérisée par la chute partielle des cheveux en plaques multiples, dont l'aspect rappelle, au premier abord, celui de la pelade.

Elles sont assez régulièrement arrondies; leurs dimensions atteignent le plus souvent, et ne dépassent guère, celles d'une pièce de cinquante centimes; leur surface est glabre; on ne voit pas de cheveux malades à leur périphérie.

On remarque, dans leur partie centrale, rarement une pustulette, quelquefois une croûtelle, habituellement une dépression cicatricielle du volume d'un grain de chènevis, tantôt pigmentée, tantôt décolorée. Il s'agit, en toute évidence, d'une maladie infectieuse, mais tous les efforts tentés pour déterminer la nature du parasite dont l'action nocive en est la condition prochaine ont échoué jusqu'ici. Cette action est complexe : elle détermine, dans un point central qui correspond à la pénétration et au développement des microbes, un petit foyer de suppuration suivi d'une perte de substance (cicatrice centrale) et, tout autour, une zone d'alopécie que l'on doit rapporter, selon toute vraisemblance, au trouble provoqué dans la nutrition des follicules pileux par les toxines qu'engendre la culture du parasite. Les caractères indiqués ci-dessus, et particulièrement l'uniformité du diamètre des plaques, ainsi que les cicatrices centrales, différencient aisément cette dermatose des alopécies syphilitiques ainsi que des pelades; de plus, on y chercherait en vain les cheveux massués.

3° FOLLICULITES DE L'ALOPÉCIE CICATRICIELLE INNOMINÉE DE BESNIER. — Les plaques alopéciques y sont de dimensions inégales et de formes irrégulières; leurs contours, serpigineux et mal limités, se continuent

_____

(1) BESNIER et DOYON, Notes de Kaposi.

sans ligne de démarcation limitée avec des îlots sains; leur centre est déprimé, lisse, éburné, glabre; au pourtour des plaques, le cuir chevelu est rouge; on y voit des poils cassés et de petits lacs purulents dont chacun répond à un infundibulum pilaire.

4° FOLLICULITE DESTRUCTIVE DE QUINQUAUD. — Les plaques y sont également irrégulières, lisses, décolorées, d'apparence pseudo-cicatricielle, grandes comme des pièces de un franc; on voit, à leur périphérie, des pustules péri-pilaires multiples, nettement séparées les unes des autres; suivant Quinquaud, on y trouverait un micrococcus spécial. Elles laissent des cicatrices qui, d'abord légèrement rouges, deviennent ensuite blanches; leur forme est irrégulière; elles sont déprimées; leur surface est lisse et polie. Tout autour, quand le processus est en activité, on constate des pustules. Ces plaques cicatricielles sont habituellement disséminées, mais, parfois, elles présentent un certain groupement. L'affection peut durer très longtemps : elle évolue par poussées successives. La formation de chaque plaque cicatricielle est assez rapide. Suivant Quinquaud, on pourrait observer à la barbe et même au pubis, ainsi que dans les aisselles, des lésions cicatricielles identiques, dans leur mode de formation, à celles que nous venons de décrire.

5° FOLLICULITES CICATRICIELLES SIMPLES DE LA BARBE (ACNÉ PILAIRE CICATRICIELLE DÉPILANTE DE BESNIER). — L'affection se développe de préférence dans les régions latérales de la barbe. On observe d'abord des élevures rouges de la peau, puis des pustules péri-pilaires; les poils tombent; ces lésions se groupent en îlots, symétriques ou non, qui s'étendent plus ou moins rapidement et présentent des contours serpigineux; les pustules se dessèchent en croûtelles blanchâtres, d'apparence cornée; l'aire des îlots ainsi envahis devient le siège d'une desquamation pityriasiforme; on voit enfin des cicatrices qui se forment, tandis que les lésions initiales réapparaissent à la périphérie des foyers primitifs; de nouveaux foyers se développent ainsi : la maladie peut durer plusieurs années. Les cicatrices sont souvent irrégulières et chéloïdiennes.

Parfois, la maladie s'étend au cuir chevelu, par contiguïté.

6° FOLLICULITES CICATRICIELLES NÉCROSIQUES. — Ces folliculites débutent sur les régions glabres de la face, surtout auprès des régions pilaires, puis envahissent celles-ci par extension et se terminent par des cicatrices souvent varioliformes. Elles ont été décrites par Devergie (impétigo rodens), Bazin (acné pilaire), Hebra et Kaposi (acné varioliforme), Bulkley (acné lupoïde), Vidal (acné rodens), Besnier et Doyon (acné à cicatrices déprimées), Bœck (acné nécrosique).

Nous ne pouvons, à l'heure actuelle, distinguer sur des bases certaines les formes qu'on peut soupçonner dans ce groupe.

SYMPTÔMES. — A la lisière du front et du cuir chevelu de préférence, apparaissent des élevures dont le volume varie de celui d'un grain de millet à celui du plus gros pois (Besnier et Doyon); on voit souvent, dans leur partie centrale, un poil follet ou adulte. Leur couleur est rouge ou violacée; on y observe parfois de petites hémorragies (Bœck), en taches multiples et punctiformes; leur consistance est ferme; elles sont indolentes.

Bientôt, ces éléments se couronnent de pustules; chacune d'elles aboutit à la formation d'une croûte adhérente, un peu déformée, recouvrant une ulcération; ou bien la croûte se forme sans pustule comme une petite escarre; une teinte brune, foncée, apparaît au sommet de la papule; la sensibilité devient nulle à son niveau : suivant Touton (1), la cause prochaine de ces escarres est la thrombose de l'artère. Au-dessous de la croûte ou de l'escarre compacte et dure, existe une ulcération cupuliforme que recouvre un exsudat visqueux et jaunâtre; la chute spontanée de l'escarre est lente; lorsqu'elle tombe, on trouve une cicatrice étroite et profonde, d'abord rouge, puis d'une coloration pâle.

Pour Besnier, les deux formes qu'on a essayé de séparer suivant la lésion de surface, pustule et cavité impétigineuse, ou escarre, sont des variétés d'une même affection : ce qui est essentiel, c'est l'ulcération et la cicatrisation qu'elle détermine. Dans les deux types, la topographie des lésions et l'évolution de la maladie sont les mêmes, il n'est pas rare de voir l'ulcération s'étendre en surface et en profondeur; la perte de substance est alors considérable; il en est de même nécessairement de la cicatrice déprimée qui lui fait suite; l'un de nous (H.) l'a vu atteindre plus d'un centimètre de diamètre.

Dans ses formes étendues, la maladie envahit une grande partie de la face, la région de la barbe, la lisière du cuir chevelu et de la région cranienne, surtout lorsqu'elle est dépilée plus ou moins complètement (Besnier et Doyon), les ailes du nez, les sillons nasogéniens, même les faces antérieure et postérieure du tronc.

Les lésions gagnent de proche en proche, et, comme elles sont essentiellement récidivantes et rebelles, les parties atteintes se trouvent profondément altérées dans leur aspect par les dépressions cicatricielles. La durée de cette éruption peut être indéfine. Unna a trouvé les mêmes microorganismes que dans l'acné (Voy. cet article); seulement, les diplocoques, au lieu de rester limités à la surface des follicules pileux enflammés, pénètrent dans leur profondeur.

Étiologie. — L'homme est plus souvent atteint que la femme de cette dermatose. Elle débute en général entre trente et quarante ans (Brocq).

Les conditions de terrain qui favorisent les folliculites nécrosiques ne sont pas beaucoup mieux connues que les microbes qui produisent les lésions.

(1) Touton, *Congress der deutscher dermatol. Gesellsch.*, 1898.

Besnier insiste sur le rôle des troubles gastriques, intestinaux, hépatiques. Il est fort possible que les malades soient des dyspeptiques comme les acnéiques vulgaires.

TRAITEMENT DES FOLLICULITES CICATRICIELLES. — La première indication, dans toutes les formes, est de faire tomber les croûtes. On coupe les cheveux ou la barbe et on applique des cataplasmes de fécule ou des pansements humides. Dans les formes bénignes, les lavages avec une solution bicarbonatée sodique forte (10-15 p. 100) peuvent suffire ; ou bien, on emploie, soit le sublimé, soit le cyanure d'hydrargyre en solution à 1 p. 5000, ou même 1 p. 1000 dans l'alcool à 70 degrés.

Lorsque les lésions résistent à ce traitement, on les attaque par des pommades soufrées, à 5, 10 p. 100 sous la forme suivante :

Résorbine...	20 grammes.
Oxyde de zinc.......................................	5 —
Soufre précipité.....................................	2 —

Quelquefois, le soufre détermine une certaine irritation des téguments et il faut y renoncer : on peut alors essayer le calomel ou l'oxyde jaune d'hydrargyre à 1 p. 50, le naphtol et l'acide salicylique.

Naphtol β.:...	3 grammes.
Acide salicylique....................................	1gr,50
Vaseline..	20 grammes.
Talc..	10 —

Les folliculites nécrosiques ne sont justiciables que d'un traitement énergique ; on doit cautériser les pustules, dès l'époque de leur apparition, au galvanocautère ; lorsqu'il existe de petites escarres, on les rugine avec une petite curette (Besnier). On peut quelquefois obtenir des succès avec des moyens moins radicaux par l'emploi de solutions antiseptiques : on fait tomber les croûtes, par l'application de cataplasmes arrosés d'huile phéniquée ; puis, on applique, soit des compresses imprégnées d'une solution de sublimé au cinq-millième, soit des rondelles d'emplâtre rouge au minium, et assez souvent on obtient ainsi la guérison de cette dermatose.

On a recommandé, à tort suivant nous, l'emploi de l'iodure de potassium à la dose de 1-3 grammes par jour. Nous employons avec avantage les pulvérisations prolongées d'eau sulfureuse : à ce titre, les cures minérales d'Uriage, de Marlioz et de Luchon peuvent rendre de réels services.

ABCÈS CUTANÉS MULTIPLES RÉCIDIVANTS

Ces abcès ont été étudiés dans ces dernières années par Esche-rich, H. Roger, l'un de nous (H.), Hulot et J. Renault (1).

Ils peuvent se présenter dans des conditions très différentes; dans certains cas, ils ne sont que la localisation cutanée d'une pyémie : nous ne ferons que les mentionner, car ils n'intéressent que secon-dairement la dermatologie ; l'un de nous (H.) les a vus survenir dans un cas d'infection puerpérale.

Lorsqu'ils sont limités au tégument et aux parties sous-jacentes, ils peuvent être *primitifs* ou *secondaires*.

Ceux-ci peuvent survenir à la suite d'une dermatose qui en est le point de départ.

Cette dermatose initiale peut être un exanthème, tel qu'une rou-geole ou une scarlatine.

Plus souvent, c'est une maladie primitive de la peau : nous men-tionnerons la gale, la phtiriase, l'impétigo, la varicelle, le pemphigus des nouveau-nés; l'un de nous a vu des suppurations acnéiques en être l'origine (H.).

D'autres fois, ces abcès se manifestent d'emblée dans l'épais-seur du tégument, qui paraît sain à tout autre égard; on invoque comme causes prédisposantes toutes celles qui peuvent affaiblir l'organisme et diminuer ainsi la résistance vitale du tégument : à cet égard, comme l'a bien montré J. Renault, le rachitisme et la gastro-entérite chronique doivent être placés au premier rang.

Ces abcès s'observent surtout chez les enfants; on peut cependant les rencontrer aussi chez l'adulte : l'un de nous (H.) en a publié un exemple.

Ils semblent reconnaître pour cause exclusive la pénétration de staphylocoques dans le tégument; ces parasites peuvent provenir d'une autre affection suppurative de la peau, telle que la dermite galeuse; ils peuvent provenir de la peau saine qui leur offre un habitat chez presque tous les individus : par le fait de circonstances indéterminées, leur virulence, d'ordinaire minime, augmente, et, s'ils pénètrent dans la peau, soit par un traumatisme accidentel, soit par un orifice glandulaire, le plus souvent celui d'une glande pilo-sébacée, ils s'y multiplient et y engendrent la suppuration.

Chez les nourrissons, la dermite connue sous le nom d'érythème fessier en est fréquemment la porte d'entrée; ils peuvent être égale-

---

(1) Escherich, *Étiologie des abcès multiples du nourrisson* (*Münch. med. Woch.*, 1886). — Roger, *Gaz. hebd.*, 1892. — Hallopeau, *S. F. D. Réunion Lyonnaise*, 1894. — Hulot, *Infections d'origine cutanée*. Th. de Paris, 1895. — J. Renault, *Traité des mal. de l'enf.*, 1898.

ment fournis à un de ces enfants par des abcès mammaires de la nourrice (Budin) (1).

Des personnes atteintes de suppurations peuvent également infecter (2) un enfant par leur contact.

SYMPTÔMES. — Les abcès peuvent être intradermiques ou sousdermiques; des pustulettes peuvent aussi se développer sur les différentes parties de la muqueuse buccale.

Les *abcès intradermiques* se traduisent d'abord par une induration nodulaire : bientôt, elle devient proéminente; la peau rougit à son niveau; un foyer de suppuration se manifeste dans sa partie centrale par l'apparition d'une couleur jaunâtre qui tranche sur la teinte rouge de la saillie, et bientôt il se forme une pustule qui, ouverte naturellement ou par un coup de lancette, donne issue à du pus : l'ulcération sous-jacente peut être longue à se cicatriser.

Les *abcès profonds* intéressent simultanément le derme et le tissu cellulaire sous-jacent : leur relief est parfois considérable; ils peuvent produire de véritables déformations; leur volume peut dépasser celui d'une noix : tous sont de consistance molle et le siège d'une fluctuation évidente : la coloration de la peau peut rester au début normale si la collection est profonde; elle varie habituellement du rose pâle au rouge violacé.

Les ulcérations consécutives à ces abcès aboutissent d'ordinaire à la formation de cicatrices, pour la plupart déprimées et de coloration brunâtre ou violacée : d'autres laissent à leur suite une macule d'un rouge pâle présentant dans sa partie centrale une tache violacée d'une coloration beaucoup plus intense; il peut se produire concurremment des adénopathies de voisinage.

Les différentes lésions cutanées que nous venons de passer en revue coïncident le plus habituellement.

La marche des accidents peut être *aiguë* ou *chronique* : dans le premier cas, les suppurations se multiplient rapidement, elles s'accompagnent d'une réaction fébrile plus ou moins intense et la mort peut survenir en peu de jours; dans la forme chronique, que l'on observe plus fréquemment, les foyers de suppurations se multiplient lentement : il s'en forme successivement de nouveaux, alors que les précédents s'ouvrent et laissent une cicatrice; nous les avons vus se prolonger et se renouveler ainsi sans cesse pendant plus d'une année (H.).

Ces suppurations peuvent devenir le point de départ de complications dont les plus fréquentes sont les lymphangites, les adénopathies; on a signalé des gangrènes secondaires; il paraît exceptionnel que cette forme cutanée d'emblée se complique de septicémie;

---

(1) BUDIN, *Acad. de méd.*, 1892.
(2) HUTINEL et LABBÉ, *Contribution à l'étude des infections staphylococciques, particulièrement chez l'enfant* (*Arch. gén. de méd.*, 1896).

plus souvent, on a vu survenir pendant son cours des broncho-pneumonies ou des gastro-entérites infectieuses.

DIAGNOSTIC. — Les abcès profonds peuvent être confondus avec ceux que provoque la *tuberculose* : dans les deux cas, en effet, on observe des suppurations multiples dans l'épaisseur de la peau ou le tissu sous-jacent.

Les suppurations tuberculeuses s'accompagnent plus souvent d'adénopathies ; elles ont tendance à se grouper sur le trajet des lymphatiques; leur ouverture spontanée est plus tardive ; les ulcé-rations consécutives sont plus lentes à se cicatriser ; la recherche du bacille de Koch ne peut en général donner la clef du diagnostic, car, le plus souvent, on ne peut le rencontrer, même dans les cas où la nature tuberculeuse des altérations est certaine : il faut alors, pour avoir une démonstration absolue, pratiquer des inoculations à des animaux.

Des *gommes syphilitiques multiples* peuvent simuler ces suppurations; cependant, un examen attentif montre qu'elles ne sont pas fluctuantes, du moins au début, et que leur contenu n'a pas l'aspect d'une staphylococcie ; il existe d'ordinaire concurremment d'autres signes de syphilis.

PRONOSTIC. — Nous avons vu quelles graves complications peuvent entraîner ces suppurations ; la mort peut en être le résultat; cependant, lorsque l'affection est soumise à un traitement approprié, elle guérit le plus souvent.

TRAITEMENT. — Il consiste dans l'ouverture de chacun des abcès et leur pansement minutieux avec les antiseptiques tels que l'iodo-forme ou l'huile phéniquée ; il importe de couvrir chaque foyer ouvert de rondelles d'emplâtre rouge au minium et au cinabre pour emprisonner les microbes et faire obstacle à de nouvelles auto-inoculations. L'usage de bains additionnés, soit d'acide borique au centième, soit de sublimé au vingt-millième, sont utiles pour empêcher la propagation cutanée.

Dans les hôpitaux d'enfants, chaque malade atteint de suppurations multiples doit être rigoureusement isolé.

NATURE DE LA MALADIE. — Il s'agit en toute évidence d'une infection staphylococcique; les foyers se multiplient par auto-inoculations; la résistance du tégument aux invasions des staphylo-coques qui l'habitent normalement se trouve amoindrie, ou la viru-lence de ces parasites se trouve accrue, le plus souvent par l'apport de nouvelles cultures ; les auto-inoculations successives se font surtout par l'intermédiaire des orifices pilo-sébacés ; on a expliqué le développement des foyers sous-dermiques par la propagation des microbes pyogènes suivant les longs canaux excréteurs des glandes sudoripares. Cette dermatose mériterait le nom d'*infection puru-lente* ou mieux *staphylococcique* en foyers isolés.

DERMITES INFANTILES

Synon. : *Érythèmes des nouveau-nés.*

Étiologie. — Les dermites des nouveau-nés peuvent se développer sans cause connue, chez des enfants en bonne santé. Quelquefois, il s'agit d'enfants très gras, chez lesquels on peut soupçonner des troubles de la sécrétion cutanée. Fréquemment, on trouve, à l'origine, des troubles intestinaux, gastriques (Jacquet) ou dentaires, troubles passagers ou graves, qui s'accompagnent, dans le dernier cas, d'altérations de la santé générale. La dermite n'est pas liée uniquement à l'irritation produite par la diarrhée, car celle-ci peut manquer ou ne survenir qu'ultérieurement. L'affection peut s'observer chez des enfants très proprement tenus, et changés fréquemment de langes.

Il faut cependant tenir un grand compte des irritations produites par l'urine, les matières fécales, surtout si elles sont altérées. C'est, en effet, au niveau des régions souillées par les déjections que la dermite se développe de préférence.

Le rôle des pressions extérieures est considérable : elles expliquent les localisations aux fesses, à la partie postérieure des cuisses, à la région lombaire (influence des vêtements serrés).

Parfois, ces dermites sont précédées par l'intertrigo. Cette affection elle-même doit être considérée, avec Jacquet, comme une dermite qui peut aboutir aux autres formes, mais qui s'en distingue par son élection pour les plis, alors que les dermites plus graves atteignent surtout les régions intermédiaires.

Symptômes. — Les dermites infantiles se présentent sous plusieurs formes qui représentent des stades plus ou moins avancés d'une même affection et dont les rapports sont évidents depuis les recherches de Jacquet ; il a démontré qu'aucune d'elles n'est d'origine syphilitique.

A son exemple, nous en distinguerons quatre formes.

1. **Dermite érythémateuse simple.** — Elle se révèle par une rougeur qui apparaît au niveau du périnée, autour de l'anus, sur le scrotum ou les grandes lèvres et les fesses, et s'accompagne d'une tuméfaction légère avec tension de la surface cutanée. L'affection en reste parfois là, mais elle peut s'étendre et gagner, d'une part, la face postérieure et la face interne des cuisses, et même le membre inférieur en totalité, d'autre part, la région lombaire et l'abdomen, même au-dessus de l'ombilic (Jacquet). La peau est alors d'un rouge ardent, chaude, épaissie : son épiderme est lisse, brillant, comme vernissé (1).

Les plis cutanés paraissent très profonds : à leur sommet, on peut constater des érosions qui fournissent un suintement analogue à celui de l'eczéma.

(1) V. Jacquet, *Traité des maladies de l'enfance* de Grancher, t. V, 1898.

Cette forme de dermite érythémateuse simple peut, nous en avons observé des exemples, s'accompagner et surtout être suivie d'une légère desquamation.

Elle guérit en quelques jours, ou se complique par l'apparition de vésicules. Dans les plis, les érythèmes et les fissures persistent assez longtemps.

2. **Dermite érythémato-vésiculeuse.** — Le tableau de la dermite simple peut être compliqué par la formation de vésicules qui aboutissent à des érosions.

Les *vésicules*, toujours rares, s'observent sur les bords des zones érythémateuses. Là où elles ne sont pas ouvertes dès leur origine par les frottements, leur contenu est clair ou trouble. Entre elles et les érosions, on constate toutes les formes intermédiaires.

Les *érosions* sont petites; leur volume varie de celui d'une tête d'épingle à celui d'une lentille; elles sont groupées au sommet des régions les plus tuméfiées et les plus saillantes, à la partie postérieure du membre inférieur. Un peu déprimées, parfois bordées d'une fine collerette épidermique, elles frappent par leur rougeur excessive.

Parfois ces érosions arrivent à coalescence et présentent des contours polycycliques.

Cette forme évolue par poussées successives et peut durer plusieurs semaines.

Des auto-inoculations à distance ont été décrites, sous forme de vésicules éphémères qui apparaissent au tronc et à la face (Parrot).

3. **Dermite papuleuse.** — A la suite des érosions, la dermite papuleuse se développe par bourgeonnement, par végétation de la région dénudée. La démonstration de l'origine de cette dermatose a été donnée par Jacquet qui a reconnu comme erronée l'opinion de Parrot attribuant une origine syphilitique à toutes les papules des fesses chez les enfants.

Ces papules se forment à la période où la rougeur et la tuméfaction cutanées ont disparu. Sur les régions occupées antérieurement par l'érythème, et peu de jours après l'apparition d'érosions, on voit des élevures convexes, mais aplaties, d'une couleur rouge sombre ou rouge vif, parfois nombreuses mais non confluentes (Parrot), parfois en très petit nombre. Elles sont d'un rouge plus intense à leur périphérie. L'épiderme est généralement luisant, tendu, à leur surface, et quelquefois cependant on observe au contraire une érosion et une collerette.

Les papules sont groupées, dans le cas où elles sont nombreuses, en îlots sur quatre régions isolées par les plis profonds du tégument (Parrot) : ce sont la fesse, la moitié supérieure de la cuisse, sa moitié inférieure, le mollet. Elles disparaissent lentement en laissant des taches pigmentées brunes, que l'on trouve dans l'intervalle des éléments encore en activité.

Du reste, on peut observer, en même temps que les papules, des lésions d'érythème et des érosions d'origine vésiculeuse. Toutes les formes de la maladie sont ainsi réunies.

Par exception (Jacquet), les érosions et les papules peuvent siéger dans les plis.

4. **Dermite ulcéreuse.** — Lorsque les lésions se prolongent, chez des enfants mal soignés et surtout chez les cachectiques, on observe des ulcérations allongées ou irrégulières, dans le raphé périnéal, sur les talons, les malléoles, le sacrum, l'occiput (Jacquet). Elles intéressent toute l'épaisseur de la peau et dans les cas graves s'étendent même à l'hypoderme.

Diagnostic. — Il faut se rappeler que toutes les lésions des dermites infantiles, qui s'observent de préférence chez des enfants dont la santé est altérée, peuvent se rencontrer chez des syphilitiques ; l'examen complet de l'enfant (muqueuses, plantes des pieds, paumes des mains) s'impose dans tous les cas.

Si l'on ne trouve aucun signe de syphilis en aucun point, on pourra, dans les cas typiques, lorsque les papules se développeront à la suite d'un érythème, lorsqu'on trouvera des érosions et les stades intermédiaires, quand ces éléments seront groupés sur les régions saillantes, affirmer leur origine non syphilitique. S'il y a le moindre doute, on agira, suivant le conseil de Jacquet, comme si la syphilis était reconnue, et la mère devra allaiter son enfant.

La *gale*, la *phtiriase*, donnent lieu à des lésions prurigineuses qui atteignent d'autres régions que les dermites infantiles ; les jeunes enfants atteints de gale offrent toujours des sillons ; les lésions du *prurigo* sont disséminées chez l'enfant ; elles s'accompagnent d'urticaire bien net, et elles persistent pendant des mois.

Les limites des dermites infantiles simples et de l'*eczéma* de la première enfance sont incertaines (Jacquet). Vésiculeux, l'eczéma de l'enfant donne lieu à un suintement diffus, à des croûtes, est essentiellement prurigineux ; l'eczéma séborrhéique atteint de préférence le cuir chevelu, la face ; mais il existe des cas de transition ; les conditions étiologiques qui amènent les eczémas de l'enfant se rapprochent de celles qui permettent le développement des dermatites infantiles simples, et il n'est pas étonnant d'observer des faits d'association.

Le diagnostic de la dermatite vacciniforme infantile sera exposé au chapitre suivant.

Anatomie pathologique. — Les lésions de ces dermites ont été étudiées par Menahem Hodara : à leur période érosive et papuleuse, l'épiderme est hypertrophié, du fait de l'œdème des cellules de Malpighi et de la couche cornée, qui a conservé des noyaux ; la kérato-hyaline a entièrement disparu. Parmi les cellules du corps muqueux, certaines sont en altération cavitaire.

Le derme présente les signes d'une inflammation intense : les papilles s'hypertrophient ; elles peuvent bourgeonner, d'où la formation des papules. Les vaisseaux, dilatés, peuvent être oblitérés par des thrombus leucocytaires qui subissent la transformation hyaline; en dehors d'eux, on constate la prolifération des cellules fixes et la présence de globules blancs.

On peut observer, à la surface, des croûtes renfermant des leucocytes polynucléaires, des squames formées par la couche cornée exfoliée, et, dans les croûtes ou dans les squames, des bacilles et des cocci en foyers.

Les ulcérations se produisent dans des tissus où l'inflammation est plus intense et qui sont infiltrés en totalité de leucocytes polynucléaires.

En somme, tous les caractères histologiques permettent d'admettre l'origine infectieuse de ces dermites.

TRAITEMENT. — a. *Traitement préventif.* — Le traitement préventif des dermites infantiles simples comprend tous les soins d'hygiène intestinale et cutanée que l'on doit donner à l'enfant. Les troubles gastro-intestinaux doivent être combattus par les moyens appropriés; même si l'érythème apparaît en l'absence de troubles digestifs, il y aura avantage à purger l'enfant avec du calomel et à le laisser pendant vingt-quatre heures à la diète lactée, en ne lui laissant boire que de l'eau bouillie.

b. *Traitement des formes érythémateuses.* — Les bains, chez les enfants atteints d'érythème au début, surtout chez les enfants gras, devront être peu nombreux; nous préférons les lavages à l'eau de son bouillie et tiède. Si l'on prescrit des bains, il faudra les donner très courts, y plonger l'enfant, puis l'essuyer au bout de deux minutes avec un linge fin; les fesses, les plis du périnée, les régions génitales, seront nettoyés avec de la vaseline pure; puis l'enfant sera poudré au talc. *Il faut proscrire tout savonnage de la peau.*

On s'abstiendra d'appliquer des vêtements de flanelle directement sur la peau. Les linges doivent être changés souvent; l'enfant sera essuyé et poudré en même temps.

c. *Traitement des formes érosives et papuleuses.* — Si l'érythème vient à se compliquer, on devra donner des bains additionnés de borate de soude à 20 p. 1000; à la suite, on appliquera des cataplasmes de fécule de pomme de terre, qu'on laissera plusieurs heures; enfin, on poudrera au talc ou au dermatol.

Toutes les pommades, dans le traitement des dermites infantiles, risquent d'amener des irritations; on ne sera autorisé à les employer que lorsque toute réaction inflammatoire aura disparu. Dans les formes papuleuses pures, les pommades salicylées faibles, telles que les suivantes, peuvent être essayées avec avantage :

Vaseline.. 17 grammes.
Oxyde de zinc.................................... 3 —
Acide salicylique................................ 0gr,20. (L.)

DERMATITE VACCINIFORME DES JEUNES ENFANTS

Nous désignons sous ce nom une dermatose qui a été observée simultanément, en 1887, par E. Besnier, A. Fournier et l'un de nous (H.) et a reçu successivement les noms d'*érythème vacciniforme infantile*, de *syphiloïde vacciniforme infantile* (Besnier), d'*herpès vacciniforme* (Fournier), d'*ecthyma vacciniforme syphiloïde* (Hallopeau), d'*éruption papuleuse d'aspect vacciniforme et syphiloïde* (Feulard) : la dénomination sous laquelle nous la décrivons est celle que l'un de nous (H.) a adoptée dans l'étude qu'il lui a consacrée en en reproduisant l'image dans la publication dite : *le musée de l'hôpital Saint-Louis* (20ᵉ fascicule).

Cette dermatose est caractérisée par une *éruption, sur une base érythémateuse, de petites saillies papuleuses qui, d'abord surmontées d'une vésicule, prennent rapidement, en s'ombiliquant dans leur partie centrale, l'aspect de boutons de vaccine et se multiplient par auto-inoculations.*

ÉTIOLOGIE. — Cette maladie n'a été observée jusqu'ici que dans les premiers mois de la vie. Elle a pour condition prochaine la malpropreté; les enfants qui en ont été atteints portaient des linges infectés par le séjour d'urine et de fèces. Les auto-inoculations que dénote, en toute évidence, le mode de progression de la maladie, permettent d'affirmer qu'elle est due à la multiplication d'un microorganisme encore indéterminé.

SYMPTÔMES. — Le siège de prédilection de ces altérations est le pourtour des organes génitaux et de l'anus : elles se développent ainsi sur le rebord des plis fessiers, dans les régions inguino-crurales, à la vulve et particulièrement aux commissures des grandes lèvres ; on les a signalées aussi sur le prépuce ; les plis des cuisses et leurs rebords en sont également la localisation fréquente ; nous les avons vues intéresser le creux poplité et descendre jusqu'à la partie externe de la jambe ; elles sont rares en dehors des régions que nous venons de citer. Au niveau des rebords des plis cutanés et dans leur profondeur, les boutons occupent, le plus souvent, des parties en contact direct ; ce fait est en faveur d'auto-inoculations.

Bouisson a pu assister, dans le service de Besnier, à leur début : il s'agit d'abord d'une tache érythémateuse qui souvent devient rapidement saillante sous forme d'un petit nodule; bientôt, cet élément est surmonté d'une petite vésicule, qui, rapidement, s'affaisse en même temps que le bouton grossit et se déprime dans sa partie centrale ; celle-ci prend, de la sorte, la forme d'une cupule, et son aspect simule alors, d'une manière frappante, un bouton de vaccine arrivé à maturité. Les auto-inoculations amènent la formation de séries de ces boutons qui tantôt restent isolés, tantôt se réunissent en groupes confluents, dessinant, soit des bourrelets qui suivent le trajet des plis normaux, soit des plaques nummulaires.

Le volume de ces boutons varie de celui d'un grain de mil à celui d'une grosse lentille, qu'il peut même dépasser; leurs contours sont, tantôt circulaires, tantôt ovalaires; leur couleur a été comparée à celle de l'opale ou du blanc argenté; leur partie centrale est nettement déprimée, exulcérée, et d'une couleur rouge; le liquide qui s'y produit peut se concréter en une croûtelle ténue et chacun d'eux est entouré d'une légère aréole érythémateuse.

Nous avons indiqué que le groupement de ces éléments peut se faire sous la forme de *bourrelets* ou de *plaques polycycliques*.

Les bourrelets, uniformes, suivent le trajet des plis cutanés ; nous avons vu leur largeur atteindre 8 millimètres et leur longueur 10 centimètres ; leur saillie ne dépasse pas quelques millimètres; ils se détachent nettement, en dehors, des parties saines ; leurs surfaces contiguës sont exulcérées : leur coloration est celle des éléments isolés. Les plaques confluentes sont remarquables par leurs contours polycycliques et leur dépression centrale; leur diamètre atteint jusqu'à 2 centimètres.

Les ganglions voisins peuvent être douloureux et tuméfiés. L'éruption peut se prolonger longtemps avec de nouvelles auto-inoculations si l'enfant continue à être tenu malproprement; dans le cas contraire, on voit les boutons s'affaisser rapidement; ils ne laissent d'autres vestiges que des macules plus ou moins pigmentées sans perte de substance.

DIAGNOSTIC. — Ces boutons peuvent simuler des *syphilides* : ils s'en distinguent nettement par leur coloration argentée ou opaline, leur ombilication, le caractère superficiel de leurs excoriations, leur groupement en longs bourrelets suivant les plis cutanés et leur disparition rapide, sans traitement spécifique, par les simples soins de propreté.

L'*érythème papuleux fessier post-érosif*, décrit par Jacquet, est constitué, comme la dermite vacciniforme, par des papules à bords surélevés et excoriés; il en diffère par les caractères suivants : l'éruption débute par des plaques rouges sans nodules; elles deviennent bientôt le siège d'excoriations remarquables par leur irrégularité; les papules ne se développent que secondairement; elles ne prennent pas la coloration opaline ou argentée; elles sont entourées par un fin plissement rayonné de l'épiderme; elles occupent les parties saillantes des fesses et des cuisses et non leurs replis.

L'*ecthyma térébrant* est, comme la dermite vacciniforme, constitué par des boutons auto-inoculables qui offrent les mêmes localisations et reconnaissent aussi, comme condition prochaine, la malpropreté; ils en diffèrent par ce fait qu'ils occupent les parties saillantes, et non les parties déprimées des plis régionaux, par le caractère de leurs bords taillés à pic, par la destruction profonde du tissu, par les cicatrices qu'ils laissent à leur suite, par l'absence de bourrelets confluents, par les dimensions plus grandes des ulcérations, par la gravité du pronostic.

Pronostic. — Il est des plus bénins; la maladie guérit rapidement par des soins de propreté et un pansement approprié.

Nature de la maladie. — Il s'agit, en toute évidence, d'une infection locale par un parasite encore indéterminé : ses caractères cliniques, si nettement accentués, permettent de dire qu'il s'agit là d'une espèce morbide nettement différenciée.

Traitement. — Le défaut de contamination par des linges infectés, telle est la première condition pour enrayer le développement de cette dermatite.

On appliquera, sur les boutons, des compresses de tarlatane aseptique imprégnées de la solution parasiticide formulée précédemment (Voy. p. 38).

BALANO-POSTHITE ÉROSIVE CIRCINÉE

Cette maladie a été décrite par Berdal et Bataille en 1889 (1).

Symptômes. — Elle s'observe rarement à son début; on ne peut guère l'étudier qu'en pratiquant des inoculations expérimentales.

Les érosions primitives se montrent surtout dans la rainure balano-préputiale, moins souvent sur la face interne du prépuce et le gland. Elles sont tout à fait superficielles; leur forme est ronde; leur fond lisse, d'un rouge vif, produit une sérosité louche; leur bord est net, et, c'est là le signe le plus important, marqué par un liséré blanc, friable, légèrement soulevé, formant un mince bourrelet. Ces érosions sont multiples; s'accroissant peu à peu, elles finissent par entrer en contact : la rainure est alors totalement envahie et l'affection gagne la face interne du prépuce et le gland; la sécrétion devient abondante : c'est à ce moment, presque toujours, qu'on observe la maladie.

La majeure partie du gland est alors d'un rouge vif avec quelques marbrures; autour du méat seul, elle est normale. Les limites de l'affection dessinent des arcs de cercle irréguliers, des formes géographiques; on voit souvent plusieurs îlots érodés, à contours polycycliques; la face interne du prépuce peut être envahie en totalité. Les lésions s'accompagnent d'une suppuration jaunâtre, d'odeur nauséeuse et de phimosis; elles déterminent, à cette période, de la douleur et de la cuisson.

La réparation se produit spontanément et commence par les régions atteintes les premières; le pus y devient séreux; elles perdent leur aspect ulcéreux; la guérison est relativement rapide, mais les rechutes et les récidives sont fréquentes. La durée est, en moyenne, de trois

_____

(1) Berdal, _Traité pratique des mal. vénériennes._

à quatre semaines. Il existe des formes rebelles qui ont tendance à s'éterniser.

Berdal signale, comme complication, une lymphangite, tardive, fugace, indolente, atteignant plusieurs cordons; jamais elle ne suppure. Elle peut s'accompagner d'une poly-adénopathie indolente et passagère.

Le *diagnostic* repose sur la forme arrondie des érosions, le bourrelet blanc et friable qui les entoure, leur tendance à s'étendre excentriquement. Ces signes permettent de distinguer cette balanoposthite érosive circinée des balanites vulgaires, de l'herpès et des plaques muqueuses.

ÉTIOLOGIE. — La balano-posthite érosive circinée est une affection vénérienne; on ne l'observe jamais chez des individus vierges. On ignore quelle forme elle revêt chez la femme.

Le pus y contient toujours un grand nombre de microorganismes variés : le seul qui y soit constant, celui que Berdal et Bataille considèrent comme l'agent générateur de la maladie, est un spirille extrêmement mobile, colorable par la fuschsine anilinée étendue. Ils n'ont pu réussir à le cultiver.

Ce qui prouve bien la spécificité de la maladie, c'est son inoculabilité; on peut la reproduire, par grattage ou piqûre avec le pus, ou simplement par son dépôt sur la rainure balano-préputiale, à condition que le gland soit recouvert; elle garde toujours ses caractères essentiels.

TRAITEMENT. — Le traitement indiqué par Berdal est des plus simples. Si le malade peut décalotter, on lave la rainure avec de l'eau boriquée, on essuie avec de l'ouate on badigeonne avec une solution de nitrate d'argent à 1/30ᵉ, on lave à l'eau et on poudre avec le sous-nitrate de bismuth. Cette opération est répétée trois jours de suite. Si, au contraire, le malade ne peut décalotter, on fait des injections sous-préputiales de nitrate d'argent, au 1/50ᵉ, cinq jours de suite, et, en outre, plusieurs fois par jour, des injections résorcinées à 4 p. 100 ou de sublimé à 1/5000ᵉ. L'affection guérie, il convient de donner des bains locaux d'eau blanche étendue de son volume d'eau. (L.)

BALANITE PUSTULO-ULCÉREUSE

Du Castel (1) a décrit, sous ce nom, une affection du gland et de la rainure balanique confondue en général avec l'herpès génital, en raison de l'aspect des ulcérations, qui, comme celles de cette affection, ont des bords polycycliques et microcycliques.

L'affection est d'origine vénérienne; on ignore sous quelle forme elle se présente chez la femme. On sait que l'herpès survient souvent d'une manière spontanée.

(1) DU CASTEL, *Affections ulcéreuses des organes génitaux.*

A son début, l'affection est caractérisée par des pustulettes isolées, qui occupent surtout la rainure balano-préputiale. Ces pustulettes sont acuminées et jaunâtres; leur fond est exulcéré et granuleux; jamais on n'observe de vésicules.

Parmi ces pustulettes, les unes guérissent rapidement, les autres s'étendent et forment des ulcérations, très peu nombreuses en général. Celles-ci ont un liséré rouge éclatant; leur fond est grisâtre, pultacé; au-dessous de la couche pultacée, on trouve le derme granuleux : l'ulcération est donc plus profonde que dans l'herpès. La sensibilité provoquée par les frottements est assez vive.

La guérison est, en général, rapide, lorsque le traitement est fait d'une manière correcte.

L'affection se distingue aisément de l'herpès génital par la forme acuminée des pustules, l'absence constante de vésicules, la repullulation par formation de nouvelles lésions qu'on trouve à côté des ulcérations en activité, le nombre plus considérable des éléments, l'absence habituelle de récidives.

Le chancre simple est plus profond, ses bords sont décollés, et le diagnostic se fait sans difficulté; au besoin, on chercherait le bacille de Ducrey ou bien on ferait une inoculation sur le bras du porteur.

Du Castel obtient une guérison rapide en touchant les ulcérations avec la solution au 1/10e d'acide phénique dans l'alcool.

On poudre ensuite avec l'oxyde de zinc, l'aristol, le dermatol. (L.)

VERRUES VULGAIRES ET VERRUES PLANES

On donne le nom générique de verrues à des productions néoplasiques qui sont surtout constituées par des proliférations de l'épiderme et en particulier du corps muqueux (acanthome d'Auspitz) (1).

Les diverses variétés de verrues prennent le nom de *verrues vulgaires, verrues planes, verrues séniles*. Celles-ci constituent une affection tout à fait spéciale; certains auteurs admettent, également, une différence essentielle de nature entre les verrues planes et les verrues vulgaires; nous verrons cependant qu'elles se rapprochent à certains points de vue et que l'on peut sans inconvénients les étudier à côté les unes des autres.

1° **VERRUES VULGAIRES**. — Elles se développent surtout chez les adolescents et les adultes, et de préférence sur les régions découvertes, les mains, la face dorsale des doigts, le visage, le cuir chevelu, la nuque; sur le corps, on les observe surtout au voisinage des saillies articulaires.

L'influence des irritations extérieures, des pressions répétées, des excoriations sur leur développement est manifeste : elles s'observent

(1) Dubreuilh, *Des hyperkératoses circonscrites* (*Congrès de Londres*, 1896).

surtout chez les manouvriers, tels que les cordiers, les tonneliers et les jardiniers.

Leur auto-inoculabilité et leur contagiosité sont universellement reconnues.

SYMPTÔMES. — La verrue vulgaire est une saillie dure, à surface irrégulière, dont le volume moyen varie de celui d'une tête d'épingle à celui d'un pois. Elle est aplatie, dans les régions où elle est soumise à des pressions, ou grossièrement hémisphérique, quelquefois filiforme ou rétrécie à sa base. Sa coloration est d'un gris sombre ; si l'hyperkératose est très accentuée, elle devient jaunâtre. Sa surface est irrégulière, parsemée de saillies mamelonnées, qui offrent parfois un point noir à leur centre, et de dépressions ; au toucher, elle est rude et sèche. A son pourtour, on peut constater un anneau hypérémique étroit ; plus souvent, un épaississement de la couche cornée l'encadre comme la sertissure d'un verre de montre.

Rarement, la pression y provoque une légère sensibilité ; toute douleur ainsi produite indique une complication inflammatoire.

Les verrues volumineuses, celles qui siègent dans les plis et celles qui sont soumises à des traumatismes multipliés, sont divisées par des sillons, des rhagades, et prennent un aspect fissuraire.

Le nombre des verrues peut-être très élevé ; quelques-unes ou une seule sont beaucoup plus volumineuses : ce sont les premières en date ; l'auto-inoculation explique le développement des autres.

Les caractères de ces lésions se modifient suivant leurs localisations : qui ont été bien étudiées par Dubreuilh.

A la face et au cuir chevelu, les verrues sont, à leur début, hémisphériques, du volume d'une petite tête d'épingle ; à la loupe, elles offrent un piqueté rosé ; plus tard, elles deviennent saillantes ; leur surface offre de fins prolongements ; à leur base, il n'y a pas d'hyperkératose, mais souvent on distingue un pédicule rosé.

A l'angle interne de l'œil et sur la caroncule lacrymale, leur aspect rappelle (Dubreuilh), celui de la crête de coq de la rainure balanopréputiale.

Aux mains, l'hyperkératose devient très marquée ; à la région palmaire, les verrues sont aplaties, très dures et très sèches, entourées d'un disque corné qui peut les surplomber ; elles occupent ainsi une loge très profonde.

Dubreuilh a encore étudié une variété mal connue de cette affection : c'est la verrue plantaire. Elle est consécutive à des traumatismes locaux répétés et ne coïncide guère avec des verrues des mains. On l'observe surtout au niveau de la tête du troisième métatarsien : elle a l'aspect d'un durillon recouvert d'une couche cornée très épaisse ; au centre seulement, après ablation de la surface, on constate un état verruqueux, fasciculé et mou.

Les verrues peuvent disparaître spontanément et avec rapidité à un moment donné de leur évolution, sans cause connue.

ANATOMIE PATHOLOGIQUE. — Au microscope, on constate une prolifération du corps muqueux, entre les papilles qui s'allongent et s'amincissent indéfiniment au point de se nécroser à leur extrémité, par thrombose de leur vaisseau central : telle est la nature des points noirs qu'on observe au centre des saillies mamelonnées.

La prolifération des cônes interpapillaires et leur épaississement ne s'accompagnent pas de leur multiplication ; on trouve, par suite, à leur périphérie, des cônes et des papilles couchés horizontalement, par suite du développement prédominant des régions centrales.

Le derme est peu altéré ; on y voit des lymphocytes, quelques mastzellen et de rares plasmazellen.

Tout autour de la verrue, dans les régions à couche cornée épaisse, on constate un anneau hyperkératosique. Parmi les cellules du corps muqueux, certaines restent saines, mais d'autres présentent de graves altérations décrites par Dubreuilh : elles prennent un aspect vésiculeux ; on y trouve des granulations de kérato-hyaline ; leur noyau, gros et central, se colore *en masse* par les couleurs basiques. A la périphérie de ces cellules, on peut trouver le protoplasma condensé. Par leur juxtaposition, les cellules altérées donnent à certaines régions un aspect réticulé.

La couche cornée peut offrir, de place en place, des altérations de parakératose, surtout au sommet des papilles.

Le parasite qui détermine les verrues est inconnu ; Kühnemann y a décrit un bacille qui n'a pas été retrouvé depuis. L'hypothèse d'une origine nerveuse de ces productions admise par quelques auteurs, est en contradiction avec les faits d'auto-inoculations et de contagion.

2° **VERRUES PLANES.** — Ces verrues s'observent surtout chez les enfants et les jeunes gens (*verrues planes juvéniles*). Comme les verrues vulgaires, elles atteignent surtout les parties découvertes ; elles peuvent être extrêmement nombreuses sur les mains et la face, dont elles modifient parfois la coloration, et au cuir chevelu ; Gémy les a observées sur le scrotum. Elles se multiplient par auto-inoculation : leur contagion s'observe moins souvent que celle des verrues vulgaires (1).

SYMPTÔMES. — Ce sont de petites papules qui paraissent lisses à l'œil nu et nettement limitées. Leur saillie est très faible ; elles dépassent à peine le niveau de la peau voisine. Leur couleur est d'un gris rougeâtre, d'un rose terne, ou bien elles n'ont pas de coloration propre. Leurs dimensions sont toujours médiocres et ne dépassent pas quelques millimètres ; on peut en trouver des centaines qui n'ont pas plus d'un millimètre de diamètre. En général, elles ont un con-

---

(1) V. DJANDJIEFF, *Des verrues planes juvéniles* (*Travaux de la clinique de dermatologie de Bordeaux*, 1896-97).

tour circulaire, parfois accentué par une fine sertissure cornée. Elles
tendent à confluer, à se disposer en stries linéaires dues à l'inoculation suivant les traînées de grattage, à former des plaques d'un
dessin capricieux divisées par les plis de la peau et qui n'ont, comme
la verrue élémentaire, aucune épaisseur. A la loupe, on constate à
leur surface un état villeux excessivement fin.

Signalons encore quelques détails concernant leurs localisations :
à la face, les verrues planes peuvent avoir une couleur jaune, et,
auprès des commissures buccales, une surface veloutée ; au cuir
chevelu, elles sont recouvertes de squames grasses ; à la face palmaire des mains, on voit des perforations de la couche cornée, à
bords nets, à fond grenu.

Ces lésions ont un développement rapide ; indolentes ou à peine
prurigineuses, négligées par les malades, elles peuvent persister
pendant des années, puis disparaître spontanément.

ANATOMIE PATHOLOGIQUE. — Microscopiquement, les verrues planes
sont caractérisées par un épaississement du corps muqueux, sans
les altérations cellulaires qu'on observe dans la verrue vulgaire ; on y
constate des figures de karyokinèse dans les cellules de la couche
basale, l'augmentation du nombre des couches de la granuleuse ; la
couche cornée est épaisse, mais friable ; elle ne présente pas de
noyaux ; elle est imbibée d'éléidine dans toute sa hauteur. Les papilles sont minces, les altérations du derme inappréciables (Darier,
Herxheimer et Marx Dubreuilh).

DIAGNOSTIC DES VERRUES. — Le diagnostic de la verrue plane et
de la verrue vulgaire n'offre aucune difficulté ; les deux affections
peuvent coïncider ; cette circonstance est assez fréquente pour faire
croire qu'elles sont voisines malgré la différence des lésions.

Les papules du *lichen plan* ne prédominent pas sur le dos des mains,
encore moins à la face ; elles sont résistantes, brillantes, polygonales, et présentent des stries grisâtres.

Le diagnostic de l'*angiokératome de Mibelli* sera exposé au sujet
de cette affection (Voy. *Toxituberculides*).

TRAITEMENT. — Herxheimer et Marx, Djamdjieff, ont obtenu les
meilleurs résultats du traitement arsenical. Nous avons également
vu disparaître les verrues planes par l'administration de l'arsenic, et
on peut l'employer dans les cas rebelles. Le carbonate de magnésie,
à la dose de 25, 50 centigrammes à 1 gramme, paraît avoir donné
des succès à plusieurs médecins.

Les verrues vulgaires peuvent être cautérisées directement, par le
galvanocautère. On peut également les toucher tous les trois jours,
soit avec l'acide nitrique, soit avec l'acide acétique pur, qui a l'avantage de ne pas altérer la couleur de la peau et peut être, de ce fait,
recommandé de préférence pour le visage, soit avec la solution
concentrée d'acide chromique, qui est le caustique de choix pour ces

productions, mais a l'inconvénient de colorer fortement les tissus et ne doit être employé, par crainte d'intoxication, que sur des surfaces restreintes ; il faut avoir soin, en outre, de ne pas en laisser de gouttes saillantes et ne pas atteindre la peau voisine ; on peut également ment faire des applications quotidiennes de collodion, chargé d'acide salicylique (1 p. 10) ou de sublimé (1 p. 300).

Altschul recommande des applications de petites rondelles d'emplâtre de Vigo additionné de 5 p. 100 d'acide arsénieux.

Les verrues planes peuvent être traitées par des applications de savon noir, dont on laisse une couche pendant la nuit. Ces applications seront cessées provisoirement s'il se produit quelque irritation. A la face, on emploiera plutôt des pommades salicylées et résorcinées, suivant par exemple, la formule suivante :

Vaseline...................................... 20 grammes.
Acide salicylique.............................. 1 gramme
Résorcine .... 0^{gr},20.   (L.)

PAPILLOMES GÉNITAUX BÉNINS

A côté des verrues se rangent naturellement les productions papillomateuses qui s'observent sur les régions génitales et dans leur voisinage et auxquelles on donne le nom de *végétations*. Malgré la fréquence de ces lésions, leur origine microbienne est ignorée ; en revanche, elles sont bien connues dans leurs caractères cliniques.

ÉTIOLOGIE. — Les végétations peuvent, à titre exceptionnel, se développer sans lésion antérieure ; presque toujours, les sujets qui en sont atteints ont un passé pathologique local et souvent banal : par exemple, les végétations se développent chez des hommes dont le prépuce est long, qui ne prennent pas de soins de propreté, qui ont été atteints de balanites, etc ; la blennorragie, les chancres indurés, es plaques muqueuses prédisposent de même à leur développement. Chez la femme, les causes locales, telles que la vaginite, la vulvite, interviennent de même. L'un de nous a montré récemment qu'elles peuvent se greffer sur des syphilomes végétants (1). La grossesse en favorise également la production ; les végétations qui s'observent chez les femmes enceintes prennent souvent un développement monstrueux.

Les productions sont essentiellement récidivantes. On ne sait encore d'une manière certaine si elles sont contagieuses.

SYMPTÔMES. — Elles se présentent à l'observation sous des formes diverses qui sont souvent réunies chez un seul individu. La lésion élémentaire est une *saillie* hémisphérique, légèrement résistante, sans coloration propre, finement mamelonnée à sa surface. Les *plaques*

1) HALLOPEAU et LÉRI, S. F. D., 1899

végétantes sont des productions dues à la cohérence de ces saillies; leur surface est aplatie, mais très irrégulière, chagrinée, et à contours très irréguliers. Souvent, les végétations deviennent exubérantes, et on trouve des productions papillomateuses irrégulières, qui ont toutes les formes possibles; composées de filaments agglomérés sur une plus ou moins grande partie de leur hauteur, elles constituent des masses aplanies lorsqu'elles naissent dans un pli, plus ou moins pédiculées (crêtes de coq) lorsqu'elles se développent librement. Parfois, on observe de véritables tumeurs (choux-fleurs); leur surface, très irrégulière, est découpée par des sillons profonds.

Chez l'homme, les végétations s'observent surtout à l'extrémité de la verge, même dans la fosse naviculaire; le fourreau et le scrotum sont rarement envahis.

Chez la femme, l'urètre et toutes les régions génitales, même le col utérin, peuvent être atteints. On peut voir d'énormes bourrelets occupant toute la hauteur des grandes et des petites lèvres, les commissures et les plis inguino-cruraux et se propageant jusqu'à l'anus qu'elles entourent.

Les végétations peuvent s'étendre à toute la rainure interfessière. L'anus en est un des sièges de prédilection; le volume des lésions peut y devenir considérable. Quelquefois, on a observé des auto-inoculations sur la région interne des cuisses.

Les végétations sont souvent compliquées d'inflammations secondaires qui se traduisent par de la suppuration, des ulcérations, des phénomènes douloureux, des tuméfactions ganglionnaires. Parfois, celles qui se développent sur le prépuce le perforent et végètent ensuite largement au dehors.

L'accroissement des lésions est quelquefois rapide; en général, elles s'arrêtent lorsqu'elles ont atteint un certain volume. Chez la femme, après l'accouchement, elles diminuent dans des proportions considérables.

DIAGNOSTIC. — Les syphilides végétantes des régions génitales s'observent à la période secondaire, et, presque toujours, on trouve concurremment des lésions syphilitiques de la peau, de la muqueuse buccale, etc. Mais on doit faire le diagnostic par les caractères mêmes des lésions; les végétations syphilitiques ont une base large, infiltrée, souvent de couleur foncée; leurs contours sont arrondis, leur surface est beaucoup moins irrégulière. Lorsqu'on étale un papillome bénin entre deux doigts, on y constate la présence de sillons nombreux et profonds : au contraire, s'il s'agit de syphilis, les sillons ne s'ouvrent pas, l'état papillomateux est beaucoup plus superficiel.

TRAITEMENT. — On peut recourir, pour l'extirpation des végétations, quand elles sont étendues, à l'anesthésie par la cocaïne; on en injecte dans les parties superficielles du derme, autour des productions morbides, quelques gouttes d'une solution à 1 p. 100. On peut encore, et cette pratique est préférable en raison de la nocuité possible de la cocaïne chez des sujets prédisposés, recourir au jet de chlorure d'éthyle. On enlève alors les végétations, au ras de la peau, avec de fins ciseaux courbes et on cautérise la surface d'insertion avec le galvanocautère. Si le pédicule est très large, mieux vaut employer la curette; après curettage, on touche également au galvanocautère. L'opération doit être précédée de lavages antiseptiques soignés; à la suite, on saupoudre avec du salol et on recouvre de coton hydrophile sec. Si les végétations siègent dans la rainure balano-préputiale, ce qui est la règle, on recommande au malade de tenir toujours le prépuce rabattu sur le gland; tous les jours, on pratique des lavages avec l'eau biboratée à 3 p. 100.

Les malades réclament souvent des cautérisations au moyen des caustiques chimiques; ils ont l'inconvénient d'agir lentement et souvent de ne pas amener la guérison complète. Berdal recommande particulièrement l'acide acétique pur, l'acide phénique; s'il s'agit de petites végétations, on peut employer l'acide chromique en solution concentrée, aqueuse à 1/6, avec les précautions indiquées précédemment (Voy. p. 410).

Le traitement par la résorcine paraît le meilleur de tous ces procédés. Lorsque les végétations sont isolées, on étale chaque jour sur chacune, avec un pinceau, une couche de résorcine pure : au bout de quelques jours, la végétation tombe.

Lorsque les végétations occupent une surface étendue, on lave la région avec de l'alcool à 60° chargé de sublimé (1 p. 1000), puis on applique le collodion suivant :

> Collodion riciné .... 80 grammes.
> Résorcine .... 20 —

Au bout de trois applications, les végétations sont tombées : les érosions sous-jacentes sont traitées par le salol, le dermatol.

Lorsque les végétations occupent le scrotum ou la face externe des grandes lèvres, on peut employer un collodion résorciné à 50 p. 100 (Silbermintz). (L.)

VERRUES SÉBORRHÉIQUES

Synon. : *Verrues séniles.*

SYMPTÔMES. — Les verrues séborrhéiques se développent surtout à partir de la cinquantième année; cependant, on en a observé chez des adultes. Elles se présentent sous forme de saillies, arrondies ou allongées, souvent nombreuses, voisines les unes des autres, dont le volume atteint souvent celui d'une pièce de cinquante centimes; elles peuvent être plus petites, rarement plus volumineuses; elles peuvent cependant prendre les dimensions d'une pièce d'un franc. Leur coloration est grisâtre, jaunâtre, verdâtre, souvent presque noire. Leur surface est aplatie, irrégulière, et recouverte d'une matière grasse et adhérente que l'on peut détacher, et qui présente, à sa partie profonde, de fines saillies pénétrant le corps muqueux.

Les verrues séborrhéiques des vieillards s'observent surtout au visage et au tronc ; on en trouve aussi au voisinage de la rainure vertébrale ; l'un de nous (H.) les a vues disposées en séries linéaires parallèles aux espaces intercostaux. Elles se transforment assez fréquemment en épithéliomes.

ANATOMIE PATHOLOGIQUE. — Balzer (1) a constaté l'hypertrophie du corps muqueux et le développement irrégulier des papilles. Autour des vaisseaux du derme, il existe des cellules en grand nombre.

Suivant Unna (2), les verrues séborrhéiques ne diffèrent des nævi mous que par la présence de graisse en abondance. Les cellules épithélioïdes à gros noyau vues par Pollitzer dans les papilles, sont de véritables cellules épithéliales. Le corps muqueux, ainsi que les follicules pileux, sont hypertrophiés. La couche cornée, épaisse, chargée de débris d'origine extérieure, pénètre profondément les orifices folliculaires. Les cellules des glandes sudoripares sont chargées de graisse ; on trouve également celle-ci à l'état libre dans les fentes conjonctives du derme.

Les verrues séborrhéiques devraient, d'après ces faits, être distraites des maladies parasitaires de la peau et classées dans les maladies de développement.

DIAGNOSTIC. — Il est facile : les verrues séborrhéiques ne peuvent être confondues avec les verrues vulgaires, du fait de leur siège, de leur couleur, de l'état gras de la surface.

TRAITEMENT. — En général, les malades ne demandent pas à être débarrassés de ces productions ; le cas échéant, on les enlèverait par le curettage, en ayant soin d'opérer très largement, comme on doit faire lorsqu'il s'agit de lésions susceptibles de se transformer en épithéliomes. (L.)

CHANCRE SIMPLE

Synon. : *Chancre mou, Chancroïde, Chancrelle.*

Le chancre simple est une lésion ulcéreuse, d'origine vénérienne, due à un bacille décrit par Ducrey (1887).

Ce chancre a été longtemps rattaché à la vérole : on doit à Basse-reau d'en avoir établi la nature non syphilitique, en démontrant sa réinoculabilité au porteur, et l'absence, à sa suite, de tout accident syphilitique. Plusieurs auteurs ont considéré ces lésions comme une lésion banale, une variété locale d'ecthyma ; la présence d'un bacille

(1) BALZER, A. D., 1881.
(2) UNNA, *Histo-pathologie*, p. 1082.

bien différencié, la reproduction, au moyen du pus, de lésions toujours semblables à la lésion d'origine, permettent de considérer définitivement le chancre simple comme une affection spécifique.

ÉTIOLOGIE. — Tout chancre simple est consécutif à un chancre simple. La contagion se fait en général dans les rapports sexuels. Le chancre paraît après deux ou trois jours. Le bacille conserve sa virulence dans le pus, jusqu'à dessiccation complète. La contagion peut, exceptionnellement, se produire en dehors des actes vénériens. L'affection est rare dans les classes aisées. A l'hôpital, le chancre mou est d'observation beaucoup moins commune que le chancre syphilitique, mais sa fréquence est sujette à de grandes variations et augmente à la suite des grands mouvements de population (Mauriac), en particulier des expositions universelles.

ANATOMIE PATHOLOGIQUE. — *Bacille de Ducrey.* — On obtient aisément ce bacille en raclant le fond d'un chancre à la période de début ou d'état; il se colore par les couleurs d'aniline (méthodes de Kühne, de M. Nicolle, thionine), mais se décolore par le Gram. Il a de 1-3 μ de long sur 0,3-0,5 μ de large; ses extrémités sont arrondies. Lorsque la coloration n'est pas trop intense, la partie centrale reste incolore, au moins dans le pus ; dans les coupes, il se colore intégralement, est plus petit, et non arrondi à ses extrémités. Fréquemment, il se groupe en strepto-bacilles, formant de longues chaînettes; il n'est pas rare de voir plusieurs chaînettes groupées parallèlement les unes aux autres. Ce bacille se retrouve dans les lésions phagédéniques (Unna). La culture de ce bacille a été obtenue récemment par Lenglet.

Les *lésions* du chancre mou ont été étudiées par un grand nombre d'auteurs, surtout par Cornil, Ch. Nicolle, Unna (1). On constate, au niveau du point d'inoculation, un amas de globules blancs, où on retrouve les bacilles. Cet amas grandit et envoie des traînées cellulaires dans le derme. Les cellules du corps muqueux subissent la transformation cavitaire; des cellules lymphatiques envahissent les cavités, et l'ulcération se produit.

Le fond de celle-ci est tapissé de globules blancs, de globules rouges et de fibrine ; on y trouve des capillaires à parois minces, entourés de leucocytes ; les cellules endothéliales prolifèrent; les fibres élastiques sont détruites.

L'extension en surface se fait sur une grande distance ; l'épiderme s'exfolie, les bords se décollent.

A cette période, se trouvent partout des bacilles libres ou englobés dans des cellules. Au moment de la réparation, la phagocytose est évidente ; des néocapillaires se forment, entourés de cellules

----

(1) CORNIL, *Leçons sur la syphilis.* — CH. NICOLLE, Th. de Paris, 1893. — UNNA, *Histo-pathologie.*

mono-nucléaires (Ch. Nicolle). La réapparition des papilles est tardive.

A toutes les périodes, on trouve dans les lésions un grand nombre de mastzellen. Unna décrit au-dessous de l'ulcération un véritable plasmome (amas de plasmazellen), qui se forme dès le début du chancre.

Quelle est l'origine du bubon? Parfois le bacille de Ducrey existe dans le pus de l'abcès, lorsqu'on vient à l'ouvrir; plus souvent il y manque, et l'on n'y constate que des microbes d'infection secondaire, ou aucun microbe. On peut admettre dans ce cas que le bacille a été tué par la suppuration qu'il déterminait ou que les lymphatiques ont transmis dans les ganglions, non le bacille spécifique, mais de vulgaires microbes pyogènes (H.).

Du reste, le pus, alors même qu'à l'origine il ne contient pas le bacille et n'est pas inoculable, peut s'infecter secondairement, et produire alors, par inoculation au bras, un chancre mou.

SYMPTÔMES. — Le chancre mou n'a pas d'incubation à proprement parler. Au bout de quatre jours, ses caractères sont au complet; c'est à cette période que le malade s'en aperçoit après le coït. Les phénomènes initiaux peuvent s'étudier aisément dans l'inoculation expérimentale; on les observe rarement aux organes génitaux chez le malade qui se présente au médecin : c'est d'abord, au deuxième jour, une petite tache rouge au niveau de la piqûre; puis se produit une saillie, tandis que la congestion s'étend; au troisième jour, paraît une pustule; au quatrième jour, elle est ulcérée.

Nous prendrons pour type de description de la période d'état le chancre de la rainure balano-préputiale, le plus fréquemment observé.

L'ulcération est arrondie, ovalaire, ou fissuraire; elle devient polycyclique, lorsque plusieurs chancres entrent en confluence, une aréole d'un rouge violacé l'entoure : son bord est légèrement saillant et taillé à pic; à sa limite, on constate un étroit liséré jaune, et, en dehors, un liséré linéaire rouge.

Si l'on fait glisser le bord et si on introduit une spatule au-dessous de lui, on constate qu'il y existe toujours un décollement; parfois, on peut ainsi faire pénétrer la spatule à plusieurs millimètres de distance.

Le fond de l'ulcération est d'un gris jaunâtre; il est mamelonné, inégal; parfois on y voit des ondulations régulières. Il n'y existe pas, contrairement à ce qui a été dit, de fausse membrane adhérente (Berdal).

Parfois, l'ulcération est masquée par une croûte; au-dessous, on trouve du pus. Lorsque la croûte est absente, il est facile de constater l'existence d'une suppuration abondante; le pus a les caractères d'un détritus sanieux.

Lorsqu'on prend le chancre entre les doigts, on provoque une douleur quelquefois vive; on ne perçoit aucune induration des bords ou de la base; c'est du moins ce qu'on observe dans le chancre mou typique; mais souvent, dans certaines régions telles que la rainure balano-préputiale, où il est irrité, où le pus est stagnant, le chancre s'indure, et, bien que l'induration n'ait pas les caractères que l'on trouve dans le chancre syphilitique, elle peut néanmoins prêter à des erreurs de diagnostic.

Le chancre mou ne saigne pas très facilement; lorsqu'il en est ainsi, le sang se mêle au pus, en formant un liquide brunâtre.

L'adénopathie, qui exceptionnellement peut faire défaut, se limite à *un ganglion* qui devient gros, douloureux; on constate de l'empâtement; la suppuration est alors la règle; il se produit un *bubon*.

La durée du chancre simple varie essentiellement suivant le traitement qui lui est apporté. Lorsque l'ulcération a perdu son caractère spécifique, elle bourgeonne, la suppuration cesse, il se produit une cicatrice qui peut être *indélébile*, pigmentée ou non, toujours déprimée.

Les ulcérations chancrelleuses sont, en général, multiples, par le fait d'inoculations multiples et d'auto-inoculations, et on trouve, à côté les uns des autres, plusieurs chancres, à diverses périodes de leur évolution : on a constaté chez la femme jusqu'à 75 chancres concomitants.

Les caractères objectifs du chancre simple sont modifiés par ses localisations, et nous devons en mentionner diverses variétés.

Chancres génitaux et anaux. — Les chancres mous génitaux occupent de préférence, chez l'homme, le *prépuce* et surtout sa face interne, la *rainure balano-préputiale* et le *filet*; dans ces régions, où le pus reste stagnant, des infections secondaires se produisent facilement; c'est là l'explication la plus plausible du phimosis qui est une complication banale et qui gêne le diagnostic. Le gland est recouvert par le prépuce rosé, tuméfié, douloureux à la pression; on voit couler par l'orifice préputial du pus grumeleux, mélangé de sang. Quand on cherche à découvrir le gland, on peut trouver des chancres mous à l'orifice préputial; ce sont les chancres primitifs ou des chancres d'auto-inoculation; quelquefois, leur base s'indure et ils deviennent saillants, mais les caractères de l'ulcération persistent et permettent de reconnaître sa nature.

Tout phimosis d'origine chancrelleuse prédispose à la gangrène (Voy. *Complications*). Les chancres du filet amènent fréquemment des hémorragies, la perforation, la destruction du filet et même l'ouverture de l'urètre. Les chancres de la rainure balano-préputiale sont généralement multiples; ils s'allongent dans le sens de la rainure et peuvent l'occuper entièrement; souvent leur base s'indure.

Le chancre du *fourreau* est rare; il peut atteindre des dimensions étendues; l'ulcération, cachée sous les croûtes, a ses caractères essentiels, irrégularité du fond, décollement des bords.

Le chancre simple de l'urètre se révèle par un écoulement, de couleur blanc jaunâtre ou brunâtre, et souvent mêlé de sang ou de grumeaux; la palpation du méat détermine une vive douleur; l'ulcération occupe une des lèvres, et, en général, on peut la voir en faisant bâiller le méat.

Sur les régions génitales externes de la femme, on constate souvent une tuméfaction érysipélatoïde unilatérale, prononcée surtout au niveau de la grande lèvre qui est douloureuse; on y trouve un ou plusieurs chancres mous, de forme irrégulière. L'aspect de l'ulcération est parfois anormal : ainsi, tout en restant très petite, elle peut se creuser, devenir cratériforme (chancre folliculaire de la grande lèvre) ou s'étendre, s'étaler, former une exulcération étendue ; ce dernier type s'observe sur les petites lèvres (Berdal).

Les chancres du col utérin sont souvent multiples; les ulcérations présentent généralement leurs caractères essentiels; cependant, parfois, le col se tuméfie à leur niveau et elles sont alors surélevées ; d'autres fois, elles se recouvrent d'une fausse membrane diphtéroïde. La rapidité avec laquelle guérissent les chancres mous de cette région est un de leurs caractères essentiels.

Le chancre simple de l'anus est surtout fréquent chez la femme ; il siège habituellement au niveau des plis radiés entre lesquels il forme une ulcération allongée, fissuraire et assez profonde; les régions voisines sont tuméfiées, douloureuses ; souvent, ce chancre s'indure. Il peut pénétrer profondément dans l'anus et provoquer de vives douleurs au moment de la défécation. Souvent, les chancres de cette région s'auto-inoculent en grand nombre et l'on trouve ainsi l'anus entouré de nombreuses ulcérations.

Chancres extra-génitaux. — Le chancre mou extra-génital, très rare, ne diffère pas du précédent par ses caractères objectifs. On peut l'observer sur toutes les parties du corps; sur l'abdomen, il tend à s'étaler; sa guérison est plus lente que sur les autres régions du tégument.

Le chancre mou de la face a été plusieurs fois observé (Eudlitz). L'ulcération offre la forme, le fond, l'aspect général qu'on lui trouve aux parties génitales; un bubon peut se développer; Bassereau l'a vu devenir phagédénique.

Emery et Sabouraud ont rapporté un fait de chancre mou de la langue; il s'agissait d'une ulcération à fond pultacé, non douloureuse; nettoyée, elle offrait un fond uni, d'un gris rosé; sa forme était irrégulièrement arrondie, à contours nets; ses bords étaient rouges, taillés en biseau, un peu surélevés, décollés.

Le chancre mou des doigts n'a parfois aucun caractère propre et peut alors simuler une plaie banale.

Ces chancres extra-génitaux sont parfois remarquables par leur multiplicité; il en est ainsi quand ils se développent sur une surface antérieurement excoriée, soit par le fait d'une dermatose telle que l'eczéma, soit par une intervention médicamenteuse telle que l'application d'un vésicatoire.

Le diagnostic positif de ces ulcérations à siège anormal peut se faire, soit par l'inoculation, soit par la constatation du bacille de Ducrey dans le pus.

Complications du chancre simple. — Nous avons déjà signalé, parmi ces complications, le phimosis, la destruction du filet, l'ouverture de l'urètre; il en est d'autres sur lesquelles nous devons insister.

On donne le nom de *chancre phagédénique* à un chancre dont l'ulcération, recouverte d'un détritus sanieux, tend à s'accroître d'une manière continue, en surface et quelquefois aussi en profondeur (phagédénisme térébrant); le phagédénisme peut également se développer d'un bubon chancreux.

L'ulcération en surface se limite à la peau; elle peut atteindre des dimensions considérables, envahir l'abdomen, la cuisse. Parfois, les régions prises les premières guérissent, alors que de nouvelles sont envahies; ses bords sont très irréguliers, violacés, largement décollés et sanieux; le détritus putrilagineux qui en tapisse le fond est difficile à enlever complètement et se reproduit très rapidement; le pus a souvent une couleur grisâtre ou brunâtre. L'ulcération en profondeur peut détruire des portions considérables des organes génitaux. Parfois, l'ulcération évolue rapidement et a une marche suraiguë.

Les douleurs sont intenses et térébrantes; elles semblent dues surtout à la progression du mal dans les parties saines.

Le chancre phagédénique est devenu assez rare à Paris; il paraît surtout lié à l'infériorité du milieu organique, quelle qu'en soit l'origine; nous l'avons vu survenir sous l'influence de l'alcoolisme. Il est grave par sa durée, qui peut atteindre plusieurs années, par les complications locales telles que les hémorragies qui peuvent survenir, par l'abondance de la suppuration, par les troubles que subit en pareil cas la nutrition générale sous l'influence de la suppuration prolongée.

On ne trouve, dans le pus et les tissus de l'ulcération, d'autre microbe constant que le bacille de Ducrey. L'inoculation d'un chancre phagédénique à un individu normal produit le chancre simple sans phagédénisme (Rollet); l'inoculation du chancre simple à un sujet porteur de chancre phagédénique peut donner un chancre phagédénique: il s'agit donc du même microbe dont la virulence se trouve exaltée.

La *gangrène* (1), avons-nous dit, complique surtout les chancres qui

(1) Balzer, *Méd. mod.*, 1893.

ont déterminé du phimosis ; elle peut cependant survenir aussi lorsque le chancre est découvert ; on observe, dans le cas de phimosis, des taches ecchymotiques sur le prépuce ; bientôt, elles prennent une couleur bronzée, tandis qu'un liquide séro-sanguinolent, d'odeur fétide, s'écoule par l'orifice préputial ; les lésions s'étendent, entourées d'une aréole érysipélatoïde ; les douleurs sont excessives ; des signes d'infection grave se développent ; la température monte à 40° ; il se produit un état typhoïde.

L'escarre se limite, puis se détache ; suivant son extension, on observe une perforation du prépuce ou une destruction de toute cette membrane, quelquefois de la peau de la verge et même des régions voisines, ou bien du gland, de l'urètre et même des corps caverneux.

La cause bactériologique de ces gangrènes est inconnue ; l'hypothèse la plus vraisemblable est celle de l'oblitération des petits vaisseaux par des accumulations microbiennes (H.).

Contrairement au parasite de la syphilis, le bacille de Ducrey ne détermine pas d'infection générale, mais il envahit facilement les vaisseaux lymphatiques et détermine fréquemment, comme nous l'avons déjà dit, la suppuration du premier ganglion auquel il aboutit (bubon). Parfois, la lymphangite est perceptible cliniquement : on peut constater la présence sur la verge de cordons lymphatiques volumineux, sensibles à la pression ; la lymphangite diffuse des régions péri-chancreuses, caractérisée par de l'œdème et une rougeur superficielle, est commune ; elle n'est pas nécessairement l'effet du bacille de Ducrey ; parfois, il se forme un abcès, puis une ulcération qui prend les caractères d'un chancre mou.

Le bubon se développe plus ou moins rapidement : un des ganglions de l'aine, en général du même côté que le chancre, devient gros et douloureux ; les tissus qui l'entourent s'infiltrent et on en constate l'empâtement ; la suppuration est alors fréquente : la tumeur devient fluctuante, la peau rougit et s'ulcère pour livrer passage à un pus, tantôt liquide, filant, tantôt épais. L'ulcération peut prendre, ou non, par infection primitive ou secondaire, les caractères du chancre mou.

Il existe des faits exceptionnels de bubon sus-pubien, dû à une anomalie de siège des ganglions.

La guérison est difficile, même le pus évacué ; l'ulcération est irrégulière ; ses bords sont décollés ; parfois ils deviennent violacés, déchiquetés et putrilagineux ; le chancre inguinal est dès lors phagédénique ; il peut alors prendre une grande extension, envahir toute la région ainsi que les parties voisines de l'abdomen et de la cuisse : on l'a vu descendre jusqu'au genou. Des complications graves ont été signalées, telles que l'ouverture des gros vaisseaux de l'aine. Galliard a vu survenir une adénite iliaque suivie d'une phlegmatia.

DIAGNOSTIC. — Le diagnostic du chancre simple repose sur l'ensemble de ses caractères : la mollesse ne suffit pas à indiquer la nature d'une ulcération des organes génitaux ; certains chancres simples sont durs du fait d'irritations, de préférence dans certaines régions que nous avons mentionnées. Les seuls signes absolus, dans les cas difficiles, sont la constatation du bacille de Ducrey ou l'inoculation ; or celle-ci ne réussit pas toujours et le bacille disparaît dans les cas anciens. Les signes objectifs les plus importants sont l'absence d'induration, le décollement des bords taillés à pic, la suppuration du fond, l'adénopathie suppurée lorsqu'ils existent ; ajoutons la sensibilité à la pression et l'absence d'incubation.

Le *chancre syphilitique* a une incubation longue ; il n'est pas douloureux ; il est souvent unique ; c'est d'ordinaire une érosion régulière, en godet, reposant sur une induration aplatie qui a exactement, dans les cas typiques, les mêmes dimensions que l'érosion ; son fond ne suppure pas ; il est vernissé ; quelquefois une fausse membrane le tapisse. Les ganglions sont toujours intéressés, non douloureux ; l'un d'eux est particulièrement dur et volumineux. Mais parfois le chancre syphilitique peut s'ulcérer et devenir douloureux ; souvent il est alors associé au chancre mou (le *chancre mixte* sera décrit au chapitre *Syphilis*).

Il est important de ne pas laisser passer un chancre syphilitique inaperçu : aussi, lorsqu'un malade, atteint d'ulcération des organes génitaux, vient voir le médecin peu de jours après un coït, faut-il faire, dans tous les cas, des réserves, car un chancre syphilitique ne se révèle quelquefois qu'au bout de vingt jours et plus et même, si l'incubation a été courte, il peut s'agir cependant d'un chancre mixte. On attendra dans tous les cas le temps suffisant.

L'*ecthyma* des régions génitales est moins rare qu'on ne le croit, surtout chez la femme ; il se distingue du chancre simple par sa base rouge et ferme, par sa forme habituellement acuminée, par les contours réguliers de son ulcération ; on constate d'ordinaire simultanément des pustules sur les régions extra-génitales.

La *balanite pustulo-ulcéreuse* (Du Castel) est caractérisée par des pustules et des ulcérations secondaires, à éléments multiples, les unes en voie de guérison, d'autres en voie de développement ; ces ulcérations restent superficielles ; leurs bords ne sont pas décollés ; elles ne sont pas inoculables au porteur.

La *balano-posthite érosive circinée* de Berdal et Bataille est une affection superficielle caractérisée par des érosions étendues qu'on ne peut confondre avec les lésions du chancre simple.

L'*herpès génital* est également constitué par des lésions érosives et non ulcéreuses à bords polycycliques et microcycliques (1), sans décollement des bords, sans suppuration ; sa base est rarement résis-

(1) A. FOURNIER, *Traité de la syphilis*, 1898.

tante ; il ne pénètre qu'exceptionnellement dans les couches profondes du derme ; il est souvent précédé ou accompagné de phénomènes consistant en tuméfaction, rougeur, avec sensations de cuisson ; s'il retentit sur les ganglions, ce qui est l'exception, on trouve, dans les régions inguinales, plusieurs de ceux-ci tuméfiés ; il se cicatrise rapidement sans traitement spécifique et sans laisser de cicatrice.

Les *lésions acariennes* de la verge sont des papules prurigineuses et non douloureuses, recouvertes de croûtes qui cachent des ulcérations superficielles irrégulières ; elles prédominent sur le gland et le fourreau. Il faut rechercher les lésions de gale sur le reste du corps, et, en général, on les trouve.

Certaines *syphilides secondaires ulcéreuses* des organes génitaux peuvent se développer en l'absence d'autres syphilides et simuler le chancre mou chez la femme. Parfois même, des ulcérations tertiaires peuvent donner lieu aux mêmes difficultés. En cas de doute, il faut trancher le diagnostic par l'inoculation au bras (1), la recherche du bacille de Ducrey et le traitement antisyphilitique d'épreuve.

Les *lésions tuberculeuses* du gland occupent surtout le voisinage du méat ; elles ont un fond très irrégulier, une aréole violacée ; on peut trouver, tout autour, des granulations jaunes ; il en est de même à l'anus. Du reste, comme le dit Berdal, le diagnostic par les caractères objectifs n'est pas toujours possible : il faut rechercher le bacille de Ducrey et, en cas négatif, le bacille de Koch, puis inoculer un cobaye.

PRONOSTIC. — Il peut être considéré comme bénin si le sujet infecté ne présente pas de tare constitutionnelle, héréditaire ou acquise, prédisposant au phagédénisme et si un traitement efficace intervient en temps utile. Dans le cas contraire, la maladie peut se prolonger par le fait d'auto-inoculations successives et devenir ainsi très pénible ; il en est de même, à *fortiori*, quand il survient du phagédénisme : par sa résistance au traitement, sa tendance envahissante, les douleurs qu'elle provoque, les troubles qu'elle apporte dans la nutrition générale, cette complication présente un caractère de gravité incontestable.

TRAITEMENT. — S'il existe du phimosis, il convient de faire pratiquer par le malade des injections entre le prépuce et le gland, répétées plusieurs fois par jour et surtout lorsque le malade a uriné. On emploiera des solutions antiseptiques faibles : sublimé à 1 p. 10000,

---

(1) TECHNIQUE DE L'INOCULATION. — On lave la face externe du bras au savon, puis à l'éther et on laisse sécher ; on prend sur l'ulcération suspecte un peu de pus à l'extrémité d'une aiguille, ou mieux on racle la surface détergée de l'ulcération et on introduit obliquement l'aiguille sous la peau, en s'arrêtant avant de faire saigner. On recouvre d'un verre de montre protégé par une bande de diachylon. Parfois l'inoculation de pus non chancreux produit une pustule et une érosion ; mais, si l'érosion ne s'agrandit pas, il ne s'agit pas de chancre mou et, du reste, on ne trouve pas le bacille de Ducrey. Dès que les caractères de l'ulcération ont permis de poser le diagnostic, on la détruit par le thermo ou le galvanocautère, ou la pâte sulfo-carbonée

acide borique à 3 p. 100, acide phénique à 1 p. 100. Souvent les solutions hydro-alcooliques au tiers sont préférables; on formulera par exemple :

Alcool à 60°..	66 grammes.
Eau...	30 —
Acide borique...	3 —

Mais il ne faut pas se dissimuler que ces topiques, utiles pour enlever le pus et combattre la balanite concomitante, n'ont aucune action spécifique sur l'agent infectieux; les lavages doivent donc tre immédiatement suivis d'une injection d'huile de vaseline saturée d'iodoforme.

Le malade pourra faire lui-même des injections de nitrate d'argent à 4 p. 100, une fois par jour.

Les chancres abordables seront nettoyés, débarrassés des croûtes et du pus, au moyen d'eau bicarbonatée tiède et de coton hydrophile, puis on pourra cautériser la surface au moyen de la solution suivante :

Alcool à 90°....................................	10 grammes.
Acide phénique..................................	1 gramme.
	(Du Castel.)

ou du chlorure de zinc à 1/10ᵉ (Berdal), tous les deux jours. Le pansement est fait au moyen d'une poudre. L'iodoforme est, de l'avis universel, le meilleur des antiseptiques; on peut également employer le salicylate de bismuth, le dermatol.

Les chancres de l'anus sont traités par des attouchements, de la même manière; on applique ensuite des mèches imprégnées de vaseline iodoformée. Après la défécation, on lave à l'eau boratée et on applique de nouveau la pommade. Les bains locaux (bains de siège) quotidiens ou biquotidiens rendent de grands services.

On a proposé divers moyens pour détruire le chancre. La destruction doit être complète, sinon des réinoculations se produisent, et un chancre simple, plus étendu que le chancre actuel, reparaît. La pâte de Balzer a pour formule :

Chlorure de zinc............................	1 gramme.
Oxyde de zinc................................	10 grammes.
Eau distillée..................................	Q. S. pour faire une pâte.

On laisse vingt-quatre heures en place.

Les cautérisations par le Paquelin doivent être réservées au cas de phagédénisme, ou à certains chancres rebelles. Lorsque le chancre s'étend sur le type phagédénique, il convient d'endormir le malade, de cautériser le fond, et profondément les bords avec le thermocautère. On fait ensuite des pansements humides (phéniqués 1 p. 100), et au bout de quelques jours on applique de l'iodoforme. L'un de nous (H.) a montré que l'on peut éviter d'en venir à cette cure radicale en traitant l'ulcération par l'application de la solution au tiers de tartrate ferrico-potassique ; pendant les premiers jours, les parties malades sont arrosées toutes les heures, sauf pendant le sommeil, avec cette solution ; on les recouvre de compresses de tarlatane imprégnée du même liquide. Ces applications ont l'inconvénient d'être douloureuses pendant les deux ou trois premiers jours ; il suffit, pour l'éviter, de faire tomber préalablement sur l'ulcération quelques gouttes d'alcool ; elles produisent, après une douleur très passagère, une anesthésie locale qui supprime complètement la douleur provoquée par le tartrate. Au bout de peu de jours, l'irrigation continue par cette solution ne produit plus aucune sensation pénible ; l'ulcération perd son caractère phagédénique, et bientôt elle se couvre de bourgeons chancreux qui se cicatrisent.

Lorsque les ganglions inguinaux se tuméfient, on les traite par des applications répétées de teinture d'iode, la compression ouatée. Welander a réussi à faire avorter les bubons à la période de rougeur par des injections de benzoate de mercure à 1 p. 100. Dès qu'il y a fluctuation, il convient d'ouvrir, après stypage. On applique ensuite un pansement phéniqué, ou de la gaze iodoformée. (L.)

ULCÈRE ANNAMITE

Synon. : *Ulcère phagédénique des pays chauds (du Gabon, de la Guyane, de Madagascar).*

Cette maladie, qu'on observe dans toute l'Indo-Chine, peut se rencontrer dans d'autres pays ; les ulcères de Madagascar, en particulier, présentent les mêmes symptômes, la même étiologie que l'ulcère annamite (1).

Étiologie. — L'affection se développe surtout chez les débilités, les anémiés, les cachectiques, les paludéens. Elle est contagieuse et semble auto-inoculable.

Le parasite inconnu qui la détermine paraît séjourner dans l'eau, et surtout dans les eaux vaseuses et stagnantes, car l'ulcère atteint avec prédilection les soldats et les travailleurs, qui ont séjourné les jambes nues dans certaines mares, certaines rizières. Toute cautérisation ou ulcération antérieure, les piqûres de moustiques, l'ecthyma, favorisent les inoculations.

Symptômes. — L'ulcère se développe sur les pieds, les régions malléolaires, les jambes ; très rarement, il occupe d'autres régions. L'évolution est d'abord aiguë ; rapidement, l'ulcère atteint de larges dimensions ; puis, il reste stationnaire pendant une longue période ; enfin, il se répare lentement. A l'exemple de Boinet, on peut lui distinguer trois périodes : 1° période de début et de phagédénisme

(1) Boinet, A. D., 1890. — Moty, S. F. D., 1896. — J. Brault, A. D., 1897. — Pradet et Legrain, *Ulcère de Madagascar, S. F. D.*, 1896.

aigu; 2° période d'état et d'ulcération atonique; 3° période de réparation.

1. **Période aiguë.** — Avec ou sans pustulation initiale, on observe une ulcération, de forme ronde ou ovalaire, qui s'étend avec la plus grande rapidité, s'accompagnant de rougeur foncée, violacée, et d'œdème périphérique ainsi que de douleurs souvent vives et continues avec exacerbations spontanées. Les bords sont irréguliers, tuméfiés, parfois un peu durs, taillés à pic, décollés sur certains points. Le fond de l'ulcère est d'abord rouge, et sécrète un liquide séreux, mais, rapidement, la suppuration se produit et devient abondante : le fond est alors tapissé d'un détritus sanieux et grisâtre ; on y voit des fongosités molles qui saignent avec la plus grande facilité ; souvent le pus est mêlé de sang. En général, on ne constate pas de tuméfaction ganglionnaire.

La destruction des bords est continue et rapide. Quelquefois, l'extension se fait par des ulcérations annexes, qui succèdent à des pustules développées au voisinage de l'ulcère principal (Moty). Dans la forme *phagédénique* grave, on constate de larges escarres, molles, filamenteuses, des paquets nécrosés comparables à des bourbillons et englobés dans un exsudat gélatiniforme incessamment mêlé à une abondante sérosité citrine (Boinet). C'est dans cette forme qu'on observe les graves complications dues à l'extension des lésions en profondeur, la nécrose des tendons et des os, la destruction des masses musculaires, la rupture des artères, l'ouverture des articulations.

2. **Période d'état (Période atonique).** — Lorsque la progression de l'ulcère est arrêtée depuis quelque temps, ses caractères se modifient. Il n'existe plus, ni œdème, ni rougeur périphérique étendue ; les douleurs ont cessé ; les bords sont durs, élevés, taillés à pic ou renversés en dehors ; le fond est grisâtre, quelquefois parsemé de bourgeons charnus de couleur rouge. On observe une sécrétion séreuse, abondante, persistante, comparée par Boinet à une solution claire de gomme arabique. La sensibilité des bords est émoussée ; l'anesthésie peut même s'étendre à des parties que la maladie a respectées (Boinet) ; elle est due à une névrite (Moty).

L'ulcère peut rester en cet état pendant plusieurs mois.

Parfois de nouvelles poussées aiguës se produisent.

3. **Période de réparation.** — La cicatrisation est très lente. Les cicatrices, quelquefois de couleur foncée, brune ou noire, sont fragiles, et des ulcérations secondaires se produisent avec facilité (ulcère à répétition).

PRONOSTIC. — Le pronostic est toujours grave, même s'il ne se produit pas de complication profonde, à cause de la durée et des récidives. La mort peut être due à une hémorragie, à une arthrite purulente, à la septicémie, au développement d'un phlegmon diffus.

L'*anatomie pathologique* et la *bactériologie* de l'ulcère annamite sont mal déterminées. La valeur des cocci et des bacilles observés par Boinet n'a pas été confirmée par la plupart des expérimentateurs.

DIAGNOSTIC. — L'ulcère annamite ne se confond pas avec la *pourriture d'hôpital* caractérisée par l'épaisseur de son détritus et son extension rapide en largeur et en profondeur.

Certains auteurs distinguent l'*ulcère de Madagascar* de l'ulcère annamite (Fradet et Legrain).

Le *chancre mou phagédénique* est rare aux membres inférieurs; ses bords sont décollés en totalité; sa profondeur est moindre; les ganglions y sont intéressés.

TRAITEMENT. — Moty recommande, dans les formes bénignes, l'emploi des antiseptiques énergiques, l'iodoforme, le calomel, le sublimé à 1 p. 300. Mais souvent il faudra cautériser les bords et même le fond : l'emploi du thermocautère nous paraît alors supérieur à celui de la curette. Dans les formes à extension profonde, on interviendra avec la plus grande énergie.

A la période atonique, des cautérisations superficielles du fond et des bords pourront rendre des services et hâter la réparation. L'ulcère sera traité ensuite comme un ulcère de jambe ordinaire. (L.)

BOUTON ENDÉMIQUE DES PAYS CHAUDS

Nous adoptons la dénomination proposée par Besnier et Doyon pour cette affection qui a reçu tant de noms différents : *bouton d'Orient, du Sahara, d'Alep, de Bagdad, du Nil, d'Ouargla, clou de Biskra, de Gafsa, de Delhi*, etc., et qui paraît présenter partout les mêmes caractères essentiels (1).

ÉTIOLOGIE. — Le bouton endémique s'observe dans toute l'Afrique du Nord, du Maroc à l'Égypte et de la Méditerranée au Soudan; en Asie, on le rencontre dans l'Hindoustan, en Perse, en Arabie.

Il se trouve également dans l'Archipel (Crète, Chypre), et, sans doute, la Grèce (bouton de Delphes). Existe-t-il dans d'autres pays encore? Sans doute, car on l'a signalé dans l'Amérique du Sud; Legrain l'a observé chez un nègre venant du Tchad (2).

« Le bouton endémique, disent Besnier et Doyon, est contagieux à tous degrés, auto-inoculable, inoculable et réinoculable indéfiniment. » Nous croyons la contagion possible, et l'auto-inoculabilité résulte des faits cliniques; mais il est certain que le parasite ne vit pas normalement sur le sol humain. Bien que pouvant occuper toutes les parties du corps, particulièrement les organes génitaux, le bouton endémique respecte presque toujours les régions couvertes et se

(1) BESNIER et DOYON. — RIEHL, *Vierteljahresschrift für Derm.*, 1886. — DUCLAUX et HEYDENREICH, *Arch. phys.*, 1884. — LELOIR et VIDAL.

(2) Pour Gaucher (S. F. D., 1898), l'ulcère gabonnais (crow-crow) est une forme de la même maladie.

développe de préférence sur les membres et la face. Le parasite paraît en général apporté du dehors. Est-ce par l'eau, dans laquelle il existerait normalement? est-ce par les insectes? vient-il même du sol? Nous l'ignorons encore.

Il serait cependant de la plus haute importance de connaître son habitat normal et de déterminer sa biologie, que certains détails de l'évolution révèlent comme assez spéciale.

Le bouton endémique ne se développe que du mois de juillet au mois de janvier, et guérit toujours en moins d'un an.

Il faut signaler ici un fait curieux. Les habitants des pays où sévit la maladie sont atteints dans l'enfance, puis, pendant plusieurs années, ils présentent des lésions qui apparaissent en automne et disparaissent en été. Après un laps de temps indéterminé, on n'observe plus chez eux le bouton d'Orient. S'il n'est pas exact que l'immunité soit conférée, comme le dit Kaposi, par une première atteinte, elle paraîtrait, d'après ce qui précède, s'établir à un moment donné.

ANATOMIE PATHOLOGIQUE ET BACTÉRIOLOGIE. — L'étude anatomique et microbiologique du bouton des pays chauds n'est pas définitivement fixée. Les descriptions de Riehl, de Poncet, d'Unna ne sont pas concordantes. La valeur des microbes vus, cultivés, inoculés par Duclaux et par Chantemesse, a été contestée à tort ou à raison.

En raison des infections secondaires qui compliquent toujours les lésions fondamentales, nous devons attendre de nouvelles recherches, méthodiquement conduites et faites dans les pays où l'on observe communément la maladie. Il faudrait d'abord, ce qu'on n'a pu faire jusqu'ici, inoculer sur l'homme même le bouton, en partant d'un clou non encore ulcéré, puis étudier l'histologie, à tous les stades, des lésions protégées contre toute infection externe, colorer les microbes dans les coupes, enfin obtenir des cultures au moyen desquelles on pourrait reproduire des lésions identiques et d'une évolution identique à celle du bouton d'Orient, et en présentant tous les caractères objectifs et microscopiques.

La description histologique donnée par Unna peut être condensée de la manière suivante :

Les lésions s'étendent de la superficie jusqu'à l'hypoderme. Elles se composent de foyers formés autour des vaisseaux par des cellules petites, à gros noyau; ce ne sont pas des plasmazellen ; la description qu'en donne Unna rappelle celle des lymphocytes, bien que cet auteur déclare qu'il ne s'agit pas de globules blancs. Les vaisseaux lymphatiques sont dilatés, et il existe un œdème intense.

Dans les foyers cellulaires, Unna n'a pas trouvé les cellules épithélioïdes, géantes, multinucléées, ni les masses hyalines encapsulées identiques à celles du rhinosclérome que Riehl avait signalées. Comme celui-ci, Unna a vu des foyers nécrosiques dans les infiltrations cellulaires, et de l'endartérite.

Dans les coupes de toutes les régions, on peut colorer une grande quantité de fibrine; les mastzellen sont assez fréquentes.

Les lésions épidermiques, telles que la disparition partielle de l'épiderme au centre, où l'on ne trouve plus qu'une couche de substance cornée, son développement à la périphérie, la présence de cellules migratrices, la formation d'abcès intra-épidermiques, sont accessoires; elles n'ont rien de spécifique, et nous ignorerons sans doute pendant longtemps celles qui résultent de l'évolution naturelle du bouton, sans complication parasitaire externe.

Riehl avait vu des cocci encapsulés compris dans les cellules épithélioïdes, géantes et multinucléées, qui existaient dans le fait étudié par lui; par malheur, personne n'a réussi à les retrouver, soit que Riehl ait étudié des lésions dénommées à tort bouton d'Orient, soit qu'il ait eu affaire à des lésions authentiques, mais à un stade différent de celui sur lequel ont porté les recherches des autres auteurs.

Duclaux et Heydenreich, ainsi que Chantemesse, ont cultivé un microbe dont voici les caractères :

Il s'agit d'un coccus, se groupant parfois en diplocoques et en zooglées, qui cultive sur les milieux usuels. Il liquéfie la gélatine très lentement et donne, au bout d'une douzaine de jours, des petits grumeaux jaune-orange; sur la gélose, ce sont de petites taches, d'abord blanches, puis de plus en plus orangées; enfin, sur pomme de terre, le développement est rapide, et, dès le début, les colonies ont également une couleur orangée. Ces caractères, et la liquéfaction lente de la gélatine, différencient le coccus de Duclaux et Chantemesse du staphylocoque auquel il ressemble plus qu'à tout autre microbe.

Chantemesse, par l'inoculation cutanée, a amené chez l'homme la formation de nodules, suppurant vers le cinquième jour, s'ouvrant vers le septième et déterminant une ulcération irrégulière. Mais, la guérison au douzième jour, sous la simple influence de pansements antiseptiques, ne permet pas d'identifier les lésions provoquées par Chantemesse, à celles du véritable bouton d'Orient.

Brocq et Veillon ont observé chez un malade la présence d'un streptothrix voisin de celui du mycétome : il paraît possible que leur malade ait été atteint de cette maladie, non du bouton d'Alep.

Auché et Le Dantec, Djeladeddin-Moukhtar ont observé un streptocoque dans des lésions non ouvertes.

SYMPTÔMES. — Chez des malades venant des pays chauds et présentant les premiers symptômes du bouton d'Orient, à leur retour en Europe, on a déterminé à peu près la durée d'incubation : elle est au minimum de dix-huit jours.

Le bouton d'Orient peut se développer consécutivement à des plaies, à des infections superficielles de toute nature; lorsqu'il naît sur la peau saine, il se révèle d'abord par une saillie arrondie, lenticulaire, rosée, qui devient de plus en plus dure et croît lentement en volume, en surface et en profondeur.

Au bout d'une à deux semaines, cette saillie se couvre de squames minces, de couleur blanchâtre. Parfois, elles paraissent consécutives à une vésicule éphémère suivie d'une érosion. Les lésions guérissent à cette période chez quelques malades et né laissent qu'une cicatrice passagère.

En général, des papules semblables à la papule initiale se développent autour d'elle, au nombre de six, huit, dix (Besnier et Doyon) et présentent une évolution exactement semblable. En outre, on voit, à la périphérie, des points jaunâtres ou blanchâtres sous-épidermiques que Brocq compare à du milium, et qui contiennent du pus.

Longtemps, les lésions élémentaires restent distinctes les unes des autres ; les dépressions cutanées intermédiaires n'offrent que de l'hypérémie ; le tout a une couleur rouge, parfois légèrement violacée.

A un moment donné, les éléments s'exulcèrent individuellement ; l'ulcération centrale est toujours plus avancée que les ulcérations périphériques.

Au bout de quelques mois, la masse multinodulaire qui forme le bouton d'Orient se nécrose dans une grande étendue ; avec rapidité, l'ulcération débute à la surface, puis gagne les parties profondes.

La forme de l'ulcération est alors circulaire, elliptique ou serpigineuse ; son fond est sanieux et lisse ou souvent papillomateux. Les croûtes sont en général épaisses, très adhérentes. Les bords sont taillés à pic, irréguliers et *on y constate des papules dures, des nodules miliaires blanchâtres, non encore ulcérés.*

L'ulcération s'accompagne d'une sécrétion assez spéciale, constituée par un liquide citrin, séreux, clair, se coagulant aisément. Ses dimensions peuvent être considérables ; on l'a vue atteindre 10 centimètres de diamètre ; en général, elle ne dépasse guère 1 à 2 centimètres. Elle reste d'habitude stationnaire. Son extension en surface et en profondeur paraît due à des infections secondaires ; on observe alors une véritable suppuration, et des croûtes abondantes, des phénomènes douloureux, mais il ne se forme plus, à la périphérie, de nouvelles lésions élémentaires. Sur les bords, on observe souvent des saillies villeuses, dures, dues à un bourgeonnement papillomateux de l'épiderme, qui peut gagner toute la surface de l'ulcération.

La guérison, nous l'avons dit, est constante et survient en moins d'un an.

La réparation est assez rapide et se fait par le bourgeonnement des bords. La cicatrice, d'abord très irrégulière, offre des saillies épidermiques qui disparaissent plus tard ; souvent elle est formée de dépressions juxtaposées ; longtemps, elle reste pigmentée ; elle finit par se décolorer ; elle est *indélébile* ; elle ne devient jamais chéloïdienne (Bouquet).

Le nombre des ulcères peut être considérable : Laveran en a observé une quarantaine chez un seul malade ; presque toujours, il en existe de deux à dix ; le bouton unique est assez rare.

Des complications assez sérieuses résultent dans quelques cas rares des infections secondaires : ce sont celles que l'on observe d'une manière banale à la suite de plaies ouvertes, telles que des lymphangites, des phlébites, des phlegmons, etc.

Diagnostic. — Le diagnostic est difficile en Europe, à cause de la rareté des faits : il convient de penser au bouton endémique toutes les fois qu'on observe une ulcération anormale chez un malade venant des pays chauds. En Afrique, le diagnostic est porté d'une manière banale, et des cas d'ecthymas ulcéreux, de syphilides, d'ulcérations variées sont qualifiés à tort de bouton d'Orient : c'est là peut-être ce qui a été l'origine des malentendus qui se sont produits relativement à la bactériologie et l'anatomie pathologique de la maladie.

Rappelons que les symptômes essentiels du bouton d'Orient sont : l'évolution en plusieurs mois, l'agglomération de papules qui s'exulcèrent individuellement, l'ulcération étendue de la masse, dans la suite, enfin, l'indolence presque absolue, les croûtes épaisses.

L'ecthyma est une lésion aiguë qui s'auto-inocule à toutes ses périodes ; ses croûtes sont minces et la sécrétion purulente y est abondante ; son ulcération est douloureuse ; sa guérison est rapide par le repos et les soins de propreté.

Le lupus de la face a une évolution lente ; même si on n'y trouve pas les tubercules caractéristiques, la mollesse des lésions permet à elle seule de les distinguer de celles du bouton d'Orient. Les diverses variétés de tuberculose des membres ont également une marche très lente ; leurs ulcérations se distinguent de celles du bouton endémique par les caractères de leurs bords, par l'absence de papules dures... Dans le doute, l'inoculation au cobaye pourrait trancher le diagnostic.

Les ulcérations consécutives aux syphilides tertiaires se produisent sur une plus grande profondeur que celles du bouton endémique ; dans leurs bords infiltrés, on ne trouve pas de lésions initiales caractéristiques. Il faut reconnaître qu'à la période d'ulcération totale du bouton des pays chauds, les croûtes, l'infection superficielle modifient les symptômes et rendent le diagnostic délicat : il faut alors désinfecter la surface de la plaie, chercher à ramener les lésions à leur état naturel. Parfois, la nature des altérations, en l'absence de commémoratifs précis, ne peut être affirmée que par les effets du traitement.

L'un de nous (H.) a insisté sur les difficultés que peut offrir le diagnostic des cicatrices consécutives à ces boutons avec celles qui succèdent aux syphilides ulcéreuses en groupe : arrondies ou ovalaires, réunies en groupes irrégulièrement circulaires, elles peuvent être, comme celles des syphilides, légèrement ridées ou comme gaufrées à leur surface; comme elles, elles sont en partie décolorées, en partie pigmentées en brun ; on peut remarquer cependant que leurs bords sont taillés à pic et comme enlevés à l'emporte-pièce, particularité qui appartient aux ulcérations syphilitiques, mais non aux cicatrices qui leur sont consécutives ; les antécédents du malade conduisent à la confirmation du diagnostic (1).

Le furoncle, le chancre mou, sont des lésions aiguës qu'on ne peut confondre avec le bouton des pays chauds.

TRAITEMENT. — Moty recommande, au début, l'emploi de pansements de sublimé au millième et aurait réussi de cette manière à arrêter la progression du clou.

La thermo et la galvanocautérisation peuvent être employées à cette période, lorsque l'affection n'atteint pas la figure. A la face, toute intervention radicale déterminerait des cicatrices plus graves que celles du bouton lui-même.

A toute période, il est nécessaire d'emprisonner exactement les régions atteintes par des pansements permanents ou des emplâtres, pour éviter les auto-inoculations.

Si le clou est étendu et si ses ulcérations sont à nu, il faut les panser de préférence avec des poudres d'iodoforme, de salol ou d'aristol, après avoir enlevé les croûtes. S'il se produit des infections secondaires, on appliquera des pansements humides. (L.)

KÉRATOSE FOLLICULAIRE CONTAGIEUSE

Cette éruption, bien étudiée par Brooke (2), est une de celles qui ont été dénommées *acnés cornées*. Elle débute par de petits points noirs qui siègent, de préférence, d'abord aux coudes et au niveau des acromions, puis s'étendent sur le haut des bras et des cuisses pour envahir ultérieurement la plus grande partie de la surface du corps : le visage est relativement peu intéressé ; le cuir chevelu reste indemne ; la distribution des éléments est symétrique. Bientôt, les points noirs proéminent, et il se produit ainsi des comédons saillants en forme de piquants : ultérieurement, une papule se développe au pourtour de ces comédons et quelques-unes d'entre elles s'enflamment. Cette maladie se transmet par contagion : Brooke en cite plusieurs exemples démonstratifs. Les lésions occupent surtout, mais non exclusivement, les follicules pilo-sébacés ; elles consistent essentiellement en une prolifération hyperplastique des cellules épithéliales combinée avec une modification du processus de kératinisation qui leur permet de conserver leur vitalité pendant une période plus longue que d'ordinaire.

Les couches inférieures du stratum granulosum sont attaquées les

---

(1) HALLOPEAU, *Sur les caractères différentiels des cicatrices consécutives aux boutons des pays chauds et des cicatrices d'origine syphilitique* (S. F. D., 1891).
(2) BROOKE, *Keratosis follicularis contagiosa* (Atlas international, 1892).

premières, non seulement au niveau des follicules sébacés, mais aussi dans les conduits excréteurs des glandes sudoripares et les prolongements interpapillaires de l'épiderme. L'agent pathogène de cette dermatose n'a pu encore être déterminé ; on peut la confondre avec les autres formes d'acné cornée décrites par l'un de nous (H.) (article *Acnés*) : elle s'en distingue surtout en ce qu'elle présente une évolution, qu'elle s'étend rapidement à la plus grande partie du corps, qu'elle est transmissible par contagion, que ses lésions ne sont pas localisées aux follicules pilo-sébacés, et, enfin, en ce qu'elles disparaissent rapidement sous l'influence d'un traitement approprié.

Ce traitement consiste, d'après Brooke, en des frictions avec de la graisse qui a été saponifiée avec de la potasse et additionnée de glycérine.

PERLÈCHE

Syn. : *Bridou.*

La perlèche est une affection contagieuse qui se développe surtout chez les enfants, rarement chez l'adulte, au niveau de la commissure des lèvres, par l'intermédiaire des tasses et des cuillers.

SYMPTOMATOLOGIE. — On constate d'abord un état blanchâtre, opalin, de l'épiderme, qui fait saillie, puis se décolle, et enfin se détache, laissant à nu une partie profonde du corps muqueux rouge et irrité. Ainsi dénudée à sa surface, la peau se fendille et forme des fissures superposées ; la plus importante, la plus profonde et la plus longue occupe exactement le pli commissural ; elle s'étend en avant et en arrière ; au niveau de la muqueuse, on trouve des saillies blanchâtres formées par l'épithélium décollé. Parfois, les fissures deviennent saignantes ; parfois, elles se recouvrent de croûtes et présentent une légère inflammation périphérique. L'ingestion des aliments peut provoquer de la douleur.

Les lésions sont bilatérales. Elles n'ont aucune gravité et guérissent spontanément en vingt, trente, quarante jours. La maladie récidive facilement.

Suivant Lemaistre (1), elle est due à un streptocoque qu'il a cultivé et dénommé *plicatilis* et, suivant Raymond, à un staphylocoque.

TRAITEMENT. — Le meilleur traitement consiste dans les badigeonnages de nitrate d'argent à 1 p. 20 (L.). Comme *prophylaxie*, il importe de laver à l'eau bouillante les ustensiles contaminés.

GANGRÈNES D'ORIGINE INFECTIEUSE

Il résulte de l'étude que nous avons faite de la gangrène cutanée en général qu'un élément infectieux existe constamment dans la genèse de cette altération. Souvent, cette infection est consécutive à la

---

(1) LEMAISTRE, *Soc. de méd. de la Haute-Vienne*, 1886. — RAYMOND, *A. D.*, 1893.

mortification : il en est ainsi particulièrement dans les gangrènes par oblitération artérielle, dans celles qui résultent d'un décubitus prolongé, d'une tropho-névrose (asphyxie locale), d'une distension par un agent mécanique, physique ou chimique, d'une intoxication. Il n'en est pas de même dans celles qui sont étudiées dans ce chapitre : *l'infection est ici la cause première de la mortification cutanée.* Ces gangrènes d'origine infectieuse *peuvent elles-mêmes survenir secondairement à d'autres dermatoses ou être primitives.*

I. — GANGRÈNES D'ORIGINE INFECTIEUSE SECONDAIRES

Elles ont été surtout bien étudiées par Hutinel et ses élèves, Charmoy, Hulot et Caillaud ; Barbe en a décrit de nouvelles variétés (1). C'est consécutivement à une autre dermatose que se développent ces gangrènes secondaires : tantôt, ces dermatoses sont ulcéreuses ou accompagnées d'excoriations, et l'altération cutanée semble offrir une porte ouverte aux agents infectieux qui viennent secondairement provoquer la gangrène : il en est ainsi de l'ecthyma, du zona, de la dermatite bulleuse contagieuse des nouveau-nés, de l'impétigo, de l'eczéma, des tuberculides ulcéreuses, d'après Marfan, des abcès sous-cutanés (2) ; tantôt, la porte d'entrée n'existe pas et il faut admettre une cause interne, microbienne ou vasculaire : il en est ainsi des gangrènes que l'on peut voir compliquer les érythèmes noueux et papuleux, le purpura, les phlycténoses streptococciques, les fièvres éruptives : ces gangrènes secondaires s'observent surtout chez les enfants, et, plus particulièrement, chez ceux qui sont débilités, soit par une maladie antérieure, soit par une alimentation et une hygiène défectueuses. Dans les cas où l'altération primitive n'est pas ulcéreuse, la formation de l'escarre est habituellement précédée par l'apparition d'un soulèvement bulleux.

Ces gangrènes peuvent être superficielles ou intéresser la peau dans toute son épaisseur et même pénétrer dans les parties sous-jacentes, parfois jusqu'au squelette.

Leur développement peut s'accompagner d'une réaction fébrile plus ou moins intense ; parfois, cette fièvre persiste et contribue à provoquer les troubles de la nutrition générale qui aboutissent à une terminaison fatale. De nouvelles poussées gangreneuses peuvent se faire successivement : il en est ainsi particulièrement dans la varicelle (3).

Les caractères de l'escarre et son mode d'élimination sont tels que nous les avons décrits antérieurement.

Le *pronostic* est grave, surtout dans les cas où la gangrène succède

---

(1) Hutinel, *Bull. méd.*, 1889. — Charmoy, Hulot, Caillaud, Thèses de Paris, 1889, 1895, 1896. — Barbe, *France méd.*, 1896.
(2) Wallsch, *A. F. D.*, 1897.
(3) J. Renault, *Traité des maladies de l'enfance*, 1898.

à des poussées multiples de plaques érythémateuses, ecthymateuses ou purpuriques offrant les caractères d'une maladie infectieuse (J. Renault) : la mort survient alors dans la moitié des cas.

Divers agents infectieux ont été trouvés dans ces foyers gangreneux, mais il est impossible de savoir s'il s'agit d'infections secondaires ou d'agents générateurs de la gangrène ; les expériences de reproduction d'escarres par inoculation de leur produit de culture n'ont pas jusqu'ici donné de résultats probants ; nous ne ferons donc que mentionner le microcoque trouvé par Martin de Gimard dans les escarres consécutives au purpura, les staphylocoques observés par Hulot, Meunier, Gastou et Canuet dans les foyers gangreneux, le bacille spécial signalé par Wallsch (1) : selon toute vraisemblance, ces parasites provoquent la mortification des tissus en s'accumulant dans les vaisseaux, en y déterminant des thromboses et y arrêtant ainsi le cours du sang.

II. — GANGRÈNES D'ORIGINE INFECTIEUSE PRIMITIVES

Nous grouperons, sous cette dénomination, des faits qui ont été publiés sous des étiquettes différentes, depuis vingt ans, par O. Simon (2), Eichhoff (3), A. Fournier (4), Demme, Fowler, Welsch, Taurin (5), Hintner (6), Janowsky et Mourek, Rotter, l'un de nous (H.) et Le Damany, Emery et autres. Ils ont tous comme caractéristique une gangrène que l'on ne peut rattacher à nulle autre cause qu'une infection intrinsèque ou extrinsèque. Ils se présentent sous des formes multiples que nous grouperons ainsi qu'il suit :

I. Formes aiguës.	Forme érythémato-bulleuse (type O. Simon, Eichhoff, Hutinel).
	Forme foudroyante (type Fournier).
II. Formes chroniques.........	Forme papuleuse (type Hallopeau et Le Damany).
	Forme pustuleuse (type Rotter).

Nous décrirons successivement ces différentes formes en indiquant les raisons qui conduisent à les considérer, soit avec certitude, soit avec une grande vraisemblance, comme étant d'origine primitivement infectieuse.

I. — Formes aiguës.

1° **Forme érythémato-bulleuse.** — Elle a été observée, en premier lieu, par O. Simon, puis par Eichhoff, Hutinel (7), Hintner, Demme. Elle ressemble, au début, aux érythèmes polymorphes, et l'on peut se

(1) HUTINEL, *Bull. méd.*, 1889, et Thèses de CHARMOY, de CAILLAUD.
(2) O. SIMON, *A. f. D.*, 1879.
(3) EICHHOFF, *Ibid.*, 1886.
(4) A. FOURNIER, *Sem. méd.*, 1883.
(5) TAURIN, Thèse de Paris, 1891.
(6) HINTNER, *A. f. D.*, 1897.

demander s'il ne s'agit pas d'une dermatose semblable, compliquée de gangrène.

Des observations de Demme montrent qu'il n'en est pas ainsi; cet auteur a vu en effet ces éruptions, bientôt suivies de gangrène, se produire successivement chez trois enfants d'une même famille; il y a trouvé et cultivé un microbe spécial dont il a établi expérimentalement le rôle pathogénique : il s'agit d'un bacille recueilli dans les nodosités et les vésicules de ces érythèmes gangreneux; inoculé à un cobaye, il a déterminé des bulles suivies elles-mêmes de gangrènes dans lesquelles on a trouvé le même bâtonnet (1).

Cette forme s'observe surtout chez les enfants: l'éruption initiale est précédée d'une fièvre plus ou moins intense avec frissons réitérés, céphalalgie, malaise général, état saburral de la langue; elle consiste en des plaques érythémateuses, en nappes ou en nodosités, qui peuvent s'accompagner d'hémorragies ou de productions bulleuses; d'autres fois, les lésions initiales sont celles de l'érythème. Très rapidement, le tissu se sphacèle et il se forme ainsi des escarres qui, ultérieurement, s'éliminent suivant le mode habituel, et laissent des ulcérations plus ou moins lentes à se cicatriser. Ces escarres sont généralement, en pareils cas, de petites dimensions et peu profondes; elles n'ont pas tendance à s'étendre. Il peut se produire successivement plusieurs poussées éruptives semblables, de telle sorte que, suivant la remarque de J. Renault, on peut observer simultanément des érythèmes, des phlyctènes, du pus pur et des gangrènes. La fièvre peut persister, s'accompagner de phénomènes d'adynamie, de sécheresse de la langue; on voit souvent alors survenir, en peu de jours, une terminaison fatale : il en est ainsi, d'après J. Renault, dans la moitié des cas.

2° **Forme foudroyante** (type A. Fournier). — Une autre gangrène, dont la nature infectieuse peut être considérée comme certaine, est celle qu'a décrite A. Fournier sous le nom de *gangrène spontanée de la verge* (2). Cette affection a été, depuis lors, étudiée par Bonnière de la Luzellerie, Oltramare, Troisfontaines, Taurin, Émery (3). Elle est d'habitude précédée par des éruptions pustuleuses très localisées et sans importance apparente; le contenu de ces éléments est inoculé par le grattage au prépuce : soudainement alors, sans autre cause appréciable, cette membrane, ainsi que la muqueuse du gland et parfois tout le fourreau de la verge, deviennent le siège d'une énorme tuméfaction; les parties atteintes prennent une couleur d'un rouge foncé sur laquelle se détachent les macules des pustulettes initiales : on peut alors sentir parfois les lymphatiques indurés;

(1) DEMME, *Fortschrift der Med.*, 1887. — J. RENAULT, *Traité des maladies de l'enfance*, 1898.

(2) A. FOURNIER, *Gangrène rapide de la verge (Sem. méd.*, 1883).

(3) OLTRAMARE, A. D., 1888. — TROISFONTAINES, *Soc. méd. chir. de Liège*, 1885. — TAURIN, Thèse de Paris, 1891. — ÉMERY, Thèse de Paris, 1896.

bientôt la couleur devient plus sombre ; puis, il se produit des taches, le plus souvent noires, parfois jaunâtres, comme le sont des bananes bien mûres, suivant la comparaison de Leloir : l'épiderme s'en détache ; la sensibilité y disparaît dans ses divers modes ; parfois, il persiste, dans la masse érysipélatoïde et gangreneuse, quelques intervalles de peau saine ; Emery a signalé, comme complications, du purpura et de véritables érysipèles ; l'état général peut s'altérer gravement, la température s'élever, la langue devenir sèche et fuligineuse, mais cette réaction générale est loin d'être constante : dans plusieurs cas, la maladie s'est terminée par la mort.

Les escarres se détachent rapidement et laissent à nu une surface ulcérée plus ou moins large ; ses bords sont taillés à pic, ses contours sinueux ; son fond, irrégulier, est recouvert d'une nappe de pus. Dans un fait de A. Fournier, l'extrémité ainsi ulcérée du prépuce formait autour du gland comme un anneau. Les altérations peuvent s'étendre au scrotum.

Les cicatrices consécutives à la cicatrisation de ces ulcérations sont profondes, à surface irrégulière ; elles établissent des adhérences anormales. Parfois, le gland se trouve en grande partie dépourvu de sa muqueuse.

A la période ulcéreuse, la maladie peut être confondue avec un chancre phagédénique ou une gomme ulcérée ; dans les cas douteux, l'hypothèse d'un chancre phagédénique est éliminée par l'insuccès des inoculations et l'absence du bacille de Ducrey et, d'autre part, le défaut d'induration et la diffusion des lésions indiquent qu'il ne s'agit pas d'une gomme. Des microorganismes spéciaux ont été décrits dans ces tissus sphacélés par Duclaux, Leloir et Sabouraud. On ne peut affirmer encore qu'aucun d'eux soit bien réellement le microbe générateur de cette maladie ; néanmoins, le début de l'affection par des pustulettes, la présence, dans une partie des cas, d'éléments semblables en une autre partie de la surface cutanée, l'absence, chez les sujets frappés, d'aucune tare constitutionnelle et d'aucune maladie locale permettent, dès à présent, de dire qu'il s'agit là d'une *gangrène primitivement infectieuse.*

II. — Formes chroniques.

1° **Forme primitivement papuleuse** (type Hallopeau et Le Damany) (1). — Cette forme, à laquelle on peut rattacher un des faits publiés par Janowsky et Mourek (2), est caractérisée par le développement de boutons rouges au centre desquels il se forme, après décollement de l'épiderme, une croûtelle jaunâtre ; une ulcération

---

(1) HALLOPEAU et LE DAMANY, *Sur un cas d'altérations nécrosiques et gangreneuses de l'extrémité céphalique*, A. D., 1894, p. 1264 et 1349, et 1895, p. 213 et 292.
(2) JANOWSKY et MOUREK, *Zur Lehre von der multiple Hautgangräne* (A. f. D., 1896).

sous-jacente, à bords taillés à pic et tapissée d'un détritus jaunâtre putrilagineux, s'accroît excentriquement, jusqu'au moment où elle se cicatrise lentement après élimination de la partie mortifiée. D'après le fait observé par l'un de nous, ces boutons peuvent subir des évolutions diverses : les uns restent superficiels et se cicatrisent rapidement; d'autres deviennent à leur surface le siège d'une escarre sèche, profonde et noire ; d'autres gagnent en profondeur et s'accompagnent d'une induration marquée des tissus dans toute leur épaisseur; d'autres s'accompagnent d'un érythème induré qui peut s'étendre à toute une région, devenir le phénomène dominant et aboutir à une mortification en masse; concurremment, il survient des adénopathies qui suppurent et donnent lieu à des ulcérations qui peuvent également revêtir secondairement un aspect nécrosique ; les boutons sont disséminés ou groupés en petit nombre ; ils affectent surtout l'extrémité céphalique ; ils se produisent également sur le devant de la poitrine et au voisinage de l'anus. Une biopsie faite en tissu sain, et l'orifice d'un adéno-phlegmon suppuré en ont été secondairement le point de départ. Les muqueuses buccales et gutturales présentent des lésions semblables.

Dans le cas de Janowsky et Mourek, il s'est également manifesté des papules qui se sont transformées en escarres avec ulcérations sous-jacentes, et cicatrices pigmentées consécutives ; ce qui l'a plus particulièrement caractérisé, c'est que ces éléments se sont développés exclusivement au pourtour des glandes cutanées et des follicules pileux.

2° **Forme primitivement pustuleuse (type de Rotter)** (1). — Cette forme à extension rapidement progressive en surface et en profondeur, après avoir débuté comme la précédente, se propage sous forme de pustules disséminées autour du foyer initial. Elles peuvent être superficielles ou profondes : dans ce dernier cas, leur contenu est fortement teinté de sang ; leur développement s'accompagne de vives douleurs, et d'une réaction locale ; la peau rougit à leur pourtour ; elles s'étendent très rapidement en surface ; la bulle, au bout de deux jours, se rompt; il reste une perte de substance qui se cicatrise en quelques jours. L'évolution complète de chaque élément est d'environ trois semaines. L'auteur a trouvé, dans le liquide de ces éléments, des bacilles gros et courts se rapprochant, par leur longueur, de celui de la morve : inoculé au lapin ou à l'homme, il a provoqué des pustules et la gangrène.

DIAGNOSTIC DES GANGRÈNES D'ORIGINE INFECTIEUSE. — Les conditions dans lesquelles se produisent ces gangrènes et leurs localisations permettent de les distinguer de celles qui se produisent sous l'influence d'autres causes, telles que les intoxications, les thromboses artérielles,

(1) ROTTER, *Eine neue Art von Hautgangraen mit Pustelbildung* (*Dermat. Zeitschrift*, Bd II, 1895).

les cautérisations et les névropathies, parmi lesquelles, en premier lieu, l'hystérie; pour ces dernières, il y a lieu de tenir compte de la *couleur* de l'escarre : c'est en effet chez les hystériques que l'on a observé la gangrène blanche, et, même dans des cas où la mortification dermique est précédée par une coloration érythémateuse, un examen attentif permet d'y reconnaître des parties décolorées (Balzer).

Les phénomènes concomitants peuvent également aider au diagnostic.

Étant donné la nature infectieuse d'une gangrène, il reste à déterminer si elle est *secondaire* ou *primitive* : ici, encore, l'évolution des accidents conduit au diagnostic.

Il faut prendre garde aux gangrènes provoquées artificiellement dans un but de simulation.

PRONOSTIC. — Il est variable suivant l'étendue des lésions; il a été favorable dans les cas de gangrène primitive observés jusqu'ici.

TRAITEMENT. — Il consiste exclusivement dans l'emploi de topiques antiseptiques : celui qui nous a donné les meilleurs résultats est l'eau-de-vie camphrée. Il y a lieu également, comme mesure prophylactique, d'isoler les foyers par l'application d'emplâtres. Dans les cas où, malgré les applications antiseptiques, les lésions suivent une marche envahissante, on doit les enrayer en pratiquant avec le galvano cautère une escarrification qui leur forme une barrière et peut en empêcher la propagation dans les tissus sains.

PUSTULE MALIGNE

On désigne sous ce nom la *localisation cutanée de l'infection charbonneuse*.

ÉTIOLOGIE. — La condition *sine qua non* de la production de cette affection est la pénétration dans la peau de bacilles spécifiques ou de leurs spores.

Rayer (1) et Davaine, en 1850, ont constaté, dans le sang des animaux qui en sont atteints, la présence des microbes que celui-ci a nommés plus tard *bactéridies*. Davaine a établi, le premier, une relation de cause à effet entre la présence de ces microbes et la genèse de la maladie charbonneuse (2). Il a fait voir que l'inoculation à un animal du sang qui en est chargé amène constamment chez lui le développement de cette zoonose. Un centième de goutte de sang charbonneux tue un cobaye en vingt-quatre heures, un millionième en quarante-huit heures (3). Pour que la démonstration

(1) RAYER, *Inoculation du sang de rate* (*C. R. de la Soc. de biologie*, 1850).
(2) DAVAINE, *C. R. Acad. des sciences*, 1863.
(3) DAVAINE, *Études sur la genèse et la propagation du charbon* (*Acad. de méd.*, 1870). — *De l'incubation des maladies charbonneuses et de son rapport avec la quantité de virus inoculée* (*Acad. de méd.*, 1873).

fût complète, il fallait cultiver le microbe en dehors de l'organisme et reproduire la maladie par l'inoculation du produit de culture ; on doit à Koch (1) et surtout à Pasteur d'avoir satisfait à ce *desideratum*: dans une série d'expériences faites avec le concours de Joubert, Pasteur a cultivé un grand nombre de fois la bactéridie charbonneuse dans un liquide approprié, et il a constaté que la dernière culture fournit un produit susceptible de reproduire la maladie par inoculation. D'autre part, il a filtré le sang charbonneux et reconnu que le produit de filtration est inerte alors que le résidu resté sur le filtre conserve ses propriétés infectantes. C'est donc bien la bactéridie qui est l'agent infectieux du charbon ; c'est elle qui, en se multipliant dans l'organisme, en trouble les fonctions par elle-même ou par ses produits, et amène la mort ; c'est par elle, par elle seule, ou par les spores dont nous allons parler, que se transmet la maladie.

Les bactéridies se présentent sous la forme de bâtonnets droits flexibles, *homogènes comme du verre* ; elles mesurent de 5 à 6 μ de longueur et de 1 à 1,5 μ d'épaisseur, et sont souvent disposées en groupes. On peut les voir, dans un liquide de culture, se développer avec une grande rapidité (2).

Elles sont *aérobies* : Pasteur a montré qu'elles absorbent dans les liquides de culture tout l'oxygène ; cultivées dans le sang, elles réduisent complètement l'hémoglobine et leur développement cesse quand la réduction est complète.

Quand on introduit sous la peau une goutte de sang charbonneux, les bactéridies se multiplient d'abord lentement au point d'inoculation, puis elles pénètrent dans les autres parties de l'organisme par l'intermédiaire de vaisseaux lymphatiques ou sanguins. Quand elles envahissent les lymphatiques, elles sont d'abord arrêtées par le ganglion le plus proche, elles en déterminent l'inflammation, il s'y fait des ruptures et le parasite se répand partout. Il peut être en telle abondance dans les capillaires que les globules rouges en sont chassés. La mort a été attribuée à l'absorption de l'oxygène par le parasite aérobie, et, par conséquent, à l'asphyxie ou à l'obstruction mécanique des capillaires : ces explications ne peuvent être admises, car le sang ne renferme parfois qu'une petite quantité de bactéridies au moment de la mort, et, d'autre part, Nencki a démontré que l'oxydation physiologique s'accomplit chez l'animal charbonneux avec la même puissance que chez l'animal en bonne santé ; il est certain que le parasite produit une *substance toxique* dont l'action est la cause prochaine de troubles morbides.

Les spores ont une résistance considérable ; elles conservent pendant plusieurs années leurs propriétés infectantes, et on peut les

(1) Koch, *Cohn's Beitr. z. Biol. der Pflanzen*, Heft 2, 1876.
(2) Voy., pour l'étude de ce microbe, Hallopeau, *Pathologie générale*, 5ᵉ édition, p. 126 et suivantes.

exposer à une température supérieure à 100°, les dessécher, les priver d'oxygène, les traiter par l'alcool absolu sans les tuer ; humides, elles résistent très longtemps à l'insolation, si elles sont à l'abri de l'air ; elles meurent beaucoup plus vite quand elles sont exposées au contact de l'air.

Il faut en outre, comme pour toute autre maladie infectieuse, que le sujet auquel le bacille est inoculé lui offre un milieu de culture, autrement dit qu'il soit en état de réceptivité. Ce bacille provient directement ou indirectement de diverses espèces animales, parmi lesquelles il faut citer, en première ligne, les moutons et les bœufs, et plus rarement les chevaux et les chèvres ; exceptionnellement, il a pour origine des animaux non domestiqués, tels que les daims, les cerfs, les chevreuils, les ours ; la maladie est plus fréquente dans certaines contrées, parmi lesquelles il faut citer surtout, en France et dans ses colonies, la Beauce, la Brie et la Nouvelle-Calédonie (1), à l'étranger, la Sibérie et le gouvernement de Nijni-Novogorod. Les sujets en rapport par leur profession avec les animaux atteints sont plus particulièrement exposés à cette maladie ; il en est ainsi des bergers, des bouchers, des garçons d'écurie, des maréchaux ferrants. Le contage peut être exceptionnellement transmis par une piqûre d'insecte, ou provenir d'un sujet infecté ; on cite, comme ayant contracté ainsi la maladie, des garçons d'amphithéâtre, et, comme l'ayant transmise, l'aiguille d'une seringue de Pravaz. Dans les villes, notamment à Paris, la contamination se fait surtout par les produits émanés d'animaux infectés, et plus particulièrement par leurs peaux ; celles-ci, en effet, conservent leur pouvoir infectant alors même qu'elles ont été travaillées ; on s'explique ainsi comment la pustule maligne peut se développer, non seulement chez les porteurs de la halle aux cuirs, mais aussi chez les tanneurs, les mégissiers, les corroyeurs, les gantiers, les selliers.

Les bacilles peuvent persister dans toutes les parties des peaux infectées : on voit ainsi la pustule maligne survenir chez des ouvriers maniant celles qui sont utilisées pour l'industrie, telles que les cornes, les crins, la laine ; on peut citer, comme exemples, les fabricants de brosses, les cardeurs de laine, les matelassiers, les ouvriers en tapis.

La réceptivité varie beaucoup d'un sujet à l'autre ; ces différences se traduisent surtout par le mode de réaction du sujet ; il n'est pas rare de voir la pustule maligne rester localisée et guérir spontanément.

Les causes qui amènent l'infection des animaux entrent, par cela même, en jeu dans la propagation de la maladie à l'homme ; il faut tenir compte surtout de ce fait que les corps des animaux enfouis peuvent rester infectés par la bactéridie ; il s'ensuit que toutes les

(1) DE LANGENHAGEN, S. F. D., 1899.

causes susceptibles de ramener ces parasites à l'extérieur deviennent ainsi des causes d'infection charbonneuse : nous citerons les vers de terre et le labourage.

Les bactéridies peuvent également séjourner à la surface du sol et dans des eaux stagnantes ; on a considéré un milieu humide comme particulièrement favorable à leur développement, mais c'est loin d'être là une condition *sine qua non* ; les infections professionnelles viennent souvent nous en donner la preuve.

Toutes les parties de la surface cutanée peuvent servir de porte d'entrée aux bactéridies charbonneuses ; néanmoins, en raison même de leurs modes les plus fréquents d'origine, ce sont, dans plus des quatre cinquièmes des cas, les parties découvertes, et surtout le visage, qui sont contaminées ; viennent ensuite, par ordre de fréquence, les parties inférieures des membres supérieurs, le cou, la nuque, le tronc, et les extrémités inférieures. Une première atteinte de cette maladie ne confère en aucune mesure une immunité contre une infection ultérieure.

Symptômes. — La lésion initiale de la pustule maligne est une tache érythémateuse qui donne lieu à du prurit ; au bout de quelques heures, elle est légèrement saillante, et forme ainsi une petite papule au sommet de laquelle apparaît bientôt une fine vésicule remplie habituellement d'un liquide rougeâtre ; le derme sous-jacent devient rapidement le siège d'une petite escarre ; celle-ci s'étend dans la profondeur de la peau en même temps qu'excentriquement ; de nouvelles vésicules ou de véritables bulles se forment bientôt à sa périphérie ; elles reposent sur une base rouge et tuméfiée ; l'affection reste généralement apyrétique les deux premiers jours, et c'est seulement dans le courant du troisième qu'apparaît la réaction fébrile indiquant l'infection générale, soit par les bactéries, soit seulement par leurs toxines ; cependant, ces phénomènes généraux ne sont pas inéluctables, et il n'est pas rare, comme nous l'avons indiqué déjà, de voir les accidents rester purement locaux et la maladie guérir spontanément par la chute de l'escarre ; en pareil cas, malgré les accidents locaux, l'organisme du sujet n'est pas en état de réceptivité pour ce contage. Le plus souvent, il n'en est pas ainsi, l'escarre continue à s'étendre ; elle peut atteindre plusieurs centimètres de diamètre ; en même temps, le gonflement des parties voisines produit la rétraction apparente de la partie mortifiée. Ce gonflement s'étend plus ou moins loin suivant les régions ; il est particulièrement intense dans les régions où la peau lâche est facile à s'infiltrer, par exemple aux paupières ; la maladie prend alors le nom d'*œdème malin* ; les lymphatiques peuvent s'enflammer et donner lieu à la production de traînées érythémateuses autour d'un foyer d'infection ; d'autres fois, il se produit des phlébites ; les ganglions correspondants sont d'ordinaire tuméfiés ; de nouvelles bulles se développent sur les parties ainsi altérées.

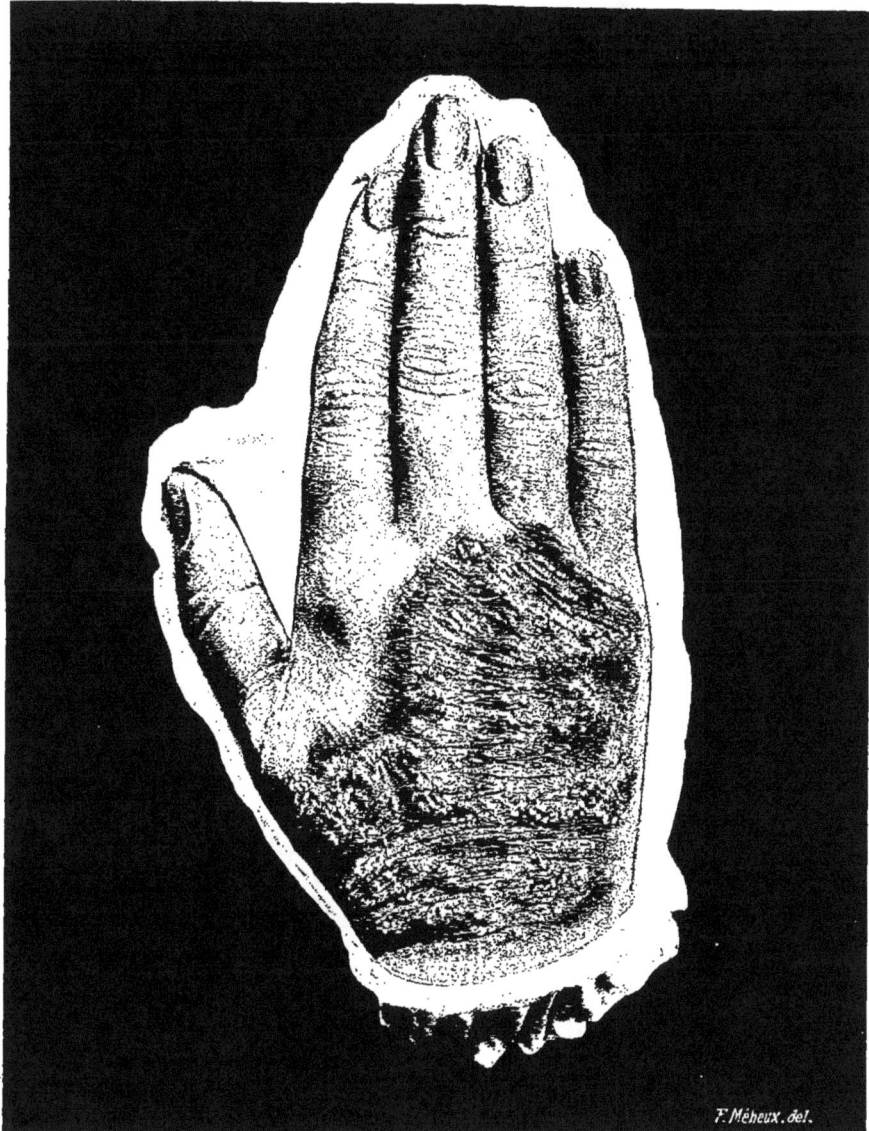

F. Méheux. del.

Librairie J.-B. Baillière et fils.

ECZÉMA

La réaction fébrile est d'une intensité très variable; le thermomètre monte souvent à 40°; il est rare que la maladie poursuive son évolution dans l'apyrexie. L'infection générale se traduit concurremment par des troubles digestifs; la langue devient saburrale et se sèche; il se produit souvent des vomissements, parfois de la diarrhée; l'anorexie est complète; les malades accusent une sensation profonde d'abattement en même temps qu'une céphalalgie intense, de la dyspnée et parfois des sensations de défaillance; ils peuvent éprouver simultanément des douleurs plus ou moins vives, soit dans les articulations, soit dans la continuité des membres; dans une dernière période, que l'on peut qualifier de *collapsus algide*, la fièvre fait place à une hypothermie; la température peut descendre à 33°; le pouls devient impalpable, la soif est vive; la prostration devient extrême; les extrémités se refroidissent en même temps qu'elles se couvrent de sueurs froides; les traits s'altèrent, le visage prend l'aspect cholériforme; les yeux s'excavent, les lèvres prennent une teinte cyanique, la langue donne une sensation de froid à la main qui la touche; exceptionnellement, il se produit des troubles de l'innervation encéphalique, caractérisés, soit par du délire, soit par des convulsions tétaniformes ou épileptiformes; les malades s'éteignent sans agonie.

L'infection secondaire peut faire défaut, et la guérison est alors la règle; cependant, les phénomènes locaux peuvent exceptionnellement prendre un caractère grave par le fait de suppurations ganglionnaires ou de phlegmons qui se développent au pourtour de la pustule initiale; on a vu la mort en résulter.

Lorsque la pustule maligne siège aux paupières, elle y détermine une tuméfaction œdémateuse qui prend des proportions énormes : il en résulte le type clinique que nous avons mentionné sous le nom d'*œdème malin*; on y trouve cependant le même bouton initial que dans les autres régions, les escarres, les vésicules périphériques sont les mêmes que partout ailleurs.

Comme complications, on a signalé des *accidents convulsifs*, soit *tétaniformes* avec trismus, soit *épileptiformes*, et, d'autre part, des phénomènes d'*asphyxie* liés à la compression du larynx par l'œdème du cou; il ne paraît pas établi qu'il se soit agi en pareil cas, comme on l'a dit, d'un œdème de la glotte.

Les malades peuvent succomber du quatrième au neuvième jour après le début de la maladie; ils peuvent mourir tardivement d'infections secondaires provoquant des phlegmasies voisines, soit de la peau, soit des ganglions. Lorsque la pustule maligne doit se terminer par la guérison, la fièvre manque complètement ou s'éteint rapidement, le gonflement local reste limité et bientôt rétrocède, sa dureté diminue, sa coloration perd son aspect livide; parfois, il se produit de la desquamation, et les escarres se détachent en laissant à leur place une membrane de bourgeons charnus de bon aloi.

Leroy des Barres et Weinberg (1) ont constaté que le charbon externe, alors même qu'il ne donne lieu à aucun phénomène général cliniquement appréciable, peut retentir sur l'organisme en provoquant la lactescence du sébum ; cette altération persiste durant quinze à trente-cinq jours dans les cas légers, jusqu'à trois mois dans les cas graves.

PRONOSTIC. — Il résulte des faits précédemment énoncés que cette maladie est très grave, puisqu'elle se termine fréquemment par la mort lorsqu'elle est abandonnée à elle-même ; mais il faut dire, comme circonstances atténuantes, que, d'une part, elle guérit spontanément dans plus de la moitié des cas, et que, d'autre part, la thérapeutique a une action telle que l'on peut répondre de la guérison si l'on peut intervenir à temps par des moyens appropriés.

DIAGNOSTIC. — Il ne laisse pas que de présenter, surtout au début, de réelles difficultés, et il importe que tous les médecins apprennent à les surmonter, car cette maladie est de celles dans lesquelles une intervention prompte et active est impérieusement nécessaire. Quand on se trouve en présence d'un bouton isolé surmonté d'une vésicule, datant de un à trois jours, il faut penser à la possibilité d'une pustule maligne, surtout s'il occupe les parties découvertes, s'il est isolé, s'il s'est rapidement développé; les présomptions en faveur de ce diagnostic augmentent si ce bouton se déprime dans sa partie centrale, s'il s'entoure d'une couronne de vésicules, si la rougeur et l'induration s'étendent excentriquement ; il y a certitude dès qu'il se produit une escarre de la partie centrale déprimée. Une *pustule d'ecthyma* peut momentanément en imposer pour une pustule maligne ; elle s'en distingue par sa suppuration rapide et le défaut de dépression centrale.

La lenteur de l'évolution et la présence d'éléments semblables dans le voisinage en différencient également l'*acné varioliforme*.

En réalité, il suffit pour éviter une erreur d'avoir présent à l'esprit le développement possible de cette maladie, qui est des plus rares en dehors de certains centres et de l'hôpital, où, presque chaque année, nous en observons des cas, le plus souvent chez des ouvriers travaillant le cuir.

Dans l'*œdème malin des paupières*, un examen attentif permet de reconnaître le bouton initial : il peut, le premier jour, y avoir hésitation entre le diagnostic de cet œdème charbonneux et une piqûre d'insecte : les caractères du bouton initial viennent bientôt la dissiper.

TRAITEMENT. — L'indication tirée de l'étiologie s'impose dans le traitement de cette maladie : la cause en est connue, elle est accessible à nos moyens d'action ; il faut la détruire.

Le fer rouge ne donne pas généralement les bons effets que l'on en

(1) LEROY DES BARRES et WEINBERG, *Soc. de biologie*, 14 février 1898.

pourrait attendre à *priori* : il détruit le bouton, mais il est sans action sur les bactéridies, qui, le plus souvent, se sont déjà infiltrées dans le voisinage.

Mieux vaut, de beaucoup, s'adresser aux caustiques chimiques, qui, en diffusant dans les tissus ambiants, peuvent y atteindre les parasites et les tuer.

Pour notre part, nous avons recours de préférence au sublimé ; comme les médecins de la Beauce, nous l'employons en poudre : nous en recouvrons la partie escarrifiée, après l'avoir, si elle est étendue, mise à nu par plusieurs incisions profondes ; il en résulte la formation d'une escarre plus étendue ; mais, si l'on est intervenu à temps, c'est-à-dire avant les signes d'infection générale, les lésions cessent immédiatement de se propager, la rougeur s'atténue et la maladie peut être considérée comme guérie. Cette méthode a l'inconvénient d'amener une destruction de tissu relativement considérable, mais elle n'est pas telle qu'on l'a dit, et, ayant vu ce traitement sauver l'existence de malades qui paraissaient fatalement perdus, nous n'hésitons pas, dans tous les cas graves, à le mettre en pratique (H.).

Si la situation est moins périlleuse, nous avons recours aux injections multipliées, à la périphérie de la lésion, soit de la solution d'iode iodurée au cinquantième, soit d'acide phénique au centième : ces injections doivent être renouvelées matin et soir jusqu'à ce que l'évolution du mal soit définitivement enrayée. On peut encore, à l'exemple de Verneuil, pratiquer simultanément des cautérisations avec le galvano ou le thermocautère et des injections de solution iodo-iodurée.

Bourgeois recommande la cautérisation avec la potasse caustique ; c'est, comme le sublimé, un caustique puissant et diffusant dans les tissus.

On a enfin préconisé les applications locales de la décoction de feuilles de noyer, de poudre d'ipéca ou d'onguent napolitain, non sans raison, puisque l'on a reconnu à ces divers agents une action bactéridicide.

Pour ce qui est du traitement interne, il est banal de donner des toniques ; on conseille également la teinture d'iode, mais on ne doit pas se dissimuler que la maladie oppose une résistance absolue à toutes les médications du jour où elle se généralise.

PROPHYLAXIE. — La maladie étant le plus souvent transmise par des produits provenant d'animaux infectés, la prophylaxie humaine a pour fondement principal la prophylaxie animale et la destruction des tissus infectés.

La vaccination charbonneuse, pratiquée suivant les indications formulées par Pasteur, donne dans les campagnes les meilleurs résultats ; il est nécessaire de détruire par le feu les animaux infectés ; malheureusement, ce moyen radical est difficilement obtenu : si l'on procède à l'enfouissement, il faut le faire très profondément, sans se dissimuler que c'est là une mesure trop souvent insuffisante. Dans les villes, il faut surtout empêcher la propagation aux ouvriers par les matériaux qu'ils manient dans leur profession : ceux-ci doivent être désinfectés avant de leur être livrés ; c'est ainsi que l'on pourra éviter aux hommes qui travaillent les cuirs l'infection par les peaux importées, soit de nos départements infectés, soit, ce qui arrive plus souvent, de pays étrangers particulièrement de l'Amérique.

LYMPHANGITES AIGUËS ET CHRONIQUES

Quel que soit l'intérêt de l'étude synthétique des lymphangites au point de vue de la pathologie générale du tégument externe, il n'entre pas dans le plan de ce livre de l'entreprendre. Les progrès de l'étude bactériologique des diverses formes de lymphangites permettent aujourd'hui de les étudier d'après leurs causes.

Les *lymphangites aiguës* sont le plus souvent d'origine strepto-coccique. Elles peuvent être dues à l'infection morveuse (farcin aigu).

Le staphylocoque peut même déterminer, dans des conditions exceptionnelles, un état lymphangitique aigu (A. Robin et Leredde) (1).

Les *lymphangites chroniques* des membres ont en général une tendance à s'étendre à leurs régions profondes et à y déterminer l'*éléphantiasis*. Ces lymphangites chroniques, en dehors de l'éléphan-tiasis par filaire, relèvent habituellement du streptocoque, qu'elles soient ou non consécutives à des poussées aiguës d'érysipèle : les érysipèles à répétition de la face déterminent souvent un véritable état éléphantiasique, plus ou moins intense, qui persiste entre les poussées aiguës. Chez les sujets atteints d'ulcère variqueux, l'éléphan-tiasis est dû au streptocoque (Sabouraud) ; il est précédé par un état chronique de lymphangite plus superficielle, avec rougeur et œdème dur de la peau (Voy. *Ulcère variqueux*).

La tuberculose cutanée se développe en général dans les lympha-tiques de la peau. Le lupus n'est du reste qu'une lymphangite tuber-culeuse réticulaire (Leredde). Toutes les formes de lymphangite tuberculeuse seront étudiées au chapitre *Tuberculose cutanée*.

D'autres formes de lymphangite chronique seront étudiées aux chapitres *Syphilis, Farcin*.

Pour Sabouraud, l'œdème blanc persistant, qui est un des carac-tères essentiels du facies scrofuleux, est dû à une lymphangite chro-nique d'origine staphylococcique.

Parmi les complications des lymphangites chroniques, nous en étu-dierons une qui intéresse particulièrement le dermatologiste, ce sont les varices lymphatiques. (L.)

(1) A. ROBIN et LEREDDE, *Un cas d'infection à staphylocoques dorés* (*Arch. de méd. expér.*, 1893).

VARICES LYMPHATIQUES

I. — VARICES LYMPHATIQUES DE LA PEAU

Les varices lymphatiques de la peau ne sont, à proprement parler, qu'un symptôme ou qu'une complication d'une affection beaucoup plus importante : l'éléphantiasis, qu'il soit dû à la filaire de Médine, à la tuberculose, ou au streptocoque. Parfois, ces varices prennent un développement assez considérable ; d'autre part, l'état éléphantiasique, l'œdème chronique peuvent être modérés, et la lymphangiectasie apparaît alors comme la lésion essentielle.

Les varices lymphatiques d'origine tuberculeuse seront décrites au chapitre *Tuberculoses cutanées*.

La plupart des faits de varices lymphatiques de la peau semblent dus au streptocoque ; on trouve presque toujours chez les malades des antécédents d'érysipèle, de lymphangite, et même des poussées lymphangitiques récidivantes au niveau de la région malade.

Parmi les faits publiés, le plus grand nombre a été observé au niveau des membres inférieurs ou des organes génitaux chez l'homme ou chez la femme.

La dilatation des lymphatiques tronculaires du derme se révèle parfois par la présence de petits troncs flexueux visibles à travers l'épiderme. Sur leur trajet ou en dehors, naissent des vésicules transparentes qui sont le signe capital de l'affection, petites, parfois confluentes, et formant même des végétations translucides (Malherbe), faisant saillie sur la peau œdématiée, blanche, quelquefois rosée. Nous n'insistons pas sur l'état éléphantiasique des régions voisines.

Les vésicules se rompent spontanément, l'écoulement du liquide est indéfini (lymphorragie), au contraire de ce qu'on observe dans les lymphangiomes d'origine congénitale. Dans l'éléphantiasis des Arabes, l'écoulement lymphorragique peut être tel qu'il amène la mort par épuisement (Müller).

Ces lymphangiectasies dermiques doivent être distinguées des lymphangiectasies profondes dont l'étude appartient aux Traités de chirurgie.

La biopsie permet d'étudier les caractères de ces lésions. On constate la présence de cavités tapissées d'un endothélium régulier, très nombreuses en quelques points et pouvant confluer. Ces cavités se développent dans les papilles ; peu à peu l'épiderme s'amincit à leur surface, puis se rompt. Elles contiennent des globules blancs, des masses granuleuses, des cellules endothéliales desquamées. Tout autour, on constate des lésions parfois nettement inflammatoires, des cellules rondes, des cellules fixes en prolifération. Les vaisseaux sanguins sont fréquemment dilatés (1).

On peut trouver dans le liquide des cavités divers microbes, entre autres le streptocoque (Malherbe).

II. — VARICES LYMPHATIQUES DES MUQUEUSES

Chez des malades atteints d'érysipèle à répétition, on a constaté le développement de varices lymphatiques au niveau des muqueuses labiales, jugales et même de la langue.

Les varices lymphatiques des lèvres ont été décrites par Tenneson et Darier, et observées à plusieurs reprises à l'hôpital Saint-Louis, en particulier par Du Castel (2). On observe chez des malades qui ont présenté des érysipèles à répétition, outre les lésions d'œdème chronique de la face, l'hypertrophie des lèvres. A la face interne de celles-ci, on trouve de petites vésicules transparentes. Quelques-unes sont plus opaques par suite d'une altération de l'épiderme superficiel. Quelques-unes sont confluentes. Elles s'ouvrent spontanément : leur ouverture est suivie d'une exulcération transitoire. Des vésicules se retrouvent également à la face interne des joues.

Les varices lymphatiques de la langue ont été décrites par A. Robin et Leredde (3) chez un malade qui avait présenté à de nombreuses reprises des poussées inflammatoires au niveau de la langue. On constatait dans l'intervalle la présence d'un grand nombre de petites saillies molles et dépressibles, quelques-unes nettement kystiques. A la suite d'une biopsie, toutes les vésicules de la langue se remplirent de sang ; elles communiquaient donc les unes avec les autres.

Au point de vue histologique, les lésions essentielles sont les mêmes que celles des lymphangiectasies de la peau.

Les globules blancs contenus dans les cavités sont en majeure partie ou exclusivement des lymphocytes (Leredde). Il y a là un fait intéressant au point de vue du diagnostic histologique : on sait en effet que la plupart des globules blancs du sang, les leucocytes polynucléaires, ne sont pas des cellules lymphatiques.

Les varices lymphatiques des muqueuses sont probablement dues, dans la grande majorité des cas, au streptocoque.

TRAITEMENT. — Le traitement des varices lymphatiques doit s'adresser directement à leur cause, c'est-à-dire à la lymphangite chronique. Lorsqu'elles siègent sur la peau, on surveillera de près la propreté et l'asepsie de la région, et au besoin on appliquera des pansements humides permanents. (L.)

(1) A. et H. MALHERBE, *Lymphangiectasie cutanée (A. D.,* 1896).
(2) TENNESON et DARIER, *A. D.,* 1893. — DU CASTEL, *A. D.,* 1895.
(3) A. ROBIN et LEREDDE, *Arch. de méd. expér.,* 1896.

RHINOSCLÉROME

On donne le nom de rhinosclérome à des lésions parasitaires, de forme néoplasique, qui affectent la muqueuse nasale, le pharynx, le larynx, la cavité buccale, et accessoirement la peau du nez et de la lèvre supérieure. La maladie a été décrite par Hebra (1870), le bacille par Fritsch (1882) (1).

Cette maladie ne s'observe en France que très exceptionnellement, et sur des sujets qui viennent de l'étranger. On la rencontre dans l'Europe centrale, en Autriche en particulier, et dans la Russie méridionale. En Amérique, elle atteint surtout les régions de l'Amérique centrale ; quelques cas ont été vus dans l'Amérique du Sud. Mais il est certain que beaucoup de faits sont méconnus; le rhinosclérome paraît plus fréquent depuis que l'attention médicale a été plus attirée sur ses caractères cliniques.

Là maladie est plus fréquente chez l'homme que chez la femme; on ignore totalement les causes qui favorisent l'inoculation et le développement du parasite.

Symptômes. — L'affection débute toujours par les muqueuses, et dans la presque totalité des cas par la muqueuse nasale. En quelle partie : dans la cloison, le plancher, les cornets? Nous l'ignorons, car le diagnostic n'est porté que longtemps après le début. Kaposi et Gatti ont vu le larynx être intéressé en premier lieu.

Les symptômes fonctionnels, qui se prolongent pendant des années, révèlent les lésions. Il existe un coryza perpétuel, une sécrétion abondante, purulente, jaunâtre, qui se concrète en croûtes épaisses; l'haleine exhale l'odeur de l'ozène. L'odorat est diminué; de temps à autre surviennent des épistaxis. Le malade respire par la bouche, perpétuellement entr'ouverte. Si on examine les fosses nasales à cette période, on y trouve des ulcérations, des végétations.

Les ulcérations sont peu profondes, circulaires, rosées, facilement saignantes; les végétations sont, tantôt courtes et sessiles, tantôt longues et pédiculées; à un moment donné, elles pourront faire saillie par les orifices narinaires. Leur caractère principal est leur consistance, leur élasticité parfaite.

Si l'on fait ouvrir la bouche du malade, on constate souvent à cette période des lésions du palais, du voile et du pharynx. Ce sont des taches de couleur foncée, parfois avec un état végétant superficiel, et des exulcérations que l'on constate surtout sur le voile, sur la luette, très semblables à des érosions syphilitiques par leurs dimensions, leur régularité, l'absence de profondeur.

(1) Hebra, Wien. med. Woch., 1870. — V. Fritsch, Wien. med. Woch., 1882. — Cornil, Progrès méd., 1883. — Cornil et Alvarez, Arch. de phys., 1885. — Mibelli, Monasth. für prakt. Derm., 1889. — Quignard, Thèse de Paris, 1892.

Ces lésions paraissent très superficielles; mais déjà on constate souvent une perforation du voile du palais (Kaposi); la destruction des amygdales, l'infiltration de la base de la langue ont été signalées.

Lorsque les lésions des muqueuses sont assez étendues, il est habituel d'observer des altérations cutanées, plus caractéristiques.

Elles apparaissent, à l'union du nez et de la lèvre supérieure, sur la cloison, sur le pourtour des orifices narinaires, sous forme de saillies aplaties, recouvertes d'un épiderme lisse, aminci, ou rarement on trouvera des orifices pilo-sébacés. Leur couleur est généralement foncée; leur consistance est très ferme, élastique, presque chéloïdienne; cependant, si l'on vient à pratiquer une excision, on est surpris de les pénétrer par le bistouri sans difficulté. On peut voir des vaisseaux à leur périphérie. Elles sont tout à fait indolentes, spontanément et à la pression.

Des altérations extérieures du nez, dues aux lésions de la muqueuse, précèdent parfois le développement des lésions des narines.

Cet organe est gros, surtout à sa partie inférieure; quelquefois la tuméfaction s'étend jusqu'à sa racine; sa peau est légèrement violacée, ses ailes deviennent immobiles.

Quand on le prend entre les doigts, on le trouve tout à fait résistant; on ne peut le déprimer; il semble moulé dans du plâtre (Kaposi).

Quand la cloison est perforée, il s'affaisse à sa partie moyenne.

L'extension du rhinosclérome à d'autres régions de la face est rare, cependant, on a constaté des nodosités au niveau des joues, près du conduit auditif externe, et dans l'épaisseur de la lèvre inférieure.

D'abord séparées les unes des autres, les nodosités rhinoscléromateuses arrivent à confluence et s'étendent sur la lèvre supérieure. Celle-ci, comme le nez, devient épaisse, infiltrée, dure, immobile. Les gencives sont envahies et les dents antérieures tombent.

Quand elles sont en contact les unes avec les autres, les nodosités s'ulcèrent; mais les ulcérations restent superficielles; le derme dénudé est granuleux; le suintement est constitué, non par du pus, mais par un liquide séreux, albumineux, plus ou moins jaunâtre; entre les ulcérations, on trouve des fissures minces; le bord libre des ailes du nez est déchiqueté.

L'intégrité des ganglions est un signe négatif, mais de grande valeur; même à la période d'exulcération, il est exceptionnel de constater des adénopathies, et jamais, quand elles existent, elles ne sont volumineuses.

Les altérations des muqueuses se prononcent et amènent des complications.

Spontanément, après la phase d'infiltration d'apparence superficielle, caractérisée par des taches légèrement végétantes ou des ulcérations, les tissus du rhinosclérome sont modifiés par une sclérose

qui devient considérable et détermine la formation de brides cicatricielles rétractiles. Les piliers antérieurs sont déviés et attirés l'un
vers l'autre ; l'isthme du gosier est rétréci ; cette atrésie peut devenir
extrême : dans un cas d'Alvarez, on ne pouvait introduire dans le pharynx qu'une sonde urétrale de volume moyen. La sclérose envahit le
rhino-pharynx ; le voile du palais peut devenir adhérent à sa paroi
postérieure. Souvent la trompe d'Eustache est oblitérée, d'où la
diminution de l'ouïe et même la surdité, quelquefois plus précoce et
due alors à l'infiltration initiale.

Les lésions du larynx et de la trachée débutent, tantôt dans les
premières années de l'affection, tantôt plus tard, lorsque le pharynx
est envahi.

Longtemps, il n'existe que des symptômes fonctionnels, dyspnée
légère, toux quinteuse, dysphonie ; puis, surviennent des accidents
dyspnéiques plus intenses.

Ces troubles fonctionnels répondent à l'infiltration qui atteint
les cordes vocales supérieures et inférieures et les épaissit ; au
laryngoscope, on constate cette infiltration ; la muqueuse est rouge,
granuleuse.

Mais, comme dans le pharynx, la phase de sclérose succède à la
phase d'infiltration et amène l'atrésie de la glotte, parfois une atrésie
sous-glottique, lorsque la trachée, ce qui est possible, a été envahie.

Le malade est alors menacé d'asphyxie ; on est obligé de pratiquer
la trachéotomie.

L'évolution du rhinosclérome est des plus lentes ; il se prolonge
pendant dix ans, vingt ans ; mais l'envahissement est continu ;
on ne peut tenter l'ablation chirurgicale de lésions qui se reproduisent toujours. La mort survient, soit par asphyxie d'origine
laryngo-trachéale, soit par broncho-pneumonie descendante.

Diagnostic. — On peut confondre avec le rhinosclérome les lésions
nasales et buccales de la *syphilis*, de la *tuberculose*, de l'*épithéliome*,
du *farcin* et de l'*actinomycose*.

Les *lésions syphilitiques tertiaires*, gommes et tubercules, n'envahissent pas le nez avec la régularité du rhinosclérome ; souvent
elles prédominent au niveau d'une fosse nasale et n'intéressent pas
toute l'étendue de la muqueuse ; souvent aussi, elles s'accompagnent
d'une suppuration intense et le système osseux est atteint de bonne
heure ; des séquestres sont éliminés. Les lésions cutanées sont également plus irrégulières, elles s'ulcèrent plus profondément, et, s'il y a
des cicatrices, ce sont des cicatrices centrales, déprimées, inégales.
S'il y a un doute, la difficulté peut être levée aisément par l'emploi
de quelques injections de calomel.

La *tuberculose* des fosses nasales détermine des lésions graves et
profondes de la peau ; on y voit des saillies livides, inégales, tout à fait
différentes de celles du rhinosclérome par leur mollesse, qui permet, à

elle seule, d'établir le diagnostic. Les ganglions lymphatiques sont presque toujours intéressés.

A son début, un *épithéliome*, développé à l'union de la lèvre supérieure et du nez, ne rappelle déjà en rien le rhinosclérome ; le nez n'est pas entamé en entier, la muqueuse est saine ; plus tard, lorsque le nez est largement envahi, les ulcérations profondes, les végétations irrégulières, les hémorragies, les douleurs sont des signes caractéristiques.

La *farcinose chronique du centre de la face*, décrite par l'un de nous (H.) et Jeanselme, puis par E. Besnier (1), est caractérisée par des ulcérations à bords irréguliers, déchiquetés, à fond anfractueux, présentant des mamelons jaunâtres, à vastes décollements, accompagnés d'une sécrétion huileuse où l'on trouve les bacilles de la morve.

Enfin, nous allons voir qu'il suffit d'examiner histologiquement un fragment excisé pour reconnaître le rhinosclérome.

ANATOMIE PATHOLOGIQUE. — Comme les lésions de la syphilis, de la tuberculose, les lésions du rhinosclérome sont formées essentiellement de plasmazellen adultes (Unna). Les formes étoilées, allongées, de cellules fixes sont peu nombreuses et se trouvent exclusivement à la périphérie des plasmomes. La présence de mastzellen en nombre modéré est un fait constant.

Les plasmomes se développent tant dans le derme que dans le tissu sous-cutané ; ils sont séparés et divisés par des tractus fibreux, irrégulièrement distribués, qui déterminent la dureté des lésions.

Entre les plasmazellen, on trouve des cellules volumineuses, à contour net, parfois groupées en foyers, à protoplasma clair, à petit noyau excentrique. Leur protoplasma contient souvent des bacilles décrits par Fritsch (2), bacilles encapsulés, non colorables par le Gram, voisins du pneumo-bacille de Friedländer.

Mibelli, Unna ont décrit une autre forme de dégénérescence cellulaire, caractérisée par la présence, dans le protoplasma, de boules, tantôt acidophiles, tantôt basophiles (cellules hyalines de Mibelli).

On ne constate pas de leucocytes polynucléaires dans les tissus, à moins d'ulcération.

On peut trouver des bacilles libres extracellulaires, surtout dans les espaces lymphatiques, à la périphérie de la tumeur.

Les autres altérations du rhinosclérome n'ont rien de caractéristique. Les glandes, les follicules pileux disparaissent ; l'épiderme est atrophié ou hypertrophié, souvent atrophié dans certaines régions, hypertrophié dans d'autres.

TRAITEMENT. — Le traitement chirurgical, le seul curatif, ne peut

---

(1) HALLOPEAU et JEANSELME, *Sur un cas d'infection farcino-morveuse terminée par une poussée de morve aiguë*, (A. D., 1891). — BESNIER, *Farcinose cutanée du centre de la face* (A. D., 1892).

(2) WURTZ, *Bactériologie clinique.*

être employé que lorsque les lésions sont reconnues à leur début. Plus tard, il faut se contenter de cautérisations au galvanocautère, ou, comme l'a fait Besnier, avec des flèches fines de chlorure de zinc. Après la chute des escarres, on peut faire des attouchements au naphtol camphré. Lang a employé les injections d'acide salicylique à 1/20 p. 100, de salicylate de soude à 1 p. 100, d'acide phénique à 1 p. 100. (L.)

ACTINOMYCOSE

L'actinomycose de l'homme et des animaux est plus rare en France qu'en Italie et dans les pays de l'Europe centrale ; cependant, les observations s'en sont multipliées depuis quelques années et tout médecin est exposé à la rencontrer (1).

La peau est rarement atteinte d'une manière exclusive ; en général, les lésions cutanées ont une origine profonde et sont consécutives en particulier à une lésion buccale.

La maladie peut se transmettre d'homme à homme, d'animal (bœuf, porc, etc.) à homme. On admet aujourd'hui que le parasite a une existence saprophytique et vit normalement sur diverses graminées ; il existe un certain nombre d'observations où la maladie s'est développée à la suite du séjour d'un épi de blé ou d'orge dans une dent cariée.

L'actinomycose est beaucoup plus commune chez les agriculteurs, les bouchers, les bouviers, que dans les autres professions.

SYMPTÔMES. — Les lésions cutanées se développent presque toujours à la face, au niveau des maxillaires inférieur et supérieur, quelquefois aux mains, exceptionnellement en d'autres régions.

Très fréquemment, le début de l'actinomycose faciale est consécutif à une lésion dentaire ou osseuse. Celle-ci peut être considérable : une large partie de l'un des maxillaires, surtout de l'inférieur, peut être intéressée, et la peau n'est envahie que tardivement.

Dans d'autres cas, le début est marqué par l'apparition, dans le tissu cellulaire d'une des joues, d'une nodosité mobile, qui peu à peu devient adhérente à la peau, quelquefois également à l'os. Au bout de plusieurs mois, la peau prend une teinte rosée, puis rouge sombre ; elle se ramollit, on perçoit de la fluctuation.

Déjà, à cette période initiale, on peut constater un caractère qui est propre aux lésions actinomycosiques : les régions centrales, ramollies, gélatineuses, quelquefois translucides, sont débordées par une masse dure, résistante ou pâteuse, sans limites bien nettes.

(1) BOLLINGER, *Centr. für Med.*, 1876. — ISRAEL, *Virch. Arch.*, 1878. — DANIEL, *S. F. D.*, 1891. — DUBREUILH et SABRAZÈS, *A. D.*, 1895. — DUBREUILH et FRÈCHE, *Ibid.* — LEGRAIN, *S. F. D.*, 1895 et 1898. — MÉNÉTRIER, *Traité de médecine de* BROUARDEL et GILBERT. — PONCET et BÉRARD, *Traité clinique de l'actinomycose humaine.* Paris, 1898. — HALLOPEAU, *Traité de pathologie générale*, 5e édition, 1898.

A la période d'état, la peau est envahie par des nodosités mamelonnées, irrégulières, les unes petites, d'autres du volume d'une noisette; d'autres, plus grosses, peuvent atteindre le volume d'une noix.

Entre ces nodosités, on constate des sillons, les uns profonds, les autres superficiels ; la masse peut avoir un aspect cérébriforme.

Les lésions ont une coloration rouge violacé qui rappelle celle de certains lupus (Darier).

Lorsqu'on ouvre ces nodosités molles, fluctuantes, on est surpris de la faible quantité de pus qui en sort; souvent, on n'obtient que du sang. Spontanément, les nodosités tendent à s'ulcérer et à s'ouvrir ; mais, souvent, les ulcérations sont peu larges, ce sont des orifices de fistules ; toujours multiples, elles correspondent à de longs trajets où l'on peut faire pénétrer profondément un stylet. Quelquefois, des fistules se développent à de longues distances, mais surtout dans les cas où les maxillaires sont envahis d'une manière diffuse.

Les ulcérations se recouvrent de croûtes sombres, formées de pus et de sang desséchés.

Sur leurs bords, la couche cornée peut être en desquamation, comme dans l'ecthyma.

Derville a signalé la présence de taches sombres, violacées ou ardoisées, de la grandeur d'une tête d'épingle ou d'une lentille, qui présentent au centre une translucidité particulière.

Souvent, l'épiderme se détruit à ce niveau et une fistulette se développe.

Les lésions sont peu douloureuses ; quelquefois, se produit des douleurs spontanées, lancinantes, surtout lorsque les fistules sont en voie de formation. La pression éveille une certaine sensibilité.

Darier a signalé l'élévation de la température locale au niveau des régions actinomycosiques.

L'étude du pus donne des renseignements précieux : la suppuration n'est jamais abondante, et jamais le pus n'a le type du pus franc : séreux, louche et mal lié, il s'écoule très lentement à la pression ; on en trouve peu au-dessous des croûtes ; ce pus contient des grains, quelquefois blancs et transparents, presque toujours jaunes, d'un demi-millimètre en moyenne : ce sont des grains actinomycosiques.

Au microscope, ces grains comprennent une partie centrale, constituée par des filaments irréguliers, enchevêtrés, et une partie périphérique, formée de massues ovalaires juxtaposées et toutes dirigées vers le centre de la masse. La région centrale se colore par la méthode de Gram, les massues par l'éosine, le carmin. Les filaments mycéliens, qu'on trouve parfois isolés dans le pus, sont minces, rectilignes ou contournés, et se ramifient par dichotomie. Quelquefois, ils contiennent des granulations.

Les ganglions lymphatiques sont indemnes, ou très peu tuméfiés. Ils peuvent suppurer par infection secondaire.

Les lésions n'ont aucune tendance à la guérison spontanée, mais leur développement est en général lent. La gravité de l'actinomycose est due surtout au développement de lésions viscérales qui déterminent la mort.

FORMES. — Poncet et Bérard (1) distinguent deux groupes dans l'actinomycose cutanée. Dans l'un d'eux, qui comprend la majorité des faits, les lésions cutanées sont secondaires à des lésions osseuses beaucoup plus importantes; dans l'autre, auquel ils réservent le nom d'actinomycose cutanée, les os sont respectés : il n'en existe guère qu'une quinzaine d'exemples.

On peut, avec eux, distinguer suivant la localisation :

a. Des formes cervico-faciales, temporo-maxillaires, gingivo-jugales, sus-hyoïdiennes, péri-maxillaires, péri-pharyngo-laryngées, cervicales larges.

b. Des formes thoraciques et abdominales, consécutives à l'actinomycose du poumon, des viscères abdominaux, etc.

Après Lesser, Poncet et Bérard reconnaissent, dans l'actinomycose cutanée ainsi restreinte, deux variétés, l'une nodulaire, l'autre ulcéreuse.

Dans la forme nodulaire, on peut voir, au centre de lésions. bénignes, de couleur rosée ou vineuse, des vésicules centrales, dont quelques-unes contiennent des grains jaunes, visibles par transparence. Ailleurs, il existe des nodules durs qui peuvent être piquetés d'un pointillé jaunâtre, correspondant aux grains du parasite. Secondairement, ces lésions peuvent infiltrer les plaies profondes et se ramollir largement.

Dans les formes ulcérées, les ulcérations sont superficielles, cupuliformes ou cratériformes, secondaires, ou non, à des vésico-pustules entre lesquelles la peau peut garder quelque temps une apparence normale; elle vient à prendre, par infection secondaire, un aspect lymphangitique. D'autres fois, les ulcérations sont larges et profondes (type ulcéro-farcineux), térébrantes, et, dans cette forme, la pénétration profonde est souvent rapide. Certains faits répondent au type *anthracoïde* de Majocchi, qui a une marche aiguë, et où l'on constate, à travers la peau rouge, chaude, tuméfiée, douloureuse, la formation de nombreuses fistules qui donnent au tégument un aspect criblé.

Il existe une vingtaine d'observations d'actinomycose de la langue (en éliminant les lésions secondaires au développement d'un autre foyer buccal).

Cette localisation se caractérise par le développement lent et graduel.

(1) PONCET et BÉRARD, *Traité clinique de l'actinomycose humaine.* 1898.

dans l'épaisseur de l'organe, d'un nodule qui, d'abord très dur, se ramollit ensuite jusqu'à devenir fluctuant ; il est isolé, exactement limité, et indolent (Poncet et Bérard).

Le volume peut atteindre celui d'un œuf de pigeon, dans un cas de Lührs, d'un œuf de poule.

L'actinomycose de la langue est bénigne, ne s'étend pas, et guérit rapidement après ouverture spontanée ou chirurgicale.

ANATOMIE PATHOLOGIQUE. — Les lésions de l'actinomycose humaine sont formées par des amas cellulaires qui englobent les masses parasitaires et, secondairement, subissent diverses modifications. A la périphérie, on constate de la sclérose ; au centre, on observe des cellules géantes et surtout des plasmazellen plus ou moins modifiées, puis des lésions dues au ramollissement, à la dégénérescence graisseuse, à la suppuration (leucocytes polynucléaires). Les vaisseaux restent longtemps indemnes, les capillaires sont dilatés. Il n'y a pas de leucocytes à la périphérie des foyers purulents (Unna) (1).

Souvent (Poncet et Bérard), le parasite est entouré, non de cellules, mais d'une substance granuleuse. Les plasmazellen offrent diverses dégénérescences étudiées par Unna, colliquation annoncée par la formation de vacuoles claires, non colorables, et quelquefois par une dégénérescence hyaline : on observe alors des boules homogènes, acidophiles, qui deviennent libres.

DIAGNOSTIC. — L'actinomycose peut être reconnue cliniquement et souvent sans difficulté.

Il faut se rappeler que les lésions actinomycosiques réagissent à la tuberculine ; il peut donc y avoir là une source de confusion ; mais les lésions *tuberculeuses* de la région maxillaire, dans les formes suppurantes et ulcérées, s'accompagnent d'adénopathies ; leurs tissus sont mous ; il n'existe pas d'induration périphérique ; les orifices fistuleux sont peu nombreux.

Les ulcérations d'*origine syphilitique* ont une forme régulière ; elles ne sont pas fistuleuses ; il n'y a pas de décollement ; les tissus ulcérés ne sont pas ramollis au centre.

Les *sarcomes* ont des limites nettes ; ils ne tendent, ni au ramollissement, ni à l'ulcération : les sarcomes des maxillaires envahissent bien tardivement la peau ; ceux de la peau ne rappellent en aucune manière l'actinomycose : leurs nodules sont multiples et douloureux.

Mais, si l'on doit reconnaître l'actinomycose, dans la majeure partie des faits, d'après ses caractères objectifs, il faut toujours confirmer le diagnostic par l'examen microscopique, la recherche et l'étude des grains jaunes. Parfois (Poncet et Bérard), on ne trouve qu'un mycélium. Les cultures sont alors nécessaires. L'étude des parasites permettra, dans les cas difficiles, d'éliminer le *pied de Madura* (mycé-

(1) UNNA, *Histo-pathologie.*

tome) et certaines pseudo-actinomycoses, telles que la *pseudo-acti-
nomycose à grains jaunes* de Mosetig, Poncet et Dor, et la *pseudo-
actinomycose bacillaire* de Sawtschenko; d'ailleurs, dans les cas
jusqu'ici publiés de ces maladies, il n'existait pas de lésions cutanées comparables à celles de l'actinomycose vraie.

Nous allons voir que la *botryomycose* ne peut être confondue cliniquement avec l'actinomycose.

PRONOSTIC. — Le pronostic des lésions cutanées de l'actinomycose
est grave, par les destructions qu'elles provoquent et les cicatrices
qui en sont la suite. La maladie elle-même peut tuer par ses localisations viscérales, cérébrales, par infection générale : il convient, dans
tout cas d'actinomycose, d'intervenir avec la plus grande activité.

TRAITEMENT. — Il est à peu près reconnu aujourd'hui que l'iodure
de potassium n'a pas, contre l'actinomycose, la valeur spécifique
absolue qu'on lui a quelque temps accordée. Dans l'actinomycose
limitée à la peau, on l'emploiera à la dose de 4 grammes par
jour pendant un mois; si l'on n'a pas alors une amélioration importante, il faudra arriver au curettage.

Darier et Gautier ont traité et à peu près guéri un malade par un
traitement électro-chimique : passage d'un courant de pile de
50 milliampères, avec injections simultanées de solutions d'iodure
de potassium. Cette méthode pourrait être remise à l'essai.

Les formes profondes qui intéressent les tissus osseux sont du ressort
du chirurgien, lorsque l'iodure n'amène pas une guérison rapide. (L.)

BOTRYOMYCOSE

Cette affection, décrite par Poncet et Dor chez l'homme, est due à
un parasite qui détermine le champignon de castration chez le
cheval. On l'a observée surtout chez des cultivateurs, des individus
ayant à manier des chevaux, et, le plus souvent, à la main.

Cliniquement, il s'agit de masses végétantes, bourgeonnantes, plus
ou moins ulcérées, qui se rattachent à la peau par un pédicule
mince. L'apparence est tout à fait celle d'un véritable champignon
avec sa calotte et son pied (Poncet et Dor).

Les masses sont en général molles, mais élastiques. Quoique la
surface soit hérissée et villeuse, on ne peut distinguer de végétations distinctes dans la tumeur; la couleur est rouge ; l'indolence
absolue. Au microscope, on trouve, dans les tissus, des masses jaune-
paille, irrégulières, mûriformes. Chacune d'elles comprend des amas
plus petits, arrondis, constitués par des grains agglomérés semblables
à des staphylocoques vulgaires.

Les cultures n'établissent pas de différenciation précise entre le
Botryomyces et le staphylocoque, mais l'inoculation aux animaux
de race équine permet de reproduire le botryomycome.

TRAITEMENT. — Il consiste dans l'ablation chirurgicale par section du pédicule, qui est ensuite cautérisé. (L.)

MYCÉTOME

Synon : *Pied de Madura.*

Le « pied de Madura » s'observe d'une manière commune dans l'Inde ; mais le domaine de la maladie est des plus étendus, et elle a été rencontrée en Italie, en Algérie (Gémy et Vincent, Legrain), au Sénégal (Le Dantec), peut-être même en Amérique.

L'affection se développe chez des individus qui marchent pieds nus, à la suite de plaies, de blessures qui servent de porte d'entrée au parasite. Il existe quelques cas de mycétome de la main et même d'autres régions (paroi abdominale, cou, face).

SYMPTÔMES. — Sur l'un des pieds, à la face plantaire ou sur les bords, on constate la formation de nodules saillants, arrondis, qui se multiplient de proche en proche. Ces saillies, dures, élastiques, isolées ou cohérentes, ont une coloration rouge sombre violacé ; d'abord dures, elles deviennent, à une période plus avancée de leur évolution, molles et fluctuantes. Parfois, on observe des formations bulleuses.

Les nodosités ouvertes laissent écouler un liquide séreux ou séro-sanguinolent qui contient les corps parasitaires du mycétome, sous forme de grains grumeleux, blancs ou jaunâtres, comparés à du frai de poisson, quelquefois mûriformes ou rougeâtres (variété noire). Leur consistance est caséeuse. Des orifices fistuleux se forment et ne guérissent que lentement, après l'affaissement complet des nodules ; ils peuvent s'étendre jusqu'à l'os ; ils laissent une cicatrice déprimée, en général pigmentée.

Les lésions sont indolentes spontanément, mais présentent une sensibilité parfois exquise à la pression (Gémy et Vincent).

La maladie a une marche progressive et envahit le pied entier; la face dorsale elle-même est prise tardivement. L'organe est hypertrophié et son volume contraste avec celui de la jambe, qui est fréquemment atrophiée.

Gémy et Vincent, dans deux observations, ont relevé l'hyperidrose extrême du pied.

Comme dans l'actinomycose, les ganglions sont indemnes, à moins d'infections secondaires. Cependant Hatch et Child ont trouvé des corpuscules jaunes dans des ganglions inguinaux, chez un homme atteint de mycétome du genou.

L'extension de la maladie se fait surtout en profondeur ; les os du pied peuvent être atteints, devenir friables ; le parasite se développe dans le périoste (Gémy et Vincent).

Le *pronostic* sérieux du mycétome est dû à cette pénétration dans les régions profondes; elle rend habituellement l'amputation nécessaire.

DIAGNOSTIC. — L'*actinomycose* se développe de préférence dans le voisinage du maxillaire; il n'existe pas d'observation d'actinomycose du pied; les décollements sont plus étendus : mais il est inutile d'insister sur les caractères cliniques, le diagnostic devant toujours, dans les cas de mycétome et d'actinomycose, être confirmé par la recherche du parasite.

Le *parasite* est un streptothrix qui a été découvert par Vincent. Les grains sont formés par un enchevêtrement de filaments mycéliens ramifiés latéralement, quelquefois terminés par des boutons. Ce parasite se développe lentement sur le bouillon peptonisé, au contraire de l'*Actinomyces* qui pousse rapidement sur ce milieu ; il ne pousse pas sur gélatine et donne sur pomme de terre des éminences mamelonnées, quelquefois rouges ou orangées sur quelques points.

Comme l'*Actinomyces*, comme certains trichophytons du cheval, le *Streptothrix maduræ* est pyogène.

Les *lésions* sont formées par des cellules embryonnaires mêlées de cellules géantes développées autour des parasites. Il y existe des néovaisseaux nombreux (1). (L.)

VERRUGA PERUANA

Cette maladie n'a été observée jusqu'ici qu'au Pérou, mais son étude est assez avancée pour qu'il soit légitime de la faire figurer dans un traité de dermatologie.

C'est du reste une maladie générale, mais souvent l'infection de l'organisme disparaît en laissant des manifestations cutanées; ainsi est constituée une véritable dermatose.

On l'observe chez les habitants de certaines vallées profondes du Pérou (Odriozola), et chez les étrangers qui y passent. Une première attaque confère l'immunité.

La verruga pourrait atteindre un grand nombre d'animaux domestiques, en particulier les équidés.

La maladie est inoculable à l'homme : un étudiant péruvien, nommé Carrion, est mort à la suite d'une inoculation qu'il s'était faite dans un but expérimental.

SYMPTÔMES. — L'incubation serait de quinze à quarante jours (Odriozola).

Les symptômes du début sont ceux d'une infection, tantôt très grave, tantôt atténuée. Dans le premier cas, après une période de courbature générale, de douleurs musculaires, articulaires et cépha-

(1) GÉMY et VINCENT, A. D., 1892. — KANTHACK, *Journ. of Path. and Bact.*, 1892. — RUELLE, *Thèse de Bordeaux*, 1893. — R. BLANCHARD, *Traité de path. gén.* op BOUCHARD, t. II.

liques, surviennent des frissons, une fièvre intense, régulière ou non. Le foie, la rate, les ganglions sont tuméfiés, le malade présente des hémorragies multiples, du purpura ; l'anémie est excessive, s'accompagne de vertiges, d'un état syncopal : enfin la mort survient dans l'état typhoïde et le coma. Parfois, dans les derniers jours, on observe le début des lésions cutanées de la verruga. Si le malade guérit, ces lésions se développent.

Dans les formes atténuées, l'infection générale se révèle par une fièvre légère, mais constante, des signes d'anémie, faiblesse, anorexie, des accidents nerveux, pseudo-tabétiques par exemple (Odriozola), des hémorragies limitées.

L'éruption cutanée se présente sous deux formes (Odriozola), que distingue surtout le volume des éléments éruptifs.

Dans la *forme miliaire*, on observe d'abord, soit une tache purpurique, soit une vésicule, soit une pustule, soit une saillie blanche ; à une période plus avancée, on trouve des saillies rouges, souvent violacées, sessiles, parfois même pédiculées.

Très nombreuses dans certains cas, les verrugas sont surtout abondantes sur les faces d'extension des membres et la face, respectant le tronc. Des lésions semblables se retrouvent sur la conjonctive et sur les muqueuses buccales.

Elles disparaissent spontanément, en laissant des squames, ou après ulcération ; dans ce cas, il s'écoule un liquide séreux jaune, qui se concrète en croûtes brunes.

La *forme nodulaire* (mulaire d'Odriozola) est caractérisée par des tumeurs volumineuses et peu nombreuses, surtout observées à la face, aux mains et au genou. Ce sont des saillies hémisphériques ou pédiculées, rouges ou violacées, dont le volume peut atteindre celui d'une orange. Leur surface est tendue, luisante, paraît mince.

Ces tumeurs peuvent, comme les plus petites, se terminer par régression spontanée. Parfois, elles s'ulcèrent, se sphacèlent ou suppurent.

La maladie, à ce stade, guérit toujours, à moins de complications dues à une infection cutanée secondaire.

BACTÉRIOLOGIE. — ANATOMIE PATHOLOGIQUE. — Parmi les microbes qu'on a trouvés dans les verrugas, un a des caractères extrêmement spéciaux : c'est un bacille, décrit par Ch. Nicolle, par Letulle, qui a la forme et les réactions colorantes du bacille de Koch, et n'en diffère que par une largeur un peu supérieure.

Les lésions cutanées décrites par Cornil et Renaut, Letulle, sont constituées par une infiltration leucocytaire abondante qui fait disparaître les poils, les glandes, les cellules du tissu adipeux. On observe en outre la multiplication mitosique des cellules fixes. Letulle a signalé la présence de vastes espaces remplis de sérosité à peine chargée de fibrine.

Au milieu de ces lésions, on peut trouver les bacilles de la verruga non englobés dans les cellules qui infiltrent le derme, et des cocci nombreux si les lésions sont ouvertes, ulcérées, infectées de dehors en dedans.

Dans tous les viscères, les muscles, le système nerveux, et sur les séreuses, on a trouvé de petits nodules semblables à ceux de la peau. L'histologie des lésions viscérales a été étudiée par Ch. Nicolle, qui y a trouvé les bacilles colorables par la méthode de Ziehl.

DIAGNOSTIC. — Il doit être fait avec les lésions de la syphilis, de la lèpre, de la tuberculose. (Voy. *Tuberculides, Syphilides, Léprides*).

TRAITEMENT. — Il a pour but de hâter la disparition des lésions cutanées. On peut y arriver par des applications d'emplâtres salicylés créosotés, etc. Mais l'indication principale est de maintenir l'asepsie de la peau, d'éviter les ulcérations et l'infection secondaire de celles-ci. (L.)

TUBERCULOSE CUTANÉE EN GÉNÉRAL

L'étude scientifique de la tuberculose cutanée est contemporaine : elle n'est devenue possible que depuis les découvertes de Villemin et de Koch.

Plusieurs de ses formes avaient cependant été décrites par les cliniciens. C'est ainsi que Willan et Bateman (1) ont distingué le lupus d'autres affections cutanées également chroniques, extensives et susceptibles d'ulcération ; plus tard, Rayer, puis Devergie, ont séparé nettement le *lupus ulcéreux* du *lupus non ulcéreux* ; d'autre part, le *lupus érythémateux*, signalé d'abord par Biett sous le nom de *dartre rongeante qui détruit en surface*, recevait de Cazenave la dénomination qui lui est restée.

Le mot « lupus tuberculeux » appliqué au lupus vulgaire de Willan n'indiquait aucunement l'origine tuberculeuse de la maladie, mais seulement la qualification de sa lésion élémentaire se présentant sous la forme de tubercules comme le font certaines syphilides et d'autres lésions cutanées.

Successivement, cliniciens, histologistes, expérimentateurs, recherchèrent la nature du *lupus vulgaire* : Lugol, Bazin, Hardy, puis Lailler, Vidal, Besnier, le rangèrent parmi les manifestations de la scrofule.

Les histologistes allemands, Virchow, Baumgarten, Rindfleisch, en étudièrent les lésions, mais, gênés par la différence spécifique

(1) Traités classiques de WILLAN et BATEMAN, RAYER, CAZENAVE, HEBRA. — BAZIN, *Leçons sur la scrofule*, 1861. — HEBRA et KAPOSI. — BESNIER et DOYON, Notes de Kaposi. — BESNIER, *Le lupus et son traitement* (A. D., 1880). — LELOIR, *Traité de la scrofulo-tuberculose de la peau*, 1892. — NEISSER, *Die chronische Infections-krankheiten der Haut* (Ziemssens Handbuch, 1893). — JADASSOHN, *Ergebnisse der speciellen Pathologie* de LUBARSCH et OSTERTAG. — HALLOPEAU, *Congrès de Londres*, 1896. — DARIER, *Les tuberculides cutanées* (S. F. D., 1896). — LEREDDE, *Les tuberculides cutanées* (Semaine méd., 1899).

qu'ils admettaient entre les lésions caséeuses et tuberculeuses, ils ne purent définir la nature réelle de l'affection. Le jour où le problème de l'unité de la tuberculose fut résolu en France, Friedländer, Volkmann, Renaut au point de vue anatomique, Besnier au point de vue clinique, purent affirmer que le lupus est une forme de tuberculose cutanée, les lésions rapportées jusqu'alors à la scrofule se rattachant, soit à cette maladie, soit à l'hérédo-syphilis. Cependant, la question restait controversable : nous en avons pour témoin le chef de l'École viennoise qui se prononçait encore nettement pour la négative ; la démonstration n'a été complète que le jour où R. Koch a découvert son bacille caractéristique dans les tissus lupiques et réussi à le cultiver ; bientôt, divers expérimentateurs, Schueller et Hueter, Leloir, Doutrelepont, H. Martin, parvenaient à tuberculiser le cobaye par l'inoculation sous-cutanée ou intra-péritonéale : la nature tuberculeuse du lupus était définitivement établie.

Depuis lors, le champ des tuberculoses cutanées s'est considérablement agrandi.

La nature des gommes tuberculeuses, dont l'étude clinique remonte à Delpech (1816) et dont Guersant, ainsi que Bazin, avaient saisi les rapports avec le lupus d'une part, la tuberculose de l'autre, a été définitivement fixée par E. Besnier et le travail de Brissaud et Josias inspiré par ce maître. Il en a été de même pour le tubercule anatomique, pour la tuberculose verruqueuse de Riehl et Paltauf, pour certaines lymphangiectasies (H.) (1). On a reconnu qu'il existe une tuberculose aiguë de la peau, analogue à celle des muqueuses ; elle a été décrite par Féréol, Jarisch et Chiari. D'autre part, l'un de nous (H.) a montré que l'on devait encore considérer comme tuberculeuses des dermatoses qui se développent par le mécanisme qu'il a appelé *intra-inoculation* ; il consiste ici dans la genèse d'une dermatose par prolifération d'altérations nettement tuberculeuses et, réciproquement, dans la production de tuberculoses consécutivement au développement de cette même dermatose, c'est ainsi qu'a été établie cliniquement la nature tuberculeuse du lichen scrofulosorum (2) et de certaines folliculites (3).

---

(1) Hallopeau et Goupil, *Lymphangiectasies suppuratives d'origine tuberculeuse.* (A. D., 1894).

(2) Hallopeau, *Sur la nature tuberculeuse du lichen scrofulosorum (S. F. D., 1892).*

(3) Le développement au voisinage de lésions tuberculeuses banales telles que les adénopathies, a une valeur moindre, car il peut n'y avoir là qu'une simple coïncidence ou ces manifestations peuvent se développer sous l'influence de localisations profondes ; c'est ainsi que l'un de nous a vu, avec Jeanselme, se produire, chez un lépreux, des adénopathies tuberculeuses ; néanmoins, ces tuberculisations ganglionnaires, lorsqu'elles surviennent dans la sphère lymphatique d'une dermatose, constituent de fortes présomptions en faveur de sa nature tuberculeuse : nous citerons pour témoins les adénopathies tuberculeuses que nous avons vues maintes fois (*) se développer au voisinage d'un lupus érythémateux. La constatation, par

(*) H. Hallopeau et Jeanselme, *Sur la nature du lupus érythémateux (Congrès pour l'étude de la tuberculose,* 1888).

Enfin, des vues nouvelles ont permis, dans ces dernières années, de rattacher à la tuberculose diverses maladies qui jusqu'alors en étaient considérées comme distinctes (1) : ces affections se rencontrent exclusivement ou le plus souvent chez des tuberculeux ; elles coïncident avec diverses manifestations de la tuberculose ; elles ne peuvent être rattachées à une autre maladie générale : et cependant, on n'y trouve généralement pas de bacilles et elles ne sont pas ou ne sont que très exceptionnellement inoculables ; de l'avis de l'un de nous (H.), *elles sont dues à l'action de toxines émanées de foyers bacillaires et transportées par la circulation a distance de leur foyer d'origine* (2).

Nous avons vu que Gautier et Bouchard ont fait accomplir un progrès des plus importants à la pathogénie et à la physiologie générales en montrant que les microbes agissent sur les tissus, non directement, mais bien par l'intermédiaire des agents solubles qu'ils sécrètent ; or, il est facile de concevoir que ces agents solubles ne limitent pas leur action au voisinage des foyers bacillaires qui les engendrent, mais qu'ils soient transportés, par la circulation, en diverses parties plus ou moins éloignées de l'organisme ; le fait a été

l'examen histologique, de lésions ayant les caractères du nodule tuberculeux, et particulièrement la présence de cellules géantes, sont également des arguments puissants en faveur d'une affection tuberculeuse ; on ne peut dire cependant qu'elles soient pathognomoniques, car on peut trouver des altérations très analogues dans d'autres dermatoses.

La coexistence, chez un sujet atteint d'une dermatose dont la nature est contestable, d'antécédents tuberculeux ou de manifestations de même nature, sont des présomptions qui ont leur valeur, mais ne peuvent être considérées comme décisives en faveur de la nature tuberculeuse de cette affection ; il est même certain que, pour diverses dermatoses, la tuberculose offre seulement un terrain favorable : tels sont le pityriasis versicolor et, sans doute aussi, le pityriasis rubra de Hebra ; les statistiques de Jadassohn établissent, en toute évidence, qu'il y a des rapports de causalité entre cette dernière maladie et la tuberculose, mais rien ne permet cependant de penser qu'elle soit elle-même de nature tuberculeuse.

Il faut de même attacher une importance réelle, mais non une signification décisive, aux réactions banales, sous l'influence de la tuberculine, qu'elles soient locales ou générales. (H.)

(1) HALLOPEAU, *Rapport sur les tuberculoses autres que le lupus vulgaire (Congrès de Londres,* 1896). — *Revue de la tuberculose,* 1897. — *IVe Congrès de la tuberculose : étude de moulages et de maladies au point de vue des toxi-tuberculides,* 1898. — DARIER, *Des tuberculides (A. D.,* 1896). — BŒCK, *Les exanthèmes de la tuberculose (Arch. für Derm.* 1898). — LEREDDE *Les tuberculides (Sem. méd.,* 1899).

(2) L'un de nous (H.) a formulé cette interprétation toxinique des dermatoses tuberculeuses en 1888, avec Wickham, dans une communication au Ier congrès pour l'étude de la tuberculose et, en 1892, à propos d'une présentation, à la Société de dermatologie, d'un cas de lichen scrofulosorum.

Douze ans plus tôt, César Bœck (de Christiania) avait décrit, sous le nom de *lupus tuberculeux disséminé,* la dermatose que nous appelons aujourd'hui *toxi-tuberculide papuleuse et nécrosique,* et il l'avait, à juste titre, rattachée à la tuberculose ; il avait indiqué, comme pouvant l'expliquer, un trouble dans les fonctions des centres vaso-moteurs : cette interprétation, douteuse, impliquait une origine toxinique de cette éruption, mais il était bien difficile d'en formuler la théorie à cette époque, car le bacille de Koch n'a été découvert que deux ans après et, par conséquent, il ne pouvait être alors question de ses produits de sécrétion.

réalisé expérimentalement par les injections de tuberculine, ou de bacilles morts retenant des toxines; on a vu ces toxines tuberculeuses amener des réactions intenses générales et localisées au niveau des foyers tuberculeux; on les a vues provoquer des affections identiques à plusieurs de celles que nous considérons comme dues à des toxines tuberculeuses, particulièrement des éruptions érythémateuses, pustuleuses et papuleuses; or, nous sommes en droit d'invoquer une action semblable pour les affections qui se rattachent, en toute évidence, à la tuberculose, et dont cependant on ne peut vérifier la nature, ni par l'examen bactériologique, ni par l'inoculation; cette hypothèse, en effet, les explique et peut seule les expliquer. Si on ne les produit pas toutes par la tuberculine, c'est que cette substance ne contient qu'une partie des toxines tuberculeuses, qui, d'après les récents travaux d'Auclair, paraissent très complexes et multiples; c'est aussi qu'il faut tenir compte du terrain offert chez les différents sujets par les différents tissus.

L'un de nous (H.), pour la première fois, a étudié dans leur ensemble les tuberculoses d'origine toxinique, au mois d'août 1896, dans un rapport au Congrès de Londres; à la fin de la même année, Darier a proposé d'appliquer le nom de *tuberculides* à ces mêmes manifestations. Cette dénomination a été accueillie avec une faveur marquée, et elle est entrée dans le langage courant; nous ferons seulement remarquer qu'elle est applicable à toutes les manifestations cutanées, bacillaires ou non, de la tuberculose, comme l'est celle de *syphilides* à toutes les dermatoses syphilitiques, et qu'il faut, par conséquent, y faire rentrer les lupus, les gommes, et toutes les autres manifestations bacillaires de la maladie.

Nous sommes conduits ainsi à différencier deux ordres de ces dermatoses : les *tuberculides bacillaires* et les *toxi-tuberculides*.

Les *tuberculoses bacillaires* peuvent se présenter sous les formes suivantes : *tuberculide miliaire aiguë, lupus vulgaire, tubercule anatomique, tuberculides scléreuses et verruqueuses, tuberculide gommeuse, tuberculides suppuratives* comprenant les *impétigineuses* et *pustulo-ulcéreuses* et *tuberculides végétantes.*

L'histoire des *toxi-tuberculides* est encore en évolution; la démonstration nous paraît faite pour plusieurs d'entre elles; pour d'autres, l'interprétation nouvelle est seulement probable ou possible.

Les différentes formes cliniques qui peuvent être interprétées dans ce sens sont : 1° le *lupus érythémateux*; 2° le *lichen scrofulosorum*; 3° les *tuberculides papuleuses et nécrosiques* et l'*acnitis*; 4° les *tuberculides papulo-érythémateuses*; 5° les *tuberculides suppuratives pemphigoïdes* et *vésico-pustuleuses* comprenant l'*acné cachecticorum* et l'*acné scrofulosorum*; 6° l'*érythème induré* (1).

_____

(1) Suivant l'un de nous (L.), l'angiokératome de Mibelli est une toxi-tuberculide au même titre que le lupus érythémateux.

Diverses circonstances permettent de s'expliquer la diversité et la multiplicité de ces formes ;

a. La peau est un organe de structure complexe, dont les divers éléments peuvent réagir isolément et différemment sous l'influence de la tuberculose en raison de conditions indéterminées (1); nous en avons pour témoins les lésions du lichen scrofulosorum limitées essentiellement, comme celles des folliculites, aux glandes de la peau ou au tissu qui les entoure, le développement des gommes cutanées aux dépens des lymphatiques, le siège prédominant d'autres tuberculoses dans le corps papillaire; nous devons dire cependant que les études histologiques sont incomplètes à ce point de vue et que trop souvent les investigateurs ne paraissent pas avoir suffisamment distingué les lésions initiales et primordiales d'un foyer tuberculeux des altérations concomitantes qu'elles ont pu entraîner dans les parties qui les avoisinent ;

b. Les différents sujets, par suite de conditions indéterminées qui peuvent résulter, soit de l'hérédité, soit de la prédominance du système lymphatique, soit de modifications acquises, réagissent différemment sous l'influence de l'agent infectieux tuberculeux; c'est ainsi que nous verrons les ulcérations consécutives à l'envahissement de la peau par les néoplasies tuberculeuses sous-jacentes, tantôt rester isolées au milieu de parties saines, tantôt se propager dans les téguments ambiants sous la forme soit de lupus vulgaire, soit de tuberculose verruqueuse, soit de gommes serpigineuses ou en traînées sur le trajet des lymphatiques, soit de lésions pustulo-ulcéreuses, soit de folliculites suppuratives ;

c. Le mode de réaction varie avec l'âge ; le lichen scrofulo-sorum est l'apanage de l'enfance et de l'adolescence et les folliculites suppuratives se développent de même plus fréquemment dans ces périodes de la vie;

d. L'agent infectieux peut agir et se présenter sous des formes diverses.

Le plus habituellement, il s'agit d'un bacille. Il peut être identique, par ses propriétés, à celui de la tuberculose vulgaire : il en est ainsi dans les tuberculoses cutanées qui se développent chez les phtisiques avancés autour des orifices et sont remarquables par leur puissance destructive. *Plus souvent, au contraire, ce bacille est modifié* en ce sens qu'il a peu de tendance à se multiplier, qu'il est difficilement inoculable. Suivant l'un de nous (H.), le bacille n'évolue pas suivant le même mode, et, par conséquent, ne doit pas engendrer des produits identiques, dans les différents tissus : le derme lui offre habituellement un milieu peu favorable; il s'y modifie et les propriétés nocives de ses générations successives s'y trouvent très atténuées, alors

---

(1) H. HALLOPEAU, *Sur les différentes formes de tuberculose cutanée et leurs localisations* (*Union médicale*, 1893).

même qu'elles se trouvent transportées et exercent leur action pathogénique dans d'autres organes; nous en avons pour preuves la marche exceptionnellement lente et la bénignité relative des manifestations pulmonaires et laryngées qui peuvent accompagner ces lupus, ainsi que l'absence habituelle d'autres complications viscérales.

Il est possible que cette virulence soit modifiée dans les cas de lupus destructifs sans qu'il soit besoin d'invoquer, pour expliquer ces faits, l'intervention d'autres microbes pathogènes.

Les bacilles agissent par l'*intermédiaire des toxines* qu'ils sécrètent; ce n'est pas là une simple vue de l'esprit, mais un fait mis en évidence par les expériences nombreuses qui ont été faites avec la tuberculine et aussi par la propriété qu'a reconnue Straus (1) aux cadavres des bacilles tuberculeux de garder, après leur mort, une grande partie des propriétés pathogènes caractéristiques des bacilles vivants ; c'est à l'intensité virulente variable de ces produits et au mode de réaction différent des diverses parties de la peau sous leur influence qu'il faut surtout attribuer les formes diverses que peut revêtir la tuberculose cutanée.

Il faudrait encore déterminer les rapports de la tuberculose et de certaines affections cutanées qui peuvent lui être associées, telles que le prurigo de Hebra, le pityriasis rubra (Jadassohn), quelques eczémas.

Il existe des transitions entre les différentes formes de tuberculides que nous avons distinguées; fréquemment plusieurs d'entre elles coïncident chez un même individu : il doit nécessairement en être ainsi, puisque la cause prochaine de ces manifestations est toujours le même agent infectieux. (H.)

TUBERCULIDES BACILLAIRES

TUBERCULIDE MILIAIRE AIGUË

Cette forme, qui correspond à ce que l'on a décrit sous les noms d'« ulcérations tuberculeuses de la peau » et de « dermite tuberculeuse » (Renaut), est caractérisée par la formation de granulations tuberculeuses superficielles qui se multiplient de proche en proche, s'ulcèrent et peuvent s'étendre en suivant une marche serpigineuse, tout en restant circonscrites au voisinage de leur foyer initial. Contrairement au lupus vulgaire, ces lésions contiennent des bacilles virulents en grand nombre.

ÉTIOLOGIE. — L'étiologie des ulcérations tuberculeuses est très spéciale. Elles se développent chez des tuberculeux à la période cachectique et sont liées à l'inoculation des produits de la tubercu-

(1) I. STRAUS, *La tuberculose et son bacille*, 1895.

lose vulgaire. Souvent la porte d'entrée est évidente : c'est une coupure, une plaie, une brûlure, une érosion qui se trouve contaminée par des produits émanés du malade. Le plus souvent, la tuberculose aiguë ulcéreuse se développe sur les lèvres ou à l'anus ; il n'est pas rare que ces deux régions soient atteintes simultanément ; parfois l'affection s'observe aussi en d'autres régions, telles que les membres, la vulve, la verge, la face, les oreilles. L'infection des lèvres provient des crachats ; aussi la lèvre inférieure est-elle la plus souvent affectée ; celle de l'anus résulte des fèces contenant les bacilles d'une tuberculose intestinale ; celle de la vulve est engendrée par une tuberculose utérine ; celle du gland est transmise par l'urine chez les sujets atteints de tuberculose des voies urinaires ou des organes génitaux (1).

On sait aujourd'hui que ces ulcérations ne sont pas absolument spéciales aux individus déjà tuberculeux ; Beneke, Elsenberg, Hanot, Kaposi, ont publié des cas de tuberculose aiguë ulcéreuse *primitive*.

SYMPTÔMES. — Le début est marqué par un petit nodule conique qui se ramollit en son centre, puis s'ulcère ; l'ulcération gagne en surface rapidement, en profondeur très lentement.

A la période d'état, elle a une forme circulaire, ovalaire, ou, plus souvent, polycyclique. Ses bords sont coupés brusquement, non saillants, non décollés, sinueux, déchiquetés, dentelés, peu indurés, d'une couleur violacée, livide, sombre. Le fond, quelquefois masqué par des croûtes minces, non adhérentes, est encore plus caractéristique ; il est granuleux, irrégulier, et on y observe fréquemment, surtout à sa périphérie, de petites saillies miliaires, *jaunâtres*, tantôt peu nombreuses, tantôt abondantes et même confluentes : ce sont des *granulations tuberculeuses*; elles constituent une zone d'envahissement (Kaposi). Le pus, les produits de raclage, contiennent habituellement des bacilles tuberculeux. La sécrétion de l'ulcère est séropurulente et peu abondante.

La base de l'ulcération ne présente aucune rénitence particulière.

A peu de distance des bords, des pustulettes ecthymatoïdes à base rouge représentent les lésions initiales qui s'ulcèrent à leur tour, et, s'étendant, se confondent dans l'ulcération principale. Quelques-unes, plus éloignées, peuvent former des ulcérations indépendantes.

L'extension superficielle de l'ulcère est ordinairement restreinte ; aux lèvres et autour de l'anus, ses dimensions restent en général modérées ; c'est par exception que l'un de nous (H.) l'a vu atteindre, en cette région, 12 centimètres de long sur 8 de large. Il est d'habitude très superficiel ; très rarement il se dispose en entonnoir.

Les lésions sont peu sensibles spontanément ; par contre, le toucher, la pression, y éveillent de vives souffrances. La tuberculose de l'anus

---

(1) COYNE, *Tub. de la peau* (*Arch. de phys.*, 1871-1872). — FÉRÉOL, *Soc. méd. des hôp.*, 1874. — JARISCH et CHIARI, *A. f. D.*, 1879. — KAPOSI, *A. f. D.* 1898.

s'accompagne de douleurs intenses lors de la défécation et dans la marche, parfois de ténesme. Les ganglions lymphatiques restent souvent indemnes (Vallas), mais cette règle souffre des exceptions.

Ces ulcérations tuberculeuses provoquent des troubles fonctionnels sérieux quand elles siègent à l'orifice buccal ou à l'orifice anal ; dans ces régions, elles envahissent la muqueuse dans une étendue variable.

La gravité des lésions est due surtout à ce qu'elles ne présentent qu'exceptionnellement la tendance à la cicatrisation, à la sclérose partielle qui appartient au lupus, aux gommes ; essentiellement destructives, elles s'étendent jusqu'au moment où la mort survient du fait de la tuberculose pulmonaire qui, en pareil cas, à l'encontre de ce que l'on observe dans le lupus vulgaire, suit une marche rapide. La guérison thérapeutique complète est très rare pour les ulcérations péri-buccales et péri-anales ; elle s'obtient quelquefois dans d'autres régions.

DIAGNOSTIC. — Le diagnostic des ulcérations tuberculeuses aiguës repose sur la notion d'une tuberculose en activité, surtout pulmonaire ou intestinale, sur leur siège spécial et sur leurs caractères objectifs qui permettent d'éliminer les *ulcérations syphilitiques* (bords fermes, absence de granulations), *cancéreuses, actinomycosiques, sarcomateuses*, ainsi que le *chancre mou*. La présence de granulations jaunes et de granulations périphériques est presque pathognomonique : cependant, il sera utile de confirmer le diagnostic par la recherche du bacille tuberculeux, qui est des plus faciles, et par l'inoculation. Lorsque les ulcérations se développent chez des individus non tuberculeux antérieurement, le critérium expérimental permet seul d'affirmer scientifiquement l'existence d'une forme rare de tuberculose cutanée que l'on doit soupçonner par les caractères objectifs.

ANATOMIE PATHOLOGIQUE. — Les lésions débutent dans le derme et se présentent sous forme de nodules, réunis par des nappes cellulaires (J. Renaut). Souvent, on n'y trouve aucune cellule géante, mais seulement des cellules épithélioïdes. Dans d'autres cas, le follicule tuberculeux offre tous ses caractères classiques. Les papilles, hypertrophiées, sont occupées par les lésions initiales. Les vaisseaux sanguins sont oblitérés jusque dans le derme profond ; à ce niveau, on trouve des lésions tuberculeuses disséminées, des lésions vasculaires. Le tissu conjonctif subit une dégénérescence presque gélatineuse. Partout on trouve des bacilles en grand nombre : il y a là un contraste frappant avec le lupus.

NATURE DE LA MALADIE. — Cette tuberculose cutanée diffère de toutes les autres par la multiplicité unie à une grande virulence de ses bacilles et par sa coexistence avec des lésions pulmonaires à évolution rapide. *Ce n'est qu'une manifestation cutanée de la tuberculose vulgaire* ; il est à remarquer que la peau constitue surtout au pourtour de ses orifices un terrain de culture pour cette forme active du contage (H.).

Traitement. — Le seul réellement efficace est l'ablation chirurgicale. En ce qui concerne les moyens palliatifs, ils sont les mêmes que pour les autres formes de tuberculose ulcéreuse. (Voy. *Traitement de la tuberculose cutanée en général.*) (L.)

LUPUS VULGAIRE

Synon. : *Lupus tuberculeux, lupus de Willan.*

Nous désignerons sous ce nom les tuberculides ayant pour élément initial le nodule caractéristique que nous décrirons plus bas.

Étiologie. — On peut concevoir la pénétration du bacille tuberculeux dans la peau de deux manières : il peut traverser l'épiderme pour atteindre le derme où il se développe; il peut être apporté au derme par la circulation sanguine ou lymphatique.

Le lupus des membres et de la face peut être, sans conteste, consécutif à des inoculations directes d'origine externe. Le lupus vaccinal, signalé par Besnier, en est un exemple (1). Il est dû à la pénétration simultanée du parasite vaccinal et du bacille tuberculeux dans la peau. Henri Fournier (2) a vu chez une jeune fille un lupus se développer sur le trajet de la piqûre d'une boucle d'oreille. Jadassohn a rapporté le fait suivant, pleinement démonstratif : une jeune fille est tatouée au bras par son amant, tuberculeux, qui a préparé le tatouage avec sa salive : au bout de quelques semaines, plusieurs des piqûres de tatouage deviennent le siège de nodules typiques du lupus. Nous citerons encore, d'après Straus (3), les cas de lupus survenus sur le trajet de blessures par rapière chez des étudiants en contact incessant avec des produits tuberculeux (Doutrelepont) et la germination de nodules lupiques sur des surfaces eczémateuses traitées par des topiques préparés avec la salive d'un phtisique.

Mais, bien plus souvent qu'on ne le croit, les tuberculoses lupiques paraissent avoir une origine profonde (L.).

On peut voir, exceptionnellement, des ulcérations fistuleuses consécutives à des tuberculoses osseuses, ganglionnaires ou gommeuses et sous-cutanées, devenir le point de départ d'un lupus vulgaire (Jeanselme) ; il en est de même des fistules anales et des plaies consécutives aux amputations des membres tuberculeux (Verneuil).

De même, à la suite d'interventions sur des foyers tuberculeux

(1) Besnier, *Lupus vaccinal* (*A. D.*, 1889).
(2) H. Fournier, *Des accidents déterminés par la perforation du lobule de l'oreille* (*Journ. des mal. cut.*, 1894).
(3) Straus, *Traité de la tuberculose*, 1895.

profonds, le lupus peut se développer sur les cicatrices opératoires.
Adenot (1) a insisté sur l'origine osseuse de certaines tuberculoses
cutanées paraissant indépendantes des tissus profonds.

Il n'est pas, en effet, nécessaire qu'il y ait contact entre le derme
et les foyers tuberculeux profonds, et très souvent l'infection
cutanée se fait par *voie lymphatique* : c'est là, à notre avis, le mécanisme habituel du lupus (L.).

L'infection du système lymphatique de la peau peut se révéler
cliniquement : les lymphangites tuberculeuses sont bien connues
depuis les recherches de Goupil et de l'un de nous (H), ainsi que de
Merklen, mais, dans la grande majorité des cas, la lymphangite reste
latente.

Le lupus de la face nous paraît dû, dans la majeure partie des cas,·
à la pénétration des bacilles, par la voie nasale, dans les lymphatiques
de la peau (L.). On sait combien la présence du bacille de Koch à la
surface de la muqueuse nasale est un fait banal (Straus). Souvent, on
rencontre chez les lupiques, sans parler de l'ouverture de la cloison
(Besnier), des lésions latentes de la muqueuse nasale ; parfois il existe
simplement une hypersécrétion dont on pourrait peut-être déterminer
l'origine bactérienne (2).

La bilatéralité fréquente du lupus ne s'explique guère par des
inoculations bilatérales, mais bien mieux par l'infection des muqueuses nasales. La lymphangite tuberculeuse latente explique
aisément les faits où l'on observe des foyers lupiques non ulcérés,
développés au voisinage les uns des autres ; du reste, elle a été
démontrée microscopiquement par Leloir.

Le lupus peut être considéré comme une lymphangite tuberculeuse diffuse (L.) ; parmi les lésions de lymphangite, beaucoup restent
ignorées, échappent à l'examen objectif, mais déterminent les récidives sur place et l'extension à distance.

Dans certains cas, l'origine *sanguine* des lupus nous paraît certaine. Leloir l'admettait comme possible, mais la croyait rare, car,
disait-il, le bacille tuberculeux vit difficilement dans le sang.

En réalité, si le bacille tuberculeux vit mal dans le milieu sanguin,
il n'est peut-être pas de tuberculeux chez qui, à un moment donné,
il n'ait passé dans la circulation pour être, soit détruit, soit transporté
en un point où il se développe : l'étude de la tuberculose cutanée
nous en offre des exemples frappants. E. Besnier (3), du Castel, Kaposi,
Doutrelepont ont cité des faits où, à la suite d'une maladie infectieuse, s'étaient formés des foyers lupiques multiples. L'un de nous (L.)
a vu se produire à la suite d'une rougeole, des éléments lupiques,
sur toute la surface du corps. L'origine sanguine explique seule de

(1) ADENOT, *A. D.*, 1895.
(2) MENEAU et FRÈCHE, *Origine nasale du lupus de la face* (*A. D.*, 1897, p. 516).
(3) E. BESNIER, *Lupus disséminé* (*Réunion des méd. de Saint-Louis*, 1888).

pareils cas. Le passage du bacille dans le sang, certaines lésions qu'i provoque sont beaucoup moins graves, en maintes circonstances, qu'on ne le croit à *priori* ; la lésion déterminée par la greffe locale du bacille est susceptible de guérison.

Il nous reste à étudier le milieu sur lequel se développe la maladie. Les sujets atteints de lupus vulgaire sont fréquemment des *scrofuleux*.

On a admis peu à peu que la scrofule ne pouvait à elle seule produire des lésions, et, de la scrofule ancienne (que nous confond ons avec le lymphatisme), il ne reste que la notion d'une prédisposition, d'une diathèse, d'un terrain, comme nous disons dans un langage moderne (1). Les scrofuleux ont un masque spécial, les chairs épaisses, pâles et molles ; souvent le nez et les lèvres sont volumineux ; les oreilles, chez la femme, sont souvent fendues par les anneaux qui y sont insérés, fait curieux sur lequel insiste Besnier ; on ne peut ne pas être frappé du refroidissement des extrémités, et de leur asphyxie facile, traduisant une oxygénation insuffisante (Gréhant et Quinquaud) ; des engelures se développent aisément sur les extrémités.

Dans l'étude de la scrofule, un fait paradoxal qu'on n'a pas assez remarqué, croyons-nous, est à relever : c'est l'aptitude extrême à contracter la tuberculose, et la résistance simultanée à son développement ; de fait, la tuberculose des scrofuleux est d'une virulence très modérée. Le lupus, dont la durée est indéfinie, qui peut persister sans même s'accroître pendant trente ans sur la face, prouve et cette aptitude et cette résistance.

Nous avons vu, du reste, que la virulence du bacille tuberculeux est diminuée d'une manière générale dans les produits lupiques ; il s'agit évidemment d'une diminution de virulence acquise et non primitive. Les expériences d'Arloing et Courmont ont confirmé intégralement les observations cliniques.

Comme toute forme de tuberculose, le lupus peut débuter à un âge quelconque ; rare chez l'enfant jeune, il est plus commun dans l'adolescence, et c'est avant vingt ans qu'on le voit surtout apparaître [76 cas sur 100 (Leloir)]. Chez le vieillard, son développement est exceptionnel.

La fréquence du lupus chez la femme est des plus remarquables ; elle s'élève à 65 p. 100 des cas ; la tuberculose aiguë de la peau est deux fois plus fréquente chez elle que chez l'homme, et, si l'on élimine la tuberculose des extrémités à laquelle l'homme est professionnellement plus exposé, la proportion est encore plus considérable. On ne peut qu'enregistrer ce fait sans chercher à l'expliquer.

Signalons enfin la fréquence du lupus dans les pays du Nord.

ANATOMIE PATHOLOGIQUE. — La description histologique du lupus

(1) LEREDDE, *Les tuberculides* (*Semaine médicale*, 1899).

de Willan, sous toutes ses formes, démontre déjà sa nature tuberculeuse. S'il n'est pas toujours possible d'y colorer des bacilles, on peut, parfois, le faire en pratiquant des coupes nombreuses et, du reste, l'inoculation au cobaye est en général positive si elle est pratiquée suivant certaines règles (1). Les cas négatifs prouvent seulement qu'il existe des formes très peu virulentes. On trouve d'autant plus de bacilles dans les lésions lupiques que leur marche est plus rapide (Jadassohn).

Il existe une identité parfaite entre la granulation lupique et la granulation tuberculeuse des viscères ou des séreuses. On voit, au microscope, des nodules dermiques nettement limités dont les plus gros, les plus avancés dans leur évolution, occupent les parties les plus profondes du derme et même l'hypoderme (Leloir), ce qui appuie l'opinion que nous avons émise sur l'origine lymphangitique de ce lupus.

Ces nodules, jeunes, sont dus à l'agglomération de cellules, autrefois nommées cellules « embryonnaires », petites, à petit noyau, dont un grand nombre ont un protoplasma fixant avec élection les couleurs basiques d'aniline : ce sont les « plasmazellen » d'Unna.

Dès cette période, on ne trouve *aucun vaisseau* dans l'épaisseur du tubercule, mais souvent on distingue un réticulum soutenant les cellules.

Quelle est l'origine de celles-ci ? Pour Unna, le nodule est formé surtout de cellules fixes ; mais tandis que, pour lui, les plasmazellen en dérivent, ces éléments sont, pour Marschalko, des cellules lymphatiques, des lymphocytes modifiés. Nous n'avons pas à discuter ici la nature de ces cellules ; nous dirons seulement que l'opinion de Marschalko est plus conforme aux idées modernes sur la structure de la granulation tuberculeuse.

Les nodules comprennent parfois des mastzellen, mais exclusivement à leur périphérie ; on n'y trouve ni tissu élastique, ni tissu conjonctif, d'où la transparence des éléments lupiques à l'œil nu (Unna).

Rapidement, les cellules des lupomes subissent des régressions dues aux toxines tuberculeuses ; leur protoplasma devient diffus ; il est grenu et ses granulations se colorent par l'acide picrique : en somme, c'est une dégénérescence caséeuse atteignant individuellement les cellules qui prennent le type épithélioïde, d'abord au centre des nodules. A la même période, apparaissent les cellules géantes, parfois très nombreuses ; elles ont le type habituel, sur lequel nous n'insisterons pas. Lorsqu'il est possible de colorer des bacilles, c'est surtout dans leur protoplasma ou dans les cellules épithélioïdes qu'on les trouve (Koch).

(1) Le procédé de choix consiste à extirper un fragment aussi volumineux que possible, à en cautériser la surface épidermique ou à l'exciser de manière à ne pas introduire d'agents pyogènes, et à l'inoculer dans le péritoine du cobaye.

Autour des nodules, le tissu conjonctif est condensé. Cependant, les fentes lymphatiques sont envahies d'une manière diffuse par des lymphocytes ou des plasmazellen, ainsi que le corps papillaire, où il est rare de trouver des éléments en caséification, et ces altérations se poursuivent le long des lymphatiques profonds, unissant ainsi les divers nodules entre eux et propageant l'infection à distance. Les artérioles présentent de la périartérite, de l'endartérite, allant jusqu'à l'oblitération.

L'épiderme est épaissi, parfois extrêmement, sauf en un point précis, *au sommet des lupomes*, où la couche granuleuse disparaît ; la couche cornée s'exfolie, d'où la desquamation lamellaire signalée dans l'étude clinique. Sur les côtés des lupomes, on voit de longs prolongements interpapillaires, de véritables bourgeons profonds du corps muqueux.

Entre les cellules épidermiques, on ne trouve souvent que des cellules migratrices isolées ; mais, ailleurs, on observe l'altération cavitaire ou des pustules par clivage qui précèdent l'ulcération du lupus, due aussi à une atrophie progressive de l'épiderme ou à sa chute en masse (Leloir).

Leloir a étudié l'histologie du *lupus colloïde* et du *lupus myxomateux*, deux formes très peu virulentes où on a la plus grande peine à trouver des bacilles. Le premier résulte simplement de la présence, au centre des follicules tuberculeux, de blocs colloïdes dus à l'agglomération de cellules dénucléées. Dans le lupus myxomateux, on constate une infiltration cellulaire diffuse du derme avec très peu de follicules tuberculeux ; le tissu conjonctif prend un aspect gélatiniforme : on y trouve des kystes remplis d'une substance muqueuse, des vaisseaux dilatés, des hémorragies.

L'histologie du *lupus ulcéreux* n'a rien de très spécial. Aux lésions de la tuberculose lupique s'ajoutent celles de l'infection superficielle qui est constante : des bourgeons irréguliers sont bourrés de cellules polynucléaires et sécrètent une matière purulente, riche en staphylocoques et en autres agents de suppuration.

La pathogénie des ulcérations a été l'objet de discussions multiples ; elles sont analogues à celles qu'on a soutenues sur la genèse des cavernes pulmonaires. Deux théories sont en présence. L'une attache la plus grande importance au terrain, aux conditions générales de résistance individuelle, à des conditions locales (vascularisation plus grande de la face, par exemple), aux lésions des vaisseaux dans le tissu lupique : en somme, l'ulcération serait fonction du bacille de Koch.

L'autre théorie, soutenue principalement par Leloir, constate l'existence des agents de suppuration dans les tissus lupiques et rattache l'ulcération aux germes d'infection secondaire. Leloir appuie cette hypothèse sur des arguments de grande valeur, entre autres celui-ci : lorsque du fait d'une cautérisation, par exemple, une ulcération

s'est produite, elle peut s'étendre et le lupus prend le caractère ulcéreux. L'utilité réelle du traitement antiseptique dans cette forme est
encore en faveur de cette théorie.

Pour nous, les ulcérations limitées secondaires au lupus non ulcé-
ratif, peut-être une partie des ulcérations qu'on observe dans les lupus
des membres, sont dues vraisemblablement aux agents pyogènes.
Mais, dans le lupus ulcéreux d'emblée, les conditions dominantes
doivent être, le terrain d'une part, de l'autre la virulence, l'activité du
bacille tuberculeux (L.) C'est lui qui conditionne la caséification
étendue ; la peau ouverte, les agents pyogènes favorisent l'élimination
des tissus nécrosés. Du reste, l'étude des gommes tuberculeuses suppuratives, la tuberculose aiguë ulcéreuse et du lupus pustuleux (H.) (1),
montre que le bacille de Koch peut produire, à lui seul, des ulcérations.

Spontanément, en l'absence de tout traitement, le lupus vulgaire,
s'il date de longtemps, présente des traces de sclérose se manifestant
à la périphérie des tubercules, et les étouffant peu à peu. Elle est
plus ou moins marquée suivant les cas. Le tissu de sclérose ne
contient pas de fibres élastiques et est excessivement pauvre en
vaisseaux ; il s'étend aussi loin que le lupus lui-même, c'est-à-dire,
comme nous l'avons vu, souvent jusqu'à l'hypoderme. La fibrose
peut aller jusqu'à faire disparaître toutes les lésions lupiques et
détruire les bacilles ; l'inoculation ne donne plus la tuberculose au
cobaye (lupus sclérosés).

Nous ne nous étendrons pas sur l'histologie des épithéliomas qui
assez souvent viennent compliquer les lupus anciens ; leur structure
est celle de l'épithélioma lobulé corné ; elle s'explique par les
inclusions épidermiques qui se produisent fatalement dans les lupus
anciens, traités, sclérosés, cicatrisés (2).

Doutrelepont, Leloir encore, ont étudié l'éléphantiasis secondaire à
la tuberculose des membres et observé une sclérose excessivement
profonde, des lésions vasculaires, la dilatation des lymphatiques,
sans doute liée à leur oblitération en aval. Le fait important est alors
la pénétration des lésions tuberculeuses jusque dans la profondeur
des membres, dans les muscles, les cartilages, les os.

Le lupus érythématoïde (Unna, Leloir) est constitué par des lésions
glandulaires, par une infiltration diffuse de cellules altérées, et des
lésions des vaisseaux (artérite, dilatations, hémorragies), en somme,
les lésions importantes du lupus érythémateux. En quelques endroits,
on trouve de petits nodules lupiques vulgaires avec cellules géantes.

Pour Leloir, les faits de lupus érythémateux qui ont été rattachés
à la tuberculose sont des faits de lupus érythématoïde. Pour nous,
l'existence d'une forme mixte où l'on trouve réunies les lésions

---

(1) HALLOPEAU et WICKHAM, De la genèse des suppurations tuberculeuses.
(Congrès de la tuberculose, 1888).
(2) Voy. LEREDDE, Épithéliomas multiples sur une cicatrice (S. F. D., juin 1895.)

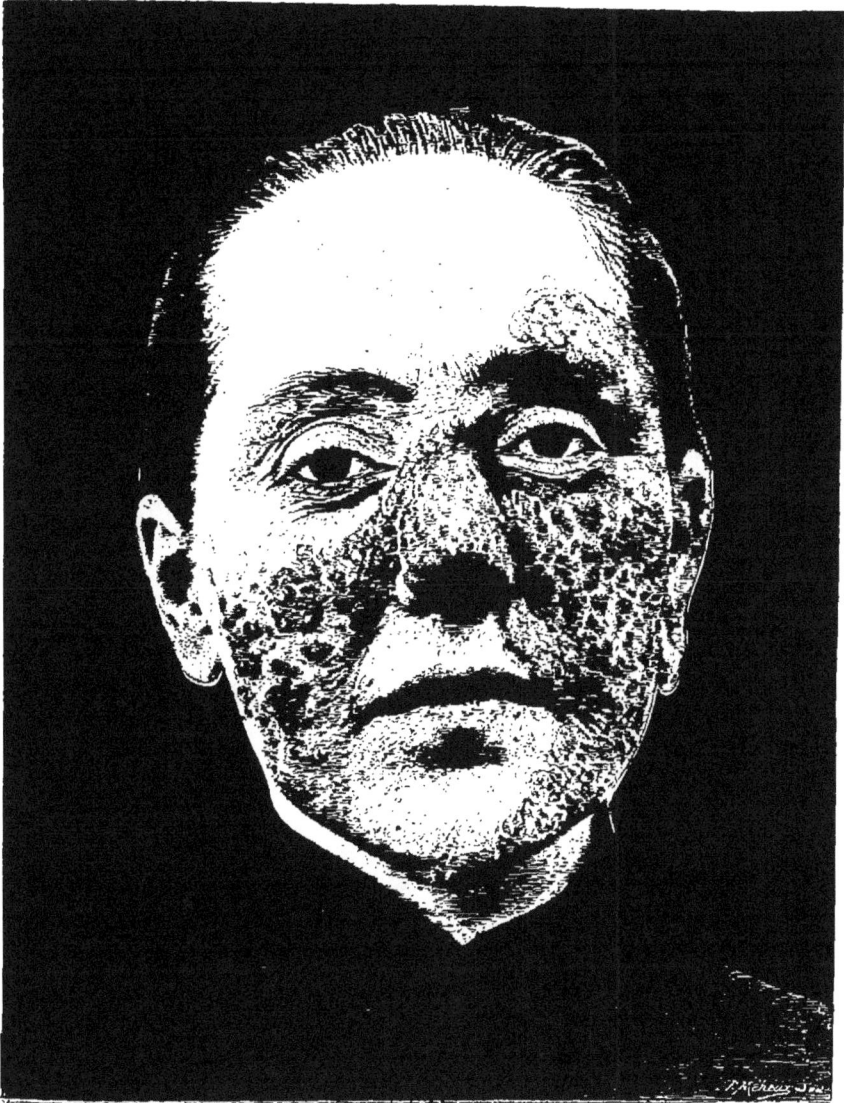

Librairie J.-B. Baillière et fils.

LUPUS TUBERCULEUX

microscopiques du lupus vulgaire et celle du lupus érythémateux est un argument capital en faveur de la nature tuberculeuse de ce dernier.

Symptômes. — Lupus de la peau. — Le type du lupus est fourni par le lupus tuberculeux simple ; mais, comme toute lésion tuberculeuse authentique, le lupus offre, à la fois, tendance à la caséification centrale des follicules élémentaires et à la sclérose périphérique.

Dès que l'une de ces tendances s'exagère, le lupus se modifie : il prend le caractère ulcéreux ou le caractère scléreux. Dans le premier cas, sa marche est plus rapide, son pronostic plus grave. Les formes scléreuses, en général lentes, sont bénignes et susceptibles de guérison spontanée.

Nous aurons à distinguer un lupus non ulcéreux et un lupus ulcéreux ; chacun d'eux présente des formes multiples.

I. **Lupus non ulcéreux.** — A. *Forme plane.* — Le *nodule lupique* est une lésion dont le volume varie de celui d'un grain de millet à celui d'un grain de chènevis ; s'il atteint des proportions plus considérables, c'est par coalescence ou inflammation de voisinage ; enchâssé dans le derme, il forme un relief, ordinairement appréciable, parfois élevé, parfois complètement nul ; sa couleur, d'un rouge jaunâtre, a été comparée surtout à celle du sucre d'orge ; il ne s'affaisse qu'incomplètement sous la pression ; il s'accompagne d'une certaine *translucidité* colloïde (E. Besnier) tout à fait particulière (Planche IX) ; ce nodule est de *consistance* molle, et résiste mal à la dilacération ; quand plusieurs éléments coalescent, le doigt qui presse leur surface y reconnaît une mollesse tout à fait semblable à celle des fongosités (E. Besnier). Ce nodule saigne abondamment sous l'influence des traumatismes accidentels ou chirurgicaux.

Habituellement indolent, il devient le siège, lorsqu'on le comprime, de sensations pénibles, qui, au dire des malades, ont des caractères particuliers et indéfinissables.

Le tubercule lupique, ainsi décrit, est pathognomonique de l'affection ; il en permet à lui seul le diagnostic et a d'autant plus d'importance à ce point de vue qu'on l'observe surtout bien dans les formes initiales, dans les très petites plaques limitées des joues. Il est classique, pour le mieux voir, de graisser la surface cutanée d'une couche de vaseline, qu'on essuie du doigt, puis de tendre la peau ; on peut encore, suivant le procédé d'Unna, déprimer la surface cutanée à l'aide d'une plaque de verre : la rougeur hypérémique s'efface ; les nodules lupiques persistent et se voient aisément. On les retrouve encore dans les cas anciens, au milieu des cicatrices où ils révèlent la repullulation. Parfois, ils ont un aspect vitreux ; il s'agit alors d'une forme très rare à éléments en général isolés (*lupus colloïde* de Leloir).

Tantôt les éléments sont disséminés, tantôt ils s'agglomèrent en

plaques dont la couleur générale est d'un rouge sombre ou violacé
dû à la congestion persistante. Les éléments disséminés peuvent être
très nombreux et envahir toutes les parties du corps; chez un malade
de Besnier, il existait 40 de ces foyers et leur nombre s'est élevé à 140
dans un cas de Leloir (1).

L'élément lupique peut rester indéfiniment petit et enchâssé dans
le derme.

Toutes ces formes du tubercule et leur groupement répondent
aux variétés suivantes : *lupus disséminé, lupus agminé, lupus plan.*

D'autres modifications sont à signaler. Dans le *lupus angiomateux*,
la vascularisation peut être aussi prononcée que celle d'une
tumeur érectile. Parfois, à une phase de dilatation vasculaire généralisée, succède une période où certains vaisseaux disparaissent, tandis que d'autres deviennent variqueux (Majocchi). — Des
squames peuvent masquer les lupomes, et il est nécessaire de les
enlever pour faire le diagnostic : c'est le *lupus psoriasiforme*; on
l'observe de préférence aux membres. Jamais il n'existe de croûtes
épaisses dans le lupus non ouvert, non suppurant. — La rétention des
produits glandulaires a été invoquée pour expliquer la présence habituelle des corpuscules de *milium* jusqu'à ce que Philippson ait rattaché
ceux-ci à des altérations épidermiques n'intéressant pas les glandes.

Le *lupus érythémato-tuberculeux* de Besnier, *érythématoïde* de
Leloir, représente cliniquement une transition entre le lupus de
Willan et celui de Cazenave. On l'observe à la face, rarement au cou,
sur le tronc, et surtout sur les membres (2). L'aspect général est celui
du lupus érythémateux; la surface est rouge, froncée, déprimée, cicatricielle; on y trouve des télangiectasies; mais la margination est peu
régulière; s'il y a des squames, elles sont moins épaisses que celles du
lupus érythémateux, moins dures, moins adhérentes; l'infiltration
est superficielle et non profonde et diffuse. Avec une minutieuse
attention, et surtout en regardant les lésions comprimées au travers
d'une plaque de verre, on voit des points d'un jaune rougeâtre qui
ont l'apparence des tubercules lupiques et souvent sont extrêmement
superficiels, ce qui les rend difficiles à reconnaître (Dubreuilh) (3).
Comme dans le lupus de Cazenave, les lésions sont souvent symétriques et dessinent un papillon. On peut observer (Leloir) la coexistence de placards purement érythémateux; le siège au cuir chevelu
n'est pas très exceptionnel [2 cas sur 14, (Leloir)].

L'*évolution* de ces formes simples, et en particulier de la dernière,
est des plus lentes; les lupiques de la classe pauvre n'arrivent à

_____

(1) BESNIER, *Réunions de l'Hôpital Saint-Louis*, 1888.
(2) Un malade montré par Danlos à la Société de dermatologie en mai 1899,
atteint de lupus disséminé, présentait l'aspect clinique de ce lupus mixte sur tout le
corps (L.)
(3) DUBREUILH, *Journ. de méd. de Bordeaux*, 1894, p. 25 ; anal. par DOYON, *Ann.
de derm.*, 1895.

l'hôpital que des années après le début de l'affection ; on peut voir une petite plaque persister sans modification sur une joue pendant dix, vingt ans. L'accroissement se fait chaque année, au printemps surtout ; on observe des poussées qui se traduisent d'abord par la congestion des lésions existantes avec phénomènes douloureux (du Castel) ; puis, apparaissent de nouveaux éléments autour du placard d'agmination, soit en contact direct, soit à quelque distance. Au centre, les éléments plus anciens se modifient peu à peu ; on les voit moins distinctement, dans un tissu plus dur qui tend à se décolorer par la disparition des vaisseaux ; ils sont plus petits, mais gardent leur couleur propre. La tendance à la guérison spontanée est ainsi manifeste ; le lupus peut disparaître et être remplacé par une cicatrice (*lupus sclérosé* de Leloir) ; ce n'est là cependant qu'une trêve et, après un laps de temps plus ou moins long, de nouveaux nodules se développent dans la cicatrice ou à sa périphérie (1). Plus fréquemment, les progrès continuent à la périphérie ; ils y sont même plus rapides que ne l'est la sclérose au centre, et celle-ci est rarement parfaite ; malgré son développement, les tissus sous-cutanés sont envahis lentement en totalité, d'où la tuméfaction qu'on constate, en particulier aux joues, dans les lupus anciens et étendus.

Le lupus érythématoïde peut, par exception, guérir spontanément (Leloir) ; d'autre part, certains lupus, après une période longue où leur progression a été très lente, peuvent prendre une marche rapide.

Les plis cutanés principaux offrent à l'extension du lupus une résistance qui n'a pas, croyons-nous, été remarquée. Nous ne pouvons l'expliquer que d'une manière : ces plis séparent des territoires lymphatiques indépendants, et le lupus, qui s'étend peu à peu dans l'un, passe difficilement à l'autre (L.).

L'invasion du pourtour des orifices naturels est une complication grave ; ils sont condamnés à l'atrésie par rétraction de la peau ; du reste, les muqueuses sont toujours envahies dans ce cas. Signalons, comme faits rares, le lupus de la conjonctive qui envahit peu à peu l'œil, et le lupus du conduit auditif externe.

A la fin, le masque envahi prend un aspect repoussant qu'on observe particulièrement chez certains malades réfugiés dans les hôpitaux : Les lèvres et les narines, atrophiées, sont partiellement ou en totalité détruites ; les paupières sont rétrécies en même temps qu'est survenu un ectropion amenant un larmoiement incessant ; les joues sont le siège d'atrophies qui les rétractent en sens divers ; les pavillons des oreilles peuvent contracter adhérence avec la peau sous-jacente et être englobés avec elle dans un même tissu de cicatrice ; les cornées, n'étant plus protégées contre le contact de l'air par le jeu des paupières, s'enflamment, deviennent opaques et peuvent se perforer.

(1) HALLOPEAU; *Des trêves dans les manifestations de la tuberculose* (*IIIe Congrès pour l'étude de la tuberculose*, 1895).

Le réseau lymphatique de la face est complètement envahi; il peut en résulter un véritable état éléphantiasique. Les gencives, le palais et le voile, le larynx même sont atteints. Les ganglions qui, à l'origine, ont arrêté les bacilles, grossissent, suppurent parfois; de plus lointains sont envahis, et, de plus en plus, le malade est menacé d'une infection générale.

Ces accidents s'observent dans les lupus les plus simples, à marche lente, lorsque le diagnostic n'a pas été fait et la thérapeutique n'a pas été mise en œuvre à une période hâtive de l'évolution.

Le lupus non ulcéreux que nous venons de décrire est surtout un lupus des joues; au centre de la face, les caractères objectifs sont souvent différents; la forme ulcéreuse y est commune. Au cuir chevelu, le lupus est très rare; il s'y traduit par des placards cicatriciels à périphérie rouge; on y trouve des granulations lupiques, et souvent des ulcérations et des croûtes (Neisser).

On peut l'observer aux membres et sur le tronc avec ses caractères typiques.

B. *Forme élevée.* — Elle peut être constituée par des saillies nodulaires isolées et volumineuses, ayant d'ailleurs tous les caractères des nodules lupiques. D'autres fois, il se produit une tuméfaction en masse dans laquelle on distingue le nodule caractéristique.

Il se forme alors des saillies hémisphériques, *d'autant plus molles qu'elles sont plus élevées*; elles n'ont plus constamment la couleur sucre d'orge; quelquefois leur teinte est d'un rouge sombre; elles peuvent être entourées de télangiectasies. Comme les éléments enchâssés, ces saillies peuvent être isolées, ou cohérentes. Ces formes molles, et les formes végétantes, s'accompagnent d'une réaction inflammatoire beaucoup plus marquée que ne le font les formes planes : elles constituent le *lupus exubérant et hypertrophique.* Le *lupus myxomateux* de Leloir n'est qu'une variété de la forme exubérante qui offre des caractères histologiques spéciaux (Voy page 471).

II. **Lupus ulcéreux.** — L'ulcération du lupus peut être *primitive* ou *secondaire.* Un lupus, primitivement non ulcéreux, peut le devenir à un moment donné, en totalité ou en partie. Les ulcérations s'observent surtout au moment où il atteint les orifices naturels, le nez, la bouche. Parfois, elles restent superficielles : ce sont alors des complications locales qui modifient seulement les caractères objectifs, mais l'évolution naturelle du lupus n'est pas troublée; parfois, l'ulcération accompagne un changement complet, non seulement dans l'aspect, mais encore dans la marche des lésions, et le lupus, secondairement ulcéreux, présente l'allure grave qui appartient à certaines formes de lupus ulcéreux d'emblée.

Les *ulcérations lupiques* ont des caractères communs qui ont été exposés d'une manière remarquable par du Castel : leur forme est ronde ou ovalaire; leurs bords sont taillés en pente douce; parfois ils bourgeonnent; parfois, la peau y est légèrement décollée. Les tissus, extrêmement mous, qui entourent l'ulcère ont, dans une étendue variable, une coloration violacée ou sucre d'orge. Souvent ils se tuméfient lorsque les ulcérations sont multiples; ils dépassent ainsi le niveau des régions saines. Le fond des ulcérations est gris jaunâtre, rouge pâle, ou brunâtre, toujours irrégulier, parfois bourgeonnant. La mollesse du tissu est extrême et s'étend profondément; on peut le dilacérer en tous sens, avec un instrument tranchant, sans rencontrer la moindre résistance. Ce tissu saigne avec une extrême facilité. La sécrétion des ulcérations est puriforme plutôt que purulente, et se concrète en croûtes parfois minces, de couleur claire, parfois épaisses, et mêmes rupioïdes. Ces croûtes adhérentes peuvent être enchâssées dans la peau comme un verre de montre dans son cercle (du Castel).

Parfois, les ulcérations bourgeonnent largement, le lupus ulcéreux est en même temps *végétant*. Au visage, la tuméfaction qui en résulte, coïncidant avec des ulcérations et des atrophies, peut donner lieu aux déformations les plus étranges (1) : tel est le lupus en groin, signalé par l'un de nous (H.), dans lequel la déformation est due surtout à une tuméfaction énorme des lèvres coïncidant avec une destruction presque complète du nez. La mollesse excessive du tissu, d'autant plus grande que l'état végétant est plus marqué, distingue ces formes du lupus scléreux, où le tissu est dur. Il ne s'agit pas alors, comme dans le lupus scléreux, de papillomes, de prolifération épithéliale ; on a affaire à un tissu bourgeonnant, dénudé, de la plus grande mollesse ; entre les bourgeons existent des fosses parfois profondes ; les croûtes qui les recouvrent sont dues à une sécrétion puriforme peu abondante, mais perpétuelle.

Lorsque ce lupus siège au niveau de la jambe, celle-ci devient *éléphantiasique* et forme un cylindre massif où les saillies naturelles du cou-de-pied ont disparu (du Castel). Les intervalles interdigitaux du pied peuvent être comblés, et les orteils, noyés dans la masse œdémateuse, peuvent n'être plus représentés que par l'ongle. La peau, en de nombreux points, offre un aspect verruqueux : elle est alors hérissée de saillies dures, arrondies, peu élevées, formant le *lupus corné* de Vidal. Ces lésions saignent aisément, s'ulcèrent ; on peut observer la formation secondaire de brides fibreuses.

Ces mutilations des orteils en amènent l'impotence fonctionnelle.

Parfois, mais rarement, le membre supérieur, envahi par ce lupus, offre également de l'éléphantiasis (Poncet, Thibierge).

L'éléphantiasis lupique peut augmenter sous l'influence de poussées d'érysipèle vulgaire : il reconnaît alors une origine mixte.

Des croûtes plus épaisses, imbriquées, feuilletées, s'élevant parfois

---

(1) HALLOPEAU et JEANSELME, *Sur un cas probable de lupus ulcéreux et végétant coïncidant avec une déformation en groin de la face* (S. F. D., 1895).

régulièrement en masse les unes au-dessus des autres, caractérisent le *lupus conchylioïde*. Elles sont peu adhérentes, et peuvent se détacher en masse ; on trouve alors une sécrétion liquide, abondante, foncée et d'aspect sale. Les ulcérations sont plus larges, plus régulières dans leur ensemble ; ce sont déjà de petites gommes, et il existe toutes les transitions avec les gommes tuberculeuses de la peau que nous étudierons plus loin, ce qui fait la valeur du terme *lupus tuberculo-gommeux* proposé par Besnier.

Le lupus conchylioïde peut s'observer sur le tronc où il prend la forme serpigineuse et envahir de très larges surfaces, mais il est plus fréquent sur les membres. Cette forme a le plus souvent une marche excentrique, progressant à la périphérie, guérissant au centre (*lupus serpigineux*), mais non d'une manière définitive, car l'on voit habituellement de nouveaux nodules se régénérer, çà et là, dans le tissu de cicatrice. Il existe alors une zone d'envahissement, représentée par une série de croûtes rangées sur une ligne courbe, répondant à des ulcérations cratériformes, suintantes ; le fond est toujours mou, mais l'épaisseur est beaucoup moindre sur les membres que sur la joue. Tantôt les croûtes sont au contact les unes des autres, tantôt elles sont isolées sur les bords du placard cicatriciel et comprises dans la concavité de la ligne qui marque la limite de l'invasion.

Parfois, les lésions conchylioïdes des membres sont distinctes les unes des autres ; elles débutent par des nodosités dermiques et sont comparables à des gommes ; elles s'étagent même sur la longueur du membre en suivant les lymphatiques. L'adénopathie est alors considérable.

La lymphangite, latente ou non, peut être l'origine de nouveaux placards lupiques ; d'autres sont consécutifs aux auto-inoculations. Le nombre des placards tuberculeux peut ainsi devenir considérable.

Les cicatrices se forment spontanément là où les lésions sont le plus anciennes ; elles sont d'abord violacées, puis minces, décolorées, avec quelques brides irrégulières, superficielles ; elles n'adhèrent pas généralement aux parties profondes ; on peut y trouver, comme nous venons de le dire, des éléments lupiques non ulcérés de nouvelle formation.

C'est là, du reste, le caractère commun des cicatrices dans le lupus ulcéreux ; à la face, où les lésions ont été toujours plus profondes, on les observe de même blanches et pourvues de brides, mais les brides sont plus épaisses, rétractiles, et la cicatrice peut rappeler celle d'une brûlure. Comme toute cicatrice tuberculeuse, elle est très exposée à la transformation chéloïdienne, se traduisant par des bourrelets durs, saillants.

Le *lupus ulcéreux profond* est une forme fréquente ; sous des croûtes très irrégulières, accumulées sur une épaisseur variable, on

trouve des végétations dont nous avons indiqué plus haut la nature.
Un tel aspect s'observe surtout à l'extrémité du nez, qui s'hypertrophie,
parfois dans une grande étendue ; la dégénérescence tuberculeuse
s'étend à toute la moitié inférieure, et gagne en profondeur; lorsque
la marche est rapide, on peut voir le nez prendre un aspect érysipélatoïde, et la teinte rouge sombre s'étendre ; celle-ci est limitée
par un bourrelet, moins marqué cependant que dans l'érysipèle.
Ultérieurement, la lèvre supérieure est tuméfiée et envahie, elle
double ou triple de volume, devient irrégulière, sensible et molle,
sans que pendant longtemps la peau paraisse atteinte; puis l'extension
se fait du côté des joues. Les gencives sont fongueuses, exubérantes.

Le lupus ulcéreux profond de la région nasale est un de ceux où le
début par la muqueuse paraît le plus évident, et il n'est pas rare de
voir, à son début, des croûtes limitées à l'orifice des deux narines, sans
que la peau paraisse atteinte ; or, quand on enlève les croûtes, on
voit des lésions évidentes et graves de la muqueuse nasale. Du reste,
l'extension se fait au plancher des fosses nasales, et les lésions
du pharynx, ainsi que les lésions du palais, sont communes.

Certains faits, qui peuvent rentrer dans le groupe du lupus ulcéreux
profond, méritent, par leur évolution, une description à part. On
donne le nom de *lupus térébrant*, *lupus vorax*, à ceux où l'extension
en surface est assez rapide, et surtout où l'extension en profondeur
est considérable, où l'œdème, l'hypertrophie dermiques sont marqués, et qui détruisent le tissu cellulaire, les muscles, les cartilages,
les os même, si l'on n'intervient.

Ces formes de lupus débutent par les muqueuses, ou par la peau ;
dans ce dernier cas, l'origine est souvent une pustulette ecthymatoïde
(forme pustuleuse). A la période d'état, des croûtes masquent souvent
les destructions profondes; à leur limite, on trouve un tissu mou, d'un
rouge-livide; au-dessous, existe une sécrétion puriforme, très
abondante.

Aux membres, le lupus vorax détermine la chute des phalanges et
même des doigts (*lupus mutilant*).

Le *lupus phagédénique*, plus rare, est encore plus redoutable que le
lupus vorax; grâce à sa marche beaucoup plus rapide, continue,
plus aiguë, il provoque des lésions destructives des plus graves,
envahissant les muqueuses plus rapidement encore que la peau, détruisant le nez, le squelette palatin, s'étendant en continuité vers le
pharynx et le larynx même, coexistant en général avec une poussée
tuberculeuse généralisée. Cette forme relie le lupus à la tuberculose
aiguë ulcéreuse de la peau.

LUPUS DES MUQUEUSES. — Au cours du lupus de la face, le *lupus* de
la *face interne des lèvres* et celui des *gencives* sont fréquents, presque
d'observation banale : ils déterminent un état bourgeonnant irrégulier : les saillies anormales sont à peine plus rouges que la muqueuse

voisine, mais excessivement *molles*, et saignent avec la plus grand
facilité. A la longue, les dents peuvent se dénuder, se déchausser e
tomber.

Un aspect identique s'observe souvent à la *face inférieure d
palais*. On trouve, dans ce cas, des végétations molles arron
dies, de coloration livide, du plancher des fosses nasales; l
perforation est commune. Du palais, la tuberculose lupique gagn
peu à peu le voile qu'elle épaissit, déforme, et qui devient villeux; l
luette se tuméfie, puis s'ulcère et disparaît; le voile est alors divisé e
deux parties par une fissure qui s'étend jusqu'à la région osseuse

Le *lupus de la langue* est d'observation rare. La face supérieur
de l'organe offre des saillies arrondies, isolées dans les forme:
discrètes, parfois cohérentes et séparées par des sillons qui saignen
facilement lorsqu'on étale la langue : ces saillies ont des dimension:
variables qui peuvent atteindre celles d'un pois; leur surface est lisse.
parfois légèrement mamelonnée; parfois, leur coloration est celle
de la muqueuse voisine, ou bien pâle, blafarde, avec un aspect
opalin central (Leloir). Ces lupomes sont habituellement un peu durs,
mais il n'y existe aucune infiltration profonde. La sensibilité douloureuse y est nulle (1).

Le *lupus de la muqueuse nasale* est extrêmement fréquent : tantôt,
les lésions sont peu apparentes, torpides, et on est surpris de constater
une perforation de la cloison ; tantôt, il existe un état végétant, qui
coexiste avec un lupus à marche rapide de la face cutanée de l'organe
et aboutit à une destruction de toute la région inférieure, si l'on
n'intervient avec activité.

De la muqueuse nasale, le lupus peut s'étendre de proche en
proche au pharynx et au larynx.

L'étude du *lupus laryngé* ne rentre pas dans le plan de ce livre,
car elle n'appartient pas à la dermatologie, mais il ne faut pas oublier
que le lupus du larynx s'associe assez fréquemment au lupus facial,
que l'affection est lente, torpide, ne se révèle pas cliniquement parce
qu'elle se limite pendant des années à l'épiglotte sans amener d'ulcération (Marty), et que l'examen laryngoscopique doit être fait chez
tout lupique.

Diagnostic de la tuberculose lupique. — Les lésions élémentaires
de la *syphilis tertiaire*, les *tubercules syphilitiques*, sont des lésions
de couleur sombre, non translucides, plus volumineuses que n'est,
en général, le tubercule lupique; elles sont résistantes au doigt et à
la dilacération ; la pression n'y provoque aucune sensibilité anormale; souvent, ces tubercules se groupent, dessinent des formes à
évolution centrifuge ; le lupus peut déterminer sur les membres des
dessins analogues, mais, dans les cicatrices syphilitiques, on ne

---

(1) Leloir, *Traité de la scrofulo-tuberculose.* — Darier, *A. D.*, 1896.

trouve aucun élément qui rappelle le lupome. Les formes tuberculo-ulcéreuses de la syphilis déterminent des pertes de substances
nettement dessinées, régulières ; leur fond n'est pas fongueux,
mou, saignant au moindre contact comme celui des ulcérations
lupiques.

Le diagnostic des lésions tuberculeuses et hérédo-syphilitiques de
la peau est fondé sur les mêmes caractères.

Et cependant, malgré toutes les différences qui séparent les lésions
lupiques des lésions syphilitiques, le diagnostic peut être ambigu
dans certains cas, et ne peut être tranché par l'analyse objective.
Si les commémoratifs, les caractères des lésions muqueuses coexistantes, des cicatrices anciennes ne permettent pas de le poser d'une
manière ferme, le traitement d'épreuve sera institué. Quoique le
lupus puisse être amélioré par des injections de calomel, il n'est
pas prouvé qu'il puisse guérir complètement, au contraire des lésions
syphilitiques, par cette médication. Dès que l'amélioration sera
manifeste, on continuera jusqu'à ce qu'elle s'arrête ou jusqu'à guérison totale.

L'examen histologique, souvent décisif, ne l'est pas toujours et,
dans le doute, il sera utile d'inoculer au cobaye des fragments volumineux prélevés par biopsie.

Les ulcérations dues aux *épithéliomes* de la face présentent un
fond résistant et un ourlet dur; dans les cas difficiles, l'examen
microscopique permet toujours de reconnaître l'épithéliome. Mais,
quelquefois, il se développe sur un lupus ancien : les caractères de
cette complication ont été déjà exposés.

Le *lupus érythémateux* est formé par des lésions sèches à surface
croûteuse ; les croûtes sont adhérentes; la forme des placards est
régulière. Si l'on vient à graisser la surface des lésions avec de la
vaseline, on ne constate aucun tubercule sucre d'orge, mais des
télangiectasies; le tissu n'est pas mou, ni dilacérable. Il existe des
faits de transition que nous avons décrits.

La dureté des lésions du *rhinosclérome*, si différente de la mollesse
des lésions lupiques du nez, la présence de lésions cicatricielles
palatines, permettent de reconnaître cette maladie.

La *farcinose mutilante* du centre de la face est facilement confondue avec le lupus à cause de sa rareté; les caractères objectifs des ulcérations permettent de soupçonner le diagnostic, et particulièrement
leur suppuration profuse, constante, fluente, comme huileuse, et leur
indolence, rapprochées des anamnestiques, mais on n'est en droit de
l'affirmer qu'après cultures ou production de la vaginalite suppurative après injection intrapéritonéale du liquide suspect.

L'*actinomycose* faciale s'accompagne souvent d'une lésion dentaire
ou osseuse qui représente la porte d'entrée; les lésions ulcérées y sont
entourées d'une masse profonde, dure, résistante; elles donnent du pus

séreux où l'on peut trouver des grains jaunes : il n'y a pas de tubercules comme dans le lupus, pas d'adénopathies. (L.)

TUBERCULE ANATOMIQUE

Le tubercule anatomique est une tuberculose inoculée que l'on
rencontre surtout aux mains et particulièrement sur les faces dorsales
du pouce et de l'index qui sont plus exposées aux contaminations.
Il succède à une plaie qui, tantôt se cicatrise pour végéter et s'ulcérer
ultérieurement, tantôt persiste et n'a d'autre caractère propre que
l'écoulement indéfini d'un pus séreux, tantôt s'enflamme rapidement
et se complique de suppurations superficielles ou profondes auxquelles fait suite la néoplasie, tantôt enfin devient bientôt le siège
d'une ulcération primitive ou consécutive à la formation d'un nodule
saillant. La suppuration se concrète en une croûte au-dessous de
laquelle se développe une cicatrice qui prend peu à peu un aspect
villeux. Peu à peu, les bords s'indurent, des saillies rouges, plus
ou moins foncées, apparaissent. A leur période d'état, les lésions
se caractérisent par une agglomération de villosités consistantes,
serrées les unes sur les autres, peu élevées, indurées ; leur teinte
rouge sombre est d'habitude masquée par des croûtelles cornées ;
leur sommet peut former piqueté noirâtre. Ces lésions constituent
une masse qui s'élève brusquement au-dessus de la peau saine, à
peine entourée à sa base par une fine aréole congestive ; la peau
peut présenter quelques fissures suintantes à la base des villosités.
Le centre peut guérir alors que les villosités se propagent excentriquement (1).

Régulièrement, le tubercule anatomique ne provoque pas de douleurs spontanées, mais la pression en est douloureuse. C'est généralement une affection bénigne, malgré sa durée souvent fort longue,
et sans retentissement ganglionnaire ; il peut cependant devenir le
point de départ d'une lymphangite gommeuse ascendante ; il peut
aussi gagner en profondeur, intéresser le squelette et s'y propager
avec une remarquable puissance d'infection (2) ; l'un de nous a vu la
tuberculose ainsi inoculée envahir progressivement tout le squelette
de l'avant-bras, malgré des amputations successives, et finalement
s'étendre aux vertèbres et amener la mort (H.).

Manifestement, *le tubercule anatomique peut offrir une virulence
et des caractères cliniques très divers suivant la source dont il émane,
suivant la profondeur à laquelle a pénétré l'agent de contamination
et suivant aussi que les tissus traversés constituent des terrains plus
ou moins favorables au développement du contage*. Ces considérations sont applicables à toutes les inoculations tuberculeuses, dont

(1) A. Broca, *Traité de chirurgie*, 1890.
(2) Verneuil, *Acad. de méd.*, 1884. — Hallopeau, *Congrès de Londres*, 1896.

les résultats sont éminemment variables puisque les caractères des néoplasies qu'elles engendrent permettent de les rattacher, tantôt à la forme qui vient d'être décrite, tantôt au lupus vulgaire, tantôt au lupus scléreux ou verruqueux, tantôt à la tuberculose scléreuse, tantôt aux infiltrations gommeuses distribuées sur le trajet des lymphatiques ou disposées en groupes serpigineux.

On peut ranger à côté du tubercule anatomique certains cas de tuberculose verruqueuse observés à la paume de la main (Heller et Hirsch), à l'anus (Doutrelepont). Entre le tubercule anatomique et la forme de Riehl et Paltauf, que nous allons décrire, on trouve des intermédiaires; c'est ainsi que certains tubercules anatomiques, en s'accroissant, offrent l'affaissement central qui peut s'observer dans cette forme.

Cependant, on peut noter que le tubercule anatomique s'étend surtout en profondeur, et peut se compliquer de tuberculose du squelette, tandis que la tuberculose verruqueuse s'étend surtout en surface. (H.)

TUBERCULIDES SCLÉREUSES

Il faut bien distinguer des lupus sclérosés les *tuberculides scléreuses* où la sclérose existe dès le début de l'affection, déterminant d'emblée certains aspects cliniques, et où l'on ne trouve pas le nodule typique. C'est une forme commune de la tuberculose des membres et du tronc; nous avons vu cependant qu'il n'est pas rare d'observer dans ces mêmes régions le lupus vulgaire.

Les lésions de ces tuberculides scléreuses, toujours plus superficielles que celles du lupus vulgaire, s'en distinguent surtout par la présence, à la périphérie des îlots tuberculeux et dans leur trame, de fibrilles denses, fines, aplaties; dans l'intervalle des îlots, le tissu conjonctif est condensé, les vaisseaux sont en voie de sclérose et d'oblitération.

La tuberculide scléreuse est régulièrement *papillomateuse* ; le corps muqueux végète vers la profondeur et la superficie et simultanément la couche cornée s'hypertrophie. L'infection est facile, d'où la présence commune de petits abcès papillaires et d'amas leucocytiques en plein corps muqueux, riches en cocci. La tuberculose de Riehl et le lupus scléreux ont la même structure fondamentale (Darier). On sait que le tubercule anatomique est constitué d'une manière analogue.

Ces formes de tuberculose, au contraire de la tuberculose lupique vulgaire, contiennent régulièrement des bacilles colorables, parfois en grand nombre, surtout dans le type Riehl.

La **tuberculose de Riehl et Paltauf** (1), dans sa forme typique,

(1) Riehl et Paltauf, *Vierteljahresschrift für Derm. und Syph.*, 1886.

s'observe sur le dos des mains et des poignets ; elle se présente sous la forme d'une plaque papillomateuse, arrondie ou ovalaire, dont le volume peut atteindre celui d'une pièce de cinq francs, de couleur livide ; sa surface est revêtue de croûtelles cornées, apparentes, plus ou moins épaisses, dures, sensibles à la pression.

En général, on peut en faire sourdre, de place en place, de fines gouttelettes purulentes, surtout à la périphérie, où Riehl et Paltauf décrivent une couronne régulière de pustules que l'on a rarement l'occasion d'observer. Les lésions sont souvent fissurées. Dans une étroite zone, autour de la plaque papillomateuse, la peau est d'un rouge violacé, parfois brillant.

Plus tard, survient une période de régression où le centre s'affaisse, où les saillies disparaissent, où le placard prend l'aspect cicatriciel et parfois peut guérir en grande partie ; mais il ne faut pas compter sur ce résultat qui n'est d'ailleurs jamais complet. La tuberculose de Riehl-Paltauf peut être le point de départ d'une invasion viscérale ; quelquefois, la progression de la tuberculose se révèle à l'œil nu par une lymphangite et au palper par l'adénopathie du coude, de l'aisselle, de l'aine.

L'état de la sensibilité est le même que dans le tubercule anatomique.

La variété décrite sous le nom de **lupus scléreux** par Vidal, dans laquelle on peut ranger la forme précédente qui en est simplement un cas particulier, est surtout une tuberculose des membres ; Brocq l'a observée par exception au cuir chevelu. A la périphérie, les lésions sont en activité : on y voit des végétations minces, dures, bien ou mal isolées les unes des autres, recouvertes de squames adhérentes, de croûtelles, formant une masse violacée qui repose sur un tissu épais et lardacé. Les lésions ont souvent une couleur rouge : là où les squames sont abondantes, leur coloration est grisâtre. Le tissu morbide est dur ; quelquefois, il existe des points de suppuration. L'évolution des lésions est des plus lentes ; souvent, elles s'affaissent dans les régions où elles ont débuté ; elles peuvent même guérir complètement au centre, tandis qu'elles progressent à la périphérie. On peut voir, à la périphérie, des foyers pustuleux, comme dans la tuberculose de Riehl.

Ces lésions, comme Leloir l'a démontré, peuvent pénétrer très profondément, et l'anatomie pathologique explique ainsi les déformations qui les accompagnent, au membre inférieur en particulier.

TUBERCULIDES GOMMEUSES

Synon. : *Scrofuloderme des Allemands.*

Les gommes tuberculeuses ont des caractères identiques, qu'elles soient à l'origine dermiques ou hypodermiques ; mais la marche de ces dernières est beaucoup plus lente ; elles sont plus volumineuses, se ramollissent plus lentement et n'adhèrent parfois à la peau qu'après un temps fort long (1).

La gomme, à son début, se traduit par une induration ; si elle est superficielle, elle détermine une rougeur foncée de la peau, sans élévation de température locale, sans douleur ; parfois, elle est un peu sensible à la pression ; puis, sa consistance diminue, tandis que sa masse augmente ; à la fin, c'est une poche liquide où la fluctuation est des plus faciles à percevoir ; parfois, la poche n'est pas pleine et la peau se déprime à la surface ; au doigt, on trouve assez souvent, à la périphérie, une zone indurée, due à l'extension latérale des lésions ; l'abcès grandit ainsi, progressant sur ses bords, se liquéfiant au centre. La peau devient de plus en plus violacée et de plus en plus mince ; après un temps fort long, elle s'ouvre par une ulcération irrégulière qui s'agrandit. Le pus est tout à fait différent du pus phlegmoneux des abcès chauds ; c'est un liquide granuleux, jaunâtre, parfois filant, sirupeux (2).

L'ouverture s'agrandit par ulcération des bords ; ceux-ci sont déchiquetés, amincis ou bourgeonnants, de couleur sombre ; souvent, le pus s'amasse en croûtes qui les recouvrent en totalité ou en partie et peuvent même obstruer passagèrement l'ouverture.

La peau décollée s'élimine dans certains cas et laisse à découvert une ulcération fongueuse, bourgeonnante, recouverte d'un détritus sanieux reposant sur un tissu excessivement mou ; cette ulcération est susceptible de s'agrandir, d'où des destructions de tissu importantes. Mais, dans ce cas, on a en général affaire à plusieurs gommes voisines les unes des autres et se confondant à un moment donné. Les ulcérations se réunissent alors en une véritable caverne cutanée, anfractueuse, à loges multiples, couverte en partie sur ses bords par la peau décollée.

Parfois, des ulcérations d'origine gommeuse ont un autre aspect et simulent des ulcères de toute autre nature, tels que l'ulcère variqueux, le chancre phagédénique (Doutrelepont).

La réparation spontanée des lésions ne se fait qu'en un temps très long ; il reste un tissu cicatriciel où l'on retrouve indéfiniment la marque des ulcérations ; ce tissu est induré, souvent chéloïdien en totalité ou par places ; sa couleur, rouge à l'origine, ne devient blanche que très lentement, et, sur le trajet irrégulier des ulcérations dont les bords se sont accolés, on voit des bourgeons charnus, inégaux, qui se recouvrent peu à peu d'épiderme.

Les gommes tuberculeuses de la peau s'observent surtout à la

(1) Besnier, art. Gommes scrofuleuses du *Dict. encyclopédique.* — Brissaud et Josias, *Rev. mens. de méd. et de chir.*, 1879.

(2) Il existe cependant des gommes ganglionnaires où le pus a les caractères du pus vulgaire, est formé de leucocytes polynucléaires et contient en très grand nombre des bacilles de Koch (Leredde).

face où elles sont disséminées, dans la région sous-maxillaire, où elles
deviennent souvent confluentes et coexistent avec des gommes ganglionnaires, aux membres où elles s'échelonnent sur le trajet des
troncs lymphatiques.

Elles sont dues parfois à l'inoculation externe du bacille ; c'est ainsi
que dans un fait de Legrain, une gomme fut consécutive à la piqûre
d'une aiguille de seringue de Pravaz qui avait servi à des injections
de gaïacol chez un tuberculeux, mais elles sont en général d'origine
profonde, et paraissent dues à des lymphangites tuberculeuses latentes ou manifestes.

Les *gommes tuberculeuses lymphangitiques* diffèrent des nodules
lupiques par leur volume souvent considérable et leur coloration
violacée et livide, ainsi que par leur tendance à se caséifier, à se
ramollir rapidement et à devenir l'origine de kystes fistuleux.

L'un de nous (H.) a établi, avec Jeanselme et Goupil (1), qu'elles
peuvent s'accompagner de *lymphangiectasies*. C'est au membre inférieur qu'il a observé cette forme ; à la suite d'une tuméfaction de son
extrémité, survenaient des saillies de couleur foncée, isolées ou
disposées en bourrelets : elles s'ouvraient laissant écouler une
quantité abondante de lymphe. L'ouverture communiquait avec un
trajet fistuleux. Ces « ampoules lymphatiques », plus ou moins
réductibles, et des gommes tuberculeuses, se développaient sur
le trajet des lymphatiques et, entre elles, on voyait des cordons
moniliformes. Les lésions envahissaient ainsi la face interne de la
cuisse. Le pied et la jambe étaient œdématiés, les ganglions inguinaux tuméfiés.

La lymphangite gommeuse peut survenir à la suite d'une tuberculose cutanée, quelquefois consécutivement à une tuberculose osseuse,
articulaire, et même à la suite d'une inoculation cutanée qui n'a pas
été suivie de réaction locale spécifique. On voit apparaître, sur le
trajet des lymphatiques et dans la direction du courant de la lymphe,
des noyaux disséminés, intracutanés et sous-cutanés. Quelquefois,
on observe entre eux des cordons indurés perceptibles au doigt ; parfois, on voit dans la peau des cordons blanchâtres moniliformes.

Les noyaux, d'abord durs, suppurent ensuite comme les gommes
décrites ci-dessus, se ramollissent et s'ouvrent ; l'ouverture peut se
cicatriser dans un laps de temps plus ou moins long ; plus souvent la
peau est envahie et l'orifice s'étend, forme une ulcération irrégulière,
de couleur foncée, dont les bords injectés ont une coloration violacée. L'ulcération est masquée ou non par des croûtes ; elle peut se
cicatriser, récidiver.

La peau peut n'être intéressée que passivement par ces gommes ; la
tumeur, primitivement hypodermique, vient se faire jour et s'ulcérer

---

(1) Hallopeau et Goupil, *loc. cit.* 1890.

à la surface ; il en résulte une fistule qui souvent persiste, entourée d'une saillie indurée et violacée, pendant plusieurs mois, sans se modifier; cette lésion peut rester circonscrite autour de cet orifice fistuleux sans présenter aucune tendance à se propager dans le derme, non plus que dans le corps papillaire; c'est même ainsi que les choses se passent le plus fréquemment; il est manifeste qu'en pareil cas la peau n'offre pas un terrain favorable à la pullulation des agents tuberculeux qui se sont développés profondément dans le système lymphatique.

Mais il n'en est pas toujours ainsi.

Comme l'a bien établi Jeanselme (1), *cette ouverture fistuleuse peut devenir rapidement ou tardivement (parfois après cicatrisation) le point de départ d'un lupus vulgaire*; d'autres fois, c'est un *lupus verruqueux* qui se développe ainsi secondairement; d'autres fois, il s'agit de *follicules suppuratifs*; enfin *la tuberculose gommeuse peut se propager, soit suivant le trajet des lymphatiques, soit*, comme l'a signalé Riehl et comme l'un de nous (H.) l'a observé, *en foyers serpigineux*; dans ceux-ci, les éléments éruptifs ne présentent plus toujours les caractères reconnus précédemment aux tumeurs gommeuses : ils ont la même consistance d'abord ferme, la même coloration violacée, mais ils peuvent persister longtemps sans subir la caséification ni le ramollissement central; ils peuvent aussi se continuer avec des nodules lupiques; il y a des transitions insensibles entre les deux types de tuberculose : ce sont des formes intermédiaires.

Ces tumeurs gommeuses peuvent elles-mêmes se développer consécutivement aux autres formes de tuberculose cutanée (2).

Les ganglions sont régulièrement pris.

Comme les lupiques, les malades atteints de gommes tuberculeuses récidivantes sont des « scrofuleux »; ils offrent cette susceptibilité particulière à la tuberculose, et d'autre part une résistance spéciale à une marche rapide qui paraît être un des caractères de la scrofule.

ANATOMIE PATHOLOGIQUE. — Les gommes tuberculeuses ont la structure générale des lésions tuberculeuses à évolution lente; on trouve, dans leur paroi, des follicules tuberculeux complets, des lésions vasculaires. Souvent l'infiltration cellulaire périphérique s'étend à une très grande distance, là où aucune altération n'existe au point de vue clinique.

DIAGNOSTIC. — Les *gommes syphilitiques ou hérédo-syphilitiques* peuvent être souvent confondues avec les gommes tuberculeuses; il faut avouer que le diagnostic est souvent des plus délicats. Avant la

---

(1) JEANSELME, *De l'inoculation secondaire de la peau par des foyers tuberculeux sous-cutanés ou profonds* (*Congrès pour l'étude de la tuberculose*, 1888).

(2) HALLOPEAU, *Congrès de Londres*, 1896.

période de suppuration, il est impossible, en l'absence de signes
autres que ceux fournis par les caractères objectifs des nodosités
dermiques. A la période de suppuration, on peut pencher en faveur
de la tuberculose en se fondant sur la rapidité plus grande de la
liquéfaction. A la période d'ulcération, les différences sont plus nettes :
dans l'ulcération syphilitique, les bords sont durs, taillés à pic, de
couleur rouge cuivré ; le fond est irrégulier, et formé d'un tissu
adhérent ; enfin les croûtes sont plus régulières, plus épaisses,
d'une couleur vert foncé ou vert noir, et non blanche ou noire. Les
cicatrices syphilitiques peuvent avoir des caractères propres par leur
dessin polycyclique, leur régularité, leur pigmentation ; la difficulté
n'existe plus lorsque les gommes sont échelonnées sur le trajet des
troncs lymphatiques ; cette disposition appartient en propre à la
tuberculose.

L'*érythème induré de Bazin* se développe aux membres inférieurs
sur des régions où les gommes tuberculeuses sont exceptionnelles.
On observe des nodosités profondes, très dures, qui s'élèvent peu à
peu, mais n'arrivent pas toujours à l'ulcération ; celle-ci est superficielle, entourée d'un tissu extrêmement dur.

TUBERCULIDES SUPPURATIVES

Ainsi que nous l'avons indiqué déjà, l'un de nous (H.) a établi, en
1888, avec L. Wickham, que la *tuberculose cutanée peut, par elle-
même*, indépendamment de toute autre association microbienne, être
pyogénique (1).

*Ces suppurations ainsi produites sont dues en toute évidence à l'ac-
tion des toxines* produites par l'agent infectieux, soit que ces toxines
aient une virulence plus active, soit que les sujets réagissent sous
cette forme en raison d'une prédisposition de nature indéterminée.

Ces suppurations peuvent se présenter sous des formes diverses :
elles existent nécessairement dans toutes les variétés ulcéreuses précédemment étudiées ; nous les étudierons plus loin comme engendrées
directement par les toxines à distance de leur foyer d'origine. Plus
souvent, elles se développent au niveau des foyers d'infection tuberculeuse.

Récemment, l'un de nous (2) a signalé des folliculites suppuratives
qui siègent au pourtour des appareils pilo-sébacés et se développent le plus souvent au voisinage d'ulcérations provenant soit d'adénopathies, soit de gommes tuberculeuses sous-cutanées ; tantôt elles
restent superficielles, guérissent sans laisser de pertes de sub-

---

(1) Hallopeau et L. Wickham, *Sur la genèse des suppurations tuberculeuses (Congrès pour l'étude de la tuberculose*, 1888). — Hallopeau, *Sur une nouvelle forme
de tuberculose suppurative* (S. F. D., 1895).

(2) Hallopeau, *Sur une nouvelle forme de tuberculose suppurative* (S. F. D.,
1895).

stance et doivent être alors considérées comme engendrées directement par les toxines isolées de leurs bacilles générateurs ; tantôt
elles deviennent le point de départ de tuberculoses cutanées : *elles
constituent alors le principal intermédiaire par lequel se produit le
développement de tubercules cutanés consécutivement à la progression
vers la surface de lésions tuberculeuses profondes.*

Parmi les formes simples et bénignes de tuberculides suppuratives, il faut citer celle qui a été qualifiée d'*impétigineuse.* Le pus s'y
concrète en croûtes minces, d'une couleur brune sale, quelquefois
d'une autre nuance, mais toujours foncée ; elles sont, en général,
très adhérentes, elles répondent à des ulcérations irrégulières, à
surface inégale, d'un rouge jaunâtre, creusée en certains points,
un peu végétante et tuméfiée en d'autres, saignant au moindre
contact. Le caractère essentiel du tissu, plus important que tout
autre pour le diagnostic, c'est sa mollesse : on peut y introduire,
plus profondément que ne permet de le croire l'aspect superficiel
des ulcérations, un instrument tranchant, le tourner en tous
sens, sans percevoir la moindre résistance. La sécrétion de ce
tissu morbide est sanieuse, foncée, plutôt puriforme que purulente.

Parfois, les croûtes sont distinctes : elles sont arrondies, toujours
adhérentes, et toujours foncées, du reste ; elles appartiennent à de
petites pustules. C'est à cette forme qu'il faut rattacher la *tuberculose
pustulo-ulcéreuse*, décrite par Gaucher chez les enfants et jadis classée
dans l'impétigo rodens. Les pustules y sont plus profondes et sont
suivies d'ulcérations arrondies.

Cette tuberculose pustulo-ulcéreuse est extrêmement bénigne ; ses
lésions guérissent en trois semaines ou un mois ; il est très rare de
trouver des bacilles dans le pus, mais l'inoculation au cobaye
détermine une tuberculose lente.

Souvent, on trouve des gommes et des abcès dermiques associés.

TUBERCULIDES VÉGÉTANTES

Nous avons déjà signalé l'aspect végétant que peut prendre
dans certains cas le lupus vulgaire. Parfois, toutes les lésions tuberculeuses ont cet aspect, l'état végétant domine le tableau objectif et
il n'y a pas de nodules lupiques.

C'est ainsi qu'au niveau de la vulve, de l'anus, la tuberculose revêt
souvent une *forme néoplasique végétante.* Cette forme comprend un
certain nombre des cas désignés jadis sous le nom d'esthiomène (1)
(Huguier) et déjà rattachés par Erasmus Wilson, Hebra, au lupus.
La forme « hypertrophique » de l'esthiomène est caractérisée par des
végétations qui se développent sur une surface souvent ulcérée et

(1) On confond vraisemblablement sous ce nom des lésions de natures très diverses.

finissent par former des tumeurs parfois très volumineuses, dures, élastiques, d'une couleur rouge sombre ou livide. En général, on observe simultanément des ulcérations vulvaires et, du reste, à un moment donné, l'affection prend dans sa totalité un caractère ulcéreux (1).

Sous le nom de *tuberculose fongueuse* de la peau, Riehl (2) a décrit des faits où, à la suite de lésions osseuses ou périostiques, on observe, au niveau de la peau, des ulcérations fistuleuses, profondes ; plus tard, se développent des saillies molles, exubérantes, végétantes, d'aspect néoplasique.

Wickham a publié un cas où il existait sur le pied une *tuberculose frambœsioïde*, formée par des saillies en chou-fleur, les unes pédiculées, les autres sessiles, non ulcérées ni purulentes, à surface sillonnée de fentes et de plissements ; entre elles, on trouvait quelques éléments fissiformes rouges, très tendres, à surface lisse et brillante et saignant abondamment.

L'un de nous a publié récemment, avec P. Hallopeau, un fait dans lequel le gros orteil était pour ainsi dire doublé en épaisseur et en largeur par une masse végétante extrêmement douloureuse (3).

Doutrelepont a signalé un cas où toutes les lésions tuberculeuses se présentaient sous forme de *tumeurs à surface lisse*, sauf les plus grosses, légèrement ridées et recouvertes de croûtes et de squames ; celles qui occupaient les mains offraient une structure papillomateuse.

Enfin Jessner (4), sous le nom de *tuberculose cutanée frambœsiforme disséminée*, a décrit un cas de lupus disséminé de la face, où les lésions étaient constituées par des saillies hémisphériques, d'une couleur rouge foncé, parfois confluentes, recouvertes d'un épiderme lisse. La mollesse extrême des lésions permettait d'exclure toute affection non tuberculeuse.

Dans toutes ces lésions, le diagnostic peut être excessivement difficile, la tuberculose végétante et néoplasique pouvant simuler la sarcomatose de la peau, la syphilis ; il doit être parfois établi ou au moins confirmé par l'inoculation au cobaye.

COMPLICATIONS DES TUBERCULIDES BACILLAIRES

1° Complications locales. — A. LYMPHANGITE TUBERCULEUSE. — Sous le nom de *lymphangite tuberculeuse réticulaire*, Lejars a décrit des lupus des membres où, comme dans un cas de Jeanselme, il existait des traînées lupiques suivant exactement le trajet des lym-

(1) FIQUET, *Thèse de Paris*, distingue trois formes d'esthiomène : ulcéreuse superficielle, ulcéreuse profonde, où les caractères sont ceux de la tuberculose cutanée en général, et hypertrophique.

(2) RIEHL, *Beiträge zur Kenntniss der Haut. Vers. d. deut. med. Ges.*, 1894.

(3) H. et P. HALLOPEAU, *Sur un cas de tuberculides végétantes (S. F. D.*, juillet 1899).

(4) JESSNER, *Sur une forme particulière de tuberculose cutanée (Atlas intern. des mal. rares*, 1897).

phatiques. Nous avons eu déjà l'occasion de mettre en relief la participation essentielle du système lymphatique de la peau dans le
lupus. Toutes les formes de celui-ci sont à vrai dire des lymphangites réticulaires, chroniques, quelquefois aiguës, érysipélatoïdes
(lupus à marche rapide de la face) (L).

Nous avons également signalé l'état éléphantiasique qui s'associe
à certains lupus des membres et de la face, et qui est lié à l'invasion
diffuse des systèmes lymphatiques profonds.

Nous avons insisté enfin sur la *lymphangite tronculaire*.

Lorsque la lymphangite tuberculeuse occupe le membre supérieur, l'infection pulmonaire consécutive est un fait banal.

Dans quelques cas, les lésions tuberculeuses sont peu nombreuses
et on ne reconnaît leur origine lymphangitique qu'à cause de leur
développement successif dans un territoire lymphatique déterminé.

B. ADÉNITE TUBERCULEUSE. — Nous avons vu que la tuberculose
aiguë de la peau ne détermine pas d'adénopathies. Il en est autrement
du lupus où les tuméfactions ganglionnaires sont de règle. Nous
n'avons pas à insister sur les caractères cliniques de ces adénopathies
qui suppurent ou persistent à l'état solide; mais nous devons
rappeler que l'invasion large des voies lymphatiques est toujours
grave; c'est par leur trajet que se fait l'infection viscérale.

2° **Associations et infections secondaires.** — L'infection *staphylococcique* a été déjà étudiée. L'infection *streptococcique* se présente,
le plus souvent, sous forme d'*érysipèle*.

A. ÉRYSIPÈLE. — Certains lupiques, surtout à l'hôpital, dans les
salles où ils sont exposés à toutes les poussières et à des contacts septiques, sont atteints d'érysipèle. L'érysipèle présente chez eux ses caractères classiques. Dans certains cas, malheureusement rares, il apporte
une amélioration sérieuse, modifie ou arrête l'évolution du lupus, et
peut même en déterminer la guérison (H.) (1); mais souvent, il
n'apporte aucune modification à la marche du lupus ou il ne l'améliore que passagèrement; il est grave par sa tendance extrême aux
récidives; on l'a vu amener un état éléphantiasique des téguments de
la face, qui exagérait la déformation.

Les malades atteints de lupus hypertrophique des membres ont
souvent présenté des poussées de lymphangite, et il est probable que
l'infection streptococcique joue un rôle dans l'éléphantiasis lupique.

B. SYPHILIS. — On sait que la tuberculose et la syphilis peuvent
s'associer au niveau du poumon, au niveau des ganglions (2). Il est
possible qu'il en soit de même au niveau de la peau, et certains
faits d'amélioration considérable du lupus par les injections de

(1) HALLOPEAU et BUREAU, *Nouveau cas d'amélioration durable d'un lupus par
un érysipèle* (S. F. D., 1896).

(2) V. ÉTIENNE, *Adénopathie caséeuse généralisée consécutive à l'adénopathie
généralisée de la syphilis secondaire* (A. D., 1896).

calomel peuvent s'expliquer de cette manière. Un fait de cet ordre a été publié par Leloir sous le nom d'hybride syphilitico-lupomateux (1).

C. Épithéliome. — Chez les lupiques atteints depuis longtemps, surtout après quarante ans et lorsque le lupus occupe la face, on observe parfois le développement de l'épithéliome.

Souvent, il est marqué à son début par des végétations dures, sécrétantes, à bords arrondis, qui s'ulcèrent ultérieurement ; parfois, l'ulcération se produit d'emblée ; elle présente des bords et une base indurés, saigne aisément, et se recouvre de croûtes dues au desséchement d'une sécrétion sanieuse.

Des douleurs vives accompagnent en général le développement de l'épithéliome ; la marche en est rapide, l'envahissement ganglionnaire précoce, et la guérison ne peut être obtenue que par une intervention chirurgicale précoce et large.

Quelquefois, l'épithéliome se développe consécutivement au lupus des membres ; il existe enfin un cas de Beausoleil où un épithéliome s'est développé secondairement à un lupus laryngé.

Dans tous les cas examinés histologiquement, il s'agissait d'épithéliomes lobulés cornés.

Le diagnostic est des plus faciles et la dureté des lésions, qu'il existe un état végétant ou une ulcération, permet de le poser : on peut croire dans certains cas au développement de lésions syphilitiques sur un lupus ; la question peut être jugée par des piqûres de calomel ou mieux par l'examen histologique (2).

3° **Complications à distance.** — Tuberculose pulmonaire. — La tuberculose pulmonaire s'observe dans 21 p. 100 des cas de lupus, suivant une statistique de Besnier. Cette tuberculose a, en général, une marche lente, torpide ; nous avons vu que, dans le lupus phagédénique, elle prend en général une marche aiguë ; elle a une marche généralement plus rapide à la suite de la tuberculose verruqueuse des membres qu'à la suite du lupus de la face. (L.)

ÉVOLUTION GÉNÉRALE DES TUBERCULIDES BACILLAIRES

Chacune des formes que nous venons d'étudier présente une évolution particulière. Dans le *lupus vulgaire*, la marche est d'habitude excessivement lente ; c'est là un élément qui peut servir au diagnostic et cependant elle procède souvent par poussées aiguës ; on voit ainsi une nouvelle région être envahie par des éléments jeunes au voisinage d'un foyer ancien ; mais bientôt il se produit une rémission, une trêve, qui peut se prolonger durant des années. L'un de nous (H.) (3) a insisté

(1) Leloir, Congrès de la tub., 1891.

(2) Desbonnet, Du développement de l'épithéliome sur le lupus. Thèse de Paris, 1894.

(3) Hallopeau, Des trêves dans l'évolution des tuberculoses cutanées (IIIᵉ Congrès pour l'étude de la tuberculose, 1895).

sur les trêves, sur leur longue durée qui simule la guérison ; la maladie, même très étendue, s'arrête ; elle ne s'accroît ni en surface, ni en profondeur pendant des années, mais, le plus souvent, le germe est toujours là, sommeillant, pour ainsi dire, dans le tissu dermique, et il est sûr qu'à un moment donné les lésions reprendront, par de nouvelles poussées, leur marche envahissante. Ces trêves ne sont pas plus fréquentes chez le vieillard. Elles se produisent surtout chez des individus qui ont eu des érysipèles à répétition (1).

Le *tubercule anatomique* est également remarquable par sa persistance ; nous avons vu qu'il peut être le point de départ d'infections secondaires.

Les *tuberculides scléreuses* sont également très persistantes et rebelles au traitement ; elles semblent, plus souvent que les formes précédentes, rester localisées.

Les *tuberculides suppuratives* peuvent être moins tenaces ; il en est ainsi habituellement des variétés impétigineuse et pustulo-ulcéreuse.

Les *tuberculides végétantes* sont, au contraire, l'expression d'un processus grave, actif et persistant.

Les divers types de tuberculose bacillaire ne sont séparés, au point de vue de leur évolution, par aucun caractère absolu ; nous avons montré qu'il en est de même au point de vue objectif.

On peut observer simultanément chez un même individu plusieurs variétés de lupus. En outre, un lupus peut présenter pendant des années un certain type, puis se transformer, prendre une marche rapide, ou au contraire se scléroser (L.). Les lupiques finissent le plus souvent par succomber, soit par suite des progrès de la tuberculose pulmonaire, soit par l'état de cachexie qu'entraînent les suppurations prolongées, soit par les troubles qu'amène dans la santé générale une médication dangereuse : nous voulons parler surtout de l'injection de la tuberculine.

PRONOSTIC

Il résulte des indications que nous venons de donner relativement aux symptômes et aux évolutions variables de ces dermatoses, que leur pronostic est toujours des plus sérieux puisqu'il s'agit de maladies bien rarement curables et, d'autre part, susceptibles de présenter, localement et à distance, les plus graves complications : il y a cependant des distinctions à faire.

Le *lupus vulgaire* et les *tuberculides scléreuses* représentent, ainsi que nous l'avons indiqué déjà, des formes de tuberculose atténuée, compatibles pendant de longues années avec l'existence, permettant ainsi, dans bien des cas, aux sujets qui en sont atteints, d'arriver à

(1) Wickham, A. D., 1895.

la vieillesse, alors même qu'ils sont atteints de complications viscérales, car celles-ci sont également remarquables, dans la plupart des
cas, par leur bénignité; ces formes sont pénibles par leur persistance
et les déformations qui les accompagnent.

Le *tubercule anatomique* reste le plus souvent isolé et ne présente
pas alors de gravité, mais nous avons vu que, dans les cas où il provient d'un foyer d'une virulence active et dans ceux où il trouve un
bon terrain de culture, soit dans les lymphatiques, soit dans le
système osseux, il peut aboutir aux complications les plus graves et
à la mort.

Les *tuberculides suppuratives*, lorsqu'elles se produisent en dehors
d'un foyer lupique, sont généralement, par elles-mêmes, d'un pronostic moins grave que les précédentes.

Nous avons vu, enfin, combien les tuberculides *végétantes* et *ulcéreuses* sont pénibles par l'infirmité qu'elles constituent, par les douleurs qu'elles provoquent, par les déformations ainsi que par les
complications lymphangitiques dont elle est habituellement le point
de départ.

TRAITEMENT DES TUBERCULIDES BACILLAIRES

a. **TUBERCULIDES AIGUËS.** — La gravité de la tuberculose aiguë
ulcéreuse est dominée par l'état général; le plus souvent celui-ci est
atteint d'une manière extrêmement profonde, et le traitement local ne
peut être fait avec l'énergie suffisante. Les ulcérations seront pansées
d'une manière permanente à l'iodoforme, qui est certainement le
meilleur topique à employer. S'il y a des douleurs vives, on fera des
badigeonnages cocaïnés. Les lésions peuvent être cautérisées au
galvanocautère ou à l'acide lactique. Dans les cas très rares où la
tuberculose viscérale est peu avancée, on peut cautériser profondément au thermocautère.

b. **TUBERCULIDES BACILLAIRES A ÉVOLUTION LENTE.** —
1° **Traitement local.** — *Tout foyer lupique doit être détruit dès qu'il
est reconnu.*

Les procédés de destruction du lupus comprennent : l'ablation
chirurgicale, les caustiques, le galvanocautère, le raclage et la rugination. A moins d'indications particulières que nous poserons plus
loin, nous croyons qu'on peut renoncer à l'emploi des scarifications dans le traitement régulier du lupus; par contre, elles offrent
de précieux avantages dans le traitement des cicatrices consécutives.

2° **Traitement chirurgical.** — Lang (de Vienne) (1), Berger (2),

(1) Lang, *Der lupus und dessen operative Behandlung* Vienne, 1898. — P. Rongé,
La cure radicale du lupus (Bull. méd., déc. 1898).
(2) Berger, *Acad. de méd.,* 1899.

Nélaton (1) traitent le lupus comme un néoplasme, et conseillent l'ablation au bistouri. Cette méthode réussit surtout dans les lupus non traités, dans les lupus vierges. Il existe un certain nombre de lupus inopérables, en raison soit de leur étendue, soit de la très grande profondeur qu'ils atteignent, soit de leur existence concomitante dans les cavités naturelles (yeux, nez, bouche) : mais, pour Lang, les lupus inopérables sont de beaucoup les plus rares.

On fait une incision périphérique à 1 millimètre au delà de la limite apparente du lupus, puis on dissèque jusqu'aux tissus sous-cutanés ; à la face, il est de règle de conserver le tissu adipeux, si possible ; aux membres, il faut respecter les tendons et les veines.

La suture des bords de la plaie n'est guère applicable que dans les très petits lupus ; en général, il convient de faire des greffes épidermiques par le procédé de Thiersch. Dans quelques cas, les cicatrices sont vicieuses, dans les lupus de certaines régions (paupières, régions périarticulaires, mains, plante du pied), on emploie, de préférence, soit la méthode d'Ollier, qui consiste à appliquer des lambeaux cutanés et sans pédicules, soit la méthode italienne modifiée par Berger. Les lambeaux contiennent toute l'épaisseur de la peau privée de son pannicule adipeux.

Lang a obtenu, sur trente-cinq cas, vingt-quatre guérisons sans récidive ; chez trois malades ayant eu une récidive, la guérison a été obtenue à la deuxième intervention ; les statistiques de Berger et de Nélaton sont également favorables.

3° **Galvanocautérisation** (Besnier). — Elle exige l'emploi :

1° D'une source d'électricité : généralement on se sert d'une pile au bichromate à cinq ou six éléments ;

2° D'un manche en bois, facile à tenir dans la main : à l'une des extrémités de ce manche s'adaptent les fils de la pile, à l'autre extrémité on fixe les pointes galvanocaustiques, reliées aux fils à travers le manche ;

3° Ces pointes sont formées par un fil de platine recourbé dans lequel passe le courant lorsque l'appareil est en marche et qui est porté au rouge sombre lorsque le courant est gradué d'une manière convenable.

Au moyen du galvanocautère, on pénètre les foyers lupiques jusqu'au point où on éprouve une certaine résistance. L'opérateur ne doit faire aucun effort de pénétration, la pointe, simplement dirigée dans le sens convenable, pénètre d'elle-même ; on sent très nettement la résistance du derme. Il faut se rappeler que les éléments lupiques pénètrent toujours plus profondément qu'on ne le croit.

Lorsque les tubercules lupiques sont isolés, et reconnaissables,

(1) NÉLATON, S. F. D., 1899.

soit directement, soit après que la surface a été graissée avec un peu
de vaseline, chacun doit être cautérisé isolément. Dans les lupus
étendus, on en trouve souvent des centaines, et il faut consacrer
de nombreuses séances à les détruire tous. On commence alors par
ceux des bords, sur lesquels on revient tant qu'une cicatrice scléreuse
n'a pas été obtenue ; il est essentiel d'arrêter la progression du lupus,
avant même d'agir en ses parties centrales (L.).

Si les lésions élémentaires sont peu visibles, on cautérise les
tissus d'infiltration, soit au moyen de la pointe simple, soit au moyen
d'une grille galvanocaustique à deux pointes écartées d'un millimètre. Les points cautérisés doivent en effet rester écartés les uns
des autres ; il est nécessaire de laisser des tissus intermédiaires, de
manière à favoriser la formation d'une cicatrice régulière, plane,
non bridée.

Les cautérisations sont douloureuses, mais supportables ; on ne
peut pratiquer l'anesthésie que dans un petit nombre de cas. Si
l'on veut détruire largement en une séance des lupus étendus, chez
les enfants, on peut employer la chloroformisation ; mais on ne peut
s'en servir dans les séances ultérieures, toujours nombreuses s'il
s'agit du lupus à grande surface. Dans certains lupus cohérents,
lorsqu'on ne peut distinguer les éléments les uns des autres, on
pourra anesthésier la peau par le chlorure d'éthyle, mais on perd
alors la sensation précieuse de la résistance du derme, et on ne peut
aller à une profondeur suffisante sans risquer d'aller trop loin.

L'hémorragie qui suit les cautérisations s'arrête sans difficulté :
il suffit d'appliquer sur la peau un carré de coton hydrophile qu'on
presse légèrement pendant quelques minutes.

A la suite des cautérisations, le malade doit porter des pansements
humides (boriqués, eau bouillie) ; s'il ne peut le faire le jour en raison
de ses occupations, il porte un emplâtre le jour et des pansements
humides la nuit. Toutes les croûtes tombent ainsi, et les chances
d'infection (érysipèle, suppuration) sont réduites au minimum.

Si les bourgeons charnus qui se forment à la suite de la cautérisation sont exubérants, il faut les cautériser au crayon de nitrate
d'argent.

La cicatrisation des régions cautérisées exige en moyenne six à
dix jours. L'un de nous (H.) a l'habitude de pratiquer les cautérisations à des intervalles de huit jours, en agissant sur des points
qui n'ont pas été encore traités, lorsque la cicatrisation n'est pas
totale.

Indications de la galvanocaustique. — La méthode galvanocaustique est celle qui convient au plus grand nombre des lupus inopérables. Elle est indispensable dans le traitement des lupus des régions
à peau fine (paupières), dans le traitement des lupus de l'oreille, où
il faut pénétrer profondément, sans faire de destructions en masse.

Du reste, la galvanocautérisation doit toujours être employée comme complément des méthodes non chirurgicales; dans les récidives du lupus, elle permet seule d'agir sur les points isolés, en ménageant la cicatrice. C'est, de toutes les méthodes de traitement du lupus, à part la scarification, celle qui donne les meilleures cicatrices.

Sur les muqueuses, elle est la seule dont on puisse se servir d'une manière courante.

Malheureusement, son action est toujours très lente; trop souvent aussi elle est infidèle et suivie de récidives, les nodules se reproduisant au fur et à mesure qu'on les détruit; lorsqu'un lupus est un peu étendu, on arrive ainsi à le poursuivre pendant des années avec des résultats habituellement incomplets, et il y a utilité, dans certains cas, à employer le curettage, dont l'action est complétée au besoin par celle des caustiques.

Curettage. — Dans le traitement des lupus verruqueux, scléreux, papillomateux des extrémités, le curettage peut donner des résultats remarquables; parfois, une seule séance suffit à obtenir la guérison. On se sert de la curette de Volkmann avec laquelle on enlève toutes les parties saillantes jusqu'à ce qu'on sente la résistance fibreuse du derme profond. Il est utile d'anesthésier la région avec le chlorure d'éthyle; les parties malades se détachent en masse des parties saines sous l'effort de la curette.

Sur la continuité des membres, le tronc, et la face, il faut employer des modèles de curette plus petite (curettes de Balmano Squire, de Vidal, de Besnier). On enlève les parties malades en respectant les régions qui résistent; on peut même pénétrer dans les anfractuosités du tissu.

Le curettage des lupus étendus exige l'anesthésie chloroformique.

On peut combiner l'emploi du curettage et des caustiques suivant la méthode proposée par Tenneson.

Après asepsie de la région, on fait le curettage énergique du lupus, puis on applique, avec une spatule, de la pâte de Vienne (potasse à la chaux 50 gr., chaux 60 gr.) délayée avec un peu d'alcool pour faire une pâte molle; on l'applique sur les parties malades qu'on dépasse même d'un demi-centimètre : au bout de dix minutes, on enlève la pâte de Vienne et on applique de la pâte de Canquoin (chlorure de zinc, farine 2, 3 ou 4); cette pâte doit être ferme, mais parfaitement souple; on en taille un morceau de la forme des parties à cautériser, et on l'applique au moyen de bandelettes de diachylon. La pâte est laissée en place de quatre à six heures.

Cette application est suivie de pansements à l'eau bouillie ou boriquée; au bout de dix à dix-huit jours, l'escarre tombe. La cicatrice est en général régulière, surtout si l'antisepsie de la région a été complète pendant le temps de chute de l'escarre et les jours suivants.

Cette méthode, extrêmement énergique, doit être employée avec prudence; elle ne peut être utilisée à la face que sur les lupus du centre de la joue; mais elle offre l'avantage de faire en vingt jours une besogne qui pourrait prendre des mois ou des années par le gal-vanocautère (1).

La méthode de Leloir se rapproche de la précédente; on recouvre la surface malade par un emplâtre salicylé d'Unna, ou une pom-made salicylée et créosotée forte, par exemple :

> Cire blanche........................ ⎫ ⁓⁓ 30 grammes.
> Beurre de cacao...................... ⎭

Faire fondre et ajouter à la masse refroidie :

> Créosote de hêtre.................... ⎫ ⁓⁓ 30 grammes.
> Acide salicylique.................... ⎭

puis on fait le raclage à la curette, enfin on applique, lorsque tous les tissus lupiques n'ont pu être détruits, des plaques fines de coton hydrophile imbibé de

> Glycérine... .... 6 grammes.
> Acide lactique.......................... 4   —

Le pansement reste en place, de deux à sept heures par jour, suivant les cas.

D'autres caustiques sont employés, l'acide arsénieux, l'acide lactique; le premier surtout donne des succès; on l'applique sous forme de liqueur de Fowler étendue de 4 à 6 parties d'eau chloro-formée.

Scarification. — Nous ne saurions recommander comme méthode générale l'emploi des scarifications linéaires, préconisées par Vidal et Brocq. Elle exige un temps beaucoup plus long que la méthode gal-vanocaustique qui a déjà l'inconvénient d'être trop lente. Son prin-cipal avantage est d'aboutir à la formation de cicatrices régulières, mais on peut en obtenir de presque aussi parfaites par la méthode galvanocaustique maniée avec soin et antisepsie, et on peut les rendre tout à fait planes et régulières en les scarifiant, lorsque les lupomes ont été détruits d'une manière complète.

Par contre, la scarification est la méthode de choix au début du traitement dans les lupus mous, exubérants et dans les lupus à tendance ulcérative, lorsque cette tendance ne s'arrête pas par l'asepsie de la surface. La scarification doit être faite alors d'une manière énergique; c'est ainsi que l'on peut dilacérer totalement, par des incisions pratiquées en tous sens, l'extrémité nasale, dans les lupus mous, vasculaires, framboesiformes qui atteignent cette région; en deux ou trois séances, le lupus s'affaisse, le nez re-prend sa forme, et on peut traiter l'affection comme dans les cas

(1) Martinet, S. F. D., juin 1896.

vulgaires. On se rappellera que les lupus mous détruisent souvent les tissus à une grande profondeur ; après la scarification ou la cautérisation, les pertes de substance, non apparentes avant le traitement, le deviennent, et le malade doit en être prévenu.

Traitement par les rayons lumineux (photothérapie). — Finsen (de Copenhague) a publié récemment des travaux extrêmement remarquables sur le traitement du lupus par les rayons lumineux concentrés. Il se sert d'une chambre limitée d'un côté par une lentille plan convexe, de l'autre par un verre plan ; cette chambre est remplie d'une solution ammoniacale de sulfate de cuivre pour laisser passer uniquement les rayons bleus et violets. On concentre sur la peau les rayons lumineux, émanés d'une source voltaïque, qui traversent cette chambre. Il est nécessaire de comprimer les tissus pour chasser le sang qui y est contenu. L'application des rayons se fait pendant une heure. Il n'y a aucun effet apparent sur les tissus pendant l'application ou à sa suite ; au bout de six à dix heures seulement, on observe de la rougeur et une tuméfaction sans douleur de la peau (1).

Les applications doivent être poursuivies pendant plusieurs mois. Les rayons lumineux n'auraient aucune action sur la peau saine en dehors des tissus lupiques. Peu à peu, ceux-ci subissent une cicatrisation.

Cette méthode, si intéressante, est à l'étude, et on ne peut encore se prononcer sur son efficacité (1).

Traitement par l'air surchauffé. — Hollænder (2) emploie, comme agent caustique, l'air surchauffé à 300°, passant dans un serpentin métallique chauffé sur la flamme d'une lampe de Bunsen. On fait précéder la cautérisation d'une abrasion de la surface des régions malades. S'il s'agit de foyers limités, on fait une véritable carbonisation ; si les foyers sont plus étendus, on pratique plusieurs séances d'escarrification superficielle.

TUBERCULE ANATOMIQUE. — Il suffit d'en pratiquer l'ablation si des cautérisations profondes ne suffisent pas à le détruire.

TUBERCULOSE SCLÉREUSE. — Ce que nous avons dit du lupus lui est applicable.

TUBERCULOSE SUPPURATIVE. — L'application d'une solution antiseptique, telle que celle du sublimé au cinq-millième, suffit le plus souvent à tarir la suppuration ; on complète ensuite le traitement, s'il est nécessaire, par la galvanocautérisation.

GOMMES TUBERCULEUSES. — Dès qu'elles présentent du ramollissement en un point quelconque, on doit les ouvrir au thermo ou au galvanocautère : leur ouverture précoce empêche la destruction de toute la peau intéressée et permet d'arriver à des cicatrices peu visibles.

Le curettage sera pratiqué si l'élimination de la masse tuberculeuse

---

(1) V. BANG, *Traitement du lupus par les rayons lumineux concentrés* (*Revue médicale*, 6 août 1898, et *IVᵉ Congrès de la tuberculose*, 1898).

(2) HOLLÆNDER, *Congrès de médecine de Moscou*, 1897.

se fait lentement. On pratiquera ensuite une cautérisation des tissus au nitrate d'argent (on peut, comme le fait Besnier, faire suivre l'application du crayon d'un attouchement au crayon de zinc pur).

Toxithérapie. — L'un de nous (H.) a renoncé, depuis les expériences faites à Saint-Louis, en 1890-1891, par tous les chefs de service réunis, à l'usage de la tuberculine en injections hypodermiques (1). Ce n'est pas que ce traitement n'ait produit, chez plusieurs malades, de notables et durables améliorations (2), mais elles n'ont pu être considérées comme suffisantes pour compenser les dangers; chez d'autres sujets, les accidents provoqués par cette médication ont été le point de départ d'une telle aggravation dans l'état de cachexie tuberculeuse qu'on a pu lui attribuer la terminaison fatale (3). Il ne semble pas que les modifications apportées dans la préparation du produit aient donné des résultats de nature à modifier cette impression.

Mais, on peut se demander si l'emploi local de ce même agent ne serait pas suffisant pour agir efficacement, tout au moins sur le lupus ulcéreux. Dans le courant de l'hiver dernier, Hirschfelder a traité, dans le service de l'un de nous (H.), plusieurs cas de lupus par la préparation qu'il appelle *oxy-tuberculine*, et qui n'est autre que la tuberculine modifiée et très atténuée dans son activité par une ébullition prolongée. Il résulte de ses observations que l'emploi de ce topique amène le plus souvent, pendant quelques jours, une amélioration, parfois des plus frappantes, mais que bientôt il devient inactif. Encouragé par ce résultat, l'un de nous (H.) emploie actuellement, en applications permanentes, la tuberculine préparée à l'Institut Pasteur, en l'étendant de 2 parties d'eau; elle provoque rapidement une réaction avec rougeur, tuméfaction et foyers de suppuration, qui oblige, au bout de peu de jours, à en cesser l'usage; sous l'influence de cette médication, les tubercules lupiques s'affaissent notablement; on revient aux applications locales dès que la réaction est calmée. Nos expériences sont de date encore trop récente pour que nous puissions dire s'il y a là, réellement, une médication utile. Unna emploie des préparations de savon à la tuberculine.

TRAITEMENT GÉNÉRAL. — Tout malade atteint de tuberculides bacillaires, même sans aucune lésion pulmonaire, doit être traité, comme tout tuberculeux, par la suralimentation, l'aération continue, prolongée pendant des mois et des années. L'huile de foie de morue,

(1) E. BESNIER, *Note sur la méthode de Koch, appliquée au traitement des tuberculoses tégumentaires (S. F. D.,*1891). — HALLOPEAU,*Sur l'emploi thérapeutique de la lymphe de Koch (S. F. D.,* 1891).
(2) HALLOPEAU, *Sur la persistance des effets curatifs de la tuberculine chez deux malades atteints de lupus (S. F. D.,* 1891).
(3) HALLOPEAU, *Sur un cas de mort et un cas d'ophtalmie grave consécutifs à l'emploi de la lymphe de Koch* (S. F. D., 1891).

l'arsenic, la créosote et ses dérivés, constituent encore aujourd'hui les principaux agents du traitement interne. (L.)

TOXI-TUBERCULIDES

LUPUS ÉRYTHÉMATEUX

Synon : *Lupus de Cazenave. Ulérythème centrifuge (Unna).*

DÉFINITION, NATURE ET PATHOGÉNIE. — On désigne, depuis Cazenave, sous le nom de *lupus érythémateux*, une dermatose caractérisée surtout par un *érythème avec infiltration dermique suivie d'atrophie*; elle avait été vue antérieurement par Bateman et Rayer, puis décrite par Biett en 1828 ; Hebra la dénomma *séborrhée congestive*. Avec Hutchinson, Besnier, Boeck et la plupart des dermatologistes français, nous considérons cette dermatose comme une manifestation de la tuberculose ; cette notion domine toute son étiologie : elle est encore cependant des plus controversées (1).

Les arguments que l'on invoque en sa faveur peuvent être résumés ainsi qu'il suit : *a*) la tuberculose est souvent héréditaire dans les familles des sujets atteints de cette dermatose ; *b*) on trouve souvent des lésions concomitantes d'origine ou de nature tuberculeuse; il faut mentionner particulièrement ce fait que, très fréquemment, on voit coexister, avec le lupus érythémateux, des cicatrices d'abcès ganglionnaires ou des adénopathies atteignant les ganglions auxquels aboutissent les lymphatiques de la région cutanée malade; la nature tuberculeuse de ces adénopathies a été plusieurs fois constatée [Hallopeau et Jeanselme (2), Leredde (3)] ; *c*) il n'est pas rare de voir coïncider le lupus érythémateux avec le lupus vulgaire ; c'est ainsi qu'il faut interpréter les faits décrits par Leloir sous le nom de *lupus érythématoïde*, dans lesquels un examen minutieux permet de reconnaître des nodules de lupus vulgaire dans des éruptions qui offrent d'ailleurs tous les caractères cliniques du lupus érythémateux ; *d*) on a constaté plusieurs fois l'existence de lésions nettement tuberculeuses dans des foyers de lupus érythémateux (Audry, Leredde) ; *e*) le lupus érythémateux réagit, non constamment, mais parfois de la manière la plus évidente, comme l'un de nous (H.) a pu personnellement s'en assurer, sous l'influence de la tuberculine, et l'on observe alors aussi bien une réaction locale qu'une réaction générale ; *f*) les malades atteints de cette variété de lupus meurent aussi

---

(1) BESNIER et DOYON, *loc. cit.* — LELOIR, *J. des mal. cut. et syph.*,1892. — RENOUARD, *Thèse de Paris*, 1886. — HALLOPEAU, *Congrès de Londres*, 1896. — HALLOPEAU, *Sem. méd.*, 1898. — LEREDDE, *Les tuberculides cutanées (Sem. méd.*, 1899).

(2) HALLOPEAU et JEANSELME, *IIe Congrès de la tuberculose*, 1891.

(3) LEREDDE, *S. F. D.*, 1894.

ou plus souvent de tuberculose pulmonaire que ceux qui ont un
lupus vulgaire; g) les poussées de lupus érythémateux peuvent être
accompagnées de poussées de tuberculose pulmonaire (Kaposi).

Les objections qu'on a faites à cette manière de voir sont les suivantes : 1° certaines statistiques conduisent à considérer comme rare
la coïncidence du lupus érythémateux avec la tuberculose. (Ces statistiques sont en opposition avec celles de l'hôpital Saint-Louis, et
aussi avec celles de Bœck qui a constaté l'existence de la tuberculose 28 fois sur 42 cas de lupus érythémateux); 2° c'est en vain que
l'on recherche les bacilles de Koch dans cette dermatose; 3° ses
inoculations donnent constamment des résultats négatifs (1).

Ces derniers faits ont une valeur incontestable : ils prouvent que
dans ce lupus, l'agent infectieux ne se comporte pas comme celui de
la tuberculose vulgaire et qu'il en diffère aussi au point de vue morphologique. L'un de nous (H.) a été conduit, en tenant compte de
l'ensemble de ces faits, à une hypothèse qu'il a formulée au troisième
Congrès international de dermatologie : le lupus érythémateux est
lié au développement d'une forme élémentaire de tuberculose distincte de celle que produit le bacille de Koch; cette forme de
tuberculose engendre des toxines distinctes de celles que sécrète ce
bacille, d'où les différences dans la réaction des tissus et les
caractères histologiques; ces toxines, en se répandant dans la circulation, donnent lieu aux éruptions transitoires de la forme aiguë
disséminée.

Resterait à trouver la forme microbienne nouvelle. Mais est-il
bien nécessaire de faire cette hypothèse ? Les faits ne peuvent-
ils s'expliquer suffisamment, conformément aux vues de Bœck, par
le *transport à distance de toxines émanées de foyers de tuberculoses
bacillaires, et plus particulièrement, des adénopathies tuberculeuses
que l'on voit si souvent coexister avec cette forme de lupus?* Nous
considérons aussi cette opinion comme admissible (H.). Le lupus
érythémateux se distinguerait, il est vrai, des autres toxi-tuberculides,
par sa progression excentrique ; mais l'iodisme bulleux et végétant
peut suivre une marche analogue (H.); elle n'est donc pas nécessairement subordonnée à une prolifération microbienne : on peut
comprendre ainsi la genèse de cette dermatose jusqu'ici si énigmatique. En tout cas, cette théorie toxinique s'applique en toute évidence aux éruptions pseudo-exanthématiques de ce lupus (2).

(1) Brocq tend à considérer seulement comme tuberculeuse la forme caractérisée par sa localisation unilatérale ou asymétrique, sa profondeur et son évolution lente (*lupus érythémateux fixe*); l'autre forme, qu'il désigne sous le nom
d'*érythème centrifuge symétrique*, est remarquable par sa superficialité et son
extension rapide. Il y a trop d'intermédiaires entre ces deux formes pour qu'une
pareille distinction nous semble justifiée.

(2) H. HALLOPEAU, *Étude de maladies et de moulages à l'hôpital Saint-Louis au
point de vue des toxi-tuberculides* (*IV° Congrès de la tuberculose* et *Tribune médicale*, août 1898).

Cette interprétation a l'avantage de concilier les arguments invoqués en faveur de la nature tuberculeuse avec l'absence du bacille de Koch dans les tissus (1).

Le lupus érythémateux débute rarement dans l'enfance et dans la vieillesse ; il paraît plus fréquent chez la femme que chez l'homme.

La forme aiguë a été observée jusqu'ici surtout chez des jeunes femmes.

Symptômes. — Le lupus érythémateux est au plus haut degré polymorphe ; nous distinguerons une *forme aiguë disséminée* et une *forme chronique* ; celle-ci présente diverses variétés.

1° **Forme aiguë disséminée pseudo-exanthématique.** — Elle est de beaucoup la plus rare : décrite pour la première fois par Kaposi (2), elle a été depuis lors observée maintes fois, particulièrement par E. Besnier et par l'un de nous (3) ; elle peut survenir chez des individus atteints de lupus érythémateux chronique. Elle débute par l'apparition, le plus souvent au visage, de taches lenticulaires qui rapidement s'étendent excentriquement et atteignent plusieurs centimètres de diamètre ; disséminées sans ordre sur la région, elles sont d'un rouge vif, très légèrement saillantes ; au début, elles peuvent être très prurigineuses. Bientôt les plaques éruptives, continuant à s'agrandir, deviennent, par places, confluentes : la plus grande partie du visage peut se trouver ainsi progressivement envahie ; le cuir chevelu peut l'être également et l'on constate alors que les cheveux deviennent plus grêles et tombent par places. L'éruption atteint simultanément ou successivement le tronc et les membres ; elle est toujours constituée par des taches érythémateuses à progression excentrique, ne dépassant pas au début les dimensions

(1) Les conclusions du rapport de Kopp au Congrès scientifique allemand (1899) sur cette difficile question peuvent être résumées ainsi qu'il suit : « Il y a des cas, avec nécropsie, de lupus érythémateux où l'on n'a pas trouvé trace de lésions tuberculeuses ; ces faits établissent que cette maladie n'est pas de nature tuberculeuse ; d'autre part, on voit beaucoup de cas dans lesquels les sujets ont été atteints concurremment de tuberculose : on ne peut décider s'il y a là une simple coïncidence. » Kopp tend cependant à admettre pour ces cas la théorie toxique ; il y aurait alors à distinguer du lupus érythémateux une toxi-tuberculide qui le simulerait. Nous répondrons : le lupus érythémateux est une maladie nettement déterminée au point de vue clinique ; il constitue une espèce morbide dans laquelle on ne peut établir de séparation ; les cas dans lesquels le lupus érythémateux évolue indépendamment de toute altération tuberculeuse concomitante peuvent être interprétés dans le sens d'une manifestation unique de cette infection ; ils sont en désaccord avec la théorie toxique, et en faveur de la première hypothèse formulée par l'un de nous (H.), celle d'un contage distinct du bacille de Koch ; il est possible cependant que des lésions tuberculeuses aient échappé aux investigations les plus minutieuses ; il peut en être ainsi particulièrement pour celles qui occupent les cavités de la face et sont peut-être, d'après l'un de nous (L.), le point de départ habituel des différentes espèces de lupus (H.).

(2) Le lupus érythémateux disséminé de Bœck (1886) n'est autre que notre tuberculide papuleuse et nécrosique (Voy. cet article).

(3) Kaposi, *Arch. für Derm.*, 1872. — Hallopeau, *Sur l'évolution d'un lupus exanthématique en foyers multiples* (S. F. D., 1891). — Koch, *Arch. für Derm.*, 1896.

d'un grain de chènevis pour atteindre, en quelques jours, celles d'une pièce de cinq francs et, par exception, de la paume de la main. Leur partie centrale est d'abord plus sombre ; plus tard, elle pâlit et s'affaisse en même temps qu'il se forme un relief périphérique. Il peut se produire, dans l'aire de ces plaques, des vésicules, des bulles ou des ecchymoses. Il se fait rapidement une desquamation furfuracée qui commence par le centre de chaque plaque, au niveau duquel les téguments peuvent se trouver infiltrés et épaissis. Dans un cas, Koch a vu, à l'avant-bras et aux extrémités digitales, survenir secondairement des ulcérations qui se sont étendues jusqu'aux muscles.

Les sièges de prédilection de cette éruption sont le visage et les mains. La face peut être intéressée dans la plus grande partie de son étendue ; il y reste cependant presque toujours des parties saines : c'est ainsi que le pourtour des narines et le pli mentonnier peuvent demeurer indemnes. Sur le cuir chevelu, l'éruption est habituellement plus disséminée sous forme de plaques irrégulièrement circulaires. Au cou, les plaques confluentes peuvent former comme une cravate et descendre au-devant du thorax : nous les avons vues, ainsi que Besnier, en occuper toute la partie supérieure et descendre entre les seins. Sur les autres parties du tronc, ces altérations sont plus disséminées. Les membres peuvent être envahis dans toute leur hauteur, mais c'est à leurs extrémités que l'éruption est d'ordinaire le plus confluente ; les faces palmaires et dorsales des mains présentent de nombreuses plaques éruptives que l'on retrouve également sur le dos des poignets ; elles sont moins abondantes sur les faces plantaires des orteils.

L'éruption procède par poussées successives qui peuvent s'accompagner d'une réaction fébrile intense, généralement rémittente. Les plaques éruptives passent par diverses phases : leur vive coloration initiale devient plus sombre dans leur partie centrale, puis elle s'atténue progressivement, tout en prenant une teinte livide ; elle peut devenir ecchymotique ; la dépression centrale aboutit parfois à la formation d'une petite cicatrice très superficielle.

D'autres éléments éruptifs peuvent apparaître en même temps que les précédents : ce sont, tantôt des papules grosses comme des grains de chènevis et disposées en séries linéaires, tantôt des plaques ortiées ; les ganglions sont tuméfiés.

Les poussées successives s'accompagnent de vives sensations prurigineuses ; elles peuvent se renouveler pendant plus d'une année.

On a vu se produire, dans les parties ainsi successivement envahies, un certain degré de sclérose dermique, particulièrement aux extrémités digitales : les téguments ne peuvent plus alors être plissés que difficilement sur les parties saines.

Parfois, les plaques anciennes ne sont plus représentées que par des macules brunâtres, parsemées de points décolorés.

Cette éruption s'accompagne, dans quelques cas, de phénomènes très prononcés d'asphyxie locale ; on l'a vue également se compliquer d'arthropathies.

Des plaques de lupus érythémateux chronique peuvent se développer aux lieux et places des précédentes et persister après leur disparition.

Besnier a décrit, sous le nom de *lupus iris*, une variété caractérisée par un cercle érythémateux entourant un anneau plus pâle et, au centre, par un plateau pâle et squameux. Ici, la desquamation peut être crétacée. Lorsque plusieurs de ces plaques iriennes deviennent confluentes, il en résulte la formation de plaques polycycliques.

La forme aiguë peut prendre un caractère des plus graves, s'accompagner de tuberculose pulmonaire, de néphrite albumineuse, d'adynamie et entraîner la mort en quelques semaines (1) ; si le sujet résiste, il peut demeurer albuminurique (Besnier).

On a vu cette forme maligne envahir toute la face en simulant un érysipèle (érysipèle perstans de Kaposi).

Les adénopathies de voisinage atteignent parfois des dimensions considérables et deviennent nettement tuberculeuses.

2° **Formes chroniques.** — On peut, d'après l'aspect des lésions, en distinguer deux principales : l'une *lisse*, l'autre *squameuse*. Les squames se produisant surtout aux dépens des orifices pilo-sébacés, la seconde forme mérite le nom de *folliculaire*, que lui a donné Besnier.

L'une et l'autre ont pour caractère essentiel d'être représentées par des placards curvilignes qui s'étendent excentriquement en même temps qu'ils se dépriment, s'atrophient et souvent prennent l'aspect cicatriciel dans leur partie centrale.

A. **Forme lisse.** — Les placards qui la constituent sont d'une coloration rouge qui varie des tons clairs aux tons livides ; on peut en distinguer quatre variétés, sous les qualifications de *plane, hypertrophique, végétante et asphyxique* : celle-ci a été décrite sous le nom de *lupus pernio*.

a. *Variété plane.* — Elle se présente sous la forme de disques généralement arrondis, s'étendant excentriquement ; leur périphérie reste plus colorée ; leur centre peut pâlir et prendre un aspect cicatriciel ; il se produit fréquemment une légère desquamation. Ces placards, comme toutes les variétés de lupus érythémateux, siègent le plus ordinairement sur le dos du nez, le milieu des joues et les oreilles ;

(1) Il n'existe pas jusqu'ici d'autopsie de lupus érythémateux aigu où l'on ait constaté d'une manière certaine l'absence de tuberculose. Dans le cas de Koch, on a trouvé, à l'autopsie, une « broncho-pneumonie récente », ainsi que des ulcérations du palais, du larynx et du vagin. La nature de ces lésions n'a été étudiée ni au point de vue histologique, ni au point de vue bactériologique (L.)

mais cette distribution est cependant moins habituelle dans ces formes lisses que dans les formes squameuses dites crétacées. Les placards érythémateux sont parfois circonscrits à un côté du visage; d'autres fois, presque toute la face se trouve atteinte; il reste cependant des intervalles de peau saine, particulièrement au pourtour des ailes du nez et de la bouche, ainsi qu'au menton.

La répartition des lésions n'est pas toujours symétrique; on voit, chez certains sujets, l'érythème des joues s'interrompre brusquement pour faire place à de la peau saine.

Cette forme érythémateuse lisse peut se transformer en lupus érythémateux folliculaire. Sa durée est toujours longue, et elle laisse généralement, à sa suite, des atrophies avec achromie indélébiles.

b. *Variété hypertrophique.* — Elle diffère de la précédente par une tuméfaction d'apparence œdémateuse des parties sous-jacentes aux placards vascularisés. La plus grande partie de la face peut se trouver ainsi envahie. Le pseudo-œdème est plus prononcé quand la lésion occupe les paupières et les lèvres.

c. *Variété végétante.* — Les surfaces érythémateuses sont hérissées de petites saillies mamelonnées, légèrement indurées, rosées, parfois comme translucides; leur volume varie de celui d'une tête d'épingle à celui d'un grain de chènevis.

d. *Variété asphyxique (lupus pernio).* — Remarquable par sa ressemblance avec les engelures, elle est caractérisée par une coloration livide, violacée, avec tuméfaction du tégument, persistant des années en s'exagérant pendant la saison froide, s'accompagnant d'excoriations, d'escarres superficielles et donnant lieu, au niveau et en dehors de ces dernières altérations, à une atrophie cicatricielle de la peau. On y remarque des dilatations folliculaires (Besnier, Tenneson). Concurremment ou consécutivement, on voit se produire d'habitude des placards de lupus érythémateux folliculaire, exceptionnellement des nodules de lupus vulgaire.

Ce lupus asphyxique intéresse d'ordinaire, en premier lieu, les pavillons des oreilles, pour envahir ensuite successivement le nez et les parties voisines des joues, le dos des mains, les doigts et la partie inférieure de la face dorsale des avant-bras. Souvent, il s'accompagne de télangiectasies. Il détermine, lorsqu'il occupe les extrémités digitales, des dystrophies des ongles qui se traduisent par l'amincissement de ces organes avec aspect dépoli et inégalité de leur surface.

B. **Forme squameuse.** — La desquamation, qui se présente à titre d'épiphénomène peu accentué dans la forme lisse, prend dans celle-ci, considérée objectivement, une importance prépondérante. Les squames y sont remarquables par leur adhérence aux parties sous-jacentes; ainsi que nous l'avons indiqué déjà, elles sont surtout prononcées autour des orifices pilo-sébacés; elles peuvent se super-

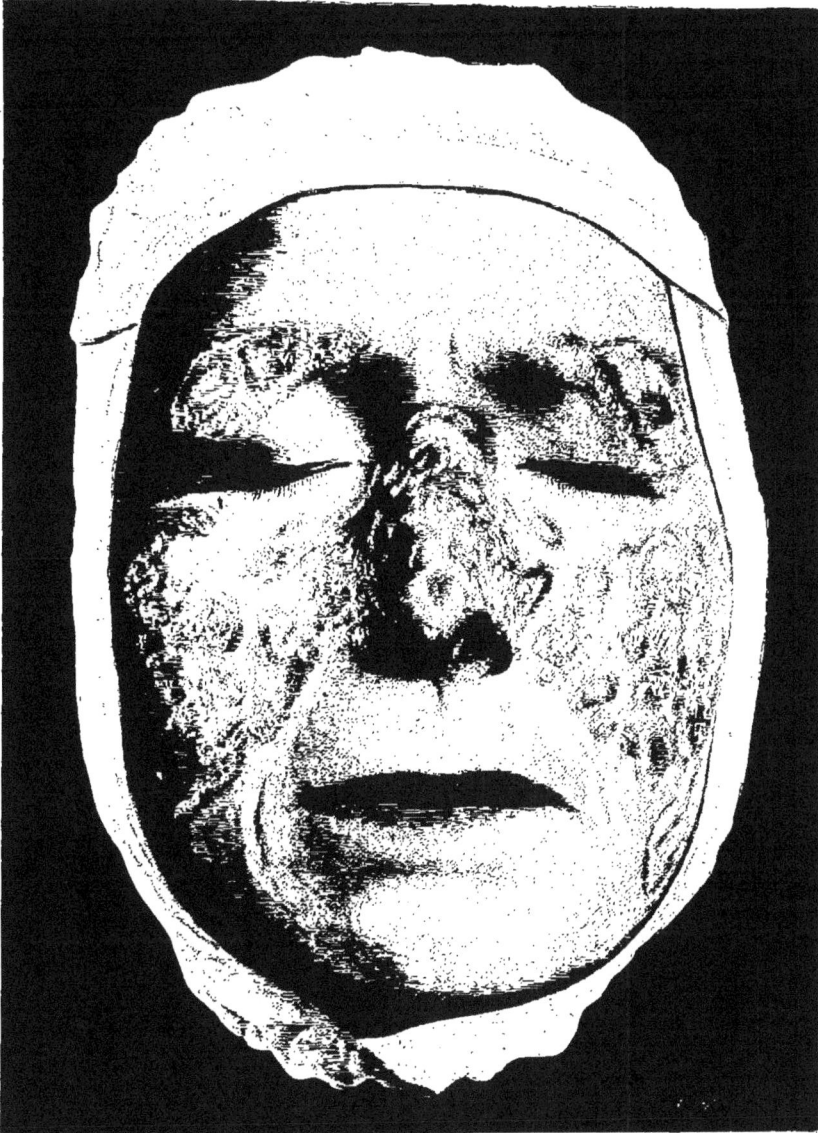

LUPUS ÉRYTHÉMATEUX CHRONIQUE

poser de manière à former des saillies plus ou moins considérables ;
parfois, leur aspect devient *crétacé* ; elles coexistent avec un certain
degré d'infiltration du derme ; celle-ci peut devenir prédominante, et
l'on se trouve alors en présence de la variété décrite par l'un de nous (H.)
sous le nom de *végétante* (1). Cette forme végétante peut se compliquer
de suppurations folliculaires successives et destructives (H.).

Le lupus érythémato-squameux, ainsi que nous l'avons indiqué
déjà, occupe de préférence le visage, mais on l'observe également
sur le cuir chevelu, aux extrémités et, d'une manière générale, sur
toute la surface du corps.

Les caractères des éruptions de lupus se modifient suivant les
régions où elles se localisent. Nous allons étudier successivement ces
différentes localisations.

Au cuir chevelu, les plaques sont circulaires ou disposées en bandes
curvilignes ; l'atrophie y est précoce (Besnier) ; elle coïncide avec
une alopécie indélébile. Les parties malades sont déprimées et souvent
recouvertes de squames minces et très adhérentes. Suivant l'âge de
l'altération, sa couleur est pigmentée ou blanche : dans le premier
cas, on peut trouver la plaque entourée par une zone plus pâle de
tissu sain ; le plus souvent, cette zone périphérique est plus ou moins
pigmentée ; ces plaques craniennes sont habituellement multiples.

Le *lupus érythémato-squameux du visage* constitue la forme la
plus habituelle de la maladie. Ses lieux d'élection sont le dos du nez,
les régions malaires et les oreilles. Les lésions étant d'ordinaire d'une
remarquable symétrie, il en résulte un aspect particulier qui a fait
donner à cette éruption le nom de *vespertilio* (Planche X). On peut
voir également se produire des localisations sur les narines, le front,
les paupières, les régions mastoïdiennes. A côté de ces formes symétriques, il convient d'en mentionner d'autres où les altérations
restent au contraire limitées à une partie unilatérale du visage. La
marche des altérations est essentiellement lente et à progression
excentrique. Au début, c'est une élevure du volume d'un grain de
chènevis, d'une coloration variant du rouge clair au brun foncé ou
violacé ; elle se recouvre, dans sa partie centrale, d'une squame
mince et très adhérente, qui est plus épaisse autour des orifices
pilo-sébacés dilatés. Bientôt, la lésion s'étend excentriquement en
même temps qu'elle se déprime dans sa partie centrale : le développement se fait d'ordinaire régulièrement sur tout le pourtour de la
lésion qui prend ainsi un aspect discoïde ; d'autres fois, au contraire,
le développement est irrégulier et l'on voit se dessiner des placards
curvilignes représentant, soit un fragment de cercle, soit une parabole ; la partie périphérique de la lésion est plus colorée et infiltrée ;
elle représente la zone d'extension sous forme d'un rebord plus ou

(1) HALLOPÉAU, *Sur un lupus érythémateux végétant* (S. F. D., 1893).

moins prononcé, qui est entouré ou non d'une aréole érythémateuse ou fortement pigmentée en brun sombre. L'aire de la surface ainsi circonscrite peut rester malade et recouverte de concrétions squameuses, parfois très saillantes et d'aspect crétacé ; d'autres fois, cette aire est redevenue lisse et a repris sa couleur normale ; plus souvent, elle est déprimée, décolorée et présente un aspect cicatriciel ; la lésion n'est alors en activité qu'à la périphérie, où elle revêt la forme d'un rebord généralement peu ou point saillant, d'un rouge variant du clair au sombre, criblé de dilatations sébacées au niveau desquelles se trouvent des squames adhérentes et plus ou moins saillantes ; ces bourrelets peuvent être disposés en fragments de cercles dessinant des figures polycycliques dans les lieux d'élection ; la plus grande partie de la face est souvent occupée par ces lésions. Dans notre variété végétante, les plaques éruptives offrent un aspect papillomateux ; elles sont hérissées de saillies mamelonnées que séparent des sillons ; elles peuvent être légèrement indurées, rosées, et comme translucides ; leur volume dépasse parfois celui d'un grain de chènevis.

On observe encore une autre variété de lupus érythémateux (1) du visage : elle peut être dite *acnéique*, *destructive* et *suppurative* (H.). Les dépressions cicatricielles y sont profondes ; les bourrelets qui les entourent forment une saillie relativement considérable ; les dilatations des orifices sébacés y atteignent des proportions énormes ; contrairement à la règle, les folliculites y aboutissent à la suppuration. Lorsque la lésion intéresse le lobule de l'oreille, on peut juger de sa puissance destructive par ce fait qu'elle amène quelquefois la division presque complète de cet appendice ainsi que sa disparition partielle.

Le *tronc* reste le plus souvent indemne ; l'un de nous (H.) a vu cependant un lupus érythémateux chronique, à larges placards polycycliques, envahir tout le haut de la région thoracique sur une surface mesurant plus de 30 centimètres transversalement sur 13 verticalement ; un rebord infiltré et pigmenté y représentait encore une zone d'extension ; l'aire de cette énorme plaque était formée de tissu de cicatrice sur lequel tranchaient quelques îlots encore en activité.

Les *membres* sont parfois intéressés dans toute leur étendue ; les extrémités supérieures sont beaucoup plus souvent atteintes que les inférieures ; la face dorsale des mains est un siège d'élection. Les placards n'y diffèrent généralement pas de ceux qui ont été décrits au visage ; il faut noter seulement la coexistence fréquente de dystrophies unguéales.

Les *paumes des mains* peuvent être complètement envahies. L'un de nous les a vues, avec J. Monod (2), présenter une coloration rouge pâle

---

(1) Hallopeau et Guillemot, *Sur un cas de lupus érythémateux acnéique de forme destructive avec suppurations folliculaires* (S. F. D., 1895).

(2) Hallopeau et Jacques Monod, *Sur deux cas de lupus érythémateux à localisations anormales* (S. F. D., 1895).

uniforme avec aspect cicatriciel ; on y remarquait de nombreuses dépressions atteignant jusqu'à 2 millimètres de diamètre et représentant des orifices sudoripares considérablement dilatés ; ils étaient le centre de foyers hyperkératosiques et squameux ; il y avait également de la desquamation au niveau des plis physiologiques.

L'éruption peut être exceptionnellement presque limitée aux extrémités.

Les muqueuses ne sont qu'exceptionnellement le siège du lupus érythémateux. On a signalé des localisations péniennes. Le bord libre de la lèvre est parfois lésé. Vidal a fait mouler deux plaques palatines ; elles sont irrégulièrement ovalaires, de coloration rouge sombre avec reflets opalins et présentent de très petits nodules légèrement saillants ; un rebord blanchâtre les entoure et en constitue la zone d'extension.

Les *troubles fonctionnels* sont généralement peu prononcés ; les malades accusent cependant, d'une manière régulière, des sensations pénibles d'endolorissement lorsque les parties atteintes subissent une violence extérieure ou même un simple contact ; parfois, ils éprouvent également un prurit intense : il en était ainsi pour le cas de lupus palmaire auquel nous venons de faire allusion. Les mêmes symptômes peuvent se produire dans le cas de poussées aiguës.

Il résulte de cet exposé que les localisations de ce lupus sont des plus variables : le plus souvent limitées au visage suivant la disposition qui a été indiquée, elles envahissent assez fréquemment le cuir chevelu et les extrémités digitales, rarement le haut du thorax et la continuité des membres ainsi que la muqueuse buccale ; par exception, le visage peut se trouver indemne, alors que les lésions sont au contraire nombreuses sur le cuir chevelu et confluentes aux mains.

La *marche* de la dermatose est remarquable par son excessive lenteur, du moins pour la forme chronique, car la forme aiguë évolue en quelques mois pour se terminer, soit par la mort, soit par la disparition totale ou partielle des altérations. En général, les placards s'accroissent lentement, par progression de leur rebord périphérique, en même temps que leur aire se transforme en un tissu d'apparence cicatricielle avec décoloration complète. La guérison spôntanée peut survenir après nombre d'années ; mais, fréquemment, les sujets sont enlevés auparavant par une autre manifestation tuberculeuse, le plus souvent pulmonaire. Il n'est pas rare de voir se développer, au voisinage des placards, des adénopathies qui suppurent et dont on peut constater la nature tuberculeuse. L'un de nous (H.) a vu, plusieurs fois, la guérison complète survenir à la suite d'un érysipèle intercurrent.

ANATOMIE PATHOLOGIQUE. — Les *altérations* du lupus érythémateux consistent surtout en une infiltration cellulaire généralement diffuse, dans le corps papillaire, et même dans les couches profondes du derme (Leloir). Les éléments qui la constituent sont des leucocytes émigrés hors des vaisseaux et transformés ou des cellules fixes multipliées. Suivant Unna, il s'agit, au début, de plasma-zellen; elles perdent bientôt leurs caractères; leur forme régulièrement cubique ou arrondie et leurs noyaux ovales absorbant fortement les couleurs rappellent cette origine; toutefois, il a été impossible à Buri de déceler ces éléments, et Jadassohn ne les a rencontrés qu'en très petit nombre; un fin réticulum serait, d'après Geber, interposé entre eux. Ces cellules dégénèrent suivant le type granuleux ou colloïde; quelquefois, elles forment, par confluence, des masses également granuleuses ou colloïdes. Les amas cellulaires sont plus serrés au pourtour des vaisseaux et des glandes cutanées.

Il existe concurremment une inflammation des vaisseaux avec prolifération de la tunique interne; les uns sont oblitérés, d'autres dilatés; il existe des vaisseaux de néoformation; enfin, on constate fréquemment des hémorragies. Ces altérations vasculaires ont pour l'un de nous (L.) une très grande importance, car elles se retrouvent dans une série de toxi-tuberculides; elles sont encore plus marquées dans le lupus érythémateux aigu (Koch). D'après Leloir, on ne trouverait jamais, dans les foyers, de cellules géantes, mais seulement des cellules à noyaux multiples. Les observations d'Audry montrent que cette proposition n'a pas une valeur absolue; dans deux cas typiques de lupus érythémateux, il a constaté la présence de cellules géantes entourées de noyaux; le lupus érythémateux peut donc être associé à des lésions nettement tuberculeuses sans avoir les caractères cliniques du lupus érythématoïde ou mixte (1). Pour ce qui est des glandes, les avis diffèrent : l'opinion de Hebra, qui les considérait comme le point de départ des lésions, est vivement combattue aujourd'hui, mais la plupart des auteurs sont d'accord pour reconnaître qu'il se fait, dans le conduit excréteur des glandes sébacées, une active génération cellulaire, tandis que, pour Unna, il n'y aurait là qu'un phénomène passif d'obstruction par des cellules et des débris épithéliaux : les caractères macroscopiques des altérations, qui ont une prédominance périglandulaire, et, particulièrement, le fait que les orifices sont manifestement les foyers d'origine des proliférations cellulaires ainsi que les altérations signalées dans les régions palmaires autour des glandes sudoripares, sont en contradiction avec la manière de voir d'Unna (H.).

Il faudrait, d'après Unna et Buri, attacher une importance capitale à la canalisation centrale des foyers cellulaires et à la formation d'un système de canaux à parois, tantôt recouvertes d'un endothélium, tantôt tapissées seulement par les cellules de l'amas cellulaire dans lequel elles se sont développées; ces foyers, humides et creusés de cavités, caractériseraient, suivant Unna, ces lupus.

(1) Voy. encore : LÉREDDE, *Lupus érythémato-tuberculeux* (*S. F. D.*, 1897).

Tous les histologistes ont du reste noté la dilatation des fentes lymphatiques.

Les cellules de l'épiderme peuvent être hypertrophiées et multipliées; les mitoses y sont rares; rarement aussi des leucocytes viennent s'interposer entre les cellules épidermiques : c'est seulement dans les cas très peu fréquents où des vésicules se sont formées. Plus souvent, on constate (Leloir) un amincissement du corps muqueux, qui disparaît parfois complètement, et une altération de la couche granuleuse (disparition de la kérato-hyaline), ainsi que du *stratum lucidum*. Les cellules malpighiennes profondes subiraient une altération colloïde. On trouve, dans les squames, des bouchons cornés qui, d'après la plupart des auteurs, proviennent des orifices glandulaires dilatés; la production de grains de milium est rapportée généralement à l'oblitération des orifices pilo-sébacés par l'épiderme proliféré.

Le lupus acnéique s'accompagne de lésions glandulaires importantes. Dans l'atrophie consécutive à ce lupus, il n'y a pas seulement résorption des tissus dégénérés, mais aussi formation d'un véritable tissu de cicatrice : Jadassohn en invoque pour témoignage la disparition des fibres élastiques.

Suivant Geber, Stroganoff, Kaposi, le lupus érythémateux commence par des lésions profondes, ce qui a été également observé par l'un de nous et rapproche le lupus érythémateux d'autres toxituberculides (L.).

La recherche du bacille de Koch dans les coupes, l'inoculation au cobaye n'ont donné jusqu'ici que des résultats négatifs.

Diagnostic. — Évident dans les cas typiques, le *diagnostic* peut, dans les formes anormales, présenter les plus grandes difficultés. Celui des *formes aiguës* doit toujours être appuyé par l'examen microscopique; ces formes sont susceptibles d'être confondues avec toutes les *érythrodermies généralisées*, et particulièrement avec les *prémycosiques* : leur début par des plaques érythémateuses à progression excentrique coïncidant avec des éruptions ortiées, l'extension graduelle de la dermatose, la vésiculation, le prurit, l'aspect livide et sombre des éléments éruptifs, l'existence de plaques circonscrites d'alopécie peuvent appartenir aux deux maladies. Cependant, l'érythrodermie mycosique est disposée généralement en nappes beaucoup plus étendues; on n'y observe qu'exceptionnellement la desquamation et elle s'y fait en plus larges lambeaux; le prurit y est plus constant et beaucoup plus violent; les adénopathies y sont plus volumineuses : cet ensemble de signes facilite le diagnostic. L'examen du sang montre parfois de la leucocytose, souvent une lymphocytose.

C'est également par leur distribution en très larges surfaces que les *érythrodermies psoriasiques* se distinguent tout d'abord de celles du lupus érythémateux : celles-là sont, pour la plupart du temps, presque généralisées; celles-ci sont toujours circonscrites; les commémoratifs permettent, en pareil cas, de contrôler le diagnostic.

Les *éruptions médicamenteuses*, particulièrement celles que provoquent l'antipyrine, la belladone, les iodures et les bromures, peuvent en imposer pour un lupus érythémateux : elles s'en différencient aisément par leur tendance rapide à rétrocéder dès que l'influence nocive est mise hors de cause.

C'est surtout par son évolution prolongée que le lupus érythémateux se distinguera cliniquement des *érythèmes papuleux* avec lesquels la ressemblance objective peut être des plus frappantes; nous ajouterons que la progression excentrique y est plus prononcée que dans ces érythèmes.

Le *pilyriasis rosé de Gibert* se distingue du lupus pseudo-exanthématique par ses localisations, l'intégrité du visage, les petites dimensions des éléments éruptifs et leur couleur plus pâle.

Le début par de l'érythème, les bulles qui accompagnent les vésicules ainsi que les plaques ortiées et des ecchymoses, la marche nettement centrifuge des éléments éruptifs, les plaques d'alopécie et les poussées fébriles, doivent faire éviter toute confusion avec l'*eczéma*, confusion qui a été commise dans des cas où l'éruption s'accompagnait de suintement et aboutissait à la formation de croûtelles.

Ces mêmes poussées fébriles, les vésicules, la desquamation en larges lambeaux, le prurit, sont autant de caractères qui différencient suffisamment cette dermatose d'avec une *syphilide*.

Dans ses *formes chroniques*, le lupus érythémateux peut offrir les plus grandes analogies d'aspect avec l'*acné rosacée*; il faut tenir compte, comme signes différentiels, des caractères suivants qui appartiennent au lupus : desquamation crétacée, contours des plaques généralement plus colorés et souvent un peu saillants, sensibilité aux contacts, formation de cicatrices sans suppuration par résorption interstitielle des produits exsudés et atrophie du derme.

Le *psoriasis*, lorsque, par exception, il offre les localisations classiques du lupus érythémateux, peut le simuler : les caractères de la desquamation et la présence de cicatrices empêcheront de commettre une erreur.

Les localisations sur le cuir chevelu sont susceptibles d'en imposer pour *diverses alopécies*, telles que, par exemple, les *folliculites suppuratives innominées* de Besnier; mais la petite cicatrice pigmentée que l'on voit constamment dans leur partie centrale, leur configuration généralement cyclique ou polycyclique, l'absence de dépression et d'érythème sont des caractères qui, en l'absence de lésions typiques concomitantes, distingueraient ces éruptions.

Dans le *favus*, on note l'état lanugineux des cheveux, leur inclusion partielle dans l'épiderme, la diffusion des lésions. L'examen microscopique des cheveux enlèverait tous les doutes; un moulage de Besnier montre cependant que les deux altérations peuvent offrir une grande analogie d'aspect.

Le *lupus vulgaire* se caractérise suffisamment par ses nodules typiques; les cas embarrassants sont ceux où ces nodules reposent sur une éruption identique à celle du lupus érythémateux : c'est cette forme que Leloir a rattachée au lupus vulgaire sous le nom d'*érythématoïde*; pour nous, il s'agit de la coexistence de ces deux formes de tuberculose cutanée, le lupus érythémateux et le lupus vulgaire.

Pour ce qui est des *plaques buccales*, leur siège sur la voûte palatine, leur coloration opaline par places et l'absence d'ulcérations constituent autant de signes qui en feront soupçonner la nature; on ne pourra cependant arriver à un diagnostic précis que s'il existe simultanément des manifestations caractéristiques du côté de la peau.

PRONOSTIC. — L'affection est toujours sérieuse en ce sens qu'elle est d'une très longue durée, qu'elle se montre rebelle au traitement, qu'elle laisse, le plus souvent, à sa suite, des cicatrices indélébiles et, enfin, à cause de la concomitance fréquente de la tuberculose.

La gravité de la *forme aiguë* est de beaucoup la plus considérable : elle est mortelle, d'après Kaposi, dans au moins la moitié des cas ; elle est cependant moins persistante que la forme chronique : ses manifestations peuvent disparaître sans laisser de traces ou ne passer à l'état chronique que dans une très faible partie de leur étendue. Dans ces formes aiguës, l'intensité et la persistance de la réaction fébrile, la prostration, la sécheresse de la langue, le délire représentent des symptômes d'un funeste augure.

Dans la *forme chronique*, la mort ne peut résulter que de complications. En général, les personnes qui en sont atteintes meurent avant d'arriver à la vieillesse. C'est, le plus souvent, à une tuberculose pulmonaire que succombent les malades, bien que, chez eux, comme chez les sujets qui ont un lupus vulgaire, l'activité du contage tuberculeux semble atténuée. Les cicatrices du lupus érythémateux ne sont que rarement déprimées et profondes; elles sont remarquables par leur éclatante blancheur.

TRAITEMENT. — *Détruire l'agent infectieux* ou *transformer la peau en un milieu qui lui soit défavorable, telles sont les principales indications thérapeutiques*; il faut, en outre, dans les formes aiguës, combattre la réaction inflammatoire et pyrétique. On peut employer des moyens locaux et généraux : les premiers sont de beaucoup les plus efficaces.

Dans les *cas aigus*, à lésions multiples et disséminées, nous pratiquons, de préférence, l'enveloppement avec des compresses de tarlatane pliées en douze, imprégnées d'une solution à 1/500ᵉ de sublimé, et recouvertes de taffetas-chiffon. Kaposi recommande, dans le même but, l'eau blanche mitigée; s'il s'agit de taches isolées, il a recours à l'application permanente de vessies remplies de glace.

Dans les *cas chroniques*, si les lésions sont peu étendues, on peut en pratiquer l'ablation chirurgicale, avec autoplastie, suivant la méthode employée par Lang pour le lupus tuberculeux vulgaire. Il doit suffire d'enlever les parties périphériques lorsque, comme on l'observe fréquemment, le centre n'est plus en activité. Si l'on a recours aux topiques, on en favorise l'action en pratiquant journellement un lavage, soit avec du savon mou de potasse que l'on laisse appliqué sur une compresse, soit avec des savons chargés de substances antiseptiques, comme le naphtol ou le goudron. On peut essayer d'agir sur le contage par des emplâtres médicamenteux, tels que l'emplâtre à la créosote et à l'acide salicylique ou simplement l'emplâtre de Vigo. On emploie, dans le même but, la pommade soufrée, la traumaticine associée à 20 p. 100 de chrysarobine ou 5 p. 100 de lénirobine, 50 p. 100 d'ichtyol, 4 p. 100 d'acide salicylique, 100 p. 100 de résorcine, des lotions fréquentes avec un mélange à parties égales d'éther, d'alcool et d'essence de menthe. La pommade pyrogallique au 1/10e donne aussi de bons résultats; il faut en suspendre l'usage lorsqu'elle produit une vive irritation pour y revenir ultérieurement. On peut lui substituer une préparation contenant de 1 à 4 grammes d'eugallol et de 5 à 40 grammes de saligallol avec acétone en quantité suffisante pour obtenir 100 grammes de liquide ou encore l'eurésol dissous dans de l'acétone. L'acide lactique exerce parfois une action favorable, mais son application a l'inconvénient d'être assez douloureuse; on peut s'en servir, soit pur comme caustique, soit comme modificateur en solution au 1/10e. Nous nous sommes plusieurs fois bien trouvés des badigeonnages renouvelés matin et soir avec une solution à parties égales de résorcine et d'eau (H.).

Schütz a préconisé récemment des applications biquotidiennes de liqueur de Fowler additionnée de quatre à six parties d'eau et d'un peu de chloroforme; au bout de quatre à six jours, il se produit une irritation que l'on calme avec des pâtes émollientes ou des poudres inertes. On recommence ensuite une série de badigeonnages arsenicaux et, en quelques semaines, le lupus est guéri. Si ces résultats se confirment, on devra renoncer au traitement usité aujourd'hui par les scarifications, la rugination et les cautérisations ignées.

Ayant vu plusieurs fois ces lupus érythémateux, dans leurs formes les plus invétérées, guérir complètement et définitivement à la suite d'un érysipèle intercurrent, nous n'hésiterions pas, en cas d'insuccès des moyens précédents, à essayer d'amener par une inoculation le développement de cette dermatose chez un malade intelligent auquel on aurait fait connaître les dangers possibles de cette intervention, et en nous efforçant d'enrayer par le collodion ichtyolé et les injections

de Marmorek l'extension de la maladie en dehors des parties atteintes
de lupus (H.).

Peut-être, dans un avenir prochain, les inoculations vaccinales de
liquides tuberculeux constitueront-elles des procédés plus inoffensifs
et plus efficaces pour combattre le lupus érythémateux.

Nous signalerons enfin, comme adjuvants, tous les moyens susceptibles d'agir d'une manière favorable sur la nutrition générale.

LICHEN SCROFULOSORUM

Synon. : — *Toxi-tuberculides papuleuses miliaires des glandes
sébacées* (Hallopeau).

On doit à Hebra la description clinique de ce type morbide ; dans
ces derniers temps, Sack et Jacobi ont établi par l'histologie et la
microbiologie, et l'un de nous a démontré par la clinique, qu'il s'agit
d'une manifestation de la tuberculose cutanée (1).

Étiologie. — Cette dermatose s'observe presque exclusivement
chez les jeunes sujets ; on ne la rencontre que très rarement après
vingt ans ; cependant, un des malades de Lukasiewicz (2) avait
cinquante-six ans. Elle se développe souvent à la suite d'une infection générale, la rougeole en particulier. Presque tous les sujets qui
en sont atteints présentent, ou ont présenté antérieurement, des signes
de tuberculose, soit ganglionnaire, soit osseuse (spina-ventosa, carie
tuberculeuse), soit cutanée, soit sous-cutanée (gomme, abcès froids),
plus rarement pulmonaire.

Symptômes. — L'éruption a pour lieu d'élection le tronc ; elle
peut envahir les membres ; très rarement, elle leur est limitée. Dans le
dos, ses localisations peuvent offrir une singulière analogie avec
celles de l'eczéma séborrhéique : elle est due à l'identité du siège des
altérations (3) ; on n'observe guère cette dermatose au visage. Elle est
constituée par des papules dont le volume varie de celui d'une tête
d'épingle à celui d'un grain de millet ; leur forme est arrondie ; leur
coloration varie du rouge pâle au rouge vif ; quand on les regarde de
profil, on leur reconnaît parfois un aspect brillant qui rappelle celui
du lichen plan ; elles présentent, pour la plupart, dans leur partie
centrale, une dépression punctiforme en rapport avec leur localisation
dans les glandes pilo-sébacées ; on voit souvent à leur sommet une
squame, parfois une concrétion cornée, centrée ou non par un poil ;

---

(1) A. Sack, *Lettre de Vienne (Monatsh. f. pr. D.*, 1891). — Jacobi, *Derm. Congr.
in Leipzig*, 1891 ; *Z. Anat. des lichen scrofulosorum (Ibid.*, 1892). — H. Hallopeau,
Sur un cas de lichen scrofulosorum et la nature tuberculeuse de cette affection
(S. F. D., 1892, p. 121). —Méneau, *Sur un cas de lichen scrofulosorum ; démonstration de sa nature tuberculeuse (Ibid.*, 1894, p. 258). — Leredde, *S. F. D.* 1895.

(2) Lukasiewicz, *Ueber lichen scrofulosorum (A. f. D.*, 1894).

(3) Hallopeau et Bureau, *S. F. D.*, 1896.

plus rarement, on trouve des éléments semblables surmontés d'une pustulette miliaire.

Les éléments peuvent être isolés; mais, le plus souvent, ils se disposent en groupes, assez régulièrement circulaires, dont l'étendue varie de 1 à 10 centimètres; ils peuvent confluer en larges surfaces à contours polycycliques.

Les groupes peuvent affecter la forme circinée, le centre de la plaque restant indemne alors que la périphérie est formée par plusieurs rangées concentriques de petites papules. Si l'on passe la main sur ces placards éruptifs, on éprouve la sensation d'une surface rugueuse et chagrinée comparable à une râpe. Les poils qui centrent la plupart des papules, si ce n'est toutes, sont souvent cassés à 2 ou 3 millimètres de leur émergence; d'autres fois, un point sombre est la seule trace de leur présence. La concrétion cornée peut engainer le follet jusqu'à une certaine hauteur (1).

La distribution des éléments éruptifs peut, comme l'a montré l'un de nous (2), être subordonnée à des lésions évidemment tuberculeuses; les éléments sont alors groupés ainsi qu'il suit : au centre, on voit une cicatrice déprimée, à surface légèrement gaufrée; elle s'est manifestement développée consécutivement à l'évolution d'une gomme tuberculeuse; elle est immédiatement entourée d'une couronne de nodules d'un rouge sombre et légèrement saillants qui représentent des nodules lupiques; en dehors de ceux-ci, enfin, sont disséminées les saillies miliaires du lichen scrofulosorum, beaucoup plus pâles que les précédentes. Nous reviendrons sur la signification de cette localisation.

Les sensations douloureuses ou prurigineuses sont le plus souvent nulles ou peu prononcées.

La maladie se prolonge d'ordinaire pendant des mois ou des années, si le traitement n'intervient pas, sans avoir d'influence fâcheuse sur la santé générale.

Les altérations disparaissent le plus souvent sans laisser de traces; d'autres fois, elles sont suivies d'une atrophie très superficielle de la peau avec une pigmentation sombre qui s'efface lentement, car on l'a vue persister pendant des années; elles peuvent récidiver.

Jadassohn a observé, comme manifestations atypiques de cette maladie, une forme *squameuse sans nodules* et une forme *érythémateuse* parfois circinée. Les éruptions de lichen scrofulosorum coïncident fréquemment avec de l'eczéma du pubis et des aines ainsi qu'avec des pustules dites d'*acné cachectique*, disséminées sur les membres inférieurs, pustules qui représentent, suivant nous, une autre manifestation concomitante de l'infection tuberculeuse.

_____

(1) H. HALLOPEAU et BUREAU, *Sur un cas typique de lichen scrofulosorum, sa nature et ses relations avec l'eczéma* (S. F. D., 1896, p. 482).
(2) H. HALLOPEAU, *loc. cit.*, 1892.

ANATOMIE PATHOLOGIQUE. — Il résulte des recherches de Sack, Jacobi, Darier, Leredde, Lukasiewicz, Jadassohn et autres, que les lésions essentielles du lichen scrofulosorum siègent, comme l'avait établi Kaposi, au pourtour des glandes pilo-sébacées ; cependant cette localisation n'est pas exclusive (Sack, Leredde). Elles sont constituées par des agglomérations cellulaires de types différents : on y distingue, en effet, des plasmazellen, des leucocytes, des cellules épithélioïdes et des cellules géantes. On y trouve aussi, d'après Jadassohn, un fin réticulum. Tous ces éléments peuvent se rencontrer dans la tuberculose. Aucun d'eux ne doit cependant être considéré comme pathognomonique : on sait, en effet, que les cellules géantes se rencontrent dans les altérations de natures les plus diverses.

Les lésions du lichen scrofulosorum intéressent aussi secondairement le corps papillaire ; elles se propagent suivant le trajet des vaisseaux, surtout des lymphatiques ; la caséification est très exceptionnelle (H.) ; elle a cependant été notée par l'un de nous (L.).

La recherche des bacilles a donné le plus souvent des résultats négatifs. Cependant, Jacobi, et, récemment, Haushalter, Pellizari et Wolff y ont exceptionnellement rencontré de ces éléments. Les inoculations ont été presque toujours stériles : il en a été ainsi de celles qui ont été pratiquées par l'un de nous, par Jadassohn, par Lukasiewicz (1) ; Jacobi a cependant obtenu dans un cas une tuberculose atténuée ; il en a été de même de Pellizari et de Wolff ; Haushalter (2) a également ment inoculé avec succès les nodules dans lesquels il a trouvé des bacilles, mais il ne semble pas qu'il se soit agi d'un lichen scrofulosorum. Nous verrons plus loin comment ces faits peuvent être interprétés.

DIAGNOSTIC. — L'*eczéma papuleux*, lorsque ses éléments forment des groupes arrondis, peut être confondu avec cette tuberculose sébacée miliaire ; il en diffère par l'existence habituelle de vésicules, par l'épaisseur plus grande des squames et leur mélange habituel avec des croûtelles, par la confluence plus complète des éléments et par l'existence d'un prurit accusé. Ces signes différentiels doivent être déterminés avec soin dans les cas où cette tuberculose occupe les lieux d'élection de l'eczéma séborrhéique.

Lorsque les squames prennent un aspect corné et engainent le poil situé à leur centre, la ressemblance avec le *pityriasis rubra pilaire* peut être frappante : il en a été ainsi dans plusieurs faits publiés par l'un de nous (3). L'intégrité des faces dorsales des

<hr>

(1) H. HALLOPEAU, *Sur un cas de lichen scrofulosorum* (*S. F. D.*, novembre 1896).

(2) HAUSHALTER, *Journ. des mal. cut.*, 1896.

(3) HALLOPEAU, *loc. cit.*

doigts, le caractère acuminé des éléments, leur confluence, l'envahissement habituel du visage, empêcheront la confusion.

La *syphilide lichénoïde miliaire* en groupes se reconnaîtra à la
résistance plus grande des papules, à leur couleur jambonnée, à la
disposition de leurs squames, qui ne sont pas centrales mais périphériques, souvent enfin à la présence, au centre des groupes arrondis, d'une papule plus volumineuse et caractéristique.

Il faut tenir compte, au point de vue du diagnostic, de la coïncidence avec diverses manifestations de l'infection tuberculeuse.

Pronostic. — Il est bénin pour ce qui est de l'affection considérée en elle-même, car elle guérit d'ordinaire facilement sous
l'influence de la médication que nous allons indiquer, mais elle n'en
a pas moins une signification grave, puisqu'elle révèle l'existence
d'une tuberculose.

Traitement. — L'emploi extérieur de l'huile de foie de morue
et le traitement général amènent d'habitude rapidement la guérison
de cette éruption.

Nature du lichen scrofulosorum. — La clinique a permis à l'un
de nous d'établir qu'il s'agit d'une manifestation de la tuberculose (1).
La disposition des papules de lichen scrofulosorum autour de foyers
gommeux et lupiques, indiquant nettement leur développement par
des produits émanés de ces lésions, ne peut à cet égard laisser de
place au doute. Les recherches histologiques de Sack, de Jacobi, confirmées par celles de Darier, en y dénotant, d'autre part, des altérations semblables à celles de la tuberculose, leur avaient permis de
conclure dans le même sens. Mais sous quelle forme agit en pareil
cas l'infectieux tuberculeux? S'agit-il d'une tuberculose bacillaire ou
de ce que nous appelons une toxi-tuberculide?

Les partisans de la théorie bacillaire invoquent à l'appui de leur
thèse les faits suivants : 1° plusieurs auteurs, Jacobi, Haushalter,
Wolff, Pellizari, ont constaté la présence de bacilles dans les éléments
de cette dermatose; 2° leur structure est semblable à celle de la
tuberculose bacillaire; 3° leur inoculation a donné des résultats positifs
à Haushalter, à Wolff et à Pellizari ; 4° leurs lésions réagissent,
quatorze fois sur seize, sous l'influence de la tuberculine (Jadassohn).

Aucun de ces arguments ne nous paraît démonstratif (H.) (2):
en effet, 1° ce n'est que très exceptionnellement que l'on a trouvé des
bacilles dans cette dermatose et, tout au moins, l'un des cas invoqués est
des plus contestables : nous voulons parler de celui d'Haushalter, dans
lequel l'éruption occupait le visage, localisation bien exceptionnelle de
lichen, était non agminée, mais disséminée, et laissait des cicatrices,
alors que c'est un des caractères du lichen scrofulosorum de n'être
nullement destructif ; la présence de bacilles, dans des cas très excep-

(1) Hallopeau, *loc. cit.*, 1892, 1894, et *Congrès de Londres*, 1896.
(2) Hallopeau, *loc. cit.*

tionnels, ne peut d'ailleurs surprendre, puisqu'il existe nécessairement, chez le même sujet, des foyers de microbes tels que des tuberculoses cutanées, ganglionnaires, osseuses ou pulmonaires : ces bacilles du lichen scrofulosorum peuvent être considérés comme *aberrants* ; 2° ce qui vient d'être dit pour les bacilles s'applique *à fortiori* aux cas plus rares d'inoculation ; 3° aucun des éléments histologiques qui constituent ces papules ne peut être considéré comme caractéristique d'une altération bacillaire, car on les trouve dans des tuberculides certainement toxiniques ; il doit en être ainsi, car, en toute évidence, les altérations spécifiques de la tuberculose sont provoquées par les toxines qu'engendrent les bacilles et l'action de ces produits doit être la même, qu'elle s'exerce dans le voisinage ou à distance de leur élément générateur ; 4° l'évolution de ce lichen diffère essentiellement de celle qui appartient aux tuberculides bacillaires : ses papules sont en effet, d'après les observations de l'un de nous (H.), toujours secondaires à des altérations tuberculeuses préexistantes ; on y note l'absence presque constante de caséification et une rapide évolution rétrograde sans cicatrice consécutive ; à l'encontre des bacillo-tuberculides, elles peuvent être distribuées régulièrement en de larges nappes ; elles ne se multiplient pas par auto-inoculations ; elles n'offrent pas la marche serpigineuse des bacillo-tuberculides ; 5° enfin, Schweninger et Buzzi ont vu la lymphe de Koch donner lieu au développement de cette dermatose ; on leur a objecté, il est vrai, qu'elle devait avoir existé auparavant chez leur sujet et avoir été seulement accentuée et mise ainsi en évidence par l'injection de tuberculine, mais c'est là une pure hypothèse. Il est donc très vraisemblable que, conformément à l'interprétation formulée par l'un de nous (H.) en 1892, *cette éruption n'est pas produite directement par des bacilles, mais bien par des toxines émanées d'autres foyers et exerçant sur les glandes cutanées et leur périphérie, peut-être en tendant à s'éliminer, une action irritante.*

TOXI-TUBERCULIDES PAPULO-ÉRYTHÉMATEUSES AGMINÉES

Ce type clinique a été décrit par l'un de nous (H.) et Laffitte en 1897 (1) ; il est caractérisé par l'agglomération de petites papules saillantes, d'un rouge violacé, dures, non déprimées au centre, non suppurées, reposant sur une base érythémateuse et disposées en placards multiples à contours nettement dessinés. Le centre de ces placards est lisse et déprimé ; à leur périphérie, on voit un léger semis d'éléments papulo-tuberculeux de la grosseur d'un grain de chènevis ou de millet ; ils disparaissent spontanément au bout de quelques semaines sans laisser de traces appréciables.

(1) Hallopeau et Laffitte, *Sur une forme papulo-érythémateuse de tuberculides* (*S. F. D.*, 1897) ; moulages 1931 et 1966 du musée de Saint-Louis.

Dans un cas, ces papules ont coïncidé avec des éléments tuberculo-nécrosiques; dans l'autre, avec des gommes cutanées et des abcès froids multiples. Leur étude histologique n'a pas encore été faite.

TOXI-TUBERCULIDES PAPULO-NÉCROTIQUES

Ainsi que l'a établi Cæsar Bœck (1), c'est à Hutchinson que revient le mérite d'avoir le premier décrit cette dermatose et d'en avoir montré les relations avec le lupus érythémateux; c'était en 1879; l'année suivante, Bœck, lui-même, l'appelait *lupus érythémateux disséminé*; en 1890, Brocq, dans son traité, en fait mention sous le nom de « *Folliculites disséminées symétriques des parties glabres, à tendance cicatricielle* »; en 1891, Barthélemy en réunit plusieurs observations sous le nom de *folliclis*; plus tard, de nouveaux cas sont dénommés, par Bronson *acné varioliforme*; par Lukasiewicz, *folliculitis exulcerans*; par Pollitzer, *hydradenitis destruens suppurativa*; par Dubreuilh, *hydrosadénites suppuratives disséminées*; par Tenneson, *granulome innominé*; par Kracht, *folliculites tuberculeuses*; l'un de nous (H.) en a publié, en 1895, un fait dans lequel il y avait coïncidence avec un lupus érythémateux; il a indiqué, la même année, ses rapports possibles avec la tuberculose; Darier l'a classée parmi ses tuberculides, et l'un de nous (H.) en a étudié, avec Bureau, un nouveau cas, sous le nom de *tuberculides acnéiformes et nécrotiques* adopté depuis lors par Balzer et Leroy; si nous le modifions aujourd'hui, c'est que la ressemblance avec l'acné n'est pas constante; les rapports avec le lupus érythémateux ont été de nouveau mis en relief par Thibierge et Brocq.

Cet historique (2) montre quelles difficultés présentent pour l'étude des dénominations si multiples et si diverses appliquées à une même maladie, et comment il se fait que, de la meilleure foi, nombre d'observateurs s'imaginent avoir vu les premiers des éruptions déjà décrites depuis longtemps.

Symptômes. — Cette dermatose est constituée par la production d'infiltrations nodulaires intradermiques : leur volume varie de celui d'une tête d'épingle à celui d'une lentille qu'elles atteignent progressivement; leur surface est arrondie; leur couleur est d'un rouge

(1) Cæsar Bœck, *Les exanthèmes de la tuberculose* (A. F. D., 1898).
(2) Hallopeau et Le Damany, *Lupus érythémateux anormal, folliclis ou type morbide nouveau*, (S. F. D., 1895). — Hallopeau *Congrès de Londres* (loc. cit.). — Darier, *Des tuberculides* (S. F. D., 1896). — Kracht, Soc. de vénér. de Moscou, 1898. — Hallopeau et Bureau, *Sur un cas nouveau de l'affection dite folliclis et ses rapports possibles avec la tuberculose* (S. F. D., 1896, p. 543 et 571). — *Sur un cas de tuberculides acnéiformes et nécrotiques* (S. F. D., 1897, p. 17 et 48). — Hallopeau, *Sur un nouveau cas de toxi-tuberculides acnéiformes et nécrotiques* (S. F. D., 1899).

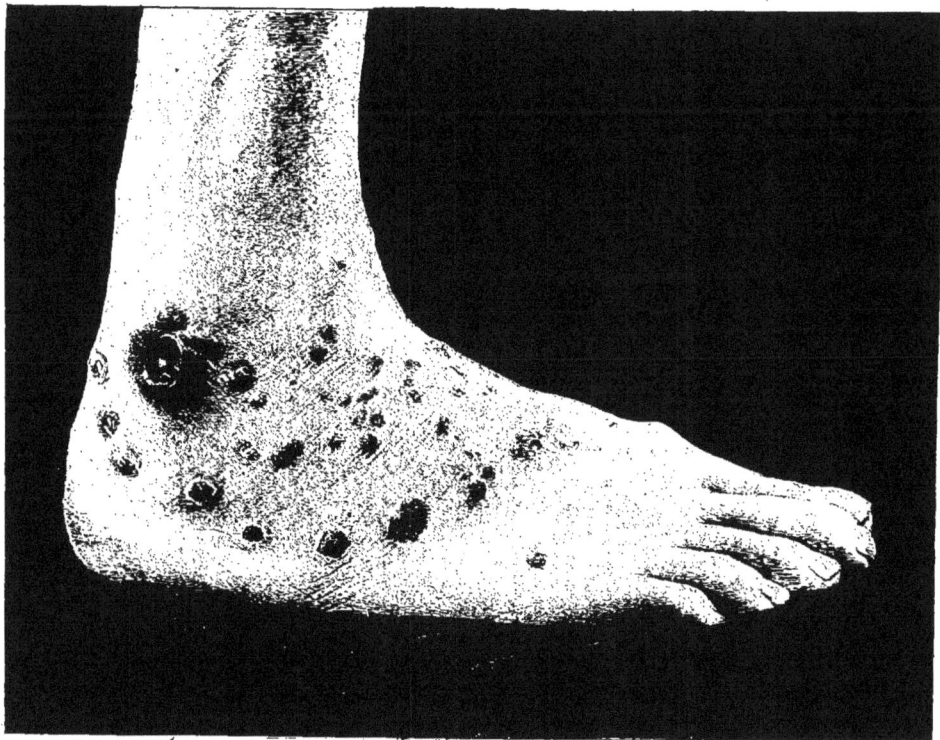

TOXI-TUBERCULIDE PAPULO-NÉCROTIQUE

sombre, parfois violacé; elle peut devenir livide dans les parties déclives. Elles sont entourées d'une zone inflammatoire; leur consistance est généralement ferme. Bientôt, elles deviennent le siège, dans leur partie centrale, d'un soulèvement épidermique rempli, d'abord de sérosité, puis de pus : cet exsudat se concrète en une croûtelle jaunâtre dans laquelle on peut distinguer des cercles concentriques. Le nodule s'ombilique, puis s'affaisse au-dessous de cette croûte qui est très adhérente. Si l'on vient à l'enlever, on voit que, de sa face profonde, se détache un prolongement en forme de cône qui pénètre dans une dépression cupuliforme sous-jacente. Ultérieurement, il se forme, en ses lieu et place, une petite cicatrice : les dimensions de cette cicatrice, quelquefois égales à celles d'une tête d'épingle, ne dépassent pas, en général, celles d'un grain de chènevis; elles atteignent rarement celles d'une lentille. Leur couleur, d'abord rouge ou rosée, se pigmente en brun pour pâlir ultérieurement; leur surface est brillante; elles peuvent être entourées, dans les premiers temps, d'une aréole rouge qui desquame légèrement.

Cette éruption, habituellement indolente, peut exceptionnellement, surtout par les temps chauds, devenir le siège de pénibles sensations.

Chacun de ces éléments évolue assez lentement et met de quatre à six semaines à accomplir son cycle complet; ils se développent par poussées successives, les uns étant à l'état de cicatrices alors que d'autres débutent et que d'autres sont en pleine activité. Il est rare qu'ils avortent sans suppuration; ils peuvent devenir le point de départ de suppurations secondaires.

Ces boutons sont le plus souvent isolés; on les voit aussi cependant s'agminer en placards plus ou moins étendus; leur confluence n'est généralement pas complète.

L'éruption peut occuper toutes les parties du corps, mais elle est généralement plus abondante sur les membres (Planche XI). On voit ses boutons recouvrir surtout les faces convexes des articulations, particulièrement celles des coudes et des genoux, des poignets et le dos de celles des phalanges, soit entre elles, soit avec le métacarpe. On en a rencontré d'isolés au niveau des faces palmaires et plantaires.

Dans la continuité des membres, ils occupent principalement le côté de l'extension où ils forment des traînées verticales; Barthélemy les a vus intéresser les régions fessières.

ANATOMIE PATHOLOGIQUE. — Les lésions principales portent sur les vaisseaux; leurs parois sont épaissies; souvent ils sont oblitérés. Les tissus voisins, fréquemment infiltrés de nombreuses cellules, sont alors nécrosés en blocs.

La présence de cellules géantes et épithélioïdes est fréquente, mais non constante (Leredde); quant aux lésions glandulaires, elles sont inconstantes et secondaires; la théorie de l'idrosadénite (Giovannini, Dubreuilh) est, comme l'a démontré l'un de nous (L.), en contradiction avec les faits histologiques (1). De même l'acnitis n'est pas une idrosadénite. Parfois, les lésions sont superficielles et peuvent reproduire la forme du follicule pilo-sébacé (Bureau).

En raison, d'une part, de la structure de ces éléments éruptifs, de leur coïncidence avec des tuberculoses viscérales ou surtout ganglionnaires, d'autre part, de l'absence de bacilles et du résultat négatif des inoculations, nous pouvons considérer cette dermatose comme un type de toxi-tuberculide.

Diagnostic. — Le mode de groupement des lésions et les caractères tout spéciaux qu'elles présentent, notamment leur apparition par poussées successives, l'aspect des vésicules, les dépressions et les cicatrices qui leur font suite, ne peuvent laisser de place au doute.

Pronostic. — Ces éruptions sont pénibles par leurs récidives incessantes; elles ont une signification grave en ce sens qu'elles indiquent nécessairement l'existence d'une tuberculose qui peut exceptionnellement être latente.

Traitement. — Chaque élément éruptif doit être traité localement, soit par l'iodoforme, soit par l'emplâtre de Vigo, soit par l'application permanente d'une solution de sublimé au cinq-millième.

ACNITIS DE BARTHÉLEMY (2)

Cette affection ne semble différer de la précédente que par son siège primitivement sous-cutané; elle se traduit d'abord, on peut s'en assurer lorsqu'elle siège au tronc, par la production, dans l'hypoderme, de petits nodules durs, roulant sur le doigt comme des grains de plomb. Plus tard, l'élément devient saillant, la peau rougit, et bientôt, du centre, suinte une gouttelette de pus : elle se dessèche sous forme d'une croûtelle qui laisse, après sa chute, une cicatrice pigmentée, parfois déprimée. La durée de chaque élément est d'un mois environ. La face est le lieu d'élection de cette dermatose qui intéresse également les autres parties du corps.

Darier y a constaté l'existence de cellules épithélioïdes et de cellules géantes localisées autour du follicule pilo-sébacé.

L'analogie de cette éruption avec les toxi-tuberculides papulonécrotiques est telle que l'on est nécessairement conduit à la considérer comme étant de même nature, malgré l'absence de manifestations appréciables de la tuberculose dans plusieurs des cas publiés.

TOXI-TUBERCULIDES SUPPURATIVES DISSÉMINÉES

Ce sont des saillies superficielles, acuminées, rouges, surmontées d'une vésico-pustule. Leur volume varie entre celui d'un grain de millet et celui d'un grain de chènevis; elles sont souvent centrées

(1) Tenneson, Leredde et Martinet, Sur un granulome innominé (A. D., 1896).
(2) Barthélemy, De l'acnitis (A. D., 1891, et S. F. D., 1899).

d'un poil et, par conséquent, péri-folliculaires; ce sont des suppurations superficielles distinctes des tuberculoses nécrotiques; on peut leur rattacher les formes décrites par Hebra sous le nom d'*acné cachecticorum* et par C. Fox sous celui d'*acné scrofulosorum*; elles peuvent survenir à la suite d'injections de tuberculine (H.); on les voit également apparaître autour de foyers lupiques; la nature tuberculeuse de cette éruption ressort des faits suivants : elle coïncide très fréquemment avec le lichen scrofulosorum; il y a concurremment diverses manifestations tuberculeuses (du Castel et Feulard en ont publié des cas). Elles se dessèchent d'ordinaire rapidement et forment ainsi des croûtelles qui tombent sans laisser de traces.

TOXI-TUBERCULIDES SUPPURATIVES AGMINÉES ET PEMPHIGOÏDES

L'un de nous (H.) a décrit cette forme en 1895 (1); un fait récent de Thibierge s'y rattache; le moulage de notre malade permet de reconnaître les caractères cliniques des lésions et d'en suivre l'évolution : elles débutent par des péri-folliculites suppuratives identiques à celles qui viennent d'être décrites; bientôt, elles deviennent confluentes, et constituent alors une dermatose à caractères tout particuliers et non décrite antérieurement : elle se présente sous forme de pustulettes, d'abord isolées et entourées d'une aréole érythémateuse, se fusionnant de manière à former des placards qui s'étendent rapidement en surface, par suite du développement de nouvelles pustules, et atteignent bientôt plusieurs centimètres de diamètre; le derme s'infiltre profondément à leur niveau; leur forme est irrégulièrement arrondie ou ovalaire; leurs éléments peuvent se réunir assez intimement pour qu'il ne reste pas trace de la séparation initiale; leur surface peut être ou non exulcérée partiellement; les exulcérations sont dues au développement et à la rupture de nouvelles pustulettes, à leur périphérie ou dans leur aire; ces éléments ont tendance à se cicatriser rapidement; l'épiderme peut être le siège, à la périphérie de ces placards, dans leur zone d'accroissement, de soulèvements bulleux d'aspect pemphigoïde. Les pustulettes initiales peuvent être centrées d'un poil; elles se sont donc développées au pourtour d'un follicule pilo-sébacé. Cette forme de tuberculose a une marche essentiellement aiguë; elle progresse constamment par la formation de nouvelles pustulettes et de nouveaux foyers; on trouve tous les intermédiaires entre les pustulettes isolées et les placards qui atteignent en quelques semaines des proportions considérables.

(1) HALLOPEAU, *Sur une nouvelle forme suppurative et pemphigoïde de tuberculose cutanée en placards à progression excentrique (S. F. D., 1895 et 1896)*; moulage 1519 du musée de Saint-Louis.

Nous avons vu la partie postérieure de la jambe être ainsi envahie dans la plus grande partie de son étendue. Ces placards se multiplient rapidement et subissent non moins vite une évolution rétrograde; on peut voir, dans un même placard, des lésions en rétrocession et des lésions en activité progressive; ces dernières se présentent surtout sous la forme d'un bourrelet périphérique, parsemé de pustulettes; ce bourrelet s'affaisse dans sa partie interne, en même temps qu'il progresse excentriquement.

On peut observer concurremment des lésions de lichen scrofulosorum.

Le liquide, recueilli avec soin dans les éléments nouvellement développés, ne contient pas de microbes pyogènes; Prieur l'a constaté chez notre malade; or l'un de nous (H.) a reconnu à diverses reprises, en particulier dans un fait communiqué avec Wickham au premier Congrès de la tuberculose, qu'il peut en être ainsi dans les suppurations tuberculeuses : il semble donc que les toxines tuberculeuses puissent être, par elles-mêmes, pyogènes. Les inoculations du pus de ces tuberculides à des cobayes sont restées négatives, et il en a été de même des recherches entreprises pour y découvrir des bacilles. Si nous considérons, d'autre part, qu'il s'agissait d'un tuberculeux atteint de lésions pulmonaires qui l'ont emporté quelques mois après, et enfin que ce type clinique ne répond à aucune dermatose connue, nous sommes autorisé (H.) à en faire *une nouvelle forme de toxi-tuberculide.*

ÉRYTHÈME INDURÉ

Synon. : *Maladie de Bazin* (Hutchinson). — *Tuberculide nodulaire* (Leredde).

L'affection est constituée par des nodosités développées au niveau des membres inférieurs, débutant dans les régions profondes des téguments et aboutissant peu à peu à la surface, où elles s'ulcèrent fréquemment (1).

Elle paraît aujourd'hui être, au même titre que le lupus érythémateux lui-même, une toxi-tuberculide (Bœck, Leredde).

ÉTIOLOGIE. — L'érythème induré, comme le lupus érythémateux et comme le lupus tuberculeux, est beaucoup plus fréquent chez la femme que chez l'homme. On l'observe surtout chez des jeunes filles, après la douzième année; mais il a été signalé aussi chez l'enfant, chez l'adulte, et même à une période avancée de la vie.

La tuberculose s'est manifestée, dans plus de la moitié des cas publiés

---

(1) Bazin, *Leçons sur la scrofule.* — Hutchinson, *Arch. of Surgery.* — Besnier, *Réun. des méd. de Saint-Louis*, 1889. — Thibierge, *Semaine méd.*, 1894. — Audry, *A. D.*, 1898. — Leredde, *Tuberculides nodulaires des membres inférieurs (A. D.*, 1898). — Méneau, *Érythème induré des scrofuleux.* Bordeaux, 1896. — Thibierge et Ravaut, *A. D.*, 1899.

jusqu'ici, par des adénopathies volumineuses, suppurées ou non. La plupart des malades ont un état général mauvais, une nutrition languissante, un teint pâle, parfois de l'asphyxie des extrémités. Comme tous les malades atteints de toxi-tuberculides, ils sont sujets aux engelures.

SYMPTÔMES. — L'affection occupe toujours les membres inférieurs; des nodosités peuvent siéger en outre sur les membres supérieurs et même à la face. On constate, à la vue, des taches d'un rouge sombre ou violacé, surtout à la partie inférieure des jambes, mais également au niveau et au-dessus du mollet, parfois à la cuisse. Parfois, elles sont saillantes, et, au doigt, on constate qu'elles répondent à des nodosités dont le volume peut dépasser celui d'une noisette, nodosités dures, non douloureuses à la pression, tantôt isolées les unes des autres, tantôt cohérentes. Ces nodosités adhèrent à la peau. Simultanément, on trouve, au palper, des nodosités profondes, plus petites, comprises dans la profondeur du derme, parfois au contraire comprises dans l'hypoderme et alors mobiles sous la peau, ou bien adhérentes au périoste du tibia.

Souvent, enfin, on constate, en outre, une tuméfaction diffuse des jambes; c'est un œdème résistant, et il est très difficile d'y provoquer un godet par la pression du doigt.

Les lésions peuvent rester, durant des mois, dans l'état que nous venons d'indiquer, puis, peu à peu, elles entrent en régression; parfois, elles s'exulcèrent, plus souvent elles s'ulcèrent (Hutchinson). Dans ce cas, les nodosités restent en général indépendantes. A leur sommet, on observe une perte de substance peu étendue, par laquelle s'écoule une sécrétion séro-purulente. L'ulcération s'étend ensuite en surface et en profondeur; elle offre des bords arrondis, déchiquetés; jamais elle n'intéresse la nodosité entière; elle ne dépasse guère le derme superficiel.

Les lésions aboutissent à des cicatrices que l'on peut confondre avec des cicatrices syphilitiques.

Thibierge et Ravaut ont décrit une *forme mixte*, comparable au lupus érythémato-tuberculeux, où l'on trouve associées les lésions de la tuberculose et des toxi-tuberculides; cette forme n'a pas, semble-t-il, de caractères cliniques propres.

La forme ulcérée de l'érythème induré, comme la forme non ulcérée, n'est douloureuse que dans le cas d'infection secondaire ou après des périodes prolongées de station verticale.

La maladie a une évolution *lente*. Elle procède par poussées qui surviennent surtout en hiver et se renouvellent pendant des années. Elle peut coïncider avec d'autres tuberculides, telles que l'acnitis (Colcott Fox), le lupus érythémateux (Du Castel). Galloway l'a observée en même temps que l'angio-kératome. Elle n'est sérieuse qu'à cause des troubles fonctionnels qu'elle provoque, de la gêne de la marche qu'elle détermine et surtout de ses rapports avec la tuberculose.

DIAGNOSTIC. — L'*érythème noueux* est une affection à marche aiguë, qui apparaît brusquement ; les lésions y sont douloureuses spontanément et à la pression ; elles disparaissent en laissant des taches pigmentées, qui présentent les mêmes phases de régression que les taches purpuriques.

Les *gommes syphilitiques* peuvent survenir chez des individus dont la syphilis est restée ignorée, et le diagnostic doit être tranché par les caractères objectifs ; l'infiltration des bords est en général plus pâteuse que dans l'érythème induré ; le fond des ulcérations est formé d'un tissu filamenteux. L'examen histologique permet, si l'on ne veut pas recourir au traitement d'épreuve, un diagnostic facile.

Les *gommes tuberculeuses* sont très rares aux membres inférieurs ; elles sont molles avant de s'ouvrir, et non fermes comme les nodosités de l'érythème induré ; *elles suppurent en totalité*. Après ouverture, elles forment une véritable caverne à parois molles et anfractueuses ; on ne trouve pas simultanément des nodosités dures dans l'hypoderme.

L'érythème induré doit également être différencié des *éruptions bromuriques* et *ioduriques* (Voy. *Éruptions médicamenteuses*).

L'*acnitis* de Barthélemy est, à proprement parler, une forme de *tuberculide nodulaire* des membres supérieurs et on pourrait confondre sous ce dernier nom sa description et celle de l'érythème induré (Leredde).

ANATOMIE PATHOLOGIQUE. — Les lésions de l'érythème induré ont été rarement étudiées. Dans un fait observé par l'un de nous (L.), elles avaient leur maximum au-dessous du derme, mais s'étendaient au niveau des glandes sudoripares. Dans l'hypoderme, on trouvait de larges travées scléreuses, semées de cellules, toutes nécrosées ; les vaisseaux sanguins étaient oblitérés. Au niveau des glandes sudoripares, les vaisseaux dilatés offraient des parois épaisses. Le tissu voisin était semé de lymphocytes ; les lésions des glandes étaient accessoires. Enfin, dans le derme moyen et le derme supérieur, on observait des lésions vasculaires (infiltration cellulaire des parois, endophlébite), de l'œdème du tissu et la prolifération des cellules fixes.

Dans un fait d'Audry, on relève également des lésions vasculaires et des lésions de dégénérescence encore plus avancées.

En somme, ces lésions se rapprochent extrêmement de celles de la folliclis, telles qu'elles ont été décrites par l'un de nous (L.).

Thibierge et Ravaut ont retrouvé des lésions identiques, mais, en outre, ils ont observé des cellules épithélioïdes et géantes ; ils n'ont pu colorer de bacilles ; dans un cas, l'inoculation au cobaye a donné des résultats positifs. A notre avis, ce fait établit l'existence d'une forme d'érythème induré intermédiaire entre l'érythème induré type qui n'a pas la structure tuberculeuse et les lésions tuberculeuses vulgaires. Des faits de ce genre se retrouvent dans toute la série des toxi-tuberculides (L.).

TRAITEMENT. — On pourra faire, sur la région malade, des applications de divers topiques tels que les emplâtres rouges ou salicylés, la traumaticine pyrogalliqueau 1/20ᵉ ; il est surtout important de faire garder autant que possible le repos au malade, le membre inférieur élevé sur un plan horizontal, et de pratiquer une compression régulière avec une bande de toile ou de caoutchouc.

Le malade devra être considéré comme un tuberculeux en puissance ; le fer, l'arsenic, l'iode et l'huile de foie de morue feront les bases du traitement ; on enverra le malade, quand il sera possible, au bord de la mer, à la Bourboule ou dans un séjour d'altitude. Ces considérations s'appliquent à l'ensemble des toxi-tuberculides. (L.)

MORVE ET FARCIN CUTANÉS

On applique ces deux dénominations à une seule et même maladie suivant qu'elle présente, ou non, des manifestations intranasales.

ÉTIOLOGIE. — On sait aujourd'hui que la morve se transmet exclusivement par contagion directe ou indirecte ; cette vérité, admise depuis le moyen âge jusqu'au commencement de ce siècle, a été battue en brèche avec une singulière ténacité, jusqu'à il y a vingt ans, par les représentants les plus autorisés de l'École d'Alfort, malgré les faits si démonstratifs publiés en 1833 par Elliotson et en 1837 par Rayer : elle est actuellement incontestée.

Parmi les animaux susceptibles d'être atteints de morve, il faut citer, en première ligne, les équidés, l'âne plus encore que le cheval, les chats, les cobayes, les moutons, les chèvres, les souris et, à un degré bien moindre, les chiens et les lapins.

La contagion, chez l'homme, résulte le plus souvent de contacts avec des animaux atteints de cette maladie, morts ou vivants, ou avec des objets contaminés par eux. En fait, c'est surtout du cheval que l'homme gagne cette infection : aussi l'observe-t-on le plus souvent chez les soldats, les palefreniers, les cochers, les équarrisseurs, les bouchers de cheval, les cultivateurs et les vétérinaires. Les médecins peuvent exceptionnellement en être atteints : un élève de l'hôpital Saint-Louis en est mort après l'avoir contractée en maniant, dans un laboratoire, des pièces provenant d'un sujet qui en était affecté.

La transmission de la morve par les cultures du bacille sur les milieux de laboratoire est malheureusement assez commune et a déterminé déjà la mort de plusieurs bactériologistes.

La transmission peut se faire par les objets qui proviennent de sujets morveux ou qui ont été en contact avec eux. Nous citerons, pour exemples, les contaminations de palefreniers par l'eau de l'abreuvoir, de blanchisseuses par le linge, d'infirmiers par les objets de panse-

ment. L'infection peut se produire à distance . force est bien
d'admettre, en pareils cas, une transmission par les voies respiratoires, bien que les expériences de Cadéac et Mallet soient peu
favorables à l'idée de contamination de l'air inspiré.

Il faut tenir compte, dans une certaine mesure, du terrain qu'offren
au contact les individus exposés; il paraît certain que le surmène-
ment, ainsi que toutes les causes d'affaiblissement de l'organisme,
augmentent la vulnérabilité.

SYMPTÔMES. — Les auteurs décrivent une *forme aiguë* et une *forme*
chronique de la morve et du farcin; il faut y ajouter des cas mixtes.

Ce sont presque exclusivement les formes chroniques que les
dermatologues ont l'occasion d'observer.

Constamment, on peut observer une *période d'incubation* dont la
durée diffère suivant que le virus est transmis par inoculation ou par
infection. Dans le premier cas, elle est en moyenne de trois à cinq
jours; on a vu la maladie se manifester au bout de vingt-quatre
heures; jamais elle ne se déclare après le septième jour. Dans le cas
d'infection, les premiers symptômes ne se manifestent généralement
qu'au bout de deux ou trois semaines; on a vu leur apparition
tarder pendant plusieurs mois; on peut supposer qu'en pareil cas
il y a déjà une altération en évolution, mais latente, dans une région
échappant facilement à l'observateur, telle que la cavité nasale.

Morve aiguë. — Lorsqu'il s'agit d'une infection, la maladie
débute par des symptômes généraux consistant surtout en une
sensation profonde d'affaiblissement, une céphalalgie intense, des
nausées, des douleurs articulaires très pénibles, une réaction fébrile
intense; il est exceptionnel que les malades puissent continuer pendant quelques jours leurs occupations.

Dans le cas d'inoculation, la plaie, qui constitue la porte d'entrée,
peut être en voie de cicatrisation, mais, le plus souvent, elle s'ulcère
et tend à s'étendre. Vers le sixième jour, les malades accusent une sensation d'obstruction des fosses nasales : leur voix devient nasonnée;
bientôt, survient un écoulement par les narines d'un liquide filant,
d'abord muco-purulent, puis purulent, parfois mélangé de sang. Ce
jetage est plus ou moins abondant; il s'élimine par l'arrière-gorge
lorsque le sujet est dans le décubitus dorsal.

On constate simultanément les signes d'une inflammation ulcéreuse
des fosses nasales ainsi que du pourtour des narines; concurremment,
le nez, et souvent aussi les parties voisines des joues, se tuméfient en
même temps qu'elles rougissent et prennent un aspect comparable à
celui de l'érysipèle; comme dans cette dermatose, il peut survenir
secondairement des éruptions vésiculeuses ou bulleuses et des escar-
rifications partielles; les conjonctives sont envahies par l'intermédiaire des points lacrymaux; elles sécrétent également un liquide
purulent; les paupières prennent part à la tuméfaction centrale

du visage ; il est rare que l'inflammation spécifique se propage jusqu'au cuir chevelu.

Concurremment, il se fait une éruption sur la muqueuse des premières voies : les gencives deviennent fuligineuses et souvent s'ulcèrent ; l'arrière-gorge et le larynx sont le siège des mêmes altérations ; il en résulte un trouble profond dans leurs fonctions.

Enfin, la peau est généralement le siège d'une éruption. Tout d'abord, on observe souvent de la tuméfaction et de la rougeur au voisinage du point inoculé ; il peut même s'y développer une phlébite ou une angioleucite ; puis, en même temps que les manifestations nasales, ou un peu après, se produit, particulièrement au visage et sur les membres, une éruption de pustules acuminées ou plates qu'entoure une aréole érythémateuse ; elles peuvent reposer sur une base indurée ; on peut voir survenir également des phlyctènes remplies du même liquide purulent ; consécutivement, il se produit, soit des ulcères persistants, soient des escarres ; cette dermatose n'a rien de pathognomonique.

Les ganglions des parties où siège l'éruption, et surtout ceux des régions sous-maxillaire et cervicale, se tuméfient et deviennent douloureux ; exceptionnellement, ils suppurent.

Bientôt, surviennent des accidents du côté des voies respiratoires ; l'adynamie fait de rapides progrès et les malades succombent après avoir présenté des troubles des appareils nerveux, rénal et digestif, et être tombés dans l'adynamie la plus profonde.

Il est douteux qu'il existe un cas de guérison (1).

Farcin aigu. — Il est beaucoup plus rare que la forme aiguë de la morve. Les phénomènes d'invasion sont les mêmes que dans les cas précédents ; l'éruption se fait dans le même laps de temps, c'est-à-dire vers le sixième jour ; elle consiste en des tumeurs multiples sous-cutanées ; elles ne méritent pas habituellement le nom d'abcès, car elles ne renferment souvent qu'un exsudat visqueux et rougeâtre ; elles s'ulcèrent cependant, avec ou sans sphacèle du tégument qui a pris secondairement une couleur violacée en même temps qu'il s'est induré ; un ulcère persiste, recouvert d'un exsudat sanieux ; il peut devenir le point de départ d'angioleucites ; plus rarement, il se développe profondément des collections purulentes ; au bout de quinze à vingt jours, quelquefois plus tardivement, apparaît une éruption de pustules semblables à celles de la morve aiguë ; elles peuvent aboutir au sphacèle.

Les malades sont en proie à une fièvre intense ; ils tombent bientôt dans l'adynamie et la mort survient avec le même cortège symptomatique que dans la forme précédente, mais d'habitude plus tardivement, vers la fin de la septième semaine.

(1) H. Roger, art. Morve et Farcin du *Traité de médecine* de Charcot et Bouchard, 1898.

Formes chroniques. — Elles sont presque toujours farcineuses; quand il survient de la morve, c'est secondairement et tardivement.

La maladie peut débuter par des phénomènes généraux semblables à ceux des formes aiguës, mais la fièvre, au lieu de persister, cède ou, tout au moins, diminue beaucoup d'intensité. Comme phénomènes généraux, il y a lieu de noter tout particulièrement des douleurs intenses au niveau des articulations, parfois accompagnées de gonflement; d'autres fois, le début de la maladie est en outre annoncé par l'apparition de phénomènes anormaux au point d'inoculation : ils consistent en de la douleur, de la tuméfaction et parfois une traînée lymphangitique; enfin, l'infection peut être primitivement pulmonaire : il en était ainsi dans l'un des faits de Besnier. Entre le trentième et le quarantième jour, apparaissent des tumeurs multiples; elles peuvent être sous-cutanées ou, plus rarement, intramusculaires; lorsque l'on vient à les ouvrir, il ne s'en écoule le plus souvent, au début, que du sang ou un *liquide jaunâtre ou rougeâtre, remarquable par sa consistance visqueuse que l'on peut comparer à celle d'une solution de gomme* ; d'autres fois, le contenu est d'emblée purulent : il s'agit alors d'abcès. Après leur ouverture, artificielle ou spontanée, il reste une ulcération qui peut se cicatriser assez rapidement ou demeurer ulcéreuse.

Ces altérations se manifestent le plus souvent au niveau des membres; les premières peuvent se produire dans la région qui a été le siège de l'inoculation.

Les ulcérations peuvent se développer dans d'autres conditions qui ont été déterminées par E. Besnier (1). Sur une base infiltrée, rouge, livide, pâteuse, se continuant insensiblement avec les parties saines, survient un bouton farcineux sous forme d'une saillie dont le volume varie entre celui d'un grain de millet et celui d'un grain de chènevis ou d'une lentille; bientôt, il se ramollit; sa surface se parsème de points jaunes qui s'ouvrent en donnant issue au même liquide qui a été décrit précédemment. L'ulcération ainsi formée a tendance à s'accroître en surface et en profondeur; d'après une observation recueillie par Jeanselme et l'un de nous (H.) (2), les bords de ces ulcérations deviennent bientôt irréguliers, sinueux en certains points, dentelés et déchiquetés en d'autres ; partout, ils sont coupés avec une remarquable netteté; le *fond* de l'ulcération creuse simultanément des excavations au-dessous d'eux, les fouille, les décolle; aussi, en quelques points, les bords devenus libres se retournent en dehors, comme cela se voit dans les épithéliomes; le fond de l'ulcère est constamment baigné par une couche de liquide louche et brillant

(1) BESNIER, *S. f. D.*, 1891, p. 184.
(2) HALLOPEAU et JEANSELME, *Sur un cas d'infection farcino-morveuse chronique terminée par une poussée de morve aiguë* (*S. f. D.*, 1891, p. 163).

d'où l'on voit émerger des mamelons hémisphériques jaunâtres que l'on prendrait au premier abord pour des pustules ; il tend incessamment à se produire des cicatrisations, mais elles sont le plus souvent incomplètes et éphémères, car le tissu de cicatrice est de nouveau envahi par le mal.

Ce processus possède une puissance destructive supérieure peut-être à celle de toute autre production morbide ; l'un de nous (H.) a vu l'une des lèvres, ainsi altérée, tomber en quelques jours en un détritus putrilagineux. Il peut secondairement se produire des escarres.

Les altérations sont disséminées sur toute la surface du corps ; elles présentent le plus souvent une localisation dans les parties centrales de la face, en se propageant dans les cavités ou les envahissant de prime abord ; on observe ainsi des ulcérations de la voûte palatine souvent polycycliques et tapissées par un liquide puriforme ; le nez, les voies lacrymales deviennent le siège de pertes de substance ; la morve chronique vient compliquer le farcin ; un jetage abondant se fait par les narines ; des croûtes volumineuses sont expulsées.

La durée de la maladie varie entre quelques semaines et plusieurs années : l'un de nous (H.) l'a vue se prolonger durant six années pendant trois desquelles elle était restée, après la guérison d'abcès multiples, tellement silencieuse que le malade s'était cru guéri et avait pu reprendre son travail.

La mort peut être le résultat des progrès de la cachexie ou d'une complication rénale (Besnier). D'autres fois, il se fait une poussée aiguë érysipélatoïde : elle se manifeste d'ordinaire à la face : les paupières, le nez, les joues se tuméfient et rougissent ; bientôt, elles se recouvrent de pustules jaunes, hémisphériques, du volume d'un grain de chènevis ; le pus s'accumule sous les paupières et dans le sac lacrymal ; le jetage s'établit ou augmente ; il peut survenir des escarres qui entraînent rapidement de larges pertes de substance ; une fièvre hectique s'allume ; la rate devient volumineuse ; une diarrhée permanente et fétide s'établit.

L'examen des urines y dénote la présence d'albumine en quantité et d'urobiline ; les membres inférieurs et la paroi abdominale s'œdématient ; on constate l'existence d'ascite. L'un de nous (H.) a vu cette situation lamentable se prolonger durant plus de six semaines après le début de la poussée aiguë terminale.

Anatomie pathologique. — Bactériologie. — Suivant Cornil, Leredde, les pustules farcineuses ressemblent beaucoup à celles de la variole ; elles présentent le même état vésiculeux des cellules épithéliales, le même réseau fibrillaire formé par les cellules épithéliales altérées et infiltrées de globules blancs. Kelsch a trouvé l'épiderme séparé du corps papillaire par un exsudat amorphe. Ces pustules diffèrent cependant de celles de la variole par leur tendance gangreneuse (Leredde).

Nous n'insisterons pas sur les lésions cutanées et viscérales (1) des formes ordinaires de la morve, mais la farcinose chronique de la face mérite une description spéciale. Le derme offre un œdème considérable, qui dissocie ses éléments et efface les papilles ; on trouve une très grande quantité de fibrine. L'infiltration leucocytaire est plus serrée dans la profondeur qu'à la surface ; elle est constituée par des leucocytes mononucléés qui, de place en place, constituent des cellules épithélioïdes et des cellules géantes. On trouve enfin une grande quantité de cellules pigmentaires.

Le tissu conjonctif tend manifestement à se scléroser. Les artères sont saines, mais les capillaires ont des parois épaisses, les veines sont dilatées, partiellement oblitérées par la fibrine (L.).

On trouve dans les tissus morveux un bacille spécial qui a été décrit et isolé à peu près simultanément en France par Bouchard, Capitan et Charrin, en Allemagne par Schuetz et Lœffler. Il se présente sous la forme de bâtonnets semblables à ceux de la tuberculose, bien qu'un peu plus larges ; ils mesurent de 2 à 5 μ. de long sur 0,2 à 0,4 μ. de large ; on les trouve parfois groupés en amas dans les tissus. Ils se colorent facilement, mais se décolorent par le Gram ; leur coloration n'est pas homogène ; on distingue entre les points sombres autant de points clairs : ils représentent des spores, si on en croit Weichselbaum. Les cultures les plus caractéristiques sont celles que l'on obtient avec la pomme de terre ; d'abord jaunâtres et transparentes, puis ambrées, elles forment, au bout de six à huit jours, des masses opaques d'un brun rougeâtre qu'entoure une aréole d'un bleu verdâtre ; cet aspect rappelle celui du microbe pyocyanique dont les autres modes de culture permettent aisément de le distinguer.

Ces bacilles se trouvent surtout dans les foyers farcino-morveux et dans les liquides qui en émanent ; ils existent également dans les lymphatiques et les ganglions correspondants. On ne peut les découvrir dans le sang ni dans les autres humeurs virulentes inoculées aux animaux. Ces cultures donnent lieu, au bout de peu de jours, au développement de foyers multiples d'infection farcineuse dans lesquels on retrouve ces mêmes éléments multipliés.

DIAGNOSTIC. — En raison de la rareté de la maladie et de la ressemblance que peuvent présenter ses manifestations avec celles d'autres dermatoses destructives, il peut offrir de grandes difficultés. Nous ne parlons pas de la morve aiguë dans laquelle le jetage et les altérations nasales ainsi que la réaction générale éveillent suffisamment l'attention, mais de la forme ulcéreuse chronique. Lorsqu'on se trouve en présence d'ulcérations rebelles, à bords déchiquetés, résistant au traitement spécifique, ne s'accompagnant pas de nodules lupiques et ne présentant pas les rebords indurés de l'épithéliome,

---

(1) LEREDDE, Thèse de Paris, 1893. — MÉNÉTRIER, Traité de BROUARDEL et GILBERT.

on doit penser à une infection farcino-morveuse et chercher dans les
antécédents s'il y a eu probabilité de contamination. Il faut, en outre,
recourir de suite au moyen de diagnostic découvert par Straus : il consiste à injecter dans le péritoine du cobaye mâle les produits suspects :
au bout de quarante-huit heures, on observe constamment un gonflement des bourses; si l'animal résiste un certain temps, une ulcération
se fait au niveau de chacune des bourses et donne issue au contenu
de la vaginale. A l'autopsie, on trouve les testicules entourés d'une
matière blanche formant une coque plus ou moins épaisse, de consistance variable, quelquefois aussi ferme que du tubercule cru, plus
souvent demi-liquide et puriforme. Elle n'est pas nettement purulente
et c'est là un fait important à retenir, car Bureau a plusieurs fois
constaté, dans le service de l'un de nous, que l'injection de pus vulgaire dans le péritoine peut donner lieu rapidement à une suppuration
de la vaginale, en même temps qu'à une péritonite généralisée à
laquelle cette vaginalite est subordonnée.

On devra, en tout cas, contrôler le diagnostic par les cultures pathognomoniques sur pomme de terre ; on peut également recourir,
comme moyen de diagnostic, à une injection de malléine.

PRONOSTIC. — La gravité de cette maladie est extrême ; on ne cite
qu'un petit nombre de cas de guérison. Nous avons vu cependant
qu'après un traitement approprié un malade observé par l'un de nous
avait eu un répit de trois ans : nous ne pouvons nous empêcher de
penser que, si les nouvelles atteintes de la maladie avaient été d'emblée attaquées avec la même énergie que les premières, cet homme
aurait pu guérir.

TRAITEMENT. — Le meilleur consiste dans les cautérisations ignées ;
c'est à elles surtout que l'on doit la destruction de foyers en évolution et la production de longues périodes silencieuses, parfois même
de guérison ; mais il faut, pour les pratiquer, que les altérations
soient accessibles au cautère.

Il semblerait, en raison de l'action qu'il est facile d'exercer sur les
cultures, que divers antiseptiques pourraient détruire la virulence
des foyers : c'est ainsi que la solution au millième de sublimé et les
essences de cannelle et de girofle y tuent les bacilles en quinze minutes ; on sait, d'autre part, que ce bacille n'a qu'une vitalité mé-
diocre et que, dans les foyers d'infection, on voit incessamment se
produire des cicatrisations partielles ; mais, malheureusement, il est
le plus souvent impossible d'atteindre, par les applications antiseptiques, tous les éléments infectieux ; elles ne produisent que des améliorations passagères et n'empêchent pas le mal de progresser.

Il est inutile d'insister sur les nécessités de la prophylaxie : la
règle est d'abattre les animaux atteints d'infection farcino-morveuse.
Cette pratique est aujourd'hui singulièrement facilitée par l'emploi
de la malléine comme diagnostic : en injectant sous la peau quelques

gouttes d'une solution de cette substance, on provoque, chez les animaux atteints de cette infection, une réaction fébrile qui atteint son maximum d'intensité au bout de douze heures; cette réaction permet d'affirmer le diagnostic et de prescrire de suite l'abatage de l'animal infecté. Depuis que les vétérinaires procèdent ainsi, le nombre des cas de morve a considérablement diminué.

LÈPRE

Les manifestations cutanées de la lèpre peuvent résulter, soit d'une localisation dans le tégument externe du bacille lépreux, ou de ses toxines, soit de troubles trophiques dus à l'infection des nerfs cutanés par ces mêmes agents. Elles constituent les altérations les plus fréquentes et comptent parmi les plus importantes de cette maladie ont nous devons faire connaître les caractères d'ensemble (1).

Historique. — L'histoire de la lèpre est très difficile à établir, en raison, d'une part, de l'insuffisance des descriptions que l'on trouve dans les auteurs anciens, d'autre part de la confusion qu'entraînent les différences de langage. Les maladies désignées sous les noms d'*alphos*, de *leucé*, de *vitiligo*, d'*éléphantiasis*, de *morphée* et de *lèpre*, ont été considérées, souvent à tort, comme la représentant. Si donc il est probable que la lèpre remonte à la plus haute antiquité, l'on ne possède des documents précis sur son histoire que depuis l'ère chrétienne. D'après les consciencieuses recherches de Muench, c'est dans les écrits de Celse que l'on trouve, pour la première fois, une description qui s'y rapporte en toute certitude. Peu après, Arétée en a tracé un tableau remarquable.

Parmi les indications qui se rapportent à une époque antérieure, il faut mentionner surtout un passage de Cœlius Aurelianus, citant comme s'étant occupés de cette maladie, au point de vue du traitement, Thémison, qui vivait cent ans avant Jésus-Christ, et Démocrite, contemporain d'Hippocrate.

On a pendant longtemps enrichi l'historique de la lèpre de données empruntées aux collections hippocratiques ou aux livres saints, particulièrement à la Bible. On doit à Muench d'avoir établi qu'elles se rapportent à d'autres maladies : il en est ainsi particulièrement de la *Zaraath* des Hébreux (2). D'après cet auteur, la lèpre n'a été importée, vraisemblablement de l'Inde, en Égypte, que dans les derniers siècles avant Jésus-Christ; de là, elle a gagné la Grèce, puis l'Italie.

Celse, Lucrèce et Pline sont d'accord pour admettre qu'elle a été introduite en Italie par les troupes de Pompée revenant d'Égypte.

Rare au temps d'Auguste, elle paraît s'être propagée pendant les

(1) Hallopeau, art. Lèpre du *Traité de médecine et de thérapeutique* de Brouardel et Gilbert. Paris, 1895.

(2) Sach, *Warist die Zaraath der hebraïchen Bibel* (Virchav's Arch., 1896.)

siècles suivants dans les différentes parties de l'empire romain. En l'année 630, les Lombards, infectés par cette maladie, édictent une loi contre ceux qui en sont atteints. En 757, Pépin le Bref, en 789 Charlemagne, promulguent des lois relatives au mariage des lépreux. A la même époque, les léproseries, qui existaient dès le vii° siècle, se multiplient : on cite, parmi leurs fondateurs, saint Ottomar, en Allemagne, et saint Nicolas, en France : des établissements semblables ont été signalés en Italie. Ces faits suffisent à établir que, pendant le moyen âge, la lèpre a existé dans l'Europe centrale. Mais l'époque où elle a atteint son plus grand développement est celle des croisades : elle devint alors un véritable fléau ; sa fréquence a été comparable à celle de la syphilis de nos jours ; il suffit, pour s'en convaincre, de considérer le chiffre des léproseries : il y en avait six dans Londres, alors fort petite ville, plus de 2 000 en France et plus de 19 000 dans toute la chrétienté. En Bretagne, des églises et des cimetières étaient, d'après Ogée, consacrés exclusivement à ceux qui en étaient atteints. Alors, se fonda le célèbre ordre de Saint-Lazare, dont les chevaliers se vouaient au service des lépreux et dont le grand maître devait être lui-même atteint de la lèpre (1).

La maladie se propagea au xiv° siècle jusqu'en Russie. On peut se demander, il est vrai, avec P. Raymond, si cette lèpre du moyen âge n'était pas confondue avec d'autres dermatoses et particulièrement avec la syphilis ; la constatation par cet auteur, dans le cimetière d'une léproserie, d'un crâne qui lui a paru nettement syphilitique est en faveur de cette manière de voir (2).

Grâce sans doute aux rigoureuses mesures d'isolement qui furent, dans toute l'Europe, prises contre les sujets atteints de lèpre, grâce peut-être aussi au diagnostic mieux établi de la syphilis, la maladie, quoi qu'il en soit, devenait, dès le commencement du xvi° siècle, assez rare en France pour que les biens des léproseries fussent mis à la disposition du grand aumônier. Depuis lors, on n'en a plus observé, dans l'Europe centrale, que des cas isolés : ils suffisent à montrer cependant que la maladie y a toujours persisté : c'est ainsi qu'au commencement du siècle, Louis Valentin la signalait comme régnant d'une manière permanente aux Martigues et à Vitrolles, près de Marseille : Bouchard a établi qu'il en est encore de même aujourd'hui.

DISTRIBUTION GÉOGRAPHIQUE. — Ce n'est pas seulement dans le delta du Rhône que la lèpre, de nos jours, persiste en France : il est avéré qu'il en existe plusieurs foyers dans les Alpes-Maritimes : on les localise surtout à Esa et à la Turbie, mais on a également observé récemment des cas de lèpre à Beaulieu, à Monaco, à Menton, à Ro-

---

(1) MOESEN, *De medicis equestri dignitate ornatis* ; cité par Jourdan, art. LÈPRE du *Dictionn. des sc. méd.*, 1818.

(2) P. RAYMOND, *La lèpre et la syphilis au moyen âge (Soc. de dermat., 1894).*

quebrune; bien plus, les recherches récentes de Zambaco (1) ont établi que la lèpre n'est pas éteinte, mais seulement méconnue, en diverses contrées de la France, et particulièrement en Bretagne; il paraît certain en effet qu'une partie des cas de la maladie que Morvan a décrite comme nouvellement observée par lui, et à laquelle on a donné son nom, appartiennent à la lèpre (2) : plusieurs des photographies qu'en a montrées Zambaco ne peuvent laisser de doute à cet égard, bien que la preuve directe par la constatation du bacille n'ait pas encore été fournie. Zambaco a également signalé des cas de lèpre, qui paraissent incontestables, à Marseille, à Lyon, à Bordeaux, et dans les Pyrénées : Pitres a constaté, à Bordeaux, l'existence du bacille de la lèpre chez un malade qui offrait le tableau classique de la syringomyélie.

A Paris, on observe constamment un certain nombre de lépreux; l'un de nous (H.) en a eu dans son service de Saint-Louis plus de vingt en 1897 (3), et nous en voyons constamment plusieurs cas en ville : jusqu'ici, il s'est agi exclusivement de sujets ayant contracté leur maladie à l'étranger ou dans nos colonies.

Dans le département du Nord, Leloir a fait connaître, dès 1883, quelques cas suspects : la bactériologie pourra faire savoir s'il s'agit bien réellement de la lèpre (4).

En Italie, cette maladie règne, d'une manière permanente, en diverses localités de la Riviera. La léproserie de San Remo reçoit constamment un nombre relativement considérable de malades : d'autres foyers existent dans le Piémont et en Sardaigne.

La lèpre continue à sévir en Espagne et en Portugal; d'après Arning, le nombre de cas existant actuellement dans ces deux pays peut être évalué à environ quinze cents; il y existe des foyers de multiplication active, témoin Parcent où, depuis 1882, Zuriaga (5) a vu se produire soixante nouveaux cas.

Tout récemment, un nouveau foyer s'est manifesté à Memel (6), près de la frontière russe. Le premier fait y remonte à 1882; en 1892, il y en avait douze; on évalue aujourd'hui à 35 le nombre de cas observés; en Allemagne, on a signalé des cas isolés aux environs de Halle.

Il est probable, mais non démontré, que le foyer allemand a eu pour origine les provinces de la Russie. La lèpre, en effet, après avoir sévi autrefois avec intensité dans les provinces baltiques de

(1) ZAMBACO, La lèpre en Bretagne (Ann. de dermat., 1892).
(2) H. FOURNIER, La lèpre en Bretagne (Journ. des mal. cut., 1892).
(3) HALLOPEAU, Lepra-conferenz. Berlin, 1897.
(4) LELOIR, Existe-t-il dans des pays réputés non lépreux, en France, et en particulier dans la région du Nord et à Paris, des vestiges de l'ancienne lèpre ? (Journal des maladies cutanées, 1893).
(5) ZURIAGA, La lèpre de Parcent (Ann. de dermat. et de syphil., 1884).
(6) ARNING, La diffusion actuelle de la lèpre en Europe (Congrès de dermatologie. Vienne, 1892).

cet État (au xiiie siècle, on comptait environ cent léproseries en Livonie), et après y être tombée dans l'oubli pendant les siècles derniers, y a présenté, dans ces derniers temps, une remarquable recrudescence : une léproserie a dû, en 1891, être ouverte à Riga (1) ; des cas nombreux de la maladie ont été signalés à Dorpat ; en 1888, on évaluait à 276 le nombre des lépreux existant en Livonie. D'après Petersen (2), les provinces baltiques ont dû être contaminées par des troupes venant de la Russie méridionale : il existe en effet des foyers permanents dans le Caucase et en Crimée ; la Courlande est également infectée. Cet auteur évalue à environ 800 le nombre de lépreux existant actuellement dans la Russie d'Europe.

Des cas de lèpre ont été signalés, en Bosnie par Neumann, en Roumanie par Kalindero ; il y en a plus de 200, d'après Pétrini Paul, dans ce dernier pays.

La lèpre règne actuellement dans la Turquie et les îles Ioniennes ; la Crète seule en contient plus de 500 cas (Zambaco) (3) ; la Grèce n'est pas épargnée, bien que la maladie y soit moins répandue.

Mais la contrée de l'Europe où la lèpre a longtemps sévi avec le plus d'intensité est la Norvège. On y évalue à environ trois mille le nombre des sujets qui en étaient atteints en 1856 : grâce à des mesures d'isolement, la maladie, qui, jusqu'en 1870, avait continué à s'accroître dans certaines localités, a rétrocédé au point qu'en 1890 on n'en comptait plus qu'environ 800 cas et qu'actuellement, suivant M. Hunter, le chiffre se réduit à 390. Par contre, la maladie se propage en Suède : d'après Lorand, 462 sujets y en étaient atteints en 1895.

Ehlers a trouvé, cette même année, en Islande 158 lépreux.

Ils se multiplient rapidement dans l'île d'Oesel.

En Afrique, tout le littoral, à peu d'exceptions près, contient des lépreux ; Gémy (4) en a observé plusieurs cas en Algérie, chez les Juifs, des Espagnols et un Arabe ; Engel en signale plus de 3 000 en Égypte ; ils sont également nombreux dans le sud de l'Afrique ; la Nouvelle-Calédonie en est un foyer important. La maladie a été transmise récemment par les Canaques déportés, aux indigènes de l'île des Pins dont un grand nombre en sont actuellement atteint.

En Asie, on indique, comme infectés par la lèpre, la Perse, l'Hindoustan (130 000), l'Indo-Chine, le Tonkin, et surtout la Chine et le Japon ; les provinces russes n'en sont pas indemnes.

En Amérique, les Antilles, particulièrement Haïti et la Trinidad, forment des foyers importants de lèpre ; la maladie règne également sur le littoral du Mexique, aux Guyanes, au Venezuela, au Brésil, au

(1) Von Bergmann, Zur Kontagiosität der Lepra (Sammlung klinische Vorträge, 1891).
(2) Petersen, Arch. für Dermat. und Syphil., 1891.
(3) Zambaco, Voyage chez les lépreux, 1891.
(4) Gémy, La lèpre chez les Kabyles (Session lyonnaise de la Société de dermatologie, 1894).

Paraguay et principalement dans la Colombie où l'on compte plus de 30 000 sujets infectés sur une population d'environ 400 000 âmes; dans l'Amérique du Nord, elle occupe la Louisiane et l'on en trouve des cas au voisinage des Grands Lacs et dans le Minnesota où ils ont été importés par l'émigration norvégienne; il faut reconnaître que la maladie n'a pas de tendance à se développer dans cette région : on n'y signale pas de nouveaux faits.

Dans l'Océanie, on cite comme contenant des lépreux les îles de la Sonde et, en Australie, la Nouvelle-Galles du Sud : mais, c'est particulièrement aux îles Sandwich que la lèpre a pris, dans ces derniers temps, un formidable développement : alors qu'il y a quarante-cinq ans cette maladie était inconnue à Havaï, elle y affecte actuellement un trentième de la population.

Si l'on étudie l'excellente carte dans laquelle Leloir (1) a représenté la distribution géographique de la lèpre, on remarque qu'elle occupe surtout le littoral des contrées dans lesquelles elle sévit : c'est ainsi qu'elle dessine régulièrement les contours de l'Arabie et ceux de Bornéo et qu'elle est fréquente dans les îles; mais c'est loin d'être là une règle absolue : témoins, les foyers qui sont signalés dans les parties septentrionales de l'Hindoustan et de la Perse, et ceux du centre de l'Amérique du Sud.

Il résulte des faits que nous venons d'exposer que la lèpre n'est nullement, ainsi qu'on le croyait naguère, une maladie qui tendrait à s'éteindre comme le font certaines espèces animales : elle est au contraire envahissante et, si elle rétrocède dans les pays où l'on sait la combattre par de rigoureuses mesures d'isolement, on la voit former de nouveaux foyers, même dans des contrées où la police sanitaire est bien faite, témoin celui de Memel, en Allemagne, et elle se propage avec une effrayante rapidité dans ceux où on lui laisse, sinon dans les intentions, du moins en réalité, un libre essor : telles sont les îles Sandwich.

ÉTIOLOGIE. — Comment se fait la propagation de la lèpre?

Tous les auteurs invoquent, à juste titre, la promiscuité, la saleté et la misère : ce sont là des conditions dont on ne peut nier l'importance; elles ne viennent cependant qu'au second plan; elles ne peuvent suffire par elles-mêmes à provoquer la maladie; il faut autre chose, il faut l'élément infectieux que nous savons aujourd'hui être représenté par un bacille spécial : comment se transmet ce bacille? telle est la question.

Divers faits particuliers à la lèpre la rendent difficile à élucider.

En premier lieu, contrairement à ce qui se passe pour la syphilis, la morve, la tuberculose, on a admis généralement jusqu'ici que ses

(1) LELOIR, *Traité pratique et théorique de la lèpre*. Paris, 1886. Ce beau livre représente aussi complètement que possible l'état de la science à l'époque où il a été écrit.

manifestations initiales ne sont pas localisées au niveau de la région inoculée, mais disséminées ; il est vrai que Marcano et R. Wurtz ont prouvé récemment (Voy. p. 544) qu'il n'en est pas toujours ainsi, mais on est en droit de dire cependant que, tout au moins dans la grande majorité des cas, on ne peut pour la lèpre, comme pour la syphilis et la tuberculose, conclure de l'accident initial à une infection par contamination directe.

D'autre part, la lèpre n'est pas inoculable aux animaux et elle ne semble pas, tout au moins dans la grande majorité des cas, l'être à l'homme : c'est ainsi que Daniellsen a fait sur lui-même quatre tentatives qui sont restées infructueuses ; des inoculations pratiquées sur vingt individus sains sont également restées stériles depuis plus de trente ans ; il en a été de même de celles que Profita a faites, en 1868, sur lui-même et neuf autres sujets indemnes. Nous verrons enfin que l'on peut contester l'exactitude du résultat positif qui aurait été obtenu chez un forçat des Hawaï. Coffin a cependant publié récemment un fait qui paraît probant (1).

La lèpre a une période d'incubation qui est presque toujours très longue ; l'un de nous (H.) l'a vue atteindre trente-deux ans (2) : on conçoit que, dans ces conditions, les circonstances, étiologiques soient le plus souvent impossibles à déterminer.

Deux facteurs sont invoqués pour expliquer la transmission de la lèpre, soit concurremment, soit à l'exclusion l'un de l'autre : ce sont *l'hérédité* et la *contagion*.

L'hérédité était, pour Danielssen, la cause de beaucoup la plus importante : sans contester, dans les derniers temps, la possibilité de la contagion, il ne la considérait pas comme démontrée et il ne lui reconnaissait, en tous cas, qu'une importance tout à fait secondaire.

A priori, la transmission par hérédité vraie est fort plausible, tout au moins du côté paternel, car l'on constate fréquemment des altérations lépreuses des testicules, on a reconnu la présence de bacilles spéciaux dans ces organes, et les orchites lépreuses ne mettent pas, pendant un certain temps, les malades hors d'état d'avoir des rapports sexuels. D'autre part, les statistiques dénotent, dans un tiers ou un quart des cas, l'existence de la lèpre chez les ascendants des sujets qui en sont atteints : ce chiffre semble bien indiquer que la maladie peut se transmettre par cette voie. Ce n'est pas là cependant une preuve absolue, car ces cas multiples de lèpre dans une même famille s'observent dans des pays où la maladie est endémique et où l'on peut par conséquent admettre la possibilité d'une contamination par contact direct ou par le milieu ; ce qui donne à cette objection une véritable force, c'est que ces transmissions dans les familles cessent de se produire si les sujets se transportent dans des contrées indemnes :

---

(1) Coffin, *Journ. des mal. cut. et syphil.*, 1894.
(2) H. Hallopeau, *Éclosion tardive d'une lèpre* (*Soc. de dermat.*, 1892).

nous en avons un exemple remarquable dans l'histoire des Norvégiens qui, au nombre de cent soixante, ont émigré, atteints de la lèpre, dans le Minnesota : aucun de leurs enfants n'a hérité de leur maladie.

Willesby et C. Bailley ont, conformément à ces faits, affirmé récemment qu'un enfant né de sujets atteints de lèpre ne contracte jamais leur maladie s'il en est séparé dès sa naissance (1) ; la lèpre ne se manifeste jamais que plusieurs années après la naissance.

Besnier ne pense pas qu'un spermatozoïde et une ovule contaminés par un bacille lépreux soient susceptibles de survie (2). D'autre part, la disparition si frappante des cas de lèpre dans les pays où l'isolement est bien pratiqué est également un argument contre l'influence héréditaire, car les malades continuent à y procréer. Enfin, les chiffres mêmes que nous avons indiqués montrent que, dans la plupart des cas, la lèpre se produit dans des familles jusque-là exemptes de cette maladie (3).

Sans nier donc la possibilité de la transmission héréditaire de la lèpre, nous croyons, d'après les faits que nous venons de signaler, devoir ne lui attribuer qu'une importance secondaire (4) : il faut évidemment mettre à part, à cet égard, les cas de transmission directe de la mère au fœtus par la voie placentaire ; comme pour la syphilis et la tuberculose, ils ne peuvent être considérés comme constituant une hérédité vraie : il s'agit de contaminations directes.

Ainsi que l'hérédité, la contagion compte des partisans et des adversaires également résolus.

La lèpre est contagieuse, disent les premiers car elle est, comme l'a bien montré Besnier (5), transportée par les grands courants humains : on en a pour témoignages l'invasion lépreuse de l'Europe par les croisés revenant de l'Orient, le développement de la formidable épidémie des Sandwich qui paraît bien avoir eu pour point de départ une immigration chinoise, l'apparition de nouveaux foyers dans les provinces baltiques liée à l'apport de la maladie par des régiments venant de contrées infectées.

On cite plusieurs cas dans lesquels la transmission directe paraît évidente : le plus probant de tous est celui qu'a rapporté Hawtrey Benson : un Écossais contracte la lèpre dans les Indes, revient dans son pays et meurt, au bout de six mois, de cette maladie ; un certain temps après, son frère, qui a partagé son lit et porté ses vêtements, tombe malade à son tour et meurt, au bout d'un an, d'une lèpre tuberculeuse : or, ce dernier n'avait jamais quitté son pays natal où la lèpre

(1) WILLESBY et C. BAILLEY, *Lepra-conferenz*, 1897.
(2) BESNIER, *Lepra-conferenz*, 1897.
(3) VIDAL, *Acad. de méd.*, 1885. — BROCQ, *Ann. de dermat. et de syphil.*, 1865. — LELOIR, *loc. cit.*
(4) Nous pouvons invoquer ici le témoignage d'Audain qui observe la lèpre à Haïti ; il y voit souvent des cas de lèpre non héréditaires (communication orale).
(5) BESNIER, HANSEN, PETERSEN, ARNING, LELOIR, KALINDERO, etc.

n'existe pas ; il l'a donc contractée de son frère. On peut rapprocher de ce fait celui que rapporte Coffin (1) : un détenu se pique intentionnellement à l'avant-bras avec un instrument qu'il a préalablement passé sur des ulcères lépreux : deux ans après, il est atteint d'une lèpre tuberculeuse qui débute au point d'inoculation.

Le cas du nommé Keanu, le condamné à mort hawaïen à qui Arning a inoculé la lèpre en 1884 et qui a été atteint ultérieurement de cette maladie, est moins démonstratif, car il a été reconnu que plusieurs de ses proches avaient eu avant lui la même maladie. On peut d'ailleurs pour ce fait, comme pour tous ceux qui ont été signalés dans les pays à lèpre, invoquer l'influence du milieu ; il en est ainsi, par exemple, des cas du Père Damien et des religieuses des Hawaï qui ont contracté la maladie après avoir passé de longues années à soigner des lépreux.

Kalindero (2) a vu la lèpre être transmise du sein d'une mère au visage de l'enfant qu'elle allaitait ; le tégument du sein contenait des bacilles.

Le développement d'épidémies dans des localités jusque-là indemnes, consécutivement à l'arrivée de sujets atteints de cette maladie, et la constatation de la propagation de la maladie aux sujets qui se tiennent en rapports avec les individus successivement atteints, sont démonstratifs : telle est en particulier l'épidémie de Parcent, dont on doit la relation à Zuriaga.

On peut invoquer encore en faveur de la contagion la non-hérédité constatée dans un tiers ou un quart des cas par les partisans les plus systématiques de cette étiologie : étant donné, comme nous le verrons, que la lèpre n'est engendrée ni par le sol, ni par les mauvaises conditions hygiéniques, force est de l'attribuer, au moins dans une partie des cas, à la contagion.

Les anticontagionnistes (3) s'appuient surtout sur les faits négatifs pour défendre leur doctrine ; on ne peut méconnaître qu'ils sont nombreux et au plus haut degré dignes d'attention.

Nous avons vu déjà que les inoculations, soit des produits lépreux, soit des bacilles, restaient presque constamment stériles.

Il est d'observation commune, dans les pays à lèpre, qu'une cohabitation prolongée peut avoir lieu avec des lépreux sans qu'il se produise de contamination : nous en avons pour témoins Danielssen qui avait une si grande expérience de la maladie, Zambaco qui l'a si bien étudiée dans ses voyages à travers les îles Ioniennes, Baelz qui l'a observée au Japon sur une grande échelle, et la plupart des médecins anglais de l'Hindoustan, où l'on compte plus de cent mille lépreux.

(1) COFFIN, Journ. des mal. cut. et syphil., 1895.
(2) KALINDERO, Congrès international de dermatologie, 1892.
(3) ZAMBACO, CONSTANTIN PAUL, DUJARDIN-BEAUMETZ, HARDY, LEROY DE MÉRICOURT, Bull. de l'Acad. de méd., 1885.

A Paris, à l'hôpital Saint-Louis, nous n'avons pas encore pu obtenir l'isolement des lépreux ; ils vivent dans les salles communes, en rapports constants avec les autres malades : il n'y a pas eu néanmoins jusqu'ici de cas de contagion.

Ces faits démontrent que la lèpre n'est transmissible de l'homme à l'homme que dans des conditions encore indéterminées; mais les faits négatifs, quels qu'en soient le nombre et la valeur, ne peuvent prévaloir contre les faits positifs ; or, nous avons vu que la transmission de la maladie par l'homme est incontestable; nous en avons cité des exemples absolument démonstratifs et nous pourrions en citer beaucoup d'autres : Von Bergmann (1) évalue à 60 p. 100 le nombre des cas de lèpre observés à Riga dans lesquels la contagion lui paraît avoir été certaine ou très vraisemblable.

La diminution rapide du nombre des cas de lèpre dans les pays où les lépreux sont bien isolés est encore un argument en faveur de la contagion.

D'après Hansen, la cohabitation, ou tout au moins des contacts directs, sont nécessaires pour que la maladie se transmette ; on ne peut guère s'expliquer autrement l'immunité relative dont jouissent les médecins, les infirmiers et les religieuses, attachés aux léproseries ainsi que les blanchisseuses qui lavent leur linge. Audain (de Haïti) indique cependant le blanchiment du linge comme un mode probable de dissémination de la maladie (communication orale). Jeanselme, Sticker et Petersen, ayant constaté l'existence d'une rhinite spécifique dans la phase initiale de la maladie, considèrent cette altération comme une des sources les plus efficaces de propagation : on peut invoquer, à l'appui de cette manière de voir, les observations de Schæffer: il a constaté en effet que, par l'éternuement, la toux et même la simple action de parler, les bacilles sont projetés par milliers à plus d'un mètre de distance; il faut admettre, pour comprendre le manque de propagation, que la réceptivité est une rare exception dans notre pays. Pourquoi n'en est-il pas de même dans les pays lépreux? Toutes les ulcérations des lépreux, et aussi leurs produits d'exfoliation épidermique, peuvent également servir à l'élimination et, par conséquent, à la transmission du bacille.

On a soutenu que la transmission de la lèpre se faisait, non pas directement de l'homme à l'homme, mais seulement par l'intermédiaire du milieu ambiant : les faits que nous venons d'indiquer sont en désaccord avec cette manière de voir.

En résumé, transmission par des contacts directs et surtout par la cohabitation, tel paraît être le mode de propagation le plus habituel de la lèpre.

Nous devons signaler, comme causes adjuvantes d'une importance

(1) Von Bergmann, loc. cit.

considérable, les mauvaises conditions hygiéniques que nous nous sommes refusés à considérer comme causes efficientes, la promiscuité, la saleté, la phtiriase, la gale : presque tous les lépreux norvégiens sont en même temps des galeux.

On a accusé le vaccin et les moustiques de transmettre la lèpre : Audain nous a confirmé la vraisemblance de ce dernier mode d'infection.

Hutchinson (1) a voulu faire jouer un rôle prépondérant à l'alimentation: suivant lui, c'est par l'intermédiaire du poisson que le contage de la lèpre pénétrerait dans l'organisme humain. Il invoque les localisations de la maladie sur les côtes et dans les îles. On lui a objecté l'existence de la maladie chez des peuplades qui ne mangent jamais de poissons ; on en a cité plusieurs dans l'Asie centrale ; cependant, on peut invoquer, en faveur de la thèse d'Hutchinson, ce fait que le bouillon de poisson constitue le meilleur terrain pour le bacille de Hansen.

En résumé, on peut admettre, dans l'état actuel de la science, que la lèpre se transmet surtout de l'homme à l'homme, par contact direct ou indirect; il n'est pas certain qu'elle soit héréditaire, et ce ne serait, en tout cas, que très exceptionnellement.

Nous avons vu que, contrairement à l'opinion qui, naguère encore, régnait parmi nous, la lèpre n'est nullement éteinte : les détails que nous avons donnés sur sa distribution géographique sont trop démonstratifs à cet égard.

Si l'on considère ce qui s'est produit en diverses contrées de l'Europe, et particulièrement dans les provinces baltiques et dans la Prusse orientale, on est porté à craindre que la maladie ne se répande de nouveau en France comme elle l'a fait au moyen âge ; le nombre de lépreux qui viennent des pays infectés chercher chez nous la guérison augmente constamment ; ils vivent, dans nos villes, de l'existence commune ; il est bien difficile, dans l'état actuel de nos mœurs, de leur imposer l'isolement ; nous sommes donc sans défense à ce point de vue, du moins pour les malades non hospitalisés. Si, d'autre part, nous considérons que, ni notre race, ni notre climat, ne constituent en aucune mesure des immunités, nous sommes conduits à pousser, avec Leloir et Besnier, un cri d'alarme et à dire que notre pays, et surtout nos grandes villes, sont incessamment menacés d'invasions lépreuses (2).

SYMPTÔMES. —Latence et incubation. —La lèpre, comme la morve, la rage et sans doute aussi la tuberculose, peut ne se manifester qu'un laps de temps parfois considérable après l'infection : Danielssen a vu cette latence se prolonger pendant dix ans ; chez un malade de Lan-

(1) J. HUTCHINSON, *Étude de la lèpre* (Xe *Congrès international des sciences médicales*. Berlin, 1890).
(2) HALLOPEAU, art. cité.

douzy, elle atteignait quatorze ans; Bidenkap mentionne un cas où elle a duré vingt-sept ans ; nous avons enfin déjà cité un fait personnel (H.) dans lequel c'est trente-deux ans seulement après un séjour dans un pays à lèpre que la maladie s'est déclarée ! Cette latence de trente-deux ans est la plus longue qui ait jamais été signalée dans une maladie infectieuse. Elle doit être, comme l'a bien montré Besnier, distinguée de l'*incubation* : dans celle-ci, en effet, le contage évolue pour se traduire au bout d'un laps de temps relativement court par des manifestations apparentes ; il en est ainsi pour le chancre induré. Dans la latence lépreuse, au contraire, l'agent infectieux, introduit dans l'organisme, y reste absolument inactif jusqu'au jour où, sous l'influence de causes indéterminées, les tissus deviennent des terrains favorables à son développement; il est très possible, et même probable, que, dans les pays à lèpre, un certain nombre de sujets conservent ainsi dans leur organisme le contage lépreux sans que rien ne vienne accuser sa présence : ils sont lépreux sans qu'on le sache. Il est très probable que, pendant toute cette période de latence lépreuse, l'organisme n'est pas infecté dans son ensemble et que le dépôt reste local.

Division. — La lèpre peut revêtir des aspects cliniques divers : tantôt, les altérations se manifestent surtout par la production de néoplasies tuberculeuses dans les téguments externes; tantôt, les phénomènes prédominants sont les troubles de l'innervation sensitive et trophique, indiquant une altération du système nerveux périphérique : d'où la division, établie en 1819 par Robinson (1) et acceptée depuis lors par Danielssen et Bœck (2) ainsi que par la plupart des auteurs, en *lèpre tuberculeuse* et *lèpre anesthésique* : c'est celle que nous adopterons, sans nous dissimuler que, le plus souvent, les deux formes coïncident, au moins au bout d'un certain temps, ou pendant une partie de l'évolution morbide (forme mixte). Leloir admet de même ces deux formes qu'il appelle *systématisées tégumentaires et nerveuses*; Hansen et Looft (3) les désignent sous les noms de *tubéreuses* et *maculo-anesthésique*; Unna (4) a différencié leurs manifestations cutanées sous les noms de *lépromes* et *neuro-léprides*.

Dans les deux formes, on observe une même période prodromique, ou plutôt d'invasion dont les principaux traits ont été bien indiqués par Danielssen et Bœck et dont on doit à Leloir une étude approfondie.

Invasion. — Suivant Marcano et R. Wurtz (5), la lèpre peut

(1) Robinson, *On Elephantiasis as it appears in Hindoustan* (*Medico-chirurgical Transactions*. Londres, 1819).
(2) Danielssen et Bœck, *Traité de la spédalskeld ou éléphantiasis des Grecs.* Paris, 1848. (Ce remarquable ouvrage, éminemment personnel et original, a été le point de départ des nombreuses études qui ont été faites depuis lors sur la lèpre.)
(3) Hansen et Looft, *Die lepra v. klin. u. Anat. Path. Standpunkt*, 1894.
(4) Unna, *Die Histo-pathologie der Hautkrankheilen*, 1894.
(5) G. Marcano et R. Wurtz, *Arch. de méd. expériment.*, 1895.

débuter par une tache isolée précédant de plusieurs années l'apparition de lésions généralisées : si cette manière de voir se confirme, elle constituera une donnée des plus importantes dans l'histoire de cette maladie. Les portes d'entrée les plus fréquentes paraissent être, soit les fosses nasales, par le fait de l'inhalation des bacilles exhalés par d'autres sujets, soit la plante des pieds, dans les pays où l'on ne se sert pas de chaussures et où le sol est infecté par les produits de suppuration des lépreux et par leurs crachats. On a signalé également comme telles la muqueuse buccale dans les cas d'usage d'une pipe commune, et les voies génitales.

Les premiers phénomènes sont, le plus souvent, des sensations profondes de lassitude et d'accablement ; le malade éprouve, dans les membres, une pesanteur pénible ; à ces troubles, plus ou moins prononcés, se joignent souvent des désordres dans l'innervation encéphalique caractérisés surtout par de l'inaptitude au travail, de la tristesse, du découragement, et, assez fréquemment, une tendance à dormir qui se manifeste dans toutes les circonstances de la vie.

Concurremment, surviennent souvent des troubles digestifs qui consistent en un dégoût pour les aliments, de la dyspepsie, des nausées et parfois des vomissements. On signale encore, parmi ces symptômes initiaux, des accès de gastralgie, des névralgies, des douleurs rhumatoïdes (Leloir) qui siègent surtout dans les membres inférieurs, de la courbature, des sensations de fourmillements dans les extrémités inférieures, la suppression de la sécrétion sudorale en certaines régions parfois très limitées, les mêmes qui plus tard deviendront anesthésiques, de la sécheresse du nez et des épistaxis (Leloir).

On voit enfin se produire des accès fébriles, ordinairement fugaces et plutôt vespéraux ; quelquefois, ils débutent par un frisson violent.

Ces divers troubles ne se trouvent pas réunis chez le même sujet : ils se groupent différemment, de telle sorte que l'on pourrait ainsi distinguer des formes multiples de cette période d'invasion.

Ils sont susceptibles de se prolonger pendant des semaines, des mois et même des années.

Forme tuberculeuse. — Période érythémateuse et maculeuse. — Les premières manifestations cutanées de la lèpre consistent parfois en l'apparition des saillies tuberculeuses ; mais c'est là un fait des plus exceptionnels : dans la grande majorité des cas, l'éruption est d'abord maculeuse.

On peut observer des *taches vasculaires érythémateuses* et des *taches pigmentées*. Le plus ordinairement, celles-ci succèdent à celles-là, mais elles peuvent également être primitives.

Les *taches vasculaires* offrent, suivant les cas, des caractères qui rappellent singulièrement ceux des différentes formes classiques d'érythèmes : ce sont, tantôt de simples taches rouges, claires ou sombres, souvent cramoisies ou violacées, tantôt des papules ou des plaques plus ou moins saillantes; d'autres fois, les éléments présentent les caractères de l'érythème noueux; plus souvent, leur disposition et leur légère saillie rappellent l'érythème marginé; les taches peuvent être lenticulaires, annulaires, irrégulièrement polycyliques; dans certains cas, ce sont de larges plaques, à rebords légèrement saillants, simulant à s'y méprendre l'érysipèle; les dimensions de ces taches vasculaires sont des plus variables : tandis que les unes sont lenticulaires, d'autres mesurent des dimensions considérables, au point d'atteindre ou de dépasser celles de la main.

Leur surface est souvent brillante, huileuse, lisse, comme vernissée, sans trace de desquamation : cet aspect est dû à une hypersécrétion de matière sébacée.

L'intensité de la coloration peut augmenter sous l'influence de diverses causes, telles que l'action directement excitante du froid, du chaud ou d'une friction, ou l'action réflexe provoquée par la digestion.

Au début, la rougeur de ces taches disparaît sous la pression du doigt : il n'en est plus de même ultérieurement, alors qu'elles prennent une coloration sombre, brunâtre; il est de règle alors de constater un certain degré d'infiltration du tégument à leur niveau. Les taches d'emblée pigmentaires, rares dans la forme tuberculeuse, sont de colorations très diverses : l'on distingue ainsi des taches fauves, jaunâtres, brunes et presque noires; d'autres méritent la qualification d'ardoisées; souvent, elles s'étendent excentriquement en même temps que leur partie centrale reprend sa coloration normale ou se décolore; les macules deviennent alors annulaires ou irrégulièrement circinées.

Chez d'autres sujets, il se produit surtout des *plaques achromiques* qu'entoure ou non une zone pigmentée.

La *sensibilité* cutanée peut être altérée sous des modes divers au niveau de ces éléments éruptifs : les taches vasculaires s'accompagnent assez souvent de sensations, d'ailleurs peu prononcées et fugaces, de prurit, de fourmillements ou de picotements; d'autres fois, c'est une sensation plus ou moins pénible de chaleur; exceptionnellement, les simples contacts sont péniblement ressentis.

Dès le début, la sensibilité peut être amoindrie; plus souvent, elle ne s'émousse qu'à une période plus avancée de la maladie.

L'anesthésie peut être complète dans ses divers modes. Plus habituellement, dans cette phase purement maculeuse, la sensibilité est seulement diminuée. Elle n'est pas nécessairement intéressée dans tous ses modes; on peut en observer la dissociation : c'est ainsi que les sensations tactiles, douloureuses ou thermiques peuvent être isolément affaiblies.

Les taches, comme toutes les manifestations cutanées de la lèpre, se produisent, de préférence, sur les parties découvertes, telles que le visage et les mains, et sur celles qui supportent des pressions, telles que les coudes, les fesses et les genoux ; mais, comme l'a fait à juste titre remarquer Leloir, il n'est pas rare cependant de voir ces éléments éruptifs se développer sur le tronc et dans la continuité des membres. Ils sont souvent symétriques.

Lorsqu'ils durent depuis un certain temps, ils s'accompagnent habituellement de troubles plus profonds dans la nutrition de la peau.

L'un des premiers, des plus apparents et des plus caractéristiques, est la *chute des poils*. Les taches débutant le plus souvent par le visage, ce sont les sourcils qui tombent en premier lieu : il en résulte une modification très frappante de la physionomie.

Concurremment ou ultérieurement, les poils des aisselles, du pubis, on peut dire de toute la surface du corps, tombent, à l'exception des cheveux qui persistent le plus souvent pendant toute la durée de la maladie, mais parfois s'éclaircissent à leur tour pour finir par disparaître plus ou moins complètement. Les poils devenus caducs sont altérés : ils sont plus grêles qu'à l'état normal ; parfois, ils présentent un aspect moniliforme ; si l'on cherche à les arracher, ils se cassent, souvent au voisinage de leur racine.

Comme autres altérations de produits épidermiques, il faut noter celles que subissent souvent les ongles ; elles coïncident avec des macules du dos des mains et des pieds ; elles sont dues, selon toute vraisemblance, à des modifications semblables des matrices unguéales ; elles se traduisent par un aspect inégal et rugueux de la surface de l'organe ainsi que par son amincissement et son épaississement dû à l'accumulation, sous sa couche cornée, d'une masse incomplètement kératinisée ; d'autres fois, l'ongle se détache en partie de sa matrice ou tombe complètement.

Les taches érythémateuses, comme, d'une manière générale, toutes les manifestations de la lèpre, se produisent par poussées suivies d'intervalles plus ou moins prolongés pendant lesquels elles se transforment, subissent une évolution rétrograde et parfois disparaissent complètement.

Ces poussées s'accompagnent souvent d'une réaction fébrile plus ou moins intense.

D'autres fois, la poussée se fait sans réaction appréciable et à l'insu des malades : il en est ainsi surtout dans les formes pigmentaires d'emblée.

Cette période, où les lésions sont presque exclusivement érythémateuses ou pigmentaires, peut se prolonger pendant des semaines, des mois ou des années.

A mesure que la maladie devient plus ancienne, les taches prennent une teinte plus sombre et persistent davantage ; les téguments s'infiltrent à leur niveau ; l'on y perçoit nettement un épaississement avec induration du derme ; la plaque éruptive devient saillante.

Les plaques achromiques peuvent être légèrement indurées.

Leloir a bien établi que les plaques érythémateuses des extrémités coïncident avec leur hyperémie passive, leur tuméfaction et un aspect cyanotique.

Les taches ne disparaissent pas dans la période tuberculeuse tandis qu'une partie d'entre elles se transforment en néoplasies saillantes, les autres persistent à l'état de macules pigmentaires, et il peut s'y adjoindre de nouvelles poussées de taches érythémateuses avec réaction fébrile ; d'autres fois, les poussées aboutissent d'emblée à la formation de tubercules.

Période nodulaire. — Nous avons vu déjà que les néoplasies lépreuses se développent dans des conditions diverses.

Le plus ordinairement, elles se produisent au niveau ou à la périphérie d'une macule : rarement, elles surviennent dans des parties restées jusque-là indemnes. Leur développement peut se faire lentement, insidieusement, ou, ainsi que nous l'avons dit, s'accompagner d'une réaction fébrile plus ou moins intense.

Comme l'ont bien observé Danielssen et Bœck, ces néoplasies se montrent sous la forme, tantôt de *saillies* nettement isolées, plus ou moins volumineuses (ce sont celles que l'on désigne en clinique sous le nom de tubercules lépreux), tantôt d'*infiltrations* plus ou moins étendues des téguments.

Dans les deux cas, les lésions peuvent intéresser le *derme* et l'*hypoderme* isolément ou concurremment. La localisation hypodermique est la moins fréquente : les nodules forment alors des tumeurs dont le volume varie de celui d'un grain de chènevis à celui d'une noix ; les infiltrations atteignent parfois jusqu'à 20 centimètres de diamètre et au delà ; leur consistance varie de celle d'un lipome à celle d'un fibrome dur en passant par tous les intermédiaires ; ces néoplasies hypodermiques sont le plus souvent indolentes. Il n'est pas rare de les voir envahir secondairement le derme, gagner la surface de la peau et s'ulcérer plus ou moins profondément.

Comme les macules, les tubercules lépreux de la peau ont pour sièges de prédilection le visage et les autres parties découvertes, c'est-à-dire les extrémités des membres ; c'est également dans ces régions qu'ils atteignent, dans la plupart des cas, des proportions considérables et qu'ils se développent le plus rapidement et le plus complètement.

Nous étudierons d'abord les caractères symptomatiques de ces néoplasies ainsi que leur évolution ; nous indiquerons ensuite quelles lésions elles entraînent dans les parties qui les environnent, pour exposer enfin le tableau clinique dans son ensemble.

1° *Lépromes tuberculeux de la peau.* — Ils sont profondément enchâssés dans le derme ; leurs *contours* sont le plus souvent diffus ;

ils se continuent insensiblement avec les parties saines ou avec des zones d'infiltration ; leur *saillie* varie de quelques millimètres à plusieurs centimètres ; il en est de même de leurs diamètres ; leur *volume* peut ainsi être comparé à ceux d'un grain de millet, ou de chènevis, d'une lentille, d'un pois, d'une noisette, d'une noix ou d'une orange.

Leur *forme* est d'ordinaire irrégulièrement arrondie ou ovalaire.

Leur *consistance*, comme celle des tumeurs hypodermiques, est souvent comparable à celle de la gomme élastique (Leloir) ; elle varie en plus ou moins ; d'une manière générale, on peut admettre, avec Unna, qu'elle est ferme quand les lépromes sont en voie d'accroissement, molle lorsqu'ils rétrocèdent. Leur *couleur* est le plus souvent d'un rouge brunâtre ou violacé ; elle disparaît alors complètement ou incomplètement sous la pression du doigt ; d'autres fois, elle est rosée, jaunâtre ou bistrée ; parfois, elle devient comparable, ainsi qu'on le voit sur les moulages du musée de Saint-Louis, à celle de la teinture d'iode ; il est habituel que la coloration bistrée prédomine au tronc, alors que le visage et les membres sont couverts de saillies violacées ou livides.

Les nodosités, d'abord *isolées*, se multiplient pour former des *groupes* d'aspect varié ; elles se disposent parfois en segments de cercles. Les plaques infiltrées peuvent s'étendre sur des surfaces très considérables et donner lieu à l'altération qui a été décrite par Bazin sous le nom de *sclérodermie lépreuse*. Sur l'épaississement induré que présente alors la peau, on voit d'ordinaire se détacher des saillies tomenteuses, plus ou moins volumineuses et irrégulières ; les plaques en elles-mêmes ne font qu'une légère saillie.

La peau qui recouvre les tubercules lépreux est souvent, surtout au visage, brillante et d'*aspect vernissé ou huileux* ; il s'y fait, comme au niveau des taches érythémateuses, une hypersécrétion de matière sébacée. D'autres fois, il se produit à leur surface une *desquamation*, le plus souvent en écailles fines, pityriasiformes, parfois en lamelles craquelées, parfois aussi en masses épaisses ; il en est ainsi particulièrement, chez certains sujets, à la plante des pieds. L'aspect de ces desquamations est d'ailleurs assez variable pour que l'on ait pu les comparer, suivant les cas, à celles du pityriasis, de diverses formes d'eczéma, de l'ichtyose, de la pellagre ou du psoriasis.

Souvent, les téguments sont le siège, au voisinage des tubercules, même quand ils sont très peu développés, de dilatations veineuses parfois énormes.

La *température* de la peau peut être plus élevée au niveau des saillies tuberculeuses que dans les parties saines ; il en est ainsi au moment des poussées aiguës ; plus tard, les malades peuvent au contraire éprouver une sensation de froid dans les régions atteintes, particulièrement aux extrémités inférieures.

Les tubercules lépreux sont rarement le siège de *douleurs* spontanées ou provoquées : exceptionnellement, on y a signalé un prurit d'ordinaire peu intense ; le phénomène dominant, en ce qui concerne l'état de la sensibilité, est une *anesthésie* plus ou moins prononcée. Elle n'est pas constante et, bien que constatée déjà, dans beaucoup de cas, au niveau des macules, elle manque souvent au niveau des nodules tuberculeux, tout au moins dans les premières périodes de leur évolution. Lorsque, plus tard, elle se produit, c'est parfois d'une manière dissociée ; c'est ainsi que certains sujets perçoivent les sensations tactiles et non les douloureuses et *vice versa* ; les sensations thermiques peuvent également être intéressées isolément ou concurremment avec les autres. A mesure que la maladie devient plus ancienne, ces anesthésies s'accentuent davantage, bien que parfois elles puissent rétrocéder. La perte de la sensibilité à la douleur peut devenir complète : c'est alors que les malades se font insciemment des traumatismes, et particulièrement des brûlures ; le plus habituellement, ces lésions accidentelles siègent à la plante des pieds, et surtout aux talons.

Comme altérations secondaires de la peau, il faut mentionner la *chute des poils* qui avaient persisté pendant la période maculeuse, la *suppression de la sueur* au niveau des altérations, des *dystrophies unguéales* liées à un léprome dermique localisé dans la matrice de l'organe ; elles sont analogues à celles qui ont été indiquées dans la période maculeuse, mais plus accentuées, et elles entraînent plus fréquemment la chute de l'ongle.

Les tubercules lépreux peuvent s'accroître lentement ou rétrocéder : ils subissent assez souvent des poussées aiguës, durant lesquelles ils se tuméfient, rougissent et deviennent douloureux. Parfois, les articulations voisines des lépromes s'enflamment concurremment. Il n'est pas rare, en pareils cas, de voir les tubercules se couvrir de phlyctènes remplies d'un liquide, tantôt clair, tantôt roussâtre et sanguinolent. Chez beaucoup de sujets, si ce n'est chez tous, la maladie procède ainsi constamment par *poussées* dans l'intervalle desquelles les lésions ont généralement tendance à rétrograder ; ces poussées s'accompagnent d'une réaction fébrile, tantôt modérée, tantôt intense ; la température peut s'élever au-dessus de 40° ; on voit alors la langue se sécher ; il survient, soit du subdelirium, soit un délire aigu ; le malade tombe dans un état d'adynamie profonde : la durée de ces poussées varie de quelques jours à plusieurs mois ; la fièvre cesse tout d'un coup ou graduellement et la maladie tend, d'ordinaire, à rétrocéder, mais elle demeure constamment aggravée : les tubercules sont plus nombreux et plus volumineux, les forces restent amoindries, la santé générale est plus profondément altérée.

Les tubercules peuvent subir d'autres modifications.

Il n'est pas rare de les voir s'affaisser graduellement au point de n'être plus représentés que par un épaississement avec coloration plus ou moins sombre de la peau ; il se forme assez souvent à leur place une cicatrice, ordinairement déprimée, parfois saillante.

D'autres fois, les tubercules deviennent le siège d'inflammations qui peuvent en amener la suppuration et l'ulcération ; celle-ci peut être également la conséquence de leurs altérations régressives.

Les suppurations sont le plus souvent profondes ; elles siègent fréquemment à la plante des pieds où elles présentent des caractères très semblables à ceux du *mal perforant* : la peau devient plus rouge au niveau d'un tubercule ; il s'indure d'abord, puis se ramollit et donne bientôt issue à un liquide purulent ; si on vient à l'enlever, on trouve le tissu sous-jacent ulcéré, souvent à une grande profondeur ; la perte de substance ainsi formée ne se répare qu'avec une extrême lenteur. L'ulcère peut s'étendre jusqu'au squelette ; il est habituel de le voir entouré par une couche très épaisse et dure d'épiderme en hyperplasie.

Dans beaucoup de cas, des lésions semblables se développent successivement à la face plantaire des deux pieds.

Quand elles viennent à guérir, elles laissent, à leur suite, des cicatrices souvent indélébiles.

Des ulcérations moins profondes peuvent être consécutives à des poussées bulleuses ou à des suppurations superficielles : elles occupent le plus souvent les extrémités, particulièrement la face dorsale des articulations métacarpo-phalangiennes, le pourtour des ongles, les extrémités digitales ; d'autres fois, elles intéressent les jambes dans la plus grande partie de leur étendue. Ces ulcérations superficielles ont des contours irrégulièrement polycycliques ; leur fond est jaunâtre et sanieux ; la peau qui les entoure est, dans certains cas, tuméfiée, épaissie, creusée de sillons plus ou moins profonds ou hérissée de saillies végétantes. D'autres fois, il se produit de véritables pustules plus ou moins volumineuses à la surface d'un tubercule lépreux : elles s'ouvrent et laissent à leur suite une ulcération : plus rarement, c'est par gangrène que se fait la destruction dermique qui aboutit à l'ulcération.

Ces ulcères peuvent devenir le point de départ d'inflammations lymphangitiques ou érysipéloïdes. Lorsqu'ils se cicatrisent, les parties subissent des déformations souvent très profondes.

On voit les parties infiltrées, après avoir présenté pendant longtemps une tuméfaction des plus considérables, s'atrophier, se scléroser et se rétracter, en déformant et déviant les parties atteintes.

2° *Lépromes tuberculeux des muqueuses.* — Plusieurs muqueuses se trouvent généralement intéressées en même temps que le tégument externe : *ce sont plus particulièrement celles qui se trouvent en rapport avec l'air extérieur*, telles que les conjonctives, la pituitaire, les muqueuses de la bouche, du gosier et du larynx.

Les *conjonctives* peuvent être atteintes dès les premières phases de la maladie : elles sont rarement épargnées ; aucun de nos malades de Saint-Louis n'en est exempt ; comme les manifestations cutanées, leurs altérations procèdent souvent par poussées aiguës suivies de périodes de rétrocession plus ou moins prononcée : ces poussées, comme celles des téguments avec lesquelles elles coïncident souvent, s'accompagnent habituellement d'une réaction fébrile d'intensité variable.

Ces altérations des conjonctives paraissent très analogues à celles qui appartiennent à la conjonctivite vulgaire : injection vasculaire, rougeur, tuméfaction, douleur, photophobie et larmoiement, parfois une exsudation muco-purulente, tels en sont les caractères et symptômes habituels ; il n'est pas rare de voir se dessiner sur la membrane un pinceau vasculaire à pointe voisine de la cornée, semblable à celui de la conjonctivite phlycténulaire (Hebra) : un examen attentif permet cependant parfois de reconnaître sur le trajet des vaisseaux dilatés de petits nodules grisâtres punctiformes : ils représentent les altérations spécifiques de l'affection. D'autres fois, il se développe, dans cette même muqueuse, des tubercules volumineux.

Le plus souvent, ce n'est pas seulement la conjonctive qui est intéressée dans la lèpre : la *cornée* et l'*iris* y deviennent aussi le siège de lésions. La kératite, d'après Hansen et Looch, se révèle d'abord par un léger obscurcissement, un état finement ponctué du haut de la membrane ; plus tard, elle en envahit le bord, sauf, d'ordinaire, sa partie interne, puis toute la surface ; elle se caractérise par de l'injection et par des infiltrations nodulaires ou en nappe qui ultérieurement prennent une couleur blanc jaunâtre, deviennent épaisses et inégales et entraînent une cécité complète ; elles peuvent ne persister qu'en partie en laissant des opacités indélébiles ; il n'est pas rare de voir se produire un staphylome. Les lésions des parties sous-jacentes sont parfois consécutives aux altérations superficielles que nous venons de décrire ; c'est ainsi que les tubercules cornéens peuvent se ramollir ou subir la fonte purulente, amener la perforation de la membrane et conduire ainsi finalement à la perte de l'œil. Souvent, des nodules se développent insidieusement dans l'iris, déforment l'ouverture pupillaire, en empêchent la dilatation, et amènent des adhérences, soit avec la cornée, soit avec la capsule du cristallin ; la vision subit encore, de ce chef, une profonde altération ; les malades ont une amblyopie qui, lentement ou rapidement, aboutit à la cécité complète. Ces iritis donnent lieu à de vives douleurs péri-orbitaires.

Les lésions de la *pituitaire* comptent parmi les plus fréquentes et les plus précoces de la maladie. Comme la conjonctive, cette membrane s'injecte et se tuméfie ; elle devient bientôt le siège d'ulcérations plus ou moins profondes qui se recouvrent de croûtes souvent assez épaisses pour gêner singulièrement la respiration ;

un écoulement muco-purulent et parfois nauséabond se fait alors incessamment par les narines.

Plus tard, des altérations plus profondes se produisent : les ulcérations atteignent le squelette ; la cloison se perfore et s'affaisse ; le nez subit, suivant le siège de ces affaissements osseux ou cartilagineux, des déformations semblables à celles qu'il peut présenter dans la syphilis (coup de hache, nez en lorgnette, etc.) ; Glück décrit encore un nez en crochet, un nez en forme de trompe et un nez de nègre (1). Concurremment, les cornets sont souvent épaissis et le siège de tumeurs jaunâtres et ulcérées (Ruault). L'odorat, malgré ces graves lésions, persiste le plus souvent, plus ou moins affaibli, jusque dans les dernières phases de la maladie ; exceptionnellement, il est annihilé ; d'après Jeanselme et Laurens, les altérations nasales se produisent dans 40 p. 100 des cas (2).

La *muqueuse buccale* reste rarement indemne : des tubercules se développent dans toutes les parties qui la constituent ; comme dans le tégument externe, ils sont de volume et d'aspect très variables ; plus ou moins saillants, présentant des contours mal limités, de coloration rouge, violacée ou opaline, ils sont assez souvent hérissés de végétations plus ou moins volumineuses. Dans cette muqueuse, comme dans la peau, on peut observer une infiltration en nappe.

Il n'est pas rare de voir les lèvres tuméfiées et renversées en dehors ; elles laissent alors écouler la salive. Sur la face interne des joues, l'on note surtout des traînées opalines analogues à celles des fumeurs.

Sur la voûte palatine, c'est particulièrement la partie médiane qui est intéressée ; il s'y forme des saillies végétantes et souvent aussi des ulcérations qui aboutissent parfois à une perforation.

La face dorsale de la langue peut être surmontée de fines saillies nodulaires, résistantes au toucher, lisses ou végétantes, de couleur opaline, rose ou violacée. Plus souvent, du moins dans les périodes avancées de la maladie, les lésions y sont profondes : ce sont, d'une part, des tubercules volumineux rappelant, par leur volume, leur saillie et leur configuration, les gommes syphilitiques et susceptibles, comme elles, de se ramollir et de s'éliminer partiellement en donnant lieu à de profondes pertes de substance ; ils sont plus nombreux que ne le sont généralement ces gommes ; ce sont, d'autre part, de profondes dépressions qui rappellent celles des scléroses syphilitiques les plus prononcées (Leloir).

L'épiderme est souvent épaissi au niveau de ces lésions.

La langue, ainsi profondément sillonnée dans toutes les directions, peut être en même temps très tuméfiée : il en résulte que ses mouvements sont très réduits et que la mastication se trouve gênée.

---

(1) Glück, *Lepra-Conferenz*.
(2) Jeanselme et Laurens, *Des localisations de la lèpre sur le nez, la gorge et le pharynx* (Soc. méd. des hôp., 1897) et *Lepra-Conferenz*.

Il peut se produire concurremment une hypercrinie salivaire.

Le *goût* persiste généralement jusqu'à la fin de la maladie : on l'a cependant trouvé amoindri.

Le maxillaire est parfois intéressé consécutivement aux ulcérations ; il devient ainsi le siège de nécroses partielles.

Le voile du palais est souvent le siège de tubercules lépreux ou d'infiltrations : que ces néoplasies viennent à s'ulcérer profondément, il en résulte ultérieurement des destructions partielles et des adhérences anormales qui entraînent des déformations analogues à celles de la syphilis.

Les *muqueuses du pharynx et du larynx* sont de même très fréquemment lésées : l'épiglotte, les replis aryténo-épiglottiques et les cordes vocales sont alors, comme les autres parties, infiltrées, épaissies, ulcérées, rétractées ou détruites : d'où un enrouement avec raucité de la voix auquel fait suite, tôt ou tard, une aphonie plus ou moins complète avec du cornage, de la dyspnée et parfois des accès de suffocation dans lesquels on voit cette dyspnée devenir assez menaçante pour nécessiter la trachéotomie. Ces accès sont dus surtout à des poussées laryngées analogues aux poussées cutanées et oculaires et coïncidant le plus souvent avec elles.

La dyspnée permanente augmente avec les progrès de la maladie ; elle s'accentue sous l'influence des efforts musculaires (Leloir). Cette dyspnée peut résulter du rétrécissement cicatriciel de la glotte qui parfois n'a plus que 2 millimètres de diamètre (Hansen et Looch), d'où asphyxie imminente et trachéotomie urgente.

L'*ouïe* reste généralement intacte ; il y a cependant des exceptions : il semble qu'en pareil cas il s'agisse de lésions propagées de l'arrière-cavité nasale à la trompe d'Eustache.

Les muqueuses *anale* et *vulvaire* peuvent présenter les mêmes altérations que les autres parties de la surface tégumentaire.

Les *ganglions lymphatiques* sont fréquemment, comme l'ont bien vu Danielssen et Bœck, intéressés dans la lèpre tuberculeuse ; ils se tuméfient, s'indurent, mais ne suppurent et ne s'ulcèrent pas ; ces altérations peuvent se produire dans des périodes peu avancées de la maladie ; elles ne supposent pas nécessairement une ulcération des téguments.

Parmi les altérations viscérales, celles des testicules sont les plus fréquemment observées.

D'après Fisichella (1), le pouvoir toxique de l'urine s'accroît dans la lèpre : Chatinière est arrivé à des conclusions inverses (2).

Il n'est pas rare de voir se produire, chez les lépreux, les signes d'une phtisie pulmonaire : il est difficile alors de se prononcer entre

(1) Fisichella, *Sulla tossicità dell'urina degli lepprosi* (*Riforma Medica*, 1893).
(2) Chatinière, *Sur la toxicité de l'urine des lépreux tuberculeux* (*Ann. de dermat.*, 1893).

une manifestation lépreuse du côté des poumons et une tuberculose secondaire. D'après Hansen et Looch, il s'agit toujours d'une complication, car ils nient l'existence de lépromes pulmonaires; ils contestent également que la lèpre puisse, par elle-même, donner lieu à des lésions des reins, des intestins et des os.

On observe des orchites lépreuses aiguës; nous les avons vues, avec Jeanselme (1), présenter les caractères suivants : l'épididyme et le testicule ont été intéressés simultanément; les deux glandes ont été affectées concurremment ou consécutivement; il n'y a pas eu trace d'épanchement dans les vaginales; les testicules ainsi altérés n'étaient nullement sensibles à la pression : cette indolence contrastait avec l'acuité des phénomènes inflammatoires; il n'y a pas eu de lésions concomitantes du cordon non plus que de l'urètre; après la phase aiguë, les organes ont diminué de volume; on a pu percevoir, par la palpation, la persistance de petits nodules, de consistance scléreuse, disséminés dans le parenchyme testiculaire; il s'est produit concurremment un léprome du scrotum.

Ces manifestations testiculaires peuvent se renouveler plusieurs fois chez le même sujet; elles coïncident avec d'autres manifestations lépreuses. Elles n'entraînent pas nécessairement l'impuissance génésique; celle-ci ne survient d'ordinaire qu'à une période très avancée de la maladie. On a même signalé la salacité comme un des caractères de la lèpre dans ses premières phases et à sa période d'état : si le fait se produit, ce n'est en tout cas que bien exceptionnellement.

TABLEAU CLINIQUE ET ÉVOLUTION. — Nous avons indiqué précédemment que la maladie évolue lentement ou par poussées aiguës; *ces poussées constituent un de ses caractères les plus importants*; ses progrès ne se produisent guère que sous cette forme; dans les intervalles qui séparent les poussées, il y a au contraire une tendance à l'amélioration; les tubercules nouvellement formés subissent une évolution rétrograde ; quelques-uns d'entre eux peuvent même disparaître entièrement. Nous avons vu ces poussées se faire à la fois du côté de la peau, des muqueuses et des testicules; nous aurons à les signaler, avec une égale importance, du côté des nerfs, dans la forme anesthésique.

Quand la maladie est arrivée à sa période d'état, l'aspect des malades est des plus frappants.

Toute la face est généralement intéressée, à l'exception d'une bordure qui sépare l'éruption du cuir chevelu intact et présente d'ordinaire vers les tempes sa plus grande étendue.

Le front est creusé de sillons profonds, transversaux et verticaux;

(1) HALLOPEAU et JEANSELME, *Sur une poussée aiguë de lèpre à manifestations multiples et plus particulièrement sur l'orchite aiguë lépreuse* (Ann. de dermat., 1893, p. 281).

ils séparent des infiltrations tuberculeuses en tumeurs ou en nappes.

Les sourcils sont considérablement tuméfiés, particulièrement dans leur partie interne, avec ou sans nodules isolés ; ils font une saillie qui surplombe l'orbite ; ils ont perdu leurs poils ; leur couleur est rouge sombre.

Les paupières, surmontées par ces masses énormes, restent généralement intactes (Besnier et Doyon), sauf pendant les poussées où elles se tuméfient passagèrement. Le globe oculaire est, comme nous l'avons vu, fréquemment altéré : dans les cas d'opacité avec pannus de la cornée, l'aspect blanc jaunâtre de cette membrane, remplaçant sa transparence normale, constitue une altération des plus saisissantes (Planche XIII).

Le nez est souvent séparé, par un profond sillon transversal, des téguments du front. Nous avons vu qu'il peut être le siège de déformations variant suivant que telle ou telle partie de son squelette est plus profondément altérée.

Les joues sont le siège d'infiltrations et de saillies tuberculeuses souvent remarquables par l'aspect vernissé et comme huileux de leur surface : on peut y voir des cicatrices plus ou moins profondes ou saillantes sous la forme de brides ou d'étoiles.

Les lèvres sont également infiltrées, tuméfiées et cloisonnées ; nous avons vu que l'inférieure peut être renversée en dehors à la manière d'un ectropion et laisser écouler la salive.

Les mêmes altérations siègent au menton et le déforment; là encore, les tumeurs tuberculeuses prennent souvent un développement considérable, de même que les sillons qui le séparent. Cette région, comme celles des joues et des lèvres, a généralement perdu ses poils ; parfois, seulement, on en voit une touffe émerger d'un sillon.

Les oreilles participent ordinairement aux altérations ; elles sont d'abord considérablement augmentées de volume ; on y note surtout, en même temps que des nodosités sur l'ourlet du pavillon, une infiltration massive du lobule ; ultérieurement, elles peuvent s'amincir et se rétracter.

Au cou, les altérations sont de même souvent très prononcées.

Le tronc est d'habitude moins gravement atteint; on n'y voit qu'exceptionnellement des tubercules volumineux; le plus ordinairement, la maladie ne s'y révèle que par des taches pigmentées et des infiltrations tuberculeuses ; il faut cependant faire une exception pour la région fessière où les tubercules sont assez souvent très développés, sans doute à cause de la compression qu'elle subit incessamment.

Les membres supérieurs sont, chez beaucoup de lépreux, le siège de volumineuses nodosités; elles atteignent leur maximum de développement et de confluence au niveau des mains et surtout des extrémités digitales ; elles sont également très prononcées aux coudes. On voit en outre une infiltration généralisée du tégument avec une co-

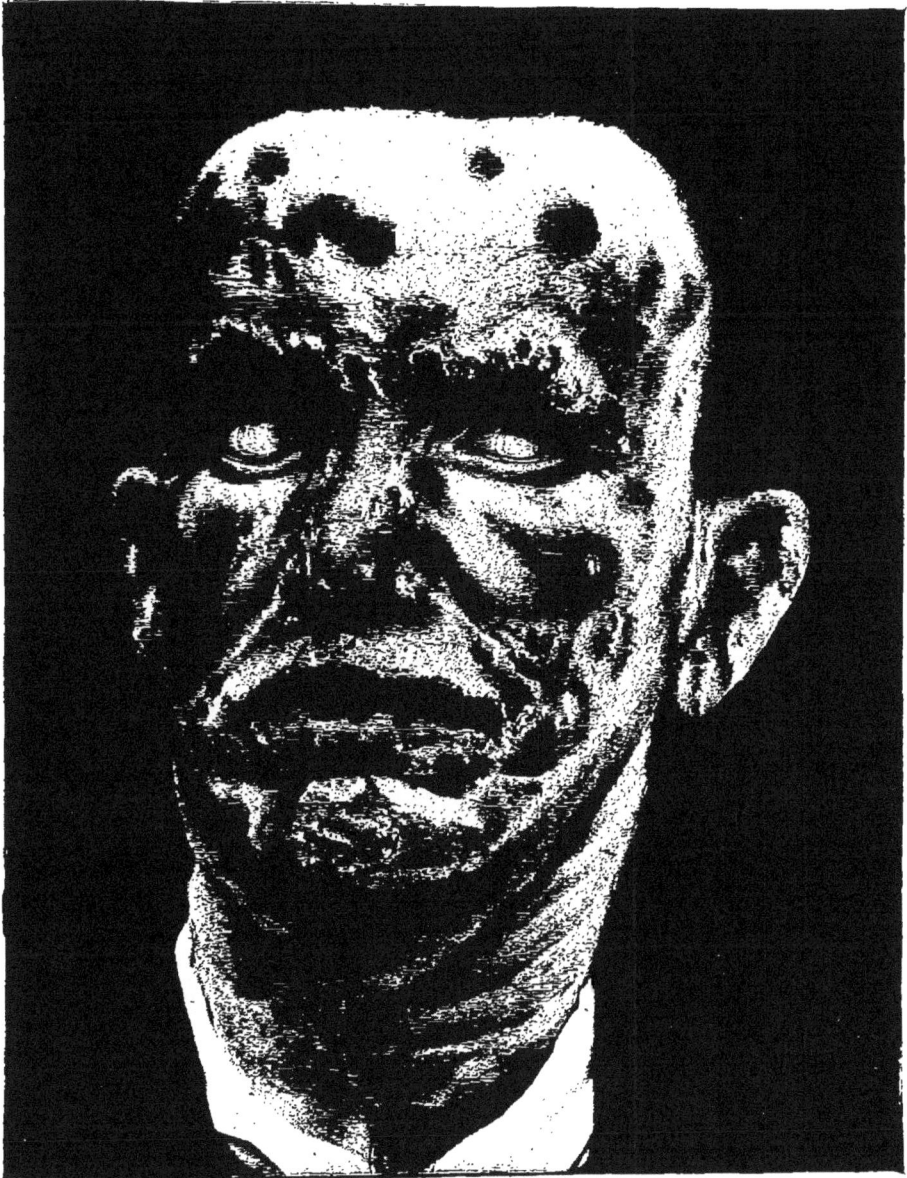

LÈPRE TUBERCULEUSE.

loration qui lui a mérité le nom d'*œdème bronzé*. La main est une des parties dans lesquelles on voit se produire le plus rapidement des ulcérations, suivant l'un des modes indiqués précédemment. Les cicatrices qui leur font suite entraînent des déformations et des déviations considérables. Les doigts sont fréquemment le siège d'une tuméfaction qui justifie le nom d'*éléphantiasis* donné à la maladie; leurs phalanges se fixent dans l'extension, la déviation latérale, ou la flexion, suivant les types les plus variés.

Quand la maladie se prolonge, des périodes de régression peuvent succéder aux périodes d'hyperplasie; les téguments se rétractent, deviennent luisants et brillants et contractent adhérence avec les parties profondes; les déformations persistent et même s'accentuent. On peut voir ainsi l'auriculaire décrire une demi-ellipse à concavité interne et à petit rayon.

Aux membres inférieurs, les lésions se présentent aux cuisses, sous la forme d'infiltrations tuberculeuses, plus ou moins étendues et saillantes; les mêmes altérations, avec des tubercules souvent plus volumineux, se trouvent au niveau des genoux et des jambes, en même temps que des macules diversement pigmentées. Plus fréquemment qu'aux membres supérieurs, on observe ici de la desquamation.

Ce dernier phénomène est plus accentué encore au niveau de la plante des pieds où l'épiderme atteint une épaisseur souvent très considérable. D'ailleurs, les orteils comptent, comme les doigts, au nombre des sièges de prédilection de la maladie; ils sont souvent, comme eux, considérablement déformés ou déviés.

Ni le pénis, ni la vulve, ne présentent en général de profondes altérations.

Les symptômes de la lèpre anesthésique viennent presque toujours, au bout d'un certain temps, s'ajouter, puis se substituer à ceux de la lèpre tuberculeuse.

La santé générale s'altère plus ou moins rapidement : les malades restent affaiblis et amaigris après chacune des poussées qui se renouvellent après des laps de temps plus ou moins longs; dans leurs intervalles, au contraire, les forces tendent à se relever. Il se produit ainsi des temps d'arrêt, des rémissions qui peuvent se prolonger pendant plusieurs années et être assez marquées pour simuler une guérison, vaine apparence dans l'immense majorité des cas.

Il arrive un moment où l'adynamie devient extrême; les malades, épuisés par les poussées fébriles et les ulcérations, tombent dans le marasme et finissent par succomber par le fait, soit des progrès de la cachexie, soit d'une obstruction laryngée, soit d'une néphrite albumineuse, soit d'une maladie intercurrente, telle qu'une pneumonie ou la tuberculose pulmonaire.

Forme anesthésique. — Elle diffère de la précédente par la prédominance des lésions nerveuses; mais ses éruptions ne semblent pas être, comme on l'a dit, tout au moins constamment, tropho-névrotiques, car on y trouve des bacilles (Darier) (1).

L'*invasion* y est la même que dans la forme tuberculeuse.

Parvenue à sa période d'état, cette forme anesthésique se traduit par la vascularisation et la pigmentation de la peau, par des éruptions bulleuses et par des altérations dans l'innervation sensitive, motrice et trophique.

Comme dans la forme tuberculeuse, il est habituel, au début, de voir se produire des *éruptions érythémateuses*; elles peuvent occuper toutes les parties de la surface du corps; elles affectent fréquemment une disposition symétrique; Danielssen les a vues se limiter au trajet d'un nerf, à la manière d'un zona.

Elles mesurent le plus souvent de 2 à 5 centimètres de diamètre. Chez un de nos malades, elles atteignaient jusqu'à 40 centimètres sur 36 dans la région lombo-crurale.

Des îlots de peau saine peuvent persister dans l'aire de ces plaques (2) comme dans les érythrodermies psoriasiques et mycosiques; d'une coloration qui varie du rose au rouge violet, plus ou moins saillantes, elles prennent les caractères des diverses variétés d'érythème; on les voit même parfois simuler un érysipèle; d'autres fois, un exsudat séreux soulève l'épiderme à leur niveau : l'éruption devient pemphigoïde.

L'aspect de ces taches se modifie par l'effet d'excitations mécaniques; on les voit rougir sous l'influence de frictions; de même, la température extérieure peut les faire pâlir ou, au contraire, les rendre violacées quand elle s'abaisse; la chaleur avive leur coloration. Leur surface est parfois inégale au toucher; elles peuvent devenir le siège d'une desquamation généralement peu prononcée; certains malades y éprouvent une sensation de prurit; plus souvent, ces éruptions sont tout à fait indolentes et c'est comme par hasard que les malades en reconnaissent l'existence. Kalindero a observé, chez plusieurs lépreux, le phénomène du dermographisme; peut-être n'y a-t-il eu là qu'une simple coïncidence? Les ganglions correspondants se tuméfient.

Les taches peuvent disparaître entièrement sans laisser de traces; plus habituellement, des troubles de pigmentation font graduellement suite à l'hypérémie; au lieu de taches érythémateuses, l'on n'a plus sous les yeux que de simples macules; celles-ci se produisent souvent d'emblée, sans l'intermédiaire de la phase érythémateuse.

Les poussées peuvent s'accompagner d'une réaction fébrile plus ou

---

(1) Leredde, *Le rôle du système nerveux dans les dermatoses* (Arch. gén. de méd., 1899).

(2) H. Hallopeau et E. Jeanselme, *Sur un cas de lèpre nerveuse avec poussée érythrodermique très intense et troubles médullaires* (Ann. de dermat., 1895, p. 115).

moins intense et de troubles digestifs, vomissements et diarrhée, d'une intensité et d'une persistance telles que l'on doit en conclure à un énanthème concomitant. Elles laissent alors à leur suite de la prostration, de l'asthénie, de l'amaigrissement et une altération des traits si profonde que le malade devient presque méconnaissable (1).

Les *troubles de la pigmentation* sont constitués par de l'*hyperchromie* ou par de l'*achromie*, le plus souvent par l'une et l'autre à la fois. La couleur des plaques hyperchromiques varie du jaune pâle ou bistré à la sépia, en passant par l'acajou ; les anciens appelaient *morphées noires* les plus foncées de ces pigmentations. Elles peuvent s'accompagner d'un léger degré d'épaississement de la peau. De forme généralement circulaire, ovalaire ou polycyclique, elles se confondent à leur périphérie avec les parties saines ; leurs dimensions varient de quelques millimètres à 15 ou 20 centimètres ; lorsqu'elles atteignent ces proportions considérables, elles restent rarement pigmentées dans toute leur étendue ; le plus ordinairement, leur partie centrale se décolore de telle sorte que l'on n'a plus sous les yeux qu'une large plaque achromique, entourée d'un cercle bistré ; dans certains cas, une tache fortement pigmentée persiste au centre de la partie décolorée.

Il n'est pas rare de voir les achromies se produire d'emblée.

Elles coïncident habituellement avec un léger épaississement de la peau ; la sensibilité y est d'ordinaire amoindrie, au moins dans son mode tactile, mais, contrairement à ce qui a été dit par des observateurs autorisés, ce phénomène peut manquer ; Düring s'en est assuré à Constantinople (communication orale).

On a noté, comme troubles trophiques au niveau des plaques achromiques, la décoloration et plus tard la chute des poils.

L'atrophie de la peau peut faire suite à son hyperplasie.

On a signalé l'absence de sueurs au niveau des plaques achromiques : elle est surtout frappante lorsque l'on provoque une sudation générale par une injection de pilocarpine.

Les plaques dyschromiques peuvent, pendant de longues années, constituer les seules manifestations de la maladie ; il s'y joint fréquemment, d'après Leloir, des douleurs névralgiques dans les membres et dans la tête.

Fréquemment, les taches pigmentaires sont accompagnées ou précédées par des *éruptions bulleuses*. Celles-ci sont d'ordinaire si précoces que Danielssen et Bœck les placent dans la période prodromique de la maladie ; elles peuvent se produire au niveau des plaques achromiques, ou en dehors d'elles ; elles se manifestent surtout aux extrémités, et particulièrement au bout des doigts ou des orteils ; elles peuvent également intéresser les faces dorsales des pieds et des

(1) H. Hallopeau et E. Jeanselme, *loc. cit.*

mains, les poignets et les cous-de-pied, les genoux et les coudes; d'ailleurs, toutes les régions du corps, y compris la muqueuse buccale (Leloir), peuvent en devenir le siège. Elles se groupent parfois de manière à former des éruptions polycycliques. Comme les autres manifestations de la lèpre, et peut-être à un plus haut degré, elles s'accompagnent d'une réaction fébrile parfois très intense.

Leur volume varie de celui d'un grain de millet à celui d'une noix et même parfois d'une petite orange. Elles sont fréquemment entourées d'une aréole érythémateuse plus ou moins prononcée et étendue; celle-ci peut précéder la bulle ou lui être consécutive.

Le contenu de ces bulles est généralement séreux, du moins au début; il peut cependant être plus ou moins mélangé d'hématies; ultérieurement, il devient parfois louche ou nettement purulent.

Ce contenu peut se résorber ou s'éliminer après rupture de l'épiderme soulevé : suivant les cas, il se produit alors, soit un épaississement avec induration et coloration brune de l'épiderme desséché, soit une croûtelle généralement mince, soit une ulcération qui peut se recouvrir de croûtes épaisses, rocheuses, brunâtres, rarement mélicériques; exceptionnellement, l'exsudat se concrète en pseudo-membranes d'apparence diphtéroïde.

Ces lésions laissent à leur suite, soit de simples macules plus ou moins pigmentées, soit des cicatrices qui peuvent être complètement décolorées, lisses, polies, d'un blanc neigeux, et, d'après Leloir, bordées par un liséré dont la couleur rappelle celle de la sépia ou du bistre et qui s'étend sur un rayon de 1 à 4 millimètres.

Plus rarement, le derme sous-jacent à la bulle s'*escarrifie*; au bout de douze à quinze jours, la partie mortifiée, de couleur jaunâtre ou noirâtre, s'élimine et laisse à sa suite une ulcération plus ou moins profonde, à fond grisâtre : la cicatrice est en pareil cas plus irrégulière et plus déprimée; elle peut ultérieurement devenir chéloïdienne.

Lorsque la plupart des bulles s'accompagnent de ces mortifications, la maladie prend le nom de *lèpre lazarine*. Dans cette forme, les soulèvements bulleux se succèdent constamment et constituent généralement, avec les anesthésies, toute la maladie.

Il résulte cependant d'une observation de Kaposi que des gangrènes de la peau peuvent se produire sans l'intermédiaire du soulèvement bulleux.

Un autre phénomène ordinairement précoce est l'*épaississement des nerfs* : celui du nerf cubital est particulièrement facile à constater; on sent rouler sous le doigt, dans la gouttière olécranienne, un cordon volumineux, dur et inégal, que l'on peut suivre en remontant jusque vers le milieu du bras.

On peut, également par la palpation, constater l'induration de fines ramifications qui donnent la sensation de petits cordons résistants et fermes au toucher.

L'observation montre que ces indurations périphériques doivent être antérieures à celles des troncs nerveux; les premiers rameaux atteints sont, selon toute vraisemblance, ceux qui se distribuent dans les plaques pigmentées ou décolorées; c'est leur altération qui donne lieu à ces troubles de la pigmentation ainsi qu'aux douleurs concomitantes.

Les phénomènes dominants dans cette forme de lèpre sont les *troubles de l'innervation sensitive, motrice* et *trophique.*

Dans certains cas, l'envahissement d'un nouveau territoire nerveux est annoncé par une réaction fébrile comparable à celle qui peut accompagner toute poussée lépreuse, quelle qu'en soit la localisation. Parfois, les névrites se traduisent d'abord par des phénomènes de *douleur* et d'*hyperesthésie*. Les douleurs initiales dont nous avons parlé peuvent persister et se reproduire par accès avec une violence parfois des plus pénibles; elles empêchent alors le sommeil et arrachent des plaintes aux malades les plus courageux; elles suivent surtout le trajet des nerfs : le cubital, le sciatique, le trijumeau en sont les sièges les plus fréquents; mais tous les réseaux nerveux et les troncs qui en émane peuvent être intéressés.

Les malades comparent les sensations qu'ils éprouvent à des élancements, à des sensations de brûlure ou de froid telles qu'en provoquent un jet d'eau glacée ou bouillante, à des secousses électriques.

Concurremment, on observe parfois une hyperesthésie des plus pénibles : les moindres contacts, non seulement au niveau des dystrophies pigmentaires, mais aussi dans des régions qui paraissent saines, et même sur toute la surface du corps, sont perçus douloureusement. Lorsque la plante des pieds est le siège de cette hyperesthésie, il semble aux malades qu'ils marchent sur des épingles ou sur du verre pilé ; la progression est alors une source de souffrances.

Les parties profondes des membres peuvent également être le siège de cette hyperesthésie.

Souvent ces douleurs se manifestent, à différentes reprises, dans le cours de la maladie: elles indiquent constamment l'envahissement d'un ou plusieurs territoires nerveux.

S'il s'y joint, comme chez un malade de l'un de nous (H.) (1), une exagération des réflexes plantaires et patellaires, on peut admettre, contrairement à la règle, un trouble dans les fonctions et très probablement aussi une altération de la moelle épinière.

L'*anesthésie* succède à l'hyperesthésie ou se produit d'emblée; nous l'avons déjà signalée au niveau des plaques achromiques.

Elle peut être précédée par des sensations de fourmillements, de picotements et d'engourdissements; il semble aux malades qu'ils marchent sur du coton. C'est surtout au niveau des plaques achromiques que l'affaiblissement de la sensibilité se produit en premier lieu, mais on l'observe également dans des régions où la peau paraît exempte d'altérations.

Il n'est pas habituellement distribué, tout au moins au début ni exclusivement, suivant les territoires nerveux des gros troncs ; c'est un des faits sur lesquels on s'appuie pour dire que les lésions intéressent en premier lieu les fines ramifications des nerfs périphériques.

C'est surtout aux extrémités que l'anesthésie, dans la grande majorité des cas, est d'abord appréciable : les faces palmaires des orteils et des doigts en sont fréquemment les sièges initiaux ; ultérieurement, elle envahit graduellement les autres parties des pieds et des mains et remonte sur les membres ; aux jambes et aux avant-bras, c'est surtout à la partie externe que ce trouble est le plus prononcé ; sa disposition est alors rubanée (Jeanselme) (1). Les limites de l'anesthésie ne sont pas immuables ; on peut lui distinguer une zone mobile dans laquelle elle peut disparaître pendant le cours d'une exploration (Jeanselme).

La sensibilité est amoindrie ou presque annihilée dans ses divers modes : les sensations tactiles, douloureuses et thermiques peuvent être troublées simultanément ou isolément : c'est dire que l'on observe souvent dans la lèpre la dissociation de la sensibilité. On a noté également un retard des sensations qui peut être différent pour chacune d'elles (asynctrianisme thermo-tactile de Jeanselme), ainsi que l'impossibilité de discerner sur quelle partie du tégument a porté une impression tactile ou douloureuse. Chez un de nos malades, les applications froides donnaient lieu à une sensation de douleur.

L'analgésie peut entraîner par elle-même des accidents : c'est ainsi qu'il est fréquent de voir les malades se faire insciemment des brûlures profondes.

L'anesthésie de la plante des pieds amène la suppression des réflexes que son excitation provoque normalement ; souvent, les réflexes rotuliens sont également très affaiblis et abolis.

Si l'anesthésie occupe la conjonctive, les sensations génératrices du clignement ne se produisent plus, les larmes ne sont plus étalées sur la surface de l'œil et il en résulte des troubles, souvent très graves dans sa nutrition. Le goût et l'odorat peuvent de même être amoindris ou abolis.

Les filets moteurs sont moins fréquemment intéressés que les filets sensitifs, sans doute parce qu'ils n'existent pas au niveau des taches cutanées, points de départ des altérations. Les *troubles de la motilité* sont donc moins accentués que ceux de la sensibilité ; ils semblent coordonnés avec eux et avec ceux de l'innervation trophique : on

(1) JEANSELME, *Soc. méd. des hôpitaux*, 1897.

n'observe guère de paralysie sans atrophie concomitante des muscles intéressés.

Ces paralysies ne sont pas d'habitude limitées à la sphère de distribution d'un tronc nerveux, mais bien à celle de filets terminaux.

Elles peuvent occuper toutes les régions : à la face, elles sont généralement bilatérales et incomplètes ; souvent, elles intéressent partiellement les muscles de l'œil et donnent lieu ainsi à diverses variétés de strabisme ; aux membres supérieurs, elles contribuent à produire plusieurs formes de griffes et à gêner la préhension ainsi que l'écriture ; aux membres inférieurs, elles modifient l'attitude du pied et troublent la marche ; chez un de nos malades, il résulte de la paralysie des extenseurs que, pendant la progression, le genou doit être élevé fortement pour que la pointe du pied ne heurte pas le sol ; après projection de la jambe, le membre retombe lourdement ; c'est le phénomène connu sous le nom de *steppage* (1). Ces troubles de motilité sont en partie, mais non exclusivement, provoqués par les altérations nerveuses ; une part revient à la moelle dans leur production ; elle est, suivant Jeanselme, plus considérable qu'on ne tend généralement à l'admettre ; cet auteur a constaté en effet que, dans la majorité des cas, les réflexes sont exagérés chez les lépreux, et que certains d'entre eux accusent des douleurs fulgurantes comparables à celles du tabès.

Les *troubles trophiques* portent sur la peau, les muqueuses, les muscles et le squelette.

Du côté de la peau, la plupart des auteurs considèrent comme tropho-névrotiques les altérations pigmentaires et les bulles que nous avons décrites ; il en est de même des escarres et des ulcérations, ainsi que des altérations des muqueuses. Nous avons vu cependant que l'on a trouvé des bacilles dans le liquide des bulles : y auraient-ils été importés secondairement ? Rien ne le prouve.

Les troubles de nutrition portent presque toujours concurremment sur une partie des muscles : il est de règle, à la période d'état de la lèpre, de trouver les éminences thénars et hypothénars atrophiées ; ce serait même une loi, d'après Hansen : l'un de nous (H.) a montré que cette proposition est trop absolue et que l'éminence thénar peut persister dans des cas de lèpre très avancés dans leur évolution (2). Les amyotrophies peuvent se manifester dans toutes les régions ; elles concourent, avec les paralysies et les rétractions musculaires et tégumentaires, à produire les déformations les plus diverses et les plus prononcées : c'est ainsi que la main présente souvent la griffe des

---

(1) H. HALLOPEAU et E. JEANSELME, *Sur une poussée aiguë de lèpre (Ann. de dermat.*, 1893).

(2) H. HALLOPEAU, *Sur un cas de lèpre anesthésique avec déformation singulière des mains et persistance des éminences thénars et hypothénars, contrairement à la loi de Hansen (Soc. franç. de dermat. et de syphil.*, 1894).

interosseux, que les doigts peuvent subir les déviations les plus étranges, que, par exemple, les petits doigts peuvent être recourbés latéralement en anses à concavité supérieure (1), que la main est dans la flexion ou l'extension forcée sur l'avant-bras, que le pied est également fléchi ou étendu sur la jambe, qu'il peut être dévié en dedans par suite de la paralysie des péroniers (*varus lépreux* de Lorand), que les altérations s'étendent aux muscles du tronc et particulièrement aux deltoïdes : les combinaisons que peuvent présenter chez les lépreux les déformations survenant sous l'influence des causes multiples que nous avons énumérées varient pour ainsi dire à l'infini. Nous mentionnerons encore particulièrement, à la face, les déviations oculaires, la chute de la paupière supérieure, la paralysie de l'orbiculaire entraînant la kératite, puis la fonte de l'œil, l'atrophie des muscles des joues et des lèvres avec la salivation qui en résulte, etc.

Le squelette participe fréquemment aux troubles trophiques, soit primitivement, soit consécutivement à des ulcérations tégumentaires ; des séquestres plus ou moins étendus s'éliminent : c'est ainsi que l'on peut voir disparaître des phalanges entières et que les extrémités deviennent le siège de profondes mutilations. Souvent, les doigts présentent la déformation dite *en fuseau* ; elle rappelle celle du *spina ventosa* et Lorand (2) propose de l'appeler *spina leprosa*.

L'élimination de ces séquestres nécessite un long travail de suppuration qui contribue à affaiblir les malades et à les conduire à la cachexie.

Dès les premiers temps de la maladie, les articulations sont souvent le siège de poussées aiguës qui se traduisent par de la douleur et de l'hydrarthrose ; plus tard, les altérations des extrémités osseuses et des tendons amènent des ankyloses avec déviations.

D'autres fois, c'est par le fait d'une gangrène en masse que se produisent les mutilations : non seulement une ou plusieurs phalanges, mais toute une main, tout un pied peuvent se trouver éliminés ; parfois, c'est une résorption interstitielle qui amène la destruction de certaines parties du squelette : l'on voit ainsi des phalanges diminuer graduellement de volume au point de n'être plus représentées que par une tige du volume d'une aiguille, et plus tard disparaître en totalité, comme l'un de nous (H.) l'a observé dans la sclérodermie (3).

Danielssen a signalé la persistance habituelle des ongles ; ils peuvent cependant s'altérer, s'amincir, se doubler d'une couche incomplètement kératinisée et tomber ; leur surface est souvent dépolie, inégale et rocheuse. Ces altérations doivent être, selon

(1) H. HALLOPEAU, *eod. loc.*
(2) LORAND, *loc. cit.*
(3) H. HALLOPEAU, *Sur un cas de sclérodermie* (*Soc. de biologie*, 1875).

toute vraisemblance, rapportées à une altération de leur matrice.

Les *muqueuses* ne sont pas épargnées : la pituitaire peut s'ulcérer et l'on voit, dans ces conditions, la cloison se perforer ; par le fait des altérations de son squelette ; le nez peut subir les mêmes affaissements et les mêmes déformations que nous avons vus se produire dans la forme tuberculeuse.

Leloir signale l'atrophie des gencives et consécutivement la chute de toutes les dents.

Les *viscères* peuvent être également intéressés : on trouve signalés, dans les observations, des douleurs gastriques revenant sous forme d'accès, des diarrhées incoercibles liées sans doute, comme nous l'avons indiqué déjà, à un énanthème, de l'affaiblissement des contractions cardiaques, de l'albuminurie, des pleurésies, de la phtisie pulmonaire, des péricardites, des péritonites, des hépatites et des ovarites entraînant la stérilité.

Les malades, dont la survie peut être de très longue durée, car l'on voit de ces lèpres anesthésiques se prolonger pendant vingt ou même trente années, tombent, le plus souvent, dans la situation la plus lamentable : aveugles, paralysés, hors d'état de se servir de leurs membres même pour manger, refroidis parfois de plusieurs degrés, plongés dans un état permanent de stupeur et d'abattement, indifférents à tout, ils finissent par succomber, soit par suite des progrès de la cachexie, soit sous l'influence d'une maladie intercurrente qui est le plus souvent une pneumonie, quelquefois une septicémie ou une néphrite albumineuse.

Il est exceptionnel de voir la lèpre rester exclusivement anesthésique jusqu'à la fin ; presque toujours, il se produit concurremment, au bout d'un laps de temps plus ou moins prolongé, des symptômes de lèpre tuberculeuse, de même que la lèpre primitivement tuberculeuse se complique presque toujours ultérieurement des symptômes de la lèpre anesthésique : il s'agit alors de *formes mixtes* de la lèpre. Le tissu cellulaire sous-cutané, dans les formes nerveuses, constitue souvent un terrain favorable au développement du bacille, d'où la production de nodosités plus ou moins volumineuses (Unna) ; la peau prend un aspect bossué ; les saillies ne sont pas nettement limitées ; leurs bords sont doucement inclinés au lieu d'être nettement circonscrits comme ils le sont dans les léprides.

La *marche* des accidents n'est pas toujours fatalement progressive : lorsque la maladie se prolonge, on peut voir les tubercules s'affaisser et les phénomènes de la lèpre anesthésique prendre le dessus.

Les rémissions sont parfois de longue durée ; elles ne sont interrompues qu'une fois ou deux par an par des poussées très limitées, peu intenses et passagères ; ces poussées peuvent même faire défaut pendant de longues années ; l'état du malade reste alors stationnaire : c'est là une rare exception.

Anatomie pathologique. — A l'état adulte, les formations lépreuses contiennent des éléments cellulaires d'ordre multiple, dont le plus caractéristique est la cellule de Virchow. C'est une grande cellule à gros noyau clair, excentrique; parfois, elle présente deux ou trois noyaux. Le protoplasma contient des vacuoles, qui peuvent être très volumineuses, et des bacilles agglomérés en amas généralement distincts les uns des autres.

Les cellules géantes diffèrent de celles de la tuberculose par la présence fréquente de noyaux au centre et non à la périphérie, et de vacuoles. Elles contiennent des bacilles comme les cellules de Virchow.

Les autres éléments des lépromes sont des cellules fixes, très nombreuses, des leucocytes mononucléés, des plasmazellen et des mastzellen. Les plasmazellen se groupent surtout autour des vaisseaux; elles contiennent rarement des bacilles.

Enfin, il existe dans les tissus lépreux des *globi* constitués par des amas bacillaires, développés dans les voies lymphatiques dont ils suivent les divisions (Unna).

On conteste que ces néoplasies puissent, comme on l'a dit, subir la transformation caséeuse ou pigmentaire (Unna).

Les vaisseaux y sont souvent très multipliés et dilatés; leurs parois s'épaississent dans des proportions considérables.

Le développement de ces lésions est dû à la multiplication, dans l'organisme, d'un microbe spécial.

Signalé pour la première fois par Hansen en 1871 (1), il a été depuis lors étudié par de nombreux observateurs parmi lesquels nous citerons Eklund (2), Neisser (3), qui a appris à le colorer, Campana (4), Babès (5), Hillairet et Gaucher (6), Cornil et Suchard (7), Unna (8), Leloir, Baumgarten (9), Arning (10), Lutz (11), Kühne, Spronck, etc.

Il se présente le plus souvent sous la forme de bacilles mesurant de 3 à 5 µ de longueur sur 1 µ de largeur; ils peuvent être isolés ou groupés en chaînettes au nombre de deux ou trois : rectilignes ou légèrement flexueux, ils peuvent être renflés à l'une de leurs extrémités et prendre ainsi un aspect claviforme. Ces bacilles se colorent

(1) A. Hansen, *Arch. für Dermat. und Syphil.*, 1871.
(2) Eklund, *Om spetelska.* Stockholm, 1879.
(3) Neisser, *Virchow's Archiv*, 1881.
(4) R. Campana, *Lepra*, 1894.
(5) Babès, *Arch. de physiol.*, 1883.
(6) Hillairet et Gaucher, *Soc. de biol.*, 1881.
(7) Cornil et Suchard, *Ann. de dermat.*, 1881. — Cornil et Babès, *Les bactéries*, 1890.
(8) Unna, *Lepra Studien (Monats. für prakt. Dermat.*, 1885).
(9) Baumgarten, *Monatsh. für prakt. Dermat.*, 1886.
(10) Arning, *Virchow's Archiv*, 1883.
(11) Lutz, *Monats. für prakt. Dermat.*, 1887.

par la méthode d'Ehrlich et par celle de Gram. On peut y distinguer, au milieu d'une masse homogène, de petits points clairs : ce sont, pour les uns, des lésions de dégénérescence, pour d'autres, des spores. Quand ils proviennent de lésions anciennes, on peut y voir des espaces clairs, non colorés. Ils sont, d'après Hansen et Unna, le siège de mouvements rapides autour de leur axe. Ils sont entourés d'une capsule et sécrètent une matière muqueuse, une glée qui les agglomère en amas souvent très volumineux, en imposant à tort, d'après Unna, pour des cellules, et formant des globes avec vacuoles. Suivant le même auteur, ces prétendues cellules ne seraient pas des éléments isolés, mais bien les nodules d'un réseau qui se distribuerait, sous forme de prolongements irréguliers, dans les fentes et vaisseaux lymphatiques. La plupart des auteurs admettent cependant que les bacilles sont absorbés par les cellules dans lesquelles ils vivent jusqu'au moment où elles se dissocient ; les bacilles se trouvent alors en liberté dans les interstices du tissu, mais non agglomérés. Jeanselme en a constaté la présence dans les cellules du mucus nasal, Bergengrün dans celles des muqueuses du larynx et des bronches, Musehold dans celles du foie, Glück dans les leucocytes ; on doit donc admettre, avec Jeanselme, que l'inclusion des bacilles dans le protoplasma cellulaire ne saurait être niée, mais que les *globi*, amas de bacilles réunis en buissons par une gangue gélatineuse, peuvent constituer de véritables thromboses microbiennes injectant les lymphatiques (1). A ce moment, ils présentent une grande activité pathogène ; celle-ci s'atténue au contraire beaucoup lorsque les agents infectieux sont, suivant l'interprétation, incorporés dans des cellules ou agglomérés par la glée.

Les bacilles lépreux ressemblent beaucoup à ceux de la tuberculose : ceux-ci sont cependant plus longs, plus grêles, plus flexueux ; ils ne présentent pas la même mobilité ; ils sont enfin beaucoup moins nombreux. Dans les nodules anciens, les bacilles lépreux forment des amas serrés et prennent les aspects les plus singuliers. Ils se dissocient en amas granuleux.

De nombreuses tentatives ont été faites pour inoculer ces bacilles : malgré les résultats positifs annoncés par quelques auteurs, elles paraissent avoir été constamment infructueuses : on a pris plusieurs fois pour des inoculations lépreuses des inoculations tuberculeuses. Il est vrai que l'on retrouve des bacilles au point d'inoculation, mais ce sont ceux-là mêmes que l'on a introduits et qui peuvent séjourner pendant des années dans les tissus, sans doute à l'état de cadavres. Campana (2), Babès, Boinet et Ducrey (3), ont obtenu par la culture des éléments très analogues aux bacilles par leurs caractères

_____

(1) JEANSELME, *Progrès médical*, novembre 1897.
(2) CAMPANA, *Congrès international de dermatologie.* Vienne, 1892. — *Lepra*, 1894.
(3) DUCREY, *Congrès de Vienne*, 1892.

morphologiques, mais en différant par leur mode de réaction sous l'influence des matières colorantes : leur démonstration est donc insuffisante. Plus récemment, Spronck (1) a repris cette étude : le bacille de la lèpre est, pour lui, cultivable sur la pomme de terre gélatinisée et se transporte facilement en cultures successives dans le sérum du cheval gélatinisé ou le bouillon de poisson ; il est alors représenté par une race modifiée ; le sérum des lépreux agglutine ces bacilles dans la proportion de 60 à 1000. L'un de nous (L.), dans des recherches poursuivies avec F. Bezançon et Griffon, est arrivé à obtenir d'une manière enfin certaine la culture et la reculture de ce bacille, qui pousse très lentement et qui garde ses réactions colorantes (2).

D'après Unna, toute lésion lépreuse a pour point de départ une embolie bacillaire.

Nous allons voir que ces bacilles se rencontrent pour ainsi dire dans tous les éléments cellulaires de l'organisme.

Dans la peau, le siège, l'aspect et les caractères des altérations varient nécessairement beaucoup, suivant qu'il s'agit d'une forme tuberculeuse, érythémateuse ou anesthésique.

Dans le cas de tubercules lépreux, le derme est infiltré dans toute son épaisseur par des cellules souvent disposées en îlots généralement assez mal délimités ; d'après la plupart des auteurs, les glandes sudoripares et sébacées sont envahies et plus ou moins atrophiées ; Unna soutient au contraire que ces organes présentent à l'égard des bacilles une immunité complète qu'ils devraient à leur contenu graisseux ; les glandes sudoripares contiendraient seulement, d'après cet auteur, des corpuscules arrondis offrant la réaction du bacille. Les saillies papillaires se sont effacées. Suivant Babès, les bacilles se voient dans la papille du poil, ainsi que dans la gaine interne de sa racine, dans l'espace qui la sépare du poil et entre les cellules qui l'entourent : ils peuvent ainsi arriver à la surface de la peau au niveau de l'émergence des poils (3).

Les parois des vaisseaux sont épaissies, parfois dans des proportions considérables. Cette altération explique en partie les phénomènes d'asphyxie locale signalés dans la description clinique. On trouve de même le plus souvent des bacilles dans la lumière du vaisseau.

Leloir a observé la transformation fibreuse du léprome cutané.

Les infiltrats cellulaires se localisent surtout suivant le trajet des vaisseaux sanguins et lymphatiques ainsi qu'au pourtour des glandes. L'épiderme est le plus souvent intact ainsi que sa couche limitante : on peut voir cependant des bacilles dans les pores sudoripares en même temps qu'autour des orifices pilo-sébacés ; l'épiderme se trouve

(1) SPRONCK, *Semaine médicale*, 1898.
(2) BEZANÇON, LEREDDE et GRIFFON, *Société de biologie*, 1899.
(3) BABÈS, *Arch. de physiol.*, 1883.

naturellement intéressé lorsque les tubercules s'ulcèrent. Les cellules du pus sont parfois littéralement farcies de bacilles.

Les cellules qui composent les tubercules lépreux renferment des bacilles grande en quantité.

Ces microbes ont été trouvés, sous formes d'embolies, dans les vaisseaux centraux des taches érythémateuses; ils n'y sont pas constants : il en est de même pour le liquide des éruptions bulleuses : on y a rencontré parfois, mais non toujours, les bacilles caractéristiques; ces éléments peuvent également exister ou faire défaut dans le derme au niveau des taches anesthésiques.

Soudakewitsch les a signalés dans les différentes enveloppes des corpuscules de Pacini; on les rencontre également dans le périnèvre des petits nerfs de la peau. Darier (1) a trouvé, dans les taches érythémato-pigmentaires, une infiltration plus ou moins riche de cellules disposées en manchon autour des vaisseaux sanguins, des follicules et des glandes : ce sont, en majorité, des cellules conjonctives auxquelles se mêlent des globules blancs en proportion variable, parfois des cellules géantes et quelques mastzellen; le plus souvent on trouve, dans ces liquides, des bacilles de Hansen; les taches inhabitées offrent la même structure que les bacillifères.

Les lésions des muqueuses sont pour ainsi dire calquées sur celles de la peau, avec cette différence que les épithéliums, offrant au développement des néoplasies une résistance moindre que l'épiderme, sont plus rapidement envahis et détruits par l'ulcération.

On trouve des bacilles dans les cellules épithéliales de la cornée et aussi dans leurs interstices; ils abondent dans le tissu sous-jacent, accumulés dans les éléments de nouvelle formation (2).

Dans le larynx, l'inflammation peut être diffuse ou nodulaire; elle occupe surtout l'épiglotte, les cordes vocales et les ventricules; elle donne lieu parfois à une tuméfaction éléphantiasique et à des végétations pédiculées (Leloir); on trouve des bacilles dans la muqueuse et aussi dans le périchondre et les cartilages; ils y occupent les espaces intercellulaires ou les cellules elles-mêmes (Neisser).

Les ganglions lymphatiques sont le siège des mêmes infiltrations cellulaires avec multiplications bacillaires que nous avons signalées dans le chorion; le tissu adénoïde peut disparaître et être remplacé par des faisceaux épais de tissu conjonctif (Cornil et Babès).

Des bacilles ont été trouvés maintes fois dans l'endothélium des vaisseaux, ainsi que dans leurs tuniques externe et moyenne : il en résulte une artérite qui peut aboutir à l'oblitération : telle est la cause prochaine des gangrènes que l'on voit parfois survenir dans des tissus lépreux.

Campana a constaté la présence de granulomes dans la tunique moyenne des artères du cœur.

(1) DARIER, *Lepra-Conferenz.*
(2) CORNIL, *Revue générale d'ophtalmologie,* 1869.

Les nerfs sont constamment intéressés dans la forme dite anesthésique ; ils s'altèrent également toujours, plus ou moins rapidement, dans la forme tuberculeuse.

Les altérations initiales paraissent porter sur les nerfs de la peau ; ce n'est que secondairement que les troncs se trouvent envahis. Leur volume peut être tellement augmenté que l'on s'imagine difficilement, au premier abord, qu'il s'agisse de nerfs. Cette tuméfaction peut être régulière et uniforme ; elle est plus souvent fusiforme : elle s'accompagne habituellement d'une altération du périnèvre qui est d'un rouge vif ou sombre suivant l'âge de l'altération. De nombreux bacilles, pour la plupart intracellulaires, occupent les interstices des tubes : d'après Leloir, la lésion de ces éléments peut être primitive ; Hansen et Looft y signalent également des compressions avec atrophie des gaines de myéline et des cylindraxes par des cellules remplies de bacilles ou de granulations ; ils peuvent se régénérer.

On a constaté, dans les cellules ganglionnaires, l'existence d'altérations consistant en une pigmentation anormale avec production de vacuoles. Babès a trouvé, dans 9 cas sur 22, des bacilles lépreux dans les ganglions spinaux postérieurs et le ganglion de Gasser ; dans 2 cas seulement, ils ont envahi les ganglions du grand sympathique : ces éléments étaient englobés dans les cellules nerveuses ; les organes étaient sclérosés.

, Dans la moelle épinière, les lésions sont le plus souvent circonscrites aux cordons postérieurs qui sont atrophiés ; elles peuvent s'étendre aux colonnes de Clarke ; d'autres fois, l'organe est intéressé dans toute son épaisseur : nous en avons pour témoins les faits dans lesquels son volume a été trouvé réduit à celui d'un porteplume (Danielssen et Bœck). On a noté, dans ces moelles lépreuses, une altération colloïde de la substance grise ; dans 3 cas, Babès a trouvé des bacilles dans les cellules des cornes antérieures.

Jeanselme fait observer avec raison que la topographie de l'anesthésie semble relever d'une lésion radiculaire ; mais, d'autre part, il rappelle que Babès a trouvé des bacilles dans les cellules des cornes antérieures et que l'on peut s'expliquer ainsi l'existence dans la lèpre d'amyotrophies suivant le type d'Aran-Duchenne. Ce même auteur a constaté, dans deux cas sur cinq de lèpre anesthésique, une dégénération très prononcée des cordons postérieurs ; dans un de ces cas et dans un fait de Marie les cordons antéro-latéraux étaient intéressés. Ces faits expliquent les phénomènes de tabès et d'exagération des réflexes médullaires (1). On ne peut donc admettre, avec Dehio, que les troubles nerveux avaient pour point de départ exclusif l'inflammation des filets nerveux inclus dans les plaques ; on ne pourrait d'ailleurs, comme le fait observer Jeanselme s'expliquer

(1) JEANSELME, Presse médicale, 1899.

ainsi la distribution symétrique des anesthésies et des amyotrophies aux quatre extrémités.

On pense généralement que, dans la majorité des cas, la moelle reste exempte de bacilles; il est probable que ses altérations sont le plus souvent consécutives à celles des nerfs périphériques.

Les testicules sont tuméfiés ou atrophiés suivant que leur altération est récente ou ancienne; on a trouvé des bacilles dans les cellules des canaux séminifères; parfois, la lumière de ces canaux est oblitérée par ces parasites agglomérés ou par des globes très volumineux résultant de leur dissociation granuleuse; on trouve aussi les parasites dans le tissu conjonctif interstitiel, ainsi que dans l'endothélium vasculaire.

Les ovaires peuvent également être le siège d'altérations provoquées par les mêmes bacilles.

Dans le foie, on a noté une prolifération embryonnaire inter-acineuse avec envahissement des endothéliums et altération amyloïde.

Dans la rate, les cellules peuvent renfermer beaucoup de bacilles : Arning a trouvé, chez nombre de lépreux, cet organe parsemé de nodules scléreux contenant les bacilles (*Lepra-conferenz*).

Les reins sont très fréquemment intéressés, probablement par suite du trouble apporté par la maladie dans les fonctions de la peau, car on n'a pu que très exceptionnellement constater la présence de bacilles dans ces organes : suivant la période de la maladie, on trouve les altérations du gros rein blanc ou du rein contracté; il s'y joint une dégénérescence amyloïde. Dans les poumons, il est difficile de différencier objectivement les lésions lépreuses de celles qui appartiennent à une tuberculose intercurrente, les produits caséeux que l'on rencontre dans ces viscères à l'autopsie des lépreux donnant lieu par inoculation au cobaye au développement d'une tuberculose (tel est du moins le résultat des expériences de Jeanselme). Mais il n'en est pas de même des altérations scléreuses; celles-ci, comme l'ont bien montré Babès, Bonome et Philippson appartiennent à la lèpre. L'existence de la lèpre de l'intestin est controversable; il faudra, comme le fait remarquer très justement Jeanselme, recourir aux inoculations pour déterminer si les colorations que l'on peut trouver dans cet organe à l'autopsie des lépreux sont, ou non, provoquées par cette maladie.

La plupart des auteurs admettent, contrairement à Hansen et Looft, que les os sont souvent malades dans la lèpre; ils y décrivent une inflammation qui porte surtout sur la moelle et aboutit à la raréfaction de leur tissu; ils y signalent des bacilles dans la moelle, dans ses lymphatiques, dans les canalicules de Havers et dans les corpuscules osseux.

Les muscles atrophiés ne renferment pas de bacilles; leur altération est sans doute tropho-névrotique.

Le sang contient des bacilles libres ou incorporés aux globules pendant le cours des poussées aiguës (Kœbner).

Babès et Kalindero (1) ont trouvé des bacilles dans le mucus et dans le lait.

Ces parasites peuvent se rencontrer dans tous les tissus sans autre altération appréciable.

Dans les périodes avancées de la maladie, on constate une diminution considérable dans le nombre des globules rouges, ainsi que dans leur richesse en hémoglobine.

On ne peut douter, en effet, malgré l'insuccès des inoculations, que ce parasite ne soit bien réellement la cause prochaine de la maladie : ses caractères spéciaux, son abondance extrême et sa constance dans les lésions nodulaires, ne peuvent laisser de doute à cet égard.

Les téguments paraissent être le siège initial des multiplications du parasite. Pénétrant, comme l'a bien démontré Dehio (2), dans les fentes plasmatiques et les conduits lymphatiques, il y provoque, suivant le mode de réaction des sujets, soit des troubles dans la nutrition de l'épiderme, soit des néoplasies nodulaires ; il y intéresse les extrémités nerveuses et y détermine une inflammation ascendante qui se traduit par l'épaississement des tissus nerveux et donne lieu secondairement à des troubles trophiques. Il semble que les irritations locales favorisent le développement des lépromes cutanés : c'est ainsi qu'on les voit prendre souvent un développement plus considérable au niveau des parties qui sont le plus exposées aux frottements ou contacts irritants, telles que les coudes, les genoux et les fesses ; l'air doit être considéré comme un agent irritant : telle est du moins l'interprétation qui nous paraît la plus vraisemblable des localisations de prédilection au visage et aux mains. D'après Unna, les régions riches en éléments graisseux restent indemnes.

Pendant longtemps, les bacilles n'atteignent pas la surface cutanée : on peut s'expliquer ainsi les faits négatifs à l'égard de la contagion.

La marche de la maladie par poussées suivies de rémissions a reçu de Patrick Manson l'interprétation suivante : les tissus d'un organisme peuvent constituer momentanément un milieu favorable au développement du contage ; il se fait alors une poussée aiguë liée, soit directement à la genèse de nouvelles néoplasies, soit à la pénétration dans le sang des léprotoxines qu'elles engendrent ; puis, au bout d'un certain temps, les conditions de réceptivité offertes par l'organisme envahi cessent de se trouver réalisées, le milieu n'est plus favorable à la genèse des bacilles, les néoplasies rétrogradent ou cessent de se développer, elles subissent des modifications régressives ; il se produit une période plus ou moins prolongée de rémission ; elle dure

(1) Babès et Kalindero, *Congrès de Vienne*, 1891.
(2) Dehio, *Lèpre anesthésique* (*Congrès de Nuremberg*, 1893).

jusqu'au moment où, par suite des échanges nutritifs, l'organisme devient de nouveau un bon milieu de culture pour l'agent infectieux et où, par conséquent, les conditions nécessaires à une poussée nouvelle se trouvent réalisées.

Diagnostic. — La lèpre est souvent méconnue pendant longtemps en raison de l'indolence de ses lésions, de leur défaut de retentissement sur la santé générale et aussi de l'intérêt qu'ont les malades à dissimuler la nature de l'infection dont ils se sentent atteints.

Il faut tenir grand compte, pour arriver au diagnostic, des lieux de résidence du sujet. On ne peut guère en effet jusqu'ici, dans les cas douteux, incliner vers le diagnostic d'une lèpre si le malade n'a pas séjourné dans un pays où règne la maladie : c'est peut-être là cependant une faute de méthode si, comme l'affirme Zambaco, la lèpre existe dans beaucoup de contrées qui passent pour en être indemnes.

La présence des bacilles caractéristiques dans les parties altérées constitue un signe diagnostique d'une valeur absolue ; on doit donc constamment les rechercher : Kalindero a établi que ces parasites peuvent se rencontrer dans le liquide de vésicatoires suppurés appliqués sur les taches cutanées ; mais c'est là, suivant Bodin, un fait sans valeur au point de vue du diagnostic, car, d'après ses recherches, ce procédé ne donne des résultats positifs que si le vésicatoire est appliqué sur un léprome, et, en pareil cas, il suffit de pratiquer quelques scarifications superficielles et d'examiner la sérosité sanguinolente qui s'en écoule pour trouver facilement le bacille (1).

On peut aussi, comme l'ont montré Morestang, Yakimowitch et Bodin, trouver les bacilles dans les produits d'ulcérations (2).

Malheureusement, la présence du bacille n'est pas constante au niveau des altérations lépreuses. C'est ainsi que Jeanselme a plusieurs fois constaté que des malades atteints de lèpre invétérée ne présentaient plus de bacilles au niveau de leurs altérations cutanées, alors que, chez les mêmes sujets, des résultats positifs avaient été obtenus antérieurement ; sans doute, dans les périodes de rémission, il n'y a plus, dans les tissus, de bacilles en état d'activité nutritive ; les caractères cliniques permettent seuls alors d'arriver à un diagnostic. Cependant Spronck a affirmé récemment que le pouvoir agglutinant du sérum des lépreux sur les cultures du bacille de Hansen peut servir à faire reconnaître la maladie : Il faut attendre la confirmation de ces assertions.

Parmi les phénomènes initiaux qui doivent faire soupçonner la lèpre, on signale surtout la tuméfaction du lobule de l'oreille, une légère desquamation péri-unguéale et l'anesthésie de la pointe du

---

(1) Bodin, *Note sur le procédé d'examen bactériologique de la lèpre par le vésicatoire suppuré (Revue de méd., 1894).*

(2) Bodin, *Note sur un cas de lèpre (Médecine moderne, 1894).* — Yakimowitch, *Soc. russe de dermatol., 1893.*

petit doigt, ainsi que l'alopécie de la partie externe des sourcils; plus tard, viennent l'atrophie de l'éminence thénar et la tuméfaction du nerf cubital.

Les taches initiales peuvent être confondues avec celles du *vitiligo*; elles en diffèrent surtout par l'anesthésie dont elles sont le siège; mais cette anesthésie peut faire défaut et, d'autre part, il existe des vitiligos avec affaiblissement notable de la sensibilité; le diagnostic ne peut être fait en pareils cas que par les phénomènes concomitants; peut-être un certain nombre de lèpres indigènes sont-elles ainsi considérées à tort comme des vitiligos.

Les mêmes difficultés se produisent pour le diagnostic de la *morphée* : dans les cas typiques, l'induration considérable de la partie décolorée, l'intégrité à son niveau de la sensibilité dans ses divers modes et le *lilas ring* permettent d'établir le diagnostic; mais le *lilas ring* peut manquer, l'induration peut être légère et d'autre part les macules lépreuses peuvent rester un certain temps sans anesthésie; en l'absence de bacilles, le diagnostic ne peut alors être formulé. C'est ainsi, comme l'ont justement fait remarquer Leloir et Düring, que des affections identiques peuvent être qualifiées de lèpre à Constantinople et de morphée en France. L'évolution de la maladie fournit le plus souvent des éléments de diagnostic : tandis, en effet, que la lèpre suit le plus souvent, malgré des périodes d'arrêt souvent très longues, une marche progressive, les plaques de morphée ont tendance à rétrocéder. Il en a été ainsi pour une malade que l'un de nous (H.) a présentée en 1893 à la Société de dermatologie et dont Zambaco a voulu, à tort, faire un cas de lèpre (1). Il en est de même des autres formes de sclérodermie.

Les poussées érythémateuses simulent souvent des *érythèmes polymorphes*. C'est surtout leur évolution qui les en distingue : à leur encontre, en effet, elles persistent partiellement sous forme de macules avec ou sans infiltration; les mêmes caractères différencient la lèpre aiguë de l'*érysipèle* : le diagnostic reste donc indécis au début, sauf examen bacillaire. Les lépromes des mains peuvent aussi simuler des *engelures* : ils s'en distinguent surtout par leur indolence, leur chronicité, leur persistance pendant la saison chaude et l'anesthésie qui les accompagne.

Quand la *lèpre tuberculeuse* est arrivée à sa période d'état, le tableau clinique est tellement frappant et caractéristique qu'il n'y a plus d'erreur possible; c'est seulement dans les cas où la maladie est incomplètement développée qu'il surgit des difficultés.

Les *syphilides* peuvent en imposer pour des lépromes palmaires lorsqu'elles se présentent sous la forme de saillies brunes surmontées ou entourées de squames et disposées en arcs de cercle irréguliers;

(1) Zambaco, *Les lépreux à Constantinople*, 1897. — Hallopeau, *Soc. franç. de dermatol.*, 1893, et *Lepra-Conferenz*, 1897.

Hansen et Looft, d'accord avec Danielssen, nient ces lépromes palmaires et admettent que l'on a pris pour tels des syphilides.

Pour ce qui est des *tuberculoses* cutanées, leur localisation habituelle à un ou plusieurs membres, leur distribution suivant le trajet des gros troncs lymphatiques, les ulcères à bords décollés dont elles deviennent le siège, l'aspect lupique des lésions de la face, permettent à la clinique de formuler un diagnostic avant le résultat des cultures et des inoculations.

Le *mycosis fongoïde* peut avoir quelques analogies d'aspect avec des altérations lépreuses; il en diffère cliniquement par la coïncidence presque constante d'éruptions eczémateuses ou lichénoïdes, par l'aspect des tumeurs, leur forme souvent régulièrement arrondie, et surtout le rebord absolument net et comme géométrique qui sépare ces néoplasies des parties saines; il faut y ajouter l'intensité du prurit et la disparition de tumeurs très volumineuses.

Les *tumeurs sarcomateuses* présentent des caractères très analogues à ceux que nous venons de signaler.

Le diagnostic de la *lèpre anesthésique* est plus souvent entouré de difficultés.

Elle peut offrir un ensemble symptomatique identique à celui de la *maladie de Morvan* : dans les deux cas, on observe de l'anesthésie, la perte successive de plusieurs phalanges ou de plusieurs doigts et des troubles de la circulation capillaire; l'analogie est telle que, d'après Zambaco, il y a identité; le type clinique auquel on a donné le nom de Morvan ne serait autre chose que la lèpre survivant en Bretagne et méconnue jusqu'ici; on doit attendre le contrôle des examens bactériologiques pour juger la question; mais il ne faudrait pas se hâter de conclure négativement d'examens qui ne porteraient que sur des produits d'exsudation, tels que le pus des vésicatoires; Pitres et Sabrazès ont établi qu'ils peuvent ne donner aucun résultat, alors que l'étude de fragments de nerfs excisés y révèle la présence des bacilles. Dès à présent, on peut établir deux catégories de faits : dans les uns, le mal dit de Morvan est une forme de lèpre anesthésique; dans les autres, il s'agit de syringomyélies non lépreuses; les recherches négatives au point de vue bacillaire de Looft, Marinesco, Storch et Babès, en donnent le témoignage. Jeanselme[1] a établi que l'on peut arriver par l'étude clinique à distinguer ces deux espèces morbides : « Dans la lèpre mutilante, les panaris affectent indifféremment les doigts et les orteils; l'anesthésie est d'abord rubanée et ne devient segmentaire que dans la suite; elle est distribuée aux quatre membres et respecte en partie la face et le tronc; la paralysie faciale est très fréquente et d'origine périphérique; les nerfs cubitaux sont fusiformes ou noueux; la scoliose fait constamment défaut; la

_____
[1] Jeanselme, *Syndrome de Morvan, syringomyélie et lèpre* (*Soc. méd. des hô.p*, 30 septembre 1897).

trépidation épileptoïde est rare et, quand elle existe, elle est seulement
à l'état d'ébauche; au contraire, dans la syringomyélie type Morvan,
les panaris restent très souvent cantonnés aux extrémités supérieures,
parfois même à une seule main, l'anesthésie prend la forme vestimen-
taire, la paralysie faciale est rare et d'origine centrale, les nerfs cubitaux sont normaux ou peu amplifiés et jamais noueux, la trépidation
épileptoïde est commune et la scoliose très fréquente. »

Les mêmes considérations s'appliquent aux autres formes de
syringomyélie : cependant, il est certain qu'une partie des faits
publiés sous ce nom ne sont autres que des cas de lèpre; nous en
avons pour témoins celui qu'ont fait connaître Pitres et Sabrazès (1)
et les malades présentés par Thibierge (2) et par Chauffard (3) à la
Société médicale des hôpitaux : l'examen bactériologique a nécessairement en pareils cas une importance décisive. Schlesinger (4) donne
encore, comme signes différentiels en faveur de la lèpre, la production de cicatrices décolorées et analgésiques à la suite des éruptions
bulleuses, la douleur à la pression sur le trajet des nerfs, le caractère
moins absolu des dissociations anesthésiques, leur limitation à certaines régions sur des surfaces généralement peu étendues. Jeanselme (5) y ajoute l'asymétrie de l'anesthésie, sa disposition presque
toujours segmentaire dès le début, sa dissociation complète et ses
limites nettes. Au contraire, la généralisation de ces dissociations,
l'apparition de phénomènes convulsifs, les troubles vésicaux et les
paralysies bulbaires unilatérales doivent faire pencher la balance du
côté de la syringomyélie. Enfin, suivant Kaposi, l'anesthésie tactile
ne serait jamais absolue dans la lèpre; il y persisterait ce que l'on a
appelé la *sensibilité profonde*.

Hansen a donné récemment un signe différentiel auquel il attache
une valeur pathognomonique : suivant lui, l'éminence thénar est constamment atrophiée dans ces formes de lèpre et sa persistance suffit
pour en faire éliminer le diagnostic; nous avons vu que cette
proposition est loin d'avoir une valeur absolue et que, dans des cas de
lèpre nerveuse, incontestable et très avancée, les éminences thénars
peuvent être conservées (Voy. p. 563).

L'*asphyxie locale des extrémités*, quand elle coïncide avec des
troubles trophiques, peut en imposer pour la lèpre : l'influence exclusive du froid et l'existence de lésions concomitantes pathognomo-

(1) Pitres, *De la valeur de l'examen bactériologique dans le diagnostic des formes frustes et anormales de la lèpre* (*Acad. de méd.*, 1892). — Pitres et Sabrazès,
Nouvelle iconographie de la Salpêtrière, 1893.

(2) Thibierge, *Lèpre systématisée nerveuse avec troubles sensitifs se rapprochant
de ceux de la syringomyélie* (*Soc. méd. des hôp.*, 1891).

(3) Chauffard, *Lèpre systématisée nerveuse simulant la syringomyélie* (*Soc.
méd. des hôp.*, 1892).

(4) Schlesinger, *Arch. für Dermat.*, 1895.

(5) Jeanselme, *Lepra-Conferenz*, 1897.

niques du côté des oreilles et souvent aussi du lobule nasal pourront, en pareil cas, éviter une erreur.

Le mal perforant de la lèpre est identique à celui du *tabès* : l'étude des phénomènes concomitants et les examens bactériologiques permettent seuls de savoir sous quelle influence il se produit.

C'est de même par l'ensemble des phénomènes concomitants que l'on rattache à la lèpre les *éruptions pemphigoïdes*.

En résumé, dans les cas douteux, l'examen bactériologique est nécessaire pour arriver à des conclusions positives; il est très probable que sa mise en œuvre régulière permettra de rattacher à la lèpre nombre de types cliniques dont la nature avait jusqu'ici été complètement méconnue.

Pronostic. — Il suffit de se reporter à la description de la lèpre pour se rendre compte de son extrême gravité : la maladie se termine souvent par la mort après avoir donné lieu aux mutilations et aux troubles fonctionnels les plus lamentables; faut-il invoquer, comme circonstances atténuantes, la remarquable tolérance avec laquelle les malades supportent les altérations les plus pénibles et l'état de profonde apathie dans lequel ils tombent?

Au point de vue de la survie, la lèpre anesthésique doit être considérée comme moins grave que la tuberculeuse ; on l'a vue se prolonger pendant plus de trente ans; nous avons indiqué d'ailleurs qu'elle est souvent consécutive à la forme tuberculeuse, et que cette transformation coïncide avec une tendance plus grande à la chronicité sans épisodes aigus.

Existe-t-il des formes atténuées et bénignes de la lèpre? Nous croyons devoir répondre affirmativement, car Besnier et nous-même avons maintes fois observé des sujets chez lesquels la maladie se traduisait exclusivement, depuis nombre d'années, par de simples macules; il est possible qu'en pareils cas elle persiste sous cette forme atténuée sans donner lieu jamais à des troubles plus graves de la nutrition cutanée, non plus qu'à des troubles de l'innervation.

Traitement. — On combat la lèpre par des médicaments administrés *intus et extra* auxquels on attribue, à tort ou à raison, une action spécifique sur l'agent infectieux.

Les particularités qu'offre la marche régulière de la maladie rendent difficile l'appréciation des médications qui lui sont opposées. Nous avons vu en effet que la lèpre procède par poussées suivies de rémissions spontanées dont la durée n'a rien de fixe : si donc l'on vient à administrer un médicament pendant l'une de ces poussées ou lorsqu'elle se termine, on est tenté de lui rapporter l'amélioration qui survient ultérieurement. Nul doute que ces illusions thérapeutiques n'entrent pour beaucoup, si ce n'est pour tout, dans le rôle efficace qui a été attribué à divers agents médicamenteux: c'est donc sous toutes réserves que nous énumérerons ceux qui ont été surtout préconisés.

Marcano et Wurtz (1) ont recommandé l'ablation de la tache initiale qui, suivant eux, peut précéder l'apparition des lésions généralisées ; on ne peut prévoir si elle pourra prévenir le développement de la maladie, comme le fait parfois l'ablation d'un tubercule inoculé, ou si elle échouera, comme le fait constamment l'extirpation du chancre induré.

Parmi les médicaments employés vient, en première ligne, l'huile de chaulmoogra : on la donne en capsules, à doses élevées ; si le médicament est bien toléré par l'estomac, on en fait ingérer par jour jusqu'à 400 gouttes, mais on est le plus souvent obligé de s'arrêter à une dose bien inférieure. Cependant, Patron Espada (2) est arrivé à en faire ingérer jusqu'à 45 grammes par jour. Jeanselme et Toutoulis-Bey (3) l'introduisent, après stérilisation, en injections hypodermiques qui sont bien supportées à hautes doses : les résultats obtenus ont été très divers ; alors que Patron Espada et Toutoulis-Bey ont vu survenir des améliorations très considérables et durables, des malades de l'un de nous (H.) (4) et de Jeanselme ont fait de violentes poussées alors qu'ils étaient soumis à une médication intensive par ce produit. Il faut donc attendre de nouvelles observations pour apprécier l'efficacité de ce médicament ; il est à considérer cependant, comme le fait remarquer Besnier, que c'est celui dont l'administration a le plus souvent coïncidé avec des résultats favorables.

Kalindero emploie de préférence le pétrole *intus et extra*. Bhan Daji, médecin hindou, a utilisé l'huile de l'*Hydnocarpus inebrians*, connue parmi les indigènes sous le nom d'*huile de kanti*. Astachewsky donne la teinture de salsepareille.

Les autres médicaments prescrits à l'intérieur, tels que le mercure, l'arsenic et l'iodure de potassium, semblent inefficaces.

L'europhène a été préconisée par Goldschmidt (5) ; il l'emploie en injections sous-cutanées, dissoute dans l'huile à 5 p. 100. Carreau a recommandé le chlorate de potasse à la dose énorme et toxique de 15 à 20 grammes par jour, Friarte l'otoba, Arango la résorcine, Castaneda la créosote, Unna l'ichtyol, la strychnine et l'alescine, Radcliffe Crocker les injections de sublimé, Bulkley la teinture de noix vomique, Piffard la strychnine, Murray le suc de la *Calotropia Gigantea*, Bakewell le cashewol : aucun de ces médicaments n'a fait ses preuves. Danielssen et l'un de nous (H.) ont employé le salicylate de soude dans les poussées aiguës ; il nous a paru exercer une influence

(1) MARCANO et R. WURTZ, *loc. cit.*
(2) PATRON ESPADA, *Acad. de méd.*, 1899.
(3) TOUTOULIS-BEY, *Acad. de méd. et S. F. D.*, 1899.
(4) HALLOPEAU, *Acad. de méd.*, 1899.
(5) GOLDSCHMIDT, *La lèpre.* Paris, 1894.

favorable. La lymphe de Koch détermine des poussées aiguës sans aucun effet utile ; nous l'avons vue aggraver la maladie.

Les missionnaires du Tonkin emploient le *Hoang-nan*, liane renfermant un alcaloïde, la brucine, associé au réalgar naturel ; ils donnent ce médicament par pilules en contenant 0,5 centigrammes à doses croissantes jusqu'à 12 par jour, puis décroissantes ; l'un de nous (H.) a vu des malades s'améliorer considérablement pendant qu'ils étaient soumis à ce mode de traitement, mais, dans la grande majorité des cas où il l'a expérimenté, il est resté inefficace.

Carrasquilla (de Bogota) a préconisé la sérothérapie ; il injecte le sérum d'animaux auxquels il a préalablement inoculé des fragments de tissus lépreux ; expérimenté par l'un de nous (H.), ce traitement n'a donné que des résultats négatifs ; il n'en serait pas de même, pourtant, de l'emploi du sérum recueilli chez un animal auquel on a injecté préalablement des bacilles lépreux : cette assertion n'a pas encore été contrôlée en Europe. Spronck a expérimenté récemment un nouveau bouillon de culture, dans une mesure insuffisante pour que l'on puisse en apprécier l'action curative.

Comme topique, on peut employer de même l'huile de chaulmoogra ; le baume de Gurjun, additionné de deux ou trois parties d'eau de chaux, paraît donner parfois de bons résultats ; il en est de même des acides chrysophanique et pyrogallique préconisés par Unna ; on peut les employer sous la forme de pommades à 2 ou 5 p. 100, ou mieux incorporés dans la traumaticine à 8 ou 10 p. 100 ; ces topiques doivent être réservés aux formes non ulcérées.

Bhan Daji faisait frictionner, chaque matin, le corps entier avec l'huile de kanti ; deux heures après, le malade prenait un bain pour recommencer, soit de suite, soit dans la soirée, la friction huileuse (1). Nous avons vu plusieurs fois les tubercules s'affaisser alors qu'ils étaient traités par des applications de collodion additionné de biiodure de mercure au deux-centième.

Dans les cas d'ulcérations, on peut recourir, soit au baume de Gurjun, soit aux applications de compresses imprégnées d'eau boriquée ou d'une solution de sublimé au cinq-millième ; l'iodoforme et le di-iodoforme, ainsi que l'huile phéniquée, la préparation phéniquée formulée par Berlioz sous le nom de stérésol, l'acide phénique concentré et la potasse caustique (Unna), peuvent encore trouver ici leur indication.

En raison de l'action provocatrice qu'exerce le contact de l'air, il est indiqué de recouvrir les parties qui y sont exposées d'un enduit protecteur : on peut donc avantageusement recommander aux malades de maintenir constamment sur le visage et les mains, soit de la vaseline, soit le vernis à la caséine d'Unna fraîchement préparé.

(1) STANLEY BOYD, *Le traitement de Bhan Daji contre la lèpre* (*Brit. Journ. of Dermat.*, 1893).

Nous avons vu des malades présenter, après divers de ces traitements, des améliorations durables ; l'un deux, après avoir failli
succomber en 1888, n'a eu depuis lors que des manifestations peu
nombreuses et d'une extrême bénignité, bien que sa lèpre ait plus
de trente ans. En eût-il été de même si l'on s'en était tenu à une
simple expectation attentive et aux palliatifs ? Les médecins exerçant
dans les pays à lèpre peuvent seuls juger la question.

Actuellement, dans la très grande majorité des cas, la lèpre continue, malgré toutes les médications, son évolution fatalement progressive ; le médecin doit donc, avant tout, s'efforcer d'empêcher
la propagation de la maladie : or, une seule mesure peut être à cet
égard regardée comme efficace, c'est l'isolement ; c'est grâce à lui,
grâce aux léproseries dans lesquelles les sujets étaient internés que
la lèpre du moyen âge s'est en grande partie éteinte dans nos contrées ; c'est grâce à lui que la situation s'améliore considérablement
en Norvège : il y a donc lieu de réclamer cet isolement, non seulement dans les pays où la maladie existe à l'état d'endémie, mais
aussi dans notre Europe centrale que nos communications incessantes avec ces pays menacent de plus en plus de nouvelles contaminations. Si l'état actuel de nos mœurs rend difficile l'emploi de
cette mesure pour les malades de la ville, tout au moins doit-elle
être mise en œuvre pour ceux qui sont hospitalisés. En Norvège, on
l'applique rigoureusement à tout lépreux pour lequel elle n'a pas été
mise en œuvre spontanément dans des conditions satisfaisantes.

Il y a lieu également, pour rendre possible la prophylaxie, de
joindre la lèpre aux maladies infectieuses dont la déclaration est
obligatoire et de faire procéder à la désinfection des vêtements.

On ne saurait trop accumuler les précautions pour épargner à
notre pays une nouvelle invasion de ce terrible fléau.

Aux États-Unis, un règlement impose une quarantaine aux lépreux
arrivant par navires et prescrit leur départ par les bateaux qui les
ont amenés. — En cas de péril imminent, il y aurait lieu de recourir
en Europe aux mêmes mesures, en appliquant ainsi à la lèpre ce
qui est de règle pour la peste et le choléra.

Dans les pays à lèpre, les malades doivent être réunis dans des
établissements spéciaux.

SYPHILIS (1)

La syphilis est une maladie contagieuse, caractérisée, en premier
lieu, par une réaction locale, survenant après une période d'incubation,

---

(1) Hunter, *Traité de la maladie vénérienne*. Trad. Richelot. Paris, 1859. — Ricord, *Traité des maladies vénériennes*, 1842. — Bassereau, *Traité des affections*
de la peau sympt. de la syphilis, 1852. — Rollet, *Traité des maladies vénériennes*,
1866. — Homolle, art. Syphilis du *Dict. Jaccoud*. — Barthélemy et Balzer, art. Syphilides du *Dict. Jaccoud*. — Cornil, *Leçons sur la syphilis*, 1879. — A. Fournier, *Leçons*

accompagnée d'une adénopathie et connue sous le nom de chancre
*induré; en second lieu, par une infection généralisée, survenant après
une seconde incubation et se traduisant cliniquement par une ou plusieurs poussées éruptives disséminées sur la plus grande partie de la
surface cutanée et sur les muqueuses, généralement superficielles et
ayant d'autant plus de tendance à se localiser qu'elles surviennent
plus tardivement, en même temps que par des adénopathies multiples;
en troisième lieu, par des néoplasies circonscrites, qui se multiplient
localement, sont susceptibles de se localiser dans tous les tissus, mais
affectent le plus souvent une affinité pour certains d'entre eux et présentent une tendance destructive.*

La maladie est alors localisée en un certain nombre de foyers isolés;
en dehors d'eux, les tissus se comportent comme chez des sujets
sains. On ignore les raisons de cette affinité exclusive du contage
chez certains sujets pour certains tissus; il faut évidemment que seuls
ils lui offrent un bon milieu de culture (H.).

La *syphilis héréditaire tardive* se traduit par des *dystrophies multiples.*

L'agent infectieux, dont la pénétration et l'évolution dans l'organisme sont, en toute évidence, les causes prochaines de cette
maladie (1), est encore inconnu.

Il est avéré aujourd'hui qu'il n'est pas constitué par le parasite
qu'a découvert Lustgarten.

Winkler, Leredde et Dominici ont décrit récemment des corps
arrondis dont la signification précise est à déterminer (2).

Les figures vues par l'un de nous (L.) et Dominici sont des corps
arrondis, réfringents, au centre desquels on trouve un point arrondi,
très petit, colorable par les couleurs d'aniline et d'hématéine, décoloré par le Gram et le procédé d'Ehrlich. Ces corps, qui ont les
dimensions et l'aspect de coccidies, se trouvent dans le tissu du
chancre, des syphilides secondaires et dans les ganglions syphilitiques. Ils peuvent être compris dans le protoplasma des cellules.

L'histoire clinique de la syphilis est aujourd'hui fort avancée, et
cependant nous n'en connaissons sans doute pas encore toutes les
manifestations : le cadre de cette maladie, comme celui de la tuberculose, tend constamment à s'élargir; c'est ainsi que, par exemple, la
mise en lumière de ses relations avec le tabès et la paralysie générale

---

sur la syphilis, 1877. — JULLIEN, *Traité prat. des mal. vénériennes,* 1871. — BALZER,
Traité de médecine de BROUARDEL et GILBERT. — KAPOSI, LANG, FINGER, A. FOUR-
NIER, *Traités de la syphilis.*

(1) Les notions que nous possédons actuellement sur la pathogénie des maladies
infectieuses ne laissent aucun doute à cet égard; il n'en était pas de même pour les
générations précédentes, et lorsque, il y a vingt et un ans, dans sa thèse sur le mercure, et dans une communication à la Société de biologie, l'un de nous (H.) formu-
lait cette théorie, il soulevait, chez des maîtres éminents, les plus vives résistances.

(2) LEREDDE et DOMINICI, *Soc. de biol.,* octobre 1898.

a montré des liens étroits avec des affections dont les lésions paraissent offrir une structure absolument distincte de celle qui appartient en propre à ses néoplasies.

Le cadre d'un traité de dermatologie ne comporte pas l'étude générale de la syphilis, mais seulement celle de ses manifestations cutanées. Nous indiquerons en outre, cependant, les caractères des lésions muqueuses de la période secondaire, utiles à rappeler au point de vue du diagnostic, et les symptômes généraux de la maladie à la période d'infection sanguine.

ÉTIOLOGIE DE LA SYPHILIS. — L'inoculation syphilitique de la peau ou des muqueuses se traduit constamment, sauf dans les cas héréditaires, par une réaction locale des mieux définies, le *chancre syphilitique*.

Les lésions dont elle provient sont, en première ligne, le chancre lui-même, puis les affections secondaires des muqueuses, et celles de la peau lorsqu'elles sont *ouvertes* (par suppuration, macération, traumatisme, peu importe...). Le vaccin des syphilitiques à la période secondaire est susceptible de transmettre la vérole. Le sang du syphilitique peut être contagieux pendant un laps de temps indéterminé, peut-être pendant une grande partie de la période secondaire, certainement au moment des premières poussées. Ce fait essentiel révèle l'infection sanguine au début de la syphilis.

On admet que les accidents tertiaires ne sont pas contagieux. Quelques auteurs ont protesté contre cette doctrine; il est presque impossible de résoudre cliniquement le problème, et on ne peut le faire expérimentalement. Au moins, peut-on affirmer que cette contagiosité, si elle existe, est des plus exceptionnelles. Mais on sait aujourd'hui que des lésions secondaires contagieuses, les plaques muqueuses, peuvent se reproduire et transmettre encore la maladie au bout de six, huit, dix (Feulard), et même dix-sept, dix-huit années (Fournier). En règle générale cependant, la syphilis n'est plus contagieuse au bout de quatre à cinq ans, souvent beaucoup plus tôt.

La contagion ne peut-elle se produire qu'à la faveur d'une érosion? Il est certain que tout individu qui a des rapports sexuels avec une femme atteinte de lésions contagieuses n'est pas nécessairement inoculé; l'érosion paraît donc nécessaire, mais elle peut rester imperceptible pour le clinicien, fait fréquent aux organes génitaux où l'épiderme est des plus minces : aussi cette discussion n'a-t-elle pas un grand intérêt pratique.

Toute lésion ouverte des téguments peut servir de porte d'entrée : il en est ainsi des herpès, des lésions acariennes, des chancres mous, des balanites, des excoriations labiales.

La contagion est *directe* ou *médiate*. L'origine vénérienne est la plus commune, mais l'origine non vénérienne tient une place importante dans l'étiologie de la syphilis : nous signalerons la contagion de nourrissons à nourrices ou de nourrices à nourrissons, la contagion par les baisers, les morsures, la succion de la plaie dans la pratique de la circoncision, le toucher vaginal. Il faut en rapprocher la transmission indirecte par les objets qui peuvent être imprégnés du virus syphilitique, par exemple le *rasoir*, les peignes, les brosses chez le barbier; on a signalé encore la transmission par le cathéter de la trompe d'Eustache (plus de vingt cas par un seul spécialiste!), le spéculum, l'abaisse-langue, le crayon de nitrate d'argent, les lancettes, les canules vaginales, les aiguilles des tatoueurs, les objets de ménage et de toilette, le biberon, les verres, les fourchettes, le linge, les éponges, les vêtements, les cannes à souffler le verre (Rollet), les pipes, les cigares, les instruments de musique, les cabinets d'aisance..., etc. (1).

Syphilis congénitale. — L'enfant d'une mère syphilitique n'est pas nécessairement infecté; lorsque la mère est atteinte de l'accident initial à cinq mois de grossesse, l'enfant échappe parfois à la maladie.

Mais, lorsque la grossesse se développe au cours de la période secondaire et surtout au début de celle-ci, l'infection manque bien rarement: elle se traduit d'habitude par l'avortement ou l'accouchement prématuré; si l'enfant survit, il est atteint de lésions généralisées qui surviennent du premier au troisième mois et offrent, à quelques détails près, sur la peau et les muqueuses, les mêmes caractères que les lésions secondaires de l'infection vulgaire. L'enfant peut être en apparence indemne, mais des accidents de syphilis héréditaire révéleront, à un moment ou à un autre, parfois tardivement, l'existence de l'infection.

L'enfant d'un père syphilitique peut être infecté alors que la mère paraît saine. On admet que le germe a été contaminé directement; cependant, la mère, pouvant, dans ce cas, nourrir son enfant sans être infectée par lui (*loi de Colles-Baumès*), est immunisée contre la syphilis et par conséquent atteinte d'une syphilis atténuée, qui d'ordinaire continue à rester indéfiniment latente, mais qui peut aussi donner lieu à des accidents syphilitiques plus ou moins tardifs.

Comme toute maladie infectieuse, la syphilis peut récidiver (2), mais c'est là un fait des plus rares; la plupart des cas qui ont été publiés à l'étranger sont sujets à contestation; A. Fournier n'en a pas observé un exemple authentique.

On a admis que les syphilitiques héréditaires étaient immunisés contre l'infection syphilitique (*loi de Profeta*), mais il y a de nombreuses exceptions, et on a observé, chez ces sujets, des chancres indurés (L.).

SYPHILIS PRIMAIRE

Le chancre syphilitique traduit la réaction inflammatoire qui se produit au point d'inoculation; mais, lorsqu'il apparaît, l'infection

---

(1) BALZER, art. SYPHILIS du *Traité de médecine* de BROUARDEL et GILBERT.
(2) DU CASTEL, *A. D.*, 1898.

syphilitique a déjà dépassé la zone où il se développe : en effet, les tentatives d'ablation destinées à prévenir l'infection générale ont toujours été suivies d'insuccès.

Le chancre peut manquer, dans des cas exceptionnels, en général à la suite d'une inoculation directement intradermique (Barthélemy, E. Besnier).

La durée de l'*incubation* du chancre est, en moyenne, de trois à quatre semaines, elle peut être réduite à quinze jours, s'étendre jusqu'à quarante-deux jours ; A. Fournier considère comme sujets à revision les faits de durée moindre ou plus longue ; cependant, l'un de nous a vu, chez un de ses collègues d'internat qui s'observait rigoureusement, l'accident initial ne survenir que le soixante-dixième jour après le coït infectant (H.).

ANATOMIE PATHOLOGIQUE. — Le chancre induré a été décrit par Cornil comme une lésion due à l'agglomération de cellules migratrices autour de vaisseaux profondément altérés dans leurs tuniques externe et interne, et rétrécis parfois jusqu'à l'oblitération. L'épiderme persiste à la surface et même le corps muqueux s'hypertrophie ; en certains points, celui-ci s'infiltre de cellules migratrices.

Cette description n'est pas en contradiction avec les recherches d'Unna ; mais cet auteur a profondément remanié l'histologie du chancre, surtout en analysant les caractères des cellules qui composent l'infiltration dermique. Le chancre syphilitique est caractérisé, pour lui, par l'intrication étroite d'un fibrome et d'un plasmome, c'est-à-dire d'une hyperplasie fibreuse et d'une agglomération de plasmazellen. Suivant lui, ces cellules ne sont pas migratrices ; il les fait dériver des cellules fixes ; Neisser a soutenu l'opinion contraire : le problème n'est pas tranché.

Dès le *début*, et avant toute érosion, cette structure générale du chancre est manifeste. En même temps, on constate des lésions vasculaires, épaississement des parois, prolifération de l'endothélium, où l'on observe des figures de karyokinèse. Les vaisseaux dilatés sont bourrés de leucocytes qui n'émigrent pas. Le corps de Malpighi s'épaissit, prolifère, et les cônes interpapillaires s'allongent.

Lorsque les lésions sont au maximum, à la *période d'état* du chancre, le derme apparaît divisé par des travées conjonctives denses en un certain nombre de territoires qui présentent à leur centre des vaisseaux sanguins. Ces travées contiennent des lymphatiques dilatés ; elles s'observent également à la limite de l'induration et déterminent l'endroit précis où elle s'arrête ; au delà, on constate encore des lésions, mais elles ne sont plus enclavées.

Les territoires décrits par Unna sont remplis de plasmazellen, petites, cubiques, tassées les unes près des autres et formant des files régulières. A côté d'elles et entre elles, on observe quelques mastzellen, de rares leucocytes et des cellules conjonctives à noyau clair, souvent en karyokinèse. Finger a montré que ces agglomérations cellulaires envoient, à distance de l'induration et des lésions macroscopiques, des prolongements rubanés susceptibles de se bifurquer.

Enfin, les altérations vasculaires deviennent excessives. L'épaississement fibreux porte sur toutes les tuniques des artères et des veines ; le calibre est, comme nous l'avons indiqué déjà, rétréci jusqu'à l'oblitération, soit par suite de végétations de l'endartère, soit, plus souvent, par multiplication cellulaire dans l'épaisseur des parois.

Autour du plasmome enclavé, on trouve des cellules étoilées à prolongements multiples ; les vaisseaux sont altérés, entourés de manchons cellulaires.

L'*épiderme*, au niveau de l'érosion, est réduit à deux ou trois couches formées par le corps muqueux et la couche cornée, mêlées de cellules migratrices.

Sur les bords de l'érosion, au contraire, on le trouve proliféré comme au premier stade, envoyant de longs prolongements intradermiques qui peuvent même être isolés de leur implantation épidermique.

Unna n'a pas rencontré les formations cavitaires intraépidermiques qui ont été signalées par Leloir.

A la période de *cicatrisation*, quand l'induration seule persiste, on trouve (Unna) un nodule profond du derme, formé de faisceaux conjonctifs, et comprenant un très grand nombre de cellules géantes. Combien de temps se prolongent ces lésions ? Nous l'ignorons : toujours est-il que l'on voit souvent se développer, dans le tissu ambiant, des syphilides secondaires et tertiaires. L'un de nous (H.) a établi que les manifestations secondaires peuvent offrir, dans le voisinage de l'accident primitif, une intensité plus grande que partout ailleurs : ces faits ne peuvent s'expliquer que par la persistance, dans le lieu primitivement envahi, d'éléments infectieux doués d'une plus grande activité que ceux qui se disséminent dans l'organisme (H.) (1).

SYMPTÔMES. — CHANCRE SYPHILITIQUE. — *Période de début.* — Les auteurs les plus expérimentés sont en désaccord sur le mode de début du chancre : c'est que l'on a bien rarement l'occasion de surprendre la lésion dans sa phase initiale.

D'après A. Fournier, elle est constituée, à la peau, par un tout petit bouton légèrement papuleux, lenticulaire, rougeâtre, desquamatif ; sur les muqueuses, par une érosion insignifiante, arrondie ou fissuraire, plane, rougeâtre, offrant parfois à la palpation une très légère résistance.

D'après Lang, au contraire, l'induration est le phénomène initial, dans les cas où l'infection syphilitique est seule en jeu ; l'érosion lui

---

(1) HALLOPEAU, *Sur la localisation et le développement anormal de syphilides érythémateuses et papuleuses en nappes autour de chancres indurés* (S. F. D., 1898). — HALLOPEAU et BRICET, *Sur une vaste syphilide ulcéreuse précoce à progression excentrique développée au pourtour d'un chancre induré* (S. F. D., 1899).

est consécutive; il est vrai qu'elle survient d'une manière très précoce, d'où l'interprétation inverse. Ne peut-on se demander si l'érosion simple, ne signifiant « moins que rien » d'A. Fournier, n'est pas simplement l'expression du traumatisme qui fournit au contage une porte d'entrée?

Période d'état. — A sa période d'état, le chancre syphilitique est une lésion des mieux caractérisées au point de vue clinique comme au point de vue histologique. S'il offre des variétés nombreuses que nous aurons à étudier, il présente des symptômes constants. C'est une néoplasie aplatie, intradermique, en général érodée à sa surface, se terminant normalement par une cicatrice superficielle, qui souvent disparaît plus tard. Habituellement unique, le chancre peut être multiple.

Caractères généraux. — *a.* **Érosion chancreuse.** — L'étude histologique montre que l'épiderme ne disparaît pas tout à fait à la surface du chancre; aussi n'y constate-t-on pas, à vrai dire, une ulcération. Vue de profil, l'érosion dessine une ligne incurvée se continuant directement avec les parties saines; la courbure est parfois très faible; sa partie centrale est à peine déprimée au-dessous de ses bords. La cavité érodée prend à peu près la forme « sans ressaut, sans arrêt (1) » d'un godet. Les *bords* sont, à ce niveau, marqués par le passage de la coloration de l'érosion à celle de la région épidermisée, qui a elle-même la couleur de la peau normale ou présente un anneau hyperémique; exceptionnellement, la limite exacte est mise en évidence par un mince liséré hémorragique. La *forme* de l'érosion est géométrique, ronde ou ovale, sauf dans les plis où elle s'allonge et où elle offre, à de rares exceptions près, deux moitiés symétriques.

La *couleur* de la surface érodée, dans les régions où il ne se forme pas de croûtes, ou quand on les a enlevées, est presque caractéristique; elle varie un peu cependant; tantôt, elle est grise et on la compare à celle du vieux lard (A. Fournier); tantôt, elle est rouge et offre la teinte de la chair musculaire; parfois, elle est sombre au centre, un peu violacée et plus claire à la périphérie. Enfin, la surface offre souvent, quelle que soit sa couleur, un aspect *poli, vernissé.* Elle peut être parsemée de petites hémorragies : c'est la forme *pétéchiale* d'A. Fournier.

b. **Induration chancreuse.** — La masse indurée a une forme semblable à celle de l'érosion à laquelle elle est sous-jacente et qu'elle déborde plus ou moins. Elle est ferme, — il est difficile de plier le chancre, — mais parfaitement élastique. L'épaisseur de l'induration est en général constante en tous les points, c'est un véritable disque plat qu'on perçoit très bien en prenant le chancre entre les doigts à ses deux extrémités; la forme hémisphérique est rare. Tantôt, l'épaisseur est faible et ne dépasse pas celle d'un parchemin ou d'une pièce

---

(1) A. FOURNIER, *Chancre syphilitique génital chez la femme (Musée de l'hôpital Saint-Louis,* 3e fascicule.)

de cinquante centimes; tantôt, au contraire, elle atteint plusieurs millimètres.

c. **Rapports de l'érosion et de l'induration**. — L'induration déborde régulièrement l'érosion, parfois de quelques millimètres. Ce fait peut se traduire cliniquement : on constate, autour de l'érosion, une surface légèrement saillante, un anneau qui dépasse le niveau de la peau saine. Dans certains chancres, l'induration entière fait une saillie, à bords abrupts (*ulcus elevatum*); l'érosion qui occupe la région centrale est alors plus évasée qu'elle ne l'est dans les chancres plats. L'anneau épidermisé, qui limite l'érosion, présente, soit les caractères de la peau normale, soit une teinte hyperémique, soit au contraire de la pâleur; il semble que l'épiderme soit sectionné obliquement, et que la pente de la section continue celle de l'érosion.

A ces symptômes objectifs généraux du chancre, ajoutons l'*indolence* qui est de règle (quand elle manque, c'est que la surface du chancre est infectée secondairement ou irritée, comme il arrive souvent dans les chancres urétraux et buccaux) et un signe expérimental, la non-inoculabilité sur le porteur. Celui-ci n'est pas aussi absolu qu'on l'a cru : cliniquement, on peut voir (Besnier) un chancre se développer sur la face interne des cuisses, consécutivement au chancre génital. Mais, en fait, la non-inoculabilité *expérimentale* est constante.

Caractères particuliers. — a. *Forme*. — Dans les plis, le chancre s'allonge, devient fissuraire; quelquefois, il s'étale des deux côtés et prend la forme en feuillet de livre.

Lorsque deux chancres indurés sont au contact l'un de l'autre, ils peuvent confluer et alors l'érosion, l'induration, n'ont plus leur forme géométrique normale.

b. *Dimensions*. — Les dimensions moyennes du chancre sont celles d'une pièce de vingt centimes; parfois plus petites, elles peuvent atteindre celles d'une pièce d'un franc : en deçà et au delà, il existe, d'une part, des chancres nains, de l'autre, des chancres géants.

Les chancres nains ont les dimensions d'une lentille ou même d'une grosse tête d'épingle. Souvent multiples, ils rappellent l'herpès par l'érosion et le suintement léger dont ils sont le siège (*chancres herpétiformes*).

Les chancres géants peuvent dépasser les dimensions d'une pièce de cinq francs. Mais, si la surface s'élargit, l'induration n'augmente pas nécessairement en profondeur; le chancre peut garder les caractères de disque plat que nous avons signalés. D'autres fois, au contraire, l'épaisseur devient très considérable; on voit, dans le musée de Saint-Louis, deux chancres jumeaux du menton, mesurant chacun les dimensions d'une pièce de cinq francs, former un relief de plus de 14 millimètres.

c. *État de la surface*. — Parfois l'érosion est absente. Le chancre fait alors une saillie légère, indurée, d'un rouge sombre ou d'un rouge violacé, un peu desquamative. Cette anomalie ne s'observe que dans des endroits où il ne se produit ni infection, ni macération ; ou bien il s'agit de chancres un peu anciens déjà, dont l'érosion a guéri hâtivement.

Examinée sur les muqueuses, dans les régions où elle est recouverte par la peau, telles que le prépuce, le gland et dans les aisselles (1), la surface est celle que nous avons décrite ; parfois, elle est sèche, vernissée.

Plus rarement, il se fait une ulcération superficielle, sans doute due à une infection légère ; l'érosion devient pultacée et se recouvre d'un enduit mou, peu épais, adhérent ; ou bien, il se produit une exsudation fibrineuse anormale, et alors c'est une véritable fausse membrane également adhérente (*chancres diphtéroïdes*).

La surface du chancre suinte légèrement à la pression ; le liquide est séreux et *non purulent*. Si on presse davantage, si on essuie un peu énergiquement la surface, on détermine un faible saignement.

Parfois semblable au chancre muqueux, le *chancre cutané* se présente quelquefois dépourvu d'érosion, ayant du reste la couleur et l'induration typiques, et le plus souvent recouvert d'une croûte adhérente brunâtre ou foncée (*chancre ecthymateux*) : tantôt, cette croûte est régulière et recouvre toute la surface érodée ; tantôt, elle est épaisse, saillante, régulière encore ; parfois elle est fendillée. Dans les régions couvertes de poils, les croûtes deviennent irrégulières, très épaisses ; quand on les enlève, on constate un peu de pus. Dans la variété que A. Fournier appelle *cupuliforme*, l'ulcération est évidée en forme de lampion, son pourtour forme une crête saillante de 2 à 4 millimètres et l'ulcération peut elle-même se creuser jusqu'à 4 ou 5 millimètres au-dessous de la peau saine.

Enfin, à côté des chancres cutanés, on décrit des chancres *cutanéo-muqueux*, tels que ceux qui sont situés à cheval sur la face externe et interne du prépuce : sur la face externe, le chancre prend le caractère ecthymateux ; sur la face interne, il est érodé. Il en est de même des chancres qui occupent la face cutanée et la face muqueuse des grandes lèvres, etc.

d. *Induration.* — L'érosion chancreuse peut manquer exceptionnellement : l'induration, qui traduit l'infiltration cellulaire et la réaction du derme, ne manque jamais ; parfois, elle déborde très largement l'érosion et peut alors déterminer la rougeur de la surface ; parfois, elle se développe en profondeur ; elle n'est plus aplatie, mais arrondie, hémisphérique.

L'absence de l'induration a été signalée dans les chancres très

_____

(1) Les lésions syphilitiques du derme, telles que les chancres, les papules secondaires, sont aisément débarrassées de leur épiderme, et s'ulcèrent. L'exulcération est de règle sur les muqueuses, — les plaques muqueuses ne sont que des papules, — et dans les plis de la peau, où la sudation amène la macération des couches superficielles peu résistantes ; les caractères objectifs sont les mêmes ici que sur les muqueuses, d'où les noms, impropres du reste, de chancre muqueux de l'aisselle, plaques muqueuses interdigitales du pied.

étendus et très superficiels, occupant des régions où la peau est très fine, par exemple dans ceux du fourreau : en réalité, elle existe, mais elle est difficile à percevoir parce qu'elle est très étalée.

Variations régionales. — Le *chancre du gland* est généralement petit ; son induration est peu épaisse, lamelleuse, en « carte de visite » (Fournier).

Le *chancre de la rainure balano-préputiale* est souvent un chancre fissuraire allongé ; on peut en percevoir l'induration en palpant la région sans découvrir le gland ; ou bien, il s'étend sur la face interne du prépuce et, quand on fait décalotter le malade, il y a un moment d'arrêt lorsqu'on arrive sur le chancre, puis, brusquement, celui-ci est mis à découvert. Parfois, l'induration est excessive ; elle forme une véritable tumeur au-dessus de la rainure.

Le *chancre du filet* empiète souvent sur le gland ; il se traduit par une érosion ou une simple fissure limitée au filet, tandis que l'induration s'étend sur le gland.

Le *chancre de l'extrémité libre du prépuce* est souvent allongé et ulcéré régulièrement à sa surface. Tous les chancres de ces régions, prépuce, filet, rainure balano-préputiale, gland même, se compliquent fréquemment d'un œdème assez intense pour amener un phimosis qu'on ne peut réduire ; cet œdème s'étend sur le fourreau ; la verge prend la forme en « battant de cloche » ; par le palper, on sent une induration, et quelquefois des nodules lymphangitiques durs en dehors d'elle.

Le *chancre du fourreau* tend à entourer la verge et a souvent une forme allongée, elliptique. En raison de son étendue et de son caractère superficiel, l'induration y est souvent peu appréciable. Les bords sont fréquemment élevés et le fond pultacé.

Les *chancres du méat* et de l'*extrémité de l'urètre* peuvent passer inaperçus ; cependant, ils sont souvent douloureux ; au palper, on constate de l'induration, et, en ouvrant le méat, on peut voir une rougeur sombre, un état vernissé ; on a observé simultanément un œdème considérable du gland. Parfois, l'infection de la surface du chancre, qui se révèle par des douleurs, amène également une suppuration, même abondante au point de simuler une blennorragie ; à la suite, le méat peut être déformé, élargi ou rétréci. Par un même mécanisme, le *chancre urétral* peut être suivi de rétrécissement.

Les *chancres des grandes lèvres* amènent fréquemment un œdème intense, une déformation considérable de la région. Ils s'accompagnent fréquemment d'une induration étendue en largeur et en profondeur, sans limites précises.

Aux petites lèvres, le chancre est généralement petit, même nain. Parfois, elles sont entièrement envahies par l'infiltration dure.

Le *chancre du méat* s'ulcère aisément, et détermine un œdème de voisinage qui lui fait perdre ses caractères.

Le *chancre du vagin* est rare ; celui du *col* est au contraire fréquent.

Il se présente sous la forme d'une exulcération régulière, lisse, de couleur pâle ou recouverte d'un enduit pultacé, blanc, gris ou jaunâtre, souvent limitée par une collerette sanguine ; elle occupe habituellement une des lèvres de l'orifice utérin ; plus rarement, elle l'entoure. Au doigt, on perçoit, quand on peut faire une palpation exacte, une induration manifeste. Au cours de son évolution, ce chancre devient parfois végétant et s'ulcère.

Le *chancre de l'anus* est souvent petit, caché au fond des plis radiés qu'il faut déplisser pour le voir ; il se présente sous la forme d'une exulcération allongée, étroite, à bords résistants. Il peut se développer sur des hémorroïdes. Par exception, on le voit très large ; l'induration s'étend alors vers la peau.

Les caractères des *chancres intra-anal et rectal* sont ceux du chancre classique. On n'admet plus qu'ils produisent des rétrécissements.

Le *chancre mammaire* occupe de préférence le mamelon de l'aréole. En dehors de la lactation, il peut offrir le type ecthymateux (Jullien). Chez les nourrices, le chancre peut être bilatéral ; il est rarement croûteux ; l'érosion est à nu. Ce chancre érosif peut être papuleux et former ainsi une saillie de 2 à 3 millimètres ; il peut entamer légèrement le derme au lieu de l'effleurer ; il est alors exulcéreux. On en a observé aussi une forme nettement ulcéreuse. Ces chancres peuvent offrir des variétés de configuration : c'est ainsi que A. Fournier décrit un chancre en fer à cheval ou semi-lunaire et un chancre fissuraire du mamelon ; ce dernier peut former, à la base de cet organe, une longue bande semi-lunaire, érosive ou ulcéreuse, occupant une partie plus ou moins étendue de sa circonférence ; cette rhagade ulcéreuse peut offrir la disposition en feuillet de livre ; parfois, elle décolle partiellement le mamelon. Ces chancres mammaires sont, d'après A. Fournier, multiples, dans environ un tiers des cas : de Beurmann en a observé jusqu'à vingt-cinq : en pareils cas, il sont petits et superficiels. Les chancres mammaires peuvent devenir *phagédéniques* et s'étendre alors, soit en surface, soit en profondeur (1).

Le *chancre labial* occupe surtout la ligne médiane. Il est croûteux quand il intéresse la partie cutanée de la lèvre ; cette croûte peut être rupioïde. Parfois, c'est un chancre nain ; en général, l'induration est très marquée, profonde ; elle s'accompagne d'un œdème diffus qui soulève le chancre ; celui-ci prend une forme convexe ; il peut simuler une tumeur. Aux commissures, il s'étend moins ; on y observe surtout le type fissuraire (2). Aux *gencives*, le chancre est généralement petit ; l'érosion a la forme d'un fer à cheval qui embrasse la dent.

Le *chancre de la langue* atteint de préférence les bords de l'or-

---

(1) A. Fournier, *Chancre syphilitique du sein* (*Musée de l'hôpital Saint-Louis,* 40ᵉ fasc.)

(2) A. Fournier, *Chancre syphilitique de la lèvre* (*Musée de l'hôpital Saint-Louis,* 50ᵉ fasc.

gane; il s'accompagne d'une induration très profonde et très résistante ou bien il simule une plaque muqueuse un peu large, ne s'en distinguant que par l'induration sous-jacente. On peut le confondre également avec une ulcération tuberculeuse : celle-ci en diffère par l'irrégularité et le décollement de ses bords, les anfractuosités et la couleur jaunâtre de sa surface, l'absence d'induration (ce signe n'est pas constant), l'existence des nodules de Féréol, petites tumeurs tubéreuses distribuées au pourtour de l'ulcère, et des points jaunes de Trélat; la recherche du bacille et les résultats des inoculations pourraient, s'il était nécessaire, écarter tous les doutes (1).

Nous savons aujourd'hui que le *chancre de l'amygdale* est commun, mais reste souvent méconnu. Dans sa forme typique, c'est une ulcération régulière, à bords réguliers; sa surface est d'une couleur jaunâtre; elle repose sur une base dure. On l'a vue être assez profonde pour simuler une gomme ou un épithéliome. On peut observer au contraire une hypertrophie extrême de l'amygdale — quelquefois elle se recouvre de fausses membranes — simulant une amygdalite vulgaire ou diphtérique. L'erreur est d'autant plus facile que les adénopathies peuvent être multiples et qu'il peut se produire des troubles de la santé générale avec réaction fébrile. On pourra parvenir au diagnostic si l'on considère que l'invasion de la maladie est moins rapide, que les lésions sont unilatérales, que l'évolution est plus lente : la recherche du bacille de Lœffler évitera toute confusion avec la diphtérie (2).

Le *chancre de la paupière* supérieure en amène la chute et par conséquent l'occlusion possible de l'œil (3). On connaît quelques exemples de chancre de la conjonctive bulbaire. Dans tous ces faits, l'adénopathie est préauriculaire.

Aux doigts, les *chancres de la base de l'ongle* ont une forme semilunaire dont la concavité embrasse l'ongle; quelquefois, les chancres des extrémités se compliquent de réaction inflammatoire et peuvent faire penser à un panaris. L'extension du chancre sous l'ongle amène souvent de vives douleurs; cet organe devient le siège d'une dystrophie qui peut être indélébile.

Les chancres du *cou* peuvent être également très volumineux; nous les avons vus prendre la forme d'ovales à grand diamètre transversal.

ADÉNOPATHIE SYPHILITIQUE PRIMAIRE. — L'infection du système lymphatique, consécutive à l'inoculation du parasite de la syphilis, est précoce et se révèle cliniquement 98 fois sur 100. Les lésions des ganglions auxquels aboutissent les vaisseaux blancs partis de la région syphilisée se traduisent par leur accroissement de volume et leur dureté. Les tissus ambiants sont respectés, de sorte que les

---

(1) A. FOURNIER, *loc. cit.*
(2) FOURNIER, *Chancre syphilitique de l'amygdale (Musée de l'hôpital Saint-Louis,* 40e fasc.)
(3) HALLOPEAU et LE SOURD, *S. F. D.,* 1899.

ganglions tuméfiés sont bien distincts les uns des autres et roulent sous le doigt. Presque toujours, le premier ganglion atteint, plus gros et plus induré que les autres, se développe concurremment avec l'induration chancreuse à laquelle il est étroitement subordonné. Ces adénopathies sont indolentes.

Il faut noter ici que les chancres de l'anus donnent lieu à la tuméfaction des ganglions inguinaux externes — tandis qu'il faut chercher à la partie interne de l'aine les ganglions indurés qui répondent aux chancres génitaux. Le chancre du vagin amène une adénopathie rétro-pubienne : il n'a pas, non plus que celui du col, de retentissement direct sur les ganglions inguinaux.

Les chancres de l'ombilic déterminent à la fois une adénopathie inguinale et une adénopathie axillaire, qu'il faut chercher sous le grand pectoral, au contact de la cage thoracique, comme celle qui est consécutive aux chancres mammaires. Enfin, il faut noter les caractères de l'adénopathie sous-maxillaire qu'on observe à la suite des chancres labiaux, linguaux et amygdaliens. En général, un seul ganglion est atteint et on le trouve à la face interne du maxillaire contre lequel il est appliqué, très volumineux, très induré. Il peut déborder le bord inférieur du maxillaire et s'accompagner d'un œdème étendu de la région qui révèle l'adénopathie.

Quelquefois, l'infection secondaire du chancre induré modifie les caractères de l'adénopathie, les ganglions augmentent de volume, deviennent douloureux, et un bubon peut se développer. Balzer l'a observé 17 fois sur 100 à l'hôpital du Midi, mais la proportion est certainement moins élevée dans d'autres milieux.

La suppuration, très exceptionnelle, en somme, du bubon syphilitique peut reconnaître trois causes :

a. L'infection de la surface du chancre par des pyogènes vulgaires, qui peut ne pas se révéler cliniquement ;

b. La présence d'un chancre mixte;

c. Une tuberculose locale : les ganglions étaient bacillaires, et l'infection syphilitique a réveillé cette tuberculose locale, d'où une suppuration qui a tous les caractères d'un abcès froid.

La lésion des lymphatiques qui se rendent du chancre aux ganglions tuméfiés peut devenir apparente : on trouve alors, roulant sous le doigt, de petits cordons durs, irréguliers; des veines enflammées peuvent donner lieu aux mêmes sensations. Quelquefois, au niveau des lymphatiques, se forment des ulcérations qui prennent le caractère du chancre induré (Fournier). L'un de nous (L.) a vu le chancre de la face, compliqué de lymphangite réticulaire, simuler un érysipèle. Bassereau a relevé la lymphangite une fois sur cinq, proportion peut-être exagérée; en réalité, elle est fréquente, mais en général méconnue parce qu'on ne la cherche pas.

COMPLICATIONS DU CHANCRE. — Des complications du chancre, les unes paraissent résulter d'une évolution anormale (chancre nécrotique), les autres d'une association parasitaire (chancres mixtes, chancre vaccinal).

CHANCRE NÉCROTIQUE. — Sous ce nom, on comprend des faits où il se produit, à la surface du chancre, une ulcération qui s'étend rapidement de la surface vers la profondeur ; la nécrose peut même s'étendre en profondeur et en surface (phagédénisme nécrotique). Le noyau induré s'élimine complètement. Parfois, cette nécrose, que l'on attribue à l'oblitération complète des vaisseaux, survient alors que le chancre est en réparation, et que l'érosion a disparu ; ce fait tend à prouver que le parasitisme secondaire n'intervient pas dans ce processus anatomique.

ASSOCIATIONS PARASITAIRES. — Le chancre induré peut, comme nous l'avons déjà mentionné, être inoculé sur une lésion d'une autre nature ou en même temps qu'elle. Comme son incubation est plus longue que celle des autres lésions, on observe d'abord les caractères de celles-ci, qu'il s'agisse d'herpès, de chancre mou, etc.

D'autre part, une fois développé, le chancre peut être compliqué par une infection qui en modifie les caractères (chancre condylomateux, chancre suppuré, chancre gangreneux).

Lorsque le chancre complique une lésion ulcéreuse antérieure, il garde, parfois pendant toute sa durée, la configuration de celle-ci, et souvent l'ulcération préexistante est entretenue, de sorte que le chancre ne prend pas des caractères superficiels réguliers. L'induration seule le révèle.

La balanite associée, isolée, ne modifie pas nettement l'aspect du chancre, mais elle augmente l'œdème préputial, le phimosis et gêne le diagnostic parce qu'on attribue tous les symptômes à la suppuration diffuse du gland ; il est nécessaire de pratiquer la palpation de la région pour déterminer l'existence du chancre.

La notion et la description du chancre mixte sont dues à Rollet. Au début, la lésion a le caractère du chancre simple, mais, peu à peu, l'induration se développe. Parfois, l'inoculation du chancre mou se fait sur un chancre induré, soit que le malade ait eu à nouveau des rapports sexuels, soit qu'il soit porteur de deux chancres, l'un simple, l'autre induré, et que le pus du premier infecte le second.

Lorsque le chancre mixte est à sa période d'état, on constate, au-dessous d'une ulcération irrégulière, à fond pultacé, à bords décollés, une induration étendue. Les ganglions sont en général durs et volumineux, ils roulent sous le doigt ; ils ont alors le caractère de ganglions syphilitiques ; dans d'autres cas, ils se tuméfient, et suppurent comme le bubon vénérien vulgaire.

Le phagédénisme du chancre syphilitique peut s'observer quelle que soit la localisation du chancre, et même en l'absence de causes prédisposantes connues, telles que l'alcoolisme, le diabète.

HALLOPEAU et LEREDDE. — Mal. de la peau. 38

A. Fournier décrit : 1° un phagédénisme gangreneux : le chancre devient noirâtre et s'élimine, puis on assiste à l'élimination successive de masses sphacélées, en profondeur et en surface ; l'ulcération, noire ou d'une couleur foncée, s'élargit et s'approfondit simultanément ;

2° Un phagédénisme ulcéreux, où l'on constate, autour de l'ulcération, une teinte rouge foncé, une sécrétion séreuse, parfois hémorragique. Le processus peut être très superficiel (phagédénisme érosif) ;

Le phagédénisme syphilitique s'accompagne quelquefois d'accidents infectieux graves. D'après A. Fournier, il est beaucoup moins extensif et dure moins longtemps que celui du chancre mou.

Cependant, pour Besnier, ce phagédénisme est toujours dû à l'association d'un chancre simple.

Les caractères du *chancre vaccinal* sont des plus simples : la vaccine évolue d'abord ; le chancre apparaît vers le vingtième jour sous forme d'une induration au-dessous des croûtes. Celles-ci tombées, le chancre présente ses caractères réguliers.

Parmi les accidents qui compliquent le chancre en évolution, le plus banal est l'*œdème*. On peut dire, suivant l'un de nous (L.), qu'il répond toujours à une infection associée ; nous pensons qu'il est constamment inflammatoire, traduisant une lymphangite superficielle et limitée aux organes génitaux : il peut être excessif, alors même que cette lymphangite est peu développée. On l'observe surtout au prépuce, quand il existe de la balanite, aux petites et surtout aux grandes lèvres, lorsque le chancre atteint une femme qui présente de la vulvite ou de la vaginite.

La pathogénie du *chancre condylomateux* est inconnue. Unna n'ose affirmer que la formation papillomateuse soit due à des parasites ; l'un de nous (L.) croit qu'on peut être plus hardi. Histologiquement, on constate un tel nombre de leucocytes polynucléaires que l'infection paraît probable, et tout ce que nous savons des végétations en général nous pousse à attribuer leur formation à des agents animés.

Le chancre condylomateux s'observe uniquement sur les muqueuses génitales et dans les régions de macération sudorale. On ne le rencontre guère qu'au moment de la période secondaire, coexistant avec des plaques également condylomateuses. Il ne s'en distingue que par ses dimensions parfois plus élevées, et l'induration sousjacente, mais celle-ci disparaît alors que la lésion superficielle persiste.

La *suppuration* du chancre est rare ; elle peut être partielle ou totale et déterminer des ulcérations de la surface.

Enfin la *gangrène*, qui est rare également, se limite à peu près à la masse indurée ; il se forme une escarre brunâtre qui englobe le

chancre (Balzer). Cette gangrène n'a pas en général la marche envahissante qu'on observe dans le chancre mou (Balzer).

ÉVOLUTION DU CHANCRE SYPHILITIQUE. — Nous avons vu que l'incubation du chancre est de quinze jours au minimum, en moyenne de
vingt à trente jours, que celle de trente-cinq à quarante, cinquante
jours, est exceptionnelle et doit être rigoureusement vérifiée et que
cependant l'un de nous l'a vue atteindre soixante-dix jours.

Parfois, après le premier chancre, en apparaissent de nouveaux,
quelques jours après (chancres successifs).

Le début se fait par une légère saillie indurée; simultanément, ou
les jours suivants, paraît l'érosion. L'extension périphérique se poursuit pendant quelques jours encore.

La réparation commence du vingtième au quarantième jour en
général. L'érosion disparaît toujours avant l'induration ; la surface
devient animée, d'un rouge vif, finement bourgeonnante, et l'épiderme
la recouvre de la périphérie vers le centre. Mais l'induration persiste, et
souvent on la constate encore au bout de deux ou trois mois, lorsque
le chancre a été un peu volumineux.

Tel est le processus régulier. Il existe des chancres abortifs
qui disparaissent quinze à vingt jours après leur apparition, et des
chancres persistants, en général entretenus par une infection superficielle.

En outre, A. Fournier a décrit le chancre *redux*, caractérisé par la
réapparition de l'érosion qui a disparu pendant quelque temps,
tandis que l'induration restait stationnaire. Enfin, que l'érosion persiste ou non, des plaques muqueuses, simples ou condylomateuses,
se développent souvent au voisinage immédiat de l'induration.

La *cicatrice* du chancre induré est plate, parfois pigmentée sur
toute son étendue, ou blanche et pigmentée à sa périphérie. Elle
disparaît *constamment*, dans un laps de temps qui varie de trois mois
à plusieurs années, si le chancre n'a pas été infecté ou modifié par
des cautérisations intempestives, et s'il n'a pas été compliqué d'une
ulcération, telle que celle du chancre mou. Il est donc inutile de chercher les traces de l'accident initial de la syphilis lorsque celle-ci est de
date ancienne. Sur les muqueuses, la cicatrice est tout à fait éphémère.

Le bubon primaire persiste souvent six mois après le début du
chancre.

DIAGNOSTIC. — Le diagnostic du chancre syphilitique est souvent
facile et peut être porté avec certitude par un dermatologiste exercé.
Mais, si les caractères ne sont pas au complet, s'il existe quelque
chance d'erreur de diagnostic, *le médecin doit attendre*. Il est grave
d'annoncer à tort la syphilis à un malade ; il est grave d'affirmer qu'elle
n'existe pas alors qu'elle existe : tantôt, les caractères deviendront plus
précis, tantôt, par un traitement simplement aseptique, les lésions
chancriformes rétrocéderont ; parfois, il faudra attendre jusqu'à

l'époque où doit paraître la roséole. Toute érosion, de date récente, des organes génitaux peut être le début d'un chancre. Toute lésion caractérisée des organes génitaux peut être mixte : par exemple, un chancre mou, survenu trois jours après un coït, peut prendre ultérieurement les caractères d'un chancre mixte.

Cependant, la présence d'une ulcération chancriforme aux organes génitaux, survenue moins d'une semaine après un coït, et lorsqu'il n'y a pas eu de coït plusieurs semaines avant, doit faire repousser la syphilis, sauf les réserves dues à la possibilité d'une ulcération mixte. Il va sans dire que, lorsqu'elle est possible, la confrontation avec la femme suspecte d'avoir pu transmettre la syphilis et son examen s'imposent.

Rappelons les symptômes capitaux du chancre syphilitique, l'*érosion*, l'*induration*, l'*indolence*, l'*adénopathie*.

Il est rare que l'*induration* ne soit pas perceptible ; il peut s'agir de chancres très étendus occupant une région où la peau est mince (fourreau), mais, en prenant la lésion entre deux doigts, exactement à ses extrémités, on perçoit la résistance et l'élasticité dues à l'infiltration cohérente du derme.

Toutes les érosions et les ulcérations génitales, chancre mou, herpès, peuvent s'accompagner d'induration. Cette induration, qui résulte d'une inflammation dermique œdémateuse et diffuse (Berdal), est moins régulière que dans le chancre syphilitique, moins en plateau, moins nettement circonscrite à la région ulcérée. Elle s'accompagne souvent d'une suppuration superficielle qui résulte, dans bien des cas, d'irritations thérapeutiques intempestives qu'on peut retrouver par les commémoratifs.

C'est précisément dans ces lésions enflammées secondairement d'une manière artificielle qu'on observe des ganglions inguinaux pouvant simuler l'adénopathie syphilitique initiale. Presque toujours, un seul ganglion est intéressé ; il est moins dur, moins gros, plus douloureux ; dans le chancre mou, une réaction inflammatoire franche est habituelle et se termine par suppuration.

Mais les éléments essentiels du diagnostic doivent être cherchés dans les caractères de l'ulcération, de ses bords et de son fond.

Le *chancre mou* est une lésion ulcéreuse à bords en pente brusque, presque toujours décollés. Le fond est irrégulier, granuleux, de coloration fauve, tapissé de globules blancs qu'on retrouve abondants à l'examen microscopique. La lésion est douloureuse. Les chancres mous sont habituellement multiples.

Enfin, deux caractères permettent le diagnostic absolu : ce sont, l'auto-inoculabilité et la présence du bacille de Ducrey dans le pus du chancre d'origine et dans le pus du chancre inoculé expérimentalement.

L'*herpès génital* est constitué, non par des ulcérations, mais par des érosions consécutives à de petites vésicules. Ces lésions peuvent simuler le chancre lorsque les érosions sont devenues cohérentes, lorsque, grâce à une irritation d'origine locale, due, par exemple, au siège dans des plis où l'infection secondaire est facile ou à une irritation thérapeutique, une infiltration dermique se développe. Mais toujours, on trouve sur les bords, au moins à la loupe, une forme polycyclique et microcyclique, c'est-à-dire composée de très petits segments de cercle disposés bout à bout, qui révèlent la structure vésiculeuse initiale.

L'herpès génital, lorsqu'il est enflammé, est toujours douloureux. Les antécédents du malade révèlent d'habitude des poussées d'herpès antérieures; on peut observer des vésicules à distance.

Les *sillons acariens* de la verge ont habituellement un aspect papuleux et œdémateux; quelquefois, ils s'infiltrent, deviennent durs et peuvent s'ulcérer. Ces lésions restent d'ailleurs prurigineuses; leurs ulcérations sont irrégulières. On trouve, sur le reste du corps, les altérations caractéristiques de la gale.

On se rappellera qu'il existe des *lésions tertiaires chancriformes*, et enfin que l'*épithéliome*, la *tuberculose*, voire même des *néoplasies sarcomateuses*, ont pu être confondus avec le chancre syphilitique.

En dehors des lésions génitales, certains chancres prêtent à des erreurs de diagnostic que nous ne pouvons exposer dans leurs détails.

Une ulcération tuberculeuse, épithéliomateuse ou autre, peut devenir chancriforme, mais l'absence de roséole, si elle a deux mois de durée, l'absence d'adénopathie ou l'existence d'adénopathies d'aspect différent de celles qui appartiennent à la syphilis primaire, la non-indolence, permettent d'éliminer le chancre, même si les caractères de l'ulcération et de la réaction inflammatoire ou néoplasique profonde prêtent à confusion.

TRAITEMENT DU CHANCRE SYPHILITIQUE. — Le chancre syphilitique peut être enlevé, surtout lorsqu'il siège au prépuce ou à la vulve; on facilite ainsi la guérison locale, mais on admet généralement que l'on ne modifie en rien, à quelque période qu'on intervienne, l'évolution de la syphilis. Cependant, il y aura lieu de rechercher de nouveau si l'ablation de cette source mère du contage n'atténue pas la gravité de la maladie; les faits, signalés par l'un de nous, de la prédominance et des caractères beaucoup plus accentués des accidents secondaires au pourtour de ce foyer initial, plaident en faveur de cette hypothèse (H.) (1).

Jamais le chancre induré ne sera cautérisé d'une manière banale ou soumis à un traitement irritant. Toute application active peut

_____

(1) L'un de nous, dans l'idée d'agir à distance sur les éléments infiltrés du chancre infectant, l'a cautérisé avec du sublimé en poudre; l'escarre ainsi produite s'est éliminée au bout de douze jours et a laissé à sa place une membrane de bourgeons charnus qui s'est cicatrisée rapidement. La syphilis a évolué et a été bénigne (H.).

déterminer des cicatrices vicieuses et qui ne disparaissent pas comme le fait régulièrement la cicatrice spontanée. On se contentera d'un pansement avec de l'ouate imprégnée d'une solution de sublimé au cinq-millième.

Si le chancre est mixte, le traitement sera celui du chancre mou. (L.)

SYPHILIS SECONDAIRE

Le début du chancre et l'apparition de la roséole sont séparés par un intervalle de quarante à cinquante jours. Une ou deux semaines parfois avant l'apparition de la roséole, et pendant une période de deux ou trois mois à la suite, évoluent des accidents qui révèlent l'infection générale : nous ne voulons pas les décrire, mais seulement rappeler les principaux.

L'infection lymphatique, l'altération des organes leucocyto-poïétiques se révèlent par des adénopathies. Plus ou moins volumineuses, elles ont une certaine valeur diagnostique, car elles persistent pendant la période secondaire; elles peuvent mettre alors sur la trace de la syphilis en l'absence d'accidents cutanés ou muqueux. Simultanément, les amygdales et, d'une manière générale, tous les organes lymphatiques du pharynx, sont tuméfiés; enfin, la rate devient souvent perceptible à la percussion.

L'infection sanguine détermine parfois des symptômes anémiques ou chloro-anémiques (palpitations, vertiges, etc.). La dénutrition se révèle par l'affaiblissement, l'amaigrissement. Signalons, parmi les troubles les plus importants, ceux du système nerveux, constituant par leur réunion le syndrome neurasthénique, les douleurs d'origine osseuse (céphalée) ou névralgiques. Les altérations périostiques déterminent des gonflements osseux ; l'infection ostéo-médullaire se traduit par des arthrites (rhumatisme syphilitique secondaire) ou des douleurs dans la continuité des membres.

Enfin, le symptôme le plus grave est la fièvre, intermittente ou continue, pouvant simuler la dothiénentérie.

Tel est le tableau complet ; mais, à part l'adénopathie, qui est très commune, beaucoup de malades ne présentent aucun des symptômes que nous avons énumérés ; d'autres en offrent quelques-uns seulement, tels surtout que les douleurs et les signes anémiques ; quelques-uns enfin sont gravement frappés et l'on peut observer chez eux des symptômes multiples de l'infection.

En même temps que la roséole, peuvent survenir des lésions viscérales : c'est ainsi que l'on a vu se produire des artérites et des phlébites cérébrales et spinales, un ictère en général bénin, une albuminurie qui guérit par le traitement si elle est reconnue à son début, sinon le tableau se complète et il survient une néphrite secondaire.

Classification générale des syphilides. — Parmi les lésions cutanées et muqueuses de la syphilis, les unes, les plus précoces, sont des lésions résolutives qui disparaissent sans laisser de traces durables, à moins de complication locale par une infection externe suppurative ; les autres, plus tardives, sont des lésions plus profondes qui modifient le tissu conjonctif et élastique, aboutissent souvent à la nécrose et laissent toujours une cicatrice :

Celles-là sont dites secondaires, celles-ci tertiaires.

On sait aujourd'hui que des lésions tertiaires peuvent s'observer dans la première année de la vérole et des lésions secondaires (plaques muqueuses) jusqu'à la quinzième.

Cette division est donc en bonne partie schématique. On peut admettre cependant que, dans la plupart des cas, les lésions secondaires apparaissent dans les premières années de la syphilis, les lésions tertiaires à partir de la troisième, quatrième ou cinquième année.

CARACTÈRES GÉNÉRAUX DES SYPHILIDES SECONDAIRES. CLASSIFICATION DE CES SYPHILIDES. — Un caractère important des syphilides est leur apparition par poussées. Sans doute, ces poussées ne sont pas comparables à celles des fièvres éruptives ; elles ne se font pas en quelques heures, mais souvent en quelques jours. Quelle que soit la forme de l'éruption, les poussées généralisées s'observent surtout dans les dix-huit mois qui suivent le chancre, les poussées limitées surviennent ensuite. Ce n'est pas à dire du reste que, lorsque des syphilides secondaires sont apparues, de nouvelles ne puissent survenir. Ces nouveaux éléments se manifestent de préférence au voisinage de ceux qui existent déjà ; mais de nouvelles poussées à distance peuvent également se produire.

On a souvent eu l'occasion de remarquer l'influence des maladies infectieuses aiguës sur les syphilides. Souvent, qu'il s'agisse d'une fièvre typhoïde, d'une pneumonie, d'un phlegmon grave même, on voit les syphilides déjà existantes s'amender et tendre à la guérison. Au contraire, les infections et les intoxications chroniques, et particulièrement la tuberculose, l'infection paludéenne chronique, l'alcoolisme, paraissent ralentir la guérison des éruptions syphilitiques. La grossesse agit de même.

Les syphilides secondaires, exception faite de la roséole et de la syphilide pigmentaire, sont beaucoup plus variées dans leurs caractères anatomo-cliniques que les syphilides tertiaires ; cependant, si l'histologie montre une grande diversité dans les lésions épidermiques qui accompagnent les syphilides secondaires, elle indique une grande simplicité dans les lésions fondamentales du derme. *Lorsque celles-ci se compliquent, il existe nécessairement des lésions anormales de l'épiderme, mais l'inverse n'est pas vrai* (L.).

Aussi peut-on ramener à une relative simplicité la description des syphilides secondaires en considérant les lésions épidermiques comme accessoires. La lésion essentielle des syphilides secondaires est la papule, résultat de l'infiltration dermique ; ses caractères cliniques sont extrêmement différenciés ; tout le reste peut être considéré comme complication.

D'où résultent ces complications ? Du milieu qu'offre au contage le sujet infecté ? d'une évolution anormale des papules due à l'intensité des lésions, à leurs localisations ? ou d'infections épidermiques surajoutées ?

L'influence du milieu est généralement admise : il semble bien que, chez les sujets débilités par la fatigue ou les privations d'une maladie antérieure telle que le paludisme et chez ceux qui sont intoxiqués par l'alcool, les syphilides aient, plus que chez les autres, tendance à présenter un caractère de malignité ; mais des syphilides graves peuvent survenir aussi chez des sujets vigoureusement constitués et paraissant indemnes de toute tare antérieure (H.).

Le fait énoncé plus haut, c'est-à-dire l'absence possible de lésions dermiques anormales lorsque l'épiderme est altéré, est pour l'un de nous (L.) le principal argument en faveur de la troisième hypothèse, qui peut du reste se concilier avec les précédentes et rattache les apparences variables des papules à des complications parasitaires.

Unna admet nettement que l'infection séborrhéique, qu'il rattache aux morocoques, joue un rôle essentiel dans certaines formes. De même, suivant Tarnowsky, l'influence du milieu dermique est liée surtout à ce fait que ce tissu constitue un terrain favorable au développement des microbes pyogènes associés au contage syphilitique. Unna a, cependant, mis en lumière un fait curieux signalé également par Darier, c'est l'absence habituelle de microbes pyogènes vulgaires dans les syphilides ulcéreuses ; de même, dans le service de l'un de nous (H.), Jeanselme a constaté que, sur cinq cultures faites avec le pus d'une syphilide pustulo-ulcéreuse généralisée, un seul a produit un petit nombre de staphylocoques. On sait d'ailleurs que les altérations engendrées par ces microbes diffèrent essentiellement par leurs caractères de celles que l'on observe dans ces syphilides : en raison de ces faits, il paraît très probable à l'un de nous que le virus syphilitique peut, par lui-même, devenir pyogène (H.) (1).

Les recherches sur le rôle de l'infection superficielle dans les caractères et les lésions accessoires des syphilides ne sont qu'à l'état d'ébauche ; l'hypothèse est appuyée sur des arguments dignes d'attention ; mais elle reste à démontrer.

En dehors des papules et de leurs variétés, la syphilis secondaire se traduit par d'autres altérations cutanées que nous aurons à décrire,

---

(1) HALLOPEAU, *Syphilides suppuratives et ganglionnaires précoces (Musée de l'hôpital Saint-Louis, 29e fasc.)*

roséole, la syphilis pigmentaire ; nous aurons encore à étudier les
lésions des poils et des ongles.

Nous suivrons la division suivante dans l'étude des lésions cutanées
de la syphilis secondaire.

A. Roséole.
B. Papules.

1. Papules simples......... { *Lenticulaires.*
{ *Miliaires (granuleuses, folliculaires).*
{ *Géantes.*

2. Papules compliquées..... { *Papulo-squameuses et papulo-croûteuses.*
{ *Papulo-vésiculeuses et papulo-pustuleuses.*

3. Formes complexes....... { *Syphilides agminées.*
{ *Syphilides figurées.*

4. Variétés régionales...... { *Syphilides œdémateuses des lèvres et de la vulve.*
{ *Syphilides des régions de macération.*
{ *Palmaires et plan-* } *des nouveau-nés.*
{ *taires...............* } *des adultes.*

C. Syphilides de transition (secondo-tertiaires).
D. Syphilide pigmentaire.
E. Alopécie syphilitique.
F. Lésions des ongles.

ANATOMIE PATHOLOGIQUE. — **Roséole.** — Au point de vue microscopique, la roséole syphilitique ne présente aucune lésion qui la
différencie des lésions générales de l'érythème. On constate surtout la
dilatation des vaisseaux sanguins, la prolifération des cellules vasculaires.

Dans la roséole tardive, on trouve des lésions plus importantes,
un œdème marqué du corps muqueux et une diapédèse très nette.

Syphilis pigmentaire. — La coloration de la syphilide pigmentaire est due au dépôt de granulations pigmentaires abondantes
dans le derme et dans les fentes interépithéliales du corps muqueux. Les vaisseaux sont toujours altérés ; on constate la tuméfaction de leurs cellules. Suivant Unna, leurs lésions ont une origine
nerveuse, comme celles de certaines formes de roséole (neuro-
syphilides) (?).

Papule et ses variétés. — Comme le chancre induré, la papule
syphilitique secondaire est un plasmome, sous-jacent à l'épiderme
qu'il soulève, pénétrant dans la partie moyenne du derme (1).

Sur les faces latérales et à la face profonde du plasmome, on
reconnaît comment il se constitue ; les vaisseaux qui l'abordent sont
entourés de plasmazellen ; leurs endothéliums et leurs périthéliums
sont tuméfiés.

Comme celui du chancre, le plasmome de la papule est divisé
en petits nodules, séparés par des fentes lymphatiques larges ; ces

(1) UNNA, *Histo-pathologie.*

nodules ont pour centre un vaisseau. En dehors des plasmazellen, ils comprennent des cellules conjonctives, pourvues parfois de noyaux multiples, des cellules géantes et un tissu fibrillaire abondant; les mastzellen et les leucocytes sont rares; l'épiderme est sain.

L'extension du plasmome au réseau vasculaire qui entoure les appareils pilo-sébacés est commune.

A côté des papules simples, mais que des nuances histologiques séparent seules les unes des autres, il existe des formes compliquées.

La syphilide papulo-croûteuse se distingue de la papule simple par des lésions épidermiques très prononcées à la périphérie des éléments; le corps muqueux prolifère et s'épanouit (acanthose); au centre, l'épiderme s'atrophie, les cellules du corps muqueux, d'abord tuméfiées, forment, ainsi que celles de la couche granuleuse et de la partie inférieure de la couche cornée, une croûte fibrineuse comprenant des leucocytes.

Dans la couche sous-jacente du derme, on trouve, non le plasmome, mais des lésions d'une autre nature, qui refoulent ce dernier dans la profondeur. On constate un œdème prononcé, la distension des lymphatiques, la présence de leucocytes dans les vaisseaux. La structure du plasmome profond n'est pas modifiée.

Unna tend à expliquer cette forme par la combinaison d'une infection séborrhéique. Si l'on étudie les lésions à leur début, on constate déjà des lésions épidermiques, et une diapédèse qui, d'après les descriptions de Unna, paraît plus marquée qu'à la période d'état. Le siège des lésions dans les régions où prédomine l'eczéma séborrhéique, la coexistence possible de celui-ci, sont des arguments dont on ne peut nier la valeur.

La théorie qui attribue la plupart des caractères éventuels des syphilides à un état préexistant de l'épiderme, à des infections associées et qui ne laisse en propre à la syphilis que les caractères fondamentaux, apparaît, dans ce cas particulier, comme des plus séduisantes. Nous en donnerons d'autres exemples (1).

A la suite de la syphilide papulo-croûteuse, Unna étudie la syphilide papulo-croûto-pustuleuse ou ecthyma superficiel. Celle-ci, plus probablement encore que la syphilide croûteuse, paraît à l'un de nous (L.) le résultat d'une infection cutanée mixte.

L'histologie en est des plus simples. On constate un abcès situé dans la couche cornée, c'est-à-dire une cavité pleine de leucocytes; cet abcès communique avec un abcès semblable, sous-épithélial. Des leucocytes infiltrent l'épiderme, les papilles; le plasmome se trouve au-dessous.

(1) Suivant l'un de nous, cependant (H.), on peut admettre, avec plus de vraisemblance qu'une hybridité, une influence favorable du milieu séborrhéique sur le développement du contage spécifique.

Cependant on ne constate pas de pyocoques dans cette forme (Unna, Darier), mais des bactéries.

La structure des papules condylomateuses peut être prévue à *priori* : d'une part, on rencontre, dans le derme, le plasmome syphilitique, comprenant des cellules géantes ; d'autre part, existe l'hypertrophie, l'allongement des papilles et des cônes interpapillaires qui caractérise d'une manière générale les végétations, de quelque nature qu'elles soient.

L'acanthose, c'est-à-dire la prolifération du corps muqueux, se limite aux cônes interpapillaires ; la zone suprapapillaire du corps de Malpighi est plutôt amincie.

Le tissu des papilles présente un œdème intense et une dilatation générale des vaisseaux sanguins et des fentes lymphatiques ; il comprend de nombreux leucocytes qui envahissent les fentes interépithéliales et forment de petits abcès intraépidermiques (Cornil, Leloir). Unna paraît très réservé sur la nature de ces papules végétantes, et ne les rattache pas à une association microbienne ; il est peut-être permis d'être plus affirmatif que lui (L.) : nous avons discuté la question à propos du chancre, et nous n'y reviendrons pas.

Les papules palmaires et plantaires se rapprochent de la papule condylomateuse. Les cônes interpapillaires sont allongés ainsi que les papilles, et c'est dans celles-ci que se fait l'infiltration de plasmazellen. Le plasmome est ainsi dissocié en quelque sorte.

En certains points, la couche granuleuse de l'épiderme disparaît ; elle est remplacée par une couche de cellules plates, mêlées de leucocytes.

SYMPTÔMES. — ROSÉOLE. — **Roséole initiale.** — L'érythème diffus qui prend le nom de roséole survient vers le quarante-cinquième jour qui suit l'apparition du chancre, parfois plus tôt, parfois plus tard, lorsqu'un traitement précoce a été institué. Il manque rarement ; quelquefois, il disparaît peu après son apparition.

Cet érythème se présente sous forme de taches rondes ou allongées, à contours irréguliers du reste, séparées les unes des autres, d'une couleur rouge tendre, fleur de pêcher (Fournier), qui disparaît totalement à la pression lors de leur apparition. A ce moment, l'épiderme est toujours intact à leur niveau. Elles ont au plus 1 centimètre et demi de diamètre ; rarement, elles sont petites, des dimensions d'une lentille.

Elles apparaissent sur les parties latérales du tronc où elles prédominent toujours, puis s'étendent sur tout le tronc, et aux membres, où elles sont beaucoup plus visibles sur la face de flexion que sur la face d'extension.

Leur nombre varie ; parfois, elles sont peu nombreuses ; parfois, elles arrivent au contact les unes des autres.

Parfois, au niveau des taches, se produit de l'œdème et une légère saillie (*forme ortiée*).

De fines saillies peuvent marquer les orifices pilo-sébacés compris dans les taches de roséole (*roséole granuleuse*). Besnier a décrit sous le nom de *peau ansérine syphilitique*, un état où il n'existe que des saillies ponctuées de même nature, sans hypérémie sous-jacente.

Les taches peuvent, nous l'avons dit, disparaître rapidement et ne laisser aucune trace, ou bien leur disparition est lente, la couleur de la peau devient foncée, et, pendant des mois, il reste quelques macules sombres.

Les papules secondaires naissent souvent au niveau des taches de roséole; parfois, l'exanthème initial est tout entier papuleux.

Une fois disparue, la roséole se reproduit aisément, au moins pendant la première année, sous l'action de causes multiples telles qu'un excès alcoolique, un bain chaud, un exercice violent ayant déterminé la sudation. Le refroidissement agit de même (Jullien).

Roséoles tardives. — Sous le nom de *roséoles de retour*, A. Fournier a décrit des érythèmes semblables à la roséole initiale qu'on peut observer au cours des premières années de la syphilis et même à la période tertiaire.

On donne le nom de *roséole circinée* à des lésions mal étudiées qui surviennent dans les trois premières années : on voit, de préférence sur le tronc, de larges taches hypérémiques à centre décoloré, des anneaux allongés, elliptiques. Parfois, ces syphilides s'accompagnent d'une saillie œdémateuse et même d'une légère desquamation.

Les érythèmes tardifs, comme l'érythème initial, sont souvent le point de départ de syphilides papuleuses simples ou compliquées (1).

DIAGNOSTIC. — Le *pityriasis rosé* de Gibert s'accompagne presque toujours d'une desquamation fine, en collerette, qu'on observe plutôt au centre qu'à la périphérie. On trouve habituellement la plaque initiale de Brocq, le médaillon caractéristique; la coloration est plus prononcée; l'éruption est plus abondante sur le devant du tronc.

Les *érythèmes*, et en particulier les érythèmes médicamenteux, peuvent simuler la roséole : mais le début de l'éruption est brusque; elle n'affecte pour ainsi dire jamais une localisation prédominante sur le tronc; la face peut être prise ; les membres surtout sont envahis; enfin, si on cherche l'origine de l'éruption, on la trouve dans l'absorption récente d'un médicament.

La *roséole saisonnière*, dont l'existence est discutable, est décrite comme une maladie infectieuse légère, éphémère, qui s'accompagne de signes généraux et qui envahit souvent la face.

(1) Nous devons ajouter que l'érythème polymorphe vulgaire peut s'observer au cours de la syphilis secondaire (Voy. *Éruptions toxiques*).

Il va sans dire que, dans tous les cas qui peuvent prêter à confusion, on examinera les ganglions, on recherchera un chancre récent, etc.

SYPHILIDES PAPULEUSES SIMPLES. — La papule syphilitique est une lésion *de forme régulière, légèrement convexe, d'une couleur sombre, donnant au doigt une certaine rénitence qui indique l'infiltration dermique, et parfaitement indolore ; après sa disparition, elle laisse souvent une macule.*

Les dimensions moyennes sont celles d'une lentille (*papules lenticulaires*), mais parfois elles ne dépassent pas le volume d'une tête d'épingle (*papules miliaires*) ; on peut en trouver qui ont 1 centimètre de diamètre. Plus étendue, la papule tend à s'affaisser dans sa partie centrale ; on rencontre les types larges surtout dans les syphilides figurées. Souvent, chez un malade donné, à partir du sixième mois de l'infection, on observe exclusivement le type miliaire ou le type large.

Le contour des papules est arrondi, parfois ovalaire sur les faces latérales du tronc ; la surface est lisse, mais, très souvent, elle est recouverte d'une squame épidermique mince, ou bien l'épiderme est tombé à la surface et on constate une collerette périphérique, *la collerette de Biett.* La desquamation sous ces deux formes peut appartenir à toute papule ; au contraire, les syphilides papulosquameuses sont caractérisées par la présence d'une squame dès le début. La saillie est toujours modérée.

En l'absence de squame, ou la squame enlevée, la surface est légèrement brillante, tout à fait polie. La couleur est ordinairement sombre, avons-nous dit, d'un rouge ou d'un brun foncé ; les teintes jambonnées, cuivrées, sont un apanage des syphilides, mais on observe tous les intermédiaires entre le rouge pâle et le brun foncé, presque noir ; souvent une teinte violacée modifie plus ou moins la coloration fondamentale. Les syphilides sont d'une couleur plus ou moins animée chez les sujets jeunes et au début de la syphilis secondaire ; elles sont foncées chez les vieillards et au cours de la troisième, de la quatrième année. Sur les membres inférieurs, les syphilides papuleuses, simples ou compliquées, deviennent aisément purpuriques, s'il existe un état variqueux. Sous la pression d'une lame de verre, les papules restent colorées ; elles gardent une teinte jaunâtre.

Les papules peuvent s'observer sur toutes les régions du corps ; cependant, elles ont des lieux d'élection, tels que les surfaces de flexion, les plis articulaires, le front, la face.

La papule syphilitique ne peut être confondue avec aucune autre lésion cutanée lorsqu'elle présente ses caractères classiques. Les papules de l'*érythème polymorphe* apparaissent d'une manière aiguë, sont d'un rouge vif, occupent, le plus souvent, le dos des mains et des poignets ; aucune éruption chronique de la peau ne donne lieu à des productions ayant la couleur, la rénitence, la régularité des papules syphilitiques.

Syphilides papuleuses miliaires. — On peut comprendre sous le nom de papules miliaires toutes les papules syphilitiques de petites dimensions. Souvent, elles sont dues à la localisation de l'infiltration syphilitique autour des follicules pilo-sébacés (*syphilides folliculaires*). Ces lésions s'étendent peu en surface, mais beaucoup en profondeur, ce qui explique peut-être leur résolution plus difficile.

Le caractère le plus important des papules miliaires est leur multiplicité ; elles sont en général très serrées, souvent confluentes et s'agglomèrent sur certaines régions où elles sont voisines les unes des autres. Leur couleur est plus foncée que celle des papules lenticulaires avec lesquelles elles coexistent souvent, à la suite de la roséole. Souvent, elles se développent sur les taches de roséole qui deviennent ponctuées.

Certaines sont saillantes : Fournier les compare à un grain de plomb dont une moitié serait enchâssée dans la peau, l'autre saillante au-dessus des téguments (*syphilides papulo-granuleuses*). Leur surface est le plus souvent convexe, parfois acuminée. Quelquefois, le relief est à peu près nul ; les dimensions moindres égalent à peine celles d'une tête d'épingle ; le nombre est plus considérable, la confluence souvent remarquable (*syphilide papuleuse ponctuée* de Fournier).

Les syphilides folliculaires sont fréquemment associées aux syphilides acnéiformes (*ubi infrà*).

Dans certains types de syphilides miliaires, on voit les papules s'aplanir légèrement, et devenir comparables aux papules du lichen plan, s'il n'y a pas de squames à leur surface (*syphilides lichénoïdes*).

Les papules du *lichen de Wilson* se différencient des syphilides papuleuses miliaires par leur aspect brillant, leur surface plane, leurs dépressions punctiformes, la présence de stries blanches, le prurit ; celles du *lichen scrofulosorum* par leur disposition en nappes uniformes, leur coloration rose pâle ou violacée ; celle du *prurigo* par le prurit, la coloration normale ou rosée, les croûtelles noirâtres.

Syphilides papuleuses géantes. — Certaines papules atteignent des dimensions considérables ; leur étendue peut égaler celle d'une pièce de cinq francs (A. Fournier). Elles sont plus foncées que les papules lenticulaires et s'accompagnent d'une infiltration dermique plane, mais épaisse ; leur consistance est ferme ; elles sont arrondies ; leur surface rouge, suintante, présente « des miroitements et des luisants vernissés » (1) : elles rentrent alors dans les catégories des lésions dénommées *plaques muqueuses* de la peau. Elles ne peuvent être confondues avec aucune lésion non syphilitique.

_____

(1) L. JACQUET, *Syphilide papuleuse hypertrophique* (*Musée de l'hôpital Saint-Louis*, 26ᵉ fasc.).

Des lésions voisines de celles-ci sont constituées par les *plaques de* *Legendre et Bazin*, qui sont des éléments aplatis, recouverts d'une croûte sèche, plate, à bord saillant légèrement, rappelant le chancre de la peau dont ils ont du reste la structure (L.). Ces éléments s'observent au moment de la roséole et de l'éruption papuleuse initiales.

Syphilides papuleuses compliquées. — **Syphilides papulo-squa-** **meuses et papulo-croûteuses.** — Il existe des syphilides psoriasi-. formes et des séborrhéo-syphilides; les unes sont squameuses, les autres croûteuses, mais, pas plus qu'entre le psoriasis et l'eczéma séborrhéique, nous ne pouvons marquer une limite nette. Quelles sont celles qui s'associent à une infection séborrhéique? c'est à l'étude bactériologique de répondre.

Les éléments sont recouverts, tantôt de squames sèches, minces, même argentées; tantôt de squames grasses, épaisses, adhérentes (Balzer). Les squames et les croûtes s'enlèvent en bloc par le grattage. Enfin, sur le corps, on trouve en outre, presque toujours, des éléments d'un autre type.

Les séborrhéo-syphilides, les syphilides psoriasiformes, prennent habituellement des aspects figurés sur lesquels nous aurons à revenir.

Parmi les lésions de la syphilis secondaire palmaire et plantaire, le type psoriasiforme est des plus fréquents.

Malgré la ressemblance que ces lésions peuvent offrir avec les séborrhéides et le psoriasis, le diagnostic peut souvent être établi en se fondant exclusivement sur les caractères objectifs des lésions : les séborrhéo-syphilides de la face occupent les plis ; elles dessinent des figures élégantes et compliquées qui n'appartiennent pas aux séborrhéides simples; elles ont une couleur foncée, sombre.

Les squames des syphilides psoriasiformes ne sont pas feuilletées, blanchâtres, comme celles du psoriasis ; dans celui-ci, l'aspect squameux augmente par le grattage ; sous les squames, on ne trouve pas à proprement parler de papules, mais une surface humide et un fin piqueté sanguin.

Syphilides papulo-vésiculeuses et papulo-pustuleuses. — Il n'y a pas lieu, croyons-nous, de séparer nettement les formations vésiculeuses et pustuleuses qui peuvent compliquer les papules. Souvent, comme l'a remarqué Jullien, et nous avons pu (L.) vérifier l'exactitude de son observation, il ne s'agit pas de véritables vésicules: la formation cavitaire intra-épidermique contient, non un liquide séreux, mais un liquide puriforme, chargé de leucocytes. Pour nous, la question des syphilides vésiculeuses est à étudier à nouveau, en complétant les résultats de l'observation clinique par ceux de l'étude histologique des produits formés dans l'épiderme.

Il existe un grand nombre de variétés de ces syphilides :

La *syphilide acnéiforme* est le résultat d'une formation purulente qui se fait à la surface d'une papule miliaire, ayant pour centre un follicule pileux. La pustule est très petite, saillante, et l'élément prend ainsi une forme acuminée. Son évolution se fait en quelques jours ; la pustule se rompt et l'érosion est comblée par une croûtelle adhérente. Parfois, sous cette croûte, la pustule se reproduit. Fait remarquable, jamais elle ne s'étend en surface : l'infection associée, comme dans la plupart des syphilides, se limite à la région occupée par le plasmome. A la période de guérison, il reste une cicatricule éphémère et une macule violacée plus durable.

La *syphilide herpétiforme,* décrite par Fournier, se rattache à la forme précédente ; elle est très rare ; on trouve à la surface des éléments, après un stade éphémère de vésiculation, une croûtelle sèche, adhérente, brunâtre, — ou bien, il se forme une collerette périphérique.

En général, les syphilides acnéiformes et herpétiformes, comme les syphilides miliaires, sont nombreuses ; elles occupent surtout le tronc, l'abdomen et la face de flexion des membres.

Elles se distinguent de l'*acné vulgaire*, par le siège non limité aux régions supérieures du thorax, l'apparition récente de l'éruption, son abondance, etc.

Nous désignons sous le nom de *syphilides varioliformes* des lésions où la pustule couronne une papule lenticulaire. Parfois, la formation cavitaire a un aspect séreux (*syphilide varicelliforme*). Ces pustules sont stables ; elles ne se transforment en croûtes que tardivement, parfois après avoir offert une ombilication centrale. Toujours, le plasmome dermique se révèle à la périphérie sous forme d'un halo violacé ou rouge foncé. Dans des cas exceptionnels, ces éruptions ont été prises pour des éruptions de varicelle ou de variole : l'absence des signes généraux et la lenteur avec laquelle se fait l'éruption doivent permettre toujours d'éviter des erreurs grossières. La guérison peut s'accompagner de macules et de cicatricules comme dans les syphilides acnéiformes ; mais, en général, la guérison superficielle se fait d'abord et la papule sous-jacente apparaît : elle guérit comme la syphilide simplement papuleuse.

Les syphilides, dans l'infection acquise, ne se compliquent jamais, pour ainsi dire, de bulles. Nous verrons qu'il en est autrement dans la syphilis secondaire, chez le nouveau-né, à la paume des mains et à la plante des pieds.

Nous avons remarqué la tendance de ces syphilides à rester circonscrites ; par contre, le caractère principal des syphilides *impétigineuses* et surtout des syphilides *ecthymateuses* est leur tendance à l'extension périphérique et à la nécrose inflammatoire.

Syphilides impétigineuses. — On les observe surtout à une période déjà avancée de la syphilis secondaire. Les syphilides impétigineuses se développent sur des papules en général volumineuses ; à leur surface, paraissent des pustules qui se rompent rapidement ; le liquide exsudé se concrète en croûtes plus sèches, plus sombres, plus ternes que celles de l'impétigo vulgaire, jaunâtres cependant. Ces croûtes s'étendent, et peuvent couvrir des surfaces assez étendues ; on les voit arriver au contact les unes des autres et fusionner ; il en est ainsi surtout dans les régions pilaires. Sous les croûtes, on trouve une surface molle, inégale, bourgeonnante, de niveau avec la peau voisine ; les bords réguliers, l'absence d'aréole inflammatoire, de douleurs, rappellent que les exsudations sont de nature syphilitique.

Parfois, l'exsudation est suivie d'un état végétant qui peut déterminer la formation de masses saillantes, volumineuses (*syphilides. frambœsiformes*).

En dehors des régions pilaires, les syphilides impétigineuses s'observent de préférence sur la face, au voisinage des orifices muqueux et dans les régions de macération ; elles se rencontrent également aux membres inférieurs.

Ces lésions ne peuvent être confondues avec l'impétigo que si l'on ne fait pas attention aux lésions cachées par les croûtes : il suffit d'enlever celles-ci pour reconnaître la présence de lésions profondes qui n'appartiennent pas à cette dermatose.

Syphilides ecthymateuses. — Souvent, dans les syphilides ulcéreuses secondaires, on observe une vésico-pustulation initiale ; en tout cas, l'ulcération formée évolue suivant le type de l'ulcération ecthymateuse.

Les pustules sont plus volumineuses, moins tendues que dans les syphilides impétigineuses ; elles sont également éphémères. Les produits de sécrétion, d'abord liquides, deviennent de plus en plus épais, et sont toujours mélangés de sang, d'où la coloration brune des croûtes. Celles-ci, adhérentes en général, sont parfois régulières, très épaisses ; elles s'étendent sur les bords, entourées d'une zone violacée. Une fois enlevées, elles se reproduisent avec la plus grande facilité.

Les ulcérations, consécutives ou non à une pustulation initiale, ont une forme régulière, un bord nettement coupé, taillé à pic, de couleur foncée, plus ou moins infiltré, non douloureux à la pression ; il est peu élevé ; le fond est de couleur sombre, couvert ou non d'exsudats puriformes, plus ou moins épais.

L'ulcération s'étend peu à peu en surface. Lorsque le traitement n'intervient pas, on peut constater simultanément l'existence d'une collerette épidermique décollée.

Les dimensions des éléments restent, en général, moyennes sur le tronc et les membres supérieurs ; on les voit, aux membres inférieurs, atteindre celles d'une pièce de cinq francs.

Les cicatrices consécutives aux syphilides ecthymateuses secondaires sont fréquemment indélébiles, mais très superficielles.

Nous rappelons que les lésions de l'ecthyma banal sont douloureuses, que l'ulcération y est peu régulière, qu'il n'y a pas d'infiltration appréciable du tissu voisin, que celui-ci a une couleur rosée.

Syphilides rupioïdes et gangreneuses. — Elles rentrent dans la catégorie de celles que Bazin a dénommées *malignes précoces* : elles sont caractérisées par des ulcérations à bords taillés à pic, comme à l'emporte-pièce, et ayant l'aspect d'une coupe évasée dont le fond peut être partiellement détruit et former une cupule plus profonde, que remplit un détritus sanieux et grisâtre à odeur gangreneuse ; elle intéresse le tissu sous-dermique ; ces ulcérations sont recouvertes par des croûtes conchyloïdiennes noirâtres et verdâtres qu'entoure un soulèvement phlycténoïde ; l'ulcération est due à une désintégration centrifuge du derme ; le soulèvement bulleux répond à la zone d'envahissement du contage. Il peut se développer simultanément un processus gangreneux (1). Les concrétions successives des exsudats et leur superposition donnent lieu à l'aspect conchyliforme.

Formes complexes. — **Groupement des papules.** — A la période de roséole, et dans les premiers mois qui la suivent, les syphilides sont souvent disséminées sans ordre, prédominant sur la face, le tronc et la face de flexion des membres. Plus tard, elles tendent à se limiter à certaines régions, et à prendre dans ces régions des rapports définis les unes avec les autres. Autour de syphilides de première génération en surviennent d'autres ; parfois, plusieurs générations successives se produisent, les éléments les plus anciens étant plus avancés dans leur évolution, plus larges, plus épais ; ces syphilides sont dites en *corymbes.*

Syphilides agminées. — La cohérence de papules secondaires peut donner lieu à certaines formes qu'il est nécessaire de signaler : ce sont les *syphilides agminées, syphilides papuleuses en nappe* de Fournier.

On constate alors des placards de surface irrégulière, ayant les caractères essentiels des lésions secondaires ; leur coloration est sombre ; l'infiltration dermique est évidente au palper ; on peut souvent, à la surface, constater l'existence de saillies qui correspondent aux lésions élémentaires ; les bords sont irréguliers ; on trouve, sur les limites de la peau saine, des éléments papuleux plus ou moins nettement isolés.

Quelquefois, ces placards se recouvrent de squames minces, larges, lamelleuses, presque transparentes, qui s'exfolient en totalité.

Syphilides figurées. — Les syphilides figurées dérivent de la papule et il est facile de saisir les transitions.

Il existe d'abord des *syphilides annulaires*, coexistant avec de

─────────────

(1) Hallopeau, Fascicule cité du *Musée de l'hôpital Saint-Louis.*

larges papules qui s'affaissent à leur centre. On observe des éléments où le centre devient, peu à peu, tout à fait sain (nous ne parlons bien entendu que d'états en apparence normaux ; nous avons déjà plusieurs fois signalé ce fait que, dans la syphilis, l'aspect cliniquement normal de la peau ne répond pas toujours à une intégrité histologique (Voy. *Guérison de la papule*).

L'anneau s'étend excentriquement ; parfois, il est continu ; en général, on y trouve des éléments isolés, coalescents, représentant des papules ; la partie centrale guérit ; cette syphilide peut atteindre 4 ou 5 centimètres de diamètre.

Les autres syphilides figurées ne sont que des transformations de la syphilide annulaire. On peut signaler d'abord des *syphilides poly-cycliques*, dues à la rencontre de plusieurs éléments annulaires. Elles sont remarquables par leur régularité presque géométrique (1). L'extension de la syphilide polycyclique se fait comme celle de la syphilide annulaire. Parfois, en s'étendant, le cercle se rompt et on voit des courbes qui ne sont pas soudées les unes aux autres. Cette disposition s'observe surtout aux mains et à la face.

La peau, dans la zone de régression des syphilides figurées, paraît normale, ou pigmentée, brune, jaunâtre, quelquefois violacée.

A la périphérie des syphilides annulaires ou polycycliques, peuvent apparaître de nouvelles papules qui s'étendent de même, de sorte qu'on obtient des formes, comprenant trois, quatre rangées ou plus de saillies, disposées parallèlement et concentriquement. Ces figures peuvent enfin être interrompues sur un ou plusieurs points, et on ne voit que des segments de cercles, parallèles, formant plusieurs séries évoluant à partir d'une région centrale ; elles peuvent représenter une cocarde ou un segment de cocarde. Dans un fait publié par l'un de nous (H.), cette cocarde ne comptait pas moins de quatre cercles concentriques, formés d'éléments identiques (2).

Les autres caractères de ces éruptions, peuvent être résumés ainsi qu'il suit : les saillies qui dépassent la limite des syphilides figurées sont formées d'éléments, soit distincts, soit conglomérés et unis intimement les uns aux autres. Lorsque les éléments sont distincts, ce sont des papules lisses ou croûteuses, pustuleuses, etc. Lorsqu'ils ont fusionné, on constate une saillie dont la face externe (face de progression) est en général plus abrupte que la face interne (face de régression). Cette saillie a une couleur cuivrée, ou violacée ; elle est en général recouverte de squames : cette forme se rencontre en effet surtout chez des séborrhéiques, et dans les régions d'élection séborrhéique ; mais, elle peut être recouverte de croûtes, devenir pus-

---

(1) THIBIERGE, *Plaques syphilitiques circinées en cocarde* (*Musée de l'hôpital Saint-Louis*, fasc. 7).
(2) HALLOPEAU, *Sur un cas de syphilides papuleuses à courbes concentriques et en cocardes* (*A. D.*, 1891).

tuleuse en quelques points, présenter en somme toutes les compli
cations épidermiques, qui appartiennent à la papule isolée.

VARIÉTÉS RÉGIONALES. — a. **Syphilides œdémateuses des lèvres et
de la vulve.** — Les syphilides précoces ou tardives de ces région
peuvent être compliquées d'une tuméfaction intense. C'est surtout au
niveau de la lèvre inférieure (Tuffier) que cette tuméfaction persiste
avec une remarquable intensité : ordinairement divisée en deux moitiés par le sillon médian, elle forme, de chaque côté, des masses
volumineuses et uniformes, d'un rouge vif ; on peut y voir des plaques opalines excoriées et plus ou moins saillantes.

Il ne semble pas qu'elle soit due tout entière à une infiltration
néoplasique : il n'y a de manifestement syphilitique que des plaques
végétantes, des ulcères ou des petites gommes ; partout ailleurs, on
n'a que la sensation d'un œdème dont la grande mollesse est peu
d'accord avec l'idée d'une altération spécifique. L'un de nous (H).
a été conduit ainsi à rechercher, dans les conditions locales de la
circulation, la cause prochaine de cette tuméfactino ; l'on sait que
le réseau lymphatique des lèvres est tellement serré que l'injection
en est très difficile : telle est, sans doute, la condition qui détermine
la production et la persistance de cet œdème (1).

b. **Syphilides des régions de macération.** — Entre la syphilide élémentaire de la peau, à la période secondaire (papule cutanée), et la
syphilide élémentaire des muqueuses (plaque muqueuse), il n'existe
qu'une différence superficielle : sur les muqueuses, les couches épithéliales qui recouvrent l'infiltration dermique dont la nutrition est
modifiée se mortifient et sont enlevées presque continuellement, car
elles sont imprégnées par la sécrétion qui recouvre la muqueuse, et
celle-ci se trouve en contact incessant avec les muqueuses voisines.

Dans les plis de la peau, des conditions analogues se rencontrent,
lorsque la sécrétion sudorale est exagérée et détermine une humidité
persistante : il en est ainsi à l'ombilic, dans les plis sous-mammaires,
rétro-auriculaires, interdigitaux des pieds. Il en est de même dans les
régions anales et génitales, lorsque la sécrétion des muqueuses est exagérée et vient à séjourner sur la peau voisine. Cependant, on n'observe
jamais, peut-on dire, de lésions semblables aux plaques muqueuses,
dans les régions qui nous occupent et que nous désignons sous le nom
de *régions de macération* ; on n'y voit pas la simple érosion superficielle, l'abrasion épithéliale qui caractérise la plaque muqueuse. Déjà
la « papule érosive », qui représente le terme le plus simple des complications de la papule, est, dans ces régions, un élément suintant, dont
la sécrétion contient des globules blancs, et cette différence entre la
papule érosive des régions de macération et la plaque muqueuse

_____

(1) HALLOPEAU, *Sur un cas de syphilome avec tuméfaction de la lèvre inférieure*
(S. F. D., 1895).

nous révèle le rôle que joue l'infection superficielle dans les conditions anatomiques de la première. Ces caractères s'observent par
exemple dans les « plaques muqueuses » interdigitales des pieds.

Parfois, l'érosion suintante se recouvre de fausses membranes
fibrineuses dues, suivant Balzer, au staphylocoque blanc : c'est le type
de la syphilide *papulo-érosive diphtéroïde*.

Au fond des plis remplis de papules érosives nombreuses, des ulcérations longitudinales, des rhagades peuvent s'observer. Parfois
même, la syphilide papulo-érosive s'ulcère sur toute sa surface; elle
peut alors simuler le chancre mou (Balzer).

Mais, bien plus souvent, l'épiderme, qui n'a pas été complètement
enlevé, réagit et prolifère. Suivant l'intensité de la prolifération, on
distingue des syphilides *hypertrophiques, condylomateuses, frambœsiformes*. Toutes ces lésions ont une même structure, elles ne sont que
des degrés d'un même processus : on observe des saillies bourgeonnantes, de couleur blanchâtre ou rosée, humides à leur surface,
agminées en groupes arrondis ou ovalaires; parfois, plusieurs plaques
végétantes deviennent confluentes et recouvrent de vastes surfaces :
ce type s'observe surtout aux régions génitales de la femme. Dans
les régions où la macération n'est pas intense, les saillies sont
recouvertes de croûtes, jaunâtres ou noirâtres.

c. **Syphilides palmaires et plantaires de l'adulte.** — On peut
observer, sur la paume des mains et la plante des pieds, des taches,
de couleur sombre, qui sont des papules lenticulaires et ont les mêmes
caractères que sur le reste du corps ; mais souvent, dans ces régions,
les syphilides secondaires offrent des aspects particuliers qu'il importe de connaître.

Les réactions épidermiques masquent plus ou moins l'infiltration
du derme, et dans certains cas la figuration, le dessin spécial des
lésions sont les seuls éléments de diagnostic objectif.

Souvent, à l'âge adulte, les papules lenticulaires ne présentent, à la
paume des mains et à la plante des pieds, aucune lésion d'hyperkératose ou de parakératose à leur surface ; au contraire, celle-ci est dénudée, la couche cornée est tombée et on constate à la périphérie une
collerette kératosique.

Il existe des *syphilides « parakératosiques »* : la desquamation se
fait à peu près sur le type du psoriasis ; les squames sont sèches,
minces, adhérentes; les lésions sous-jacentes, plus ou moins cohérentes, plus ou moins figurées, ont une teinte sombre qu'on perçoit
à la limite des régions en desquamation. Souvent, ces syphilides
« psoriasiformes » s'allongent dans le sens des plis de la peau et
forment, par exemple, de longues traînées dans la paume des mains.
Un dessin fréquent est celui de la *syphilide cutanée en forme de ruban
continu* (Fournier) : disposée suivant une ligne courbe, elle est
due à l'union de segments de cercle plus ou moins distincts ; une

partie du trajet peut intéresser les doigts ; la traînée passe de l'un à l'autre en restant sur le même niveau. Parfois, il existe plusieurs lignes concentriques.

Les *syphilides hyperkératosiques* sont communes : tantôt on observe des lamelles minces, adhérentes, s'exfoliant peu à peu ; tantôt l'épaississement corné est extrême ; les formes intenses s'observent à la plante des pieds, aux mains chez des ouvriers qui manient des substances irritantes pour l'épiderme. Suivant Jacquet (1), cet épaississement est distribué en larges zones irrégulièrement circulaires ; sa couleur, d'un blanc grisâtre, est altérée simultanément par celle des poussières qui y adhèrent et du syphilome sous-jacent. Il prédomine dans les régions où la pression est le plus intense, sans leur être limitée. Au point précis où cesse la structure propre à la région, la dermatose perd ses caractères kérato-plastiques.

L'hypertrophie de la couche cornée peut se produire à la surface d'une papule ; on observe alors ce qu'on peut appeler le *cor syphilitique*. On peut le rencontrer, soit à la paume de la main, soit sur les pulpes digitales des phalangettes.

Toutes les lésions hyperkératosiques, quand elles sont étendues, s'accompagnent, au niveau des plis, de rhagades souvent douloureuses et susceptibles d'infections secondaires. On peut observer, au talon, des syphilides hyperkératosiques extrêmement épaisses, plus ou moins régulières sur les bords.

Ces lésions sont souvent confondues avec d'autres : dans les *kératodermies congénitales* décrites par Unna et Besnier, toute la surface du pied en contact avec le sol est intéressée ; elle est limitée par une fine bordure érythémateuse ; dans les *kératodermies symétriques des extrémités*, les lésions, disposées en îlots dans les régions où la pression est maxima, sont circonscrites au pourtour des orifices sudoripares dilatés (H.) (2). Parfois, le traitement seul peut différencier ces syphilomes d'un *eczéma*, d'un *psoriasis*, d'un *lichen* des mêmes régions, et encore faut-il tenir compte de ce fait que l'élément kératodermique, phénomène d'ordre banal, peut résister au traitement spécifique (Jacquet).

Tous les caractères dus à l'infiltration syphilitique du derme disparaissent alors : c'est par la localisation, par la coïncidence d'autres lésions syphilitiques, que le diagnostic se fait, en l'absence de causes professionnelles suffisantes pour provoquer une réaction épidermique aussi prononcée.

d. **Syphilides palmaires et plantaires du nouveau-né.** — Chez le nouveau-né, parfois dès la naissance, plus rarement au bout d'une, deux et plusieurs semaines, on peut observer, à la face tactile des pieds

(1) L. Jacquet, *Syphilome hyperkératosique et végétant* (*Musée de l'hôpital Saint-Louis*, fasc. 23).

(2) Hallopeau et P. Claisse, *Kératodermie palmaire et plantaire*, etc. (*A. D.*, 1891).

et des mains, des bulles purulentes de petites dimensions, entourées
d'une aréole rouge sombre ; parfois, leur contenu prend une couleur
hémorragique ou verdâtre ; parfois, il se dessèche en croûtes sombres ;
parfois enfin, la bulle s'ouvre : on constate alors que son fond est
constitué par le derme ulcéré.

Cette forme de syphilides est la plus précoce des manifestations
de la syphilis héréditaire. Par exception, les lésions bulleuses peuvent s'étendre sur une partie des membres, et même au tronc et à
la face.

Les autres lésions cutanées observées chez le nouveau-né sont de
même ordre que chez l'adulte. Les muqueuses sont souvent intéressées, en particulier les commissures labiales et la muqueuse nasale,
d'où le *coryza*. Du reste, nous n'avons pas à étudier d'une manière
plus complète la syphilis héréditaire précoce ou tardive, et nous renvoyons aux ouvrages récents qui ont traité ce sujet avec les développements qu'il mérite (1).

GUÉRISON DES PAPULES. — **Macules et cicatrices secondaires.** —
Nous avons déjà signalé les modes de disparition des papules. La disparition simple, sans aucun reliquat, n'est pas rare ; elle appartient à
toutes les formes, même à celles qui s'accompagnent d'une infection
impétigineuse de la surface.

Une terminaison fréquente de la papule et de ses variétés est la
macule. Elle s'observe surtout dans les syphilides secondaires de la
deuxième à la quatrième année, dans les syphilides graves de la
première.

Ces macules sont plus ou moins foncées, jaunâtres, brunes ou très
foncées. Quelquefois, une éruption papuleuse de type vulgaire est
suivie de taches presque noires (*syphilide papuleuse nigricante* de
Fournier). Cette variété s'observe dans des infections graves, avec
symptômes généraux très marqués.

La *cicatrice*, toujours superficielle, appartient aux syphilides infectées, ecthymateuses, aux syphilides de transition, papulo-tuberculeuses ; elle peut disparaître ou persister.

Cependant, sans aucune cause connue, des syphilides papuleuses,
d'apparence banale, peuvent être suivies d'altérations persistantes de
la peau, qui sont à proprement parler des cicatrices ; il en est ainsi
de celles qu'on a dénommées *macules atrophiques* (*leuco-atrophie*
cutanée de Fournier) : ce sont des taches absolument blanches, de
dimensions variables, à surface plissée. Elles sont de niveau avec la
peau voisine ; mais, au doigt, on s'aperçoit qu'il existe une dépression
du tissu sous-jacent ; l'épiderme cicatriciel paraît recouvrir une cavité.

Ces lésions sont quelquefois extrêmement multipliées et tapissent
le tronc, surtout sur ses faces latérales.

(1) A. FOURNIER, *L'hérédité syphilitique.* — BALZER, art. SYPHILIS du *Traité de*
médecine de BROUARDEL et GILBERT.

Syphilides de transition (*secondo-tertiaires*). — Outre les syphilides ulcéreuses secondaires que nous avons décrites, il en est qu'on observe, dès la première année, chez les individus atteints de syphilis grave précoce, et où l'ulcération se produit peut-être par le même mécanisme que dans les lésions tertiaires, sans intervention des infections superficielles. Les caractères de ces lésions, de l'ulcération précoce qu'elles déterminent, sont les mêmes que ceux des syphilides ulcéreuses par infection secondaire, et la distinction en reste jusqu'ici uniquement théorique.

A. Fournier décrit des syphilides secondaires papulo-tuberculeuses : elles ont quelques caractères des lésions secondaires, l'apparition à une période précoce de la syphilis, la multiplicité habituelle des éléments, l'absence d'ordre dans leur disposition réciproque, mais de nombreux caractères des lésions tertiaires, tels que l'infiltration plus dure, plus épaisse que dans les papules secondaires types, la marche lente et la résistance au traitement, la présence de cicatrices définitives à leur suite (Planche XIII).

Ces lésions papulo-tuberculeuses se disposent volontiers en anneaux, parfois multiples et concentriques, entourant un centre pigmenté. Parfois, elles ont une teinte hémorragique (*syphilis papulo-tuberculeuse annulaire hémorragique* de A. Fournier).

Syphilide pigmentaire. — On doit à Hardy (1) d'avoir établi que, vers la fin de la roséole, il se développe, chez la femme plus souvent, mais parfois aussi chez l'homme, une pigmentation qui occupe surtout la région cervicale et peut envahir les épaules, les aisselles, le pli du coude, l'abdomen (2) et même le tronc et la face de flexion des membres. D'après les recherches de Fiweisky, cette syphilide débute dans 40 p. 100 des cas au troisième mois de la maladie, dans 20 p. 100 du quatrième au cinquième et dans 20 p. 100 après le sixième (3).

Il n'est pas toujours facile de reconnaître cette pigmentation lorsqu'elle n'est pas très prononcée; il faut mettre le malade à quelque distance d'une fenêtre, et lui faire tourner lentement le cou : à un moment donné, sur les faces latérales où elle est plus marquée, la syphilide apparaît; parfois, c'est un véritable collier pigmentaire d'un jaune grisâtre, au milieu duquel on trouve quelques taches rondes de coloration blanche; presque toujours, ces taches claires sont très nombreuses, voisines les unes des autres; la pigmentation diminue tout autour *du réseau.*

Les taches claires sont-elles ou non achromiques? A. Fournier soutient qu'elles ne paraissent décolorées que grâce au contraste du réseau pigmenté, car elles semblent contenir autant de pigment

(1) A. Hardy, *Leçons sur les maladies de la peau,* 1868.
(2) Hudelo, *A. D.,* 1898.
(3) Beaudoin, *Syphilis pigmentaire (Musée de l'hôpital Saint-Louis,* fasc. 42).

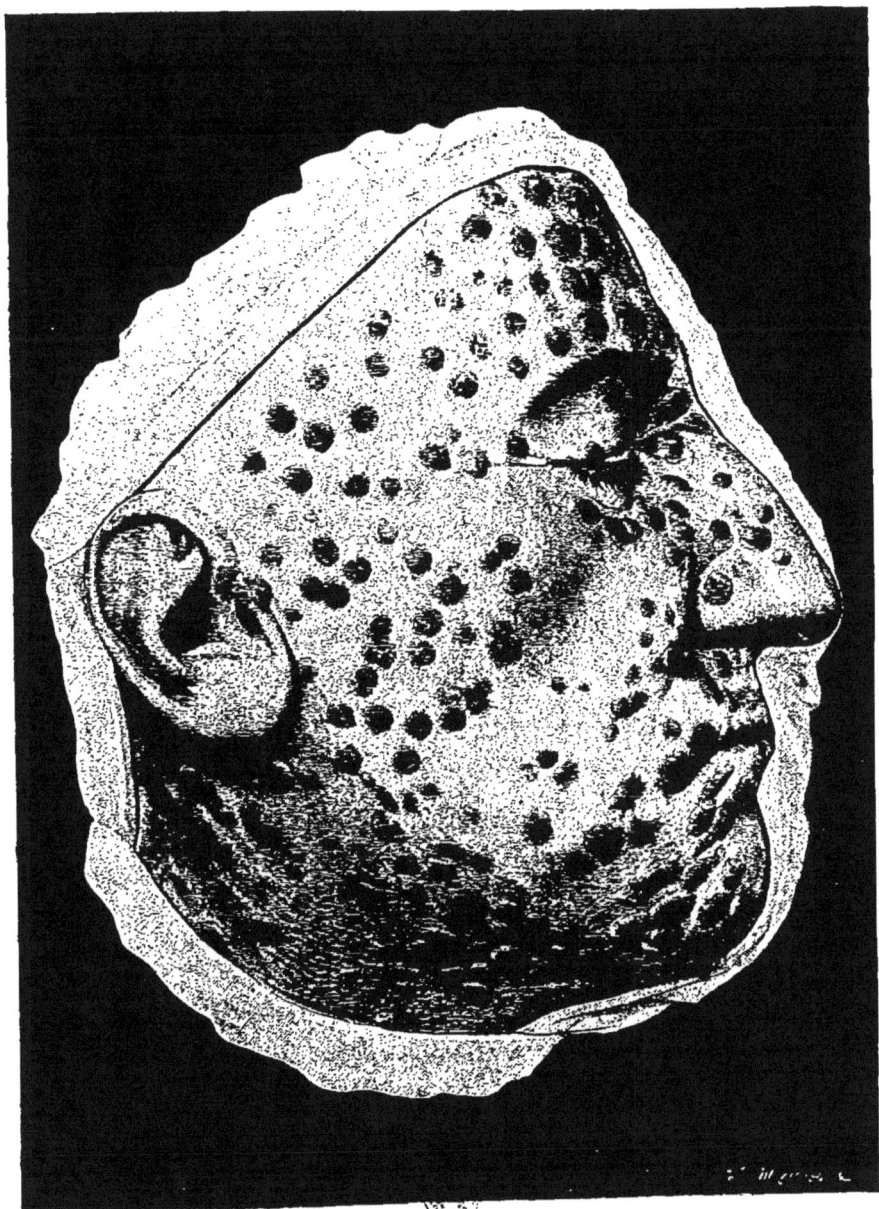

Librairie J.-B. Baillière et fils.
SYPHILIDES PAPULO-TUBERCULEUSES

que la peau normale. Nous ferons remarquer que dans la région
cervicale, où ces études comparatives ont été faites, la peau est
normalement hyperpigmentée : si donc sa coloration est la même
que celle du thorax, elle est en réalité moindre qu'à l'état normal.
Suivant l'un de nous (H.), l'achromie existe bien réellement et constitue le fait essentiel : il en donne pour raison qu'elle est disposée, à
l'encontre de l'hyperchromie concomitante, en plaques arrondies,
identiques par leur configuration aux syphilides papuleuses. Il ne
peut s'agir [Neisser (1), Lang, Hallopeau] de lésions de même nature,
dont la période érythémateuse échappe à l'observation, en raison
de la pigmentation de la région.

La syphilide pigmentaire se prolonge pendant plusieurs années et
constitue ainsi un stigmate important de la syphilis. Cependant, elle
n'est pas tout à fait pathognomonique; on a signalé des lésions
pigmentaires ayant le même siège et le même aspect dans la tuberculose (A. Fournier, Thibierge et Laurent) et la chlorose (Chauffard).

ALOPÉCIE SECONDAIRE. — Il peut exister chez les syphilitiques,
au début de la période secondaire, une *alopécie diffuse* : le nombre
des cheveux est diminué, la tête est dégarnie; les poils restant en
place sont secs et viennent sans peine à la traction; on peut supposer (L.) qu'il s'agit là d'une alopécie de cause générale, semblable à
celle des maladies infectieuses, telles que la fièvre typhoïde, l'érysipèle; cependant, cette interprétation est loin d'être applicable à
tous les faits : dans un cas publié par l'un de nous (H.) et Bureau, il
s'agissait d'une altération d'apparence séborrhéique caractérisée par
une rougeur diffuse et une desquamation très fine, presque microscopique; d'autres fois, la desquamation se fait en lambeaux larges et
épais; les cheveux, qui persistent en petit nombre, sont décolorés,
d'une gracilité extrême et effilés à leur racine : c'est la forme que
l'un de nous et Bureau (2) ont décrite sous le nom de *syphilide
secondaire en nappe du cuir chevelu*; il y aura lieu de rechercher si
tous les faits de cette nature ne doivent pas y être englobés.

En règle générale, l'alopécie syphilitique est disposée en *clairières* : ce sont de petits îlots, ayant la configuration et les dimensions des syphilides papuleuses; ils sont disséminés sur toute
l'étendue de la région; les cheveux y sont altérés et clairsemés;
ils n'y tombent qu'incomplètement; au bout d'un laps de temps qui
varie de quelques semaines à quelques mois, ils repoussent intégralement. Cette alopécie peut s'étendre à la barbe, aux moustaches, aux
sourcils, où elle constitue, d'après A. Fournier, un signe révélateur, et même à tout le corps.

L'extension anormale de quelques îlots alopéciques peut déterminer

(1) NEISSER, *Ueber leukoderma syphiliticshes* (A. f. D., 1883).
(2) HALLOPEAU et BUREAU, *Sur une syphilide secondaire en nappe du cuir chevelu
simulant l'eczéma séborrhéique* (A. D., 1896).

un aspect semblable à celui de la pelade, mais les taches y sont beaucoup plus nombreuses et conservent quelques cheveux à leur surface; on n'y observe pas, comme dans la pelade, de cheveux cassés et renflés à leur extrémité brisée.

Suivant Sabouraud, la syphilis développée chez un peladique détermine l'extension, la multiplication et la persistance des plaques (?).

Lésions des ongles. — La syphilis secondaire peut atteindre le pourtour de l'ongle (péri-onyxis) ou l'ongle même (onyxis).

En dehors des lésions papulo-squameuses et hyperkératosiques (cor syphilitique), le péri-onyxis comprend, pour A. Fournier, deux variétés, le *péri-onyxis inflammatoire* et le *péri-onyxis ulcéreux*.

Le péri-onyxis inflammatoire est caractérisé par une tuméfaction située sur les bords ou à la racine de l'ongle; la saillie est d'une couleur foncée, dure, non douloureuse; elle persiste sous cette forme ou aboutit à l'ulcération; l'ongle peut tomber. Le péri-onyxis ulcéreux peut atteindre tout le bord de l'ongle, et même la région sus-unguéale : la tuméfaction est ici plus prononcée et plus molle que dans la forme précédente; l'ulcération est irrégulière, tapissée de bourgeons; les sécrétions deviennent facilement fétides, surtout au pied.

Ces lésions amènent toujours la chute de l'ongle; elles peuvent se compliquer d'un état végétant et même de gangrène.

A. Fournier (1) décrit cinq formes d'onyxis :

1° *Onyxis craquelé :* l'ongle est crevassé, fendillé, friable, sa partie libre s'exfolie irrégulièrement. — 2° *Décollement partiel de l'ongle :* l'ongle se mortifie partiellement; le décollement se produit de bas en haut. — 3° *Décollement total et chute de l'ongle :* l'ongle tombe sans aucune douleur; au-dessous, on constate des lésions de sa matrice, qui est sèche et squameuse; un ongle de remplacement, atrophié, déformé, remplace peu à peu l'ongle disparu. — 4° *Pachyonyxis :* c'est un épaississement irrégulier de l'ongle, parfois considérable; la surface de l'ongle reste lisse. — 5° *Elionyxis :* il se produit dans cette forme des altérations cratériformes de l'ongle qui peuvent siéger au niveau de sa matrice ou de son lit.

Enfin il existe des troubles trophiques (scléroses, stries, piqueté) qui se rattachent à l'infection et sont semblables à ceux qu'on rencontre dans les grandes maladies infectieuses (2). (L.)

(1) A. Fournier, *Traité de la syphilis*, t. I.

(2) **Syphilides des muqueuses.** — Sur les muqueuses, les lésions secondaires, identiques au point de vue histologique aux lésions de la peau, en diffèrent par la chute des couches superficielles. Les papules sont représentées par des érosions, qui portent le nom banal de *plaques muqueuses*. Elles sont souvent, d'après l'un de nous (L.), compliquées du fait d'infections secondaires qui peuvent contribuer à déterminer, soit une ulcération, soit un état végétant.

Nous signalerons sur ces membranes :

1° Des *muco-syphilides* érosives et papulo-érosives;

2° Des *muco-syphilides* végétantes;

3° Des *muco-syphilides* ulcéreuses et diphtéroïdes.

Muco-syphilides érosives et papulo-érosives. — La « plaque muqueuse » buccale

SYPHILIDES TERTIAIRES

Caractères généraux des syphilides tertiaires. Classification. — Les caractères des syphilides tertiaires sont beaucoup plus simples

se manifeste, cliniquement, par une érosion peu étendue. Elle a, en général, de 2 à 8 millimètres de diamètre; elle est régulière, ronde ou ovalaire, ou allongée et fissuraire dans les plis, ceux de l'anus en particulier; sa couleur est rouge, parfois rose pâle, parfois gris blanchâtre, opaline. On y observe un léger suintement, lorsqu'on en a séché la surface.

Cette érosion est extrêmement superficielle, et n'a pas de bords élevés; parfois, son fond est lisse ou finement grenu; elle recouvre une saillie régulière, arrondie (syphilide papulo-érosive). Ce type saillant s'observe surtout à la vulve; les lésions y acquièrent des dimensions plus considérables que les simples plaques muqueuses; elles peuvent y former des nappes confluentes.

Au niveau de la bouche, les plaques s'accompagnent de signes subjectifs, souvent très légers, tels que de l'agacement, une simple gêne, parfois pénibles.

Ces syphilides érosives peuvent être extrêmement nombreuses au niveau des parties génitales et les déformer complètement.

Parfois, les syphilides érosives des muqueuses se groupent comme les syphilides cutanées, décrivant des arcs de cercle, sinon des anneaux complets. Leur nombre peut être considérable dans certaines régions.

Parmi les variétés intéressantes, nous signalerons :

Les plaques lisses de la face dorsale de la langue, plaques à contours nets, parfois très étendues, superficielles, au niveau desquelles les papilles sont abrasées ;

Les formes fissuraires qu'on rencontre au niveau de l'anus, à l'angle des lèvres, etc.

Muco-syphilides végétantes. — Les syphilides végétantes sont caractérisées par le développement des papules en hauteur et en largeur ; leur volume est parfois considérable. Leur surface est irrégulière, hérissée de saillies analogues à celles du papillome vénérien, mais beaucoup moins longues, non pédiculées. Elles donnent une sécrétion sanieuse qui parfois se concrète en croûtes.

Ces lésions se développent surtout à la vulve chez des femmes mal tenues ; elles dégagent parfois une odeur intolérable et s'accompagnent d'un œdème local intense. Ces formes où, suivant l'un de nous (L.), le parasite de la syphilis n'intervient qu'à titre d'agent initial, sont douloureuses, au contraire des autres syphilides.

Muco-syphilides ulcéreuses et diphtéroïdes. — La forme ulcéreuse est rare et s'observe surtout à la vulve : parfois l'ulcération est régulière, à bords taillés à pic ou en pente douce; le fond est lisse, mais ces caractères n'ont rien de constant (Fournier); le diagnostic est parfois déterminé par le groupement des lésions qui dessinent des lignes incurvées; sinon, il ne peut souvent se faire que grâce à l'existence actuelle d'autres lésions syphilitiques ou aux commémoratifs.

Ces ulcérations secondaires se distinguent des ulcérations tertiaires par l'absence d'induration, de rénitence marquée à la base.

Les formes diphtéroïdes occupent surtout l'isthme du gosier et les régions amygdaliennes; les ulcérations, envahissantes, se recouvrent d'un détritus putrilagineux; elles peuvent s'accompagner d'adénopathies ; l'un de nous (H.) a vu les cliniciens les plus expérimentés croire, en pareil cas, à de la diphtérie ; les résultats, d'une part, des examens bactériologiques, d'autre part, du traitement spécifique, conduisent au diagnostic.

Les syphilides des muqueuses sont, d'une manière générale, plus difficiles à reconnaître que les syphilides cutanées; souvent, quand elles sont isolées, quand elles se réduisent à des érosions non groupées, il convient de réserver le diagnostic et de chercher des preuves plus convaincantes de la syphilis. Aux régions génitales, il faut les distinguer des érosions et des altérations dues à l'herpès, au chancre mou, aux balanites. Sur la muqueuse buccale, elles peuvent être confondues avec l'herpès, des aphtes, la perlèche, des érosions dentaires, des érythèmes bulleux, des tuberculides, la glossite exfoliatrice marginée.

que ceux des secondaires : lésions plus profondes, plus graves au point de vue local, elles sont beaucoup moins modifiées par les infections de surface; elles évoluent plus lentement en général; la dissémination est exceptionnelle; souvent, une région de la peau est atteinte ultérieurement à une autre; il est plus rare que dans la syphilide secondaire d'en voir plusieurs affectées simultanément. Les récidives locales sont habituelles, même lorsque la guérison a paru complète.

Des syphilides tertiaires, les unes, dites *tubercules*, sont des lésions où l'infiltration est le fait prédominant; les autres, appelées *gommes*, sont caractérisées surtout par la dégénérescence, la nécrose en masse des produits inflammatoires. Il existe en outre des lésions mixtes, tuberculo-gommeuses, tuberculo-ulcéreuses.

ANATOMIE PATHOLOGIQUE. — Cliniquement, la distinction des tubercules et des gommes est donc nette : la gomme est une masse indurée qui se ramollit, puis se liquéfie à son centre et enfin s'ulcère. Le tubercule reste induré pendant toute son évolution, et, spontanément parfois, aboutit, sans ulcération, à une cicatrice; lorsqu'il s'ulcère, c'est de la surface vers la profondeur, peut-être par le fait d'une infection secondaire; jamais il n'est le siège d'un ramollissement central, rapidement extensif comme celui de la gomme. On peut admettre que le tubercule est une lésion originellement dermique et que la gomme a en général une origine hypodermique ou périostique.

En France, jusqu'ici, on n'a pas admis de différence histologique importante entre le tubercule et la gomme. Unna, au contraire, reconnaît à la syphilide tuberculeuse (qu'il dénomme tubéreuse) des caractères microscopiques qui la séparent nettement de la syphilide gommeuse (1).

Le tubercule syphilitique offre les plus étroits rapports avec la papule; le mode de formation est identique; l'un et l'autre s'étendent le long des ramifications vasculaires; c'est seulement à une période déjà avancée qu'on relève des différences.

La syphilide tuberculeuse simple constitue un plasmome qui comprend, outre des plasmazellen, des cellules géantes, des cellules fusiformes, un tissu fibrillaire épaissi, peu de mastzellen et de leucocytes. Le plasmome ne forme pas d'accumulation cellulaire autour du réseau vasculaire; sous-papillaire, il envahit, d'une part, les papilles, de l'autre, la région supérieure du derme profond.

Il se distingue du plasmome papuleux par la présence de vaisseaux plus larges, à parois plus épaisses, entourés d'une zone claire privée de cellules, par l'épaississement plus marqué du réseau conjonctif, l'évolution plus lente des lésions cellulaires. Le tissu élastique

(1) UNNA, *Histo-pathologie*.

disparaît. Plus tard, survient une phase de régression qui commence par les papilles. La région dermique occupée par la syphilide est atrophiée, et on n'y trouve plus que du tissu fibreux, d'où la cicatrice constatée cliniquement.

Les syphilides tuberculo-croûteuses (tubéro-croûteuses d'Unna), paraissent à l'un de nous (L.) le fait d'une infection superficielle associée qui, pour Unna, est une infection « séborrhéique ». Elles répondent à des formes serpigineuses superficielles, mais terminées par cicatrices. Le début s'accompagne d'une acanthose marquée : simultanément les papilles et les fentes interépithéliales sont envahies par des leucocytes. Mais l'acanthose est transitoire et laisse place à l'hyperkératose. La croûte est formée par la couche cornée épaissie et des amas leucocytiques.

Le plasmome est mince et n'atteint qu'une faible partie du derme sous-papillaire.

La syphilide tubéro-ulcéro-croûteuse serait de même liée à une infection superficielle qui déterminerait l'ulcération.

Le mécanisme de ces lésions est discuté par Darier, qui se demande si l'ulcération est réellement liée à l'infection de la surface, et si elle n'est pas simplement due à l'oblitération vasculaire.

Tandis que le tubercule tertiaire est un *plasmome* qui s'étend le long des vaisseaux sous-papillaires et où, secondairement, le *fibrome* se développe, étroitement mélangé au plasmome comme dans le chancre et les syphilides secondaires, la gomme se développe irrégulièrement dans l'hypoderme et s'étend autour d'un point central en envahissant les points de moindre résistance ; en outre, le plasmome est *central* et le fibrome *périphérique*. Le plasmome est formé de petites plasmazellen ; il dégénère peu à peu et forme un amas solide d'un blanc jaunâtre ou une masse molle, grise ou rouge, de nuance jaunâtre encore.

Ainsi Unna cherche la définition de la gomme dans le processus initial ; le mode de terminaison a moins d'importance. Il peut exister des gommes dermiques, mais elles restent petites, se caséifient sans se ramollir et peut-être ne se traduisent pas cliniquement, à moins d'être associées à des syphilides tuberculeuses.

Les vaisseaux sont altérés, leurs parois s'épaississent, par un double processus d'endo- et de périvascularite, mais, suivant Unna, dont la description diffère tout à fait sur ce point de celle de Marfan et Toupet, classique en France, il n'y a pas d'oblitération vasculaire (Marfan et Toupet expliquent ainsi les altérations cellulaires et interstitielles qui s'observent dans les gommes) ; les cellules dégénèrent individuellement, conservent longtemps leur noyau, et le tissu conjonctif se liquéfie. Le nombre des cellules géantes est en général peu élevé.

Ainsi l'ischémie n'aurait qu'une importance accessoire dans la dégénérescence des produits syphilitiques. C'est là un exemple d'un fait général en anatomie pathologique : les dégénérescences des lésions d'origine microbienne ne peuvent en général s'expliquer d'une manière mécanique. Ainsi en est-il dans la tuberculose où la caséification atteint des cellules épithéliales dans le foie alors que la circulation sanguine persiste ; dans la morve, où les leucocytes se nécrosent au contact des globules rouges (1). Les produits toxiques d'origine microbienne sont les véritables agents des dégénérescences.

Du reste, dans le cas particulier de la gomme, les altérations cellulaires commencent avant l'oblitération des vaisseaux (Balzer).

Les gommes superficielles peuvent aboutir à la gangrène et être infectées par des agents pyogènes, d'où une invasion leucocytique (Balzer).

Symptômes. — Syphilides tuberculeuses. — Nous en distinguerons deux variétés cliniques suivant qu'elles sont ou non ulcéreuses.

a. **Syphilide tuberculeuse non ulcéreuse.** — Le tubercule syphilitique est une lésion dermique dont le volume est en général supérieur à celui de la papule. Son caractère le plus important est sa *dureté* qui le distingue de la plupart des lésions qu'on peut confondre avec lui.

La forme et les limites du tubercule ne sont pas très régulières ; il fait une saillie généralement arrondie ; sa couleur est cuivrée, violacée comme celle de la syphilide papuleuse, mais toujours plus foncée.

Son développement est des plus lents, et se poursuit d'une manière insensible pendant des mois.

La guérison, parfois spontanée, se traduit par l'affaissement de la saillie ; simultanément, il se produit une légère desquamation. La coloration de la peau reste longtemps violacée, puis devient brune et enfin tout à fait blanche. La surface cutanée est plissée, l'épiderme atrophié, souvent déprimé au-dessous des régions normales dont le sépare parfois une limite brusque. — Ainsi, fait essentiel, la cicatrice fait partie nécessaire de l'évolution du tubercule.

Parfois, de véritables lésions épidermiques compliquent le tubercule. Ce sont des squames, des croûtes superficielles sans ulcération (syphilide tubéro-croûteuse d'Unna) ; la production enlevée, on retrouve au-dessous les caractères de la lésion dermique fondamentale.

Il est rare de voir des tubercules isolés, disséminés ; cependant le fait se produit quelquefois. En général, ils s'agglomèrent, en plaques où ils sont assez irrégulièrement distribués, au contact les uns des-

---

(1) Leredde, *Étude sur l'anat. path. de la morve.* Thèse de Paris, 1893. — *Nécroses épithéliales dans la tuberculose aiguë* (Arch. de méd. expérim., 1895).

autres, mais, d'ordinaire, distincts ; la plaque prend, dans toute son
étendue, la coloration rouge foncé ou violacé, coloration qui s'étend
peu à peu sur les bords et non brusquement comme dans les papules.
Ou bien, le groupement est régulier, et on observe des figures circulaires où les tubercules sont régulièrement rangés, les plus anciens et
les plus gros occupant le centre. Il s'agit là de processus locaux : la
lésion initiale est un gros tubercule isolé ; il subit bientôt une évolution rétrograde ; lentement, il s'affaisse et disparaît complètement ;
mais auparavant, il s'entoure le plus souvent d'un anneau d'éléments
semblables, quoique moins volumineux ; cette multiplication des tubercules ne peut s'expliquer que par la migration, en dehors du foyer
initial, des germes dont la prolifération en a été la cause prochaine,
leur multiplication secondaire et la formation d'autres foyers, suivant le processus que l'un de nous (H.) a dénommé *intra-inoculation* (1).

Les *papules filles* ainsi engendrées peuvent être disposées suivant une ligne circulaire et former un anneau complet ; quand le
cercle reste imparfait, il semble que le contage n'ait trouvé que dans
certaines directions un terrain favorable à sa germination. Ces
figures peuvent continuer à s'étendre par la production excentrique
de nouvelles saillies, tandis que s'affaissent les premières ; les parties
primitivement occupées par l'éruption restent d'habitude cicatricielles ; les récidives dites *in situ* ne sont, en général, comme l'a établi
l'un de nous (2), que des récidives dans le voisinage immédiat.

Dans la plupart des cas, les parties communes des différents
cercles qui deviennent le siège d'interférences, s'affaissent et reprennent l'aspect du tégument sain ou cicatriciel, mais ce n'est pas là une
règle absolue. Le volume des éléments secondaires est, comme nous
l'avons dit, moindre que celui des tubercules dont ils émanent ; ce
fait ne peut s'expliquer que par une diminution dans l'activité du
contage intrainoculé (H.) ou une diminution locale dans la réceptivité du tissu survenant sans doute sous l'influence des toxines
engendrées par la lésion initiale.

La production de ces *intra-inoculations* secondaires est des plus
remarquables, puisque le sujet est devenu réfractaire à toute nouvelle inoculation du virus ; elle ne peut être attribuée qu'à une
modification du contage pendant son développement dans l'organisme. La maladie ne doit plus alors être considérée comme demeu-
rant généralisée ; elle n'est plus représentée que par un certain
nombre de foyers qui se localisent, suivant le mode de réaction du
sujet, soit dans un des éléments constitutifs de la peau, soit dans
les parois artérielles, soit dans les os, soit dans le système nerveux,

---

(1) HALLOPEAU, *Syphilides papulo-tuberculeuses à progression excentrique*
(*Musée de l'hôpital Saint-Louis*, fasc. 19).

(2) HALLOPEAU, *Premier congrès international de dermatol.*, 1889.

soit dans les viscères. Chacun de ces foyers peut rester longtemps inactif, puis, à un moment donné, le tissu dans lequel il est inclus devient un terrain favorable à son développement et l'on voit survenir une manifestation locale (1).

La régression spontanée peut modifier l'aspect des lésions : les éléments centraux disparaissent, en laissant une cicatrice. On observe alors, comme dans les syphilides secondaires dont elles diffèrent par la cicatrice centrale et le petit nombre d'éléments, des figures annulaires, des segments de cercle. Ces *syphilides serpigineuses tertiaires* peuvent atteindre de grandes dimensions. Elles s'observent du reste encore plus souvent dans les formes tuberculo-ulcéreuses que dans les tuberculeuses sèches. Dans les deux cas, lorsque les lésions sont anciennes, on voit sur le tronc, les membres, le cuir chevelu, de vastes zones cicatricielles bordées de tubercules rangés sur des lignes courbes, décrivant une ligne polycyclique.

Les tubercules se compliquent parfois de lésions profondes et diffuses, dues à l'infiltration syphilitique des fentes lymphatiques. Elle se traduit par un œdème de couleur foncée, parfois éléphantiasique, torpide, indolore, résistant au doigt ; les tubercules font saillie à la surface, ou bien sont noyés dans l'infiltration du *syphilome*. Celui-ci est parfois découpé par de profonds sillons.

Cette complication s'observe à la face, en particulier au nez et aux lèvres. Fréquemment, des lésions palatines, des lésions du voile et la glossite tertiaire s'y associent.

b. **Syphilide tuberculo-ulcéreuse.** — L'ulcération du tubercule est précédée par un ramollissement superficiel, dont l'ouverture donne issue à du pus et non à un liquide gommeux. La sécrétion de l'ulcère, souvent mélangée de sang, se concrète lentement en une croûte sèche superficielle. Sa faible abondance explique l'adhérence habituelle de cette croûte enchâssée dans le bord.

Les caractères de l'ulcération sont assez variables ; quelques-uns ont une importance majeure : cette ulcération se produit dans un tissu syphilisé, induré ; elle l'entame franchement ; elle gagne en profondeur souvent plus qu'en surface ; les bords sont taillés à pic et d'une couleur foncée qui est celle du tubercule syphilitique non ulcéré ; aucun décollement ne se produit. La profondeur de l'ulcération s'accroît lentement, et en général s'arrête à un moment donné.

Souvent, l'ulcération des tubercules isolés paraît favoriser leur régression spontanée. Les cicatrices, plus irrégulières que celles des tubercules non ulcérés, ont les mêmes caractères généraux. Très souvent, des récidives se font à leur pourtour (H.) (2). Au point de vue du groupement, de la disposition figurée, les syphilides tuberculo-ulcéreuses se comportent comme les syphilides tuberculeuses. Elles

(1) HALLOPEAU, article cité du *Musée de l'hôpital Saint-Louis*.
(2) HALLOPEAU, *Congrès de dermatologie*, 1889.

laissent des cicatrices plus profondes que celles-ci, cicatrices régulières, déprimées, dont le groupement permet souvent de reconnaître l'origine.

SYPHILIDES GOMMEUSES. — En général, nous l'avons déjà dit, les lésions tertiaires à début dermique ne présentent pas l'évolution gommeuse. Les gommes syphilitiques naissent de l'hypoderme ou même du périoste.

La gomme, à son début, est une masse arrondie, de volume variable, dure, indolore, à moins de compression des nerfs (période de *crudité*) ; pendant quelque temps, elle glisse sous la peau comme un ganglion tuméfié ; elle grossit lentement et plus tard devient adhérente aux parties profondes de la peau ; elle atteint un volume variable ; il n'est pas fréquent d'observer des gommes dont les dimensions dépassent celles d'une noix ; elles sont toujours plus volumineuses aux membres inférieurs que sur le reste du corps.

A un moment donné la tumeur devient moins consistante et comme pâteuse à la pression (période de *ramollissement*) (1).

La période suivante est annoncée par une rougeur foncée de la peau ; la gomme adhère complètement à la surface, puis le tégument s'amincit graduellement et enfin se perfore, parfois en plusieurs points (période d'*ulcération* et d'*élimination*).

Le liquide qui s'écoule a une couleur blanche ou d'un blanc jaunâtre ; il est peu abondant, séreux, mais filant ; son écoulement se prolonge et, peu à peu, il entraîne des fragments filamenteux, très adhérents au tissu nécrosé central.

L'ulcération est toujours profonde ; sa forme est régulière ; ses bords sont taillés à pic et non décollés. Tout autour, et surtout au-dessous de l'ulcère, on trouve un tissu résistant, celui du syphilome gommeux, qui peu à peu s'élimine presque en totalité. Ces gommes peuvent s'accompagner de *gangrène* : on voit alors apparaître, dans leur partie centrale, une eschare noire et sèche qui s'étend rapidement ; lorsque le processus destructif s'arrête, il se forme un sillon qui circonscrit la lésion ; l'eschare se détache ultérieurement comme dans la gangrène vulgaire : ces faits sont dus, selon toute vraisemblance, à l'obstruction des vaisseaux (2).

Lorsque la gomme a eu un point de départ osseux, ou s'est développée au voisinage d'un os, on peut percevoir, dans la profondeur, une excavation, à bords surélevés, de cette partie du squelette.

La guérison spontanée se fait très lentement (période de *réparation*), lorsque tout le tissu infiltré est nécrosé ; parfois, l'infiltration syphilitique et l'ulcère s'étendent (*phagédénisme gommeux*).

La cicatrice de la gomme, assez analogue à celle du tubercule, est

---

(1) FEULARD, *Gommes syphilitiques de la cuisse* (*Musée de Saint-Louis*, fasc. 11).
(2) FEULARD (*Le Musée de l'hôpital Saint-Louis*, fasc. 28).

plus profonde, plus étendue, régulière, blanchâtre, sauf aux membres inférieurs où elle se pigmente (Balzer) : parfois elle est cupuliforme, déprimée au-dessous de la peau voisine et on a la sensation d'un tissu raréfié.

Des observations de Mauriac, Dulong, Basset, Jullien et de l'un de nous (H.), montrent que ces gommes peuvent se localiser symétriquement. Suivant l'un de nous (H.), la première tumeur détermine, dans la région symétrique à celle dans laquelle elle s'est développée, un trouble de l'innervation trophique qui la transforme en un milieu de culture favorable pour les éléments infectieux émanant du premier foyer (1). Il a proposé (2) la même interprétation pathogénique pour les syphilides qu'il a dénommées *régionales*, celles qui, dans une même partie du corps, intéressent simultanément et, en apparence, indépendamment l'un de l'autre, le tégument et le squelette (par exemple, l'acromion et la peau de l'épaule) ; les tissus intermédiaires restent indemnes : il est probable que la lésion cutanée provoque, à distance, dans le squelette sous-jacent, un trouble trophique qui en fait un milieu de culture favorable au développement du contage.

DIAGNOSTIC. — *Syphilides tuberculeuses.* — Les infiltrations syphilitiques tertiaires se distinguent en général assez facilement du *lupus*. Lorsque les caractères sont bien tranchés, ce qui est la règle, ce sont des lésions absolument indolentes, spontanément et à la pression ; elles sont dures, et cette dureté se retrouve même lorsque les tissus sont extrêmement hypertrophiés ; s'il y a des ulcérations, leur fond n'a pas la mollesse qui appartient aux ulcérations lupiques et sur laquelle nous avons insisté. La couleur est violacée ; on ne trouve pas dans le tissu de tubercules typiques translucides, d'un jaune sucre d'orge. La marche est plus rapide, en général, dans les lésions syphilitiques que dans les lésions tuberculeuses.

Sur les membres et le tronc, les lésions syphilitiques tertiaires se distinguent de la tuberculose par leur groupement, l'absence de papillomatose qui est au contraire si fréquente dans les lésions tuberculeuses, l'évolution plus rapide. En général, on y trouve des tubercules syphilitiques qui ont des caractère précis.

Les *ulcérations épithéliomateuses* se distinguent des syphilides par leur ourlet presque cartilagineux, leur fond plat, leur dessin absolument irrégulier. Le diagnostic histologique doit être fait dans les cas douteux et permet plus rapidement le diagnostic que le traitement d'épreuve.

Gommes. — Les *gommes tuberculeuses* se liquéfient plus rapidement

---

(1) HALLOPEAU, *Gommes syphilitiques des régions épitrochléennes, cause probable de cette localisation* (S. F. D., 1892).

(2) HALLOPEAU, *Sur les syphilides régionales à localisations cutanées et osseuses* (S. F. D., 1894).

et plus franchement à leur centre que les gommes syphilitiques ; les ulcérations consécutives aux premières ont des bords mous, décollés, de couleur livide ; leur fond est fongueux, extrêmement mou ; on n'y trouve pas l'aspect filamenteux qui appartient aux gommes syphilitiques.

Le *furoncle* et l'*anthrax* sont des lésions douloureuses à évolution aiguë ; les bourbillons qui s'en détachent sont caractéristiques.

TRAITEMENT DES SYPHILIDES SECONDAIRES ET TERTIAIRES. — Nous ne pouvons étudier ici, dans ses détails, le traitement de la syphilis, qui repose essentiellement sur l'emploi du mercure et de l'iodure de potassium, et nous renvoyons aux ouvrages classiques où il est exposé avec les développements nécessaires. Nous rappellerons seulement qu'il doit être poursuivi avec persévérance, pendant la période secondaire, même en l'absence d'accidents visibles, par les préparations hydrargyriques employées de préférence en injections ou en frictions et aussi par l'iodure de potassium (H.); pendant la période tertiaire, par le traitement mixte. Nous ferons remarquer en outre combien, dans les lésions cutanées secondaires et même tertiaires, le traitement local est utile à la guérison.

Dans les syphilides secondaires superficielles, sans réaction épidermique notable, il n'a qu'un rôle accessoire. On peut toujours hâter la guérison des papules par des applications répétées de teinture d'iode et des bains de sublimé.

Les syphilides ulcérées, secondaires ou tertiaires, doivent être pansées à l'emplâtre de Vigo fenêtré. Cet emplâtre sera également employé de même à la surface des infiltrations syphilitiques. On peut y appliquer des compresses trempées dans une solution de sublimé à 1 p. 5 000 ou p. 10 000.

Les séborrhéo-syphilides sont justiciables des mêmes traitements que les lésions séborrhéiques communes, sans préjudice de la médication spécifique ; le soufre est un agent très employé et utile dans la majorité des cas.

Les syphilides kératoplastiques seront recouvertes de Vigo, ou de pommades salicylées fortes (L.).

MALADIES TOXIQUES

ÉRUPTIONS TOXIQUES EN GÉNÉRAL

Les corps dont la pénétration dans l'organisme peut déterminer des accidents cutanés sont très nombreux, et nous sommes loin de les connaître tous. Les uns, bien définis dans leur nature, sinon dans leur mode d'action, sont employés à titre médicamenteux ou criminel; d'autres sont introduits sous forme d'aliments, mais leur nature reste indéterminée : c'est ainsi que nous ignorons complètement quelles sont en réalité les substances qui provoquent des éruptions chez certains individus qui ont ingéré des fraises, des asperges, certains coquillages ou poissons, de la viande de porc, etc.

En dehors des éruptions d'origine médicamenteuse ou alimentaire, il existe un grand nombre d'éruptions toxiques. Les unes sont dues à des sécrétions microbiennes : on s'accorde aujourd'hui à rattacher les éruptions observées dans le choléra, la blennorragie, la diphtérie, et la plupart des maladies infectieuses à cette cause. Il faut en rapprocher les éruptions dues à des toxines ou à des sérums employés dans un but thérapeutique et même les éruptions dues à des diastases non microbiennes (V. article *toxines*, page 33).

Enfin, on rapporte à l'auto-intoxication une série d'accidents cutanés observés chez des individus atteints de troubles gastro-intestinaux, hépatiques, rénaux, ou d'une maladie générale, telle que la goutte, le diabète; ici encore, l'origine des accidents est souvent des plus difficiles à établir, et l'on ne peut émettre que des suppositions relativement à leur cause prochaine. Ce groupe ne peut encore être divisé avec précision au point de vue étiologique.

L'analyse des éruptions toxiques de cause connue permet aujourd'hui de classer dans les toxidermies, avec une entière certitude, un grand nombre de dermatoses que nous étudierons après les précédentes, et que l'on peut en rapprocher parce que les réactions cutanées qui les caractérisent sont identiques.

Ces considérations nous amènent à adopter l'ordre suivant dans l'exposé des éruptions toxiques:

1° *Eruptions d'origine médicamenteuse;*

2° *Eruptions d'origine alimentaire;*

3° *Eruptions d'origine toxi-infectieuse — Eruptions dues aux diastases ou aux sérums;*

4° *Eruptions toxiques d'origine indéterminée.*

Mécanisme des éruptions toxiques. — L'étude des éruptions médicamenteuses d'origine interne démontre que l'agent toxique ne peut être, le plus souvent, trouvé au niveau de la peau, et on admet généralement que, dans la plupart des cas, il détermine les accidents cutanés par voie indirecte (1).

Le plus grand nombre des dermatologistes rattachent ces accidents à une origine nerveuse. Il est certain qu'ils se rapprochent, par leurs caractères élémentaires, de ceux que détermine la section du sympathique chez le lapin (Cl. Bernard). Les corps toxiques en circulation, médicaments ou autres, provoqueraient des lésions cutanées, soit par une action sur les extrémités nerveuses viscérales, ou les centres vasomoteurs (voie réflexe), soit directement, par irritation des filets nerveux terminaux de la peau.

A cette théorie angioneurotique, l'un de nous (L.) en oppose une autre, fondée sur la fréquence et l'importance des lésions sanguines au cours des éruptions toxiques. Un grand nombre de corps toxiques provoqueraient des accidents cutanés en déterminant des réactions des organes hématopoiétiques, doués, chez certains individus, d'une sensibilité anormale. Les modifications de l'équilibre leucocytaire et la présence de formes leucocytaires anormales qui se rencontrent dans la plupart des éruptions toxiques et que nous aurons à décrire témoignent de ces réactions; elles révèlent des altérations du sérum qui sont sans doute la cause directe des réactions cutanées.

Ces altérations du sérum peuvent être du reste mises en évidence dans un certain nombre de dermatoses toxiques. Dans la dermatose de Duhring, il y a hyperformation de sérum (L.); dans le purpura hémorragique, Sicard a constaté la disparition de la plasmase normale du sang.

Le système nerveux ne jouerait plus aucun rôle dans les éruptions toxiques : le sérum altéré provoquerait directement la paralysie, la contraction des cellules endothéliales des vaisseaux, d'où les lésions élémentaires des éruptions toxiques, attribuées jusqu'ici à l'action des filets nerveux vasomoteurs de ces cellules (2).

Il est possible enfin (H.), qu'il se produise des actions mixtes concurremment sur les organes hématopoiétiques et sur tels ou tels éléments de l'enveloppe cutanée (L.).

(1) LEREDDE, *Pathologie générale des dermatoses toxiques* (*Presse médicale*, septembre 1899).
(2) LEREDDE, *Le rôle du système nerveux dans les dermatoses* (*Arch. gén. de méd.*, 1899).

ERUPTIONS MÉDICAMENTEUSES

CARACTÈRES GÉNÉRAUX

Nous avons étudié, parmi les éruptions artificielles, celles qui sont dues à l'application d'agents médicamenteux sur la peau, et nous avons fait remarquer que l'absorption cutanée de ces agents peut déterminer des lésions à distance, identiques à celles que produit l'absorption par une autre voie (1).

Pénétrant dans l'organisme par le tube digestif, la voie rectale, la voie cutanée et sous-cutanée, la voie pulmonaire même, un grand nombre de corps peuvent provoquer des éruptions; celles qui sont les mieux connues de beaucoup sont les éruptions médicamenteuses.

L'intérêt de celles-ci est considérable au double point de vue de la pratique médicale et de la pathogénie générale cutanée.

Séméiologie générale. — Certains médicaments, l'arsenic, les iodures, les bromures, l'antipyrine par exemple, déterminent des lésions cutanées qui ont des caractères spécifiques, mais celles qui succèdent à l'emploi d'autres agents n'ont souvent rien qui permette de remonter à leur cause, et les substances mêmes que nous venons d'énumérer peuvent produire des éruptions banales.

Les lésions cutanées que peuvent provoquer tous ces agents sont extrêmement nombreuses : nous devons toutefois faire remarquer que, dans la grande majorité des cas, elles sont de nature érythémateuse et que toutes les formes d'érythème peuvent être observées, isolées ou combinées, monomorphes ou polymorphes: érythèmes papuleux, lisse, noueux, purpurique, tuberculeux, bulleux, rubéolique, scarlatiniforme, etc.

Ces érythèmes ont pour caractères communs leur apparition rapide et leur disparition habituelle lorsqu'on arrête l'emploi du médicament qui en est la cause. Ils exposent à toutes les confusions cliniques : le nombre est grand d'érythèmes médicamenteux pris pour une fièvre éruptive, pour un érythème polymorphe et il est indispensable, chez tout individu atteint d'une éruption érythémateuse, de faire une enquête sur les commémoratifs et de savoir si le malade a a absorbé ou non un médicament susceptible de provoquer une éruption.

Dans certains cas, les éruptions médicamenteuses persistent après la suppression du corps qui les a déterminées; la règle que nous avons posée n'a donc pas une valeur absolue.

Nous étudierons plus loin les éruptions, érythémateuses ou non, qui ont des caractères cliniques propres. Dès à présent, nous devons faire remarquer que le parasitisme cutané peut intervenir et ajouter ses

(1) Bazin, *Affections cutanées artificielles*, 1862. — White, *Dermatitis venenata*. — Prince A. Morrow, *Drug eruptions*.

effets à ceux de l'agent toxique. Certaines éruptions d'origine toxique, ont tous les caractères de lésions parasitaires : par exemple l'acné iodique (L.).

Pathogénie. — Certains faits, universellement observés, dominent la pathogénie des éruptions médicamenteuses.

a. Les médicaments qui les provoquent peuvent être absorbés à doses considérables, chez de nombreux individus, sans qu'aucune lésion cutanée en soit la conséquence. C'est ainsi que certains syphilitiques ont pu prendre 8 et 10 grammes, certains psoriasiques 20 et 30 grammes d'iodure de potassium, sans présenter la moindre trace d'acné, qui est la plus banale des éruptions ioduriques.

b. Tout médicament peut être absorbé à doses très élevées, pendant un temps considérable, sans aucun inconvénient pour la peau.

c. Parfois, l'accumulation semble se produire et des accidents apparaissent : c'est ainsi que des éruptions antipyriniques peuvent se développer au bout de huit à douze jours d'absorption.

d. Chez quelques individus, une seule dose, parfois extrêmement faible, peut amener des accidents cutanés et on peut citer des exemples de ce genre à propos de tous les médicaments. Le plus significatif est peut-être celui du mercure : une injection de sublimé, l'absorption d'une pilule de proto iodure peuvent amener une dermatite exfoliante grave. — La voie d'introduction du médicament n'a aucune importance à cet égard.

La susceptibilité individuelle domine en somme les éruptions médicamenteuses. Il faut ajouter que tel individu, très sensible à un médicament, ne l'est souvent à aucun degré à un autre.

e. Cette susceptibilité semble se rattacher, dans certains cas, à des altérations organiques; on a dit que les éruptions médicamenteuses sont plus fréquentes chez les individus atteints de lésions vasculaires ou cardiaques que chez les individus sains. L'insuffisance d'élimination joue, à n'en pas douter, un rôle adjuvant, mais non déterminant.

On ne trouve quelquefois aucune altération viscérale.

f. L'âge intervient dans une certaine mesure; souvent, l'intolérance à un médicament donné n'apparaît que tardivement : lorsqu'elle est établie, elle est presque toujours définitive.

g. Les éruptions médicamenteuses se développent plus fréquemment au cours de certaines infections ou de certaines maladies générales. Le fait est certain pour les éruptions balsamiques qui, d'après Besnier, surviennent uniquement chez les blennorragiques. Dans ce cas, la pathogénie est des plus complexes : on sait que la blennorragie peut, à elle seule, amener des érythèmes qui rappellent certaines formes d'érythème balsamique et on peut se demander si certains érythèmes, dits balsamiques, ne sont pas dus à la blennorragie elle-même.

Tous les détails que nous avons fournis plus haut (Voy. p. 629) sur le mécanisme général des éruptions toxiques s'appliquent en particulier aux éruptions médicamenteuses. Pour les auteurs classiques, elles sont dues à l'action des médicaments sur le système nerveux, qui, chez certains individus, est sensible à tel ou tel agent non toxique pour la grande majorité des sujets. Pour l'un de nous (L.), l'origine de l'idiosyncrasie doit être cherchée surtout, ainsi que nous l'avons dit déjà, dans la sensibilité des organes hématopoïétiques (1). Les éruptions résultent alors de l'action du milieu sanguin modifié sur les cellules vasculaires de la peau (2).

La liste des médicaments qui déterminent des accidents cutanés est des plus longues; nous ne ferons que mentionner *le benzoate de soude, le borate de soude, l'acide phénique, l'acétate de potasse, l'acide borique, l'aconit, l'antimoine, les cantharides, le chlorate de potasse, le chloroforme, la digitale, le goudron, l'huile de morue et de ricin, l'ipéca, la noix vomique, le phosphore, l'essence de térébenthine.*

Nous insisterons, en raison de leur fréquence ou des caractères tout particuliers qu'elles présentent, sur les éruptions dues à l'*antipyrine*, au *chloral*, à la *belladone* et à l'*atropine*, à l'*opium* et à la *morphine*, aux *iodures* et *bromures alcalins*, à la *quinine*, l'*iodoforme*, aux *balsamiques* (*copahu, cubèbe*), au *mercure et à ses composés*, au *nitrate d'argent*, à l'*arsenic et à ses composés*, à l'*acétate de thallium*, au *salicylate de soude* (L.).

CARACTÈRES PARTICULIERS

ANTIPYRINE. — Les lésions cutanées d'origine antipyrinique sont fréquentes et ont été souvent méconnues (3). La susceptibilité individuelle peut se révéler de suite, ou après huit et dix jours. Grancher a fait remarquer que, si l'on cesse le médicament chez des individus au moment où les accidents éruptifs sont apparus, de nouveaux accidents surviennent dès que de nouvelles doses sont administrées. La saturation de l'organisme persiste ainsi pendant quelque temps.

Parfois, les éruptions se sont développées une dizaine de minutes, et même moins (H. Fournier) (4), après l'ingestion d'antipyrine. En

---

)1) Le germe de cette dernière théorie se trouve dans une hypothèse déjà ancienne de Behrend. Pour cet auteur, les corps toxiques amènent, chez certains individus, la formation, dans le milieu sanguin, de corps toxiques secondaires qui provoquent des éruptions en irritant le système nerveux.

(2) Il paraît probable que dans la plupart des éruptions médicamenteuses, sinon dans toutes, il existe des lésions sanguines. Cependant, nous n'avons pas encore étudié un assez grand nombre de cas pour pouvoir formuler une conclusion générale (L.).

(3) Apolant, *Die Antipyrin Exantheme*)Arch. f. Derm., 1898).

(4) H. Fournier, *Eruptions provoquées par l'antipyrine, Journ. des mal. cut. et syphilit.*, 1892.

général, si l'éruption suit la première dose, elle survient au bout de deux à quatre heures.

SYMPTÔMES. — Ces éruptions revêtent des types multiples. L'antipyrine réalise tous les types d'érythème : érythème papuleux, érythème simulant la roséole syphilitique, érythème simulant la rougeole, érythème noueux (Baudoin), papules syphiloïdes des mains (A. Fournier), érythème iris, érythème en nappes, parfois avec ecchymoses prédominant sur les faces d'extension, ou scarlatiniforme, suivi d'une desquamation en fines lamelles, ou en larges lambeaux qui survient au bout de quarante-huit heures. L'urticaire vulgaire a été signalée, ainsi que des œdèmes, fugaces, mais très intenses, développés dans les régions à tissu cellulaire lâche telles que les paupières, le prépuce.

Ces érythèmes peuvent s'accompagner de formations bulleuses, parfois généralisées, s'étendant même aux muqueuses buccales. Dans un cas de Petrini, l'éruption simulait un pemphigus ; les bulles, tendues, résistantes, remplies d'un liquide citrin, furent suivies d'exfoliation locale, et de pigmentation. Sur les muqueuses, les bulles sont communes ; elles déterminent des érosions et même des fausses membranes ; non seulement la bouche, mais aussi la vulve peuvent être intéressées; Tonnel et Raviart ont pu reconnaître la présence de l'antipyrine dans les bulles.

On a également observé des plaques érythémato-vésiculeuses, et même des vésicules groupées au contact les unes des autres, sans érythème, figurant des bouquets d'herpès.

Ces lésions d'érythème peuvent devenir purpuriques aux membres inférieurs. Grandclément a vu également se développer des plaques ecchymotiques sur la face, autour des paupières, sur le dos des mains et autour de l'anus.

Apolant distingue deux types d'éruptions antipyriniques généralisées : le type, qui est morbilliforme le plus commun, et le type scarlatiniforme.

L'éruption *morbilleuse* survient de trois à quatorze jours après l'absorption d'antipyrine ; elle prédomine sur les faces d'extension des membres, le dos, les extrémités, mais respecte en général le visage et la face tactile des mains et des pieds; par exception, le visage est pris et même l'éruption peut y prédominer. La desquamation est rare. Cette forme ne s'observe guère qu'après l'emploi de doses élevées; elle guérit rapidement dès qu'on supprime le médicament. Elle peut être fébrile, surtout chez l'enfant.

L'érythème *scarlatiniforme* s'accompagne beaucoup plus souvent de signes généraux et ceux-ci sont plus graves ; outre la fièvre, on a noté de la dyspnée, de la cyanose, de la tachycardie, du nystagmus, de l'albuminurie, des vomissements, de la diarrhée, et une faiblesse extrême ; la rate se tuméfie.

Cette forme se combine parfois à des éruptions rappelant l'urticaire, vésiculeuses ou bulleuses.

La plus caractéristique des éruptions dues à l'antipyrine est celle qui a été décrite par Brocq sous le nom d'*érythème pigmenté fixe*. Ce sont des plaques bien limitées, rarement uniques, arrondies ou ovalaires, peu nombreuses, siégeant en un point quelconque du corps; elles sont érythémateuses, et s'accompagnent, à leur début,. d'œdème; puis elles prennent rapidement une couleur rouge foncé; au moment de leur apparition, elles s'accompagnent de tension, de cuisson et de prurit. Elles sont parfois très étendues; leur diamètre peut être de 6 à 8 centimètres, et c'est là un de leurs caractères principaux. Parfois, leur surface est mamelonnée. On y a observé des phlyctènes suivies de desquamation.

Bientôt, tous les phénomènes subjectifs se calment, et au centre des plaques, paraît une teinte pigmentaire qui s'étend peu à peu à tote leur surface, et devient de plus en plus foncée, parfois très sombre et même noirâtre, mais toujours plus intense au centre. Si le malade absorbe à nouveau de l'antipyrine, l'érythème et les phénomènes subjectifs reparaissent *toujours aux mêmes points*.

La disparition des lésions est excessivement lente.

Morel Lavallée a vu l'érythème pigmenté persister pendant six ans; il en a signalé le siège habituel aux points de pression par la ceinture, le corset, le col). Les régions génitales, la région voisine de l'orifice buccal, les mains et les pieds sont également atteints avec prédilection. Les plaques sont distribuées sans aucune régularité.

Au niveau de la verge, les lésions peuvent prendre une couleur absolument noire et persistante (A. Fournier).

Sous toutes leurs formes, les éruptions d'antipyrine sont fréquemment prurigineuses et précédées à leur début par de la tension et de la cuisson cutanées. Outre les bulles des muqueuses et les érosions consécutives, on a observé des phénomènes de catarrhe analogues à ceux que provoque l'iodure de potassium, du coryza, de la conjonctivite, et aussi des épistaxis. D'après Blaschko, les muqueuses peuvent être seules intéressées par l'antipyrine.

Jaksch a remarqué que l'antipyrine tend à donner à diverses éruptions un caractère hémorragique, en particulier à celles de la rougeole et de la scarlatine.

Apolant a signalé des faits importants en ce qui concerne la sensibilité des malades à l'antipyrine : parfois, elle reste constante, c'est-à-dire qu'après l'absorption d'une dose déterminée les accidents sont constamment les mêmes dans leur mode d'apparition, d'extension, de forme, d'intensité et de durée; par exception, elle est décroissante; on a même cité un ou deux faits d'immunité acquise. Quand elle est croissante, ce qui est le plus habituel, elle se traduit par l'augmentation de l'extension, ou de l'intensité des lésions et par la diminution du temps d'incubation ; parfois, des accidents identiques surviennent après l'absorption de doses de moins en moins fortes. Enfin, l'idiosyncrasie peut être oscillante.

Les régions où se développe l'érythème fixe présentent une sensibilité locale : d'après Apolant, l'application d'une pommade chargée d'antipyrine y provoque des lésions, alors qu'elle ne détermine aucun accident dans d'autres régions.

Souvent, les éruptions antipyriniques continuent à se produire après élimination complète par le rein. Le rôle de l'imperméabilité rénale est donc très secondaire.

CHLORAL. — Au début de l'intoxication chloralique, la face est rouge, la respiration est gênée, il y a des bouffées de chaleur (Bouju). Les érythèmes ont, dans de nombreux cas, des caractères assez particuliers : les taches, les saillies papuleuses ou ortiées sont parfois très étendues, et offrent souvent, dès leur début, une teinte foncée, lie de vin, rare dans les autres éruptions médicamenteuses ; les lésions envahissent de préférence la face, les membres au niveau des grandes articulations, les mains, les pieds et tous les points de pression. Le purpura chloralique a été quelquefois observé.

Les formes exanthématiques sont communes, et prennent habituellement le type rubéolique. A la face, les taches s'accompagnent de conjonctivite et d'une rougeur diffuse, parfois déterminée par la confluence de larges plaques ; la bouche est sèche ; on peut constater, à la face interne des joues et sur le palais, des taches congestives. Parfois, on observe une desquamation superficielle lorsque la rougeur disparaît.

Ces éruptions sont rarement prurigineuses.

BELLADONE ET ATROPINE. — La belladone et l'atropine déterminent des érythèmes éphémères qui sont presque toujours scarlatiniformes, et ne se distinguent, au point de vue objectif, de la scarlatine vraie que par un pointillé moins marqué. Ces « rash » atteignent surtout la face et la nuque ; quelquefois ils se généralisent. Ils s'accompagnent souvent de délire et d'un état général grave. Ils sont prurigineux, durent de quelques heures à un jour ou deux au plus et disparaissent sans laisser de traces.

OPIUM ET MORPHINE. — Les éruptions provoquées par ces agents sont habituellement érythémateuses ; elles comptent parmi les plus prurigineuses ; on sait même que ces médicaments peuvent déterminer du prurit sans autre accident cutané. Leurs érythèmes ont en général le type scarlatiniforme et sont suivis de desquamation ; on a signalé concurremment des lésions papuleuses et urticariennes.

Les injections de morphine déterminent parfois de l'urticaire. Elles sont souvent suivies de la formation de nodules indurés.

IODURE DE POTASSIUM. — L'emploi interne de l'iode ne paraît pas déterminer d'accidents cutanés, mais il en est tout autrement de ses sels alcalins, les iodures de potassium, de sodium et d'ammonium. Les éruptions iodopotassiques, sont les mieux connues ; celles qui sont dues à l'iodure de sodium (Wickham) et à l'iodure d'ammonium paraissent offrir des caractères identiques (1).

ÉTIOLOGIE. — Les complications cutanées de l'iodisme, comme ses autres accidents, s'observent à tout âge. Certaines altérations organiques, l'artério-sclérose, la néphrite sous ses diverses formes, jouent parfois un rôle prédisposant. Les doses employées ont peu d'importance. Les psoriasiques, traités par l'iodure de potassium à la dose de 20, 30 grammes par jour, ont rarement des accidents ; des doses très faibles, même inférieures à 50 centigrammes, absorbées une seule fois, peuvent en déterminer chez les individus sensibles. On a prétendu que les malades sensibles aux iodures l'étaient aussi à d'autres médicaments ; ce fait, qui serait très important au point de vue de la pathologie générale des éruptions médicamenteuses, reste à démontrer.

Au cours d'un traitement par l'iodure de potassium, les accidents cutanés surviennent, en général, au bout de cinq jours (Gémy), mais parfois beaucoup plus tôt, après vingt-quatre heures seulement. Par contre, l'intolérance ne se développe quelquefois qu'au bout de quinze, vingt, vingt-cinq jours.

L'idiosyncrasie joue là, en somme, un rôle prédominant comme dans toutes les éruptions médicamenteuses ; elle peut être acquise et persister ensuite indéfiniment ; l'un de nous (H.) a vu survenir chez un individu qui avait pris impunément chaque jour, pendant plus de six mois, de 6 à 10 grammes d'iodure de potassium, des nodosités souscutanées ; depuis lors (il y a plus de vingt ans), l'éruption se reproduit constamment chez ce même sujet, au bout de peu de jours, chaque fois qu'il prend de nouveau ce médicament, même à doses très modérées (2). Certaines formes sont liées à l'action directe et à l'élimination de l'iodure par la peau : certains auteurs ont trouvé de l'iode dans les pustules acnéiques.

On peut se demander si les micro-organismes de la peau ne joueraient pas un rôle important dans certaines formes d'éruptions iodiques (folliculite, forme anthracoïde, ulcéreuse, etc.); l'un de nous (H.) a objecté à cette manière de voir que ces éruptions présentent des caractères spéciaux; l'étude bactériologique pourra seule trancher ce problème.

SYMPTÔMES. — Les *folliculites*, l'*acné iodique* sont des accidents presque banals à la suite de l'emploi de l'iodure de potassium. On les observe surtout chez des individus à peau grasse, atteints d'acné vulgaire. Les régions qu'occupe celle-ci sont les lieux d'élection et de prédominance de l'acné iodique, mais, souvent aussi, on trouve des éléments sur toute la surface du corps, sauf à la paume des mains et à la plante des pieds. Les papules et les papulo-pustules sont

(1) BESNIER, *A. D.*, 1885. — HALLOPEAU, *A. D.*, 1888. — GÉMY, *A. D.*, 1891.
(2) HALLOPEAU, *Bull. de la Soc. de thérap.*, 1885.

remarquables par leur évolution rapide, leur caractère inflammatoire, leur suppuration abondante, leur disparition complète après
suppression du médicament.

Les autres complications cutanées de l'iodisme sont plus rares.
Beaucoup sont l'exagération des lésions de folliculite : on peut voir
de véritables tubercules, d'un rouge livide, centrés par une vésicule
purulente que traverse un poil, et qui s'exulcèrent au centre.

Sous le nom de *dermatite tubéreuse*, d'*acné anthracoïde iodo-
potassique*, on a décrit des plaques saillantes, *en macarons*, à bords
taillés à pic, quelquefois à base étranglée, entourées d'une aréole
hypérémique ; la peau ambiante peut être infiltrée. La surface des
plaques est recouverte de croûtes jaunâtres ; au-dessous, on trouve
des pertuis, de petites ulcérations distinctes les unes des autres, et, à
la pression, on peut faire sortir de chacune d'elles un liquide purulent clair.

Ces lésions, décrites par Duhring, Besnier, l'un de nous (H.), guérissent en laissant une tache pigmentaire ; parfois, leur surface prend
un aspect papillomateux.

Des croûtes impétigineuses jaunâtres, étalées sur la face, s'observent à la suite de lésions vésiculo-pustuleuses multiples ; elles recouvrent des ulcérations irrégulières, une suppuration abondante. Les
placards impétigineux d'origine iodique sont plus réguliers que ceux
de l'impétigo vulgaire ; une aréole d'un rouge vineux les entoure.
Dans la barbe, les cheveux, on trouve des croûtes épaisses ; des lésions
identiques s'observent sur le tronc et les membres. Des lésions végétantes ont été signalées par l'un de nous (H.) ; elles peuvent simuler
des syphilides condylomateuses.

D'autres éruptions iodiques rappellent l'érythème polymorphe sous
toutes ses formes, érythémateuse simple, figurée ou non, ortiée,
noueuse, vésiculeuse et bulleuse, purpurique. On a signalé des érythèmes exanthématiques, rubéoliques en général.

De toutes ces manifestations, le *purpura* s'observe le plus communément. En général, ses taches ne siègent qu'aux membres inférieurs ; elles sont peu étendues et peu nombreuses ; dans un cas de
Raymond, les membres supérieurs étaient également envahis.

Des nodosités cutanées ou sous-cutanées peuvent simuler celles
de l'érythème noueux vulgaire. Cependant, elles sont moins
nombreuses ; elles siègent le plus souvent à la partie antérieure de
la cuisse ; la peau ne se colore pas ou ne prend qu'une teinte rosée à
leur niveau ; elles s'affaissent rapidement dès que l'influence médicamenteuse cesse de s'exercer (1). Parfois, ce sont des infiltrations
noueuses de la peau, qui peuvent aboutir à l'ulcération, à l'état végétant. Pellizzari a observé le sphacèle central et l'élimination complète.

(1) Hallopeau, *loc. cit.*

Les éruptions bulleuses (pemphigus iodique) ont été signalée en 1871, par O'Reilly, comme des manifestations de l'iodisme; elle ont depuis lors été étudiées par Hyde, Besnier, Hutchinson, l'u de nous (H.) et d'autres auteurs; elles se développent au visage aux avant-bras et sur les mains, parfois sur la langue. Leur caractères sont loin d'être identiques dans tous les cas; c'est ains que, dans un fait de Pellizzari, l'éruption a été accompagnée d'acci dents généraux comparables à ceux qui marquent l'invasion d'une pyrexie. En général, elles sont précédées par des taches hypéré miques qui peuvent être papuleuses; d'autres fois, au contraire, la bulle est la lésion initiale, la rougeur ne se développe que secon dairement et avec une faible intensité (1). A la période d'état, la bulle est volumineuse (elle peut atteindre le diamètre d'une pièce de cinq francs); elle forme une saillie parfois d'un centimètre de hauteur, très tendue et ferme, douloureuse au toucher, remplie d'un liquide séreux, purulent, ou hémorragique, parfois de produits consistants, demi-solides, dans lesquels on trouve des globules de pus et des cellules épidermiques; souvent, à la face et aux mains, ces bulles, arrondies ou polycycliques, s'associent à un œdème intense. Dans un fait observé par l'un de nous (H.), le décollement épider mique portait sur la partie moyenne du corps muqueux; le contenu des bulles était recouvert par toute l'épaisseur de la couche cornée considérablement hypertrophiée.

La rupture des bulles est parfois suivie de suppuration avec for mation de croûtes, parfois d'ulcérations. L'un de nous (H.) indiqué qu'il peut survenir constamment, chez le même sujet, un travail de prolifération conjonctive et épithéliale qui se traduit par la production de saillies végétantes ordinairement disposées en cer cles et analogues aux condylomes vénériens (2).

Parmi les éruptions iodiques, certaines sont prurigineuses.

L'iodure de potassium peut déterminer les lésions sanguines et cutanées de la dermatose de Duhring (3), fait extrêmement important pour la pathogénie de cette maladie (Voy. *Dermatose de Duhring*).

La suppression du médicament amène la guérison, mais les acci dents graves peuvent persister pendant deux, trois mois; s'il a existé des végétations, des ulcérations, elles peuvent laisser des cicatrices irrégulières, indélébiles, d'ordinaire légèrement déprimées, décolorées, de forme arrondie on polycycliques; elles peuvent prendre l'aspect de brides saillantes ou se rétracter et déformer la face au point de lui donner l'aspect d'un lupus atrophique et de nécessiter une auto-

---

(1) Hallopeau, *Des éruptions pemphigoïdes d'origine iodiques (Bull. de la soc. médic. des hôpitaux, 1881).*

(2) Hallopeau, *Sur une forme végétante et atrophique de pemphigus iodique.* (*A. D.,* 1888.)

(3) Leredde, *Une hématodermite toxique.* (*Presse méd. déc.* 1898).

plastie (H). Arnozan a constaté un état mamelonné persistant de la face à la suite de bulles. Dans un cas de l'un de nous (H.), les bulles se développèrent sur les cornées et la cécité en fut la conséquence.

Au point de vue *diagnostique*, nous devons insister sur l'importance des phénomènes de catarrhe des muqueuses, la conjonctivite, le coryza, l'angine. Parfois, l'intoxication iodo-potassique s'accompagne de fièvre.

Il faut avoir soin, chez les syphilitiques traités, de ne pas confondre les lésions iodiques avec les syphilides; c'est à la suite de telles erreurs de diagnostic qu'on a surtout observé les formes d'iodurides graves.

Le *traitement* consiste dans une asepsie rigoureuse des surfaces malades (pansements à l'eau bouillie, à l'eau boriquée, au sublimé à 1 p. 5000, etc.). Les végétations peuvent être touchées avec l'acide chromique au tiers, le nitrate d'argent à 1 p. 50.

Féré recommande les bains généraux additionnés de 40 milligrammes de permanganate de chaux par litre.

BROMURE DE POTASSIUM. — Tous les bromures médicamenteux, ceux de sodium, d'ammonium, de lithium, de fer, de calcium, de strontium, sont susceptibles d'amener des éruptions, mais, en raison de leur fréquence, on connaît surtout celles que provoque le bromure de potassium.

ÉTIOLOGIE. — Ces éruptions surviennent chez les sujets prédisposés, presque toujours à la suite d'une absorption prolongée et de l'accumulation du médicament dans l'organisme. Les éruptions sont particulièrement communes chez les épileptiques qui ont été traités avec continuité.

Kaposi a observé des accidents cutanés chez un enfant au sein dont la mère absorbait du bromure de potassium.

La présence du brome a été signalée dans les pustules (Guttmann, Jacquet).

Le rôle des micro-organismes de la peau est sans doute le même ici que dans les éruptions iodiques; les éruptions bromiques se rapprochent du reste de celles-ci par de nombreux caractères.

SYMPTÔMES. — L'*acné bromique* est constituée par des papules, des nodosités dures, de couleur assez claire au début, puis d'un rouge foncé ou violacé, qui aboutissent, ou non, à la pustulation. Souvent l'induration de la base est assez prononcée; on constate une aréole inflammatoire.

Ces lésions occupent la face, la partie supérieure du tronc, les membres; souvent, elles prédominent aux membres inférieurs. Leur nombre peut être considérable; elles déforment ainsi le visage.

L'évolution des éléments est lente; en général, ils aboutissent à une cicatrice violacée sous laquelle on trouve une base indurée.

Quelquefois, les lésions sont plus graves et plus complexes.

On observe des plaques saillantes, bourgeonnantes, de couleur foncée, très molles, non douloureuses ; leur surface se recouvre de croûtes brunes, épaisses, ou est dénudée ; on voit alors des pustulettes et des orifices multiples ; à la pression, on obtient du pus et souvent du sang. Ces plaques ne s'accompagnent d'aucune infiltration profonde. Parfois, elles prennent un caractère inflammatoire ; la peau est, tout autour, rouge et chaude. Elles se terminent par des macules.

Les plaques saillantes peuvent se rencontrer au visage, aux membres inférieurs.

Des ulcérations ont été décrites à la suite de l'acné bromique, ulcérations suintantes, à fond souvent papillomateux et végétant.

On a observé encore des lésions microbiennes de la peau, sans caractères propres, pustules d'ecthyma, furoncles, anthrax.

Des bulles volumineuses, occupant le dos des mains, ont été observées dans l'intoxication bromo-potassique comme dans l'intoxication ioduriques, mais à titre exceptionnel (1).

Il existe d'autres formes éruptives rares : ce sont des lésions d'érythème parfois généralisé, de type rubéolique, douloureux, fébrile ; des indurations violacées, siégeant surtout aux membres inférieurs, rappelant l'érythème noueux, quelquefois compliquées de vésicules et d'ulcérations, se terminant par desquamation ; des pomphi urticariens. Voisin a observé la pigmentation de la face.

Le prurit est rare ; cependant Besnier a observé des phénomènes de prurigo intense et persistant.

Rappelons que les éruptions bromuriques ne s'accompagnent que très rarement de manifestations du côté des muqueuses. L'haleine des malades est habituellement fétide.

Le *traitement* est le même que celui des éruptions ioduriques. Féré a insisté sur l'utilité de l'antisepsie intestinale.

QUININE. — Les éruptions dues à la quinine sont rares ; ce sont surtout des érythèmes limités, souvent de type urticarien ; la forme érythémateuse généralisée est exceptionnelle ; dans un cas de Leggatt, tout le tégument était intéressé, à l'exception de la paume des mains et de la plante des pieds. L'éruption peut être scarlatiniforme, s'accompagner d'œdème intense, et se terminer par desquamation.

Des formes bulleuses, rares également, peuvent simuler un érythème polymorphe. Le prurit y a été souvent signalé.

Brocq s'est demandé s'il n'existait pas des éruptions érythémato-pigmentées fixes, d'origine quinique, analogues à celles de l'antipyrine.

Le début des éruptions peut être marqué par des signes généraux (fièvre, malaise...), analogues à ceux des éruptions d'origine antipyrinique.

IODOFORME. — L'iodoforme étant beaucoup plus fréquemment employé à titre externe que par voie interne, les éruptions d'origine

_____

(1) Jacquet, *A. D.*, 1886 et 1889.

externe sont nécessairement les plus communes (Voy. *Dermatites de cause chimique* p. 247); cependant, on a observé à la suite de l'absorption par voie digestive ou de la respiration de vapeurs d'iodoforme (Touton), des accidents cutanés constitués par des papules, des vésicules et des bulles. Janovski a vu un cas de purpura. Ces accidents sont associés en général à des phénomènes d'intoxication générale grave, fièvre, troubles nerveux, troubles gastriques.

BALSAMIQUES. — (COPAHU-CUBÈBE). — Les éruptions dues aux balsamiques s'observent exclusivement chez des individus atteints de blennorragie ; c'est là un fait des plus remarquables que Besnier, Perrin ont mis en lumière. D'autre part, les caractères des éruptions qui surviennent chez des blennorragiques n'ayant pris aucun balsamique peuvent rappeler de très près celles qui paraissent dues à ces agents.

Les éruptions se développent, en général, de deux à huit jours après le début du traitement par l'opiat. Les cas bénins sont de beaucoup les plus fréquents, et aussi les plus caractéristiques : on observe, autour des grandes articulations, surtout des genoux, des coudes, des poignets, des malléoles, particulièrement du côté de l'extension, ainsi que sur la face dorsale des mains et des pieds, des taches rosées ou rouges, prurigineuses, qui deviennent papuleuses, parfois nettement ortiées. Bazin a signalé l'œdème des tissus sous-jacents.

Les saillies érythémateuses ont des bords précis ou irréguliers ; souvent, elles deviennent confluentes et se disposent en plaques à contours déchiquetés. Elles peuvent se développer à distance des articulations, et l'éruption se généralise parfois de cette manière.

Les lésions persistent de deux à quatre jours, puis disparaissent; parfois, elles s'accompagnent d'une fine desquamation.

Des accidents cutanés plus graves ont été observés; on a signalé toutes les formes d'érythèmes, limités ou généralisés, de préférence scarlatiniformes morbilliformes, parfois purpuriques, aux membres inférieurs, ou bulleux (Hardy).

Dans leurs formes étendues, les éruptions balsamiques sont, en général, précédées par des prodromes, tels que de la fièvre, de la céphalée, de l'inappétence; au bout de deux jours, l'éruption apparaît, précédée ou accompagnée de prurit et de troubles oculaires, pharyngés, laryngés (conjonctivite, angine et laryngite superficielles).

Même sous cette forme intense, les éruptions sont sans gravité ; elles sont souvent suivies de desquamation, leur durée est de huit à dix jours. La blennorragie n'est pas modifiée par ces complications.

Les éruptions balsamiques disparaissent spontanément, même si on continue l'emploi du copahu (Besnier). Lorsque le malade après l'avoir cessé, le reprend à une période ultérieure, il est exposé à une nouvelle éruption, mais souvent elle ne se produit pas.

Le *diagnostic* des éruptions balsamiques est facile dans les cas ordinaires, grâce au siège exclusif ou à la prédominance de lésions érythémateuses, papuleuses, ortiées sur certaines régions, et au prurit. Les autres formes n'ont aucun caractère spécial ; le diagnostic ne se fait que par les commémoratifs.

Il est impossible de distinguer les éruptions dues au cubèbe de celles que produit le copahu, car les premières sont rares, mal déterminées.

En général, on a affaire à des éruptions mixtes, les deux médicaments ayant été associés sous forme d'opiat.

Le santal a été accusé de provoquer des éruptions analogues à celles du copahu.

MERCURE. — Synonymie : *Hydrargyrie cutanée.*

Étiologie. — Quand elle est due à une cause externe (applications de pansements de sublimé), l'*hydrargyrie cutanée* se développe d'abord sur les régions qui ont été en contact avec les composés mercuriels ; c'est ainsi que, consécutivement à des injections vaginales, elle se manifeste à la partie interne des cuisses ; mais, rapidement, elle peut envahir de nouvelles régions. Les lésions sont alors aussi étendues que dans les éruptions de cause interne, tout en étant plus intenses sur les points qui ont été irrités à l'origine (1).

Tous les composés mercuriels, solubles ou insolubles, absorbés par voie digestive, pulmonaire, sous-cutanée, intra-musculaire, ou intra-veineuse, peuvent déterminer des réactions toxiques de la peau. La dose, la durée d'administration du mercure ont une importance secondaire : la susceptibilité individuelle joue le premier rôle.

L'absorption du calomel par l'intestin est une cause fréquente d'hydrargyrie.

Le mode d'administration et la variété des sels employés sont à considérer : tel individu, sensible au protoiodure, ne le sera pas aux frictions. Les récidives sont communes quand on reprend l'administration du mercure chez des sujets qui ont déjà eu des éruptions. Cependant, la sensibilité paraît moins durable pour cet agent que pour d'autres toxiques et peut disparaître chez certains individus.

Les lésions viscérales qui retardent l'élimination mercurielle (affections vasculaires et rénales) prédisposent aux accidents cutanés.

Fait remarquable, les accidents cutanés n'existent pas toujours dans les intoxications mercurielles même sérieuses, et ils ne sont pas toujours accompagnés d'autres accidents toxiques ; la stomatite elle-même n'est pas constante. On a constaté, dans certains cas, l'élimination du mercure par la peau, bien que la sueur ne serve qu'accessoirement à l'élimination du médicament.

Symptômes. — Il existe des faits d'érythème rubéolique, d'urticaire, ·

---

(1) Morel Lavallée, *Hydrargyrie pathogénétique (Revue de médecine*, 1891).

de purpura, d'origine mercurielle ; en général, ces accidents s'associent à ceux que nous allons décrire (1).

Dans l'intoxication d'origine interne comme dans celle d'origine externe, l'éruption suit souvent de près l'administration du mercure ; souvent, elle apparaît d'abord sur les aines, la face interne des cuisses, la partie inférieure de l'abdomen, le scrotum ; elle est précédée par un prurit intense, avec sensation de chaleur et sécheresse de la peau. Elle peut se limiter aux régions primitivement envahies ou s'étendre au tronc, en particulier aux aisselles, et se généraliser, en prédominant sur les faces de flexion et dans les plis.

On observe d'abord de petites taches rouges, légèrement saillantes, nettement arrondies, développées (Besnier) autour des orifices sébacéo-pilaires. L'exanthème, à ce moment rubéolique, devient scarlatiniforme par extension des taches qui entrent en confluence au moins sur le tronc : elle restent fréquemment isolées sur les membres ; elles peuvent être purpuriques aux extrémités inférieures.

La peau a une couleur rouge sombre. Souvent, elle offre un pointillé analogue à celui de la scarlatine ; elle est tendue, tuméfiée, épaissie. A la face, aux paupières surtout, et aux parties génitales, l'œdème devient apparent, parfois excessif.

La vésiculation est presque fatale : les vésicules sont extrêmement fines se rompent rapidement, et une période de suintement s'établit. Les phases anatomiques rappellent ainsi celles de l'eczéma, d'où le nom d'*eczéma mercuriel*. Des phlyctènes s'observent dans les cas graves, surtout dans les régions où la couche cornée est résistante, telles que les paumes des mains, les plantes des pieds. Le malade exhale une odeur fétide.

Le suintement est formé par un liquide séreux, poisseux, collant. Dans les plis, où il est très abondant, le corps muqueux est mis à nu. Dans les autres régions, la desquamation peut s'établir sans suintement appréciable ; elle a lieu du huitième au dizième jour.

Sur les plis, les régions de flexion, les squames sont fines, irrégulières, minces ; sur les faces d'extension, elles sont larges et plus épaisses. A la paume des mains, à la plante des pieds, la desquamation se traduit par la formation de véritables lambeaux cornés et de doigts de gant. Des exfoliations successives peuvent se produire ; la peau peut rester dure et écailleuse. On a observé la rougeur et la desquamation des muqueuses buccale et pharyngée.

Dans certains cas, peut-être par le mécanisme d'une infection secondaire, au lieu de squames, on observe des croûtes, minces ou épaisses, molles ou résistantes : le visage peut être ainsi couvert de produits impétigineux. Au cuir chevelu, on constate une desquamation séborrhéique ou un état impétigineux.

(1) HALLOPEAU, *Le mercure, action physiologique et thérapeutique* (Paris. 1878).

A cette période où la peau est ouverte, on observe, dans les cas graves, chez les sujets profondément intoxiqués, des accidents d'infection cutanée plus sérieux, tels que furoncles, idrosadénites, abcès superficiels et profonds, ulcérations et gangrènes de la peau. La fièvre est commune. Les inoculations sont souvent le fait du grattage : le prurit se prolonge jusqu'à la disparition de toute rougeur cutanée.

La chute des poils et des ongles est fréquente. On a signalé des lésions unguéales, sans périonyxis (épaississement, déformation, effritement...).

Les accidents cutanés de l'hydrargyrisme peuvent persister pendant un temps extrêmement long après la suppression du médicament. La desquamation commence du deuxième au quarantième jour, et peut se prolonger pendant cinq mois (Morel Lavallée).

Des phénomènes généraux précèdent et accompagnent l'éruption dans les cas graves. La température peut s'élever à 40°, accompagnée de frissons, de sueur. L'anorexie est absolue ; la prostration, très marquée, s'accompagne d'accidents nerveux graves d'ictère, de dyspnée... ; nous n'avons pas à insister sur ces complications non plus que sur les autres accidents viscéraux de l'intoxication (1).

Alley (1804) a distingué, dans l'intoxication mercurielle, une forme bénigne limitée sans symptômes généraux, une forme fébrile limitée ou généralisée, et une forme maligne avec accidents généraux graves pouvant entraîner la mort.

DIAGNOSTIC. — Il importe de se rappeler, pour le diagnostic, que l'absorption d'une pilule mercurielle, une injection vaginale, une prise de calomel, peuvent être suivies d'hydrargyrie cutanée.

Au visage, les éruptions hydrargyriques peuvent simuler l'érysipèle ; mais elles ne le font que dans les formes généralisées ou dans les hydrargyries d'origine externe, et, dans un cas, les lésions du corps, dans l'autre, les commémoratifs permettent le diagnostic. Du reste, la vésiculation et le suintement établis, aucune confusion n'est possible.

Les phases de vésiculation et de suintement n'appartiennent pas aux érythèmes scarlatiniformes, mais on n'observe parfois le malade qu'à la période d'exfoliation : les commémoratifs permettent seuls alors de reconnaître l'hydrargyrie.

La scarlatine vraie ne débute pas dans les mêmes régions que l'hydrargyrie généralisée ; elle ne s'accompagne ni de suintement, ni de vésiculation. La desquamation commence alors que la rougeur disparaît sur les régions où l'éruption a commencé (Besnier).

TRAITEMENT. — L'élimination du mercure sera favorisée par tous

(1) Les lésions sanguines dans les éruptions mercurielles sont parfois extrêmement marquées. Dans un cas, nous avons trouvé une leucocytose s'élevant jusqu'à 18000, avec des altérations importantes de l'équilibre leucocytaire (L.).

les moyens possibles, particulièrement par les purgatifs et les diurétiques en tête desquels il faut placer le lait.

Pour éviter les infections secondaires, les pansements humides, à
l'eau bouillie, additionnée de 30 grammes de borate de soude par
litre seront indispensables; les croûtes seront enlevées par des pulvérisations : en somme, la peau sera mise dans un état d'asepsie
aussi parfait que possible.

NITRATE D'ARGENT. — Il existe un fait de Charcot où l'administration du nitrate d'argent fut suivie d'une éruption érythémato-papu-
leuse, prurigineuse. L'*argyrie* proprement dite est rare : elle est caractérisée par une pigmentation qui prédomine sur la face et les régions
de flexion ; les gencives sont également pigmentées; la pigmentation
a une couleur ardoisée spéciale.

ARSENIC. — Parmi les éruptions toxiques, les éruptions arséni-
cales sont celles qui ont les caractères les plus particuliers.

Elles ont été étudiées surtout par Imbert Gourbeyre, Bazin, Rollet,
Prince Morrow, Besnier, Rasch, G. Brouardel, Méneau (1).

Étiologie. — La peau est un des émonctoires essentiels de l'arsenic.
Cependant, les éruptions arsenicales médicamenteuses ne sont pas
très communes : la prédisposition individuelle joue ici encore le rôle
de facteur prédominant.

Dans les intoxications aiguës, les accidents cutanés sont fréquents.

Symptomes. — 1° *Éruptions par contact externe de l'arsenic et de
ses composés.*

Les éruptions dues à l'action directe sur la peau des composés
arsenicaux s'observent surtout chez les mineurs, les fabricants de
couleurs arsenicales, les ouvriers en fleurs artificielles, en papiers
peints (G. Brouardel).

Aux points de contact, survient de la rougeur, puis se développe une
dermatite douloureuse, avec formation de vésicules de pustules, et
parfois d'ulcérations : elle aboutit à une large desquamation. Méneau
insiste sur la chute des poils.

Souvent, des lésions érythémateuses, vésiculeuses, pustuleuses se
développent à distance, peut-être par transport direct, en particulier
aux organes génitaux externes où l'extension est très fréquente.

Le contact des composés arsenicaux peut du reste amener une
intoxication générale, suivie elle-même d'accidents cutanés semblables à ceux qui suivent l'ingestion par voie interne.

2° *Éruptions consécutives à l'absorption par voie interne.*

Les *intoxications aiguës* déterminent des accidents assez comparables à ceux que provoque le contact des composés arsenicaux,
mais plus graves. Ce sont fréquemment des lésions érythémateuses, érisypélatoïdes, vésiculeuses et vésiculo-pustuleuses; quelque-

---

(1) Rasch, *D. arsenicales (A. D.,* 1893). — G. Brouardel, *Thèse de Paris,* 1897. —
Méneau, *Éruptions arsenicales (A. D.,* 1897).

fois, des papules, rappelant les syphilides, mais moins cuivrées atteignant le cou, le visage, les mains (Méneau); quelquefois, de l'urticaire, du purpura, et même des lésions gangréneuses, par exception, une éruption bulleuse aiguë.

Les sièges préférés de ces éruptions sont le tronc, la racine des membres et les organes génitaux. Elles s'accompagnent habituellement d'un prurit quelquefois très intense. Souvent, elles aboutissent à la desquamation ; on a signalé même des lésions de desquamation sans lésion apparente sous-jacente.

Tous les accidents cutanés de l'intoxication aiguë peuvent s'observer dans l'*intoxication lente*, d'origine criminelle, professionnelle, ou médicamenteuse. D'autre part, lorsque l'intoxication aiguë guérit, elle peut se terminer par les accidents plus particuliers à l'intoxication chronique (kératose, mélanodermie).

On a vu survenir des érythèmes rubéoliques, scarlatiniformes ou même exfoliants (Rasch), des lésions vésiculeuses, pustuleuses, bulleuses, urticariennes, du purpura. Nielssen a observé fréquemment le zona signalé par Hutchinson.

Nous devons une mention spéciale aux œdèmes, à la mélanodermie, à la kératose et aux lésions des phanères.

Les *œdèmes*, en l'absence de néphrite, ont été fréquemment remarqués. Ils sont limités à une région quelconque du corps ou généralisés, passagers en général.

La *mélanodermie* généralisée, qui peut être consécutive à l'emploi de doses faibles, peu prolongées; c'est un accident rare; G. Brouardel n'en a réuni que 24 cas ; mais souvent, il existe des pigmentations limitées.

Ce sont des taches bronzées qui s'étendent peu à peu et peuvent confluer. Au degré le plus élevé, la peau peut devenir aussi noire que celle d'un nègre (Méneau). L'intensité n'est pas uniforme ; les régions exposées au contact de l'air sont beaucoup moins foncées que les autres, au contraire de la maladie d'Addison. La plante des pieds, la paume des mains restent indemnes dans les cas les plus généralisés (Schlesinger).

Mathieu a observé des formes où la pigmentation était parsemée de taches moins sombres, ou même de parties au niveau desquelles la peau avait sa coloration normale.

Parfois, la distribution de la pigmentation est commandée par des altérations de la peau : c'est ce qu'on peut observer chez des psoriasiques traités par l'arsenic; on a vu la pigmentation se localiser au niveau de plaques psoriasiques en évolution ou guéries.

La pigmentation disparaît lentement lorsqu'on cesse l'administration de l'arsenic; elle peut aboutir à la desquamation.

La muqueuse buccale peut présenter diverses lésions dues à l'arsenicisme telles que de la gingivite, des ulcérations. Sa pigmentation est exceptionnelle ; cependant, dans un fait récent, Enriquez et Lereboullet (1) ont observé une teinte ardoisée de la face interne des lèvres.

La *kératodermie* a été décrite par E. Besnier : elle se traduit par l'épaississement de la couche cornée à la paume des mains et à la plante des pieds ; quelquefois, la couleur est foncée avec quelques points d'hyperpigmentation ; parfois se développent des saillies cornées verruqueuses ; dans un cas de Juliano Hereira, elles avaient pour centre les orifices sudoripares. Hardaway a signalé la coexistence de saillies brunes et rugueuses au niveau des articulations sur la face dorsale des doigts. Radcliffe Crocker rattache l'hyperkératose à l'hyperhidrose plantaire et palmaire, fréquente au cours des empoisonnements par l'arsenic.

Enfin, Hutchinson a rapporté plusieurs cas où les lésions kératodermiques étaient devenues papillomateuses et avaient abouti à l'épithéliome avec mort consécutive.

Les *lésions des phanères* telles que l'alopécie totale ou partielle des altérations des ongles sont fréquentes.

SALICYLATE DE SOUDE. — Rathery (2) et Vulpian ont vu ce médicament provoquer des éruptions pemphigoïdes, sur le tronc et les extrémités.

ACÉTATE DE THALLIUM. — Jeanselme (3) a vu ce médicament, à la dose de 0,27 centigr. ingérés pendant trois jours, donner lieu à une alopécie des plus prononcées ; elle a pu être évaluée au tiers de la chevelure ; elle débuta au bout de quinze jours et persisté pendant plusieurs mois (H.). Les cheveux conservés présentaient un étranglement à quelque distance de leur émergence. Ce poison paraît concentrer ses effets sur la racine des cheveux. Les poils des sourcils deviennent également caducs (L.). Dubreuil a signalé un fait semblable.

ÉRUPTIONS PAR SUBSTANCES ALIMENTAIRES

Si diverses éruptions médicamenteuses ont, parfois, des caractères qui permettent de remonter à leur cause, il n'en est pas de même des vénéneuses, surtout des éruptions d'origine alimentaire, et nous n'avons qu'à énumérer les formes sous lesquelles elles se présentent et les principales substances qui peuvent les déterminer. Tout au plus peut-on observer que certaines substances, telles que les moules, donnent plus volontiers lieu à l'urticaire, d'autres à des érythèmes.

(1) Enriquez et Lereboullet, *Soc. méd. des hôp.*, juin 1899.
(2) Rathery, *Soc. méd. des hôp.*, 1881.
(3) Jeanselme, *Sur le mécanisme de l'alopécie produite par l'acétate de thallium* (S. F. D., 1898).

Les éruptions alimentaires se présentent sous forme d'érythèmes limités ou généralisés, rubéoliformes ou scarlatiniformes, parfois vésiculo-bulleux, d'œdèmes ortiés, d'urticaires, de purpura même ; parfois, elles revêtent le type eczématique.

Les aliments qui leur donnent lieu le plus fréquemment sont certains fruits, surtout les fraises, les framboises, les fromages fermentés, la charcuterie et tous les aliments conservés, les choux, les concombres, les truffes, le gibier sous toutes ses formes, les crustacés (homards, langoustes, écrevisses), de nombreux poissons de mer (harengs, sardines, dorades, maquereaux, saumons), les mollusques marins et, en particulier, les moules.

Il faut même signaler des substances telles que le café et le thé, certaines liqueurs, le vin de quinquina, etc.

Dans toutes ces éruptions, la sensibilité individuelle joue un rôle aussi considérable que dans les éruptions médicamenteuses.

Tel sujet a une éruption pour avoir mangé des fraises, et en aura dès qu'il recommencera, mais ni les moules, ni les truffes, etc., ne déterminent d'accidents chez lui ; inversement, d'autres sujets sont sensibles aux moules, et aux moules seules, etc.

Les individus chez lesquels ces éruptions s'observent sont souvent des sujets parvenus à l'âge moyen de la vie, appartenant aux classes aisées, ne dépensant que d'une manière insuffisante au point de vue physique, gros mangeurs, légèrement obèses et chez lesquels existe l'ensemble de troubles de la nutrition qu'on a synthétisé sous le nom d'arthritisme (L.).

ÉRUPTIONS D'ORIGINE TOXI-INFECTIEUSE DUES AUX DIASTASES ET AUX SÉRUMS

1° ÉRUPTIONS D'ORIGINE TOXI-INFECTIEUSE

Nous ne sommes pas fixés, en l'absence de données bactériologiques précises, sur la cause directe des éruptions qui caractérisent la *rougeole*, la *rubéole*, la *scarlatine*, la *variole* et la *varicelle*.

Les lésions cutanées de la variole et de la varicelle, à tous leurs stades, sont contagieuses; il faut donc admettre qu'elles résultent de la présence dans le tégument des agents pathogènes qui déterminent ces maladies ; par contre, dans la rougeole, la scarlatine, la rubéole, ces lésions ne sont peut-être pas contagieuses pendant toute leur durée; on peut se demander si elles ne se rapprochent pas, à une certaine époque, des érythèmes infectieux que nous allons étudier (L.).

Les rash rubéoliques ou scarlatiniformes qui précèdent l'éruption de la variole sont vraisemblablement en raison de leur mobilité, d'origine toxique.

En dehors de ces fièvres éruptives, il n'est peut-être pas de maladie infectieuse où l'on n'ait observé d'accidents cutanés, en particulier, l'érythème et le purpura.

Dans les *septicémies puerpérale, chirurgicale,* dans la *pyohémie,* on a signalé des érythèmes limités ou généralisés, pouvant prendre le type scarlatiniforme. Les *scarlatines puerpérales,* quand elles ne sont pas dues à l'intoxication mercurielle, sont considérées aujourd'hui comme d'origine toxi-infectieuse et dues sans doute au streptocoque.

Des érythèmes ont été signalés également au cours de la *scarlatine,* de *suppurations diverses,* de la *méningite cérébro-spinale épidémique,* de l'*endocardite infectante,* de l'*érysipèle,* de l'*ictère grave* et des *ictères infectieux.*

La fréquence de l'érythème polymorphe au cours de la *syphilis secondaire* a été remarquée par plusieurs auteurs.

Les taches rosées de la *fièvre typhoïde* ne sont peut-être pas d'origine toxique, car on y a signalé la présence du bacille d'Eberth. Il en est peut-être de même de l'éruption généralisée, papuleuse, puis pétéchiale du *typhus exanthématique.*

Au cours *de la vaccine,* on a signalé un érythème qui survient au troisième jour, au niveau du bras, puis se généralise et disparaît en quelques jours.

Nous n'insisterons que sur les éruptions liées à la *fièvre typhoïde,* à la *diphtérie,* au *choléra,* au *paludisme,* à la *blennorragie.*

Dans la *fièvre typhoïde,* il existe, d'après Hutinel et Martin de Gimard (1) deux formes d'érythème. L'une est bénigne, apyrétique. L'érythème envahit surtout les mains, les poignets, les coudes, les genoux et les fesses; il revêt le type rubéolique ou scarlatiniforme; quelquefois, ce type est hydroïque; on peut même observer des vésicules. Cet érythème se généralise parfois à tout le tronc, respectant en général la face, et se termine par desquamation; parfois, il se complique de taches purpuriques; il s'accompagne d'un léger prurit. L'autre forme ne se distingue au point de vue dermatologique que par un grand nombre de vésico-pustules, mais s'accompagne de fièvre, de diarrhée profuse, et aboutit à la mort.

Dans l'*érysipèle* (Chantemesse et Sainton)(2), on peut voir survenir, d'une manière précoce ou tardive, soit des érythèmes simples, papuleux, diffus, scarlatinoïdes, ortiés, soit des érythèmes purpuriques, soit des éruptions polymorphes. Ces éruptions se limitent parfois aux extrémités, en forme de paires de gants et de brodequins. La rougeur est plus accentuée au niveau des articulations phalangiennes; les régions olécrâniennes et malléolaires peuvent également être intéressées. On peut voir également, en pareil cas, un érythème scarlatiniforme qui, parfois, envahit la langue et le voile du palais.

(1) Hutinel et M. de Gimard, *Méd. mod.,* 1890.
(2) Chantemesse et Sainton, *Soc. méd. des hop.,* 1896.

Le *choléra*, au moment de la convalescence, peut s'accompagner d'érythème, en plaques isolées, identique à l'érythème polymorphe, ou d'érythème morbilleux ou scarlatiniforme : celui-ci prédomine autour des articulations et aux membres (1).

Dans la *diphtérie*, Mussy a décrit des érythèmes polymorphes rubéoliques, scarlatinoïdes, scarlatiniformes et desquamatifs, purpuriques, papulo-pustuleux (2).

L'érythème polymorphe peut se présenter sous tous les types connus ; le type scarlatinoïde respecte en général la face ; le type papulo-pustuleux a été observé par Unna ; il s'agissait d'un érythème des mains et des pieds, qui s'étendit aux avant-bras et aux bras ; les lésions se compliquèrent de pustules en nombre modéré.

Tous ces érythèmes sont récidivants. On les observe dans tous les types de diphtérie. Pour Mussy, ils auraient leur point de départ dans une infection pharyngée, ajoutée à la diphtérie, surtout d'origine streptococcique ; mais la notion que nous avons actuellement d'éruptions dues au sérum antidiphtérique permet d'en rapprocher les éruptions observées au cours de la diphtérie.

Les éruptions liées à la *malaria* peuvent se développer au moment des accès : on y a signalé l'herpès, l'urticaire, l'érythème noueux, le purpura. Des accidents analogues surviennent chez des paludéens qui n'ont aucun accès ; ils constituent une manifestation larvée d'impaludisme, sujette parfois à des poussées et à des rémissions qui ont la même régularité que les accès fébriles. Brocq a rapporté récemment un fait d'érythème papulo-vésiculeux développé sur la partie latérale du nez, qui subissait, un jour sur deux, le matin, une poussée, suivie d'une accalmie : cette affection guérit par le sulfate de quinine.

La cachexie paludéenne s'accompagne fréquemment de pigmentations.

Pendant longtemps, l'existence d'éruptions dues à la *blennorragie* a été niée, et celles qu'on observait chez les malades étaient attribuées aux balsamiques, mais on sait aujourd'hui que des éruptions peuvent s'observer chez des sujets atteints de chaudepisse qui n'ont pris aucun médicament. L'origine infectieuse de la blennorragie étant établie, ces éruptions doivent être rapprochées aujourd'hui de celles que déterminent les autres toxi-infections.

On y a signalé le purpura ; cependant L. Perrin fait des réserves à cet égard (3) : presque toujours, il s'agit d'érythèmes, qui peuvent être noueux, polymorphes, scarlatiniformes, rubéoliformes.

Les muqueuses sont parfois atteintes.

L'éruption est souvent précédée par des phénomènes généraux,

(1) Duflocq, *Thèse Paris*, 1886. — Queyrat et Broca, *Revue de méd.*, 1887.
(2) Mussy, *Thèse Paris*, 1892.
(3) L. Perrin, *Des déterminations cutanées de la blennorragie* (A. D., 1890).

fièvre, céphalée, courbature, qui disparaissent lorsque l'éruption a atteint son acuité.

La durée des éruptions est en moyenne d'un septénaire et ne dépasse guère huit à dix jours (Perrin); parfois, elles sont suivies de desquamation; on en a observé des formes éphémères.

Elles peuvent apparaître au début ou à la fin de la blennorragie, mais c'est surtout à la période d'état qu'elles se produisent de préférence.

On les observe beaucoup plus rarement chez la femme que chez l'homme; peut-être aussi leur cause est-elle plus facilement méconnue chez la première.

L. Perrin insiste sur une série de causes accessoires de ces éruptions, les excès, les fatigues; souvent, elles surviennent au moment de complications, telles que des épididymites, ou des arthropathies.

On peut admettre, avec Besnier, que les éruptions attribuées aux balsamiques et qu'on observe chez les blennorragiques sont liées en partie à l'infection gonococcique, puisque les balsamiques ne provoquent pas d'éruptions lorsqu'ils sont prescrits chez des malades atteints d'autres maladies.

Hyperkératose blennorragique. — Jacquet, Jeanselme, Vidal, ont décrit, chez certains blennorragiques, des altérations remarquables de la peau de l'extrémité des membres; elles s'observent surtout à la suite de blennorragies graves, infectantes, trois à cinq semaines après le début.

Il s'agit de productions hyperkératosiques, diffuses ou limitées, qui prédominent à la face plantaire des pieds. Elles forment fréquemment des élevûres coniques dont le diamètre varie de deux à dix millimètres; parfois très petites, elles peuvent atteindre un centimètre de haut; tantôt, ce sont des saillies coniques pourvues de plusieurs sommets, tantôt des bandes allongées. Leur couleur est celle qu'affectent toutes les productions cornées transparente. Quand elles sont anciennes, elles peuvent prendre des colorations sales dues à la pénétration des poussières atmosphériques. Leur consistance est dure. Elles sont souvent formées de couches stratifiées qu'on peut séparer les unes des autres; on peut les enlever. Au-dessous du talon, elles sont verruqueuses, souvent rouges, parfois villeuses. Elles peuvent se développer au-dessous des ongles et en provoquer la chute.

A la face palmaire des mains, les lésions sont de même ordre, mais moins intenses, moins exubérantes. Des lésions hyperkératosiques atténuées ont été observées dans toutes les régions du corps, et même à la face, au cuir chevelu et aux organes génitaux (Le Damany).

Ces lésions peuvent se développer en l'absence de tout rhumatisme blennorragique (Chauffard) (1).

Elles guérissent lentement, et récidivent presque toujours à l'occasion de nouvelles blennorragies (L.).

_____

(1) CHAUFFARD, *Soc. méd. hôp.*, 1897.

2° ÉRUPTIONS DUES AUX SÉRUMS ANIMAUX

Les éruptions consécutives à l'injection de sérum antidiphtérique sont assez fréquentes et ont été signalées par Roux (1). Il s'agit surtout d'éruptions d'érythème polymorphe ou d'urticaire ; Asch a observé un exanthème scarlatiniforme ; d'autres ont vu des érythèmes rubéoliformes. Les éruptions intenses s'accompagnent souvent de symptômes généraux, de fièvre, de phénomènes articulaires, de diarrhée.

Parfois, l'éruption ne survient que dix à quinze jours après l'injection (2).

Il est certain aujourd'hui que les injections du sérum normal de divers animaux déterminent fréquemment des accidents cutanés, et on peut se demander si les substances antitoxiques interviennent réellement dans leur production.

D'après Héricourt (3), les éruptions sont dues uniquement à la pénétration dans l'organisme humain d'un sérum appartenant à une espèce animale différente. Ces sérums sont du reste toxiques, et leur toxicité se manifeste par d'autres phénomènes que les accidents cutanés.

SYMPTÔMES. — Les éruptions consécutives à l'injection de sérums se présentent en général sous une forme légère qui est presque constante lorsqu'on fait plusieurs injections successives ; il s'agit d'urticaire surtout marqué au voisinage du point d'injection ; l'éruption ne s'accompagne alors d'aucun symptôme général. Dans les formes sérieuses, l'urticaire se généralise ; parfois, on observe simultanément ou isolément une rougeur universelle de la peau. L'éruption s'accompagne de prurit intense et de signes généraux graves, de nausées ou de vomissements, et même d'une tendance syncopale (Héricourt).

Ces troubles ont leur maximum vers le troisième jour après l'injection et se prolongent en général pendant une semaine.

Souvent, lorsque les éruptions sont disparues, on peut reprendre les injections de sérum, et en introduire ainsi de 150 à 200 centimètres cubes sans aucun accident. Il y a alors une véritable vaccination. Quelquefois, au contraire, les accidents reparaissent et même augmentent d'intensité.

Les jeunes enfants (Pinard) et les vieillards (Héricourt) seraient à l'abri de ces accidents.

Il faut, dans la pathogénie de ces éruptions, tenir compte de plusieurs facteurs : les sérums de certaines espèces animales produisent plus souvent des éruptions que le sérum de certaines autres ; le sérum d'une espèce animale donnée n'a pas toujours les mêmes propriétés ; celui d'un animal ne donne pas d'éruption, celui d'un autre en déter-

---

(1) ROUX, MARTIN et CHAILLOU, *Ann. de l'Institut Pasteur*, 1894.
(2) DUBREUILH, *Congrès de médecine*, 1895.
(3) HÉRICOURT, *Action thérapeutique des sérums (Méd. mod.*, 8 juillet 1899).

mine. Enfin l'éruption est encore conditionnée par la sensibilité individuelle ; tel sérum ne détermine aucune éruption chez un individu,
et le même sérum, provenant du même animal, en détermine chez un
autre.

Les éruptions dues à la *tuberculine de Koch* sont des érythèmes,
de véritables rash en général scarlatiniformes, mais parfois papuleux,
hémorragiques, et même phlegmoneux et pustuleux (H.) (1). Son
inoculation peut aussi déterminer la formation de papules cliniquement semblables à celles du lichen scrofulosorum (Schweninger)(L).

ÉRUPTIONS TOXIQUES D'ORIGINE INDÉTERMINÉE.
PURPURAS TOXIQUES

Sous le nom de *purpura*, on désigne des lésions cutanées produites
en général par l'issue de globules rouges hors des vaisseaux du derme,
quelquefois par la dilatation paralytique excessive de ces vaisseaux.
Les hémorragies d'origine traumatique en sont éliminées. Ces lésions
sont fréquentes ; leur étiologie et leur pathogénie sont complexes.
En dehors des purpuras d'origine toxique, auxquels est consacré ce
chapitre, il existe des purpuras d'origine nerveuse, déjà signalés
(Voy. *Dermorragies*, p. 51) ; on observe encore des hémorragies de la
peau qui ne reconnaissent ni une origine nerveuse, ni une origine
toxique ; ainsi, chez les épileptiques, on peut voir survenir des ecchymoses cutanées à la suite de l'attaque ; de même, il s'en produit chez
les coquelucheux à la suite de quintes prolongées ; ces hémorragies
paraissent reconnaître simplement une origine mécanique et être dues
à la rupture des capillaires, ne pouvant résister à une pression sanguine brusquement modifiée. Un mécanisme analogue peut déterminer les taches sanguines qui suivent parfois une compression prolongée. Il suffit de signaler ces hémorragies : l'évolution des taches
qu'elles produisent est celle des taches purpuriques liées à d'autres
causes plus complexes.

ÉTIOLOGIE. — 1° *Causes locales.* — Le siège constant du purpura
aux membres inférieurs démontre le rôle de la gêne circulatoire dans
sa genèse ; ce n'est là du reste qu'une cause adjuvante ; mais, lorsque
les conditions qui engendrent le purpura sont réunies, c'est surtout
chez des individus qui ont des varices, qui sont soumis à des marches
prolongées, à la station debout, que les hémorragies des membres
inférieurs se développeront.

2° *Causes générales.* — Les purpuras toxiques peuvent être dus à
une *ingestion médicamenteuse ;* nous avons signalé ceux que produisent l'*antipyrine*, l'*iodure de potassium*, l'*arsenic*, le *chloral*, le
copahu.

---

(1) HALLOPEAU, *Rapport sur l'action de la tuberculine* (S. F. D., 1891).

Un *grand nombre de corps toxiques*, en dehors de ces agents médicamenteux, déterminent le purpura : tels sont le *phosphore*, l'*alcool*, l'*ergotine* (Lailler), le *sulfure de carbone* et l'*arsenic*. Le purpura a été observé chez des individus mordus par des serpents venimeux.

L'injection de *sérum antidiphtérique* peut être suivie de purpura. L'éruption, tardive, s'observe quinze, dix-huit jours, après l'injection.

Il est admis aujourd'hui que les hémorragies cutanées qui surviennent dans les *maladies infectieuses* sont dues, non à la présence d'agents microbiens dans la peau, présence tout à fait occasionnelle, mais aux sécrétions toxiques de ces microbes (*purpura toxi-infectieux*). Tantôt, le purpura accompagne ou suit une grande maladie infectieuse (*p. toxi-infectieux secondaire*), tantôt il s'accompagne de symptômes infectieux dus à une septicémie ou à une toxi-infection dont il est la manifestation clinique la plus importante (*p. toxi-infectieux primitif*).

a. Le *purpura toxi-infectieux secondaire* a été observé dans presque toutes les maladies infectieuses, sinon toutes.

Dans le *typhus exanthématique*, le purpura n'est pas une complication, mais un symptôme, les taches primitivement érythémateuses devenant normalement purpuriques.

Dans les infections qui s'accompagnent régulièrement d'un exanthème, la *variole*, la *rougeole*, la *scarlatine*, la dermorragie peut accompagner, suivre, ou même précéder l'éruption (variole). Ces fièvres éruptives revêtent alors la forme hémorragique ; il est de règle, en effet, que des hémorragies à la surface des muqueuses ou des séreuses accompagnent celles de la peau. La *fièvre typhoïde* offre plus rarement le type hémorragique ; le purpura s'y observe, sans autres hémorragies, au début, accompagné de douleurs vives.

La *tuberculose* aiguë (Charcot), la *grippe*, la *coqueluche*, toutes les *septicémies, médicales, chirurgicales, puerpérales*, la *blennorragie*, l'*érysipèle*, la *pyohémie*, la *peste* se compliquent parfois de purpura. A cette liste déjà longue, il faut ajouter toutes les infections générales qui se révèlent par des lésions limitées, l'*endocardite infectieuse*, la *pleurésie purulente*, les *phlegmons*, ou qui ont pour point de départ une lésion viscérale, les *angines de tout ordre*, mais surtout la *diphtérie*; les *infections hépatiques : ictères graves, ictères infectieux, angiocholites*, les *néphrites aiguës*, l'*infection bronchique*, le *choléra*, le *charbon intestinal* ou *pulmonaire*, les *pseudo-rhumatismes infectieux*.

b. Le *purpura toxi-infectieux primitif* se relie par tous les intermédiaires au purpura toxi-infectieux secondaire. On ignore le point de départ de l'infection, et, au milieu des signes d'infection générale, l'hémorragie cutanée est le phénomène le plus saillant. Il semble aujourd'hui que ces purpuras aient souvent un point de départ pharyngé ; on peut observer, à leur début, une angine d'allure bénigne ; cependant, l'infection peut avoir une tout autre origine, gastro-intestinale (1), bronchique, cutanée.

Purpuras dans les maladies viscérales et les cachexies. — Il est fréquent d'observer le purpura chez des individus ayant des lésions viscérales qui, de toute évidence, jouent le rôle de causes prédisposantes en altérant le milieu sanguin, en créant un état d'auto-intoxication. Souvent, la cause toxique ou toxi-infectieuse qui provoque directement le purpura passe alors inaperçue et les hémorragies de la peau semblent reconnaître comme cause unique une lésion viscérale.

La plupart des maladies des organes hémato-poïétiques, moëlle osseuse, rate, ganglions, comptent le purpura parmi leurs accidents fréquents : telles sont les *lymphadénies ganglionnaire* et *splénique,* l'*anémie pernicieuse progressive,* toutes les formes de *leucémie* et surtout la *leucémie aiguë* (forme hémorragique de Gilbert et Weil). Parmi les affections de la rate, il convient encore de signaler la *mégalosplénie primitive de Debove* et *Brühl,* la *maladie de Banti.* L'*hémophilie* peut se révéler surtout par le purpura.

De toutes les maladies viscérales, ce sont les *maladies du foie* qui paraissent le plus volontiers s'accompagner de purpura, soit à cause de l'action spéciale du foie sur le milieu sanguin, soit parce que l'insuffisance hépatique ne permet plus l'arrêt de toxines gastro-intestinales. Les infections hépatiques que nous avons déjà signalées donnent lieu plus fréquemment à cette affection que toutes autres; le purpura est un des symptômes de l'*ictère grave,* de la *rétention biliaire.* Ainsi que toutes les *cirrhoses,* le *cancer,* la *tuberculose* et la *syphilis du foie* donnent lieu au purpura, surtout dans les poussées aiguës où s'exagère l'insuffisance hépatique. Il est à peu près certain aujourd'hui que le *purpura des cardiaques* est réservé à ceux dont le foie est en état de congestion passive persistante ou de cirrhose d'origine cardiaque.

Le purpura est assez commun dans toutes les formes de *néphrites,* soit qu'elles suivent l'élimination des corps toxiques, soient qu'elles s'associent à des lésions hépatiques, soit qu'elles s'accompagnent des lésions artérielles disséminées *(artério-sclérose)* qui sont encore une des conditions favorisantes des hémorragies cutanées. Certaines *éruptions urémiques* peuvent avoir le caractère purpurique.

On a signalé, à titre exceptionnel, le purpura dans l'*hémoglobinurie paroxystique.*

Mentionnons encore, parmi ses causes, les maladies générales, telles que le *diabète,* le *rachitisme* surtout dans sa forme *aiguë* : la *maladie de Barlow.*

Par quel mécanisme les cachexies favorisent-elles le purpura ?

(1) HUTINEL, *Leçons cliniques des Enfants-Assistés,* 1896.

Nous l'ignorons d'une manière complète. L'un de nous (L.) admet comme probable que les altérations sanguines, régulières dans les cachexies, peuvent amener des altérations des cellules des capillaires de la peau : le purpura qui peut en être la conséquence se rapproche ainsi des purpuras toxiques. On l'observe en particulier dans la *tuberculose avancée*, chez les *cancéreux*, dans le *paludisme chronique*, la *syphilis héréditaire du nouveau-né* (1), la *cachexie pellagreuse*.

ANATOMIE PATHOLOGIQUE. — Les lésions du purpura sont, à proprement parler, des plus simples : elles se caractérisent par la présence de globules rouges en dehors des vaisseaux superficiels du derme. Lorsque l'examen porte sur des taches datant de plusieurs jours, on constate des altérations régressives des hématies, qui, peu à peu, aboutissent à la formation de pigment.

Parfois, on ne constate aucune autre lésion : les parois des capillaires et des vaisseaux de calibre ont leurs caractères normaux. On a admis autrefois que, dans ces cas, les globules rouges sortent du vaisseau par diapédèse, comme des globules blancs ; cette théorie n'a plus de fondement, car, aujourd'hui, le mécanisme de la diapédèse est cherché dans l'activité propre des leucocytes, cellules vivantes, mobiles, attirées hors des vaisseaux par des substances qui ont une action chimiotactique. Les globules rouges, au contraire, n'ont pas de mobilité propre, ne paraissent pas doués de sensibilité à l'égard des substances chimiotactiques. Il est beaucoup plus simple d'admettre que l'action des filets nerveux vasomoteurs, ou la paralysie d'origine toxique des endothéliums vasculaires (Leredde) (2), amène la disjonction des cellules des capillaires, d'où l'hémorragie. On s'explique que cette disjonction, passagère, peu prononcée, ne soit pas perceptible à l'examen microscopique.

Mais, très souvent, en dehors des hémorragies, on trouve des lésions vasculaires et extra-vasculaires ; les unes ont joué le rôle de conditions prédisposantes ou déterminantes *locales* du purpura, les autres résultent des causes qui engendrent celui-ci. S'il existe des microbes au niveau des plaques purpuriques, on comprend que des lésions inflammatoires puissent s'associer à l'hémorragie ; d'autre part, les causes toxiques, qui engendrent celle-ci, provoquent souvent diverses réactions des tissus, œdème et même diapédèse.

Il est absolument impossible de distinguer des types anatomiques. Nous nous contenterons d'énumérer les lésions qui peuvent se présenter.

a. *Lésions vasculaires* : dilatation des vaisseaux, prolifération endothéliale (Leloir), endartérite (Hayem), accumulation de globules blancs, infarctus fibrineux, embolies microbiennes. On a noté la

---

(1) P. CLAISSE, art. PURPURA du *Manuel de Médecine*, 1897.
(2) LEREDDE, *Le rôle du système nerveux dans les dermatoses* (*Arch. gén. de méd.*, 1899).

dégénérescence graisseuse et la dégénérescence amyloïde des vaisseaux de la peau;

b. *Lésions péri-vasculaires* : diapédèse, œdème, prolifération des cellules fixes, nécrose;

c. *Lésions épidermiques* : phlyctènes hémorragiques, ulcérations.

Dans le purpura hémorragique (Leloir), les extravasations sont larges et diffuses et envahissent le derme moyen, le derme profond et le tissu sous-cutané en dissociant les faisceaux conjonctifs.

Dans le purpura gangreneux, les lésions de gangrène, de nécrose, viennent s'ajouter aux lésions que nous venons d'énumérer.

Les microbes jusqu'ici trouvés dans les lésions du purpura sont le streptocoque (Hanot et Legry, Lannois et Courmont, Widal et Thérèse, Legendre et Claisse), le pneumocoque (Claisse, Voituriez, Claude), le colibacille (Michel Dansac, Monnier), la bactéridie charbonneuse (Janowski et Beneke), le pyocyanique (Neumann).

Une forme de purpura tout à fait différente est le *purpura ectasique*, décrit par Cornil et Leloir. On constate au microscope une dilatation excessive des vaisseaux : c'est une véritable paralysie. Ils sont bourrés de globules rouges. L'aspect clinique qui en résulte est le même que dans le purpura vulgaire.

Nous n'insisterons pas sur les lésions viscérales qui existent régulièrement à l'autopsie; elles peuvent porter sur tous les organes, poumons, cœur, reins, foie surtout et dépendent, non du purpura, mais des causes qui l'ont engendré, ou sont elles-mêmes la cause du purpura. Dans les formes hémorragiques de cette affection, il est de règle de trouver des infarctus et des hémorragies viscérales diffuses, dans le tube digestif, les poumons, les méninges, l'encéphale, et même les organes hématopoiétiques. Les lésions de ceux-ci devront à l'avenir être étudiées avec le plus grand soin.

Lésions sanguines. — L'étude des altérations sanguines dans le purpura est loin d'être complète et mériterait d'être reprise à de nombreux points de vue. Ce que nous savons, c'est que les résultats varient suivant les cas auxquels on s'adresse, le purpura étant le symptôme commun d'un nombre extrême d'intoxications qui agissent de la manière la plus complexe et la plus variable sur le milieu sanguin.

Ce que nous connaissons des altérations sanguines dans les éruptions toxiques nous permet, du reste, de croire que l'action directe de ces intoxications sur le sang est tout à fait accessoire et qu'à vrai dire elles agissent sur lui grâce aux réactions qu'elles provoquent dans les organes hématopoiétiques (L.).

La *diminution du nombre des globules rouges* est extrêmement fréquente; on a souvent constaté des variations dans leurs formes et leurs dimensions et toutes les variétés de poïkilocytose. La réaction de la moelle osseuse peut se traduire par la présence d'hématies nucléées (Lenoble).

La *diminution du nombre des hématoblastes* appartient surtout aux formes hémorragiques (Hayem et Bensaude) (1).

Suivant Gilbert et Weil, ces formes s'accompagnent habituellement de *leucocytose avec polynucléose*. Il résulte, du reste, des chiffres donnés par les différents auteurs, qu'il est extrêmement commun d'observer une légère leucocytose dans toutes les formes.

Les variations de l'*équilibre leucocytaire* n'ont pas été étudiées d'une manière suivie. Elles n'obéissent évidemment à aucune loi régulière et on ne sera pas surpris de trouver, tantôt de la polynucléose, tantôt de la mononucléose, tantôt de l'éosinophilie. Mais il sera exceptionnel d'observer un équilibre physiologique.

Le sang n'est pas toujours coagulable (sang dissous). Dans le purpura hémorragique, Hayem et Bensaude ont signalé la non-rétractilité du caillot, et la non-exsudation du sérum ; ces lésions n'y sont du reste pas constantes et elles peuvent exister dans d'autres types de purpura.

Sicard (2) a constaté l'absence ou la non-activité du *fibrinferment* (plasmase de Duclaux) : le sérum sanguin ajouté à une humeur non spontanément coagulable perd le pouvoir de provoquer un coagulum. L'addition de chlorure de calcium au liquide peut faire reparaître ce pouvoir.

PATHOGÉNIE. — Nous connaissons maintenant les causes du purpura et les lésions qui l'accompagnent ; mais le mécanisme de l'hémorragie cutanée doit être éclairci, et son étude soulève certaines difficultés.

Le purpura sans rupture peut être lié à une vaso-paralysie (purpura ectasique). En général, on explique la dilatation vasculaire par une paralysie des vaso-constricteurs nerveux ou une excitation des vaso-dilatateurs, et l'on admet que les corps toxiques qui provoquent le purpura agissent sur les vaisseaux par l'intermédiaire du système nerveux. C'est là, suivant l'un de nous (L.), une hypothèse inutile : il suffit d'admettre que les corps toxiques contenus dans le sang ou les altérations du sérum qu'ils ont induites agissent directement sur les cellules pariétales des vaisseaux capillaires, qui perdent leur tonicité ; la distension du vaisseau serait ainsi de cause directe.

L'existence de purpura par issue du sérum sanguin chargé d'hémoglobine est possible, quoique non démontrée ; elle a été admise par Kaposi et par l'un de nous (L.) (3).

Le purpura non ectasique reconnaît le même mécanisme que le purpura ectasique ; mais, soit que les cellules pariétales des vaisseaux se contractent au lieu de se laisser distendre, soit que le ciment intercellulaire soit dissous, les éléments endothéliaux sont séparés

(1) HAYEM, *Soc. méd. des hôp.*, 1897.
(2) SICARD, *Soc. de biol.*, juillet 1899.
(3) BÉNA, *Thèse de Paris*, 1897.

les uns des autres et le sang sort en nature. Du reste, comme dans
le purpura ectasique, on peut admettre, soit que les corps toxiques
agissent sur le vaisseau par l'intermédiaire du système nerveux, soit
que les altérations sanguines provoquent directement les phénomènes
vasculaires.

Symptômes. — Le purpura, qu'il soit primitif ou secondaire, toxique
ou toxi-infectieux, présente dans toutes ses formes des symptômes
constants qu'il convient d'exposer d'abord.

L'affection est symétrique; parfois la symétrie offre une régularité
extrême. L'éruption est souvent limitée aux membres inférieurs (cette
prédominance met en relief le rôle de la stase sanguine). Si elle
s'étend, on constate d'abord des manifestations éruptives aux avant-
bras. Elle peut se généraliser. Les muqueuses sont parfois envahies
en même temps que la peau.

Aux membres inférieurs, les régions intéressées de préférence sont
la face antéro-interne des jambes, le dos du pied; aux membres supérieurs, c'est la face postérieure, parallèlement à la crête cubitale.

On constate, en plus ou moins grand nombre, des taches de couleur foncée. L'éruption se fait toujours par poussées, de sorte que
toutes les taches n'ont pas le même âge. A leur origine, elles sont
d'un rouge sombre. Dans certaines formes, elles s'effacent à la pression du doigt, mais c'est là un fait des plus exceptionnels; rapidement, elles prennent une couleur rouge livide ou violacée, et gardent
cette coloration pendant deux ou trois jours. Elles entrent ensuite
en régression : on les voit successivement, et d'abord à leur périphérie, prendre une teinte jaune foncé, puis jaune-chamois, enfin
légèrement verdâtre; elles disparaissent alors. Ces teintes sont dues
à la transformation graduelle de l'hémoglobine en hématoïdine. Ce
sont les mêmes qu'on observe dans les ecchymoses traumatiques.

Les dimensions de ces taches sont variables. Souvent elles sont
punctiformes ou restent très petites, ne dépassant pas les dimensions
d'une lentille; mais elles peuvent, dans certains cas, atteindre de
grandes dimensions et avoir plusieurs centimètres de diamètre. Les
taches de petit diamètre sont désignées sous le nom de *pétéchies*. Les
taches étendues qui se forment d'une manière isolée, ou par confluence
de lésions plus petites, sont appelées *ecchymoses spontanées*. Celles-ci
disparaissent beaucoup moins rapidement que les pétéchies. Elles
gardent longtemps une coloration presque noire, puis deviennent
comme les pétéchies successivement jaune foncé et jaune clair. Elles
peuvent comprendre toute l'épaisseur de la peau, même le tissu sous-
cutané, et s'accompagner d'induration.

Fréquemment, les taches purpuriques sont centrées par un poil;
parfois le muscle érecteur, irrité, détermine la saillie de la région
folliculaire et on observe une saillie acuminée; la peau devient
rugueuse, lorsque les saillies de ce genre sont nombreuses.

Parfois, les lésions prennent une forme allongée, dessinent de traînées hémorragiques : on les désigne alors sous le nom de *vibices*

Lésions associées de la peau. — Les lésions du purpura peuvent s'associer à d'autres lésions cutanées ou sous-cutanées.

Parfois, il existe des hémorragies profondes développées dans l'hypoderme.

Dans toutes les formes, il est fréquent d'observer de l'œdème ; il est surtout très net au niveau de la partie inférieure de la jambe et du cou-de-pied. A l'hémorragie s'associe alors l'issue du sérum sanguin, dans le derme et l'hypoderme. Cet œdème est mou ; on peut déterminer un godet par la pression du doigt.

Assez souvent, on observe, en même temps que le purpura, diverses manifestations de l'érythème polymorphe (Voy. *Erythème polymorphe*). D'autre part, les lésions érythémateuses et purpuriques peuvent se combiner. On voit ainsi des papules, des nappes érythémateuses, qui prennent ensuite la teinte hémorragique ; leur coloration ne disparaît plus à la pression du doigt, et elles présentent plus tard les teintes qu'affectent les lésions communes du purpura à leur stade de régression. Ces lésions peuvent être vésiculeuses, bulleuses ; les vésicules et les bulles se remplissent même parfois de sang.

L'urticaire hémorragique (Voy. *Urticaire*) est constituée par l'association du purpura et de l'urticaire.

Au niveau des taches purpuriques, on observe parfois la formation de pustules analogues à celles de l'ecthyma. Les taches s'entourent alors d'une aréole inflammatoire, deviennent douloureuses ; l'ulcération consécutive à l'ouverture des pustules est parfois longue à guérir.

Sous le nom de *purpura gangreneux*, on désigne des faits où les pétéchies s'ulcèrent ; un détritus noirâtre est évacué ; l'ulcération ainsi constituée est irrégulière, d'aspect gangreneux. Parfois cette gangrène se forme au niveau d'ecchymoses étendues ; les ulcérations sont alors très larges et peuvent devenir très profondes. On a observé la suppuration diffuse des ecchymoses. Hutinel a signalé la lymphangite, la phlébite et la tuméfaction des ganglions des membres atteints de purpura.

Dans toutes leurs formes, les purpuras peuvent présenter des complications identiques ; les plus importantes sont les hémorragies des muqueuses et des séreuses ; elles accompagnent souvent les éruptions purpuriques très étendues (*purpuras hémorragiques*). L'existence de phénomènes articulaires, mobiles ou non, bénins ou graves, est extrêmement commune.

Formes. — La division des formes du purpura est des plus artificielles. Néanmoins, il y a utilité à classer les purpuras primitifs : certains types sont assez tranchés et leur description facilite l'étude.

Avec Merklen et Thibierge, nous distinguerons trois formes de purpuras primitifs : le *purpura exanthématique*, le *purpura infec-lieux*, la *maladie de Werlhof*.

Purpura exanthématique (1). — SYNON.: *P. rhumatoïde*; *Péliose rhumatismale de Schönlein*; *Purpura myélopathique de Faisans*.

Cette forme a d'étroites relations avec l'érythème polymorphe; l'étiologie des deux affections est à peu près la même; les symptômes généraux sont de même ordre.

Elle s'observe chez des surmenés de tout ordre, à la suite de fatigues physiques ou morales. Souvent, chez la femme, on l'observe au moment des règles; quelquefois, celles-ci n'apparaissent pas et sont réellement suppléées par le purpura; on observe également ces dermorragies au début de la grossesse, lors de la ménopause. Parfois, le purpura exanthématique est précédé par une angine ou par des troubles digestifs; il peut survenir sans cause connue.

La plupart des purpuras d'origine médicamenteuse revêtent la forme du purpura exanthématique.

L'apparition du purpura est presque toujours précédée par des phénomènes généraux, tels qu'une sensation de fatigue et de prostration marquée, des douleurs musculaires et surtout articulaires, en particulier dans les membres inférieurs. Le malade souffre de céphalée; la langue est blanche, l'appétit disparaît, des vomissements peuvent se produire. On voit parfois survenir des épistaxis; chez la femme, on a signalé le retour prématuré des règles.

L'éruption cutanée est symétrique; elle se limite fréquemment aux jambes et aux pieds, mais peut atteindre la face interne des cuisses et les membres supérieurs. Elle est constituée par de petites taches; on n'y trouve, ni ecchymoses, ni hémorragies profondes. Elle évolue par poussées irrégulières; tous les trois ou quatre jours, on observe de nouvelles taches. Au moment de ces poussées, il existe parfois un peu de fièvre.

L'association d'œdème est presque de règle; il précède souvent l'apparition des taches et s'exagère lors de chaque poussée nouvelle; il a parfois une coloration rosée. Quelquefois c'est un œdème dur, limité. D'autre part, on peut observer toutes les manifestations de l'érythème polymorphe, des papules, des nappes érythémateuses, des vésicules et des bulles, de l'érythème noueux.

Les phénomènes généraux peuvent rester très marqués pendant les premières poussées. Les troubles digestifs sont de règle : souvent les gencives sont tuméfiées, les dents déchaussées, l'haleine fétide; on a signalé la présence de bulles hémorragiques dans la bouche. On observe parfois des vomissements bilieux répétés et des crises diarrhéiques, ainsi que des douleurs intestinales et péritonéales vio-

(1) DU CASTEL, *Thèse d'agrég.*, 1883. — MATHIEU, art. PURPURA du *dict.* de DECHAMBRE. — THIBIERGE, *Traité de méd.* de CHARCOT et BOUCHARD. — APERT, *Thèse de Paris*, 1897.

lentes. Les phénomènes articulaires sont communs; ce sont des arthralgies ou des épanchements séreux peu abondants, peu mobiles. Ils se limitent à quelques articles et guérissent spontanément sans complication. Ces altérations sont complètement distinctes de celles du rhumatisme articulaire aigu.

L'albuminurie est assez commune. La fièvre est rare et, en tout cas, peu intense.

Les hémorragies sont rares en dehors de l'épistaxis; cependant, on a observé des hématémèses et même de l'hématurie; des signes d'anémie, faiblesse, vertiges, éblouissements, bourdonnements d'oreilles, existent dans certains cas. Du reste, tous les intermédiaires unissent le type exanthématique au type infectieux. A un moment quelconque, des hémorragies multiples peuvent survenir, ou bien on observe une endocardite, une pleurésie, et le pronostic doit être alors complètement réservé.

En général, l'affection est cependant bénigne. Il existe des formes très simples, où le purpura se fait en une fois, sans s'accompagner d'aucun phénomène général, et guérit en quelques jours, spontanément (*purpura simplex*). Plus souvent, l'affection est tenace : le malade restant au lit, traité, aucune poussée ne se produit; dès qu'il se relève, une nouvelle survient. Le purpura exanthématique peut ainsi se prolonger pendant des mois, même des années (Besnier, Mathieu).

On peut rattacher à cette forme de purpura des cas à durée longue survenant chez des individus soumis à une hygiène défectueuse, cachectiques, et se traduisant par des hémorragies cutanées avec œdème dur des membres inférieurs, des phénomènes buccaux très marqués et une anémie intense : c'est le *scorbut sporadique*; tous les caractères du scorbut s'y trouvent esquissés, à part l'épidémicité.

Purpura infectieux. — Les purpuras infectieux sont des affections graves, où les signes généraux dominent le tableau morbide. Les symptômes se rapprochent de ceux de la fièvre typhoïde; la maladie commence par une prostration extrême, avec céphalalgie, troubles gastro-intestinaux, ascension thermique. L'état typhique se prononce; le malade présente même de la stupeur, avec des périodes passagères d'excitation. Le purpura, souvent précédé par des épistaxis, apparaît à un moment quelconque, sous forme de taches très sombres, plus étendues que celles du purpura hémorragique, irrégulièrement groupées, disséminées sur les membres, envahissant le reste du corps et même la face. Des ecchymoses étendues, de véritables nappes hémorragiques s'y associent; enfin, surviennent des hémorragies en dehors de la peau, au niveau du nez, de la bouche, du tube digestif (hématémèses, mélæna), ainsi que dans les bronches, le rein, le foie, le péricarde, les méninges, les muscles et le cerveau.

L'état typhoïde persiste et même s'aggrave; la langue est sèche, les urines sont rares, albumineuses; parfois, il existe de l'ictère, on a observé la diarrhée. La température dépasse 40° matin et soir, ou bien oscille irrégulièrement. Les hémorragies les plus abondantes ne déterminent parfois aucun abaissement thermique.

Cependant le malade peut guérir, en présentant des phénomènes qui indiquent une résistance plus grande de l'organisme aux agents infectieux ; la température prend le type pyohémique, des collections purulentes, telles qu'une pleurésie, se forment. Le malade peut encore succomber, soit du fait de l'infection générale, soit par suite de localisations infectieuses graves (méningite, endocardite). Il peut guérir, après une convalescence extrêmement lente et pénible.

La durée du purpura infectieux varie de quelques jours à quelques semaines. Le *purpura fulminans* de Henoch, propre aux jeunes enfants, amène la mort en un ou deux jours.

Les gangrènes, au niveau des plaques du purpura, appartiennent à cette forme ; elles n'aggravent du reste pas notablement le pronostic ; cette forme gangreneuse est susceptible de guérison (M. de Gimard). Les arthrites sont communes et graves ; avec ou sans hémarthrose, elles sont presque toujours suppurées.

Maladie de Werlhof. — Ce type particulier appartient à des jeunes enfants, surtout aux petites filles de cinq à six ans et de dix à douze ans. L'éruption paraît sans cause connue, sans prodromes ; quelquefois elle est précédée par une épistaxis. Elle est essentiellement asymétrique et irrégulière, sans localisation prédominante ; elle se compose d'éléments de toutes dimensions ; régulièrement, il existe de vastes ecchymoses.

L'association d'hémorragies des voies digestives est de règle ; la stomatorragie est fréquente, des hématémèses et des mélænas sont communs ; les autres hémorragies sont plus rares.

Ces hémorragies constituent presque l'unique symptôme de la maladie ; l'état général reste excellent ; il n'y a pas de fièvre, pas de troubles gastro-intestinaux, pas de douleurs articulaires. On a noté seulement de la pâleur, des tendances lipothymiques, dues à l'anémie. Au bout de dix ou quinze jours, aucune pétéchie nouvelle n'apparaît et la guérison est complète.

DIAGNOSTIC. — Il n'est pas difficile de reconnaître l'existence d'un purpura et de distinguer les taches qu'il détermine de celles qui sont dues aux *piqûres de puces*, aux *traumatismes*. L'*angiokératome de Mibelli* se traduit par des taches permanentes de durée longue qui n'entrent pas en régression au bout de quelques jours comme celles du purpura et s'accompagnent habituellement d'hyperkératose.

Une fois le purpura reconnu, il convient de remonter à sa cause, et ce n'est pas toujours chose facile.

Il faudra d'abord éliminer les *purpuras médicamenteux*. Ceux-ci ne s'accompagnent pas de fièvre, de signes généraux graves, ni d'hémorragies abondantes ; ils revêtent l'aspect du purpura exanthématique. On trouve souvent, outre les pétéchies, d'autres altérations cutanées telles que des érythèmes, des bulles.

L'interrogatoire permet de remonter à la cause toxique; parfois ce sera une *cause alimentaire*.

On recherchera toujours la présence d'érythème. Nous verrons que le purpura peut s'associer, non seulement aux formes banales de l'*érythème polymorphe*, mais aussi à la *maladie de Dühring*.

L'examen d'un malade atteint de purpura permettra parfois de découvrir une infection inconnue qui en a été la cause; il conduira surtout à découvrir des altérations viscérales qui ont pu passer inaperçues.

Quelques formes de purpura secondaire doivent être signalées ici, car leur diagnostic est important et difficile.

Le purpura peut, nous le rappelons, être un signe essentiel de la *leucémie aiguë*, et celle-ci, à peine connue en France jusqu'au travail récent de Gilbert et Weil, a été prise souvent pour un purpura hémorragique. Elle s'accompagne, dans sa forme hémorragique, d'autres extravasations sanguines; les ganglions et la rate peuvent être peu tuméfiés. L'examen du sang, qu'il faut, à notre avis, faire dans chaque cas de purpura, permettra le diagnostic. La leucocytose n'est pas toujours considérable, mais on observe régulièrement une altération extrême de l'équilibre leucocytaire, la diminution des polynucléaires, l'augmentation des mononucléaires et des lymphocytes, la présence d'hématies nucléées [1].

La *maladie de Barlow* (*scorbut infantile*) s'accompagne souvent de purpura. Elle est exceptionnelle après l'âge de deux ans. Elle se caractérise essentiellement par un état anémique et l'endolorissement des membres s'accompagnant d'une sorte de paralysie. A une période plus avancée, surviennent de l'œdème, des tuméfactions osseuses, et même de véritables fractures, surtout à l'union des épiphyses et de la diaphyse, des hémorragies. Les gencives sont tuméfiées, saignantes, quelquefois ulcérées (Netter).

Quant au *scorbut vrai*, il se caractérise par des conditions étiologiques spéciales, des phénomènes anémiques extrêmes, l'œdème dur des membres inférieurs, les lésions buccales très marquées.

Il est impossible d'indiquer le *pronostic* général du purpura, qui est essentiellement lié aux causes et aux formes de l'affection et qui devra être réservé dans les cas les plus bénins en apparence.

TRAITEMENT. — Dans toutes les formes de purpura, le repos au lit est indispensable; on élèvera même les membres inférieurs dans le lit, sur un plan incliné. Lorsque de nouvelles hémorragies ne se produiront plus spontanément, on permettra au malade une marche

_____

(1) GILBERT et WEIL, *Arch. de méd. expérim.*, 1899.

très courte; la vie normale ne sera reprise que graduellement; souvent de nouvelles poussées exigeront des périodes nouvelles de repos pendant plusieurs jours.

S'il existe des ulcérations, on les pansera au moyen de compresses trempées dans des antiseptiques faibles.

Le traitement médicamenteux est des plus difficiles; on considérera dans de nombreux cas le purpura comme un épisode révélant des troubles hématiques persistants, et le traitement qui sera prescrit sera poursuivi pendant une longue période. En outre, il faudra évidemment remonter à la cause viscérale, rechercher s'il existe des troubles gastriques, hépatiques, rénaux. Contre les troubles sanguins eux-mêmes, on luttera par l'arsenic, l'iode, les sels de chaux, le perchlorure de fer.

L'état de la bouche et de la gorge sera surveillé avec le plus grand soin; on nettoiera les gencives avec du chlorate de potasse, de la poudre de quinquina, de ratanhia. Il est parfois utile de soumettre les malades au régime lacté pendant la durée du purpura.

L'arrière pharynx sera examiné, on y trouvera dans certains cas le point de départ de la toxi-infection.

Les formes infectieuses, hémorragiques, seront traitées, comme les grandes pyrexies, par les excitants diffusibles, la balnéation froide. (L.)

URTICAIRES

On désigne sous le nom d'*urticaire* une éruption constituée par des saillies du tégument externe, à contours irréguliers, nettement circonscrites, de coloration blanche ou rosée, de consistance ferme et comme élastique, accompagnées généralement de sensations spéciales de prurit et de cuisson et ayant pour caractère essentiel de se produire en quelques instants et de disparaître ou tout au moins de s'affaisser au bout de quelques minutes ou exceptionnellement de quelques heures. Cette éruption est essentiellement due à un œdème circonscrit du derme.

ÉTIOLOGIE ET PATHOGÉNIE. — L'urticaire reconnaît pour cause prochaine un trouble vaso-moteur de la peau. Ce trouble a été analysé avec une remarquable précision par J. Renaut; il est l'exagération de ce qui se produit chez beaucoup d'individus à l'état normal : chacun connaît la raie, dite méningitique, que provoque un léger grattage de la peau avec l'extrémité de l'ongle ou une pointe mousse; tandis que, le plus souvent, elle consiste en une simple traînée érythémateuse, on voit, chez les sujets atteints d'urticaire dermographique, se dessiner, au milieu de la traînée rouge, une ligne décolorée et saillante; beaucoup plus rarement, cette saillie centrale devient très volumineuse. Barthélemy, qui l'a bien étudiée, la compare au relief que formerait une plume d'oie posée sous le derme. On y distingue des follicules pilo-sébacés devenus saillants par la contracture des *arrectores pilorum*. Au bout d'un laps de temps qui varie de quelques minutes à quelques heures, la saillie centrale, après s'être graduellement affaissée, disparaît et fait place à une rougeur diffuse qui elle-même s'efface peu à peu.

L'un de nous (H.) a constaté, avec Jacquinet, que la température peut s'élever d'un degré et demi au niveau des plaques d'urticaire dermographique ; il en est probablement de même dans les autres variétés d'urticaire.

Que se passe-t-il en pareil cas ? Sous l'influence de l'excitation initiale, il se produit une dilatation vasculaire ; il en résulte une hypérémie, et secondairement une exsudation séreuse ; les espaces interfasciculaires du derme étant inextensibles et le liquide de l'œdème exsudé sous pression ne pouvant les écarter pour y prendre place, ce liquide s'accumule avec une tension croissante autour des vaisseaux ; ceux-ci se trouvant comprimés, il en résulte une anémie locale qui, coïncidant avec la tuméfaction œdémateuse, caractérise la saillie autographique.

Le même processus peut être invoqué pour toutes les urticaires. La résistance qu'oppose à l'infiltration séreuse le tissu du derme suffit à expliquer la production de l'œdème local ; il n'est nullement nécessaire de faire intervenir, comme le veut Unna, un spasme des veinules. Cette résistance est si grande dans certaines régions, telles que la paume des mains et la plante des pieds, que la plaque urticarienne ne peut s'y former et que l'altération ne s'y manifeste que par des sensations pénibles de prurit et de cuisson.

Jacquet a démontré que, dans les urticaires, l'éruption cesse de se produire si l'on a préalablement empêché, par l'enveloppement, toute excitation cutanée. Ce fait démontre le rôle que jouent les traumatismes dans l'apparition de lésions qui existent, mais à l'état latent.

Le moindre contact peut suffire à déterminer l'apparition de l'*autographisme* ou *dermographisme* : tels sont la simple excitation avec le rebord de l'ongle, l'affleurement avec la pointe d'un crayon, le passage d'une éponge, le pli d'un vêtement ; il n'est que l'exagération de ce que nous avons vu se produire normalement chez nombre de sujets sains ; il implique une excitabilité anormale des parois vasculaires ou de leurs nerfs moteurs. On l'observe plus souvent, mais non exclusivement, chez des névropathes. Dujardin-Beaumetz, Mesnet et Barthélemy ont bien montré comment sa production, chez des hystériques, a pu être, dans les siècles derniers, rapportée à une influence démoniaque. Mais on le constate également chez des sujets exempts d'autres troubles nerveux. L'urticaire autographique peut ne s'accompagner d'aucun trouble de la sensibilité : elle diffère ainsi des autres formes que nous allons passer en revue.

On peut, dans l'autographisme (1), étudier le *rapport entre la production de la saillie anormale et celle de la sensation ortiée*; d'après l'observation de l'un de nous (H.), la douleur ne suit pas immédiatement le contact provocateur : *c'est seulement un certain nombre de secondes après l'apparition de la rougeur initiale que le malade commence à éprouver une cuisson pénible*, en même temps que se manifeste la saillie ortiée ; pendant quarante-cinq secondes environ, cette cuisson augmente d'intensité parallèlement à la saillie. Parvenue alors à son paroxysme, elle provoque un besoin impérieux de grattage ; elle s'atténue, puis s'éteint ensuite, alors que la saillie peut durer plusieurs heures. L'un de nous (H.) a conclu de ces faits que *les sensations ortiées accompagnant le dermographisme sont liées aux troubles vaso-moteurs qui sont la cause prochaine de l'éruption, et qu'elles n'en sont pas la cause, mais l'effet.*

L'existence de ces sensations ortiées dans une partie des cas d'autographisme montre que l'on n'est pas en droit de séparer cette affection des éruptions urticariennes.

L'exsudat initial peut être assez considérable pour donner lieu à la formation de *bulles* et, d'autre part, l'anémie locale peut troubler assez profondément la nutrition des éléments anatomiques pour qu'il en résulte une *gangrène partielle*: nous aurons en effet à décrire des urticaires bulleuses et gangreneuses.

Il résulte de ces faits que l'urticaire peut être rapportée à un *œdème circonscrit d'origine vaso-motrice*. Pour la grande majorité des dermatologistes, les troubles vasculaires sont dus à une excitation du système nerveux, l'urticaire est le type des « dermato-neuroses » ; pour l'un de nous (L.), ils résultent de l'excitation directe produite par les corps toxiques et les traumatismes externes sur les cellules endothéliales des capillaires.

Dans les formes communes, ces troubles vaso-moteurs restent limités à la peau ; dans les formes œdémateuses aiguës et chroniques, ils s'étendent au tissu cellulaire sous-cutané.

Les conditions dans lesquelles l'urticaire peut se produire sont des plus diverses.

L'excitation locale qui donne lieu aux urticaires est, dans la grande majorité des cas, de nature toxique ; un exemple en est fourni par les lésions que produisent le contact de l'ortie et les piqûres de certains insectes, parmi lesquels il faut citer, en première ligne, les puces, les punaises, le *Leptum autumnale*, certaines chenilles, les cousins et les moustiques. Ici encore cependant, bien qu'à un degré infiniment moindre que pour l'autographisme, il faut faire intervenir l'excitabilité variable des parois vasculaires ou de la sensibilité

_____

(1) HALLOPEAU et JACQUINET, *Contribution à l'étude physiologique de l'urticaire dermographique (XXIIIᵉ session de l'Association pour l'avancement des sciences,* 1894, p. 837).

cutanée ; en effet, ces mêmes causes ne déterminent pas la production de l'urticaire chez tous les sujets : il n'est pas rare de voir, par exemple, les morsures de puces et de punaises ne se traduire que par des ecchymoses ; bien plus, le même individu, après avoir eu pendant de longues années des urticaires locales provoquées par ces insectes, peut ensuite cesser d'offrir cette réaction. (H.)

Ces urticaires de cause externe sont éminemment passagères et accidentelles ; il n'en est pas de même des urticaires de cause interne.

Les plus communes sont celles que provoquent chez des sujets prédisposés — l'urticaire suppose le plus souvent une idiosyncrasie — l'ingestion de certains aliments tels que, en première ligne, les moules, et, d'une manière générale, les mollusques et les crustacés, les poissons de mer, la charcuterie, les viandes faisandées, certains fromages, certains fruits tels que les fraises, les groseilles et les framboises. Diverses substances médicamenteuses peuvent exceptionnellement avoir la même action : nous citerons particulièrement le vin de quinquina, l'antipyrine, le copahu, la térébenthine, le sulfate de quinine, le salicylate de soude, la santonine, l'iodure de potassium, etc. Ces aliments et ces substances, inoffensifs à ce point de vue pour la grande majorité des sujets, deviennent toxiques pour quelques-uns et produisent l'urticaire. Certains agents pathogènes, localisés dans le tégument externe, peuvent de même, exceptionnellement, donner lieu à cette éruption : tel est, d'après l'observation de l'un de nous (1), celui du pityriasis rosé de Gibert.

D'autres fois, l'urticaire compte au nombre des manifestations précoces d'un agent infectieux, tel que celui de la variole, de la rougeole ou de la scarlatine ; on l'observe également après la vaccination, dans la dysenterie (2), dans l'impaludisme : c'est probablement par l'intermédiaire de *toxines* qu'agissent en pareil cas ces divers agents infectieux.

Tel est également le mécanisme que l'on est en droit d'invoquer avec le plus de vraisemblance pour les urticaires liées à des troubles chroniques dans les fonctions digestives (3). L'un de nous (L.), dans des recherches poursuivies avec A. Robin, a établi que l'état dyspeptique, chez les urticariens comme chez des malades atteints d'autres affections cutanées, est souvent latent, et qu'il faut pratiquer le tubage pour s'assurer de son existence. Il s'agit régulièrement d'une dyspepsie de fermentation.

Suivant Barthélemy, le dermographisme serait également en relation constante avec une auto-intoxication digestive, et il le dénomme *dermo-neurose toxi-vaso-motrice*. Chez les ictériques, on peut assez souvent observer l'urticaire. Des toxines sont également la cause pro-

(1) HALLOPEAU, *Des urticaires* (Sem. méd., 1894).
(2) *Berliner*, 1894.
(3) Pringle a publié l'histoire d'un individu atteint d'hématémèses chez lequel une éruption d'urticaire se produisait chaque fois que le vomissement de sang se renouvelait.

chaine la plus vraisemblable des urticaires qui surviennent dans les néphrites albumineuses, dans les affections de l'utérus et de ses annexes et, d'une manière générale, dans toutes les maladies qui amènent des troubles de la nutrition.

Parmi les toxémies génératrices de l'urticaire, nous devons enfin mentionner celles qui sont dues à la résorption du liquide hydatique. Divers observateurs avaient vu cette éruption se produire à la suite de la ponction de kystes hydatiques du foie : on doit à Debove d'avoir établi que c'est bien à la pénétration dans la circulation d'une certaine quantité de liquide hydatique qu'il faut en pareil cas rapporter l'urticaire, car il a vu deux fois cette éruption survenir quelques instants ou quelques heures après l'injection sous-cutanée de ce liquide préalablement filtré, soit au voisinage de la ponction, soit à distance.

C'est encore à des toxines que sont dues, suivant toute probabilité, les urticaires qui accompagnent parfois les éruptions érythémateuses et bulleuses de la dermatite herpétiforme de Duhring.

Existe-t-il des urticaires de cause réflexe liées exclusivement à un trouble de l'innervation ? On ne peut guère interpréter autrement celles que l'on a vues survenir soudainement sous l'influence d'une vive émotion (H.). Par contre, l'hypothèse d'une urticaire autographique par suggestion, formulée par Barthélemy, ne nous paraît pas démontrée.

Aucune des causes que nous venons d'énumérer ne suffit à produire l'urticaire s'il n'existe pas concurremment, chez le sujet qu'elles intéressent, une prédisposition lui permettant de réagir suivant le mode pathogénique de l'urticaire. On considère cette prédisposition comme liée, soit à l'hystérie, soit à l'arthritisme ; nous avons vu que l'influence de l'hystérie ne paraît pas contestable pour la forme autographique de la maladie, mais il n'en est pas de même pour les urticaires toxiques : en réalité, la nature intime de l'idiosyncrasie qui intervient dans la genèse de l'urticaire est encore indéterminée. H. Dauchez a mis en évidence l'influence de l'hérédité sur la production des urticaires infantiles.

Symptômes. — La plaque urticarienne est constituée, ainsi que nous l'avons déjà indiqué, par une élevure, à contours généralement irréguliers et festonnés, se détachant nettement des parties saines, formant un relief qui peut atteindre 6 millimètres de haut et même bien davantage ; sa couleur est blanche ou rosée, tout au moins dans sa partie centrale ; sa surface présente un aspect brillant que l'on a comparé à celui de la porcelaine ; sa consistance est ferme et élastique. Ces plaques sont le plus souvent le siège d'un prurit ou d'une cuisson d'une intensité parfois extrême ; c'est là un symptôme des plus pénibles. La partie centrale de la plaque peut être légèrement déprimée.

Les plaques peuvent atteindre d'emblée leurs plus grandes dimensions ou s'étendre excentriquement ; leur volume peut être comparable à celui d'une pièce de cinquante centimes, d'un franc, de cinq francs, ou devenir beaucoup plus considérable : on distingue, à cet égard, des urticaires *tubéreuses*, *géantes* et *œdémateuses*. Dans certains cas, la partie centrale s'affaisse et la plaque ne se trouve plus représentée que par un anneau ; d'autres fois, elle se dispose en saillies curvilignes irrégulières, qui méritent à l'éruption le nom d'*urticaria gyrata*. Exceptionnellement, l'exsudat ortié s'accumule sous forme de bulles qui persistent pendant quelques jours pour se dessécher ensuite ; plus rarement encore, le centre de la plaque noircit, s'affaisse et se sphacèle.

La durée des plaques ortiées est le plus souvent éphémère : après avoir rapidement atteint leur acmé, elles s'affaissent d'ordinaire graduellement de manière à disparaître au bout, soit de quelques minutes, soit d'un quart d'heure ou d'une demi-heure ; on peut cependant exceptionnellement les voir se prolonger plus longtemps et ne rétrocéder qu'au bout de vingt-quatre ou quarante-huit heures. Nous décrirons enfin des urticaires persistantes dont on distingue plusieurs variétés et dans lesquelles, comme l'indique leur nom, l'on voit des lésions durables succéder aux poussées.

L'urticaire n'est pas nécessairement limitée au tégument externe ; dans les formes œdémateuses aiguës et chroniques, les troubles vaso-moteurs intéressent simultanément le tissu cellulaire sous-cutané. D'autre part, on a signalé des urticaires des muqueuses ; on les a observées surtout sur celles des lèvres, des joues, de la langue, du voile et du pharynx ; Cayla a décrit également une urticaire laryngée, pouvant s'accompagner d'œdème de la glotte. Existe-t-il également des urticaires gastriques, intestinales, ovariennes, utérines et bronchiques ? L'apparition soudaine, en même temps que l'éruption ortiée, de vomissements, de diarrhée, de dyspnée ou de désordres utéro-ovariens plaide en faveur de cette manière de voir, bien que l'on ne puisse l'appuyer sur l'observation directe.

Les plaques ortiées peuvent être le plus souvent, mais non constamment, provoquées par l'excitation mécanique des téguments.

L'urticaire peut laisser à sa suite des cicatrices ; elles ont été signalées par l'un de nous dans trois cas d'urticaire pigmentée (elles n'avaient pas été précédées d'excoriations) (1), par Malcolm Morris et par Kaposi qui les a vues survenir à la suite de pustulations.

Formes. — Après avoir indiqué d'une manière générale quels sont les caractères de la plaque ortiée, nous devons étudier les différents états morbides dont elle constitue le symptôme dominant ; nous passerons ainsi en revue successivement l'*autographisme*, l'*urticaire par piqûres d'insectes*, l'*urticaire ab ingestis*, les *urticaires œdémateuses*, l'*urticaire fébrile*, l'*urticaire chronique et récidivante*, et enfin les *urticaires persistantes*, dont les plus remarquables sont les *urticaires pigmentaires*.

----

(1) HALLOPEAU, *Sur la production de cicatrices dans l'urticaire pigmentée* (S. F. D., 1892). — *Sur une urticaire pigmentée en bandes transversales avec cicatrices* (S. F. D., 1896). — *Sur une urticaire pigmentée avec cicatricules* (S. F. D, 1898).

L'urticaire *autographique* est remarquable par sa circonscription exacte aux parties des téguments qui ont été le siège d'une irritation mécanique, peu importe que cette excitation ait été produite accidentellement par des contacts involontaires ou par la main de l'expérimentateur. A côté des plaques linéaires qui viennent d'être provoquées par la pression du doigt, on en voit d'autres qui se sont développées à l'insu du malade par le contact de ses vêtements.

L'autographisme peut s'accompagner d'une sensation de chaleur ou de cuisson ortiée ou rester absolument indolent. C'est surtout sur les parois du thorax, et particulièrement sur le dos, qu'on peut le provoquer ; on peut ainsi inscrire sur les téguments des phrases ou des signes souvent rouges et formant un relief qui peut atteindre 5 millimètres.

On sait que, dans les siècles derniers, on s'est servi de ces signes pour faire considérer comme démoniaques et livrer à la torture des sujets atteints de cette affection.

L'urticaire par *piqûres d'ortie* ou *d'insectes* est généralement éphémère et limitée à la partie lésée ; pourtant, Kaposi relate des faits dans lesquels des plaques ortiées multiples se sont développées en différents points de la surface cutanée consécutivement à ces piqûres d'insectes : d'après cet auteur, il se produirait, à distance, une irritation réflexe des nerfs vasculaires. Sans nier la possibilité d'une pareille action, nous ne pouvons l'admettre que sous toutes réserves, car comment éliminer en ces cas la possibilité de nouvelles piqûres ?

L'urticaire *ab ingestis*, qu'il s'agisse d'aliments renfermant des substances toxiques ou de médicaments, est celle qui attire le plus communément l'attention du médecin. Elle est remarquable par l'acuité de sa marche et les troubles fonctionnels qui l'accompagnent ; elle se développe en peu de temps, parfois quelques instants après l'ingestion de la substance nuisible ; elle s'accompagne d'un prurit et d'une sensation de cuisson des plus pénibles ; chez certains malades, elle empêche le sommeil, provoque incessamment des grattages frénétiques et constitue ainsi un véritable supplice. Concurremment, il se produit des troubles digestifs, et particulièrement une sensation pénible de pesanteur épigastrique, accompagnés de nausées et de vomissements, quelquefois de la diarrhée, parfois aussi une sensation d'oppression intense et persistante, de la céphalalgie et de l'agitation. Ces accidents sont généralement de courte durée ; ils disparaissent au bout de quelques heures ou de deux à trois jours. Ils peuvent exceptionnellement s'accompagner d'une réaction fébrile prononcée et se prolonger pendant un septénaire au plus.

Fischer (1) a vu cette forme aiguë succéder à un accès de colère, s'accompagner de perte de connaissance et amener en peu de jours la coloration grise de touffes de cheveux.

(1) Fischer, *Monatsh.*, 1894.

Nous considérons comme une variété d'urticaire l'affection qui es désignée sous le nom d'*œdème aigu* et a été observée par Milton Quincke, Riehl et l'un de nous avec Courtois-Suffit. Elle es caractérisée par la production soudaine, en différentes parties du corps, de tuméfactions considérables, atteignant parfois ou même dépassant les dimensions de la paume de la main. La peau, à leur niveau, est rouge et tendue, les rebords sont légèrement saillants, la douleur est nulle, la consistance molle. Au bout de quelques heures, cette tuméfaction disparaît sans laisser de traces, mais des poussées analogues se font en d'autres régions ; elles continuent ainsi à se produire, avec ou sans accalmies plus ou moins prolongées, pendant des semaines, des mois ou des années. Malgré l'absence de prurit, l'évolution de ces lésions et l'ensemble de leurs caractères nous paraissent établir qu'elles sont de même nature que l'urticaire chronique L'excitation porte sans doute, en pareil cas, sur tous les vaisseaux de la partie tuméfiée.

Les urticaires de l'*impaludisme* peuvent précéder ou accompagner les accès fébriles ; elles cessent avec eux. On peut les observer dans les formes larvées de la maladie et particulièrement dans les névralgies ; elles méritent alors la dénomination que leur ont donnée Besnier et Doyon de *zona ortié*.

Les urticaires des *fièvres typhoïdes* et *exanthématiques*, initiales ou terminales, sont passagères.

Dans les *urticaires chroniques*, il se fait incessamment de nouvelles poussées éruptives : elles se renouvellent, soit tous les jours, parfois à une heure déterminée, soit à intervalles plus éloignés. Elles peuvent coïncider avec un très bon état apparent de santé générale ; nous les avons vues plusieurs fois se produire indépendamment de tout autre phénomène morbide ; elles peuvent se prolonger ainsi pendant des mois et même des années.

D'après Schuetz (1), ces récidives d'urticaire chronique peuvent être provoquées par des impressions tactiles ou par des sensations de chaleur ou de froid : c'est ainsi que l'entrée dans une chambre chaude, la chaleur du lit, les sorties à l'air froid, les applications froides peuvent les déterminer : *elles se reproduisent toujours, chez certains sujets, dans les mêmes régions*; on peut momentanément empêcher ces récidives en épuisant l'excitabilité des vaso-moteurs : c'est ainsi que l'urticaire *à frigore* disparaît sous l'influence d'applications chaudes et ne peut plus ensuite être reproduite pendant un certain temps et *vice versa* pour l'urticaire par hyperthermie.

L'urticaire récidivante peut offrir une marche aiguë. Dans un cas de Lemonnier (2), il se produisait fréquemment des poussées remar-

(1) SCHUETZ, *Münch. med. Wochenschr.*, 1895.
(2) LEMONNIER, *S. F. D.*, 1896.

quables par les dimensions énormes des plaques qui atteignaient 20 centimètres de diamètre et aussi par l'*amblyopie passagère, liée probablement à une localisation rétinienne*, qui les accompagnait quand il y avait une localisation faciale : ces accidents ont été remplacés par des crises gastriques.

Nous rapprocherons de ces urticaires chroniques celle qui survient chez les jeunes enfants, particulièrement chez les rachitiques (Comby), et qui est liée, comme l'est fréquemment l'urticaire de l'adulte, à des fermentations gastro-intestinales. Elle a été désignée par Bateman sous le nom de *lichen urticatus* et bien étudiée par Colcott Fox, R. Crocker, H. Dauchez et Rosenthal. Les plaques ortiées y présentent ce caractère particulier que leur centre est occupé généralement par une papule, parfois par une vésicule ou une pustule ; la papule centrale répond souvent à un follicule pilo-sébacé. L'un de nous (H.) a communiqué, en 1892, à la Société de dermatologie, un fait de cette nature (1) ; les papules consécutives aux plaques ortiées offraient nettement le caractère lichénoïde ; il en concluait que *leur production devait être due surtout au grattage*, car Brocq a établi que ces éruptions lichénoïdes représentent un des modes de réaction du tégument externe sous l'influence de cette irritation. *Il en est de même des autres lésions inflammatoires signalées par Colcott Fox.* — Chez le même malade, on observait la production de *macules* consécutives aux plaques ortiées ; le pigment peut résulter d'une transformation de l'hémoglobine de globules rouges exsudés ou d'un trouble dans la nutrition des cellules du corps de Malpighi.

Le prurigo de Hebra peut, chez les enfants, s'accompagner d'éruptions semblables (Voy. le chapitre consacré à cette maladie).

L'un de nous (H.) a montré que les *manifestations de l'urticaire œdémateuse, au lieu de s'effacer au bout de quelques heures, peuvent persister pendant des années* ; la tuméfaction augmente de temps à autre sous l'influence de nouvelles poussées : elle est remarquable par sa dureté et sa résistance à la pression du doigt et rappelle le myxœdème. Siégeant surtout au visage, et amenant ainsi une tuméfaction persistante des yeux et des paupières, elle donne lieu à une modification étrange de la physionomie (2). Les paupières supérieures forment d'énormes bourrelets ; les ouvertures palpébrales s'effacent presque complètement lorsque le malade regarde en bas ; les joues présentent un relief considérable au-dessus du pli qui les sépare du lobule du nez ; l'ouverture buccale est rétrécie ; l'œdème forme un double menton. De temps à autre, il se fait des poussées ortiées fébriles ; dans leur intervalle, la tuméfaction augmente fréquemment

---

(1) HALLOPEAU et BARRIÉ, *Sur un cas d'urticaire chronique, début probable d'un prurigo de Hebra* (S. F. D., 1892).

(2) HALLOPEAU, *Sur un cas d'œdème chronique d'origine ortiée* (*Ann. de dermat. et de syph.*, fév. 1893 et juin 1898).

et s'accompagne d'une rougeur plus vive sans que les sensations spéciales se produisent nécessairement.

Les *urticaires avec pigmentation* peuvent se produire sous des formes diverses: il faut signaler, en premier lieu, le type clinique si nettement différencié, qui a été décrit par Nettleship en 1869, et depuis lors fréquemment étudié, notamment par Paul Raymond (1), sous le nom d'*urticaire pigmentée*, puis l'*urticaire chronique avec pigmentation hémorragique*, l'*urticaire lichénoïde et pigmentée persistante*, et l'*urticaire érythémateuse et pigmentée cyclique*; nous avons vu déjà (p. 673) que le *lichen urticatus* peut être suivi de macules persistantes.

L'*urticaire pigmentée* est caractérisée par des éruptions successives d'élevures érythémateuses, d'aspect ortié, qui, au lieu de disparaître comme il est de règle au bout de peu de temps, persistent en prenant le plus habituellement une coloration chamois, analogue à celle du xanthélasma. Le plus souvent, de nouvelles poussées se produisent de temps à autre au niveau des plaques persistantes qui se tuméfient et rougissent; les éléments éruptifs sont alors le siège d'un prurit intense; ils peuvent devenir secondairement le siège de vésicules ou de bulles. Les taches pigmentées peuvent persister après une poussée unique d'urticaire. On peut provoquer parfois ces poussées par les excitations mécaniques; il y a de l'autographisme. Cette affection ne serait pas, comme on l'a cru, exclusive à l'enfance (Tenneson et Leredde) (2); en tout cas elle est rare chez l'adulte.

L'un de nous (H.) a établi que l'éruption est parfois distribuée en bandes parallèles, à distribution zoniforme, et qu'elle peut laisser à sa suite des cicatrices indélébiles (3). Ces faits plaident en faveur de la théorie tropho-névrotique formulée par Besnier. Il se produit concurremment des adénopathies. Dans certains cas, les lésions persistantes, au lieu de former des saillies que l'on a comparées à des tumeurs, sont constituées par de simples macules. La maladie, après avoir duré pendant des années, se termine par la guérison.

Contrairement aux autres formes d'urticaire, elle présente une caractéristique histologique (Unna) : nous voulons parler des *mastzellen* que l'on trouve en nombre excessif dans le derme. Cette altération est constante; les faits dans lesquels elle fait défaut appartiennent à un autre type; tel est celui que Quinquaud a dénommé *maladie pigmentée urticante*; elle était constituée par des macules jaunâtres ou d'un rouge purpurique, modérément prurigineuses, qui devenaient ortiées lorsqu'on les irritait mécaniquement.

L'*urticaire chronique avec hémorragies* offre un aspect très ana-

(1) P. Raymond, *Thèse de Paris*, 1888.
(2) Tenneson et Leredde, *S. F. D.*, février 1896.
(3) Hallopeau, comm. citées à la *S. F. D.*, 1892, 1896 et 1898.

logue à celui de l'éruption décrite par Nettleship : elle s'en distingue
par ce fait qu'elle ne débute pas dans la première enfance, que la pigmentation y est précédée d'hémorragies et que l'histologie n'y révèle
pas l'existence de mastzellen (Max Joseph).

L'un de nous (H.) a décrit, en 1894 (1), une autre forme d'*urticaire
persistante et pigmentée* qui a été observée depuis lors par Balzer et
Griffon (2) et par Kaposi (3) : elle est constituée par des nodules miliaires
agglomérés en petits groupes irrégulièrement arrondis ou en séries
linéaires : les plus volumineux, atteignant le volume d'un grain de
chènevis, présentent, dans leur centre, une dépression punctiforme ;
leur consistance est ferme, leur surface brillante et arrondie, leur
coloration d'un rouge qui, par places, tire sur le chamois. Sous
l'influence du grattage, ces nodules deviennent plus saillants et plus
volumineux en même temps que leur coloration s'accentue. Cette
éruption est abondante sur toute la surface du tronc ; nous l'avons
vue, au niveau des cuisses, se continuer insensiblement avec des
plaques rouges non saillantes ; notre malade était autographique :
une traînée de grattage pratiquée sur son bras donna lieu à une
élevure linéaire, saillante et d'un rouge vif. L'aspect de l'éruption
papuleuse rappelle celui du lichen plan, avec cette différence que
la surface des saillies est arrondie : il *s'agit là, suivant nous,
d'une nouvelle forme d'urticaire persistante* que nous avons appelée
lichénoïde. Il a été impossible de pratiquer une biopsie. Cette
dermatose offre, comme particularités, la présence d'hémorragies
secondaires et parfois un développement excentrique, le centre du
bouton redevenant normal alors que sa périphérie s'étend, rouge et
saillante.

Dans l'urticaire pigmentée *érythémateuse et pigmentée cyclique*,
décrite par l'un de nous (H.), l'éruption persistante se dispose en
cercles ou fragments de cercles ; elle peut figurer des cocardes ;
d'abord érythémateuses, papuleuses et ortiées, les lésions s'atténuent
graduellement, tout en prenant une teinte bistrée qui vient doubler la
coloration rouge, persiste après la disparition de cette dernière et
continue à s'accompagner de prurit ; cette pigmentation consécutive
peut constituer de larges nappes uniformes ; des poussées secondaires
papulo-érythémateuses se développent parfois dans l'aire de ces
plaques ; les cercles érythémateux qui persistent après l'affaissement
des papules peuvent durer pendant des mois et même des années,
en se mêlant d'un caractère pigmenté ; leur couleur érythémateuse peut se ranimer ou même reparaître sous l'influence du
contact de l'air ; on voit ainsi se reproduire, lorsqu'on laisse le

---

(1) HALLOPEAU, *Des urticaires et plus particulièrement de leurs formes œdémateuse et lichénoïde persistantes (Sem. méd.,* 1894).
(2) BALZER et GRIFFON, *S. F. D.,* 1897.
(3) KAPOSI, *A. F. D.,* 1898.

malade quelque temps à découvert, des éruptions qui, au premier abord semblaient éteintes; les sensations urticantes peuvent être passagères et modérées (1).

ANATOMIE PATHOLOGIQUE. — *Lésions cutanées.* — Les altérations diffèrent suivant qu'il s'agit d'une urticaire aiguë ou persistante.

On a signalé également quelques différences entre diverses formes d'urticaire aiguë.

Dans l'urticaire autographique, le derme devient le siège d'un œdème localisé aux parties excitées. Il est tuméfié et ses lymphatiques sont dilatés, leurs fibres élastiques sont dissociées. Les cellules fusiformes des parois vasculaires sont tuméfiées, leurs noyaux sont augmentés de volume, la substance collagène interstitielle est épaissie; on y trouve des mastzellen, et celles-ci se montrent également dans la couche épineuse (Unna); des globules blancs sont exsudés; les capillaires sont dilatés. Dans l'urticaire par contact d'orties, le phénomène dominant est également la dilatation des lymphatiques; on ne trouve pas les altérations cellulaires indiquées ci-dessus.

Dans l'urticaire pigmentée, l'altération principale est, comme l'a démontré Unna (2), la présence de volumineuses mastzellen, serrées les unes contre les autres; elles prennent une forme cubique; elles sont accumulées surtout dans le corps papillaire; elles se développent aux dépens des cellules conjonctives par absorption des granulations qui les caractérisent; les lymphatiques sont dilatés; les cellules épineuses sont chargées de pigment.

Lésions sanguines. — L'un de nous (L.) (3) a établi que, dans les urticaires aiguës, il existe de la polynucléose jusqu'à 80 et plus p. 100 et sans doute de la leucocytose constante. A la fin de l'urticaire, on peut observer de l'éosinophilie. Lazarus a même constaté le chiffre excessif de 60 p. 100. Dans l'urticaire chronique, on rencontre toujours des lésions sanguines, beaucoup plus complexes du reste, et dont les principales doivent être antérieures aux poussées urticariennes. L'existence de ces lésions démontre (L.) qu'il faut chercher l'origine de l'idiosyncrasie propre aux individus atteints d'urticaire dans une sensibilité des organes hématopoiétiques et non du système nerveux; l'existence de graves lésions sanguines dans l'urticaire pigmentaire est des plus probables.

DIAGNOSTIC. — De toute évidence dans les cas typiques, il devient difficile dans les formes anormales ou exceptionnelles que nous avons passées en revue.

La *forme œdémateuse massive* peut être confondue avec un éry-

(1) H. HALLOPEAU. *Sur un cas d'urticaire pigmentée publié antérieurement comme un cas probable de lèpre Bretonne* (S. F. D., 1898).
(2) UNNA, *Histo-pathologie*, 1892.
(3) LEREDDE S. F. D., avril 1899.

sipèle ou un phlegmon; nous avons vu qu'elle peut s'accompagner de fièvre; les sensations de cuisson spéciale qui l'accompagnent, ses contours géographiques, sa circonscription à des régions limitées et non symétriques, la soudaineté de son développement, ses localisations linguales ou palatines, sa disparition relativement rapide et ses récidives fréquentes permettront de la reconnaître.

L'*urticaire œdémateuse chronique* peut être, lorsqu'elle siège au visage, distinguée difficilement des autres œdèmes chroniques de cette région. Nous l'avons vue confondre avec une affection du sinus maxillaire. On la différenciera par les poussées fréquentes qui s'y produisent et par l'apparition, à intervalles plus ou moins éloignés, d'éruptions ortiées, typiques, qui envahissent le tronc.

La concomitance d'éruptions vésiculeuses, pustuleuses et lichénoïdes, peut obscurcir le diagnostic de l'*urticaire infantile chronique :* un examen attentif révèle, en pareil cas, les plaques ortiées qu'il faut toujours chercher.

Il en est de même pour celles qui accompagnent souvent, dans ses premières phases, le *prurigo de Hebra*, ainsi que pour les formes *lichénoïdes et érythémateuses circinées*, et les *urticaires persistantes avec pigmentation*.

L'*urticaire pigmentée* peut être méconnue dans l'intervalle des manifestations ortiées; il est assez souvent possible, en pareil cas, de provoquer artificiellement une poussée d'urticaire par excitation mécanique au niveau des macules ou tumeurs persistantes, mais c'est loin d'être là une règle : les commémoratifs, la disposition de l'éruption en bandes parallèles, les cicatrices qu'elle peut laisser sans être accompagnée d'ulcérations, seront des éléments de diagnostic : dans les cas douteux, une biopsie démontrant la néoformation massive de mastzellen serait démonstrative.

La *forme érythémateuse et pigmentée cyclique* peut en imposer pour une *lèpre ;* elle s'en distingue surtout par la conservation parfaite de la sensibilité dans ses divers modes.

Les *urticaires hémorragiques* peuvent être confondues avec les érythèmes hémorragiques; il n'y a là qu'une question de mots, car ces urticaires ne constituent alors qu'une variété d'érythème hémorragique; on en a pour témoins les douleurs articulaires que les sujets éprouvent concurremment et l'évolution de la maladie.

Le diagnostic de la *cause occasionnelle* est souvent difficile à déterminer : si l'on ne peut incriminer les ingesta, il faut chercher surtout dans les troubles des fonctions digestives ou, chez la femme, dans les altérations de l'appareil génital, le point de départ des accidents.

Pronostic. — Le pronostic *quoad vitam* ne présente aucune gravité, si ce n'est peut-être dans les cas très exceptionnels où il se produit de l'œdème glottique, mais l'affection est réellement des plus pénibles lorsqu'elle est abondante et très prurigineuse ; l'existence des malades est alors des plus lamentables. Heureusement, il s'agit presque constamment, dans ces cas, d'urticaires *ab ingestis* dont la durée est habituellement courte.

Les formes chroniques constituent des difformités parfois indélébiles.

TRAITEMENT. — Il doit s'adresser surtout au symptôme *douleur* et à la *cause* de l'affection.

On doit à Jacquet d'avoir démontré que l'enveloppement est le meilleur moyen que l'on puisse opposer au développement des saillies ortiées et à la douleur qu'elles provoquent ; il emploie, à cet effet, des feuilles d'ouate maintenues par un bandage roulé. Malheureusement, cette application n'est praticable que difficilement d'une manière permanente, surtout en été ; il faut donc réserver ce traitement pour les cas où le prurit intolérable constitue un véritable supplice. Les colles à l'oxyde de zinc peuvent lui être substituées (Unna), ainsi que les vernis ichtyolés.

Les topiques les plus variés ont été conseillés contre l'urticaire ; ceux qui nous ont donné les meilleurs résultats sont le baume du commandeur additionné de 1/30e de menthol et de 1/10e de naphtol β ; la vaseline naphtolée à 1/10e qui peut également, comme l'a bien montré Barthélemy, procurer du soulagement ; le salicylate de méthyle, les lotions vinaigrées, chloralées ou éthérées, la préparation phéniquée connue sous le nom de stérésol, les applications de compresses, imprégnées de la solution de salicylate de soude à 5 p. 100, peuvent être également employés avec avantage.

A l'intérieur, les purgatifs sont indiqués dans les urticaires *ab ingestis.*

Lorsque la cause reste indéterminée, on peut recourir empiriquement au salicylate de soude à la dose quotidienne de 4 grammes.

Lorsqu'il existe des troubles dyspeptiques, la guérison de l'urticaire doit être cherchée dans la guérison ou l'amélioration de la dyspepsie par fermentation (régime, soufre iodé, fluorure d'ammonium, érythrol, napthol β). S'il n'y a aucun de ces symptômes, on doit néanmoins soupçonner l'existence d'une dyspepsie latente, et au besoin s'en assurer par le tubage (A. Robin et Leredde).

Unna a obtenu des résultats de l'atropine donnée pour combattre l'angio-névrose qui est, suivant lui, la cause prochaine des accès.

Ajoutons enfin qu'il est classique, chez tout malade atteint d'urticaire, de proscrire les aliments et médicaments susceptibles de provoquer l'apparition de cette dermatose.

Malheureusement, les efforts de la thérapeutique restent souvent impuissants en présence des récidives incessantes ; il en est ainsi particulièrement dans la forme œdémateuse chronique du visage et dans les différentes formes d'urticaire pigmentée.

ÉRYTHÈMES TOXIQUES D'ORIGINE INDÉTERMINÉE

Ces dermatoses, caractérisées par des taches érythémateuses ordinairement plus ou moins saillantes, liées à une hyperémie avec exsudat et souvent prolifération, présentent de telles analogies avec celles que nous avons vues être provoquées par les agents médicamenteux et les toxines diphtériques, typhiques, gonococciques et autres, que l'on est conduit nécessairement à leur attribuer une origine semblable.

La nature et l'origine des agents toxiques qui les déterminent sont encore inconnues; il est possible que les uns soient autochtones, les autres hétérochtones ; il est très probable que les microbes qui habitent normalement l'organisme, tels que le coli-bacille et les bactéries buccales et pharyngées jouent parfois un rôle dans leur genèse.

La diversité des formes cliniques que peuvent revêtir ces éruptions s'explique, d'un côté, par la diversité des toxines génératrices, d'un autre côté, par les différences de réaction des sujets.

Elles ont une grande complexité : la même forme symptomatique, l'érythème noueux par exemple, peut ainsi survenir, soit isolément, soit concurremment avec un érythème polymorphe typique, qu'il peut également précéder. Cette forme symptomatique peut, d'autre part, être provoquée, avec des caractères identiques, par des causes multiples. Ainsi l'un de nous (H.) a vu, avec Besnier (1), une même forme érythémateuse différenciée survenir à plusieurs reprises, chez le même sujet, sous l'influence de causes occasionnelles de nature diverse : ici encore, c'est manifestement le mode de réaction du sujet qui a dominé la scène.

Nous savons enfin que, dans des maladies infectieuses nettement déterminées, il survient des érythèmes, tantôt différant essentiellement par leurs caractères de la forme vulgaire (Voy. p. 684), tantôt, au contraire, s'en rapprochant beaucoup.

Nous aurons à étudier successivement des formes *aiguës* et des formes *chroniques* de ces érythèmes : parmi les premières, nous passerons en revue successivement les *érythèmes polymorphes*, y compris l'*érythème noueux*, et les *dermatites scarlatiniformes;* parmi les secondes, l'*érythème circiné persistant*, l'*érythème diutinus*, l'*érythème folliculaire*. Nous y joindrons les dermatites exfoliatrices en raison de leurs rapports avec la dermatite scarlatiniforme.

(1) Besnier et Hallopeau, *Sur un érythème récidivant sous l'influence de causes diverses* (S. F. D., 1895).

FORMES AIGUËS

ÉRYTHÈMES POLYMORPHES

Kaposi a donné ce nom à la dermatose que F. Hebra a désignée sous le nom d'*érythème exsudatif multiforme*, et dans laquelle il a réuni les différentes variétés d'érythèmes qui étaient, avant lui, décrites séparément sous les noms d'*érythèmes papuleux, tuberculeux, annulaire, iris, purpurique, vésiculeux* et *bulleux*.

Étiologie. — Les causes de l'érythème polymorphe restent indéterminées; on a cité des faits où il se serait transmis par contagion; Herxheimer en a vu survenir 14 cas dans un même régiment; ces faits sont si exceptionnels qu'ils ne peuvent être admis sans réserves : selon toute vraisemblance, il s'est agi là de maladies infectieuses distinctes de l'érythème polymorphe vulgaire, tout en présentant avec lui des analogies symptomatiques.

Longtemps, on a considéré cette dermatose comme d'origine diathésique : sa coïncidence fréquente avec des arthropathies avait conduit à en faire une manifestation rhumatismale et Bazin la rangeait parmi ses arthritides; cette manière de voir est encore aujourd'hui celle de C. Bœck, qui considère cet érythème et le rhumatisme articulaire aigu comme appartenant à un seul et même type morbide.

Les douleurs arthropathiques de cette dermatose peuvent offrir en effet les caractères de celles qui appartiennent au rhumatisme articulaire aigu et on est alors conduit à se demander si l'une et l'autre manifestation morbide ne sont pas liées à une seule et même infection; mais, le plus souvent, au contraire, les caractères des arthropathies ne sont pas ceux des arthrites rhumatismales vraies; elles résistent au salicylate de soude, des complications cardiaques les accompagnent rarement, et, d'autre part, nous savons aujourd'hui combien la présence de phénomènes articulaires est fréquente dans des infections et des intoxications qui n'ont rien de commun avec la polyarthrite rhumatismale vulgaire.

La coïncidence avec ces manifestations articulaires est d'ailleurs loin d'être la règle : d'après une statistique de Stephen Mackensie, elle n'existe que dans un sixième des cas (1).

On voit souvent l'érythème polymorphe survenir chez des sujets atteints d'éruptions buccales, telles que des aphtes ou des fissures labiales (Hutinel) ; il s'agit, en pareils cas, d'un érythème secondaire à une infection de la muqueuse.

On a signalé, comme causes donnant lieu au développement de cet érythème, les troubles de la menstruation; cette origine cataméniale

---

(1) Stephen Mackensie, *Congrès de Londres*, 1896.

était prédominante dans un fait publié par l'un de nous où l'éruption s'est renouvelée pendant dix-huit ans au moment des règles (L.).

Le surmenage, les refroidissements, les écarts de régime sont encore autant de causes adjuvantes ou déterminantes de cette dermatose. Enfin des substances toxiques formées dans l'organisme et d'origine non microbiennes, digestives et autres, peuvent lui donner naissance.

Nous ne reviendrons pas sur le rôle des agents médicamenteux. (Voy. *Éruptions médicamenteuses*).

La maladie est plus fréquente chez les jeunes sujets; on l'observe quelquefois chez les petits enfants.

Schuchmann (1) a signalé la fréquence de la forme noueuse chez les tuberculeux observée également par l'un de nous (L.). Il est possible qu'elle se produise, ainsi que d'autres érythèmes secondaires, sous l'influence de microbes saprophytes dont l'activité se trouve mise en jeu par des causes diverses (Tommasoli).

Symptômes. — L'éruption est le plus souvent précédée de prodromes qui consistent en de la courbature, de l'anorexie et des douleurs vagues dans les membres.

Il peut se développer concurremment une réaction fébrile d'une acuité variable, parfois presque nulle, rarement intense, si ce n'est dans les cas graves.

Après un laps de temps, qui varie de quelques heures à un jour ou deux, apparaît l'éruption. Dans les cas typiques, elle se manifeste, en premier lieu, sur le dos des mains, aux poignets, à la face postérieure du cou : ce sont des taches ou des papules, d'un rouge vif ou pourpré, disparaissant en partie ou complètement sous la pression du doigt; d'abord de petites dimensions, elles s'accroissent rapidement et bientôt atteignent un diamètre qui varie de 5 millimètres à plusieurs centimètres; saillantes, elles résistent sous la pression du doigt. Souvent, leur forme se modifie à mesure qu'elles s'accroissent; leur partie centrale s'affaisse en même temps que leurs bords s'étendent; leur couleur devient plus foncée, souvent cyanique.

Rien de plus variable que la *forme*, la *nuance*, les *dimensions* et le *mode de groupement de ces saillies papuleuses*. Ordinairement discrètes, elles peuvent devenir confluentes et recouvrir une région, telle que le dos de la main, dans presque toute son étendue. Les saillies papuleuses peuvent être entourées d'une zone érythémateuse. L'érythème prend le nom de *tuberculeux* quand il forme une saillie considérable et s'implante profondément dans le derme. Lors de l'agrandissement progressif de la plaque érythémateuse, le centre peut se décolorer entièrement; l'érythème est dit alors *circiné* ou *annulaire*, si ses contours sont circulaires; il prend le nom de *marginé*, si son contour fait un relief notable; celui de *gyraté*, s'il est disposé

(1) Schuchmann, *A. D.*, 1899.

en bandes sinueuses ; l'*érythème iris* est un érythème annulaire au centre duquel se trouve une tache rouge, saillante ou non ; par suite du développement excentrique d'une telle plaque, il peut se former plusieurs cercles concentriques : il s'agit alors d'un *érythème* dit en *cocarde*. Ces formes non exsudatives se terminent par la formation de macules qui s'effacent rapidement.

Souvent l'éruption est encore plus complexe ; des *vésicules* ou des *bulles* de dimensions variables viennent surmonter les papules ; leur contenu est d'abord citrin ; il peut se troubler ultérieurement ; tantôt, elles s'ouvrent et leur paroi s'affaisse ; tantôt, elles se dessèchent et apparaissent alors surmontées d'une croûtelle ; l'un de nous a vu, avec André Jousset (1), dans un cas où l'éruption avait présenté une grande acuité, ces bulles, localisées à la face dorsale des mains, être suivies de végétations isolées ou confluentes, de couleur rouge pâle, d'une consistance ferme. Ces vésicules et ces bulles peuvent présenter la même disposition en anneaux ou en cercles concentriques que nous avons reconnue à l'érythème ; elles constituent alors les éruptions que l'on désigne sous les noms d'*herpès iris*, d'*herpès en cocarde*, d'*hydroa vésiculeux* ou *bulleux*. Ces érythèmes bulleux s'accompagnent parfois de soulèvements phlycténoïdes autour desquels il n'y a pas d'érythème appréciable. Dans les cas suraigus, le soulèvement épidermique peut se faire en masse. Dans le fait publié par l'un de nous (H.) et Jousset, l'éruption simulait une brûlure au 2e degré, le liquide était séro-purulent, la tuméfaction énorme ; la disposition figurait aux mains celle d'une paire de mitaines. Nous avons vu cette éruption être limitée par un mince contour sphacélé.

Le contenu des bulles ou vésicules qui accompagnent l'érythème peut être mélangé de sang ; l'érythème est dit alors *purpurique* (Voy. *Purpura*).

En dehors de ces cas typiques, il en est où l'éruption débute par la face ou le cou : d'après Besnier et Doyon, toutes les parties de la surface tégumentaire peuvent être le siège initial de l'affection ; il n'est pas certain cependant qu'il s'agisse dans ces différents cas d'une seule et même maladie ; il est possible que, comme l'indique Kaposi, la localisation initiale aux parties indiquées plus haut constitue un des caractères essentiels d'un type morbide (H.).

Kaposi (2) a observé à la face une forme *ortiée* caractérisée par des papules dures, saillantes, d'un rouge violacé ; leurs dimensions varient de celles d'une lentille à celles de la paume de la main ; leur surface habituellement lisse et luisante, peut exceptionnellement se recouvrir de bulles et de croûtes ; cette forme se prolonge durant plusieurs semaines et rédicive toujours *in eodem loco*.

L'*érythème bulleux envahit fréquemment les muqueuses buccale*,

(1) HALLOPEAU et JOUSSET (S. F. D., 1897).
(2) KAPOSI, A. F. D., 1898.

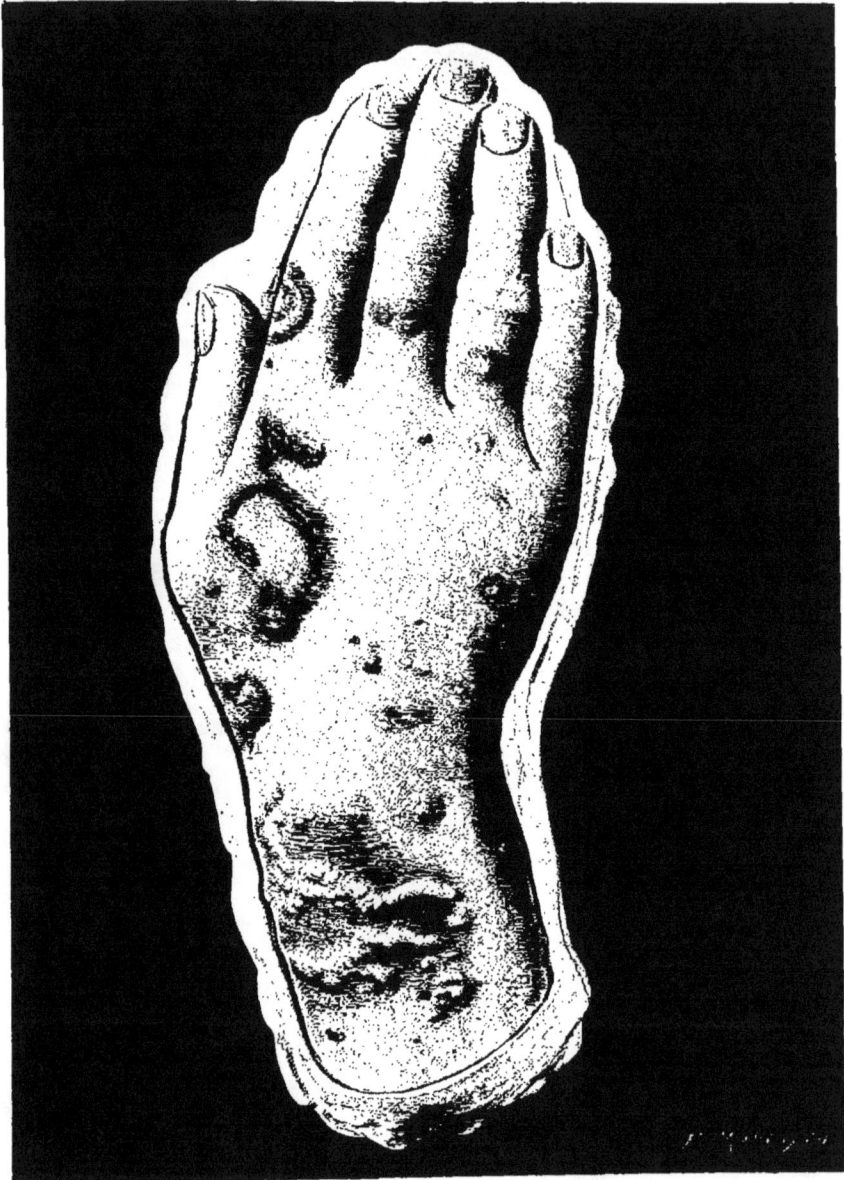

Librairie J.-B. Baillière et fils.

ÉRYTHÈME POLYMORPHE

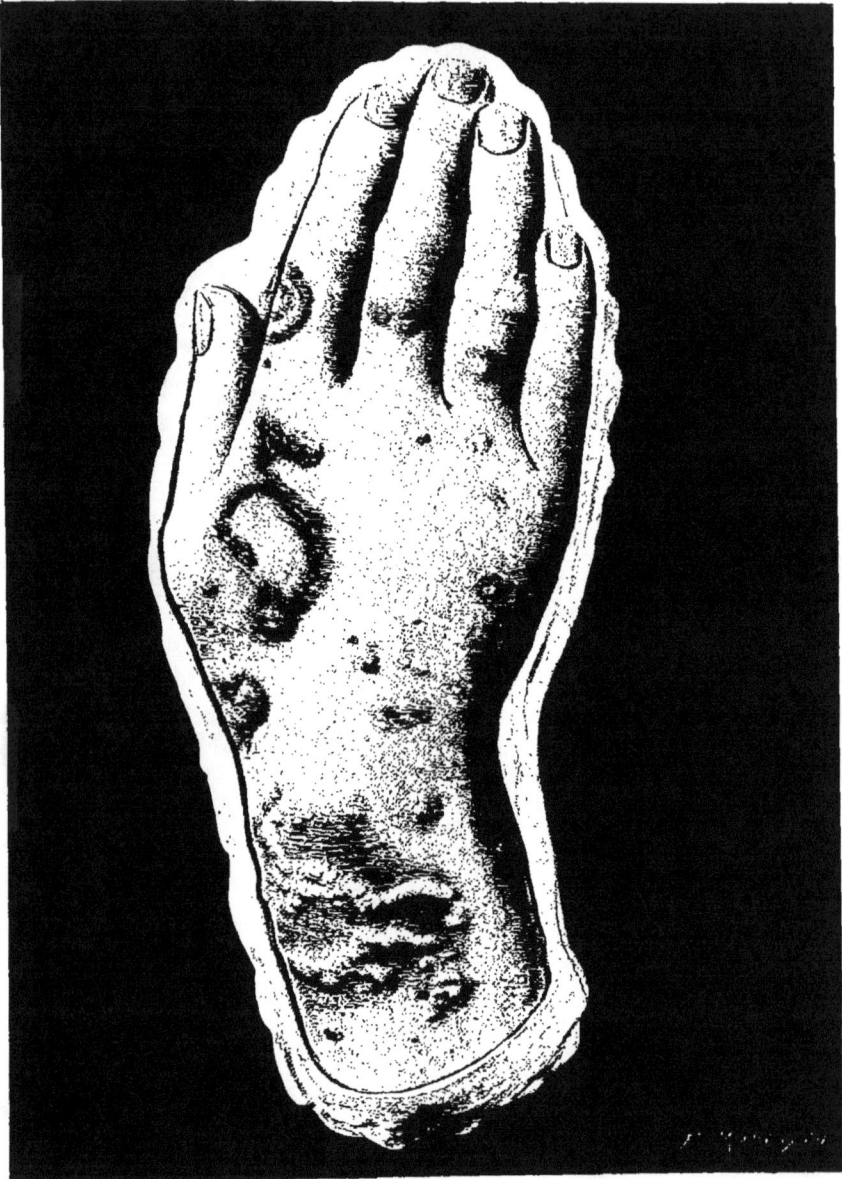

ÉRYTHÈME POLYMORPHE

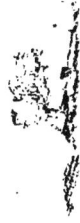

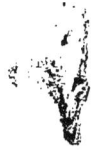

gutturale et *pharyngée*, exceptionnellement la *conjonctive* (Pelon);
comme à la peau, il y débute par des plaques rouges que surmontent
bientôt des soulèvements épidermiques, mais, tandis que dans le
tégument externe, l'épiderme soulevé résiste le plus ordinairement,
l'épithélium des muqueuses se détache et les surfaces excoriées se
recouvrent d'un exsudat grisâtre; leur aspect rappelle alors celui de
plaques muqueuses, mais elles sont beaucoup plus larges. Cet érythème des muqueuses s'accompagne de troubles fonctionnels plus ou
moins accentués et particulièrement de dysphagie, de salivation et de
fétidité de l'haleine. Il peut précéder l'exanthème ou coïncider avec lui.

Les éléments éruptifs des érythèmes polymorphes s'accompagnent
fréquemment de troubles de la sensibilité: ils consistent le plus habituellement en une sensation de légère cuisson au niveau des papules;
dans les éruptions papulo-tuberculeuses et noueuses, la douleur est
plus intense: elle est augmentée par la pression. Très souvent, on
observe en outre des arthralgies qui, d'habitude, sont localisées,
comme l'a bien montré Besnier (1), non dans les articulations elles-
mêmes, mais dans les parties circonvoisines, particulièrement dans
les gaines tendineuses et synoviales; on n'y constate qu'exceptionnellement l'existence d'un épanchement articulaire: elles ne s'accompagnent d'habitude, ni de rougeur, ni de gonflement. E. Besnier
signale enfin des douleurs dans la continuité des membres, des
mélalgies. Les sensations douloureuses précèdent le plus souvent
l'apparition de l'éruption; d'autres fois, elle coïncident avec elle;
plus rarement, elles lui succèdent; elles peuvent, d'après Besnier,
persister après leur disparition.

Nous avons vu que la *réaction fébrile* peut être nulle; celle même
que nous avons signalée au début est loin d'être constante; d'autres
fois, il se fait une ascension thermique à chaque poussée érythémateuse; d'autre fois, enfin, la fièvre est continue.

Les *manifestations viscérales* de l'infection dont l'érythème polymorphe peut être la manifestation locale sont communes sous des
formes diverses; l'angine est fréquente, d'après Osler; les troubles
digestifs ne font jamais défaut; ils consistent en de l'anorexie, parfois des vomissements qui peuvent être hématiques, de la diarrhée
symptomatique de *colite*, d'après Galliard, qui admet l'existence de
lésions gastro-intestinales identiques à celles de la peau. On peut
voir également survenir des *pleurésies*, des *endocardites*, des *péricardites*, des *myocardites*, des *bronchites*, des *laryngites* qui parfois
nécessitent la trachéotomie (Cotte), des *pneumonies*, des *phlébites*,
des *néphrites*, des *néphrorragies*; il faut signaler encore, comme
complications possibles, des *arthrites* et des *amyotrophies*.

FORMES. — Il est possible que l'on englobe sous le nom d'érythèmes

(1) E. BESNIER, *Article Rhumatisme* (*Dictionnaire encyclopédique*).

polymorphes des dermatoses qui, malgré de nombreuses analogies dans leur expression symptomatique, sont de nature diverse; leur étude n'est qu'ébauchée : il y aura lieu de poursuivre les recherches faites dans cette direction par Besnier, Brocq, Unna et par l'un de nous (H.).

Il faut considérer comme type l'*érythème papuleux* limité aux extrémités, s'accompagnant de douleurs péri-articulaires, donnant lieu à une réaction fébrile passagère et peu intense et se terminant par la guérison après avoir parfois présenté des poussées successives; il faut en rapprocher la forme *papulo-bulleuse* et la forme *papulo-hémorragique* qui suivent généralement une marche très analogue. Cette dernière a reçu le nom de *péliose rhumatismale*; les éléments y sont identiques à ceux de l'érythème papuleux avec cette différence que la coloration est hématique et ne disparaît pas sous le doigt. D'ailleurs, la localisation, la marche, les symptômes généraux et les complications sont les mêmes que dans l'érythème polymorphe; on voit souvent, chez le même sujet, les deux variétés évoluer simultanément ou successivement.

La *localisation* de l'éruption peut suffire à la distinguer du type classique. Thibierge et Klotz ont décrit une forme *palmaire et plantaire, desquamative et récidivante*, et Breda a vu une forme *frambœsioïde* se limiter au cou.

Une autre variété est limitée à la face; l'un de nous en a vu deux cas récemment (H.); l'éruption est caractérisée par des plaques érythémateuses qui entourent des cercles bulleux; il se fait également des poussées successives; l'éruption ne dépasse pas inférieurement les limites du cou.

Les *caractères objectifs* de l'éruption peuvent également la différencier.

L'*érythème noueux* représente une variété voisine de la première avec laquelle il n'est pas rare de la voir coïncider; c'est ainsi que l'éruption peut présenter aux membres inférieurs les caractères d'érythème noueux, aux membres supérieurs ceux de l'érythème papuleux; dans les deux variétés, la marche est la même. L'érythème noueux s'observe surtout chez les jeunes filles; il peut récidiver; on a admis une influence estivale et automnale sur sa reproduction. Il coïncide parfois avec des phlegmasies viscérales, et particulièrement avec des pneumonies, des pleurésies, des endocardites, manifestations concomitantes d'une même infection (1); Moncorvo (2) l'a vu survenir dans l'impaludisme. Il est constitué par des indurations profondes qui intéressent le tissu cellulaire sous-cutané en même temps que le derme; leur localisation est symétrique; on les observe le plus souvent dans la continuité des membres inférieurs, plus rare-

_____

(1) TALAMON, *Complications pulmonaires de l'érythème noueux* (*Progrès médical*, 1883).

(2) MONCORVO, *Sur l'érythème noueux palustre* (*Gaz. hebd.*, 1893).

ment, elles occupent les avant-bras et les bras ; la face et le tronc restent presque toujours indemnes ; les nodosités sont souvent de forme ovoïde et allongées suivant la direction du membre inférieur ; leur consistance est ferme ; elles sont très douloureuses à la pression ; elles s'accompagnent, en outre, au moment de leur apparition, de douleurs spontanées, sourdes, cuisantes, continues, qui peuvent persister jusqu'au lendemain ; leur couleur, d'abord d'un rouge vif, devient bientôt plus sombre et parfois comme livide ou même hémorragique ; leur volume varie entre celui d'une noisette et celui d'une noix ; le tissu cellulaire qui les entoure est œdématié ; il garde l'impression du doigt : après avoir atteint rapidement leur volume maximum, elles restent pendant quelques jours stationnaires pour s'effacer ensuite graduellement avec une légère desquamation et disparaître au bout de douze à quinze jours en laissant des macules légèrement pigmentées qui bientôt s'effacent à leur tour ; il peut se faire des poussées successives ; on a vu la maladie se prolonger ainsi pendant des mois, mais c'est là une rare exception ; la durée moyenne varie de trois à six semaines. Plus souvent que la forme vulgaire, cet érythème s'accompagne d'arthropathies.

Lassar et Peter ont décrit une forme *striée* ; la rougeur y est disposée en traînées ; elle occupe surtout la face interne des extrémités et le côté de l'extension des membres ; elle suit les lymphatiques et s'accompagne de bulles.

L'un de nous (H.) a observé une forme *pityriasique* et *lichénoïde d'érythème polymorphe* ; les taches offraient, par place, une frappante analogie avec celles du pityriasis rosé de Gibert ; d'autres étaient nettement lichénoïdes ; on constatait simultanément des adénopathies généralisées : la maladie a débuté par le tronc et le visage et n'a envahi les membres que secondairement (1).

L'*hydroa* a été considéré à tort comme une maladie distincte ; ce n'est qu'une variété. Chez un même sujet, l'éruption se présente partout avec ses caractères typiques ; l'envahissement relativement fréquent des muqueuses buccale et pharyngée lui donne une physionomie toute particulière.

Il débute généralement par des taches érythémateuses dont les dimensions varient de celles d'une lentille à celles d'une pièce de vingt ou cinquante centimes ; elles sont généralement un peu saillantes : au bout de quelques heures, un soulèvement vésiculeux se produit dans leur partie centrale : son contenu se dessèche rapidement et il se forme ainsi une croûtelle noirâtre ; elle est entourée d'un liséré blanchâtre, légèrement saillant (Bazin). La vésicule peut être au contraire le phénomène initial ; elle s'entoure ultérieurement d'une aréole érythémateuse. Au lieu d'une vésicule, il peut se produire au centre

---

(1) HALLOPEAU, *Érythème papuleux anormal* (A. D., 1891).

de l'élément une phlyctène plus ou moins volumineuse. Autour de la plaque érythémateuse, peut survenir également un soulèvement alternativement érythémateux et bulleux ou vésiculeux ; on peut observer ainsi plusieurs cercles concentriques : l'éruption mérite alors le nom d'*érythème en cocardes*. Ces éléments peuvent se produire isolément ou par groupes ; ils apparaissent par poussées successives.

On observe simultanément des éruptions d'âges divers.

Les localisations les plus fréquentes se font sur les membres, particulièrement du côté de l'extension, et sur le dos des mains ; la muqueuse bucco-pharyngée et les lèvres sont très souvent atteintes. Ces lésions donnent lieu à un certain degré de dysphagie en même temps qu'à de la salivation ; la muqueuse génitale peut être également intéressée. Sur ces parties, les vésicules se détruisent rapidement ; il en résulte des ulcérations sous forme de plaques opalescentes simulant des plaques muqueuses (Quinquaud).

L'hydroa peut être précédé, ou s'accompagner au début, d'un léger mouvement fébrile avec malaise général et anorexie.

La maladie se prolonge généralement par poussées successives pendant deux ou trois semaines, quelquefois plus longtemps ; elle laisse à sa suite des macules pigmentées, parfois longues à disparaître.

La *forme bulleuse* se caractérise par les symptômes généraux graves dont elle est souvent accompagnée, par l'envahissement fréquent des muqueuses : les lèvres, la face interne des joues, le dos de la langue, le voile du palais, le pharynx, la pituitaire et les conjonctives peuvent être intéressés en même temps que le tégument externe. Les bulles sont le plus souvent, mais non constamment, entourées d'une aréole érythémateuse : leur contenu, d'abord limpide et séreux, peut devenir purulent ou hémorragique ; elles laissent parfois à leur suite, surtout lorsque l'épiderme soulevé a été enlevé avant la dessiccation, des ulcérations persistantes ; l'éruption débute souvent par d'autres régions que l'extrémité des membres ; c'est alors, tantôt la face, tantôt le tronc qui en est le siège initial. Les symptômes généraux sont souvent graves ; la température peut monter à 40° et au-dessus ; la maladie, en pareil cas, mérite la qualification d'*exanthématique* : cependant, sa marche n'est pas cyclique ; il peut se faire des poussées successives.

Les complications sont fréquentes : celles que l'on observe le plus ordinairement sont les *endocardites*, les *péricardites* et les *néphrites albumineuses* ; il faut y ajouter de l'*entérite*. Il n'est pas rare que cet exanthème se termine par la mort.

La gravité des accidents généraux n'appartient pas seulement aux formes noueuses et bulleuses dans lesquelles nous les avons plus particulièrement signalés. Nous avons indiqué déjà les complications diverses qui peuvent faire de ces érythèmes polymorphes des mala-

dies graves. Les différences si considérables que présentent, à cet
égard, les divers faits englobés sous cette étiquette peuvent s'expliquer
en partie par les différences de réaction que présentent les sujets;
il est très vraisemblable qu'elles peuvent être dues également à des
différences dans la nature des causes morbides et aussi dans la quantité de la substance nocive dont la pénétration ou la formation dans
l'organisme est la cause prochaine de la maladie.

L'étude des urines est à reprendre. Nous avons vu qu'elles peuvent
être albumineuses ; Neisser y a trouvé de l'indoxyle et du scatoxyle.

L'un de nous (L.) a vu la *forme cataméniale* être constituée simultanément par un érythème papuleux du dos des mains, parfois purpurique et par des poussées bilatérales non symétriques d'herpès
facial avec œdème persistant et se renouveler pendant plus de
quinze ans.

Marche. — Durée. — Terminaison. — Les érythèmes polymorphes
présentent le plus habituellement plusieurs poussées successives;
chacune d'elles évolue en quelques jours ; la durée de la maladie varie
généralement entre trois et six semaines; elle peut être prolongée
par le fait des complications que nous avons signalées; les faits dans
lesquels elle aurait passé à l'état chronique sont rattachés par la plupart des auteurs à d'autres types; s'il s'agit, par exemple, d'éruptions
bulleuses, on n'a plus affaire à un érythème, mais bien à une variété
de pemphigus ou de dermatite herpétiforme.

Pronostic. — Nous avons vu déjà qu'il varie du tout au tout, puisque,
dans beaucoup de cas, il s'agit d'une maladie à peine ou point pyrétique, qui cesse au bout de quelques semaines sans avoir altéré la
santé générale, alors que, d'autres fois, elle s'accompagne d'un état
général grave et de complications viscérales qui peuvent entraîner la
mort.

Anatomie pathologique. — On trouve tous les intermédiaires entre
la simple hypérémie et des lésions plus complexes identiques à celles
des inflammations ; Leloir a admis que parfois on constate l'existence
d'un processus phlegmasique ; Unna considère les lésions comme à
la fois érythémateuses et phlegmasiques. En réalité (L.) les lésions
de l'érythème démontrent qu'il est impossible de déterminer, d'une
manière non arbitraire, ce que c'est que l'inflammation et d'en donner
une définition histologique absolue.

Dans les cas les plus simples, il n'y a d'autre altération qu'une dilatation des vaisseaux du derme, et particulièrement de ceux du corps
papillaire ; souvent, il se produit simultanément une prolifération
des cellules fixes une accumulation de cellules autour des vaisseaux; il peut se faire concurremment une extravasation d'une
quantité généralement minime, parfois considérable, de globules
rouges.

Du moment où il s'est formé une papule, on trouve une infiltration œdémateuse nette du derme et souvent aussi de l'hypoderme ; celle-ci est prédominante dans les érythèmes noueux.

Des globules blancs exsudés peuvent s'introduire entre les cellules du corps de Malpighi et gagner même parfois la couche granuleuse. Concurremment, les cellules du corps de Malpighi s'altèrent ; parfois, elles présentent une altération cavitaire.

Un certain nombre d'espaces lymphatiques se dilatent sous forme de lacunes revêtues d'endothélium ; on les voit surtout à proximité des vaisseaux sanguins et des glandes. On y trouve des globules blancs et un liquide, parfois chargé de fibrine, parfois coagulé.

Suivant Leloir, la formation des vésicules est consécutive à l'altération cavitaire des cellules du corps de Malpighi : plus souvent, on observe des soulèvements bulleux dus à une exsudation liquide au niveau du stratum granulosum ; il se produit là un clivement de l'épiderme lié en partie à l'altération et à la moindre résistance de ses cellules.

Le liquide exsudé peut être clair ou chargé de globules blancs ou rouges.

Les altérations des couches épidermiques expliquent la desquamation.

Dans un cas d'érythème noueux de nature infectieuse, Sabouraud et Orillard ont trouvé au centre du nodule une veinule oblitérée ; le thrombus contenait beaucoup de streptocoques.

Lésions sanguines. — L'existence de lésions sanguines est de règle dans les érythèmes et démontre, suivant l'un de nous (L.), qu'il faut chercher la cause des lésions de la peau dans les altérations, d'origine toxique, du milieu sanguin, agissant directement sur les parois vasculaires (1).

DIAGNOSTIC. — C'est avec les *érythèmes infectieux secondaires* que les *érythèmes polymorphes* peuvent surtout être confondus : ceux-là se distinguent le plus souvent par leurs localisations et leur évolution, ainsi que par les conditions dans lesquelles ils se produisent. On les voit en effet survenir dans le cours, ou plus souvent sur le déclin, d'une maladie infectieuse, telle que la fièvre typhoïde (Hutinel et Martin de Gimard), la diphtérie, la rougeole, la scarlatine, le paludisme, les angines streptococciques, la pyémie, l'érysipèle (Chantemesse et Sainton), etc. Ils ne présentent pas d'habitude les localisations initiales et prédominantes sur la face dorsale des extrémités ; ils ne sont pas symétriques : ils sont plus souvent disposés en nappes confluentes ; leur durée est moindre.

Cependant, il n'en est pas toujours ainsi ; on a vu, par exemple, ces érythèmes secondaires se présenter sous forme d'érythèmes noueux : l'analogie avec l'érythème polymorphe typique peut être complète en

---

(1) LEREDDE, *Lésions sanguines dans les érythèmes* (Soc. de biol., 1899). — *Herpès ca taménial, Érythème polymorphe* (S. F. D., février 1899).

pareil cas ; les conditions étiologiques seules permettent d'arriver au diagnostic.

Les formes bulleuses peuvent être confondues avec la *dermatite her-péliforme* de Duhring ; elles s'en distinguent par l'absence ou la modé-ration du prurit, par leur localisation, et par leur évolution (*vide infra*).

L'érythème noueux peut être confondu avec des *nodosités iodiques* ; celles-ci sont généralement plus profondes, du moins au début ; la peau n'y rougit que tardivement ; il n'y a pas de réaction fébrile ; les com-mémoratifs et la disparition rapide des lésions dès que l'on vient à cesser la médication iodurée facilitent le diagnostic.

Dans les dermatoses bulleuses de l'*iodisme* et du *bromisme*, le liquide n'est pas libre, en général, dans l'épiderme soulevé ; les lésions siègent le plus souvent dans la continuité des membres ; elles peuvent se disposer en groupes irréguliers : ici encore les com-mémoratifs ont une importance prépondérante.

TRAITEMENT. — La *prophylaxie* ne peut guère avoir d'action sur les érythèmes dont la cause prochaine reste indéterminée.

La ressemblance frappante qu'ils offrent, dans leurs caractères, avec les érythèmes médicamenteux conduit à penser qu'ils sont également d'origine toxique, et l'on doit invoquer surtout, dans leur pathogénie, l'action de poisons engendrés dans l'organisme. Il paraît dès lors indiqué de chercher à les combattre par des agents thérapeutiques tels que le salicylate de soude, le sulfate de quinine, le naphtol, le salol ; malheureusement, l'action de ces médicaments sur la marche de ces maladies est généralement nulle ; l'iodure de potassium est plutôt nuisible.

Au point de vue du traitement symptomatique, les antipyrétiques sont indiqués et peuvent rendre des services lorsque la réaction fébrile est intense.

On peut tenter de calmer les douleurs articulaires par l'usage interne du salicylate de soude à la dose quotidienne de 4 grammes.

Comme moyen topique, il suffit le plus souvent de saupoudrer les parties malades. Le salicylate de méthyle est utile contre les dou-leurs articulaires. Dans le cas d'érythème bulleux, le liniment oléo-calcaire additionné d'un vingtième d'acide borique ou d'un deux-centième d'acide phénique peut rendre des services.

Les complications viscérales paraissent malheureusement défier les ressources de la thérapeutique active.

Le régime lacté est cependant efficace dans les cas d'albuminurie.

NATURE DE LA MALADIE. — Nous considérons, pour les raisons que nous avons invoquées déjà (Voy. p. 679), les maladies dites érythèmes polymorphes et scarlatiniformes comme des *intoxications* ou *toxi-infections* d'origine le plus souvent, si ce n'est constamment, *autochtone*.

On admet généralement que leur agent générateur, dont la nature peut varier suivant les sujets et, chez le même sujet, en différentes circonstances et périodes de son existence, agit par l'intermédiaire des nerfs vaso-dilatateurs, et l'on a même considéré ces affections comme des *angio-névroses* : l'intervention de ce trouble d'innervation donne en effet l'interprétation de l'érythème et des phénomènes d'exsudation, bien que l'on puisse également supposer, avec l'un de nous (L.), une action directe des toxines sur les parois vasculaires et les cellules des tissus ; il est, en tous cas, étroitement subordonné à l'action de ces toxines.

Nous avons indiqué précédemment que la nature du processus érythémateux peut être inflammatoire ; selon nous, il l'est ici dans tous les cas : il y a en effet une telle parenté entre les manifestations multiples de ces maladies que l'on est nécessairement conduit à les rattacher à un seul et même processus : or, si les examens histologiques et certains caractères cliniques, tels que les saillies végétantes (H.), ont indiqué en toute certitude, pour certains faits, qu'il s'agissait de phlegmasies, on est autorisé à généraliser cette conception et à dire : *les dermatoses que l'on qualifie d'érythèmes polymorphes sont de nature inflammatoire.*

Quel rôle jouent dans cette évolution morbide les altérations sanguines décrites par l'un de nous (L.)? Peut-être sont-elles dues à des réactions des organes hématopoïétiques d'origine toxique et provoquent-elles les lésions de la peau (L.)? Peut-être les corps toxiques agissent-ils simultanément sur les organes hématopoïétiques et sur la peau (H.)? En tout cas, il est très vraisemblable que les arthropathies reconnaissent pour cause prochaine des altérations de la moelle osseuse. Celles-ci peuvent expliquer les rapports de ces érythèmes avec le rhumatisme articulaire aigu et les pseudo-rhumatismes.

ÉRYTHÈMES SCARLATINIFORMES

Ces érythèmes sont constitués par des éruptions en nappes ou en petites taches confluentes simulant celles de la scarlatine ; ils se produisent souvent sans cause appréciable et se renouvellent plusieurs fois, à intervalles plus ou moins éloignés, chez le même sujet (*érythèmes desquamatifs récidivants*). Ils aboutissent à une exfoliation.

ÉTIOLOGIE. — On ne possède aucune donnée à cet égard ; la récidive des éruptions semble indiquer, soit un mode de réaction spécial aux sujets qui en sont atteints, soit la genèse, chez eux, de toxines spéciales encore indéterminées. Dans un cas publié par l'un de nous (H.) et Tuffier, l'éruption est survenue sur le déclin d'une deuxième atteinte de rhumatisme articulaire aigu franc (1).

SYMPTÔMES. — a. *Forme généralisée.* — Le début de la maladie est

_____

(1) H. HALLOPEAU et TUFFIER, *Sur un cas d'érythème scarlatiniforme survenu dans le cours d'un rhumatisme aigu* (Soc. méd. des hôpitaux, 1889).

ordinairement soudain; quelquefois, cependant, il est précédé, pendant quelques jours, d'une sensation de malaise qui en annonce le retour aux malades qui en ont l'expérience.

Une réaction fébrile plus ou moins intense, avec l'ensemble de troubles fonctionnels qu'elle entraîne, marque habituellement l'invasion de l'organisme; elle est généralement de courte durée : elle peut cependant se renouveler suivant des types divers.

L'éruption qui accompagne cette réaction fébrile, ou lui fait suite rapidement, envahit le plus souvent la plus grande partie ou la totalité de la surface du corps; mais elle n'est pas le plus habituellement d'emblée généralisée; elle débute, soit par les bras, soit par le tronc; elle n'intéresse qu'en dernier lieu la tête et les extrémités; souvent, elle est au début péri-folliculaire et ce n'est que secondairement qu'elle devient lisse comme dans la scarlatine.

La coloration peut présenter toute la gamme que l'on observe dans la scarlatine vraie; exceptionnellement, il se produit une infiltration hémorragique plus ou moins prononcée sous forme de *pétéchies*; on l'observe surtout aux quatre membres (1).

La peau est souvent épaissie et comme infiltrée; lorsque l'on passe les doigts à sa surface, elle donne la sensation de chair de poule; elle peut garder l'impression du doigt; parfois, l'œdème est généralisé (2); rarement, il se produit concurremment des plaques d'urticaire; on a vu plusieurs fois survenir, soit des vésicules, soit des bulles plus ou moins volumineuses (Homolle); on peut observer des inflammations suppuratives de follicules sébacés ou de glandes sudoripares, particulièrement dans les régions axillaires; Besnier signale encore comme possible l'apparition d'éruptions eczématoïdes, d'îlots phlegmasiques : l'un de nous (H.) a vu se produire en diverses régions, particulièrement au niveau des plis articulaires, des excoriations avec exsudation concrétée en croûtelles ou en croûtes relativement épaisses : il peut survenir également des gangrènes partielles, des arthropathies (H.).

Les malades peuvent, au début, accuser diverses sensations pénibles, lesquelles consistent le plus souvent en une cuisson, ou en un prurit plus ou moins intense, parfois violent; elles cessent quand commence la desquamation.

On a noté simultanément l'état saburral ou vernissé, ainsi que la rougeur de la langue et l'hyperémie concomitante des muqueuses nasales et oculaires : la détermination gutturale de la scarlatine fait le plus souvent défaut.

La desquamation est remarquable par sa précocité, son intensité et sa durée.

---

(1) Hallopeau et L. Brodier, *Sur un cas de dermatite scarlatiniforme hémorragique compliquée d'endo-péricardite* (S. F. D., 1893).

(2) Brocq, *Érythème desquamatif récidivant* (Arch. gén. de médecine, 1886).

Elle commence à être perceptible dès le second ou le troisième jour, *alors que l'exanthème est encore dans toute son activité,* en quelques régions telles que, d'ordinaire, les aines, les avant-bras, le pourtour des ongles : ce sont, au début, de fines squames ; plus tard, l'exfoliation épidermique se fait en larges lambeaux, devient énorme ; le lit est rempli de squames ; c'est surtout aux mains et aux pieds que les squames atteignent une grande épaisseur et des dimensions considérables ; elles peuvent prendre aux doigts et aux orteils la forme en doigts de gant ; la surface sous-jacente à l'épiderme exfolié est rouge et généralement lisse et sèche, parfois, au contraire, plus ou moins suintante ; il n'est pas rare de voir se produire des vésicules miliaires ou des sudamina au pourtour desquels commence la desquamation.

L'exfoliation épidermique peut ne pas se renouveler ou au contraire persister pendant plusieurs semaines : c'est là une différence essentielle avec ce que l'on observe dans la scarlatine.

Les ongles et les poils sont souvent altérés et tombent en même temps que l'épiderme ; mais ce n'est pas la règle.

Diverses complications viscérales ont été signalées, particulièrement des lésions cardiaques, pulmonaires, rénales ou intestinales ; il peut y avoir de l'albuminurie (H.) ; l'un de nous (H.) a vu survenir un avortement.

La marche de la maladie est aiguë ou subaiguë : dans ce dernier cas, la desquamation peut se prolonger pendant plusieurs semaines ou même davantage et l'affection rentre ainsi dans la catégorie des dermatites exfoliatrices. Quand l'exfoliation est en rétrocession, les squames deviennent de plus en plus petites et finalement furfuracées ; ultérieurement, il persiste un certain degré de sécheresse de la peau ; les récidives sont fréquentes : elles cessent généralement avec les progrès de l'âge ; on en a observé jusqu'à neuf chez le même sujet (1).

b. *Forme partielle.* — Elle a été décrite par Hardy (2). C'est une éruption de taches rouges qui se disséminent sur le tronc, les plis des coudes, les parties internes des cuisses, et peut envahir ultérieurement le cou et la face ; elle peut survenir après un mouvement fébrile de vingt-quatre à quarante-huit heures de durée ; il peut y voir concurremment un léger degré d'angine gutturale. L'éruption s'accompagne de cuisson ou de prurit. Elle est disposée, comme l'a bien vu R. Crocker, en plaques à contours nettement limités. Sa durée.

(1) L'un de nous (H.) a constaté qu'à la période de desquamation les accumulations de pigment hématique qui sont consécutives aux pétéchies siègent exclusivement dans l'épiderme et disparaissent complètement quand les squames se détachent. Il n'a pas évidemment dû en être ainsi au début de la maladie ; c'est nécessairement dans le corps papillaire que l'hémorragie a dû se produire. Le sang s'est infiltré ensuite dans les cellules épidermiques. Si l'on ne retrouve la matière colorante que dans ces derniers éléments, c'est qu'elle y est restée en dehors du mouvement circulatoire et des échanges nutritifs qui, dans son foyer initial, en ont amené la résorption.
(2) Hardy, *Leçons sur les mal. de la peau,* 1851, et *Traité des mal. de la peau,* 1886

dépasse peu, en général, un septénaire, à moins de nouvelles poussées ; elle se termine par une desquamation, soit en fines lamelles, soit
lorsqu'elle occupe les faces palmaires et plantaires, en larges lambeaux. Il faut étudier avec soin les circonstances dans lesquelles s'est
développée l'éruption, car on peut voir une dermatose tout à fait
semblable être provoquée par une intoxication.

ANATOMIE PATHOLOGIQUE. — Elle n'est qu'incomplètement connue.
L'un de nous (L.) a vu, avec Dominici, l'œdème du derme avec infiltration de cellules autour des vaisseaux, la dilatation de ceux-ci,
l'effacement des papilles, la disparition de la couche granuleuse, des
altérations des cellules du corps muqueux. Dans le même cas, il
existait de la leucocytose et de l'éosinophilie (1).

DIAGNOSTIC. — Il doit être fait surtout avec la *scarlatine* : dans les
deux cas, les exanthèmes et énanthèmes, ainsi que les symptômes
généraux, peuvent être très analogues : Besnier attache à cet égard
une importance capitale à la desquamation précoce ; ultérieurement,
la persistance de la desquamation, son renouvellement incessant et
aussi, lorsqu'elles se produisent, les dystrophies unguéales, viennent
nettement différencier les deux maladies.

Les *érythrodermies prémycosiques* sont généralement apyrétiques ;
la desquamation y est nulle ou peu abondante ; dans la grande majorité des cas, le prurit y est constant et souvent atroce ; il se produit
concurremment des adénopathies, mais elles peuvent exister dans
l'érythème scarlatiniforme (Leredde et Dominici).

PRONOSTIC. — Il est fâcheux en raison de la durée de la maladie et
des troubles de la nutrition générale qu'elle détermine, mais elle
occasionne rarement la mort ; la terminaison fatale peut survenir
sous l'influence de complications cardio-pulmonaires (H.).

TRAITEMENT. — Il ne peut être que purement symptomatique ; la
thérapeutique est jusqu'ici impuissante contre la cause prochaine de
cette maladie.

FORMES CHRONIQUES

ÉRYTHÈMES CHRONIQUES

Ils n'ont encore été qu'incomplètement étudiés. L'un de nous (H.)
en a observé une forme papuleuse et circinée limitée à l'abdomen et
aux membres inférieurs. Les éléments, peu élevés, ne disparaissaient
qu'incomplètement sous la pression des doigts ; ils s'accompagnaient
d'une suffusion sanguine ; ils étaient groupés en cercles irréguliers.
Le prurit et la réaction générale étaient nuls. Les papules s'affais-
saient peu à peu sans laisser d'autres traces que des macules bru -

(1) LEREDDE et DOMINICI, *S. F. D.*, 1899.

nâtres sans desquamation. De nouveaux cercles se sont ainsi reproduits pendant plusieurs mois. Cette forme peut être dénommée *érythème circiné persistant*.

R. Crocker et Campbell ont décrit, en 1894(1), une forme qu'ils ont dénommée *erytheme elevatum et diutinum*; Smith l'a ultérieurement observée; elle se produit chez les jeunes gens, particulièrement chez ceux qui sont goutteux ou rhumatisants; l'éruption se fait surtout au pourtour des articulations, dans la continuité des membres, du côté de l'extension, et sur les paumes des mains. — Elle est constituée par des nodules, isolés ou confluents, ronds ou ovales, durs, résistants sous le doigt, d'abord érythémateux, violacés, puis purpuriques; ils se déplacent avec la peau sur les parties sous-jacentes; ils peuvent récidiver ou persister pendant plusieurs semaines.

Par places, la peau est sensiblement épaissie d'une manière diffuse, sans que l'on puisse y constater de formation nodulaire; jamais il ne se produit d'ulcération; ces lésions sont constituées surtout par un épais tissu fibreux; elles persistent durant des années sans se modifier : c'est dire que jusqu'ici la thérapeutique n'a pas d'action sur elles.

Hutchinson a décrit antérieurement un type très voisin : on l'observe chez des adultes; les nodules sont d'abord aplatis; ils s'agglomèrent en de larges surfaces de couleur violacée et s'accompagnent d'une infiltration œdémateuse.

Il est de toute évidence que ces dermatoses n'ont de commun que le nom avec les érythèmes polymorphes.

Kaposi a encore décrit un *érythème folliculaire* avec chute de l'épiderme; des papules s'y développent autour des orifices pilosébacés; elles s'agglomèrent en groupes dont les dimensions varient entre celles d'une pièce de cinquante centimes et celles d'une pièce de cinq francs; d'un rouge violacé, plus ou moins saillantes, localisées surtout du côté de l'extension des membres, elles desquament en croûtes lamelleuses; on les a vues durer de quatre à dix mois (2).

DERMATITES EXFOLIATRICES

Elles sont très voisines de l'érythème scarlatiniforme (Voy. p. 689); elles peuvent en être considérées comme une forme prolongée.

Les dermatites exfoliatrices sont des maladies de l'âge adulte, plus fréquentes chez l'homme.

SYMPTÔMES. — Le *début* peut être marqué par une réaction fébrile d'intensité moyenne avec exacerbations vespérales et frissons suivis de sueurs; elle est accompagnée parfois de vives sensations prurigineuses. L'éruption est constituée d'abord par des nappes rouges isolées qui

(1) R. CROCKER et CAMPBELL, *A. D.*, 1894.
(2) KAPOSI, *A. f. D.*, 1894.

occupent le plus souvent les grands plis articulaires, puis s'étendent, se fusionnent et, en quelques jours ou plus lentement, envahissent la continuité des membres, le tronc, et gagnent enfin la tête ; les extrémités et la nuque, d'après Brocq, peuvent n'être intéressées qu'au bout de quelques semaines (1). La coloration peut être celle d'une roséole ; plus souvent, elle est d'un rouge intense, framboisée, comparable à celle d'une scarlatine ; elle disparaît incomplètement sous la pression du doigt. On note en même temps un épaississement notable du derme.

Bientôt, survient une desquamation, d'abord en grosses lamelles, puis en larges lambeaux qui peuvent atteindre plus de 20 centimètres de diamètre (Vidal). Ces squames peuvent être imbriquées comme les bractées d'un cône de houblon (E. Wilson); adhérentes par un de leurs bords, elles se détachent et se rebroussent dans le reste de leur étendue. Vidal et Leloir ont vu cette imbrication suivre, dans la région deltoïdienne et à la partie supérieure des cuisses, les lignes de clivage de la peau.

La desquamation ne se produit qu'au bout de six à huit semaines dans les régions palmaires et plantaires ; en raison de l'épaisseur que présente l'épiderme dans ces régions, elle s'y fait en larges lambeaux qui peuvent simuler un gant ou une semelle de pantoufle ; ils peuvent, avant de se détacher, être soulevés par un épanchement séreux qui ultérieurement se résorbe (2). Les téguments peuvent être tuméfiés et indurés ; il en résulte, au visage, de l'ectropion, une tuméfaction des lèvres avec rétrécissement de l'orifice buccal, un gonflement des oreilles ; ces altérations produisent une modification étrange de la physionomie. Le plus habituellement, les ganglions se tuméfient et s'indurent dans les régions cervicales, axillaires et inguinales ; les cheveux et les poils tombent ; l'alopécie peut être complète au bout de quelques semaines ; les ongles, après avoir perdu leur poli, se soulèvent d'abord peu à peu dans leur partie postérieure ; puis, leurs bords latéraux se décollent graduellement et ils se détachent ; ils sont remplacés par des lamelles incomplètement kératinisées qui peuvent à leur tour se détacher. Quelquefois, l'altération de ces organes est moins profonde ; elle se caractérise seulement par un aspect terne de la surface avec formation d'un piqueté ou de stries jaunâtres et de sillons transversaux. La peau est hyperesthésiée ; l'impression du froid y est péniblement ressentie. Les malades accusent un prurit intense et se grattent avec frénésie ; il en résulte souvent des suintements au niveau des plis articulaires ainsi que dans les sillons rétro-auriculaires, avec formation de croûtelles jaunâtres et production d'infections secondaires sous forme de furoncles, d'anthrax, d'abcès sous-cutanés. On peut observer également des soulèvements pemphigoïdes.

(1) LELOIR et VIDAL, *Traité des mal. de la peau*, 1889.
(2) LELOIR et VIDAL, *loc. cit.*

Brocq (1) a vu les conjonctives, la pituitaire, les lèvres et la muqueuse buccale être envahies ; les lèvres se fendillent, s'excorient et deviennent le siège de croûtelles et d'exsudats pseudo-membraneux ; la langue est également fissurée ; elle desquame ; il en est de même de l'isthme du gosier et du pharynx ; les ganglions se tuméfient ; le même auteur et Vidal signalent des complications articulaires et cardiaques, de la surdité, de l'iritis ; Quinquaud a trouvé des myélites ; on a vu survenir des paraplégies incomplètes et de l'affaiblissement intellectuel ; il peut se produire des diarrhées qui font soupçonner un envahissement de la muqueuse intestinale.

L'exfoliation épidermique peut se prolonger pendant des mois ou des années. Les accès fébriles du soir deviennent de moins en moins intenses et finissent par disparaître ; la nutrition générale a beaucoup souffert du fait de la fièvre et de la déperdition des produits épidermiques.

La guérison est marquée par la disparition graduelle de la fièvre ainsi que de la rougeur cutanée ; les squames diminuent d'épaisseur et d'étendue ; elles redeviennent furfuracées, comme elles l'étaient au début. Pendant longtemps, la peau peut rester plus ou moins fortement pigmentée. Les ongles nouvellement formés sont d'abord minces et irréguliers à leur surface ; ce n'est qu'au bout de huit à neuf mois qu'ils reprennent leur aspect normal.

Il peut se faire des poussées successives : chacune d'elles est caractérisée par de nouveaux accès fébriles, une accentuation de la rougeur, une abondance plus grande de la desquamation, une chute des cheveux qui repoussaient grêles et ondulés sur le crâne dénudé ; les ongles s'altèrent et tombent de nouveau. Cette maladie peut se terminer par la mort qui survient sous l'influence, soit de l'adynamie, soit d'une complication, le plus souvent, d'une escarre sacrée, trochantérienne ou malléolaire.

La durée moyenne de la maladie est, d'après Vidal et Leloir, de six à neuf mois ; il est exceptionnel de la voir se terminer au bout de trois ou quatre mois ; elle peut se prolonger durant près d'une année.

ANATOMIE PATHOLOGIQUE (2). — La couche granuleuse disparaît. Le tiers inférieur de la couche cornée n'est qu'incomplètement kératinisé ; il se colore par le carmin. Une exsudation abondante de leucocytes se fait autour des vaisseaux dans la couche papillaire ; dans la couche profonde du derme, on observe également des manchons leucocytaires autour des vaisseaux.

DIAGNOSTIC. — Cette dermatose offre de grandes analogies avec la *dermatite scarlatiniforme* : elle s'en distingue par ce fait que l'exfoliation, au lieu de se faire en une fois, s'y continue durant plusieurs mois et aussi par l'absence de récidives.

---

(1) BROCQ, *Étude critique et clinique sur la dermatite exfoliatrice généralisée. Thèse de Paris*, 1882, et *Congrès de dermatologie*, 1889.

(2) VIDAL, *Anat. path. de la dermatite exfoliatrice* (Soc. méd. des hôp., 1889).

Les *herpétides exfoliatrices malignes* sont des éruptions secondaires : les antécédents du malade et la réapparition de la dermatose initiale, lorsque la poussée d'exfoliation s'est terminée, conduisent au diagnostic.

PRONOSTIC. — Nous avons vu que la dermatite exfoliatrice constitue une affection grave par sa durée, par les troubles qu'elle amène dans la nutrition générale, par les complications de nature diverse qui peuvent y survenir et entraîner la mort.

TRAITEMENT. — On peut essayer, à l'intérieur, l'usage des antiseptiques, tels que le naphtol β; l'on protégera la peau contre les invasions microbiennes par l'application de corps gras antiseptiques, tels que le liniment oléo-calcaire additionné d'un deux-centième d'acide phénique.

NATURE ET PATHOGÉNIE. — Les analogies que présente cette dermatose avec celles qu'engendrent diverses intoxications conduisent à penser qu'elle est également d'origine toxique, mais on ne possède aucune donnée sur la nature du poison; on peut supposer seulement, en raison des circonstances dans lesquelles la maladie survient, qu'il est autochtone; c'est sans doute en s'éliminant par la peau qu'il en provoque l'inflammation et l'exfoliation.

HYDROA VACCINIFORME

L'hydroa vacciniforme a été décrit par Bazin en 1862. C'est une affection des plus rares et Brocq, qui en a résumé les caractères dans un travail récent, n'en a pu réunir que 16 cas. Hutchinson en a décrit un fait sous le nom de *Summer eruption* (1).

ÉTIOLOGIE. — L'affection s'observe surtout chez les enfants, particulièrement chez les garçons; elle disparaît de vingt à trente ans, mais il y a des exceptions (Brocq).

On l'attribue à l'action des rayons solaires, parce qu'elle atteint les régions découvertes et qu'elle survient au printemps et en été. Ses poussées surviendraient parfois le lendemain du jour où le malade s'est exposé aux rayons du soleil. Il est avéré cependant que parfois les régions couvertes en sont atteintes, qu'elle peut intéresser la muqueuse buccale, et que parfois ses poussées se font en hiver : elle n'est donc pas, en tout cas, due nécessairement à l'influence solaire.

Il n'y a pas besoin de faire remarquer combien cette étiologie est peu satisfaisante. Malheureusement, la maladie est d'observation trop rare pour qu'on puisse l'étudier à loisir. Nous croyons que l'hydroa vacciniforme doit être plutôt considéré comme une toxidermie. D'autre part, ses lésions histologiques se rapprochent singulièrement

(1) BAZIN, *Leçons sur les aff. génériques de la peau*, 1862. — RADCLIFFE CROCKER, *Diseases of the skin.*, 1893. — C. BOECK, *A. f. D.*, 1894. — BOWEN, *Journ. of cut. and gen. ur. dis.*, 1894. — BROCQ, *A. D.*, 1894. — WHITE, *Journ, of cut. dis.*, 1898.

de celles de la *folliclis* de Barthélemy (*granulome innominé de Tenneson-Leredde, tuberculose papulo-nécrotique*).

SYMPTÔMES. — L'affection atteint avec prédilection les régions découvertes, c'est-à-dire la face et les mains ; mais déjà Bazin a signalé des lésions sur les régions couvertes, telles que les pieds, et même sur les muqueuses. Balzer a vu l'affection se généraliser (communication orale).

On observe d'abord des taches hypérémiques qui s'infiltrent rapidement et deviennent saillantes. Les éléments sont arrondis ou allongés ; leur volume varie de celui d'un grain de mil à celui d'un petit pois. Quelquefois, ils atteignent des dimensions plus considérables et peuvent avoir un diamètre de 1, ou même, très exceptionnellement, de 2 centimètres. A cette période, ils sont d'une couleur opaline, demi-transparents, perlés (Brocq). On constate tout autour une étroite zone congestive.

Si l'on ouvre ces éléments avec une pointe d'aiguille, on en fait sortir un liquide séreux, mais ils ne s'affaissent pas.

Bientôt, le sérum se résorbe, et le centre de l'élément se déprime ; il prend alors une teinte hémorragique ; la périphérie saillante reste opaline ; elle est entourée d'une aréole rouge.

A une période plus avancée, la lésion prend une coloration jaunâtre et se recouvre d'une croûte hémorragique centrale, qui s'étend peu à peu. Celle-ci correspond à une ulcération ; il se produit, comme l'a montré Bowen (*vide infra*), une véritable gangrène. La cicatrisation se fait peu à peu ; en une ou deux semaines, elle est achevée ; la croûte tombe et laisse à nu une cicatrice déprimée, irrégulière, varioliforme, rouge d'abord, puis blanche, parcourue par des télangiectasies.

Les éléments sont plus ou moins nombreux, quelquefois très serrés ; sur certains points, ils forment des plaques irrégulières. Les poussées peuvent s'accompagner de tuméfaction des ganglions sous-maxillaires et inguinaux (Bowen).

Le début de ces lésions est quelquefois accompagné de troubles nerveux et gastriques, ainsi que de frissons. Localement, elles sont précédées et s'accompagnent de sensations de tension et de brûlure.

Les poussées durent d'une à quatre semaines.

ANATOMIE PATHOLOGIQUE. — Les lésions de cette maladie ont été étudiées par Bowen ; il a observé une nécrose du derme et de l'épiderme. Au niveau du corps muqueux, on trouve un réseau comprenant des débris granuleux et des leucocytes. Le derme est mortifié ; les vaisseaux dilatés ont des parois nécrosées ; on constate des hémorragies. Autour de la région nécrosée, on trouve de petites cellules.

Il serait indispensable, du reste, d'étudier les lésions à leur début pour être fixé plus complètement sur le processus.

Dans deux cas récents, White a trouvé dans le sang une éosinophilie de 8 à 15 p. 100 et une éosinophilie très marquée dans les bulles.

D'après ce fait, l'hydroa vacciniforme devrait être rapproché de la dermatose de Duhring (L.).

DIAGNOSTIC. — Il serait des plus faciles, n'était la rareté de la maladie : la marche aiguë, la limitation ou la prédominance marquée des lésions à la face et aux mains, l'aspect d'abord opalin, puis hémorragique, ainsi que la formation d'une croûte adhérente sont caractéristiques.

Comme cet hydroa, l'*acnitis* de Barthélemy peut atteindre avec prédilection les mains et la face ; mais ses éléments ne présentent pas le caractère d'inflammation aiguë qu'on observe dans cette dermatose ; ils sont d'abord profonds et perceptibles seulement au doigt; il n'y a pas d'hémorragie superficielle.

Les lésions de l'*érythème polymorphe*, au début, peuvent simuler celles de l'hydroa vacciniforme ; mais, plus tard, on assiste à la formation de véritables vésicules ou de bulles ou à la régression pure et simple des éléments, sans hémorragies, sans cicatrices.

PRONOSTIC. — La gravité de l'hydroa vacciniforme est due aux cicatrices que laissent les éléments nécrotiques et qui couvrent, dans les cas graves, les régions moyennes de la face et les oreilles, ainsi qu'aux récidives qui sont de règle, la maladie évoluant par poussées que séparent de longs intervalles.

TRAITEMENT. — Les malades sujets à l'hydroa vacciniforme éviteront la lumière vive et le soleil ainsi que le vent ; la peau sera enduite de vaseline.

L'affection guérit spontanément; mais il convient de faire tomber les croûtes et, dans ce but, il faut appliquer des enveloppements humides permanents, et faire des pulvérisations et saupoudrer ensuite avec le talc mélangé d'oxyde de zinc. (L.)

HERPÈS

On désigne sous ce nom des éruptions de nature diverse qui ont pour caractères communs d'être constituées par des *éruptions de vésicules groupées*, *parfois confluentes*, *d'une certaine durée*, *reposant sur une base érythémateuse* : ce n'est évidemment là qu'un syndrome.

En ajoutant diverses épithètes à cette dénomination, on s'en sert pour désigner plusieurs espèces morbides bien définies au point de vue clinique : ce sont l'*herpès Zoster* (Voy. *Zona*), l'*herpès* que nous appellerons *vulgaire*, en ce sens que c'est le plus souvent observé et celui qui, dans le langage usuel, reçoit le plus communément le nom d'herpès (il comprend l'herpès fébrile, l'herpès labial, une partie des herpès récidivants, les herpès généralisés), et l'*herpès préputial*.

Les dénominations d'*herpès tonsurans* appliquées à la forme vésiculeuse de la trichophytie, d'*herpès tonsurans maculosus* employé en raison d'une interprétation fausse pour désigner le pityriasis rosé de

Gibert, d'*herpès iris* appliqué à une forme d'érythème polymorphe, ne peuvent qu'entretenir la confusion : il faut définitivement y renoncer.

Nous n'aurons donc à décrire ici que l'*herpès vulgaire* et l'*herpès préputial* (1).

En attribuant à ces dermatoses une origine toxique, nous ne faisons qu'une part bien restreinte à l'hypothèse : sans doute l'existence, dans le zona, d'éruptions offrant une certaine analogie avec celle des herpès vulgaires et génitaux constitue un argument en faveur de l'opinion qui attribue à ces affections une origine trophonévrotique ; il en est de même des douleurs qui les accompagnent ; mais, d'autre part, les différences qui les séparent, au point de vue morphologique et anatomo-pathologique des éruptions zostériennes, les différences d'évolution, le mouvement fébrile qui le plus souvent les précède et les accompagne, et enfin la possibilité de leur généralisation et de leur manifestation sous la forme d'une maladie infectieuse grave (fièvre herpétique maligne), sont autant de faits qui les séparent du zona et nous autorisent à les ranger parmi les dermatoses toxiniques.

HERPÈS VULGAIRE

Il est caractérisé par des boutons rouges, saillants, douloureux, uniques ou agglomérés en plaques plus ou moins étendues que surmontent bientôt des vésicules.

Étiologie. — Cette éruption peut être symptomatique d'une maladie infectieuse ; c'est ainsi qu'on l'observe souvent dans la pneumonie, soit au début, soit dans la période de déclin où elle constitue un phénomène que l'on a considéré comme critique ; elle survient également dans le cours de la grippe et de la méningite cérébro-spinale, des accès de fièvre palustre, du choléra, et, exceptionnellement, dans la dothiénentérie. D'autres fois, on la voit se produire chez des sujets sains à l'occasion d'un surmenage, d'un excès de table, d'un écart de régime ; chez les femmes, elle apparaît surtout aux époques menstruelles. On a invoqué l'arthritisme comme cause de cette éruption.

Enfin, Feulard a admis à juste titre un herpès de cause locale : il semble bien en effet que, dans certains cas, le contact d'aliments irritants ou un traumatisme (Verneuil) donne lieu au développement de ces boutons ou tout au moins le favorise. Cet herpès est plus fréquent chez les jeunes sujets.

Symptômes. — L'éruption s'annonce par des sensations de cuisson et de tension qu'accompagne ordinairement un mouvement fébrile, ordinairement léger et de courte durée ; il peut prendre exceptionnellement une intensité considérable ; il s'accompagne souvent

---

(1) V. H. Feulard, art. Herpès du *Dictionnaire encyclopédique des sciences médicales.*

d'un état saburral de la langue avec anorexie, soif, nausées et parfois vomissements.

Bientôt, apparaît une saillie dans la partie où se sont produites les sensations anormales ; la peau rougit et se tuméfie : la consistance de l'élevure ainsi formée est ferme ; des vésicules s'y développent ; leur volume varie de celui d'une tête d'épingle à celui d'un grain de chènevis ; elles sont conglomérées et en parties confluentes, mais néanmoins restent distinctes dans la plupart des cas ; leur contenu, d'abord clair, se trouble rapidement, devient séro-purulent, puis se concrète en croûtes brunâtres qui, spontanément, se détachent au bout de quelques jours ; la lésion n'est plus alors représentée que par une plaque de couleur rosée qui s'éteint rapidement.

Ces éléments éruptifs peuvent se disposer en plaques à contours géographiques dont les dimensions varient de celles d'une pièce de cinquante centimes à celles d'une pièce de cinq francs et au delà ; leur volume peut s'accroître au point de leur mériter le nom de *phlycténoïdes*. Il peut se faire plusieurs poussées érythémato-vésiculeuses.

Ces éruptions se localisent le plus souvent aux lèvres ; elles coïncident souvent avec des poussées de même nature sur l'isthme du gosier ; on peut voir également des plaques herpétiques se développer en diverses régions de la face, le plus habituellement sur l'une des joues, au voisinage de la commissure, parfois au front, sur les tempes, les oreilles et leur pourtour ; Feulard les a vues occuper la région fessière, Pick les espaces interdigitaux ; elles sont rares sur le tronc ; chez une malade de l'un de nous (H.), des plaques multiples se sont produites simultanément aux lèvres, sur les joues, sur les extrémités des membres et sur les muqueuses gutturale et buccale. L'éruption est habituellement bilatérale, mais non symétrique. La fièvre initiale cesse souvent au moment où apparaît l'éruption : c'est pour cette raison que l'on en a fait un phénomène critique ; mais il n'est pas rare de voir la réaction générale persister. L'affection a tendance à récidiver : c'est ainsi que certains sujets en sont atteints régulièrement une ou deux fois par an. Elle est généralement bénigne et ne contraint qu'exceptionnellement les malades à rester au lit ; c'est surtout quand les muqueuses sont envahies. Dans des cas rares, que l'on est obligé de rapprocher des précédents, car l'on trouve des intermédiaires, la fièvre prend une grande intensité et persiste ; il se développe un état général grave ; les plaques d'herpès se multiplient en diverses régions et la mort peut survenir au bout de quelques jours dans l'adynamie ; le tableau rappelle alors celui d'une fièvre typhoïde adynamique : il en a été ainsi dans un fait observé par l'un de nous (H.) ainsi que trois cas rapportés par Lagout et chez une malade de J. Simon.

DIAGNOSTIC. — Il n'offre aucune difficulté : il suffit d'avoir vu une fois une éruption d'herpès pour la reconnaître. Elle diffère de l'*eczéma* par le mode de groupement des vésicules, leur ouverture moins rapide, la tuméfaction plus considérable, tout au moins lorsqu'il s'agit d'un herpès labial, la réaction fébrile, l'absence de prurit, la couleur noirâtre et la sécheresse des croûtes. On ne la confondra pas avec un *zona* dont les vésicules plus volumineuses, moins serrées les unes contre les autres et accompagnées de douleurs intenses, se limitent à une sphère de distribution nerveuse.

Pronostic. — Il est généralement très bénin : la fièvre tombe et les symptômes généraux cessent d'ordinaire lorsque l'éruption se produit. Nous avons vu cependant que, dans des cas très exceptionnels, la maladie prend les caractères d'une fièvre exanthématique grave.

Traitement. — Il est utile de protéger les parties atteintes en saupoudrant leur surface avec un mélange de poudre de talc et d'oxyde de zinc; on combattra l'état saburral par des laxatifs et, si la fièvre persiste, on donnera du sulfate de quinine.

HERPÈS GÉNITAL

Cette éruption est caractérisée par la production, sur les parties génitales, de vésicules qui reposent le plus souvent sur une base érythémateuse et œdémateuse et se rompent rapidement en laissant à leur suite des exulcérations de courte durée.

Étiologie. — Cette dermatose survient surtout, mais non exclusivement, chez les sujets qui ont eu antérieurement une maladie vénérienne (Diday); elle récidive fréquemment. Les écarts de régime, les fatigues locales en provoquent fréquemment le développement; on admet en outre l'influence de l'arthritisme, comme cause prédisposante. On l'observe surtout chez les jeunes gens.

Symptômes. — Ils doivent être étudiés successivement dans les deux sexes.

Chez l'homme, l'éruption se produit le plus souvent sur le prépuce, quelquefois dans le sillon balano-préputial ou sur le gland. Son apparition peut être précédée par des sensations de cuisson. Bientôt, survient une tache rouge, légèrement surélevée, sur laquelle se développent un herpès solitaire ou plusieurs vésicules; il est rarement donné d'observer ces phénomènes initiaux et, le plus souvent, lorsque le malade se présente au médecin, les vésicules sont déjà rompues; elles ont fait place à des exulcérations. Les vésicules sont le plus souvent multiples, confluentes et de petites dimensions; aussi, les ulcérations qui leur font suite sont-elles d'ordinaire, comme l'a établi A. Fournier, polycycliques et microcycliques; leur base est généralement souple; on voit assez fréquemment plusieurs groupes de ces éléments; ils guérissent au bout de quelques jours sans laisser de traces.

Chez la femme, cet herpès se manifeste surtout sur la partie interne des grandes lèvres, les petites lèvres, le clitoris et l'entrée du vagin;

les vésicules peuvent être confluentes et s'accompagner alors d'une tuméfaction œdémateuse considérable : les petites lèvres forment ainsi une saillie considérable sous forme d'un bourrelet qui émerge entre les grandes lèvres (1).

Cette tuméfaction peut être généralisée ou se localiser au pourtour des groupes éruptifs. L'éruption peut gagner la région interfessière et le pourtour de l'anus. Contrairement à ce qui est habituel dans cette dermatose, elle s'accompagne alors d'adénopathies inguinales plus ou moins douloureuses. Les excoriations peuvent se recouvrir de pseudo-membranes qu'entoure une aréole d'un rouge vif; ces concrétions tombent au bout de trois à quatre jours et il reste une ulcération entourée par le même rebord carminé; sa base peut devenir pendant quelques jours plus ou moins saillante (2).

Les vésicules d'herpès peuvent également se développer sur la muqueuse du col utérin.

Dans les deux sexes, l'herpès guérit sans laisser de cicatrices; sa durée varie entre huit et quinze jours.

Diagnostic. — L'herpès génital ne peut guère être confondu qu'avec un chancre induré ou un chancre simple. Nous avons indiqué déjà les caractères qui peuvent l'en différencier.

Pronostic. — Il est constamment bénin : ce n'est que dans les cas d'infections secondaires surajoutées que l'on peut voir survenir des adénopathies suppurées.

Traitement. — On modifie avantageusement l'état des érosions en prescrivant des bains locaux renouvelés trois fois par jour et prolongés durant cinq minutes dans la solution suivante :

> Eau distillée et bouillie.............. .... 300 grammes.
> Acétate de plomb............................... 0,50 centigr.

Dans l'intervalle, on saupoudre avec la poudre de talc additionnée d'un dixième d'oxyde de zinc. Il est utile également de maintenir l'extrémité de la verge élevée à l'aide d'un bandage approprié.

Chez la femme, des applications permanentes de compresses de tarlatane aseptique pliées en douze et imprégnées de la solution formulée ci-dessus seront faites sur les parties accessibles ; des injections réitérées avec ce même liquide ou avec la solution biboratée, boriquée et salicylée, seront pratiquées : on prescrira simultanément aux femmes le repos au lit. Les rapports sexuels devront être évités.

TOXIDERMIES BULLEUSES EN GÉNÉRAL

La dénomination « pemphigus » a été appliquée, depuis le commencement du siècle, à une série de dermatoses dont les bulles consti-

---

(1) Feulard, loc. cit.
(2) Bruneau, Thèse de Paris, 1889.

tuent la manifestation essentielle. Certains auteurs y ont compris toutes les lésions bulleuses : c'est ainsi que Bazin admettait le pemphigus de cause externe, effet du vésicatoire, des brûlures, etc. D'autres ont cherché à restreindre le sens du terme : tel fut Hebra, qui, en constituant l'érythème polymorphe, éliminait des pemphigus une série de lésions bulleuses. La forme *aiguë* du pemphigus est même éloignée par cet auteur de la forme *chronique*, classée à côté du zona et de l'herpès circiné : c'est une maladie vésiculeuse, une phlycténose.

Depuis lors, pour l'École de Vienne, le mot pemphigus, sans épithète, désigne toujours le *pemphigus chronique*, maladie bien isolée, qui aurait des caractères cliniques, une évolution, des complications propres. Cependant, Hebra et Kaposi laissent encore subsister une certaine confusion et décrivent un pemphigus syphilitique, un pemphigus lépreux, etc. Il faut éliminer toutes ces lésions du cadre du pemphigus : il n'existe pas plus de pemphigus syphilitique que de psoriasis syphilitique (Besnier). Nous ignorons les causes du pemphigus ; nous ne pouvons confondre dans une même description des affections d'origine inconnue et les lésions même identiques, au moins en apparence, dont l'étiologie est déterminée.

Les lésions bulleuses dont l'étiologie est notoire une fois retranchées du cadre du pemphigus, pouvons-nous décrire sous ce nom une dermatose à évolution chronique, dont la bulle est l'élément cutané fondamental et où on peut tout au plus distinguer des variétés symptomatiques ?

Il existe des faits nombreux où la bulle n'est pas la lésion unique, ni, d'une manière constante, l'élément initial ; d'autres altérations de la peau aussi importantes, plus importantes même dans certains cas, s'y rencontrent. C'est ainsi qu'on observe souvent des lésions érythémateuses associées au « pemphigus chronique » ; elles sont tellement fréquentes que Hebra, Kaposi, les décrivent comme normales, précédant l'apparition de la bulle. Cependant, il existe des faits de pemphigus où on ne les observe pas. De plus, chez des malades qui, à un moment donné, ont présenté des bulles, on peut, à une période ultérieure, ne plus les observer, — ou seulement à titre occasionnel. L'érythème, des vésicules constituent alors les lésions principales.

Parmi les pemphigus on comprend des affections, généralement mortelles où la bulle est l'élément initial et constant, et d'autres, assez souvent bénignes, où l'on observe, associés aux bulles, de l'érythème, des vésicules. Celles-là suivent une évolution continue, ou, tout au moins, les rémissions y sont très rares ; celles-ci évoluent par poussées, séparées par des intervalles où la peau reste parfaitement saine. Dans celles-là, le prurit est exceptionnel, il se limite aux régions où les bulles vont apparaître ; dans celles-ci, le prurit, les troubles subjectifs de la sensibilité sont des plus importants, parfois généralisés.

Ces différences ont frappé Duhring et l'ont conduit à séparer du pemphigus une nouvelle dermatose (1884), la *dermatite herpétiforme*, entrevue par Bazin (hydroa bulleux, pemphigus arthritique) et Tilbury Fox (hydroa herpetiformis). Brocq en a marqué d'une manière plus précise les limites, a rejeté certaines variétés admises par Duhring et, d'autre part, étendu le cadre de la maladie ; il lui a donné le nom de *dermatite polymorphe prurigineuse* (aiguë, subaiguë et chronique), lui assignant quatre grands caractères : la bénignité, le prurit et les sensations douloureuses, les récidives habituelles, la polymorphie (1888).

Aujourd'hui, les opinions de Duhring, Brocq, sont admises presque universellement (Besnier, Unna, Schwimmer) bien que l'existence de faits de passage avec des pemphigus foliacés impliquent une étroite parenté d'origine (H.).

On peut, comme l'a fait Brocq, retrouver des exemples de maladie de Duhring dans un grand nombre d'observations anciennes.

Parmi les faits qui nous intéressent, certains étaient classés dans l'*herpès* ; d'autres portaient le qualificatif *hydroa* ; d'autres étaient dénommés *érythèmes*. C'est surtout dans les observations ainsi étiquetées que l'on trouve des exemples de dermatose de Duhring avant la description de cet auteur.

La dermatose de Duhring éliminée, que reste-t-il aujourd'hui du pemphigus ?

Le *pemphigus aigu épidémique* est une forme d'impétigo, dans le sens qu'Unna a donné à ce terme ; l'un de nous (L.) a proposé de le décrire sous le nom d'impétigo pemphigoïde ; nous l'avons étudié sous le titre de *dermatite bulleuse des nouveau-nés*.

Le *pemphigus héréditaire* et le *pemphigus successif à kystes épidermiques* constituent une seule et même maladie, la *dermatite bulleuse congénitale* décrite à l'étranger par Valentin, Goldscheider, Kœbner, Joseph, Blumer, en France par Vidal, E. Besnier, Brocq, Hallopeau.

Le *pemphigus des hystériques* est un trouble trophique ou une infection bulleuse, et non une véritable dermatose ayant son évolution propre.

Quatre affections seulement gardent le nom de pemphigus, jusqu'à ce qu'on soit fixé complètement sur la place qu'il faut leur attribuer : le *pemphigus aigu*, le *pemphigus chronique vrai*, le *pemphigus foliacé*, le *pemphigus végétant*, que nous étudierons plus loin.

Telles sont les conclusions auxquelles conduit l'étude clinique. On voit quelles différences séparent la conception des dermatoses bulleuses telle qu'elle résulte des travaux de Duhring, Brocq, Besnier, et la classification de l'École viennoise : ainsi pour Kaposi, à l'heure actuelle, les faits compris sous le nom de dermatite herpétiforme se rattachent les uns à l'érythème polymorphe, les autres au pemphigus.

Un nouvel élément a été introduit dans la question par l'un de nous (L.) (1). Parmi ces dermatoses, il en est où l'on trouve d'une manière constante des lésions sanguines, dont la plus importante est l'éosinophilie. L'excès de cellules éosinophiles dans le sang s'accompagne d'une élimination de ces éléments par la peau. Ce fait, constant dans la dermatose de Duhring, s'observe de même dans le pemphigus foliacé (L.) et sans doute le pemphigus végétant. Il y a lieu, en se fondant sur les caractères hématologiques et anatomiques, qu'aucune autre dermatose, en dehors d'affections que l'on peut en rapprocher, ne présente (Voy. *hydroa vacciniforme*), de grouper ces trois états morbides à côté l'un de l'autre.

Contrairement à l'opinion émise par Neusser, par Ehrlich et Lazarus, ce sont là des maladies sanguines et non des maladies primitivement cutanées; c'est l'altération sanguine qui engendre les lésions tégumentaires (L.). Nous verrons plus loin quelles sont les causes de ces lésions sanguines (2).

Mais si l'on adopte le critérium hématologique et histologique, on constate qu'il existe des dermatoses bulleuses où il n'existe ni éosinophilie, ni excrétions d'éosinophiles par la peau. L'histoire clinique et anatomique de ces dermatoses est loin d'être complète (3).

Nous décrirons successivement :

La *dermatose de Duhring* ;

Le *pemphigus foliacé* ;

Le *pemphigus végétant.*

Les *dermatoses bulleuses non classées* : *bénignes et graves* (L.).

DERMATOSE DE DUHRING (4)

Synon. : *Dermatite herpétiforme* (Duhring). *Dermatite polymorphe douloureuse chronique à poussées successives* (Brocq). *Hydroa* (Unna) (5).

ÉTIOLOGIE. — Les causes de cette maladie sont mal connues. Souvent on l'a vue débuter après des émotions morales. En général, il n'existe pas de maladies nerveuses dans le passé des malades. Le surmenage physique paraît jouer un certain rôle. Tous les âges, les deux sexes sont atteints.

(1) LEREDDE, *La dermatose de Duhring* (Gaz. des hôp., mars 1898).

(2) LEREDDE, *Étude sur le pemphigus foliacé de Cazenave* (A. D., 1899).

(3) HALLOPEAU, *Sur un cas de dermatite herpétiforme sans éosinophilie* (A. D., mars 1899).

(4) Le terme dermatite herpétiforme, au sens donné par Duhring, est plus étroit que celui de Brocq. Nous emploierons le mot maladie de Duhring à peu près comme synonyme du terme *dermatite polymorphe douloureuse* de celui-ci.

(5) DUHRING, J. of the American med. Assoc., 1884. — BROCQ, De la dermatite herpétiforme de Duhring (A. D., 1888). — HALLOPEAU, Pemphigus (Réun. clin. de Saint-Louis, 1889). — BESNIER et DOYON, Notes de Kaposi. — LEREDDE, La dermatose de Duhring (Gaz. des hôpitaux, 1898).

Deux conditions étiologiques sont à retenir. La maladie se développe fréquemment au cours de la grossesse (herpès gestationis). Elle guérit lors de l'accouchement, puis reparaît à l'occasion d'une nouvelle grossesse. Parfois elle se prolonge après l'accouchement. D'autre part, elle peut être d'origine médicamenteuse. L'un de nous (L.) l'a démontré en constatant, chez un malade de Danlos atteint d'une dermatose bulleuse à la suite d'ingestion d'iodure de potassium, les lésions histologiques et hématologiques de la dermatose de Duhring.

Certains malades présentent des troubles rénaux antérieurs à la maladie.

Il paraît certain que des altérations sanguines qui passent inaperçus préexistent souvent à la maladie cutanée.

Symptômes. — L'affection évolue par poussées que séparent des intervalles de guérison apparente. Au point de vue du mode de début, des symptômes généraux et locaux, il n'y a aucune différence, chez un même sujet, entre une poussée et une autre.

Dans de nombreux cas, le début n'est pas marqué par les phénomènes éruptifs. Pendant quelques jours, on constate des troubles généraux, de la fièvre qui peut s'élever à 39 degrés, et s'accompagne de sensations de froid, de faiblesse, d'abattement, de dépression nerveuse.

Alors apparaissent des phénomènes subjectifs qui, eux aussi, précèdent souvent les lésions cutanées : ce sont des douleurs, des sensations de cuisson, de brûlure, du prurit.

Signes objectifs. — Nous prendrons pour type une forme complète où l'on observe les lésions que nous considérons comme fondamentales : érythème, vésicules, bulles. La maladie peut évoluer pendant tout son cours, persister pendant des années, sans qu'on observe aucun autre élément éruptif ; il est déjà rare d'observer la forme exclusivement bulleuse ou vésiculeuse. Nous comprendrons encore, parmi les lésions fondamentales, le purpura, qui est dû à l'exagération d'un phénomène histologique normal, l'issue de globules rouges hors des vaisseaux.

L'éruption apparaît de préférence sur les bras, mais elle se généralise d'ordinaire rapidement, et, dès que la poussée est étendue à tout le corps, on ne trouve plus de localisation élective.

a. *Lésions érythémateuses.* — *Elles ne diffèrent en rien de celles de l'érythème multiforme*; on ne peut, à la première poussée de la dermatose, établir le diagnostic qu'en se fondant sur l'absence de localisation aux mains, aux avant-bras, au cou et sur la présence de symptômes subjectifs intenses, et encore ces symptômes ne suffisent-ils pas à donner la certitude.

Les lésions les plus simples sont des *papules* résistantes, de couleur franchement rouge. En s'étalant, elles tendent à s'affaisser au centre où reparaît la coloration normale de la peau. Lorsque des cercles ainsi formés fusionnent, on a des figures circinées, polycycliques, quelquefois des anneaux concentriques. Parfois, la régression centrale est tardive ; les papules peuvent atteindre les dimensions d'une pièce de 1 franc, et même on observe des placards plus étendus, à épais, bords moins bien limités, surtout aux membres inférieurs.

Parfois, les éléments moins colorés, plus profonds, passagers, sont identiques à ceux de l'urticaire. Mais nous ne savons si on peut observer la forme urticarienne isolée de la maladie de Duhring ; peut-être des faits d'urticaire bulleuse doivent-ils lui être rapportés?

Aux jambes, les éléments peuvent être identiques à ceux de l'érythème noueux (Ittmann et Ledermann) ; en outre, suivant Brocq, on observe quelquefois, comme dans cette affection, des nodosités sous-dermiques, qui n'arrivent pas à la surface.

En dehors des éléments érythémateux à bords bien dessinés, on observe encore des œdèmes mal limités, sans coloration de la peau ou avec une teinte rosée plus ou moins prononcée, pouvant simuler l'érysipèle.

b. *Lésions vésiculeuses.* — Les vésicules se forment entre les cellules du corps muqueux et ne deviennent que tardivement superficielles. Aussi est-il probable qu'elles jouent un rôle dans les sensations de cuisson et de prurit ; certaines ne sont visibles qu'au microscope, restant trop petites pour se révéler à l'œil nu.

Elles sont associées aux saillies érythémateuses ou en sont indépendantes. Dans le premier cas, on les voit apparaître là où le processus est le plus actif, au sommet des papules, vers la partie saillante du bord des anneaux, des plaques polycycliques. Indépendantes, elles naissent sur la peau saine, mais peuvent s'entourer d'une aréole rouge. Elles sont fréquemment groupées, forment des masses cohérentes, semblables à des « bouquets d'herpès », ou s'ordonnent régulièrement, en cercles par exemple. Cette disposition est assez fréquente pour que Duhring ait donné à la maladie le nom de dermatite herpétiforme. Son importance, au point de vue diagnostique, est considérable. Suivant Duhring, l'herpétiformité est le caractère le plus important ; la maladie ne peut exister sans lui. Cette définition est certainement trop étroite ; des cas sans herpétiformité peuvent présenter les autres symptômes cliniques (Brocq) ainsi que les lésions sanguines et cutanées de la maladie (Leredde).

Lorsque les vésicules se dessèchent, de nouvelles peuvent apparaître à la périphérie. En somme, l'évolution est la même que celle des lésions érythémateuses.

Les vésicules sont toujours petites, acuminées à leur début, pleines de liquide, tendues. Leur contenu est séreux, incolore ou citrin, quelquefois teinté de sang, ou même hémorragique (Brocq).

A un moment donné, la vésicule est rompue par le malade ou se dessèche et il se forme une squame sous laquelle on retrouve la peau saine.

c. *Lésions bulleuses*. — Des vésicules voisines peuvent confluer et former des bulles, à limites irrégulières; en général, celles-ci se forment par un autre mécanisme (*vide infra*, *Anatomie pathologique*), et ont un aspect différent.

Plus souvent que les vésicules, elles naissent sur une région cutanée de coloration normale. Elles diffèrent des vésicules par un volume plus considérable; il peut dépasser celui d'une orange dans des cas où de grosses bulles voisines viennent à se confondre. Tendues à leur origine, elles deviennent plus tard flasques, soit que le liquide soit résorbé partiellement par le corps muqueux ou s'évapore à la surface, soit que leur paroi cède à la distension.

Le liquide est semblable à celui des vésicules, parfois hémorragique.

Les bulles contiennent, dans quelques cas, des masses demi-solides, tremblotantes, pseudo-membraneuses, formées de fibrine surtout. Duhring en a vu qui étaient remplies de masses jaune d'or se reformant en quelques minutes lorsqu'on les enlevait.

Comme les vésicules, les bulles peuvent survenir sur des lésions érythémateuses, ou au centre de cercles érythémateux. Comme les vésicules aussi, elles peuvent se grouper. Il résulte d'un fait publié par l'un de nous (H.) que l'éruption vésiculo-bulleuse peut se disposer en cercles concentriques et être dite en *cocardes*; on peut observer jusqu'à six de ces cercles vésiculo-bulleux séparés par autant de cercles érythémateux; lorsqu'ils deviennent confluents, ils forment de larges surfaces érythémato-squameuses limitées par des soulèvements poly-cycliques (1).

L'élimination quotidienne du sérum par les bulles de la peau peut être considérable. Il faut admettre que l'hypersécrétion du sérum sanguin est un des signes de la maladie (Leredde) (2).

d. *Lésions purpuriques*. — Elles sont beaucoup plus rares que les précédentes. L'étude microscopique révèle dans le derme la présence de globules rouges en dehors des vaisseaux (Leredde et Ch. Perrin); mais la diapédèse des hématies n'est pas assez prononcée pour qu'on puisse parler d'hémorragies cutanées. Quelquefois, nous l'avons vu, le contenu des vésicules et des bulles est teinté par le sang ou hémorragique. Enfin, on peut voir des taches purpuriques, suivies de macules pigmentées, surtout aux membres inférieurs, lors des poussées violentes. Brocq, Tenneson décrivent ces faits sous le nom de *forme hémorragique*.

e. *Terminaison des lésions fondamentales*. — Les lésions érythéma-

---

(1) HALLOPEAU, *Herpès en cocarde confluent du tronc* (S. F. D., 1890). — *Nouvelle étude sur un cas de dermatite herpétiforme en cocarde* (S. F. D., 1891).
(2) LEREDDE, *Maladie de Duhring* (S. F. D., 1899).

teuses disparaissent sans laisser de traces ; parfois, il persiste une pigmentation passagère. On la retrouve aussi à la suite des vésicules, des bulles, et plus marquée après les taches de purpura. Aussi, bien que la pigmentation s'observe surtout lorsque les éléments ont subi une infection d'origine externe, la signalons nous ici ; au microscope, on trouve, dans les cas les plus simples, sans trace d'infection épidermique, des cellules pigmentées dans le derme (L.).

Les vésicules et les bulles tendent à s'ouvrir spontanément, et, au-dessous d'elles, on trouve l'épiderme normal ; d'autres fois, le liquide se résorbe, la couche cornée modifiée se dessèche, et desquame sous forme d'une lamelle plus ou moins épaisse.

Mais cette terminaison simple des lésions fondamentales n'est pas le fait habituel ; le traumatisme, le parasitisme superficiel amènent des complications que nous allons maintenant étudier.

Complications cutanées. — a. *Transformation purulente des formations cavitaires. Pustulation.* — Avec Unna, nous pensons que les pustules ne sont jamais primitives. Du reste, il est exceptionnel (Duhring) d'observer des poussées éruptives uniquement pustuleuses : le fait est possible, mais s'explique aisément par la présence dans l'épiderme de parasites qui peuvent infecter le sérum épanché dans le corps muqueux, et provoquer l'appel de leucocytes polynucléaires, anormaux, comme nous le verrons.

Du reste, les pustules n'ont pas, dans les poussées où on les observe seules, de caractères particuliers.

Habituellement, elles surviennent chez des malades présentant des vésicules, des bulles et des traces de grattage. Les pustules les plus simples paraissent dues à la transformation purulente, précoce, du liquide des vésicules ; lorsque celles-ci émergent, leur contenu n'est déjà plus séreux.

Ou bien les vésicules, les bulles déjà apparentes deviennent purulentes à une phase quelconque de leur évolution. C'est là un symptôme régulier : il n'est peut-être pas de malade chez lequel on ne l'observe sur un plus ou moins grand nombre d'éléments.

Enfin, on peut voir des pustules d'inoculation vulgaire centrées par un poil et des lésions ecthymateuses.

Peu importe, du reste, l'origine de la pustule ; une fois développée, son évolution est commandée par son siège, par l'état général, par la virulence du microbe qui la détermine : tantôt, elle laissera une ulcération passagère, mais suivie régulièrement d'une cicatrice superficielle ; tantôt, elle se couvrira de croûtes et évoluera suivant le type de l'impétigo ; tantôt, elle aura la marche et la terminaison de l'ecthyma vulgaire.

Il existe de grandes lésions serpigineuses, où l'on voit des plaques, polycycliques à la périphérie, formées d'une bordure érythémato-pustuleuse et de cercles plus petits, concentriques, moins avancés dans leur évolution, autour d'un centre pigmenté (Brocq). Parfois, au lieu de cercles complets, on a des arcs de cercle isolés les uns des autres. Le tout peut amener des dénudations superficielles étendues.

Les éruptions bulleuses peuvent se renouveler chaque fois au niveau et à la périphérie des placards préexistants qui peuvent être disséminés sur toute la surface du corps et localisés symétriquement à certaines régions, telles que, le plus souvent, les membres inférieurs, les régions inguinales, les avant-bras; il semble, au premier abord, qu'il se produise là une prolifération locale des éléments éruptifs; mais il n'en est rien (H.), car les poussées bulleuses se font simultanément sur tous les placards (1).

b. *Exulcérations*. — Elles sont consécutives aux vésicules, aux bulles purulentes, aux pustules, ou à l'infection secondaire des formations cavitaires après leur ouverture. Leur seul caractère important est d'être superficielles, il est exceptionnel de les voir se creuser, à moins qu'il ne s'agisse d'ecthyma. Mais des surfaces étendues, surtout aux membres inférieurs, peuvent être dénudées, et la guérison est lente, lorsque l'état général n'est pas satisfaisant, et si les soins de propreté ne sont pas minutieux.

c. *Croûtes*. — Enfin, le grattage, l'ouverture traumatique des vésicules, des bulles, la dessiccation du contenu des pustules, sont l'origine de croûtes : elles peuvent ne former que de petites masses isolées; mais on comprend, si l'on a bien saisi le mécanisme de leur formation, qu'elles puissent avoir, dans certains faits, assez d'importance pour modifier le tableau objectif : c'est ainsi que l'on voit de longues crêtes croûteuses, dues à la rupture, par le malade, de séries de vésicules, couronnant des saillies érythémateuses, disposées géométriquement.

d. *Furoncles. Lymphangites. Adénopathies*. — La présence de furoncles a été signalée : elle s'explique par les traumatismes de la peau, les effractions de la couche cornée, l'augmentation de virulence du staphylocoque dans les cavités purulentes. C'est à un même mécanisme que se rattachent les lymphangites possibles et les adénopathies, assez communes dans les cas anciens. Leur absence, dans nombre de cas, leur dépendance évidente des lésions parasitaires surajoutées de la peau ne permettent de les considérer que comme des complications. On a même vu des phlegmons, peu graves en général.

e. *Lichénifications et épaississements de la peau. Végétations. Kératodermie*. — Chez un malade de l'un de nous (H.), l'aspect des téguments, aux membres supérieurs était presque partout celui qu'ils présentent dans le *lichen simplex*; on y constatait, en effet, un épaississement de la peau avec exagération de ses fibres, une fine des-

(1) H. HALLOPEAU, *Étude comparative sur la dermatite pustuleuse en foyers à progression excentrique et la dermatite herpétiforme de Duhring* (S. F. D., 1892).

quamation adhérente et des papules saillantes, lenticulaires, et couvertes de croûtelles (1). Dans un cas de Wickham (*Société de dermatologie*, 1894), il existait une infiltration presque lardacée; certains points, antérieurement pigmentés, étaient en état de sclérose et on observait quelques saillies chéloïdiennes.

Brocq et l'un de nous (H.) ont publié des faits de *dermatite herpétiforme végétante*. Au niveau des bulles ouvertes, de préférence et au voisinage des plis articulaires, se développent des saillies lisses et unies, fermes, rosées, qui ont la forme des bulles elles-mêmes, elles peuvent être généralisées; elles ne se développent pas sur les bords, ne s'étendent pas et ne se multiplient pas localement, comme dans la forme suppurative du pemphigus végétant de Neumann décrite par l'un de nous (H.) (2).

Parfois, on observe des altérations généralisées de la peau. Ainsi Besnier en a observé chez une malade l'épaississement, prononcé surtout aux extrémités où la surface offrait un aspect grenu. La paume des mains, la plante des pieds étaient en état d'hyperkératose marquée.

Des faits semblables ont été observés dans le pemphigus foliacé, d'où la distinction assez peu précise des deux types morbides dans quelques cas, suivant Besnier, l'exfoliation peut être un symptôme de la maladie de Duhring, mais elle est passagère, correspond toujours à une période d'amélioration de l'état général, et ne s'accompagne pas d'un état érythrodermique non plus que de suintement de la peau; elle n'a qu'une durée passagère et disparaît au bout de quelques semaines, sans laisser d'autres traces que des macules (3).

f. *Cicatrices pigmentaires.* — Les vésicules et les bulles non infectées ne donnent pas de cicatrices; mais trop de lésions sont modifiées par le parasitisme, d'une part, et le grattage, de l'autre, pour qu'il soit rare de n'en pas observer. En général superficielles, elles disparaissent rapidement; on peut en trouver de permanentes, très nombreuses chez des malades qui ont eu des poussées multipliées et intenses.

Les cicatrices peuvent être incolores ou maculeuses; on trouve aussi très souvent de simples macules sans les autres altérations anatomiques de la cicatrice. Parfois, leur coloration, très foncée, persiste des années; ce peuvent être des plaques étendues, plus ou moins régulières. Brocq insiste sur la généralisation pigmentaire qui peut survenir chez des malades atteints depuis longtemps; il existe alors

(1) H. HALLOPEAU et L. BRODIER, *Sur une variété herpétiforme grave de pemphigus chronique avec lichénification, production de cicatrices et troubles persistants de l'intelligence* (S. F. D., 1895).

(2) HALLOPEAU et H. FOURNIER, *Sur un cas de dermatite pustuleuse végétante à progression excentrique et un cas de dermatite herpétiforme végétante* (S. F. D.).

(3) BESNIER, *Discussion de la communication de Quinquaud sur un fait de pemphigus foliacé* (Soc. de dermat., 1892). — HALLOPEAU et J. MONOD, Soc. de dermat., 1895.

une teinte jaune brunâtre générale; c'est une véritable *mélanodermie*, qui s'explique en partie par le grattage et les excoriations qu'il entraîne, mais à laquelle contribue également l'état anatomique du sang.

g. *Muqueuses*. — Les muqueuses buccale et nasale sont fréquemment le siège de vésicules, de bulles, dont l'ouverture amène la formation d'exulcérations fugitives, de croûtes, etc. Ces mêmes éruptions peuvent envahir le larynx et donner lieu à l'œdème de la glotte.

Les crises diarrhéiques ont été expliquées par la formation de bulles dans l'intestin, elles peuvent être dues aussi à l'intoxication qui provoque la maladie (Leredde).

Signes subjectifs (*Paresthésies*). — Ils peuvent, nous l'avons déjà dit, précéder l'éruption. Ils s'exaspèrent au moment des poussées. Le plus important et le plus commun est le prurit, qui, le plus souvent, est généralisé, affecte des régions paraissant saines, par exemple la plante des pieds, la paume des mains, ce qui, pour nous (L.), révèle, non un trouble nerveux, mais des altérations cutanées non apparentes. Au prurit souvent excessif s'associent des sensations de brûlure, « de chaleur et d'ardeur du côté des téguments, de piqûres d'abeilles, de picotements, de fourmillements, de cuisson et de brûlure, de tension douloureuse » (Brocq). Ces sensations, localisées en quelques points, annoncent en général l'apparition des lésions. Il n'y a pas de rapport nécessaire entre elles et les altérations visibles de la peau. L'un de nous (L.) a observé un cas où il existait un prurit intense, général, et où il n'y avait jamais eu que quelques vésicules. Le diagnostic de maladie de Duhring fut établi par l'examen du liquide des vésicules et du sang.

Dans les cas intenses, les cuissons amènent l'insomnie et contribuent à développer un état névropathique, une irritabilité extrêmes. Dans certains cas, exceptionnels sans doute, les signes subjectifs sont très atténués, presque nuls, ce qui rend le diagnostic difficile, surtout s'il s'agit de la première poussée éruptive (Darier); on ne peut l'établir que par l'étude histologique et hématologique.

Signes généraux. Évolution. — La marche de l'affection est tout à fait irrégulière, et il est impossible de porter un pronostic sur sa durée. Elle évolue par poussées paroxystiques qui durent de quelques jours à plusieurs mois et sont séparées par des intervalles de guérison apparente, de durée très variable également. On voit souvent ces poussées se renouveler à quelques jours d'intervalle pendant plusieurs années. L'un de nous (H.) les a vues, avec Brodier, être annoncées par des prodromes consistant en des frissons, de la céphalalgie, de la dyspnée, des douleurs dans les membres, de petites secousses, de l'insomnie, des démangeaisons et une hyperesthésie telles que les contacts les plus légers sont péniblement rapportés (1).

(1) H. HALLOPEAU et L. BRODIER, *Sur un cas de dermatite herpétiforme végétante* (*S. F. D.*, 1894).

Cette marche tout à fait caractéristique permet d'établir le diagnostic dans les cas difficiles; le pemphigus vrai ne la présente pas.

Les phénomènes généraux qui peuvent accompagner les poussées sont des accès fébriles; la température ne dépasse dans la plupart des cas 38°,5; nous l'avons vu dépasser 40°, pendant plusieurs jours; en pareil cas, il survient tous les symptômes d'un état général grave, délire aigu, sécheresse de la langue, adynamie profonde — l'un de nous (H.) a vu des troubles intellectuels persister pendant plusieurs semaines — des crises de diarrhée, que nous avons signalées, crises passagères, du reste, et laissant place à la constipation.

Ces accidents manquent, souvent l'état général reste satisfaisant. L'appétit est conservé et même, dans quelques cas, on a signalé la polyphagie. Parfois on a noté un amaigrissement intense (L.).

L'étude des urines a été souvent faite. On a signalé surtout l'oligurie, qui est habituelle, dit Besnier, la diminution de l'urée et de l'acide urique, faits remarquables qui contrastent avec la conservation de l'appétit, l'indicanurie (L.). Tête et Vadame, dans le service de l'un de nous, ont vu plusieurs fois, dans ces urines, au moment des poussées, un alcaloïde dont l'inoculation au cobaye provoque des altérations cutanées (H.) (1).

La polyurie peut être un signe d'amélioration (L,), parfois elle est considérable et se poursuit pendant un temps fort long. Aucune de ces altérations n'est constante.

L'albuminurie est assez commune. Dans un fait de Wickham, la maladie de Duhring offrit une forme aiguë et survint au cours d'une néphrite interstitielle, terminée par urémie pendant l'évolution de la dermatose; mais, dans la plupart des observations, l'albuminurie ne se rattachait pas nettement à une néphrite et était peu marquée, bien que persistante.

Il existe quelques faits de glycosurie, même de diabète, accompagnant la maladie de Duhring (Winfield).

Dans deux cas de Wickham et un de Ch. Perrin, l'examen des urines fait par Cathelineau révéla la diminution du coefficient d'oxydation. Ch. Perrin a constaté la diminution de la toxicité urinaire, pendant les poussées, chez les malades atteints d'herpès gestationis (forme gravidique) dont il a publié l'observation, puis l'élévation de cette toxicité au moment de la guérison.

L'un de nous (L.) a constaté dans un cas la persistance de la perméabilité rénale par le procédé du bleu de méthylène; cependant l'élimination était intermittente, ce qui, d'après Chauffard, est un phénomène lié à l'insuffisance hépatique; dans un autre cas l'élimination fut prolongée et dura quatre jours.

---

(1) HALLOPEAU et TÉTE, Assoc. pour l'avanc. des Sciences, 1893.

Des troubles articulaires et osseux s'observent assez souvent (arthralgies, rhumatisme déformant, atrophies osseuses⟧même) (L.).

La maladie dure de six mois à quinze ou vingt ans (Brocq). Elle se termine par la guérison complète ou par le passage à l'état chronique sous forme de pemphigus foliacé (H.). La mort peut survenir au cours de la dermatose, résultat non de la maladie cutanée, mais de l'intoxication qui a pu la provoquer ou de maladies intercurrentes développées sur un terrain altéré et déprimé. Elle est surtout à redouter chez le vieillard. Beaucoup moins maligne que le pemphigus bulleux du type Besnier, la maladie de Duhring comporte cependant un pronostic réservé, puisque Brocq signale 6 morts sur 33 observations.

La fréquence de la tuberculose a été remarquée ; elle n'est peut-être pas surprenante chez des malades vivant dans un air confiné, immobilisés, souvent hospitalisés, et par suite exposés aux poussières qui souillent les salles. Brocq a constaté dans un cas l'alternance des congestions pulmonaires et des poussées cutanées.

L'évolution de la maladie ne présente aucune régularité dans la plupart des cas. Parfois il y a des poussées tous les ans (Brocq) ; en général, ces poussées durent plusieurs mois. Pendant des mois, des années, le malade est en état de guérison apparente, puis une nouvelle attaque se reproduit. Chacune d'elles peut évoluer rapidement, être aiguë ou subaiguë ou chronique.

Formes. — Parmi les diverses formes que nous avons déjà signalées, il en est plusieurs qui méritent une étude plus approfondie, ce sont la forme aiguë, la forme gravidique et la forme infantile.

Forme aiguë. — Elle a été admise par Brocq, puis par Ittmann et Ledermann. Au point de vue clinique, on ne peut, croyons-nous, en démontrer l'existence, mais, comme nous le verrons, l'anatomie pathologique permet, suivant l'un de nous, de l'établir par la présence d'altérations histologiques semblables à celles de la forme vulgaire (L.).

Il s'agit d'une éruption en général intense, sans localisation régulière, d'érythème polymorphe, accompagnée toujours, dans les cas décrits jusqu'à ces derniers temps, de vésicules et de bulles, coïncidant avec des phénomènes subjectifs plus ou moins prononcés, durant deux à quatre semaines et présentant, pendant cette période, plusieurs poussées semblables : l'intensité du prurit, la distribution irrégulière de l'éruption, sa prolongation, sont les seuls signes cliniques qui la distinguent de l'érythème multiforme. Il faut ajouter que l'éruption a parfois franchement le caractère herpétiforme. Toutes les transitions relient cette forme à la forme vulgaire.

Cette forme aiguë peut récidiver suivant le type aigu ou chronique.

Forme gravidique. — Quelques observateurs avaient remarqué la fréquence du « pemphigus » pendant la grossesse. E. Wilson décrivit l'affection sous le nom de *herpès circinatus bullosus*, puis Milton et Duncan Bulkley sous celui d'*herpès gestationis*, qui persista jusqu'à Duhring.

Celui-ci, puis Brocq, ont prouvé qu'il s'agit d'une variété de dermatite herpétiforme ; l'étude anatomo-pathologique a confirmé les données cliniques (Leredde et Ch. Perrin).

L'affection paraît à une époque quelconque de la grossesse, sauf au premier mois, et quelquefois seulement après l'accouchement. Les lésions cutanées se généralisent et ont souvent une très grande intensité, surtout au moment de l'accouchement. La guérison se fait d'ordinaire dans un laps de temps qui varie de quelques semaines à plusieurs mois, mais la maladie peut persister.

La forme gravidique ne diffère par aucun caractère objectif ou subjectif de la forme vulgaire. L'état général reste normal, ou bien il se produit quelques poussées fébriles légères.

Presque toujours, l'affection récidive à l'occasion de nouvelles grossesses ; parfois, une ou deux se passent sans accidents éruptifs, puis la dermatose se développe à nouveau dans une grossesse ultérieure ; parfois, toutes les grossesses sont accompagnées d'éruptions. En général, la malade avorte ou l'enfant succombe dans les premiers jours qui suivent la naissance (Ch. Perrin).

Forme infantile. — Elle a été décrite par Unna sous le nom d'*hydroa puerorum*.

Elle débute dans les premières années de la vie ; elle récidive, pour ainsi dire, continuellement pendant toute l'enfance et surtout pendant la saison chaude ; le polymorphisme de l'éruption, qui est composée presque exclusivement d'érythème papuleux, de vésicules et de bulles non purulentes est peu accentué ; elle est plutôt douloureuse que prurigineuse. Les accès sont remarquables par leur acuité ; ils sont précédés d'une dépression constante de l'état général ; vers le temps de la puberté, on observe une diminution lentement progressive dans l'intensité, la durée et le nombre des accès, en même temps que l'étendue de l'éruption rétrocède ; la maladie disparaît ou se réduit à l'extrême à l'âge adulte ; on ne l'a vue jusqu'ici atteindre que des garçons.

Unna a constaté que plusieurs enfants d'une même famille peuvent en être atteints. Ne s'agissait-il pas alors d'une forme spéciale de dermatite bulleuse congénitale, et non de dermatose de Duhring? En somme, la forme infantile de celle-ci est mal connue ; son étude doit être reprise.

Jamieson (1) déclare que le *summer prurigo* d'Hutchinson n'est

(1) JAMIESON, *Edinb. Med. Journ.*, janv. 1891.

autre que l'hydroa puerorum de Unna : en réalité, il semble s'agir de l'*hydroa vacciniforme* de Bazin.

DIAGNOSTIC. — Après avoir donné une description clinique de la dermatose de Duhring, nous devons faire observer que, dans certains cas, elle se présente sous des formes qui rappellent l'*érythème polymorphe* (Voy. *Forme aiguë*); dans d'autres, elle se rapproche du *pemphigus foliacé*, et même du *pemphigus végétant*. Le diagnostic ne peut être fait dans les cas qui sont réellement intermédiaires et que Brocq admet comme « faits de passage ». Mais pour l'un de nous (L.), certains érythèmes polymorphes, le plus grand nombre des affections décrites sous le nom de pemphigus foliacé, et le pemphigus végétant, sont des formes de la maladie sanguine dont la maladie de Duhring représente le type. D'autre part, il existe des affections bulleuses récidivantes, sans éosinophilie. Ce seraient des maladies distinctes de la maladie de Duhring. Toutes ces questions sont à l'étude et ne peuvent être résolues que par la publication de faits étudiés complètement au point de vue, non seulement clinique, mais également anatomique.

Les affections prurigineuses où il n'existe ni vésicules ni bulles, en particulier les diverses formes de *prurigo diathésique*, peuvent être facilement éliminées. Lorsque la maladie de Duhring se présente sous sa forme purement érythémateuse, ce qui est rare, les papules se distinguent aisément de celles du prurigo, petites, offrant une croûtelle centrale, non hypérémiques. Besnier a signalé l'existence de bulles dans des cas rares de prurigo diathésique. Cependant Danlos a publié un cas simulant exactement le prurigo ; à un moment des bulles apparurent ; le diagnostic de dermatose de Duhring fut établi par l'examen anatomique.

Lorsque l'*eczéma* s'accompagne de grosses vésicules, elles sont disséminées sans ordre ; lorsqu'elles sont absentes, les lésions fournissent un suintement diffus, et, s'il n'existe pas spontanément, on peut souvent le provoquer par le frottement. La fine desquamation, la persistance des lésions, l'absence de contour figuré ne permettent aucune hésitation. Tenneson insiste sur l'absence de lésions de grattage ; malgré le prurit, les eczémateux n'en offrent jamais, à moins que le prurit ne soit dû à une autre cause que l'eczéma (phtiriase, gale, prurigo).

On ne peut guère distinguer l'*érythème polymorphe*, non plus que l'*herpès dit de Bateman* qui en est une simple variété, de la maladie de Duhring, lorsqu'on assiste à la première poussée de celle-ci. L'apparition persistante de nouveaux éléments, leur dissémination, la prolongation de l'éruption, la présence de phénomènes subjectifs marqués, feront pencher en faveur de la maladie de Duhring.

Il existe des formes d'*érythème polymorphe récidivant*, dont le diagnostic n'est possible que par l'étude anatomique. En général, cependant, les poussées y sont transitoires, très espacées les unes des autres; les troubles subjectifs y sont moins prononcés.

Beaucoup d'*éruptions médicamenteuses* peuvent simuler la maladie de Duhring; les caractères objectifs ne permettent pas toujours le diagnostic, qu'il faut établir sur l'absence de symptômes subjectifs, en général, et les commémoratifs. En outre, ces éruptions s'effacent bientôt lorsque leur cause est supprimée.

Peut-être d'autres médicaments que l'iodure de potassium peuvent-ils du reste provoquer les lésions sanguines et cutanées de la dermatose de Duhring.

Dans le *lichen plan bulleux* (Caspary, Kaposi, Leredde), on observe, en dehors des bulles, des lésions de lichen plan caractéristiques, des papules polygonales, dures, d'un rouge sombre, à surface brillante, souvent striées...

Lorsque les bulles constituent l'altération unique de la peau, chez une malade qui offre peu de prurit et dont la santé générale est altérée, il faut penser au *pemphigus vrai*. Les bulles débutent alors souvent sur les muqueuses buccales et la région thoracique antérieure. Il n'y a pas de rémission; la mort survient d'une manière constante.

Le début du *pemphigus foliacé de Cazenave* est marqué par une éruption de bulles plates; puis, à une période donnée, au processus bulleux succède une rougeur universelle de la peau et une exfoliation de plus en plus intense. L'affection est d'un pronostic plus sévère que la maladie de Duhring.

Au contraire, dans les formes de maladie de Duhring où on observe de l'exfoliation, cette altération peut ne représenter qu'un stade passager consécutif à l'éruption polymorphe du début et coïncidant avec une amélioration de la santé générale lorsque celle-ci est altérée (Besnier). Cependant, nous rappelerons que l'un de nous (H.) a vu, plusieurs fois, un véritable pemphigus foliacé succéder à une dermatite de Duhring nettement caractérisée et amener la mort.

Dans le *pemphigus végétant de Neumann*, le début est marqué par une formation de bulles sur lesquelles surviennent, quelques jours après l'ouverture, des saillies végétantes. De nouvelles bulles se développent tout autour. Les lésions sont généralisées à toute la peau.

La *dermatite pustuleuse et végétante chronique en foyers à progression excentrique* de l'un de nous (H.), variété de la maladie précédente, est une affection limitée à certaines régions; les foyers débutant par des vésico-pustules et de l'érythème, sont prurigineux, s'étendent sur place, excentriquement, en devenant végétants.

L'*impétigo herpétiforme* survient chez la femme enceinte; ce n'est pas une affection polymorphe; dans les aines apparaissent de nombreuses pustules qui donnent lieu à des ulcérations autour desquelles paraissent des éléments semblables. L'éruption se généralise. Il n'y a que peu ou point de phénomènes douloureux. La mort est de

règle. Il est probable qu'il s'agit d'une forme de l'*infection purulente
tégumentaire* décrite par l'un de nous (H.).

Suivant Allan Jameson, Sherwell, l'impétigo herpétiforme ne serait
que la variété pustuleuse et grave de l'herpès gestationis.

Le diagnostic doit toujours être confirmé par l'examen du liquide
des vésicules et des bulles et du sang. Dans le sang, on trouve, en
général, de l'éosinophilie, souvent plus de huit cellules éosinophiles
sur 100 globules blancs; parmi les cellules du liquide des vésicules et
des bulles, ces cellules sont toujours en majorité (1).

Parmi les maladies énumérées plus haut, il en est qui offrent les
mêmes lésions sanguines que le type de Duhring (type Hallopeau,
type Neumann, pemphigus de Cazenave); d'autres n'ont pas été
encore étudiées au point de vue hématologique et peut-être établira-
t-on leurs rapports avec la maladie sanguine qui se traduit par
les signes cliniques de la dermatose de Duhring. La question est à
résoudre pour le pemphigus bulleux malin de Besnier. Il en est de
même pour l'hydroa vacciniforme.

ANATOMIE PATHOLOGIQUE. — **Lésions de la peau** (2). — Les lésions
dermiques se rencontrent dans tous les cas et sont de beaucoup
les plus importantes, sinon les plus caractéristiques : elles déterminent celles de l'épiderme. Autour des vaisseaux papillaires et sous-
papillaires dilatés, on remarque un œdème prononcé du tissu
conjonctif ; parfois toutes les fentes sont dilatées sans qu'il y ait
infiltration cellulaire ; l'issue de sérum est ainsi mise en évidence.
Mais, plus souvent, on constate des amas cellulaires, modérément
serrés, constitués, soit par des lymphocytes seuls, soit plus rarement
par des cellules conjonctives en prolifération. Il n'est pas rare
d'observer des plasmazellen. Des polynucléaires ne se trouvent dans
les vaisseaux ou en dehors d'eux que lorsque les vésicules et les
bulles superficielles sont arrivées à la suppuration.

Suivant Unna, on ne constaterait pas de diapédèse; tous les amas
seraient formés de cellules fixes. Cette opinion ne peut être maintenue ;
la présence des éosinophiles dans le derme et l'épiderme permet de
l'infirmer.

---

(1) TECHNIQUE. — *Recherche des éosinophiles dans les liquides cutanés.* — Deux
procédés sont à recommander : 1° examen direct du liquide sous une lamelle ; on
reconnait facilement les éosinophiles à la présence de grosses granulations réfringentes ; 2° fixation par l'alcool-éther, coloration par l'hématéine de Meyer concentrée, puis passage, *une seconde*, dans une solution d'orange G dans l'eau à 1 p. 100.

Recherche dans le sang. — Le sang sera étalé en couche régulière et mince sur
une lame fixé par l'alcool-éther et coloré par l'hématéine concentrée, puis par une
solution :

Eosine (à l'alcool)	1
Eau	70
Alcool à 90°	30

(2) LEREDDE et CH. PERRIN, *Anatomie pathologique de la dermatite de Duhring,*
A. D., 1895. — DARIER, *S. F. D.*, 1896. — LEREDDE, *La dermatose de Duhring.*
Gaz. des hôp., 1898.

Tous les amas périvasculaires contiennent ces éléments en nombre variable. Dans des cas où ils sont très nombreux, cependant, ce n'est pas toujours autour des vaisseaux qu'ils se trouvent en plus grand nombre; ils sont semés à distance, très abondants alors dans les mailles du tissu conjonctif. C'est là un fait très anormal dans l'histoire de la diapédèse, où toujours les globules blancs sont accumulés autour des vaisseaux, et qui prouve bien dans le cas particulier la tendance à l'élimination de ces éléments.

Avec Ch. Perrin l'un de nous (L.) a observé ce fait dans une dermatose de Duhring d'origine gravidique où les altérations cutanées étaient excessives.

On trouve habituellement quelques globules rouges sortis des vaisseaux ; l'exagération de cette lésion explique les formes hémorragiques de la maladie. La présence de cellules pigmentaires dans la région papillaire est commune.

Souvent, on ne trouve pas d'autre lésion dermique importante; les papilles sont élargies du fait de l'œdème et les cônes interpapillaires souvent allongés. Dans l'épiderme, on voit alors, soit simplement quelques éosinophiles en migration (formes érythémateuses), soit des vésicules.

Celles-ci naissent dans les couches profondes de l'épiderme et s'élèvent peu à peu; sans doute, elles existent longtemps avant d'apparaître à la surface, ce qui explique en partie le prurit. Comme Unna (1) l'a montré, elles sont formées entre les cellules du corps muqueux qu'elles écartent; sur leurs bords, celles-ci s'aplatissent, s'emplissent de kératohyaline, puis deviennent cornées avec des noyaux plats.

Elles contiennent du sérum, de la fibrine et des globules blancs qui sont, en majeure partie des éosinophiles.

Dans les formes bulleuses, l'œdème dermique est plus marqué et les papilles disparaissent en se confondant les unes avec les autres. La bulle se forme à la limite du tissu conjonctif par accumulation de sérum; il est fréquent d'y voir peu de leucocytes. La fibrine se coagule et se dispose en gâteaux aréolaires, aplatis, comme la bulle elle-même, parallèlement à l'épiderme.

La bulle, à cette phase, n'est évidemment pas visible : elle ne peut déterminer que le soulèvement de la surface cutanée. Le liquide progresse entre les cellules épithéliales, jusqu'à la couche granuleuse, et là s'épanche, séparant la couche cornée du corps muqueux, comme dans les phlyctènes de l'érysipèle.

Comme la vésicule, la bulbe contient des éosinophiles nombreux, mais distants les uns des autres; son contenu est surtout liquide et fibrineux.

(1) UNNA, *Histo-Pathologie, Hydroa.*

Arrivées à la superficie de la peau, les formations cavitaires peuvent être modifiées par l'infection superficielle. Elles se remplissent alors de leucocytes polynucléaires, puis leur contenu se trouble. Du reste, la transformation purulente, très rare chez certains sujets, et ne se produisant que dans les formations cavitaires qui persistent longtemps à la surface sans s'ouvrir, est de règle et précoce chez d'autres.

L'excrétion de cellules éosinophiles par la peau, qui nous paraît le caractère essentiel des altérations cutanées de la dermatose, ne permet pas de considérer, à priori, la forme pustuleuse comme une forme primitive de l'affection, car les cellules éosinophiles ne sont pas les éléments du pus qui remplit les formations cavitaires ; elles contribuent peut-être à le former, et on ne peut les distinguer, sur des coupes ou des lamelles, des polynucléaires vrais, lorsque, comme ceux-ci, elles ont subi les altérations de la formation purulente. Mais jamais on ne voit, sur des coupes, de pustules, sans trouver en très grande abondance, dans le derme et dans l'épiderme, des polynucléaires neutrophiles. Par contre, lorsqu'il n'y a pas de purulence, ils sont peu nombreux.

Récemment, l'un de nous (L.) a constaté, entre les cellules épidermiques, des granulations éosinophiles libres, entraînées par le sérum.

L'application d'un vésicatoire à la surface de la peau détermine l'issue d'un liquide qui ne contient pas d'éosinophiles en plus grand nombre que celui du vésicatoire chez des sujets sains (Neusser).

En dehors des vésicules et des bulles, il faut remarquer la tendance habituelle de l'épiderme à l'hypertrophie ; l'*acanthose* est parfois intense ; elle s'accompagne d'une karyokinèse marquée. Les formes kératodermiques n'ont pas été étudiées histologiquement.

Les lésions cutanées sont, en résumé, beaucoup moins complexes que ne le fait supposer la polymorphie éruptive de la maladie.

Quelle valeur faut-il accorder à cette présence d'éosinophiles dans le derme, à leur excrétion par l'épiderme, soit à l'état diffus, soit en amas qui remplissent les formations cavitaires? Ces cellules ont été rencontrées dans de nombreuses lésions de la peau, mais en abondance seulement dans quelques-unes, et toutes ces lésions ne s'accompagnent pas d'excrétion épidermique. Il n'existe pas de maladies où on les rencontre constamment dans toutes les cavités de l'épiderme, en dehors de celles qui appartiennent à la même série morbide que la dermatose de Duhring.

Lésions du sang. — Cette excrétion d'*éosinophiles* par la peau prend beaucoup plus de valeur lorsqu'on la rattache à une lésion sanguine *constante*.

Nous savons, depuis Ehrlich, que, chez l'homme sain et adulte, les diverses formes de globules blancs se trouvent dans le sang en proportion définie. Sur 100 globules blancs, il n'existe que 1 à 2 éosinophiles. La proportion de ceux-ci varie très peu ; jamais ils ne

manquent chez l'homme sain. Au delà, l'*éosinophilie* prend une valeur
pathologique certaine. Dans aucune affection, autre que celle qui
nous occupe, elle n'est constante. Dans la lèpre, seule maladie où
l'on puisse trouver une éosinophilie aussi intense que dans la dermatose de Duhring (Gaucher et Bensaude, Darier), elle manque
fréquemment, comme l'un de nous (L.) l'a observé dans des recherches faites en commun avec Jeanselme.

Au contraire, dans les cas typiques de dermatose de Duhring,
l'*éosinophilie* est constante. Sur 100 leucocytes, on trouve habituellement 8 à 15 éosinophiles, *mais ce chiffre peut s'élever à 20 et même
30 et 40 p. 100* (1).

La valeur de l'éosinophilie est confirmée par ce fait que, dans les
périodes où les lésions cutanées de la maladie disparaissent, elle
peut disparaître également. Elle évolue presque toujours parallèlement aux lésions cutanées. En général, les phénomènes éruptifs sont
d'autant plus intenses qu'elle est plus prononcée. Il existe du reste
d'autres lésions sanguines. On constate régulièrement la présence de
mononucléaires basophiles à noyau ovale très coloré ; parfois, par
poussées, des mononucléaires basophiles à protoplasma plus coloré
que le noyau (cellules de la moelle osseuse) ; presque toujours, et
même en grand nombre, des cellules appartenant à des types non
classés. Le taux de l'hémoglobine est régulièrement abaissé.

Il existe assez souvent une très légère leucocytose. Le taux des
polynucléaires est habituellement réduit de 60-70 (chiffre normal)
à 40-50 p. 100.

Nous ne connaissons pas bien les autres lésions de la maladie ; les
altérations rénales paraissent assez communes.

PATHOGÉNIE. — Deux théories sont en présence : il s'agit, suivant
l'une, d'une *toxinémie*, suivant l'autre, d'une *trophonévrose*.

L'un de nous (H.) a fait valoir, dès 1889 (2), les arguments qui
plaident en faveur de la théorie toxique ; les découvertes récentes
sur l'éosinophilie sont venues la confirmer (Leredde).

Mais quelle est exactement la signification de cette éosinophilie ?

Pour Neusser (1892), le pemphigus la détermine, parce que la
peau forme des cellules éosinophiles reprises par la circulation.
Pour Ehrlich et Lazarus (1898), la peau sécrète une substance
chimiotactique qui provoque l'éosinophilie, par action sur la moelle
osseuse.

L'un de nous (L.) a démontré au contraire que la dermatose de
Duhring est une affection sanguine déterminant secondairement des
altérations cutanées, une *hématodermite*. La preuve principale en est

(1) Voy. encore : FUNK, *S. F. D.*, 1895. — DARIER, *Ibid.*, 1896. — LEREDDE,
S. F. D., 1896 et 1899.

(2) HALLOPEAU, *Réunions cliniques hebdomadaires des médecins de l'hôpital
Saint-Louis*, 1889, p. 155.

fournie par la persistance possible des lésions sanguines entre les
poussées, alors que toute lésion de la peau a disparu (1).

La lésion sanguine la plus importante, l'éosinophilie, ne peut
s'expliquer que par une réaction anormale, une excitation de la moelle
osseuse ; la présence fréquente d'autres cellules anormales d'origine
ostéo-médullaire démontre également cette réaction.

Quelle est l'origine de cette irritation de la moelle osseuse? Elle
ne peut être due qu'à l'action d'agents toxiques. Il est possible que
les autres organes leucocytopoiétiques interviennent; mais, certainement, ils ne le font que d'une manière accessoire.

On sait aujourd'hui combien la réaction de la moelle osseuse est
fréquente au cours des intoxications de tout ordre (microbiennes ou
autres). La dermatose de Duhring est due à une réaction se faisant
sur un type spécial, et déterminant la présence, dans le milieu sanguin,
de substances irritantes pour la peau. Il paraît vraisemblable que
l'irritation cutanée n'est liée en aucune manière, ou seulement d'une
manière accessoire, aux substances toxiques qui sont les premières
en jeu, mais qu'elle est due à des toxines secondaires, émanées des
organes hématopoiétiques (L.).

Quelles sont, enfin, les substances toxiques qui provoquent la
réaction de la moelle osseuse? Nous avons vu plus haut que des
substances minérales, telles que l'iodure de potassium, peuvent
engendrer dans certains cas la dermatose de Duhring, mais ce sont là
des faits exceptionnels : en général, il s'agit de corps toxiques formés
dans l'organisme, dont nous ignorons tout à fait la nature. Quels
sont, par exemple, les corps qui interviennent, au cours de la grossesse, pour déterminer l'herpès gestationis?

Il est possible que, dans certains cas, les substances toxiques soient
formées dans le tube gastro-intestinal. On pourrait expliquer ainsi
l'indicanurie fréquente et divers accidents : tels que l'état saburral
et les poussées diarrhéiques que Brocq explique par des bulles
intestinales (2).

Il est possible que ces corps soient d'ordre banal et n'interviennent qu'à la faveur d'une sensibilité de la moelle osseuse, dont
l'existence, par exemple au cours de la grossesse, se traduit par une
leucocytose avec polynucléose. Le problème pathogénique serait du
même ordre que celui que nous avons exposé à propos de l'urticaire.

Ces notions pathologiques permettent d'éliminer les anciennes
théories relatives à l'origine de la dermatose de Duhring, en particulier la théorie nerveuse.

Cette dernière a été longtemps en honneur. Elle s'appuyait
sur le début des accidents à la suite de chocs nerveux, la symétrie

----

(1) LEREDDE, Étude sur le pemphigus foliacé de Cazenave (A. D., 1899).
(2) LEREDDE, Sur un cas de dermatose de Duhring (S. F. D., juin 1899).

des lésions cutanées, la présence de vésicules et de bulles observées
de même dans diverses affections du système nerveux, sur les
troubles névropathiques généraux et les troubles locaux de la sensibilité, le prurit en particulier, l'existence d'arthropathies.

Mais les causes générales dont relève la dermatose peuvent amener
des troubles de la santé autres que des lésions de la peau, et la présence de troubles névropathiques dans une affection ne démontre pas
son origine nerveuse : la chlorose en fournit un exemple. Toute affection cutanée de cause générale offre une tendance à la symétrie, et
celle-ci s'observe même dans des affections parasitaires étendues, telles
que l'eczéma, les syphilides, etc., la végétation parasitaire ne pouvant se faire que grâce à des altérations chimiques du sol cutané,
nécessairement symétriques.

, Le prurit, dans la dermatose de Duhring, peut être considéré comme
dû aux substances toxiques qui sont en migration dans le derme et
qui agissent sur les nerfs sensitifs locaux (1); il n'est pas besoin de
faire intervenir le système nerveux central dans son origine. Les
vésicules et les bulles sont également des phénomènes locaux, liés
à l'issue de sérum, chargé ou non de fibrine et de globules blancs.

Le début à la suite de chocs nerveux n'est pas démontré dans la
plupart des cas; il faut se méfier, plus qu'on ne le fait en général, des
assertions des malades, qui rattachent toute dermatose à un drame
intime.

Pour ce qui est des cas où la dermatite herpétiforme a été suivie
d'un pemphigus foliacé, qui paraît en avoir constitué une transformation, nous en attribuons (H.) (2), la production, soit à un changement dans le mode de réaction du sujet, soit à une modification
dans la quantité ou la qualité des toxines pathogénitiques.

TRAITEMENT. — Le traitement de la maladie de Duhring est encore
aujourd'hui fort imparfait. Ignorant la cause de la maladie, nous ne
pouvons la combattre. L'arsenic a été donné ici comme dans la
plupart des dermatoses ; à la longue, il peut déterminer des altérations de la peau, telles que des pigmentations, l'hyperkératose, etc.

Brocq dit avoir prescrit, avec quelque succès, la quinine, l'ergotine,
la strychnine même, en injections sous-cutanées.

Darier a employé les injections de sérum artificiel et l'un de nous
(H.) les injections de sérum de lait. Ces méthodes sont tout à fait
rationnelles, et il y a lieu de les essayer dans les cas graves. Elles
doivent agir directement sur la structure du sang ; en tout cas, elles
combattent l'oligurie qui est fréquente.

---

(1) A ces substances toxiques, on peut rattacher sans doute l'œdème cutané.
Le prurit et l'œdème dermique sont connexes dans beaucoup d'affections de la
peau (L.).

(2) H. HALLOPEAU et H. FOURNIER, loc. cit. — H. HALLOPEAU et André JOUSSET,
Sur un nouveau cas de pemphigus foliacé consécutif à une dermatite herpétiforme
(S. F. D., 1896).

Dans le même but, nous recommanderons l'emploi du lactose et des sels de potasse, à l'exclusion, bien entendu, des iodures et bromures ; on se rappellera que la moindre dose d'iodure de potassium peut avoir des effets désastreux (L.).

Le régime doit être aussi simple que possible : abstention des corps gras, des conserves, du gibier, du poisson de mer. Les boissons doivent être abondantes ; le vin blanc étendu d'eau, la bière sont indiqués.

Comme dans toute dermatose, on surveillera avec la plus grande attention l'état du tube digestif, et on luttera contre la constipation. Les chambres des malades, dans les périodes où ils sont obligés de garder le lit, seront aérées aussi largement que possible : on évitera tout contact avec des tuberculeux.

En somme, ce traitement est, à vrai dire, surtout hygiénique.

Le traitement externe a une grande importance : il doit soulager les douleurs et prévenir toutes les complications cutanées.

Dans les formes où il n'y a que des vésicules et des bulles, on aura simplement soin d'ouvrir, au moyen d'une aiguille flambée ou d'un couteau de Græfe, dès leur apparition, les formations cavitaires de l'épiderme ; on diminuera ainsi le prurit, et on préviendra les infections qui se produisent souvent. Il est fréquemment impossible d'oblitérer les surfaces dénudées par des emplâtres ; l'œdème sous-jacent entretient un flux de sérum qui peut persister plusieurs jours ; aussi est-on souvent obligé de faire des pansements humides ; ils seront aussi simples et aussi minces que possible ; on se servira simplement d'eau bouillie ou d'eau boriquée à 1-2 p. 100, additionnée de bi-borate ou de bicarbonate de soude à 1-2 p. 100.

Les pustules, et en général tous les éléments infectés, seront ouverts, puis oblitérés. On peut se servir alors, pour éviter les auto-inoculations, d'emplâtre rouge de Vidal ou d'emplâtre à l'oxyde de zinc.

Les ulcérations rebelles pourront être curettées l'une après l'autre, puis pansées antiseptiquement ; on peut les toucher au nitrate d'argent à 1/20ᵉ, au chlorure de zinc à 1/40ᵉ. De même on peut essayer de cautériser les végétations lorsqu'elles sont peu étendues.

L'emploi des bains trop répétés offre des inconvénients ; Brocq les accuse de ramollir trop les téguments. On ne peut indiquer de règle générale ; le bain prolongé soulage parfois les malades ; dans chaque cas, on se fondera sur les indications fournies par l'état de la peau et l'expérience acquise par le résultat des traitements déjà employés. (L.)

PEMPHIGUS FOLIACÉ

On donne le nom de pemphigus foliacé à une dermatose, bulleuse à un moment donné de son évolution, le plus souvent à son origine, et accompagnée de troubles de la kératinisation qui se révèlent par une exfoliation généralisée et incessamment renouvelée. Il est possible que, sous ce nom, on ait confondu divers processus.

SYMPTÔMES. — Le début est souvent marqué par un prurit qui peut durer plusieurs mois, ou des altérations de la santé générale, de l'affaiblissement, de l'aménorrhée, des troubles digestifs.

Les lésions cutanées initiales sont variables : tantôt, ce sont des *bulles* qui s'étendent plus ou moins rapidement à toute la surface cutanée; tantôt, ce sont des *altérations diffuses* de la peau, par exemple un *œdème généralisé* dans un cas de Quinquaud, une *érythrodermie avec suintement et exfoliation* dans un cas de Besnier. Toutes ces lésions sont fréquemment prurigineuses.

Toujours des bulles surviennent à un moment donné — dans des cas exceptionnels très longtemps, plusieurs années après le début. Elles peuvent être identiques, dans leurs caractères et leur évolution, à celles de la dermatose de Duhring, mais bientôt elles s'en distinguent par la grande rapidité avec laquelle elles s'ouvrent et s'exfolient; il n'y a plus alors que des soulèvements épidermiques représentant des bulles qui n'ont pas le temps de se former.

Dans les deux cas, on assiste à la formation de squames, constituées par la paroi des bulles en altération parakératosique. Lorsque les bulles sont isolées, au début de l'affection, les squames se disposent sur la peau en formant des lamelles superposées, telles que des pains à cacheter, puis se détachent lentement sur les bords; parfois, leur centre est déprimé ; plus tard, les lésions sont généralisées, le processus bulleux n'est plus perceptible, — l'exfoliation devenant universelle, — ou bien il persiste seulement en quelques points limités sous forme de soulèvements curvilignes de l'épiderme par un liquide séreux; ils peuvent, particulièrement sur le dos des pieds, se reproduire d'une manière constante, parallèlement et à peu d'intervalles; on a comparé leur aspect à celui des vagues de la mer.

La surface du corps est alors recouverte de lamelles humides et de lames épidermiques cohérentes, séparées les unes des autres par de fines incisures, plus larges aux membres inférieurs qu'au tronc et à la face, plus ou moins adhérentes, les unes encore moulées exactement sur les parties profondes, les autres déhiscentes.

L'exfoliation est continue : dans certains cas, on peut remplir chaque jour un vase des squames tombées. Au cuir chevelu, elles sont souvent grasses; ailleurs, elles sont plus ou moins humides suivant l'état des parties profondes.

Leur épaisseur varie : sur les surfaces plantaires des pieds et palmaires, on peut observer de véritables semelles qui se détachent peu à peu.

Les squames une fois enlevées, le corps muqueux mis à nu paraît plus ou moins rouge et humide. Sont-elles peu épaisses, la peau peut présenter une teinte d'un rouge sombre. Le suintement acquiert une grande importance dans certains cas. Souvent, il est modéré et se traduit par la présence d'un liquide collant, épais, dans les plis de flexion, autour des régions génitales ; il soulève les croûtes et acquiert une odeur nauséabonde et même fétide. Parfois, il devient intense et s'étend à toute l'étendue du tégument.

Tous ces symptômes sont très modifiés dans leur degré par les méthodes de pansement employées.

A certaines périodes, l'exfoliation peut devenir simplement furfuracée.

Certaines altérations sont inconstantes. Un *état papillomateux* peut survenir tardivement et se manifester par un état rugueux de la paume des mains et de la plante des pieds. Il peut se généraliser ; l'exfoliation devient alors minime ; la peau est épaissie, succulente, grisâtre ; sa surface est grenue, plus ou moins sèche, suivant le degré de l'hyperkératose ; tous les plis sont exagérés ; les lésions s'étendent au rebord muqueux des lèvres. En quelques points, le processus foliacé persiste.

La papillomatose, attribuée à l'emploi de l'arsenic, s'observe même dans des cas où le malade n'en a jamais absorbé (Besnier).

Les muqueuses sont respectées dans tous les cas (Besnier).

Les altérations des phanères sont constantes. On observe une alopécie plus ou moins complète. Les ongles peuvent tomber, ne pas repousser ou repousser cassants, épaissis, fendillés.

Le prurit est habituellement généralisé, mais modéré.

La cryesthésie est fréquemment excessive.

Les infections secondaires de la peau sont peu communes. La présence de croûtes dues à l'infection des bulles n'est pas fréquente ; elles se limitent à certaines régions (vulve, face interne des cuisses). Les abcès, la lymphangite sont rares. Les ganglions lymphatiques sont souvent tuméfiés.

Malgré la gravité des lésions cutanées, l'état général peut rester assez bon pendant des années. L'amaigrissement est habituel ; il reste modéré. Fréquemment, on observe des troubles gastro-intestinaux, anorexie avec phases boulimiques, vomissements, crises de diarrhée, digestions lentes, et des modifications de l'urine. Parmi celles-ci, signalons l'hypo-azoturie, l'augmentation de l'excrétion de l'acide urique. L'oligurie serait moins commune que dans la dermatose de Duhring. Truffi a observé la polyurie et a d'autre part constaté la diazo-réaction d'Ehrlich. L'un de nous (H.) et Constensoux ont observé le développement de l'ostéomalacie chez une de leurs malades (1). Il existe du reste fréquemment des altérations du squelette, arthropathies, atrophies osseuses (L.). Audry et Lansac ont observé la scoliose.

(1) HALLOPEAU et CONSTENSOUX, *S. F. D.* 1898.

Il peut survenir des périodes de fièvre (Nikolski, Truffi).

La maladie dure quatre, six, dix années, parfois avec des rémissions plus ou moins complètes. D'autres fois, elle tue en quelques mois; rarement, la peau reprend ses caractères normaux, à moins de guérison définitive.

Le pemphigus foliacé est moins rapidement mortel que le pemphigus vrai et plus grave que la dermatose de Duhring. Peu à peu, les malades tombent dans un état cachectique qui conduit à la mort. Ils peuvent succomber à une affection intercurrente.

Il résulte de cette description que cette dermatose peut présenter de notables différences dans son caractère clinique et son évolution.

Les bulles initiales, habituellement éphémères, peuvent, exceptionnellement, être persistantes. Deux de nos faits (H.) établissent que le tableau clinique peut être, pendant plusieurs mois, celui de la maladie de Duhring.

Dans certains cas, la desquamation généralisée cesse, pendant plusieurs semaines ou quelques mois, d'être humide (H.), et l'éruption devient alors semblable à celle des *herpétis exfoliatrices*.

Un fait de Quinquaud montre que cette dermatose peut, comme la dermatite de Duhring, devenir végétante; elle prend alors la forme d'une papillomatose généralisée.

Les faits de transition observés par l'un de nous (H.) et les caractères histologiques et hématologiques de l'affection (L.) démontrent qu'elle doit être classée à côté de la dermatose de Duhring. C'est également l'opinion de Truffi qui en fait une forme de *pemphigoïdes*.

ANATOMIE PATHOLOGIQUE. — Lésions cutanées. — Les bulles se forment au niveau de la couche granuleuse (Auspitz); elles contiennent des cellules, dont la majeure partie paraissent être des éosinophiles; les bulles déterminées par la pression prolongée de la peau en contiennent également une très grande abondance (Truffi). Au-dessous des squames, on retrouve les mêmes cellules (L.).

Le corps muqueux est aminci au-dessus des papilles, mais envoie dans leur intervalle de longs prolongements digitiformes. Les fentes interépithéliales sont dilatées par l'œdème; on y trouve des éosinophiles venant des vaisseaux des papilles qui peuvent être chargés de ces éléments (Leredde). Les cellules du corps de Malpighi sont souvent en karyokinèse.

Les vaisseaux sanguins sont distendus, presque comme dans un angiome (Unna) (1). Le tissu conjonctif superficiel et profond est œdématié; ses faisceaux sont dissociés. Des amas cellulaires périvasculaires sont formés par des cellules éosinophiles, des plasmazellen, des lymphocytes et des cellules fixes. On peut observer encore en assez grand nombre des mastzellen et des cellules pigmentaires.

_____

(1) UNNA, *Histo-pathologie.* — NIKOLSKY, Thèse de Kieff, 1896. — LEREDDE, *Étude sur le pemphigus foliacé de Cazenave (A. D.,* 1899).

Lésions sanguines. — L'examen du sang dénote : la diminution des globules rouges qui tombent à 3 000 000, 2 500 000, de légères poussées de leucocytose (9 000-11 000), la diminution de l'hémoglobine, la présence de méthémoglobine (Nikolski).

Il existe une éosinophilie qui varie de 8 à 29 p. 100 (Leredde), et peut atteindre 43 p. 100 (Truffi).

L'un de nous (L.) a constaté en outre la présence de basophiles dont certains de type médullaire, de leucocytes altérés en très grand nombre, de formes leucocytaires anormales.

Ces altérations permettent de considérer la maladie comme une maladie sanguine (Voy. *Dermatose de Duhring*, p. 722).

Lésions nerveuses. — Schwimmer et d'autres dermatologistes ont trouvé, à l'autopsie, des lésions du système nerveux, portant sur les nerfs périphériques, la moelle, le bulbe, les méninges. Aucune de ces lésions n'est constante. Chez certains malades, on n'en a trouvé aucune. Il faut, les considérer comme secondaires, et dues aux mêmes causes qui engendrent les lésions de la peau (L.).

DIAGNOSTIC. — Dans toute affection bulleuse, dit Besnier, *dermatose de Duhring, pemphigus vrai, impétigo herpétiforme*, l'évolution des bulles peut comprendre un stade exfoliant. Mais la période desquamative coïncide avec une amélioration de l'état général. A la suite, on observe une rémission des lésions cutanées ; ou bien de nouvelles bulles apparaissent.

Au contraire, dans le pemphigus foliacé, le processus foliacé correspond à la phase d'acmé de la maladie ; c'est là un caractère essentiel ; il est en outre généralisé, persistant, tenace.

Certaines formes de *pemphigus* vrai sont beaucoup plus graves. Les lésions des muqueuses y sont de règle.

Dans la *dermatose de Duhring*, on peut observer la transformation foliacée, universelle et l'état papillomateux de la peau. Mais l'éruption a été précédée de lésions non seulement bulleuses, mais encore érythémateuses et vésiculeuses, elle évolue avec des rémissions complètes ; le prurit est beaucoup plus marqué ; les lésions des muqueuses ne sont pas rares.

Le diagnostic du pemphigus foliacé et de l'*infection purulente tégumentaire* (*impétigo herpétiforme*) a été exposé à propos de cette dernière maladie.

TRAITEMENT. — Le meilleur traitement externe du pemphigus foliacé est le bain continu. C'est le seul moyen d'assurer l'asepsie de la peau, en empêchant la persistance des produits d'exfoliation à la surface du corps muqueux. S'il est impossible de soumettre les malades à cette méthode de traitement pour une raison ou pour une autre, on fera des applications humides journalières, ou l'enveloppement avec du liniment oléo-calcaire.

Le traitement interne est malheureusement tout à fait banal ; il est surtout d'ordre hygiénique. On surveillera les fonctions du tube digestif ainsi que celles des reins ; les malades seront autant que possible exposés à l'air libre. Ils seront soumis au régime lacté partiel ou total ; c'est le meilleur moyen d'éviter toute intoxication d'origine digestive. Parmi les médicaments dont on pourra essayer l'action, signalons les arséniates, la quinine et le quinquina. Si les urines diminuent, on donnera aux malades de 30 à 50 grammes de lactose par jour (1).

Les malades doivent être pesés et suralimentés avec prudence si l'amaigrissement fait quelques progrès. (L.)

MALADIE DE NEUMANN

Synon. : *Pemphigus végétant* de Neumann (2) ; *Dermatite pustuleuse chronique en foyers à progression excentrique* et *pyodermite végétante* d'Hallopeau (3) ; *Dermatite herpétiforme végétante* de Brocq, Hudelo et Wickham ; *Érythème bulleux végétant* d'Unna et *Condylomatose pemphigoïde maligne* de Tommasoli.

Cette maladie est caractérisée par l'éruption de vésico-pustules ou de bulles qui deviennent végétantes et s'accroissent par progression excentrique.

Historique. — Confondue primitivement avec des syphilides et des dermatites herpétiformes, cette dermatose a été décrite comme une espèce morbide nouvelle, dans sa forme bulleuse, en 1888, par Neumann, dans sa forme pustuleuse, en 1889, par l'un de nous (H.) ; Hudelo et Wickham en 1894 et l'un de nous (H.) en 1898 ont reconnu que les deux formes, le plus souvent indépendantes, peuvent survenir successivement et se développer simultanément chez un même sujet. Nous lui avons donné le nom de maladie de Neumann, pour la distinguer des pemphigus vulgaires végétants ainsi que de la dermatite herpétiforme végétante (H.).

Étiologie. — Nous ne possédons à cet égard aucune donnée précise : on sait seulement que cette dermatose atteint les adultes des deux sexes. Dans un cas de Haslund, le point de départ de la maladie a été une suppuration sous-unguéale consécutive à la pénétration d'un éclat de bois.

Symptômes. — Les éléments initiaux sont, comme nous l'avons indiqué, tantôt des bulles, tantôt des vésico-pustules ; on peut aussi,

---

(1) Dans un cas récent, l'un de nous (L.) a obtenu des résultats remarquables par l'emploi de la moelle osseuse fraîche à l'intérieur.

(2) Neumann, A. F. D., 1888. — Köbner, *Deutsch. Arch. für klin. Med.*, 1894.

(3) Halloreau, *Congrès internat. de dermat.*, 1889. — *Atlas internat. de dermat.* 1890. — S. F. D., 1892. — *Id.* avec Le Damany, 1895. — Et avec J. Monod, 1895. — *Arch. für Dermat. Festschrift für Ehre von Pick*, Bd XLIII, p. 289, et Bd XLV, p. 323, 1898.

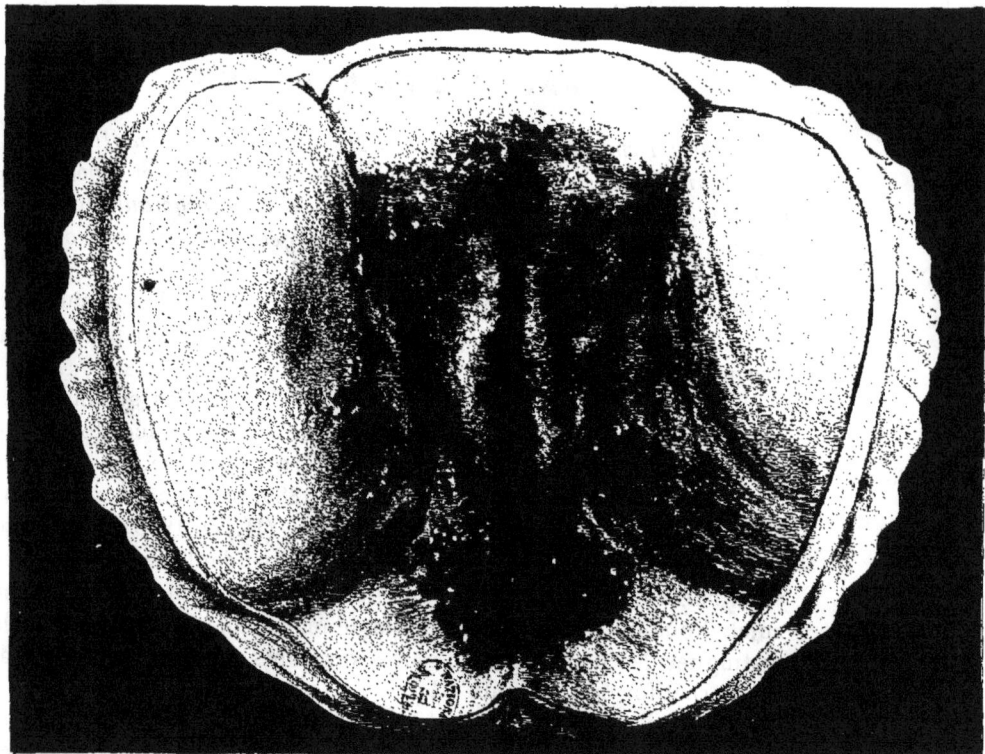

Librairie J. B. Baillière et fils.

DERMATITE PUSTULEUSE

mais plus rarement, observer chez un même sujet ces deux formes d'éruption, successivement ou concurremment. Herxheimer affirme que la maladie commence toujours comme un pemphigus vulgaire : dans aucune de nos observations, il n'en a été ainsi.

Les éléments s'entourent le plus souvent d'une aréole érythémateuse : ils se dessèchent rapidement en même temps qu'ils se multiplient localement de manière à former des plaques polycycliques de configuration variée : nous avons vu ainsi un groupe bulleux à sommet sous-ombilical prendre la forme d'un éventail (H.).

Les lésions élémentaires sont le plus habituellement confluentes : des végétations s'élèvent rapidement; on les voit débuter le jour même où apparaissent les éléments éruptifs; elles présentent le plus souvent une coloration d'un rouge brun, parfois très foncé; elles peuvent être sèches ou partiellement exulcérées; elles donnent lieu alors à une sécrétion purulente, parfois abondante; celle-ci se concrète en croûtes qui tombent bientôt en laissant à leur place des saillies végétantes. Si on enlève ces croûtes, on trouve ces saillies exulcérées, sécrétant un liquide puriforme.

L'éruption intéresse presque toujours simultanément la muqueuse buccale et la peau; assez souvent, les lésions buccales sont les premières en date; le pharynx, le palais et même le larynx peuvent être aussi envahis; il en est de même des conjonctives (Kœbner).

On a vu la maladie débuter par les fosses nasales; les organes génitaux en sont assez fréquemment le point de départ.

Il y a généralement peu de retentissement ganglionnaire.

L'affection procède par poussées successives, parfois incessantes; à mesure que des foyers s'éteignent, soit spontanément, soit sous l'influence d'un traitement local, il s'en produit d'autres.

Leur disposition est le plus souvent asymétrique, si ce n'est dans les plis articulaires, aux parties génitales (Planche XVI), au pourtour de l'anus et dans la bouche où il se produit des auto-inoculations (H.).

Les malades accusent généralement une sensation de cuisson plus ou moins pénible, assez souvent un prurit intense.

Il est frappant de voir quelle étendue peuvent atteindre des plaques éruptives qui ont débuté par une unique bulle ou vésico-pustule : c'est ainsi que, dans plusieurs de nos faits, toute la surface des parties génitales externes, ainsi que les régions pubienne et génito-crurales, ont été envahies progressivement par une même plaque qui a pris une configuration analogue à celle d'un caleçon de bain. Une zone constituée, soit par des bulles, soit par des vésico-pustules, représente la limite de ces grands placards; leur aire est occupée par des saillies végétantes recouvertes ou non de croûtelles et reposant sur une base saillante, indurée et fortement pigmentée. On voit, à leur périphérie, des pustulettes isolées ou agglomérées en groupes végétants ; ce sont de nouveaux foyers qui émanent des premiers, en toute évidence par auto-inoculation (Voy. Hallopeau, *Atlas international*, 1890, et Musée de Saint-Louis, n°ˢ 1325, 1344, 1460, 1932).

Dans un cas de localisation dans le cuir chevelu, nous (H.) avons vu cette région devenir le siège de saillies comparables, pour leur forme, leur volume et les sillons profonds qui les séparaient, aux circonvolutions cérébrales ; elles étaient d'un rouge pâle et parsemées de croûtelles ou de squames ; leurs faces latérales étaient le siège d'une sécrétion purulente (1).

Les cheveux et les poils étaient tombés complètement au niveau des parties atteintes.

Dans la bouche, les altérations peuvent occuper le dos de la langue, la face interne des joues et des lèvres, la voûte palatine, le voile du palais, la luette ; l'épithélium s'y détachant plus rapidement que ne le fait l'épiderme, les exulcérations s'y développent plus rapidement ; les saillies végétantes y sont moins volumineuses que sur la surface cutanée, mais nettement accusées ; leur aspect rappelle celui de condylomes acuminés ; elles sont pénibles par la gêne qu'elles apportent dans la mastication et la déglutition ; elles peuvent devenir le point de départ d'infections secondaires.

Les commissures labiales sont simultanément intéressées dans beaucoup de cas ; il peut en être de même des commissures palpébrales ; les fosses nasales sont également envahies et, en pareil cas, la propagation aux commissures palpébrales paraît se faire par l'intermédiaire du canal lacrymal.

Les lésions peuvent se propager au tissu cellulaire sous-cutané et devenir le point de départ de phlegmons volumineux (H.) ; dans l'un de nos faits, une simple vésico-pustule a été le point de départ de ces lésions considérables.

Toutes les parties du corps peuvent être envahies ; les lieux d'élection sont la muqueuse buccale, les aisselles, les régions inguinales, les parties génitales, le pourtour de l'anus, le pourtour de l'ombilic.

Les localisations sont fréquemment remarquables par leur asymétrie (H.) : nous avons vu l'un des pieds être atteint dans la plus grande partie de son étendue, alors que l'autre restait indemne ; des placards occupent un seul côté de la face ou du dos ; il n'y a de symétrie qu'au niveau des parties médianes où des surfaces cutanées se trouvent en contact, telles que les parties génitales, ainsi que les régions inguino-crurales et axillaires. Les extrémités digitales peuvent être intéressées isolément.

La maladie procède par poussées successives : à mesure qu'un foyer s'éteint, d'autres foyers se développent ; les végétations s'affaissent

---

(1) Hallopeau, *S. F. D.*, 1891, p. 219.

peu à peu et finissent par disparaître entièrement. Elles laissent à leur suite des taches fortement pigmentées qui ne s'effacent que très lentement.

Les lésions n'ont pas un caractère destructif ; on en a pour témoin ce fait que les cheveux repoussent après être complètement tombés.

Il peut survenir une albuminurie abondante et persistante et des diarrhées profuses que l'on peut rapporter avec vraisemblance à des éruptions intestinales.

Herxheimer (1) a signalé un symptôme qui n'avait pas été observé avant lui : il s'agit d'un tremblement plus ou moins caractérisé des muscles, existant à l'état de repos et plus marqué pendant les efforts musculaires ; il peut occuper les muscles des membres en même temps que ceux du thorax, de l'abdomen, du visage et de la langue. Neumann a signalé des contractures douloureuses et l'exagération des réflexes. Aucun de ces derniers symptômes n'est constant.

La maladie peut guérir ; dans cinq cas observés par nous (H.), il n'y a eu jusqu'ici que deux décès ; encore l'un deux a-t-il été provoqué par un érysipèle intercurrent ; il semble, à cet égard, que la forme suppurative soit plus bénigne que la forme exclusivement bulleuse ; il y a, en effet, un contraste frappant entre ces faits et ceux de Neumann, dont 8 sur 9 se sont terminés par la mort. L'un de nous (H.) a vu survenir, comme phénomènes pré-agoniques, des sudaminas remarquables par leur grande abondance et leurs dimensions considérables.

Les lésions buccales ont une gravité particulière en raison des infections secondaires dont elles peuvent être l'origine et aussi de la gêne considérable qu'elles apportent dans l'alimentation.

Anatomie pathologique. — On observe d'une manière constante la prolifération du corps de Malpighi, sous forme de longs prolongements pénétrant le derme. Les papilles sont tuméfiées, volumineuses : l'œdème est intense et s'étend au derme profond. Les vaisseaux sanguins et lymphatiques sont dilatés.

Les cellules fixes sont tuméfiées, proliférées. On trouve en outre des plasmazellen et des cellules migratrices qui infiltrent le derme et voyagent entre les cellules du réseau. Elles y forment des nids cellulaires semblables à de petits abcès (Darier) qui s'ouvrent à la surface, en déterminant l'aspect ponctué qu'offrent les végétations. D'après l'un de nous (L.), les cellules qui constituent ces amas sont des éosinophiles. Autour d'eux, le corps muqueux constitue une paroi formée de cellules plates qui peu à peu se chargent de kérato-hyaline et se kératinisent. Les vésicules ainsi formées ont donc la même structure que dans la dermatose de Duhring. Mais, quand elles par-

(1) Herxheimer, *F. A. D.*, 1896.

viennent à la partie supérieure du corps muqueux hypertrophié, on les trouve remplies de substance cornée et les éosinophiles ne sont plus représentés que par des débris (1). Des bulles se forment entre le derme et l'épiderme (Du Mesnil de Rochemont).

Parmi les lésions éventuelles, signalons l'hypertrophie de la couche cornée, des lésions intenses des vaisseaux de la couche profonde du derme (endartérite et endophlébite oblitérantes), des lésions des glandes sudoripares et de leurs conduits excréteurs, des lésions des follicules pileux (élargissement et réplétion des conduits folliculaires par des cellules cornées). Ehrmann a trouvé dans la moelle, et Marianelli dans le ganglion central supérieur, des altérations que Köbner considère à juste titre comme secondaires.

Neumann, l'un de nous (L.), ont constaté l'existence d'une éosinophilie sanguine notable.

DIAGNOSTIC. — Cette dermatose peut être confondue avec le *pemphigus vulgaire végétant*, la *dermatite herpétiforme végétante* et l'*impétigo herpétiforme*.

Elle se distingue du *pemphigus vulgaire végétant*, avec lequel elle a été confondue (2), par le mode de développement de ses lésions : on ne voit pas, dans ce pemphigus, une seule bulle ou vésico-pustule devenir le point de départ d'un foyer qui peut, en s'étendant excentriquement, atteindre des dimensions considérables; de plus, les lésions n'y présentent pas la même asymétrie : les poussées y sont généralisées et non circonscrites à l'un des foyers ; enfin, le traitement local est sans influence sur leur développement, alors que nous allons le voir exercer une action évidente sur les manifestations locales de la maladie de Neumann.

Les mêmes caractères différencient cette maladie et la *dermatite herpétiforme végétante*, malgré des caractères communs tels que le prurit et l'éosinophilie.

Ainsi que l'un de nous (3) l'a fait remarquer, on note, dans cette dermatite, outre le défaut de multiplication des éléments éruptifs par progression excentrique, la généralisation des poussées bulleuses à toute la surface du corps ou leur reproduction constante dans un certain nombre de foyers disposés symétriquement, leur affaissement rapide sur place, sans trace de multiplication ni même d'accroissement des saillies végétantes, la résistance au traitement local.

La maladie de Neumann peut encore être confondue avec des

(1) LEREDDE, *Ueber einen Fall von Hallopeauscher Dermatitis* (*Monastsh. für prackt. Derm.*, 1898).

(2) Tommasoli l'en a séparée à juste titre (*), mais il a soutenu, à tort, que les faits multiples publiés par l'un de nous (H.) comme des types de cette maladie sont de nature diverse : nos moulages, nos photographies et nos descriptions en donnent le témoignage (H.).

(3) HALLOPEAU, *S. F. D.*, 1894 et 1895, et *Arch. für Dermat.*, Bd XLIII et Bd XLV, 1898.

(*) TOMMASOLI, *Ueber condylomatosis pemphigoides maligna* (*Festschrift von Pick*, 1898).

syphilides ulcéreuses ; on peut même dire que telle a été jusqu'ici la règle pour la forme suppurative : en effet, les localisations buccales présentent au premier abord de grandes analogies d'aspect avec des syphilides, et il en est de même des manifestations périgénitales.

On arrivera au diagnostic en tenant compte de la progression et de la formation de nouveaux foyers exclusivement par des pustulettes ou par des bulles, des sensations prurigineuses dont elles sont le siège, de l'absence d'ulcérations profondes et de cicatrices, et du caractère végétant des lésions : dans certains cas, c'est l'impuissance du traitement qui est venue ouvrir les yeux au médecin.

L'*impétigo herpétiforme* peut également devenir végétant ; mais ses pustules élémentaires sont plus planes que celles de la forme suppurative de la maladie de Neumann ; elles revêtent des figures circinées de formes variées ; elles reposent sur de grandes nappes uniformes d'une rougeur intense ; elles envahissent la plus grande partie du corps et s'accompagnent d'une réaction fébrile.

L'*érythème polymorphe* peut offrir des localisations buccales et génitales, mais il n'est pas végétant et il guérit spontanément en quelques semaines.

La *stomatite épizootique* de Siegel et Köbner peut donner lieu à des éruptions bulleuses sur les mains, les pieds et les parties génitales, mais elle s'accompagne de pétéchies et non de végétations.

TRAITEMENT. — On ne connaît pas jusqu'ici de médication interne susceptible d'agir sur la cause prochaine de cette maladie : nous ne croyons pas devoir rapporter au traitement arsenical les améliorations qu'ont présentées la plupart de nos malades. Par contre, le traitement local a une importance capitale : par l'usage minutieux d'antiseptiques, on arrive constamment à enrayer la progression des foyers et à les éteindre ; malheureusement, il peut pendant longtemps s'en produire de nouveaux et, d'autre part, ceux qui se développent dans la bouche ne sont qu'insuffisamment accessibles à l'action de ces antiseptiques.

Köbner a obtenu de bons résultats par le raclage, suivi de l'application du galvanocautère et ultérieurement de badigeonnages avec la teinture ou le trichlorure d'iode. Les moyens qui nous ont donné les meilleurs résultats sont les applications permanentes de compresses imprégnées d'une solution, soit d'acide phénique au deux-centième, soit de biborate de soude, d'acide borique et d'acide salicylique ; dans la bouche, ces mêmes solutions doivent être employées sous forme de lavages, incessants pendant la veille.

NATURE DE LA MALADIE. — Il résulte des faits, que nous venons d'exposer, que la maladie de Neumann constitue un type spécial et distinct, malgré les négations de Kaposi, de Köbner (1) et d'Herxheimer, qui en font une forme de pemphigus vulgaire ; elle est constituée par des poussées à évolution locale : les choses se passent comme si un agent infectieux se multipliait dans les téguments et venait donner lieu par ses localisations successives à autant de foyers d'auto-inoculations; les recherches pratiquées dans le but de trouver le microbe pyogène sont restées jusqu'ici sans résultat (2).

DERMATOSES BULLEUSES NON CLASSÉES

Il existe des dermatoses bulleuses qui ont pour caractères communs l'absence d'éosinophilie et de prurit au moment de l'éruption, ainsi que le développement d'une partie des bulles, ou de toutes, sans érythème (3); nous en avons observé trois formes différentes.

1° *Forme aiguë.* — Après s'être primitivement localisée, elle s'étend sur toutes les parties du corps ; les bulles, sans groupement herpétiforme, non prurigineuses, surviennent sans être précédées ni accompagnées d'érythème ; elles ne sont pas prurigineuses; elles sont remplies d'un liquide séreux ou séro-purulent dans lequel peut se former un coagulum fibrineux; il ne contient pas de cellules éosinophiles et le nombre de ces éléments dans le sang ne dépasse pas la proportion normale; l'application de ventouses sèches sur une surface jusqu'alors indemne peut y provoquer l'apparition de bulles ; les excoriations consécutives à la rupture des bulles peuvent devenir le point de départ de saillies végétantes qui bientôt rétrocèdent graduellement et disparaissent sans laisser d'autres traces que des macules brunâtres, lesquelles bientôt s'effacent également (4).

L'éruption peut se renouveler par poussées successives (5).

2° *Forme subaiguë récidivante.* — Elle procède par poussées successives, sans réaction fébrile, sans troubles appréciables de la santé générale.

Elle est caractérisée par des éruptions bulleuses qui se produisent

(1) Köbner, *Deutsche Arch. für klin. Med.*, 1894.
(2) Pour l'un de nous (L.), la maladie de Neumann se rapproche cependant de la dermatose de Duhring par les lésions histologiques de la peau et du sang, et la dermatite herpétiforme végétante représente un type de transition [Leredde, *Ueber einen Fall von Hallopeauscher Dermatitis (loc. cit.)*].
(3) Les études éosinophiliques jouent un rôle capital dans la différenciation de ces formes morbides; or elles sont de date toute récente et le nombre d'observations dans lesquelles elles ont été pratiquées est encore restreint ; ce sont elles cependant qui doivent servir de base à notre description : nous ne pourrons donc poser ici que des pierres d'attente.
(4) H. Hallopeau et Ch. Lévy, *Sur un cas de pemphigus aigu de l'adulte* (*S. F. D.*, 1898).
(5) La plupart des cas décrits sous le nom de *pemphigus aigu* rentrent dans la catégorie des érythèmes polymorphes ; d'autres surviennent épidémiquement et constituent une fièvre exanthématique comparable au pemphigus aigu des nouveau-nés. (Voy. cet article.)

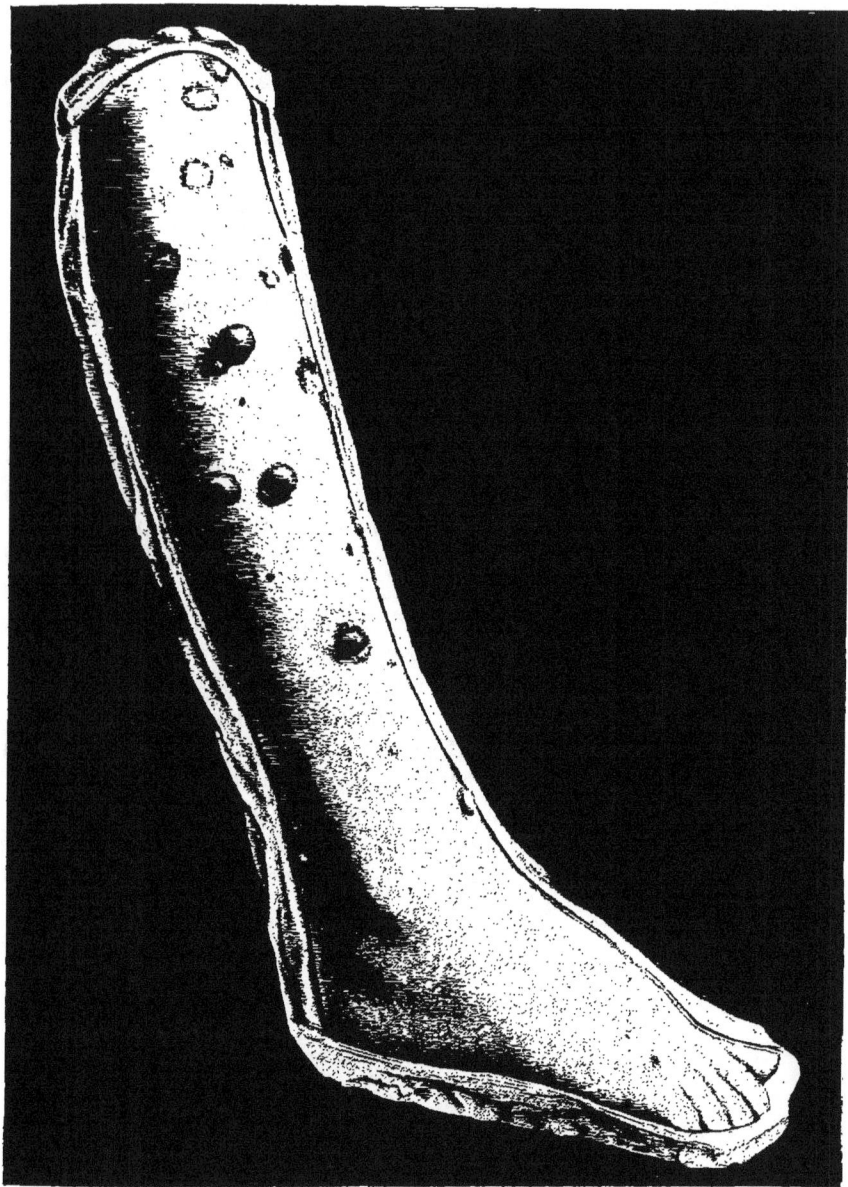

PEMPHIGUS

aux membres, dans les creux articulaires et sur l'abdomen ; elles naissent sur la peau saine, sans autre éruption appréciable ; leur contenu, transparent et jaune pâle au début, se trouble bientôt et devient séro-purulent, évidemment par infection secondaire ; ces bulles se rompent, se dessèchent et laissent à leur place des croûtes et des squames, puis, ultérieurement, des macules brunâtres qui s'effacent lentement ; tant que ces bulles ne sont pas rompues, elles sont indolentes ; aussitôt après leur ouverture, le malade accuse des sensations de brûlure très vives avec exacerbation vespérale et troubles du sommeil. Le liquide excrété ne renferme pas de cellules éosinophiles et le sang en contient un nombre physiologique. Nous avons vu la guérison rapide d'une poussée survenir à la suite d'injections de sérum de lait (1).

3° *Forme subaiguë à poussées continues.* — Chaque jour, apparaissent des éruptions bulleuses en différentes régions, tantôt sur la peau saine, tantôt sur des placards érythémateux ; elles ne présentent pas le groupement herpétiforme ; leur formation s'accompagne de sensations de brûlure ; leur rupture provoque des démangeaisons ; leur liquide est, tantôt limpide et clair, tantôt séro-purulent, parfois fibrineux et épais ; il ne contient que de très rares éosinophiles ; le nombre de ces éléments est normal dans le sang (2).

4° *Pemphigus chronique vrai.* — Lorsque l'on a défalqué du groupe du pemphigus les diverses éruptions bulleuses que nous venons de décrire, il reste un type morbide auquel on peut conserver provisoirement cette dénomination. Il est caractérisé par la production incessante, d'abord sur la muqueuse buccale ou pharyngée, puis en diverses parties de la surface cutanée, de bulles (Planche XV) parfois très volumineuses qui se développent avec un prurit nul ou très peu accentué, sans érythème, et se rompent ou s'affaissent au bout de quelques jours ; d'après Besnier, les parties couvertes du tronc, la région thoracique en particulier, sont envahies avant les membres ; les éléments peuvent être groupés, mais non suivant le type herpétiforme ; les lésions de la muqueuse buccale sont douloureuses, elles produisent de la dysphagie et l'expuition de mucosités sanguinolentes ; sur les lèvres, des croûtes noirâtres recouvrent des ulcérations ; on voit, sur la langue et dans le pharynx, des bulles, puis des aires desquamées.

Lorsque les bulles se rompent, elles laissent, à leur suite, des exulcérations douloureuses qui se recouvrent bientôt de croûtelles lamelleuses, tantôt minces, tantôt épaisses ; on ignore si leur contenu est, ou non, éosinophilique. Au bout d'un laps de temps qui varie de quelques mois à une ou deux années, la santé générale s'altère ; il se produit un amaigrissement considérable ; parfois, il

(1) H. Hallopeau, *S. F. D.*, 1899, p. 98.
(2) Hallopeau, *S. F. D.*, 1899, p. 169.

survient des escarres au sacrum, la langue se sèche et le malade succombe dans l'adynamie.

Pronostic. — Dans les deux premières formes, il a paru bénin, mais il faut attendre un plus grand nombre de ces cas nettement différenciés pour se prononcer.

La troisième est plus sévère : l'éruption s'y renouvelle incessamment; la santé générale s'altère.

Le pemphigus chronique vrai paraît se terminer constamment par la mort.

Diagnostic. — C'est surtout avec les *érythèmes polymorphes* et la *dermatose de Duhring* que la confusion est possible.

L'absence d'érythème suffit à écarter les premiers; pour ce qui est de la dermatite herpétiforme, le prurit et l'éosinophilie l'en distinguent facilement.

Dans la *tropho-névrose bulleuse* décrite par l'un de nous (H.), l'éruption est régionale et se propage suivant des sphères de distribution nerveuse.

Traitement. — Dans les premières formes, l'administration de benzo-naphtol, les injections interstitielles de sérum de lait ont été suivies de guérisons au moins passagères; il faut attendre de nouveaux faits pour juger s'il ne s'agit pas là de simples coïncidences.

Dans le pemphigus chronique vrai, la médication ne peut être que palliative; il faut éviter, par les pansements, soit avec le liniment oléo-calcaire boriqué, soit avec les compresses de tarlatane imprégnées de la solution biboratée-boriquée, les infections secondaires; d'autre part, il faut soutenir par des toniques les forces du malade. Toutes les médications internes employées contre cette maladie ont échoué jusqu'ici.

PRURITS TOXIQUES

Le prurit est un trouble nerveux de la peau dû, dans la grande majorité des cas, à la présence de matières toxiques dans l'organisme. Ces corps toxiques agissent sur les extrémités des nerfs sensitifs de la peau. Il existe peut-être des prurits sans intoxication qui sont exclusivement d'origine nerveuse; leur existence n'est pas démontrée (L.). Nous éliminerons les prurits de cause externe (Voy. *Dermatoses traumatiques, Phtiriases, Gale*). Les prurits d'origine interne comptent parmi les symptômes d'un grand nombre d'affections de la peau (dermatose de Duhring, mycosis fongoïde, eczéma, lichen plan...) (Voy. ces articles). Parfois, le prurit est accompagné de l'apparition de papules d'un type spécial; les principales affections où on observe ces papules seront étudiées au chapitre *Prurigo*.

Nous nous occuperons surtout ici des prurits qui ne s'accompagnent d'aucune lésion caractéristique; ces prurits sont secondaires à des intoxications multiples; on peut les observer dans des maladies de nature distincte.

Il faut remarquer, du reste, que certains prurits peuvent s'accompagner de papules et qu'on pourrait alors les ranger dans les prurigos: il en est ainsi du prurit ictérique que nous allons étudier; d'autres donnent lieu à de l'urticaire, d'autres à de la lichénification; d'autres enfin sont liés à une érythrodermie avec ou sans épaississement appréciable de la peau (Voy. les articles *Urticaires, Lichénification, Mycosis*).

ÉTIOLOGIE. — Les poisons qui engendrent le prurit sont nombreux : nous citerons l'opium, la cocaïne, le thé, le café, l'alcool, le mercure, la belladone (Brooke). Nous rappelons que, parmi les *éruptions médicamenteuses*, un grand nombre sont prurigineuses.

Certains *aliments* (saucissons, fromages) déterminent du prurit, sans provoquer d'urticaire ni de prurigo. Il existe un prurit d'*origine gastrique*, mais, en général, les fermentations stomacales amènent plutôt du prurigo ou de l'urticaire. Les *maladies du foie* s'accompagnent fréquemment de prurit. Le prurit est un des symptômes révélateurs de l'*urémie*. On l'observe *au cours du diabète, chez les goutteux*.

La *leucémie*, diverses formes de *lymphadénie*, s'accompagnent de prurit, parfois avec formation de papules.

On le constate également chez des femmes atteintes de *troubles utéro-ovariens* variés. Le prurit des *femmes enceintes* est assez commun. Chez certaines femmes, on observe, à chaque grossesse, un prurit vulvaire qui disparaît après l'accouchement.

Parfois, le prurit ne paraît dépendre d'aucune altération viscérale : il s'agit tantôt d' « arthritiques » avérés, tantôt de vieillards, chez lesquels un prurit généralisé se développe, devient persistant, et est pénible par son intensité et sa durée (*prurit sénile*).

Enfin, chez quelques individus, le prurit est *saisonnier*; il revient tous les hivers et disparaît au printemps (*prurit d'hiver* de Duhring).

Nous insisterons seulement sur quelques formes remarquables par leur étiologie ou par leur localisation.

Prurit hépatique. — Le prurit s'observe surtout dans les maladies du foie ou des canaux biliaires accompagnées d'ictère par rétention, lithiase, cancer du pancréas. Ce prurit, parfois très violent, existe au moins dans un cinquième des cas (Frerichs). Parfois, il précède l'apparition de l'ictère. Son intensité n'est du reste aucunement subordonnée à l'intensité de celui-ci. Généralisé, il peut néanmoins prédominer dans les régions palmaires et plantaires ; il augmente la nuit et quand le malade s'expose à la chaleur. Il s'accompagne assez souvent de papules peu nombreuses, rapidement excoriées par le malade : aussi ne les observe-t-on que recouvertes de croûtelles sanguines. Il peut être associé à diverses éruptions, telles que l'urticaire, surtout dans le cas de kyste hydatique ou des lichénifications.

Les maladies du foie qui donnent lieu à l'insuffisance hépatique, à tous ses degrés, avec ou sans ictère hémaphéique, comptent du reste le prurit parmi leurs symptômes, sinon réguliers, au moins assez communs.

Prurit urémique. — Le prurit est un des symptômes les plus fréquents de la petite urémie. Il peut s'accompagner d'érythèmes, mais, dans le plus grand nombre des cas, il reste isolé. Aux démangeaisons peuvent s'associer des sensations de fourmillements et de chatouillements (Dieulafoy).

Prurit diabétique. — Parfois généralisé, le prurit des diabétiques se limite volontiers à certaines régions, en particulier aux parties génitales, surtout chez la femme : il paraît alors résulter de l'irritation produite par l'urine sucrée; il peut s'associer aux lésions décrites sous le nom de diabétides (Voy. *Eczéma*).

Prurit d'hiver. — Cette affection a été décrite par Duhring. Elle survient vers l'automne et disparaît au milieu du printemps. On l'observe chez des individus de nutrition défectueuse, goutteux, arthralgiques; certains sont atteints d'asthme, de bronchite chronique, de coryza rebelle. Le nervosisme joue également un rôle prédisposant.

Ce prurit est extrêmement marqué le soir et pendant les premières heures de la nuit; le malade se gratte alors violemment. Le matin et le soir, les démangeaisons sont nulles ou minimes. Outre le prurit, des fourmillements, des picotements sont ressentis.

Les accidents dus au grattage sont nuls ou des plus variés : on observe des excoriations et des croûtes sanguines, puis, la rougeur et l'épaississement modérés, la rudesse de la peau, des complications d'origine parasitaire telles que des furoncles, des folliculites. Ces lésions disparaissent avec le prurit.

Parfois, il n'y a qu'une attaque; en général, l'affection reparaît plusieurs hivers de suite. Elle peut aussi, dit Duhring, finir par persister pendant l'été : le prurit devient alors perpétuel.

Le traitement arsenical aurait donné à Obersteiner les meilleurs résultats.

L'existence du *prurigo d'été* (Summer prurigo), admise par Hutchinson, paraît douteuse. Il atteindrait les régions découvertes, telles que la face, les mains, les avant-bras; il s'accompagnerait du reste d'éruptions acnéiformes ou de papules de prurigo. Peut-être un certain nombre d'affections cutanées ont-elles été confondues dans cette description.

Prurit sénile. — Chez des vieillards, quelquefois à la fin de l'âge adulte, on peut observer un prurit généralisé, en l'absence de toute lésion viscérale et de toute intoxication *connue*. Ce prurit est perpétuel et en général excessif; le malade se gratte sans relâche, quelquefois au point de s'user les ongles.

On ne trouve pas, sur la peau, de lésions de grattage, mais il existe fréquemment des altérations diffuses qu'il faut rechercher, et sur lesquelles a insisté Besnier : la peau offre souvent un aspect brillant, elle est cependant irrégulière, granulée, chagrinée ou éburnée.

Parfois même, des lésions plus évidentes s'associent aux précédentes : ce sont des papules, des lichénifications ou pigmentations. Par exception, certaines régions peuvent s'eczématiser.

L'étude des altérations urinaires, des troubles de la perméabilité rénale doit être poursuivie chez ces malades. On a récemment attribué une origine gastro-intestinale à cette forme pénible de prurit : cette notion pathogénique conduira peut-être à une thérapeutique utile. Le prurit sénile est en effet excessivement rebelle : on peut le soulager, on ne peut guère le guérir ; parfois, cependant, il guérit spontanément.

Prurits limités. — a. *Prurit génital et anal.* — Chez l'homme, le prurit peut se développer au pubis et au scrotum ; chez la femme, à la vulve et au vagin ; dans les deux sexes, il peut atteindre la région anale.

Les prurits limités de la région génito-anale, quel que soit leur début, s'étendent souvent à sa totalité.

Dans tous les cas, ce prurit est rebelle ; souvent, il s'accompagne de lésions cutanées, rougeur, eczématisation, lichénification. Fréquemment, des conditions locales interviennent : tels sont les hémorroïdes, la constipation prolongée dans le prurit anal, le rétrécissement de l'urètre dans le prurit du scrotum, les écoulements vaginaux et utérins dans le prurit vulvaire.

Le prurit de la grossesse est surtout un prurit vulvaire. Parfois, il est généralisé et s'accompagne de la formation de papules de prurigo.

b. *Prurit de la paume des mains et de la plante des pieds.* — Ce prurit est toujours symétrique. Il coïncide souvent avec une hyperidrose intense et relève alors de la même cause que celle-ci.

On peut encore observer d'autres localisations du prurit, par exemple au cuir chevelu, au nez, etc.

Traitement des prurits. — Voy. *Traitement des affections prurigineuses en général* (p. 752). (L.)

PRURIGOS IDIOPATHIQUES

On peut classer sous le terme générique de *prurigo* des affections cutanées qui ont un symptôme fonctionnel commun, le prurit, et s'accompagnent habituellement de lésions cutanées *visibles*, polymorphes, dont les principales sont des papules séreuses (papules de prurigo), et, dans les formes persistantes, d'infiltrations dermiques auxquelles on peut donner le nom commun de *lichénifications* (1).

(1) Willan et Bateman, Hebra et Kaposi, *Traités classiques.* — *Discussion du Congrès de Londres,* 1896.

Cette définition est loin d'être définitive. Nous considérons le groupe des prurigos comme un cadre général où l'on peut comprendre un grand nombre d'affections prurigineuses, après avoir éliminé des maladies dont l'indépendance est aujourd'hui reconnue, le lichen plan, la dermatose de Duhring, l'urticaire, le mycosis, les prurits de cause externe (gale, phtiriase, etc.), et une série de prurits de cause interne énumérés précédemment.

Le cadre du prurigo, ainsi compris, reste encore trop étendu. Nous avons vu (Voy. *Prurits toxiques*) que les lymphadéniques et leucémiques, les ictériques, les femmes enceintes peuvent présenter du prurit avec éruption de papules; ces malades sont alors atteints de prurigo, d'après la définition que nous avons donnée plus haut.

Cependant, dans la grande majorité des cas de prurigo, l'intoxication causale semble être, d'après les recherches récentes, d'origine gastro-intestinale (1). C'est avant tout cette forme de prurigo que nous aurons en vue dans les pages qui vont suivre.

Dans des cas nombreux, les prurigos s'accompagnent de lésions eczématiques : la question des rapports du prurigo et de l'eczéma est une des plus difficiles de la dermatologie. Enfin, il existe des formes de lichénification que certains rapportent au prurigo et que d'autres en éloignent (Voy. *Lichen circonscrit*).

HISTORIQUE. — Les prurigos à lésions disséminées ont été observés par Willan; leur description est donnée dans les chapitres *Strophulus*, *Lichen* et *Prurigo* : ce sont les trois genres de l'ordre des papules. Willan considérait déjà la papule prurigineuse, que nous décrirons plus loin, comme un élément essentiel.

Hebra, et à sa suite l'École viennoise, ont supprimé les genres lichen et strophulus de Willan. Le terme lichen s'applique au lichen ruber, c'est-à-dire à l'affection que nous décrivons sous le nom de lichen de Wilson, et au lichen scrofulosorum. Des affections décrites par Willan dans l'ordre des papules, les unes sont des *eczémas papuleux*, les autres des *prurigos*, les autres des *prurits*. Le prurigo forme le deuxième terme de l'ordre des dermatoses prurigineuses, dont le premier est l'eczéma. Il est caractérisé par une petite papule épidermique, pâle ou rouge pâle, dure et donnant lieu à une violente démangeaison (2).

Le prurigo *au sens viennois*, que Besnier a dénommé prurigo de Hebra, se développe dès la première enfance et, même dans les cas les moins graves, persiste jusqu'à l'âge mûr et dans la vieillesse.

Les études cliniques ont montré que la définition du prurigo donnée par Hebra est trop étroite, que des transitions insensibles le relient à des formes bénignes, passagères, observées chez l'enfant, et enfin qu'on peut constater, chez l'adulte, le développement d'affections

(1) A. ROBIN et LEREDDE, *Acad. de méd.*, 1899.
(2) BESNIER, *Du prurigo* (*Congrès de Londres et A. D.*, 1896).

dont les caractères objectifs sont ceux du prurigo de Hebra. Mais si l'on s'entend aujourd'hui pour reconnaître que le cadre de Hebra doit être extrêmement élargi, on ne s'accorde pas encore pour fixer les limites d'un nouveau cadre pathologique.

Suivant Besnier, tout ce que nous appellerons prurigo et, en outre, le prurit chronique, les lichens circonscrits ou disséminés distincts du lichen de Wilson, forment un groupe qui mérite le nom de prurigo ; aucune lésion cutanée n'est caractéristique des affections qui sont comprises dans ce cadre : *car toutes sont secondaires au prurit* et dues au grattage qui, suivant la théorie de Jacquet, provoque certaines lésions de prurigo, en particulier les papules, comme il provoque l'urticaire chez des sujets prédisposés. La papule du prurigo ne suffit pas à le définir; certains malades qui en sont couverts ne diffèrent en rien de malades qui n'en présentent aucune, et chez les premiers on peut, par le simple enveloppement, par la protection de la peau contre tous les traumatismes, empêcher l'apparition des papules.

Nous admettons avec Besnier que la papule ne caractérise pas le prurigo, mais l'extension qu'il donne à ce terme nous paraît passible de certaines objections.

Peut-être les malades atteints de prurigo ont-ils des lésions cutanées profondes? peut-être le grattage n'agit-il qu'en les exagérant ?

D'autre part, quoique nous ignorions tous les détails de la pathogénie du prurigo de Hebra, la forme la mieux caractérisée de ce groupe, il est bien certain qu'elle s'éloigne de celle d'un certain nombre de prurits que nous avons étudiés et que, d'autre part, elle se rapproche de celle du prurigo aigu, qui, suivant nous, en est la forme initiale. A côté de celui-ci, nous aurons à étudier des prurigos atypiques, dans lesquels on ne trouve plus les séro-papules. (L.)

FORMES AIGUËS ET SUBAIGUËS.

Synon. : *Strophulus*; *Prurigo simplex*; *Lichen simplex aigu de Vidal*; *Prurigo temporaire auto-toxique de Tommasoli.*

Ces types cliniques ont été étudiés depuis Willan et Bateman sous des noms divers, en particulier sous celui de *strophulus* ; l'affection a été méconnue par l'École de Vienne qui l'a disséminée dans les types eczéma papuleux, érythème, urticaire. Nous admettons sans réserve l'existence de prurigos aigus et subaigus, définis par le développement de papules bien caractérisées cliniquement (Vidal-Tommasoli-Brocq) (1) et histologiquement (Darier). Ces affections, qui présentent d'étroites connexions avec l'urticaire, sont d'origine toxique ; elles sont reliées, par des faits intermédiaires, aux prurigos chro-

(1) Tommasoli, *Lichen simplex aigu de Vidal* (*prurigo temporaire auto-toxique* — (*Journ. des mal. cut.*, 1893. Giorn. ital. delle mal. vener.*, 1893).

niques, entre autres au type de Hebra (1), où l'on trouve les mêmes
éléments compliqués de lichénification et d'eczématisation.

Symptômes objectifs. — La papule de prurigo est une petite
saillie, blanc rosé, ou rouge, à limites assez nettes, quoique non géométriques (Brocq). Cette saillie a une forme circulaire, conique, mais
tronquée en général à son sommet, qui est aplati ou arrondi.

Ses dimensions varient de celles d'une moyenne à celles d'une
grosse tête d'épingle ; rarement, elles atteignent et dépassent celles
d'une petite lentille.

Le sommet de la papule, quand on le regarde de près et à la
loupe, offre des caractères tout à fait particuliers. Quelquefois, on y
trouve une petite vésicule ; mais, en général, le processus de vésiculation qu'on observe constamment au microscope ne se traduit
objectivement que par une teinte opaline, plus ou moins jaunâtre.
Cependant, quand on pique la surface, on fait sourdre un peu de
sérum. Rapidement se forme, enchâssée dans la couche cornée, une
petite croûte jaune ou brune, très adhérente. Lorsqu'on l'enlève, on
met à nu une petite dépression rouge et humide, lorsqu'il s'agit de
papules récentes, plus sèche et moins rouge dans les papules
anciennes. Quelques-uns de ces éléments sont traversés par un poil.

Autour de la croûtelle, on voit souvent une fine desquamation ;
parfois, la croûtelle a l'aspect d'une fine squame nacrée présentant
au centre un disque plus épais et plus coloré (Brocq).

Enfin, la papule guérit en trois, cinq, huit jours ; la croûtelle
tombe ; souvent, il reste une pigmentation locale passagère.

Il ne faut pas confondre, comme on le faisait jadis, la croûtelle
qui résulte de l'évolution naturelle de la papule de prurigo avec
celle que produit le grattage : tous les prurigos s'accompagnent de
prurit ; souvent les papules sont excoriées, et alors elles se
recouvrent d'une croûtelle sanguine ; la chute de cette croûtelle
met à nu une petite cicatrice, brillante, qui peut persister longtemps.

A. **Prurigo simplex aigu**. — C'est une affection du jeune âge ;
elle est fréquente chez l'enfant ; on l'observe à partir de trois mois
(Darier) ; on la rencontre souvent à huit, quinze ou vingt mois, et
même jusqu'à quatre, six ans ; les adolescents sont moins souvent
atteints ; à partir de trente ans, la maladie est rare.

Chez l'enfant jeune, on trouve surtout, à l'origine, des troubles
gastro-intestinaux, dus à une alimentation vicieuse, au sevrage, à des
troubles dentaires. C'est avec raison que Tommasoli admet une
auto-intoxication. Chez l'adolescent, Brocq signale le rôle des écarts
de régime, mais également le nervosisme du malade ou des ascendants. L'affection débute parfois par du malaise, de l'anorexie, une

_____

(1) Hallopeau, *Prurigo simplex aigu et prurigo de Hebra* (S. F. D., 1894).

fièvre légère, dus évidemment à la cause même du prurigo simplex.

Parfois, avant l'apparition des papules caractéristiques, on observe de l'urticaire; d'autres éléments urticariens se produisent aussi à une période plus avancée de l'affection. Les éléments de prurigo, habituellement développés sur la peau saine, peuvent apparaître sur des saillies urticariennes, ce qui met en relief les connexions des deux processus (Colcott Fox).

Le prurigo se développe souvent d'abord à la face externe des membres supérieurs, surtout autour des coudes ou du cou, aux membres inférieurs, mais ces localisations initiales n'ont rien de nécessaire.

A la période d'état, on observe des papules *disséminées*, plus ou moins nombreuses. En quelques points, elles peuvent être en contact les unes avec les autres ; jamais elles ne se confondent. Elles occupent les faces d'extension des membres où on les rencontre surtout autour des coudes et des genoux ainsi que sur la face dorsale des mains et des doigts ; en deuxième ligne, elles se disséminent sur le cou, les fesses, les régions antérieure et latérales du tronc, la face dorsale des pieds ; le visage est rarement intéressé ; les surfaces de flexion restent en général indemnes.

L'éruption se fait par poussées; les premières sont souvent les plus fortes ; ces poussées se répètent pendant quinze jours, un mois, deux au plus.

Dès le début, les malades accusent du prurit, des sensations de brûlure, des picotements, des élancements. Ces sensations douloureuses peuvent continuer pendant toute la durée de la maladie ; souvent elles diminuent ou cessent le jour et deviennent intenses le soir et la nuit.

Il n'y a que peu de complications à signaler. L'absence de lichénification et d'eczématisation est un des traits distinctifs de la maladie. Parfois, certaines vésicules s'infectent et deviennent pustuleuses. Nous avons déjà parlé des petites cicatrices qui peuvent suivre la formation de croûtelles sanguines dues au grattage.

B. **Prurigo simplex subaigu**. — A côté du prurigo aigu, il faut admettre l'existence d'une affection caractérisée par des poussées d'éléments identiques, ayant la même étiologie, s'accompagnant des mêmes phénomènes subjectifs, mais prolongées, ou revenant à des intervalles variables. Comme la forme aiguë, elle ne s'accompagne, en général, ni d'eczéma, ni de lichénification. Elle peut se prolonger pendant de longues années.

Cependant, dans certains cas, on voit tardivement apparaître l'eczématisation et la lichénification de la peau. On a ainsi tous les intermédiaires avec le prurigo de Hebra, sous ses différentes formes.

C. **Prurigo aigu atypique**. — Il existe des faits d'eczéma aigu ou subaigu, facilement récidivants, qui se développent chez des sujet qui n'ont jamais présenté de papules typiques de prurigo. Ces eczémas sont disséminés, très prurigineux, s'accompagnent fréquemment de lésions de grattage, et ne reconnaissent aucune cause externe.

Les malades sont des dyspeptiques atteints de fermentations gastriques (A. Robin et Leredde). Ces eczémas offrent donc la même cause que les prurigos les plus classiques.

C'est dans ces faits qu'on observe souvent du prurit avant l'éruption. Lorsque l'on étudie celle-ci à son début, on constate souvent des lésions papuleuses qui se vésiculisent rapidement; ce sont, pour l'un de nous (L.), des lésions de prurigo aigu eczématisées, l'eczéma étant le résultat d'une infection secondaire qui se développe facilement sur la peau des malades atteints de prurigo.

Ces faits sont particulièrement fréquents chez l'enfant: suivant nous (L.), la majorité des eczémas du premier âge sont consécutifs à des prurigos (1).

Diagnostic. — Le diagnostic du prurigo aigu est souvent difficile, car on pense, au premier abord, à une dermatose d'origine animale: la *gale* est facilement éliminée; par contre, les *piqûres de moustiques* rappellent de près les papules de prurigo et les erreurs sont journalières; cependant, ces piqûres n'atteignent que les parties découvertes; elles ne s'observent qu'en été, et les papules ne se développent que la nuit. Le prurigo de la *chenille processionnaire du pin maritime* produit également une éruption semblable au prurigo aigu (Dubreuilh). Les parties couvertes sont atteintes comme les autres, mais l'éruption s'observe au mois d'avril chez des enfants qui se sont promenés dans les bois de pins; elle occupe les surfaces de flexion et la face interne des membres d'une façon prédominante; d'autres personnes de l'entourage de l'enfant sont généralement atteintes en même temps et de la même façon.

Le diagnostic du prurigo aigu et de l'*eczéma* est facile, celui-ci formant des nappes confluentes, suintantes, où on ne trouve pas de papules isolées comme celles du prurigo. — Mais souvent, les deux maladies sont associées et il faut savoir les reconnaître toutes les deux, le prurigo étant l'origine de l'eczéma.

Pronostic. — Il doit toujours être réservé, au moins chez l'enfant, car cette dermatose peut marquer le début du prurigo de Hebra.

Anatomie pathologique. — Tommasoli, Darier ont étudié les papules du prurigo et en ont donné une description presque identique (2).

Il faut s'adresser à des éléments jeunes, non excoriés, au moment où leur sommet présente une croûtelle jaunâtre.

On trouve dans l'épiderme une plaque lenticulaire située entre la

(1) Leredde, *L'eczéma, maladie parasitaire*. Paris, 1898.
(2) Tommasoli, *loc. cit.*

couche cornée et le corps muqueux. Cette plaque est formée de
boules réfringentes, coalescentes ; il semble qu'elles soient dues à
une dégénérescence colloïde de cellules dont le noyau n'est plus
colorable. Entre ces boules, on trouve encore quelques cellules
incomplètement kératinisées, dont le noyau se colore par l'hématéine.

La couche granuleuse a disparu au niveau de la plaque ; la rangée
de cellules pourvues de kérato-hyaline s'arrête à la périphérie.

Au-dessous de la plaque, on observe un processus de vésiculation
plus ou moins avancé : les cellules sont œdémateuses, le noyau est
aplati ; — puis ce sont des transformations cavitaires ; ces cavités se
confondent ; elles contiennent du liquide, des granulations ou des
fibrilles réticulées. Quelques cellules migratrices se voient dans
les fentes du corps de Malpighi qui est épaissi, sans modification
sensible de sa structure normale.

Les papilles sont allongées, larges, œdémateuses : les capillaires y
sont dilatés et on y voit une infiltration diffuse de cellules lymphoïdes.

L'œdème inflammatoire s'arrête aux limites de la papule ; au delà,
on ne trouve que des manchons cellulaires péri-vasculaires.

Cette structure de la séro-papule du prurigo est commune à
toutes les affections papuleuses de Willan, lichen, strophulus, prurigo. Elle appartient au prurigo de Hebra comme au prurigo
simplex, et confirme les relations déjà affirmées par les cliniciens
(Vidal, Tommasoli, Brocq). (L.)

FORMES CHRONIQUES

A. **Prurigo de Hebra.** — Synon. : *Prurigos milis et formicans*
(Willan); *Lichens polymorphes chroniques* (Vidal-Brocq); *Névroder-
mite multiforme* (Brocq); *Prurigo diathésique du type Hebra* (Besnier).
Sous le nom de *prurigo de Hebra*, nous comprendrons une toxidermie chronique, caractérisée par des lésions cutanées polymorphes
survenant par poussées, les unes primitives (urticaire, prurigo), les
autres secondaires (eczématisation, lichénification, etc.).

ÉTIOLOGIE. — La maladie, suivant Hebra, survient dans la première
enfance exclusivement et apparaît entre huit et douze mois ; mais
E. Besnier, Ehlers, et l'un de nous (H.) ont démontré que des
prurigos dont tous les caractères sont ceux du type Hebra peuvent se
développer à une période plus avancée *et même chez l'adulte*.

L'affection est plus fréquente dans le sexe masculin. L'hérédité
paraît jouer un rôle important dans sa genèse ; parfois, les parents
des prurigineux ont été eux-mêmes prurigineux ; parfois, plusieurs
enfants sont simultanément atteints.

Les malades sont, pour la plupart, des rachitiques, des lymphatiques peu développés. Souvent, on observe chez eux des accidents

pulmonaires tels que de l'asthme, de l'emphysème, des congestions, qui peuvent alterner avec les paroxysmes de l'affection cutanée. Mais l'attention doit être surtout attirée sur les troubles digestifs, gastriques ou intestinaux (Besnier, Comby, A. Robin et Leredde) : l'utilité qu'il y a à les traiter pour obtenir l'amélioration ou même la guérison des accidents cutanés démontre leur rôle pathogénique. ·

Ces troubles sont constants, mais souvent latents (1).

Symptômes. — Comme les autres variétés de prurigo, l'affection débute par un prurit intense, rebelle, prononcé surtout la nuit; il est accompagné de troubles nerveux, agitation, insomnie, secondaires au prurit ou dus à la cause qui le détermine lui-même.

A cette période initiale, on ne signale d'autres lésions de la peau que des papules d'urticaire ou de prurigo simplex : sans cesse, de nouveaux éléments apparaissent; leur formation résiste à tout traitement et se prolonge pendant deux, trois mois et plus, jusqu'à l'apparition de lésions plus complexes. De nouvelles poussées d'urticaire s'observent souvent au cours de la maladie, au moins dans les premières années.

Les altérations de la période d'état sont de deux ordres. Les unes sont dues à l'action des corps toxiques qui sont évidemment la cause de la maladie, avec ou sans l'intermédiaire du système nerveux : ce sont des éléments aplatis, des papules. Les autres paraissent d'origine parasitaire externe, dues à l'effraction de la peau par les grattages; les principales sont des lésions eczémateuses; elles ne sont pas nécessaires; leur importance est très variable suivant les cas, mais leur gravité définit celle de la maladie; plus le prurit est intense, plus, en général, elles sont développées. En outre, on observe des lichénifications dont le mécanisme est discutable et, en tous cas, fort complexe. A la longue, surviennent des lésions qui peuvent s'étendre à l'hypoderme, et toutes les altérations cutanées se combinent.

· Un caractère essentiel de la maladie est fourni par la localisation, exclusive souvent, prédominante toujours, des lésions éruptives : elles sont absolument symétriques et atteignent la face d'extension, la face externe des membres, et avec plus d'intensité les membres inférieurs que les membres supérieurs, les jambes que les cuisses, les avant-bras que les bras. Les faces de flexion, le triangle de Scarpa, le creux poplité, le pli du coude, l'aisselle sont respectés. Par exception, des lésions eczémateuses s'y propagent; elles y sont passagères; elles résultent d'auto-inoculations; bien plus souvent, on les observe à la face où elles tendent à la chronicité; dans cette région, les papules sont rares. Enfin, le tronc peut être atteint, surtout sur ses faces latérales; en général, on n'y constate que des éléments papuleux.

Les *papules* du prurigo de Hebra sont petites, plates, à peine

_____

(1) A. Robin et Leredde, *Acad. de méd.*, 1899.

saillantes ; quelquefois, on ne les perçoit qu'au toucher : elles sont blanches, parfois rosées, soit en totalité, soit à leur périphérie. Le grattage en exagère, comme dans l'urticaire, la saillie et la coloration. Du reste, dans les premières années, elles sont parfois noyées dans des éléments urticariens (Colcott Fox) : elles apparaissent en même temps qu'eux et persistent seules quand l'œdème de l'urticaire a disparu. A leur sommet, on distingue à la loupe, dès leur apparition, une petite croûtelle jaunâtre (Darier). Plus tard, cette croûtelle devient plus évidente : mais, en général, elle est enlevée par le grattage et remplacée par une croûte brune, sanguinolente, adhérente. Les papules se terminent, quand elles n'ont pas été excoriées, par une fine exfoliation épidermique ; lorsqu'il y a eu à leur surface une croûtelle sanguine et qu'elle tombe, on constate un état brillant, cicatriciel, passager.

L'*eczéma* revêt toujours la forme chronique ; il forme des placards limités, à bords irréguliers, sur la face externe des membres, ou de vastes nappes qui s'étendent en respectant les plis de flexion. A la face, il est en général symétrique ; il respecte le pourtour des orifices. Les lésions de surface sont remarquables par la desquamation épaisse, et surtout par les lésions de grattage, les croûtelles sanguines. Rapidement, se développent, sur les membres, du prurit, des lésions profondes de lichénification, de dermite. Ce sont elles qui donnent un aspect caractéristique aux malades frappés d'une manière intense.

Chez ceux-ci, on voit, surtout aux membres inférieurs, toujours du côté de l'extension, de larges plaques d'un rouge sombre, dures, résistantes au doigt, très épaisses. Leur surface est tout à fait irrégulière : en certains points, on peut y observer du suintement, mais en général elle reste sèche ; on y trouve des fissures : c'est un type d'eczéma profondément lichénifié. Parfois, des pustules, un état impétigineux, compliquent les placards d'eczéma : on peut naturellement observer des inoculations à distance ; parfois, surviennent des poussées de lymphangite, ou un état lymphangitique chronique, avec rougeur et œdème. Quelle que soit d'ailleurs la forme des infections qui se produisent sur les surfaces altérées, elles se révèlent par des adénopathies, en général intenses, surtout dans les régions inguinales ; elles y constituent des saillies cohérentes, arrondies et très volumineuses.

L'eczématisation des surfaces n'est pas du reste la condition nécessaire de la lichénification diffuse des téguments ; on peut l'observer sans lésion épidermique importante ; il faut avoir le soin de prendre la peau entre les doigts pour la percevoir ; elle est rugueuse ; la sécrétion sudoripare y a disparu, ou, tout au moins, l'on y constate une sécheresse remarquable.

Parfois, la pigmentation s'associe à ces lésions ; elle peut être très prononcée dans les cas intenses. On a enfin attiré l'attention sur l'hypertrophie fréquente du système pileux au niveau des régions malades.

Marche, durée, terminaisons. — Suivant Hebra, la maladie est in curable ; débutant dans les premiers mois de la vie, elle se prolonge jusqu'à la vieillesse. Nous avons aujourd'hui sur l'évolution de cette affection des idées toutes différentes. Peu à peu, on rattache au prurigo de Hebra, des formes atténuées, soit dans leur intensité (*prurigo mitis*), soit dans leur durée ; en général, les prurigos peu intenses sont les plus courts. On classe aussi aujourd'hui, dans ce même cadre morbide, les affections désignées autrefois sous le nom de *strophulus*. Les papules se développent dans l'enfance pendant une, deux années, puis disparaissent complètement. Toutes les transitions réunissent ces faits aux cas graves, qui persistent des années et même toute la vie. Les limites du prurigo de Hebra deviennent ainsi fort difficiles à marquer.

C'est une maladie paroxystique à poussées séparées par des phases d'accalmie complète ou imparfaite. Ces poussées surviennent surtout dans la saison froide. Nous devons rappeler ici leur alternance avec des accidents variés de l'appareil du côté respiratoire (L.).

B. **Prurigos chroniques atypiques.** — **Prurigos diathésiques de Besnier.** — La description que nous avons donnée du prurigo de Hebra ne répond pas exactement à la description de cet auteur. C'était pour lui, une maladie incurable : or, nous venons d'indiquer qu'il en est autrement ; on observe des cas où existent tous les symptômes objectifs et subjectifs du prurigo de Hebra, et qui guérissent. Nous avons fait remarquer que l'on trouve tous les intermédiaires, au point de vue de la durée, entre les faits de strophulus passager, de lichen simplex aigu, et ceux de prurigo incurable. Mais, constamment, on y rencontre un élément dermatologique constant, la séro-papule.

Nous abordons maintenant des faits sur la classification desquels on a beaucoup discuté, et où l'on rencontre tous les symptômes subjectifs du prurigo, et surtout toutes ses complications cutanées, la lichénification, l'eczématisation, sans qu'on observe jamais de papules. Malgré l'importance de ces éléments, nous sommes obligés de classer ces faits, avec Besnier (1), dans le groupe du prurigo, qui se trouve ainsi caractérisé, non par ses lésions cutanées, mais par les altérations humorales, inconnues dans leur nature, dont dépendent les papules et leurs complications.

Les prurigos diathésiques de Besnier apparaissent, tantôt dans l'enfance, tantôt à un âge plus avancé. Le prurit y est toujours intense. Chez les enfants, il est accompagné d'urticaire, d'eczématisation. Plus tard, on observe des plaques de lichénification et, de temps à autre, des poussées d'eczéma limité ou généralisé.

Ces prurigos sont parfois passagers et guérissent d'une manière

_____

(1) Besnier, *Congrès de Londres*, 1896.

complète; mais les phénomènes cutanés peuvent être remplacés par
des phénomènes viscéraux : Besnier signale l'asthme, l'emphysème,
le catarrhe des foins, des troubles gastro-intestinaux et autres manifestations de l'arthritisme. Dans d'autres cas, l'affection devient persistante, et se prolonge pendant de longues années et même jusqu'à la mort.

Les prurigos diathésiques de Besnier paraissent reconnaître la
même pathogénie que le prurigo de Hebra. La conception de Besnier,
discutée par de nombreux auteurs, surtout les Viennois, rencontre
de plus en plus d'adhérents. Pour Neisser, qui a exposé les vues les
plus ingénieuses et les plus pénétrantes sur le prurigo, l'emploi de
ce terme doit être limité aux affections dans lesquelles on observe
la séro-papule; pour lui, si l'École de Vienne restreint trop le cadre du
prurigo, l'École française lui donne une extension trop grande. Pour
l'un de nous (L.), les lichénifications primitives diffuses et le lichen
circonscrit, que nous étudierons dans les dermatoses non classées,
reconnaissent peut-être les mêmes causes originelles que le prurigo
de Hebra et les prurigos diathésiques.

DIAGNOSTIC DES PRURIGOS CHRONIQUES. — Le diagnostic du prurigo
de Hebra et des prurigos diathésiques est des plus faciles lorsqu'ils
sont de date ancienne; mais il faut savoir les reconnaître à leur
origine et les distinguer de la *phtiriase* (présence de poux dans les
vêtements, lésions de grattage à la nuque et à la ceinture), de la *gale*
(sillons et vésicules aux lieux d'élection).

Les lésions de l'*urticaire* ne peuvent être confondues avec les papules
de prurigo, mais on se rappellera que, chez l'enfant jeune, les deux
affections sont souvent associées.

Il conviendra également de reconnaître l'existence du prurigo
dans les cas où elle est révélée par l'*eczéma*. Lorsque celui-ci est de
date déjà longue et tend à se lichénifier, lorsqu'il est très prurigineux,
on devra supposer un prurigo, mais il faut avouer que, dans chaque
cas particulier, l'opinion des dermatologistes peut varier et que l'un
appellera eczéma chronique ce qu'un autre dénommera prurigo avec
eczématisation.

Un fait de Danlos montre que la *dermatose de Duhring*, à son
début, peut simuler le prurigo. Il semble qu'en l'absence de vésicules
et de bulles le diagnostic ne puisse être fait que par l'examen histologique.

ANATOMIE PATHOLOGIQUE. — L'anatomie pathologique du prurigo
de Hebra ne paraît offrir rien de spécial; en effet, les éléments du prurigo et de l'urticaire y ont la structure que nous connaissons déjà.
La lichénification sera étudiée au chapitre : *Lichen circonscrit*.

L'existence de lésions sanguines est des plus communes : on a signalé fréquemment l'éosinophilie. Il est du reste probable qu'il en
existe beaucoup d'autres; toutes devront être étudiées d'une manière
systématique. (L.)

TRAITEMENT DES AFFECTIONS PRURIGINEUSES EN GÉNÉRAL

A l'effet d'atténuer le prurit, chez les prurigineux de tout ordre, le dermatologiste dispose de moyens externes et internes. Mais, en outre, il doit rechercher la cause du prurit ou du prurigo; dans un certain nombre de cas, il peut arriver à guérir la maladie en supprimant les causes qui la déterminent.

Traitement étiologique. — Les affections prurigineuses dont nous avons étudié les symptômes sont liées d'une manière générale à des altérations sanguines. Celles-ci peuvent relever de troubles de nutrition généraux, groupés sous le nom d'arthritisme, de troubles viscéraux, gastro-intestinaux, hépatiques, rénaux, en particulier. Du reste, fréquemment, les troubles diathésiques se combinent à ces troubles viscéraux, et il faut savoir reconnaître ces derniers; chez un individu gras, haut en couleur, hémorroïdaire, « arthritique », qui souffrira de prurit, on s'apercevra par exemple qu'il existe des troubles dyspeptiques et le prurit disparaîtra par la guérison de la dyspepsie.

Lorsqu'on aura à soigner un prurigineux, on devra toujours supposer l'origine gastrique : si l'enquête sémiologique ne permet pas de reconnaître une dyspepsie, mais ne révèle pas une autre cause, on agira dans l'hypothèse d'un état gastrique, qu'on pourra souvent mettre en évidence par l'analyse du suc stomacal (A. Robin et Leredde).

Le malade sera soumis au régime des dyspeptiques par fermentation que nous avons indiqué au traitement de l'eczéma. Il prendra au milieu du repas une cuillerée à bouche de la solution :

> Fluorure d'ammonium.......................... 0^{gr},50
> Eau distillée................................ 300 grammes.

ou, à la fin du repas, un cachet contenant :

> Érythrol.................................... 0^{gr},10
> Magnésie calcinée........................... 0^{gr},20

ou un cachet de soufre iodé de 10 centigrammes.

On peut également prescrire avant chaque repas un cachet de sulfate de soude de 1 ou 2 grammes.

Si ce traitement ne suffit pas à faire disparaître la constipation, on donnera au malade le soir une pilule purgative; on prescrira même le massage abdominal.

Le traitement du prurit d'origine hépatique ne peut être indiqué d'une manière générale; il faudra reconnaître et soigner l'affection qui lui donne naissance (ictère, kyste hydatique, lithiase biliaire fruste, insuffisance hépatique en général, cirrhoses...).

De toutes les affections rénales, la néphrite atrophique est celle qui s'accompagne le plus fréquemment de prurit; celui-ci doit toujours faire soupçonner l'urémie commençante. Le malade sera soumis au régime lacté, aux purgatifs...

Chez les diabétiques et les goutteux, le traitement général du prurit se confondra avec le traitement curateur du diabète et de la goutte.

Les malades atteints de prurit sénile et surtout ceux qui offrent des troubles rénaux certains seront soumis au régime lacté partiel, mais prolongé.

Dans les prurits limités, on recherchera avant tout la cause locale.

Le prurit de l'anus relève souvent d'une constipation prolongée, d'hémorroïdes; celles-ci sont parfois latentes. Le prurit vulvaire peut être dû à une vulvite ou à une vaginite persistante, au séjour de l'urine, même non sucrée, sur les régions voisines de l'urètre. Si l'enquête étiologique relève une de ces causes, la guérison du prurit s'obtiendra par la suppression de celle-ci. Après chaque miction, la vulve sera lavée à l'eau additionnée de borate de soude (30 p. 1000) ou de sublimé à 1 p. 10000 et poudrée au talc.

Du reste, les prurits limités peuvent relever des mêmes causes générales qui déterminent les prurits généralisés.

Traitement symptomatique. — *a.* **Traitement externe.** — Dans les prurits aigus, passagers, on obtient un soulagement assez marqué en poudrant la peau à l'amidon, au talc, additionnés d'un sel de bismuth, par exemple, de dermatol.

Mais, dans les formes persistantes, il faut intervenir d'une manière plus active.

Lorsque l'état de la peau ne fournit pas de contre-indication, en particulier lorsqu'il n'y a pas lieu de redouter une poussée d'eczéma aigu, les bains d'amidon, les bains gélatineux, les bains additionnés de tilleul, de borate de soude, peuvent être utiles; chaque malade fournit à cet égard des indications particulières qu'on déterminera par l'expérience. Les douches tièdes amènent dans d'autres cas un soulagement notable.

Il est souvent avantageux de faire des lotions le matin et le soir.

Le nombre de substances ainsi utilisées est considérable : nous recommandons surtout, l'eau additionnée de vinaigre (deux à trois cuillerées à bouche par litre), de chloral (2 à 5 p. 100) d'acide cyanhydrique médicinal à 1 p. 100, de cyanure de potassium à 1 p. 500 et surtout les solutions phéniquées : la dose habituelle d'acide phénique est de 1 p. 100; on peut aller jusqu'à 1 p. 50. Après les lotions, le malade est poudré.

Les pommades qu'on emploiera chez les prurigineux devront toujours être épaisses, très adhésives. Les pâtes de zinc sont l'excipient le plus utile; on y ajoute de l'acide phénique (1 p. 100, 2 p. 100), de l'huile de bouleau, du thymol, du menthol à 1 p. 100; du salicylate de méthyle (Leredde) à 1 p. 20. L'acide tartrique s'emploie en général sous la forme de glycérolé :

Glycérolé d'amidon.	20 grammes.
Acide tartrique	1 gramme.

(VIDAL.)

Les pâtes de zinc, les pommades très épaisses agissent sur le prurit en produisant l'occlusion de la peau dont Jacquet a montré l'importance. Mais on peut réaliser celle-ci d'une manière encore plus parfaite. Le prurit est parfois calmé par l'enveloppement caoutchouté. Quand il est limité, on peut se servir d'emplâtres tels que l'emplâtre à l'huile de foie de morue, l'emplâtre rouge, l'emplâtre simple. Quand il est étendu, on arrive surtout à le supprimer par l'emploi de colles et la suppression dure autant que celles-ci restent sur la peau. Nous avons vu au sujet de l'eczéma comment on les formule (Voy. p. 360).

Certains agents calment le prurit en vernissant la peau : tel est le baume de Commandeur, que l'on peut modifier en le saturant d'aloès (A. Robin).

Depuis quelques années enfin, on a réalisé un réel progrès dans la thérapeutique des prurits limités, et même généralisés, par l'emploi de l'électricité statique, sous forme d'effluves ou de bains électriques; il faut toutefois un grand nombre de séances pour arriver à de bons résultats. Oudin a récemment employé les courants de haute fréquence suivant le procédé de d'Arsonval; cette nouvelle méthode est à l'étude.

b. **Traitement interne.** — Le traitement interne du prurit, en dehors d'indications fournies par l'enquête étiologique, est des plus difficiles.

On aura recours à toute la série des calmants, acide cyanhydrique, valérianate d'ammoniaque, chloral, opium, bromures.

Brocq emploie l'acide phénique à la dose quotidienne de 20 à 60 centigrammes. Il prescrit des pilules renfermant 0,05 à 0,10 de cette substance au début du repas; le malade avale de suite de l'eau ou du bouillon.

Du Castel a recommandé récemment l'acide lactique, sous forme de gouttes dont le malade prend de XII à XX par jour. Chez les enfants jeunes, la dose sera de VI à XII gouttes. Dans certains cas, cet agent rendra des services précieux (1).

Savill préconise le chlorure de calcium à hautes doses.

La pilocarpine en injections sous-cutanées ou l'atropine à doses faibles seront utilisées surtout lorsque des troubles de la sécrétion sudorale accompagneront le prurit.

Le traitement des *prurigos* ne diffère pas, dans ses lignes essentielles, de celui des prurits. Il est nécessaire de réaliser aussi

(1) Du CASTEL, *Soc. de thérapeutique,* 1899.

complètement que possible l'asepsie de la peau. Les lésions d'impétigo seront traitées par les bains, les lotions boratées. Les pustules
d'ecthyma seront oblitérées. Dans le prurigo de Hebra, le traitement
de choix, lorsqu'on peut l'employer, consiste dans l'application de
colles à la surface de la peau ; malheureusement, les malades offrent
souvent des placards d'eczéma suintant, et, surtout, des infections
secondaires de la peau peuvent se produire malgré les soins préalables ; on est alors forcé de recourir à des procédés moins efficaces.
L'électricité peut rendre aussi de réels services.

Enfin, à tous les traitements que nous avons indiqués, on peut
combiner des cures hydro-minérales. Des malades atteints de prurigo
le plus rebelle, ont été assure-t-on, guéris par des séjours répétés
à la Bourboule, Néris, Bagnères-de-Bigorre, Saint-Sauveur (L.).

ALOPÉCIES TOXIQUES

Un très grand nombre d'alopécies sont le résultat d'intoxications
générales : nous avons indiqué celle qui est due à l'emploi de
l'acétate de thallium. Les alopécies consécutives aux grandes
maladies infectieuses, en particulier à la fièvre typhoïde, à la grippe,
aux fièvres éruptives, doivent être considérées comme d'origine
toxique. On peut en rapprocher celle qui se développe après l'accouchement, certaines formes d'alopécie syphilitique. L'un de nous (L.)
a signalé celle qui survient au début de la tuberculose pulmonaire
et peut en constituer un symptôme révélateur. Les dyspepsies gastro-
intestinales, du type fermentation, provoquent assez souvent la
chute des cheveux (A. Robin et Leredde).

Symptômes. — L'alopécie des grandes infections se produit presque
toujours d'une manière rapide ; elle est diffuse et universelle. Au bout
d'un temps variable, les cheveux repoussent spontanément ; le
médecin n'a donc d'autre rôle que de hâter cette terminaison
favorable, car il n'a aucun moyen d'empêcher l'alopécie de se
produire. Cette alopécie s'accompagne assez souvent de séborrhée.
Les cheveux s'atrophient de bas en haut, comme dans la pelade, et
il en est de même dans toutes les alopécies toxiques.

Chez les dyspeptiques, l'alopécie peut être diffuse. Chez les hommes,
elle tend cependant à prédominer sur le vertex. Dans quelle mesure
les troubles gastriques, les fermentations prolongées, la surcharge
alimentaire interviennent-ils pour déterminer l'alopécie « arthritique »,
l'alopécie prématurée idiopathique ? Nous l'ignorons encore, le
problème pathogénique étant des plus complexes. Ces alopécies
s'accompagnent très fréquemment, mais non toujours de lésions
séborrhéiques de la peau (1).

(1) Voy. Chap. Séborrhéides.

Le *diagnostic* des alopécies que nous venons de décrire repose sur les commémoratifs, qui révèlent l'existence d'un état général, et sur les caractères diffus des lésions (Voy. *Pelades*).

TRAITEMENT. — Dans tous les cas d'alopécie diffuse, il convient de remonter à la cause générale, à l'intoxication aiguë ou chronique qui en est la cause et de traiter le malade en conséquence.

Dans les cas où l'altération est consécutive à une pyrexie, il n'est pas prouvé qu'il y ait avantage à tenir les cheveux coupés court et encore moins à les raser, surtout chez les femmes, à qui cette pratique est à juste titre pénible. L'un de nous (H.) a pour règle de s'en abstenir, la chevelure repousse cependant d'une manière spontanée ou avec l'aide des moyens que nous allons indiquer.

La tête sera nettoyée tous les jours avec des solutions alcooliques de bichlorure ou de cyanure de mercure à un millième. Puis on fera des lotions excitantes, additionnées d'acide acétique et de teinture de cantharides. On emploiera par exemple la formule suivante :

Alcool à 60°...............................	100 grammes.
Eau-de-vie camphrée........................	20 —
Alcoolat de romarin........................	10 —
Teinture de cantharides....................	10 —
Chlorhydrate de pilocarpine................	$0^{gr},50$
Essence de santal..........................	} āā X gouttes.
Essence de fenouil.........................	

Lorsque les cheveux et la peau sont secs, il convient de les graisser avec de l'huile d'amandes douces, ou de l'huile de ricin.

S'il existe de la séborrhée, l'emploi des lavages savonneux ainsi que du soufre, de l'huile de cade ou de l'huile de bouleau blanc, est indiqué (Voy. *Séborrhéides*) (L.) (1).

(1) Nous n'avons voulu comprendre parmi les maladies toxiques de la peau que celles dont l'origine toxique nous paraissait certaine. Il est du reste possible que parmi les dermatoses dont l'origine ne peut encore être déterminée quelques-unes soient de cause toxique (Voy. *Lichen plan*, *Lichen simplex chronique*, *Psoriasis*).

MALADIES NERVEUSES DE LA PEAU

MALADIES NERVEUSES DE LA PEAU EN GÉNÉRAL

Parmi les lésions cutanées et les dermatoses qui ont été considérées comme d'origine nerveuse, on peut admettre plusieurs groupes.

Les unes sont consécutives à des lésions matérielles portant sur les centres nerveux ou les filets nerveux périphériques : telles sont le décubitus acutus des hémiplégiques, le glossy-skin des paraplégiques, les troubles de la peau qui s'observent chez les sujets atteints de névrites alcooliques.

D'autres n'ont pu être rattachées jusqu'ici à des altérations appréciables des organes de l'innervation ; nous citerons, en particulier, celles qui s'observent chez les hystériques.

Enfin, il existe une série de dermatoses dont l'origine nerveuse est appuyée sur des arguments multiples, sans être, pour certaines, complètement démontrée : nous les maintiendrons dans le groupe des dermatoses nerveuses.

Nous étudierons ainsi successivement :

A. Les *dermatoses liées à des altérations déterminées du névraxe et des nerfs;*

B. Les *dermatoses liées à l'hystérie;*

C. *Diverses autres dermatoses,* l'*asphyxie locale,* l'*érythromélalgie,* la *sclérodermie,* le *vitiligo,* le *zona,* les *tropho-névroses achromiques et lichénoïdes,* les *alopécies tropho-névrotiques,* l'*angio-névrose achromique dépilante,* la *tricotillomanie,* la *dermothlasie.*

DERMATOSES LIÉES A DES ALTÉRATIONS DÉTERMINÉES DU NÉVRAXE ET DES NERFS

Étiologie et pathogénie. — Les lésions cutanées dues à l'altération des nerfs périphériques sont des plus nombreuses. On a observé l'œdème, la rougeur, des sueurs, l'abaissement thermique, l'hyperthermie, des pseudo-phlegmons (Hamilton et Couyba), l'épaississement et l'induration du derme, l'état ichtyosique, des troubles pigmentaires, des lésions pilaires et unguéales, des érythèmes, le syndrome du glossy-skin, de l'eczéma, des éruptions zostériformes, pemphigoïdes, des escarres, l'ecthyma, le furoncle(1).

Parmi les affections spinales, celle qui s'accompagne le plus

(1) V. Babinski, *Traité de méd. de* Charcot et Bouchard, t. VI.

fréquemment de lésions cutanées est la syringomyélie ; mais on en observe également dans les myélites, surtout aiguës, dans la compression de la moelle, le tabès, etc...

Enfin, les lésions cérébrales graves, surtout l'hémorragie avec apoplexie, provoquent des lésions de la peau qui peuvent amener la mort (décubitus acutus).

De ces lésions, certaines sont dues à des troubles vaso-moteurs, mais un grand nombre sont rattachées par les auteurs classiques à la lésion de centres et de filets nerveux trophiques, distincts des nerfs vaso-moteurs ; on explique ainsi une série d'altérations où les troubles de la circulation ne jouent ou ne paraissent jouer aucun rôle.

Cependant, comme l'a reconnu Leloir, l'existence des filets trophiques n'a pu être démontrée d'une manière directe.

La liste des altérations tropho-névrotiques de la peau a été extrêmement étendue. Nous en avons déjà étudié un grand nombre qui doivent, de l'avis de l'un de nous (L.), être classées dans les lésions traumatiques ou parasitaires, parce que leur cause *efficiente* est un traumatisme ou une action microbienne (1). Le rôle des troubles trophiques doit être compris, en général, ainsi qu'il suit : l'altération nerveuse diminue la résistance des tissus à des causes morbides pour lesquelles ils sont normalement invulnérables ; en outre, les lésions que celles-ci déterminent prennent des caractères assez particuliers, une extension considérable, grâce aux troubles de nutrition qui les précèdent.

Une expérience intéressante de Jacquet (2) montre l'importance des causes traumatiques.

Il injecte de l'huile de croton dans les nerfs sciatiques d'un chien et provoque ainsi une névrite : un des deux membres postérieurs est enveloppé de ouate et par suite protégé contre tous les traumatismes externes ; or, au bout de deux mois, il n'y a de lésions tégumentaires que du côté non protégé, quoique les lésions nerveuses soient égales des deux côtés.

Les érythèmes, les escarres que l'on observe dans les affections du système nerveux sont, d'après ces faits, des lésions d'origine mixte ; en effet, ils se produisent uniquement au niveau des régions comprimées.

Le rôle du parasitisme est, d'autre part, aisément démontré par la banalité d'une partie des lésions qui se développent, au niveau des extrémités, dans le type Morvan de la syringomyélie. Les agents vulgaires de la suppuration interviennent dans leur production ; mais l'extension qu'elles prennent, les destructions qu'elles produisent sont dues à la suppression de l'action normale du système nerveux sur les tissus.

(1) LEREDDE, *Le rôle du système nerveux dans les dermatoses* (*Arch. gén. de méd.*, 1899).
(2) JACQUET, *Bull. de la Soc. de biologie.*

Il est de toute évidence que les furoncles et l'ecthyma qu'on observe à la suite des névrites reconnaissent une pathogénie analogue, et il en est très probablement de même pour l'eczéma, qui est du reste très rare en pareils cas. Il est enfin possible qu'une partie des éruptions pemphigoïdes (*pemphigus tropho-névrotiques*) qui se produisent consécutivement à des lésions nerveuses soient d'origine parasitaire et doivent être rapprochées de l'affection que nous avons décrite sous le nom de phlycténose streptogène (p. 366) (L.).

En résumé, le nombre des affections cutanées que l'on peut qualifier de purement tropho-névrotiques est assez restreint.

SYMPTÔMES. — Des troubles vaso-moteurs se rencontrent dans un grand nombre d'affections nerveuses sous la forme d'œdèmes, de cyanose, d'asphyxie locale, d'érythèmes (Voy. ces articles).

Nous n'insisterons pas sur les *altérations pilaires*; l'hypertrichose est rare ; en général, il s'agit d'atrophies qui peuvent aller jusqu'à l'alopécie; nous reviendrons plus loin sur les *altérations unguéales* dont l'origine peut être complexe.

Suivant l'un de nous (H.) (1), les lésions des nerfs cutanés peuvent donner lieu à une dermatose caractérisée exclusivement par une inflammation *bulleuse* de la peau.

L'éruption s'est développée autour d'un vésicatoire du bras entretenu depuis longtemps et en grande partie cicatrisé; elle a continué à se produire pendant plusieurs mois après la cicatrisation complète; elle était constituée par des bulles remplies d'un liquide citrin, purulent ou hémorragique, reposant sur une base rouge et indurée; l'éruption, disposée autour de la cicatrice du vésicatoire, lui était manifestement subordonnée; plus tard, elle s'est étendue de haut en bas; on a eu la preuve qu'il s'agissait bien réellement d'une éruption tropho-névrotique dans ce fait que, pendant son cours, la peau de l'avant-bras s'est tuméfiée et est devenue érythémateuse dans la sphère d'innervation du nerf cubital jusqu'à l'extrémité du petit doigt; il n'y a eu d'autre trouble de la sensibilité qu'une sensation de cuisson au niveau des bulles.

Les éruptions zostéroïdes peuvent simuler exactement le zona. On es a observées, en particulier, dans le tabès. Dans certaines lésions de la moelle, elles sont bilatérales.

Rappelons que, chez les tabétiques, on observe parfois des hémorragies cutanées, sous forme de taches purpuriques, d'ecchymoses (Straus, Faisans).

Les *pseudo-phlegmons* sont des tuméfactions de la peau, d'abord molles, puis résistantes et rouges; il ne s'y forme pas de pus, et les lésions disparaissent rapidement sans laisser de traces; elles peuvent se reproduire au point où elles se sont manifestées.

(1) HALLOPEAU, *Sur une dermatite bulleuse du bras survenue sous l'influence d'un vésicatoire permanent (S. F. D.*, 1893).

L'*épaississement*, l'*induration de la peau* consécutifs à des lésions des nerfs périphériques peuvent, dans une certaine mesure, se rapprocher de la sclérodermie.

Glossy-skin. — Sous le nom de glossy-skin, on décrit un amincissement avec rougeur de la peau. Celle-ci est tendue ; sa surface est lisse, paraît vernissée ; les poils tombent. Ces lésions sont douloureuses ; elles peuvent se compliquer d'ulcérations linéaires, dues à l'éclatement des tissus.

L'état *ichtyosique* qu'on a signalé à la suite des lésions nerveuses rappelle de très près l'ichtyose vraie ; il s'accompagne d'une desquamation assez intense.

Les *troubles pigmentaires* sont assez communs : il s'agit, tantôt de pigmentation, tantôt de dépigmentation.

Décubitus acutus. — A la suite d'attaques d'apoplexie, et en particulier quand elles sont dues à l'hémorragie cérébrale, on peut observer, au bout de peu de jours, une tache érythémateuse arrondie, qui occupe une région saillante des tissus, exposée à la pression ; presque toujours, il s'agit de la fesse du côté paralysé. Rapidement, surviennent des bulles, petites, puis volumineuses ; l'érythème s'assombrit ; il devient violacé ; les bulles se rompent, en laissant des ulcérations à nu ; puis, les lésions prennent, parfois en quelques heures (Charcot), une couleur noire. L'escarre s'élimine assez rapidement ; tout autour, les tissus sont tuméfiés, bleuâtres. Quand elle est tombée, les os sont à nu ; ils se nécrosent ; la cavité rachidienne peut être ouverte ; l'infection générale ou une méningite se déclare et emporte le malade.

Chez les hémiplégiques de date ancienne, les escarres occupent surtout la ligne médiane, au niveau de la région sacrée ; elles se limitent parfois, lorsque le traitement en est fait avec les soins nécessaires (L.).

LÉSIONS DE LA PEAU LIÉES A L'HYSTÉRIE

La plupart des processus morbides peuvent être mis en jeu dans la peau par cette grande névrose.

Les affections qui en résultent ont pour caractères communs de débuter soudainement, parfois sous l'influence, soit d'un choc moral, soit d'un traumatisme, soit d'une simple pression, soit d'une application irritante telle qu'un vésicatoire. Elles sont presque constamment associées à d'autres manifestations de la maladie. Leurs localisations sont des plus variables : elles peuvent être limitées à un membre, à une moitié du corps, intéresser simultanément des régions symétriques ou être disséminées sans ordre.

On compte parmi elles : l'*asphyxie locale des extrémités*, l'*érythromélalgie*, le *dermographisme*, le *purpura*, des *érythèmes*, l'*œdème bleu*, des *éruptions bulleuses*, des *gangrènes multiples* (1), des *éruptions vésiculeuses suivies d'ulcérations et parfois d'escarres*.

Des articles spéciaux sont consacrés aux différentes dermatoses que nous venons d'énumérer; nous insisterons seulement sur les *œdèmes* et les *gangrènes*, en raison des caractères particuliers que peuvent présenter ces altérations lorsqu'elles se développent sous l'influence de cette maladie.

L'*œdème* peut y offrir les mêmes caractères que dans les maladies de l'appareil circulatoire. Il y est cependant remarquable par la soudaineté avec laquelle il peut se modifier et s'effacer, ainsi que par ses localisations régionales, souvent asymétriques.

L'*œdème bleu*, décrit par Charcot, est, au contraire, spécial à l'hystérie (2). Habituellement unilatéral, il siège, le plus souvent, aux membres supérieurs; la peau peut y être notablement indurée; la température locale est tantôt surélevée, parfois, comme l'a vu Boix, de 10°, tantôt abaissée; les téguments y présentent une teinte cyanique prononcée et tout à fait caractéristique. Cet œdème est sujet à des alternatives quotidiennes d'augmentation et de régression; il coïncide avec d'autres manifestations hystériques, particulièrement avec des anesthésies, des analgésies et divers troubles trophiques : c'est ainsi que l'un de nous et Constensoux l'ont observé concurremment avec des ulcérations à progression excentrique (3).

Il peut s'accompagner de sensations, de fourmillements et d'engourdissements ou de véritables douleurs; sa durée varie de quelques jours à plusieurs années : il disparaît soudainement, comme il est venu, parfois à l'occasion d'attaques convulsives.

Les *gangrènes hystériques* ont été fréquemment signalées : Rasch en a trouvé plus de 30 observations dans la littérature médicale (4).

Suivant les altérations auxquelles elles ont été associées ou qui ont pu en être le point de départ, on les a dénommées *érythémateuses*, *vésiculeuses*, *bulleuses*, *pemphigoïdes*, *urticariennes*, *purpuriques*; certaines sont dues aux traumatismes volontaires : on en a pour preuve, dans nombre d'observations, la découverte de la supercherie; le siège le plus habituel de ces altérations à la partie antérieure du membre supérieur gauche est également en faveur de cette étiologie. On ne peut dire, cependant, qu'il en soit ainsi dans la totalité des cas, et Rasch insiste, à juste titre, sur la facilité avec laquelle, chez les hystériques, des lésions banales de la peau aboutissent à la gangrène, sous l'influence des troubles de l'innervation vaso-motrice ou tro-

---

(1) KAPOSI, *Zoster gangraenosus atypicus* (*Centralblatt für klinische Medicin*, 1890).

(2) GILLES DE LA TOURETTE et DUTIL, *Nouvelle iconographie*, 1889. — BOIX, *eod. loc.*, 1891.

(3) H. HALLOPEAU et CONSTENSOUX, *Sur un cas d'ulcérations tropho-névrotiques liées à un œdème bleu chez un hystérique* (S. F. D., 1899).

(4) RASCH, *Ueber hysterische Hautaffectionen* (*Monatsh. für Dermat.*, 1899).

phique qui existent à un si haut degré chez ces sujets. Il est possible
aussi que ces troubles vasculaires favorisent le développement de
colonies microbiennes, génératrices de toxines qui amènent la gangrène (1).

Étant donné que ces gangrènes des hystériques sont le plus souvent
provoquées volontairement, on ne peut s'étonner qu'elles se renouvellent incessamment pendant plusieurs années.

Comme manifestations cutanées de l'hystérie, nous devons encore
signaler les *stigmates* qui se sont plusieurs fois formés, chez les
extatiques, dans les paumes des mains et sur le dos des pieds, dans
les parties correspondantes aux clous de la croix; ils ont été positi-
vement constatés par des observateurs impartiaux.

ASPHYXIE LOCALE DES EXTRÉMITÉS
(SYNDROME DE RAYNAUD)

On décrit, sous ce nom, l'*ensemble de symptômes auquel donne lieu la
contraction persistante des artérioles de ces régions* ; elle a pour conséquences immédiates la stase plus ou moins complète du sang
dans les capillaires et les veinules : nous verrons qu'elle reconnaît,
pour cause prochaine, une *excitation des vaso-constricteurs* : si nous
disons *syndrome* et non *maladie de Raynaud*, du nom du médecin
qui l'a le premier décrite, c'est qu'il s'agit d'un trouble qui peut survenir dans des conditions très diverses et varier d'autant dans sa
marche (2).

CARACTÈRES CLINIQUES. — En provoquant la stase locale, la contraction des artérioles donne lieu à des troubles dans la circulation
capillaire et, par suite, dans la coloration, la température, la sensibilité et la nutrition de la peau. Les parties sous-jacentes peuvent
être simultanément intéressées. Le syndrome s'observe surtout symétriquement aux doigts et aux orteils; les oreilles, et très exceptionnellement le lobule du nez, peuvent aussi en être le siège.

Les troubles fonctionnels varient, suivant que l'obstacle circulatoire est plus ou moins complet.

Dans l'asphyxie locale proprement dite, la contraction est limitée
aux artérioles ; les veines se laissent distendre par le sang qu'elles
contiennent, mais ce sang, devenu stagnant, se surcharge d'acide
carbonique : il en résulte une couleur violacée des parties malades.
Si l'on vient à y tracer une rainure avec l'ongle, la ligne blanche qui
en résulte persiste plus longtemps que chez un sujet sain, sans doute
parce que les parois vasculaires sont alors plus excitables qu'à l'état
physiologique.

(1) J. RENAUT, *Médecine moderne*, 1890.
(2) MAURICE RAYMOND, *Sur l'asphyxie locale et de la gangrène symétrique des
extrémités*. Paris, 1862.

Cette couleur violacée peut s'étendre à l'ongle. Elle survient, le plus souvent, par accès d'une durée plus ou moins longue; elle peut persister sans interruption pendant plusieurs semaines; plus souvent, elle ne se prolonge que pendant quelques heures ou quelques jours. Son intensité est plus ou moins considérable : il en résulte que la couleur des parties atteintes varie du blanc bleuâtre au violet livide et même presque au noir.

La stase veineuse peut se propager à une hauteur plus ou moins considérable. M. Raynaud l'a vue, au membre supérieur, remonter jusqu'au deltoïde; assez souvent, elle se traduit par des marbrures tout à fait comparables, comme l'a bien montré cet auteur, à celles qui se produisent, à la longue, sur les jambes et les cuisses des personnes qui font usage de chaufferettes.

Lorsque l'accès se termine, les parties violacées rougissent, en même temps qu'elles deviennent le siège de sensations pénibles analogues à celles de l'onglée; la coloration rouge-vermeil, qui remplace momentanément la cyanose, se manifeste d'abord sous forme de taches qui, bientôt, s'étendent et se réunissent.

A un degré plus avancé, que Maurice Raynaud a appelé *syncope locale*, les parties deviennent complètement exsangues : c'est que le spasme des artérioles oblitère complètement la lumière de ces vaisseaux, en même temps que les veines se vident du sang qu'elles contenaient; il en résulte un aspect comparable à celui de l'état que l'on appelle le *doigt mort* et qui se produit chez des sujets sains sous l'influence du froid.

La décoloration des parties est alors complète; elle s'accompagne d'une perte totale de la sensibilité et d'une parésie des mouvements; les phalanges ne peuvent être que partiellement fléchies; la température locale s'abaisse; quelquefois, il se produit des sueurs locales. Comme dans la forme précédente, le rétablissement de la circulation locale donne lieu à des sensations douloureuses, souvent très pénibles.

L'asphyxie locale peut s'accompagner d'un certain degré de tuméfaction liée à la stase du sang dans les capillaires et les veinules.

L'affection, comme l'a bien montré Legroux, coïncide assez souvent avec des engelures (1).

: Lorsque cet état se prolonge, il tend à se compliquer de troubles trophiques.

Ce sont d'abord des exsudats bulleux, phlycténoïdes; le liquide est séreux ou séro-purulent : ces éruptions se produisent surtout aux extrémités digitales.

Le plus souvent, ces phlyctènes se rompent : le derme se trouve alors mis à nu; il se mortifie partiellement dans une petite partie de

---

(1) Legroux, *Asphyxie locale des extrémités, ses rapports avec les engelures* (S. F. D., 1892, p. 73).

son étendue et, lorsque l'escarre ainsi produite s'est éliminée, il se forme une petite cicatrice décolorée, légèrement déprimée et indurée : on peut voir ces altérations occuper, en nombre multiple, la plupart des extrémités des doigts et des orteils.

Sous leur influence, ou par le seul fait du trouble que l'asphyxie locale amène dans la nutrition, l'aspect et la forme des doigts se modifient : ils s'effilent à leur extrémité, prennent une forme conique ; la peau semble s'atrophier ; elle adhère plus intimement aux parties sous-jacentes ; elle devient luisante, comme parcheminée ; à la suite des accès, il peut se produire de la desquamation.

Ainsi que l'a fait remarquer Maurice Raynaud, les phlyctènes, surtout celles des pieds, peuvent ne pas se rompre : leur liquide se résorbe alors peu à peu ; l'épiderme soulevé brunit ; lorsqu'il s'exfolie, on voit que les papilles ont été plus ou moins intéressées par une mortification superficielle.

Il n'est pas rare de voir les ongles tomber : parfois, ils se détachent tous les uns après les autres.

Au lieu des petites gangrènes superficielles et localisées dont nous venons de parler, il peut se produire des mortifications beaucoup plus étendues et qui, au premier abord, semblent massives : elles sont annoncées par des sensations pénibles, d'abord d'engourdissement et de fourmillements, puis de douleurs qui peuvent atteindre une grande intensité et arracher au malade des plaintes incessantes. En pareils cas, les phlyctènes font défaut : on voit une ou plusieurs phalanges devenir noires en même temps qu'elles se refroidissent et se ratatinent ; au bout de quinze jours environ, il se fait un travail d'élimination ; un cercle inflammatoire se développe sur les limites de l'escarre, une suppuration s'établit, la partie sphacélée se détache peu à peu, et l'on peut s'assurer alors qu'elle n'occupe que la partie superficielle du derme : le plus souvent, le corps papillaire est conservé (M. Raynaud).

La gangrène peut cependant être plus profonde et amener la chute partielle ou totale d'une ou de plusieurs phalanges.

M. Raynaud a remarqué que les ongles cessent de s'accroître pendant toute la période d'asphyxie qui accompagne la mortification, comme il est de règle d'ailleurs pour toutes les maladies, générales ou locales, qui troublent passagèrement la nutrition de ces organes : une dépression transverse indique cet arrêt de nutrition.

Pendant toute la période de mortification, les parties atteintes restent nécessairement algides ; leur température peut s'abaisser à 15°. Par contre, ainsi que le fait remarquer Broca, la température s'élève dans les parties sus-jacentes du membre, sans doute sous l'influence de la réaction inflammatoire.

Ces altérations se manifestent surtout au niveau des extrémités des doigts et des orteils. Ehrmann a constaté que, dans les cas où elles sont subordonnées à une névrite, elles se limitent à la sphère de distribution du nerf intéressé et coïncident avec des amyotrophies (1). Elles peuvent intéresser le lobule du nez et les conques auriculaires : il ne se produit pas, dans ces régions, d'escarres profondes, mais il peut survenir des pertes de substance superficielles, indiquant un processus nécrosique circonscrit. Chez un malade observé par l'un de nous (H.), les pertes de substance étaient limitées aux rebords des pavillons auriculaires ; ils étaient recouverts de cicatrices ; ils présentaient, vers le milieu de leur hauteur, une profonde concavité en forme de parabole ; au moment de notre examen, cette concavité était le siège, de chaque côté, d'une croûte noirâtre recouvrant une ulcération du diamètre d'une pièce de dix centimes. Elle s'était développée durant l'hiver et persistait encore en juin.

Ces altérations se produisent généralement sans troubles notables de la santé générale ; il peut survenir cependant une réaction fébrile, ordinairement peu intense, au moment où se fait le travail d'élimination. M. Raynaud a vu l'artère centrale de la rétine se contracter au moment d'un accès. Il a aussi noté des troubles dans la contraction d'autres troncs artériels ; ils sont très exceptionnels.

Dans trois observations d'Osler (2), le syndrome s'est manifesté concurremment avec des troubles dans l'innervation encéphalique, accès épileptiforme, aphasie passagère, pertes de connaissance, qu'il a rapportés à des contractures artérielles.

L'œdème qui accompagne ce syndrome peut prendre des proportions considérables et aboutir à la production d'un éléphantiasis.

Le syndrome de Raynaud se renouvelle le plus souvent plusieurs fois, avec une intensité variable, chez les mêmes sujets : il a surtout tendance à se reproduire durant la saison froide, mais il n'y a là rien d'exclusif.

Physiologie pathologique. — L'ensemble des phénomènes que nous venons d'énumérer peut s'expliquer par une contraction prolongée des artérioles amenant l'effacement de leur cavité et, par suite, l'arrêt de l'afflux sanguin dans les parties affectées ; si les veines restent perméables, le sang s'y accumule et reflue dans les capillaires en prenant une coloration asphyxique ; il peut s'y joindre un certain degré d'œdème interstitiel, d'où le gonflement, habituellement léger, qui accompagne souvent l'asphyxie locale. L'aspect est le même lorsque la contraction des artérioles n'en efface qu'incomplètement le calibre : le cours du sang est alors ralenti, mais non aboli dans les capillaires et les veinules. D'autres fois, au contraire, en même temps que l'obstacle à l'afflux sanguin est complet, les veinules se contractent, le reflux du sang veineux dans les capillaires devient

(1) Ehrmann, Arch. für Dermat., 1896.
(2) Osler, Die cerebralen Komplicationender Raynaudschen Erkrankung (Americ. Journ. of the med. Sciences, novembre 1896).

impossible : il en résulte un aspect absolument exsangue de la région; si cet état persiste, les parties ne reçoivent plus les matériaux nécessaires à leur nutrition : elles se mortifient.

Cet état de contraction anormal et prolongé des artérioles ne peut s'expliquer que par une excitation des vaso-constricteurs : leur apparition dans les quatre extrémités des membres, ainsi que parfois au lobule du nez et aux oreilles, a été invoquée en faveur d'un trouble dans les centres d'innervation du grand sympathique, de la moelle ou du bulbe; il est possible cependant, ainsi que l'a dit Vulpian, que la distribution symétrique des phénomènes soit due à une prédisposition locale des parties de l'organisme où ils se manifestent : cette prédisposition locale peut consister en une réaction trop vive des téguments des extrémités sous l'influence du froid ou d'autres causes d'excitation, ou encore en une exagération de l'activité réflexe des centres ganglionnaires ou axiles. Peut-être ces diverses hypothèses sont-elles susceptibles de se réaliser ?

Étiologie. — Le syndrome de Raynaud s'observe dans des conditions très diverses; il faut admettre, en premier lieu, une prédisposition; c'est ainsi que l'on rencontre plus fréquemment le phénomène chez les jeunes femmes névropathiques ; certaines d'entre elles, mais non toutes, sont hystériques; cependant, ni le sexe masculin, ni l'âge mur, ni même la vieillesse n'en sont exempts; l'un de nous (H.) a vu le syndrome se produire avec persistance chez un vieillard atteint d'acrodermatite continue suppurative; Féré l'a signalé dans l'épilepsie, Erb chez des tabétiques, dans la myélite chronique, dans les névrites périphériques; Fuchs dans la sclérodactylie; nous en avons nous-même observé des cas chez des tuberculeux, dans la lèpre, dans la commotion spinale; Elsenberg l'a vu survenir sous l'influence de syphilomes des artères des mains (1), Ritti dans la folie circulaire, etc.

Ces faits établissent bien, ainsi que nous l'avons indiqué déjà, que l'état morbide décrit par Maurice Raynaud constitue, non une maladie, mais un syndrome qui peut survenir dans les conditions les plus diverses.

Diagnostic. — Il n'offre aucune difficulté, car il n'est pas d'autre affection dans laquelle on observe simultanément une teinte cyanique ou une décoloration complète des extrémités avec leur refroidissement et la perte de leur sensibilité.

Dans la *sclérodactylie*, les lésions sont plus profondes; toute l'épaisseur des extrémités souffre alors dans sa nutrition; on doit savoir cependant que l'asphyxie locale peut coïncider avec cet état morbide. Les *engelures* diffèrent du syndrome de Raynaud par leur localisation, la tuméfaction et la coloration d'un rouge plus vif des parties ; nous avons vu que la prédisposition à ces deux états mor-

(1) Elsenberg, *A. F. D.*, 1892.

bides peut coexister chez le même sujet. Pour ce qui est du *myxœdème*, la généralisation de la tuméfaction tégumentaire suffit à éviter une erreur.

Pronostic. — Il est moins grave que ne pourrait le faire supposer au premier abord la dénomination de gangrène symétrique, et, malgré l'aspect des parties malades pendant la période d'état, les pertes de substance sont, dans la grande majorité des cas, peu considérables et hors de proportions avec l'impression que produisent l'intensité et l'étendue de la coloration asphyxique.

On ne doit pas méconnaître cependant ce que cet état morbide a de pénible en raison des douleurs, souvent très vives, qui l'accompagnent, de l'incapacité de travail qui en résulte, des soins qu'il nécessite et de ses récidives fréquentes.

Traitement. — On ne peut malheureusement pas s'adresser scientifiquement à l'indication causale : on ignore, en effet, la nature de la prédisposition en raison de laquelle les accidents se produisent et l'on est sans action sur elle ; la médication ne peut être que purement symptomatique.

Contre le spasme vasculaire, on peut recourir aux excitations tégumentaires par diverses substances, telles que l'alcoolat de térébenthine, les frictions sèches, peut-être les courants induits ; l'algidité sera combattue par l'enveloppement avec de l'ouate ; les médicaments susceptibles de diminuer l'activité des réflexes vaso-moteurs que nous avons vu jouer le rôle essentiel dans la genèse des accidents sont encore indiqués : tels sont la belladone, les bromures et la trinitrine.

Quand l'escarre s'est développée, il y a lieu de recourir aux applications antiseptiques.

On peut lutter contre la douleur, soit par l'application locale de liniments laudanisés, soit par des injections de morphine.

ÉRYTHROMÉLALGIE

Synon. *Maladie de Weir Mitchell.*

Cet état morbide peut être considéré comme l'inverse du précédent avec lequel il peut coïncider (Morel-Lavallée) : il consiste, en effet, non plus en des phénomènes d'anémie locale liés à une excitation des vaso-constricteurs, mais bien en des accès d'hyperémie liés à une dilatation vasculaire ; les deux dénominations sous lesquelles il est désigné sont également impropres : celle d'*érythromélalgie* implique une importance exagérée au phénomène douleur qui reste d'ordinaire sur le second plan et est susceptible de faire défaut ; il en est ainsi lorsque les troubles vaso-dilatateurs se localisent aux oreilles et aux mains ; celle de *maladie de Weir Mitchell* n'est pas justifiée, car ce syndrome a été signalé pour la première fois par Duchenne (de Boulogne), et l'on n'est par conséquent pas en droit de lui donner le nom de l'auteur anglais qui l'a décrit ultérieurement. Comme l'asphyxie locale, cette dermatose vasculaire siège exclusivement aux extrémités et aux oreilles : on peut cependant en rapprocher la rougeur des pommettes qui survient presque physiologiquement après les repas, chez certains sujets, et aussi la rougeur réflexe de la même région au début de la pneumonie ; mais nous laisserons de côté ces faits pour nous occuper exclusivement des troubles purement angionévrotiques.

Symptômes. — Ils varient suivant que le syndrome est plus ou moins accentué.

Il est habituellement plus localisé que l'asphyxie locale : c'est ainsi qu'il peut rester limité, non seulement à un pied, mais aussi à un orteil ; il intéresse souvent l'une des oreilles, mais sans attirer l'attention du médecin, car il est, en pareil cas, tout à fait indolore et revient par accès de courte durée. A un léger degré, il est constitué exclusivement par une rougeur vive, avec chaleur, d'une région circonscrite : on a vu le thermomètre appliqué sur la partie ainsi affectée monter à 2 ou 3 degrés plus haut que sur les parties symétriques non intéressées.

A un degré plus intense, la rougeur prend une apparence phlegmoneuse ; elle s'accompagne d'une notable tuméfaction : il semble qu'il se soit développé un œdème aigu et congestif du tégument. Quand l'altération occupe les orteils, la situation déclive du membre, et surtout la marche, aggravent les accidents ; certains malades sont obligés de s'arrêter dans la rue pour attendre la fin du paroxysme ; si l'on examine alors la partie malade, on la trouve d'un rouge vif tout à fait différent de la teinte cyanique propre à l'asphyxie cutanée ; les veines voisines sont dilatées, les artères battent plus violemment ; les malades accusent, dans ces parties, une pénible sensation de chaleur qui peut s'accompagner de fourmillements et même de douleurs déchirantes lorsque les choses sont poussées à l'excès ; les phénomènes se reproduisent pour ainsi dire à coup sûr chaque fois que le malade met le pied à terre, de telle sorte que la marche devient pour ainsi dire impossible : l'on voit de ces sujets ne progresser qu'avec des béquilles pour éviter ces accès pénibles ou même marcher à genoux.

Nous avons vu que les sensations douloureuses font complètement défaut lorsque les troubles vaso-moteurs se produisent aux mains et aux oreilles (1) ; dans ce dernier cas, ils peuvent coïncider avec des sensations vertigineuses, des bourdonnements d'oreilles et des troubles visuels : mais c'est là une rare exception.

Les accidents reviennent, par accès, sans cause déterminée et à intervalles plus ou moins éloignés : les cas dans lesquels ils sont fatalement provoqués par la station debout doivent être considérés comme

_____

(1) Morel Lavallée, *Cas d'érythromélalgie* (S. F. D., 1891, p. 354).

très rares. D'habitude, l'affection offre les caractères d'une névrose dont les accès se reproduisent sans aucune règle appréciable et sans cause occasionnelle apparente.

La durée de ces accès est ordinairement très courte : rarement elle atteint ou dépasse une heure.

La maladie ne s'accompagne généralement pas de troubles trophiques ; cependant, Morel-Lavallée a pu lui rattacher une altération des ongles caractérisée par des dépressions transversales, des stries verticales, un aspect dépoli ou un état mamelonné avec incurvation.

Physiologie pathologique. — Les phénomènes que nous venons d'énumérer ne peuvent s'expliquer que par une dilatation vasculaire permettant l'afflux du sang en quantité exagérée dans les capillaires de la région intéressée.

Le retour par accès dans l'intervalle desquels il n'y a pas trace de phénomènes morbides ne peut laisser de doute relativement à leur nature tropho-névrotique ; or, deux ordres de troubles nerveux peuvent amener ainsi une vaso-dilatation locale : ce sont, d'une part, une paralysie des vaso-constricteurs, d'autre part, une excitation des vaso-dilatateurs. Cette dernière explication nous paraît de beaucoup la plus vraisemblable : le mode d'apparition soudain de ces accès chez des individus d'ailleurs parfaitement sains et l'acuité de leur marche ne s'expliquent pas dans l'hypothèse d'une paralysie ; au contraire, celle d'une excitation passagère des vaso-dilatateurs est d'accord avec ce que l'on observe dans d'autres névroses par excitation, telles que les hyperidroses locales.

En raison de la circonscription des troubles morbides à une région limitée, on doit admettre avec vraisemblance une excitabilité anormale des centres ganglionnaires périphériques plutôt qu'une altération spinale ou bulbaire.

Étiologie. — Le phénomène s'observe surtout dans l'adolescence et la jeunesse, mais il n'y a là rien d'absolu, car nous avons vu ce syndrome continuer à se produire souvent, par accès, chez des sujets avancés en âge : il nous a paru d'une fréquence égale dans les deux sexes.

Il survient sans cause appréciable ; nous l'avons observé chez des sujets qui n'étaient nullement névropathes : par contre, il nous a paru coïncider fréquemment avec la migraine.

Nous avons vu que, chez certains sujets, la marche provoque le retour des accès ; on a accusé aussi le simple contact du drap ; mais c'est loin d'être la règle.

Diagnostic. — Les symptômes de l'érythromélalgie sont tellement typiques qu'ils ne peuvent guère prêter à la confusion avec une autre maladie : tout au plus, en cas de localisation à l'un des orteils, pourrait-on, par un examen trop superficiel, penser à un accès de goutte, mais la nature des douleurs et la durée de l'accès, beaucoup plus grande dans la goutte, viendraient bientôt éclairer le diagnostic.

De même, la rougeur de l'oreille pourrait faire penser à un érythème, et en réalité la dermatose mérite cette dénomination, mais il s'agit d'un érythème passager et d'origine nerveuse.

PRONOSTIC. — Sauf dans les cas extrêmes, il est bénin, les accès durant peu de temps et les douleurs étant généralement peu intenses : ce n'est que dans les cas où les accès rendent la marche impossible que l'affection prend un caractère pénible.

TRAITEMENT. — On est jusqu'ici sans action sur la cause prochaine de cet état morbide : on peut pallier l'intensité de la congestion locale et les sensations pénibles qu'elle provoque par des applications froides ; l'emploi du salicylate de méthyle est particulièrement indiqué comme analgésiant et réfrigérant ; lorsque les phénomènes siègent au pied, les malades éprouvent du soulagement s'ils se déchaussent, mettent leur pied en contact avec le sol froid et cessent de marcher ; en cas d'accès durable, l'antipyrine peut rendre service. Duchenne (de Boulogne) a publié un cas de guérison par l'emploi de l'électricité faradique.

SCLÉRODERMIES

Le nom de *sclérodermie* est appliqué à des lésions cutanées, caractérisées par une hyperplasie fibreuse, hyperplasie progressive qui peut être limitée ou disséminée en foyers multiples ; parfois, les altérations sont très étendues ; elles s'accompagnent de lésions viscérales : la sclérodermie peut être alors considérée comme une maladie générale (1).

Cette forme généralisée a été décrite par Alibert, sous le nom de *sclérémie*, par Thirial et Gintrac sous celui de *sclérodermie*.

La forme partielle, observée déjà par Alibert (sclérémie partielle), a été minutieusement décrite par Addison (chéloïde d'Addison), Hilton Fagge, Érasmus Wilson (morphée). Ball, l'un de nous (H.) et Charcot ont étudié la sclérodactylie.

Les rapports entre les formes limitées et les formes généralisées ne sont pas encore déterminés. Suivant l'un de nous (H.), des maladies multiples sont comprises dans le cadre de la sclérodermie. Il existe, il est vrai, des faits où la sclérodermie, localisée pendant plusieurs années à l'extrémité du membre supérieur, a envahi une grande partie du tégument externe, la moitié de la face, les lèvres, la langue, et s'est accompagnée d'altérations musculaires et ostéo-articulaires (H.) (2) ; la sclérodermie généralisée peut donc être consécutive à une sclérodermie partielle ; mais il n'existe pas d'observations

---

(1) BESNIER, DOYON et VIDAL, *Soc. méd. des hôp.*, 1875. — MÉRY, *Thèse de Paris*, 1873. — DINKLER, *Heidelberg*, 1891. — WOLTERS, *Arch. für Dermat.*, 1892.
(2) HALLOPEAU, *Sur un cas de sclérodermie avec atrophie de certains os et arthropathies multiples* (*Soc. de biol.*, 1873).

certaines de morphée aboutissant à celle-ci, et, d'autre part, il n'est pas établi que cette sclérodermie partielle ait été identique à celles qui restent indéfiniment circonscrites.

ÉTIOLOGIE. — Sous toutes ses formes, la sclérodermie est plus fréquente chez la femme que chez l'homme, dans une proportion triple, d'après Kaposi et Besnier; elle s'observe surtout de vingt à trente ans, puis de trente à quarante ans. Son étiologie est des plus complexes : parfois, on ne note rien d'important dans les antécédents du malade; chez d'autres, on relève des infections telles que le rhumatisme articulaire aigu, assez souvent la fièvre typhoïde, des fièvres éruptives, la syphilis, la tuberculose (Besnier), la diphtérie, (Marsh), l'érysipèle (Chauffard), ou des intoxications, telles que l'alcoolisme, le saturnisme.

Dans quelques cas très rares, on observe la coïncidence de la sclérodermie généralisée et de maladies spinales telles que le tabès. la syringomyélie, la sclérose des cordons latéraux et même la paralysie infantile, de troubles nerveux variés de désordres mentaux, d'hystérie : ces mêmes affections peuvent se retrouver dans les antécédents héréditaires. On a noté surtout son association possible avec des maladies thyroïdiennes, myxœdème, goitre exophtalmique (Jeanselme, Singer, etc.).

Chez la femme, le début de la sclérodermie peut être en rapport avec des événements ou des accidents de la vie génitale : grossesses, accouchements, troubles menstruels.

La sclérodermie se présente sous des formes multiples ; nous étudierons successivement ses *formes chroniques* et sa *forme aiguë* et nous aurons à distinguer, parmi les premières, la *sclérodermie en plaques* ou *morphée*, la *sclérodermie en bandes*, des *formes anormales de sclérodermie circonscrite* et la *sclérodermie généralisée*.

SCLÉRODERMIE CIRCONSCRITE

Synon. : **Morphée**. — *Sclérodermie en plaques*. — La plaque de morphée débute en général sous forme d'une tache hypérémique rose ou légèrement violacée ; rarement (Duhring), elle a dès l'origine le caractère atrophique de la période d'état. Assez rapidement, cette tache grandit, devient ovalaire, se décolore, d'abord au centre, puis dans presque toute son étendue (*morphea alba plana*) : la coloration initiale ne persiste qu'à la périphérie (*lilac ring*). Simultanément, la peau s'épaissit et s'indure. Parfois, au milieu d'une large surface congestive, plusieurs plaques se développent.

A l'état adulte, la plaque offre une couleur blanche plus ou moins jaunâtre, « éburnée », vieil ivoire; dans les plaques anciennes, le centre peut être légèrement rosé et offrir quelques varicosités. La surface est unie ou écailleuse, rarement excoriée ou fissuraire. Tout vestige de poils a disparu. Au toucher, c'est une sécheresse absolu⟨ les fonctions glandulaires de la peau sont supprimées, et on perço une sensation de rudesse particulière lorsqu'on exerce une pression il semble (Besnier et Doyon) que la peau soit gelée; la sensation e⟨ celle que donne une surface cutanée « congelée par le chlorure d méthyle ». L'induration est régulière, à peine plus marquée au centre la plaque forme un véritable disque incrusté dans la peau, à bord nets qui correspondent au « lilac ring ». Exceptionnellement, l'indu ration peut être très peu prononcée; on ne perçoit qu'un lége épaississement de la peau (1).

La limite de la plaque est marquée par l'anneau lilas : vestige d⟨ l'hypérémie initiale; il ne disparaît qu'à la période de régression Souvent on constate, à sa partie interne, une zone pigmentair⟨ « comme faite à l'estompe » (Besnier et Doyon).

Les dimensions de la plaque de morphée sont assez considérables elles varient de celles d'une pièce de deux francs à celles d'une pièc⟨ de cinq francs, parfois à celles de la paume de la main; elles peuven⟨ même les dépasser : l'un de nous a vu une de ces plaques occupe⟨ toute la partie antérieure de l'abdomen ; elle mesurait $0^m,60$ trans· versalement sur $0^m,16$ verticalement (2).

La forme est en général circulaire ou allongée, ovalaire, très régulière. Dans un fait de Besnier, elle suivait la direction d'un nerf intercostal, commençait à quatre travers de doigt du rachis et s'éten· dait jusqu'à la ligne médiane. Certains auteurs se basent sur ces faits pour admettre, à tort, suivant l'un de nous (H.), des connexions entre la sclérodermie en plaques et la sclérodermie en bandes. La zone pigmentée, signalée en dehors du *lilac ring*, peut atteindre 1 centimètre de diamètre (H.) et dépasser beaucoup les dimensions des plaques décolorées. La plaque morphéique peut n'avoir pas de limites précises : dans une de nos observations (H.), la pigmentation périphérique était parsemée, dans sa partie interne, de nombreuses macules blanchâtres et il s'en détachait des prolongements qui décou-paient en demi-cercles les contours de la plaque décolorée.

On peut suivre toutes les phases par lesquelles passent les plaques : dans leur période d'accroissement, elles sont purement érythéma-teuses; plus tard, elles deviennent érythémateuses et hyperpigmen-taires; elles ne disparaissent plus sous la pression du doigt ; à leur période de maturité, elles se décolorent et s'indurent dans leur partie centrale.

Les contours peuvent être polycycliques, par confluence de plaques primitivement isolées.

Les troubles de sensibilité sont nuls ou se réduisent à quelques sensations de gêne, de tension . Cependant, dans un de nos faits (H.),

(1) HALLOPEAU et L. BRODIER, *Sur un nouveau cas de morphée* (S. F. D., 1894).
(2) HALLOPEAU, *Sur un cas de morphæa alba plana* (S. F. D, 1893).

le prurit était intense et donnait lieu à des lésions de grattage sous
forme de papules excoriées (1). La sensibilité au tact, à la piqûre, à
la chaleur est normale. La piqûre détermine l'issue d'un peu de sang.
La guérison est de règle, mais elle ne se produit que très lentement
et au bout d'une, deux, trois années (vingt ans dans un fait de
Hutchinson). Dans leur période d'évolution rétrograde, les plaques
passent inversement par les différentes phases qui en ont marqué le
développement; les plaques indurées reprennent peu à peu leur consistance normale, le plus souvent de la périphérie au centre, quelquefois primitivement dans leur partie centrale; en même temps,
elles deviennent d'abord hyperémiques, puis hyperpigmentées; du
moment où il y a hyperémie, l'induration disparaît (H.) (2); à la fin, il
ne reste qu'un peu de pigmentation, quelques télangiectasies superficielles (Besnier et Doyon), parfois un amincissement du derme (H.).

Souvent, la plaque de morphée reste unique, mais on peut en
observer deux, trois et beaucoup plus (34 plaques dans un de nos cas
(H.). Multiples, les plaques se développent consécutivement les
unes aux autres et paraissent évoluer d'une manière indépendante.

On les rencontre surtout sur le tronc, la face, le cou, les segments
supérieurs des membres.

Sclérodermie en bandes. — Les caractères de cette forme sont
moins nettement définis, moins constants que ceux de la morphée.
Les lésions se développent sur les membres, les régions inguinales et
forment des plaques allongées, indurées, tantôt saillantes, tantôt atrophiées; la peau s'y laisse difficilement plisser; elles ressemblent à un
tissu de cicatrice. Leur surface est éburnée comme celle de la morphée,
mate ou plus souvent luisante, vernissée, de couleur blanche ou cireuse,
quelquefois rosée, quelquefois brunâtre ou même bronzée (Kaposi),
parfois déprimée; elles peuvent être multiples, se disposer en réseau. Au
début et parfois à la période d'état, on constate de fines télangiectasies
réticulées. L'un de nous (H.) a vu se produire, à la périphérie d'une de ces
sclérodermies limitées, des séries d'éruptions bulleuses (3); plus tard,
surviennent des taches pigmentaires et des taches achromiques.

L'évolution de ces bandes est très lente comme celle de la morphée.
Elles déterminent, par leur siège, des troubles fonctionnels, gênent les
mouvements, parfois fixent les membres dans une attitude constante.
D'après des observations de l'un de nous (H.) (4), ainsi que de Brocq
et Veillon, cette sclérodermie en bande peut être localisée à la sphère
de distribution d'un tronc nerveux; les parties qui reçoivent ses différents rameaux peuvent être intéressées successivement. Les malades

---

(1) HALLOPEAU et BRODIER, loc. cit.
(2) HALLOPEAU et BRODIER, loc. cit.
(3) HALLOPEAU, Sur un cas de dermatite bulleuse localisée consécutive à une
sclérodermie (S. F. D., 1894).
(4) HALLOPEAU, Sur une sclérodermie en bande limitée à la sphère d'innervation
du brachial cutané interne (S. F. D., 1895).

accusent des hyperplasies consistant en des sensations de fourmillements et d'élancements comparables à des coups de canif. On peut constater simultanément une diminution très notable de la sensibilité au contact et à la douleur dans les parties sclérosées.

Formes anormales de la sclérodermie limitée. — Dans certains faits, la sclérodermie limitée se présente avec des caractères anormaux *et ne peut même être reconnue qu'à l'examen histologique*. Sur les membres, le sternum, on peut observer des bourrelets saillants, durs, irréguliers, qui rappellent des formations chéloïdiennes (*morphea tuberosa, pseudo-chéloïdes scléreuses*). Ils ont la forme de stries, de vergetures saillantes. Celles-ci s'observent également sur l'abdomen. Dans un fait de Darier et Gastou, l'anneau lilas, l'aspect éburné étaient absents : sur des taches initialement pigmentaires, s'étaient développées des lésions saillantes, mal limitées, de consistance lardacée, mêlées de points cicatriciels, de télangiectasies, de couleur café au lait — rose ou rouge-cerise — et entrant en régression d'abord au centre (1).

On peut voir également toute une partie d'un membre être saillante, violacée, d'une dureté marmoréenne; ses contours nettement limités forment une saillie plus ou moins considérable au-dessus des parties saines; les dépressions normales sont effacées, le membre est déformé; ces altérations peuvent persister pendant des mois, des années et faire place ultérieurement à une sclérodermie atrophique (H.).

Il est probable que ces faits seront nettement distingués des autres formes de sclérodermie, quand celles-ci auront une définition pathogénique.

Certaines lésions, considérées comme des formes anormales de sclérodermie, se rattachent à d'autres affections, en particulier au lichen plan atrophique.

SCLÉRODERMIE GÉNÉRALISÉE.

La sclérodermie généralisée peut, suivant certains auteurs, apparaître chez des individus atteints de sclérodermie partielle. Nous avons vu qu'elle peut débuter alors par des lésions limitées qui deviennent plus tard diffuses.

A. *Phase pré-sclérodermique.* — L'affection débute, non toujours par des lésions cutanées persistantes, mais souvent par des troubles de la santé générale, de l'affaiblissement, de l'amaigrissement, des désordres nerveux variés. Le malade se plaint de douleurs musculaires et articulaires, pseudo-rhumatismales, d'élancements, de crampes, d'engourdissements, de fourmillements dans les membres, de névralgies, de sensations de chaleur et de froid, de prurit. Des troubles vaso-moteurs surviennent fréquemment à cette période : ainsi, aux mains, on observe

(1) Darier et Gastou, S. F. D., 1897.

des crises d'asphyxie locale, des poussées bulleuses, avec douleurs ; sur les membres, des plaques érythémateuses sans limites précises, de l'œdème, passager ou durable, de l'hyperidrose ; enfin des douleurs rachidiennes.

B. *Phase sclérodermique.* — La sclérose de la peau est précédée, dans certains cas, d'un état œdémateux, rappelant, lorsqu'il est diffus, l'état myxœdémateux (Besnier) ; mais, en général, la peau s'indure sans lésions antérieures appréciables à l'examen clinique : cette induration débute par les extrémités ou la face, puis s'étend sur le reste du corps.

Le faciès sclérodermique est pathognomonique : le visage est fixé dans une expression constante ; les mouvements des yeux, de la bouche sont difficiles, et restent limités, sans les associations motrices qui s'observent à l'état normal ; la plupart des plis ont disparu ; ceux qui persistent sont minces et profonds ; le nez est effilé, aminci ; les narines sont rétrécies ; les lèvres sont minces, appliquées sur les dents, courtes ; les joues sont déprimées, mais rigides, et gênent tous les mouvements du maxillaire, d'où des troubles de la mastication et même de la déglutition et de la phonation. La peau du front est collée sur le frontal ; toute ride a disparu ; les paupières sont tendues, dures, et ne peuvent plus produire l'occlusion complète des yeux. L'oreille est atrophiée, amincie, aplatie, dure, en contact permanent avec le temporal.

La langue peut être prise ; elle s'atrophie et s'indure ; ses mouvements sont très limités. On y a observé des traînées scléreuses ainsi que sur le voile du palais, le pharynx, et même, dans un fait de Heller, sur le vagin et le col utérin ; Brissaud a signalé l'hémiatrophie de la langue sans induration.

La *sclérodactylie* est le résultat de l'épaississement, puis de la rétraction, de la peau des doigts, qui en comprime les parties profondes et finit par adhérer au squelette ; ces organes s'effilent, deviennent minces, fusiformes. La peau y présente un aspect vernissé ou bien le trouble circulatoire domine et ils prennent, ainsi que la main tout entière, une teinte violacée asphyxique.

Les mouvements sont gênés et limités ; les doigts sont parfois immobilisés dans des flexions vicieuses ; il peut survenir des panaris répétés ; puis, les troubles trophiques s'exagèrent, les ongles tombent, les phalangettes s'atrophient et disparaissent, ou bien, il se produit des lésions gangreneuses (sclérodactylie mutilante) précédées par des taches purpuriques, des bulles, des ulcérations. Les doigts peuvent être détruits dans leur presque totalité (1).

Des lésions semblables se développent parfois aux pieds, mais

---

(1) Dans une de nos observations (H.), l'un des auriculaires était recroquevillé en tire-bouchon ; quand on l'étendait, il se rétractait spontanément suivant les mêmes plis ; son squelette s'était presque complètement résorbé : il n'était plus représenté que par la première phalange réduite à l'état d'une mince arête (HALLOPEAU, *loc. cit.*).

les extrémités inférieures peuvent aussi rester indemnes, n'offrir que des troubles vaso-moteurs légers, ou n'être prises que tardivement.

Les membres envahis n'ont plus la liberté de leurs mouvements : ils sont réduits de volume, par le fait de la rétraction cutanée, mais surtout de l'atrophie musculaire (Thibierge) (1). Sur le tronc, on constate des plaques scléreuses isolées, mal limitées du reste, et non des lésions cohérentes comme aux membres ; la peau y est en général moins indurée que sur la face et les extrémités ; dans quelques cas, on observe des altérations pigmentaires des plus remarquables, qui ont été bien étudiées par Besnier et Doyon : elles marquent la limite des plaques, ou sont distribuées, soit dans leur aire, soit sur la peau saine, surtout dans les régions de pression, telles que le col, la ceinture, le flanc, le sacrum, les saillies osseuses, sous-olécrâniennes et sous-rotuliennes. Ce sont, par exemple, une teinte bronzée addisonienne générale, avec des taches plus foncées et des taches achromiques disséminées, des taches pigmentaires analogues à celles du tatouage sur la peau saine, des nappes blanches analogues à celles du vitiligo avec hyperchromie périphérique.

L'amyotrophie est parfois évidente, même en dehors des zones sclérodermiques. Thibierge a également signalé des modifications de la réaction normale des muscles vis-à-vis des courants galvaniques et faradiques.

La température est diminuée au niveau des régions malades. L'un de nous (Leredde) a observé dans un cas l'abaissement de la température centrale.

La tachycardie, coexistant avec l'atrophie du corps thyroïde, a été signalée par Beer.

Signalons enfin des altérations des articulations coïncidant avec celles des os ; Jeanselme a remarqué, dans plusieurs cas, l'existence d'une scoliose.

Les troubles de sensibilité, crampes, fourmillements, prurit, etc., peuvent persister pendant cette période ; parfois, on relève des troubles de la sensibilité au contact, à la piqûre, auxquels certains auteurs accordent une grande importance.

C. *Phase terminale.* — La sclérose cutanée se généralise enfin à peu près et condamne le malade à une immobilité absolue, qui peut se prolonger pendant un temps excessif. Peu à peu, il se cachectise, s'amaigrit, s'affaiblit ; il peut succomber à une diarrhée incoercible.

La mort du malade est due aux altérations viscérales concomitantes, telles que des lésions cardiaques ou rénales, ou à une affection intercurrente aiguë, telle qu'une pneumonie ou surtout à la phtisie tuberculeuse. L'issue fatale ne survient parfois qu'après vingt ou trente ans.

Sclérodermie aiguë. — Il existe une forme aiguë, exception-

---

(1) THIBIERGE, *Revue de médecine*, 1890.

nelle il est vrai, de sclérodermie où les phénomènes se déroulent en quelques mois. Elle débute par des prodromes semblables à ceux de la forme lente. Parfois, ils sont suivis d'un état œdémateux, généralisé, plus net ici que dans la forme vulgaire ; mais, qu'il se produise ou non, la sclérose cutanée se développe rapidement, se généralise et détermine une immobilité complète; les mouvements respiratoires sont eux-mêmes gênés : la sclérodermie est dès lors devenue chronique. Parfois, fait bien remarquable, les lésions disparaissent et la peau reprend ses caractères physiologiques.

DIAGNOSTIC. — Les *cicatrices*, telles qu'en produisent les brûlures, la tuberculose, la syphilis, se distinguent aisément de la sclérodermie sous toutes ses formes. L'absence absolue d'induration permet de distinguer de la sclérodermie en stries les vergetures vulgaires.

Les plaques de *lupus érythémateux* ne présentent ni la teinte jaunâtre, ni l'induration régulière des plaques de morphée. Au cuir chevelu, il existe toujours une bordure rouge et des squames.

Les plaques de *lèpre nerveuse* offrent souvent à l'œil nu les mêmes caractères que celles de morphée; mais les troubles de sensibilité y sont habituels et surtout il n'y a jamais d'induration et le *lilac ring* y fait défaut.

Le *lichen plan atrophique* forme des plaques à contours irréguliers, à surface quadrillée par des plis entre-croisés, plaques décolorées où l'on trouve des dépressions punctiformes; on y voit le dessin des papules élémentaires.

Les *chéloïdes*, spontanées ou secondaires, ont rarement une forme régulière; assez souvent, elles présentent, sur une partie de leur bord, des prolongements irradiés; elles peuvent devenir turgescentes. Dans les chéloïdes spontanées, les poils et les orifices glandulaires persistent à la surface.

Certaines plaques de *périphlébite* peuvent offrir quelques-uns des caractères des plaques sclérodermiques (Thibierge). Il en est de même de la sclérose dermique qui se développe fréquemment au pourtour des ulcères variqueux; la peau y est indurée, marmoréenne; il est impossible de la plisser ; le voisinage des ulcères variqueux ou de leurs cicatrices, ainsi que la coloration cyanique, en même temps qu'hyperpigmentée, de la région, la continuité graduelle, sans bords nets, avec les parties saines, différencient cette altération (Voy. *Ulcères variqueux*).

A son début, la sclérodactylie peut rappeler *exactement* la *maladie de Raynaud* alternant avec l'*érythromélalgie de Weir Mitchell*. Il semble que la plupart des symptômes de la première maladie soient dus à des troubles vasculaires du même ordre que ceux qui existent dans les deux autres. Le diagnostic ne devient certain qu'à une période avancée ; la résorption progressive des phalanges appartient à la sclérodermie, la gangrène mutilante à la maladie de Raynaud ;

et même, comme le rappelle Jeanselme (1), la gangrène mutilante peut se rencontrer, exceptionnellement, chez les sclérodermiques.

La *syringomyélie*, en particulier dans le type Morvan, amène des troubles trophiques des extrémités, mais toujours associés à des troubles de sensibilité.

Le diagnostic de l'*aïnhum* sera discuté au sujet de cette maladie.

Certains faits de *tropho-névrose faciale* (*hémiatrophie de Romberg*) se rattachent à la sclérodermie.

ANATOMIE PATHOLOGIQUE. — Nous aurons à étudier, outre les lésions de la peau qui sont du même ordre dans toutes les formes, celles des vaisseaux, du système nerveux et de divers organes, qui appartiennent à la sclérodermie généralisée.

Lésions cutanées. — Le tissu conjonctif du derme, et même quelquefois celui de l'hypoderme, sont profondément modifiés. Son hypertrophie se traduit par l'épaississement des faisceaux; elle est parfois considérable. Au milieu de faisceaux sains, Darier a vu des faisceaux altérés, granuleux et réfringents, d'autant plus nombreux qu'on examine des parties plus éloignées de la surface cutanée, faisceaux doués de réactions colorantes spéciales. La sclérose s'étend à la couche sous-papillaire et papillaire et s'y accompagne souvent d'une diminution du nombre des vaisseaux. Parmi les papilles, la plupart disparaissent, sinon toutes, et la limite du derme et de l'épiderme est formée par une ligne onduleuse.

Entre les faisceaux conjonctifs, les fibres élastiques restent normales. L'hypertrophie des muscles lisses a été observée par plusieurs auteurs, entre autres par Darier.

Dans le tissu scléreux du derme, on trouve des vaisseaux, artères et veines, parfois modifiés d'une manière légère, quelquefois excessivement altérés. Souvent, ils sont entourés d'amas cellulaires abondants, qui infiltrent leur gaine externe. La lame élastique interne des artères disparaît; le calibre des vaisseaux est rétréci par la végétation de la tunique interne.

Quelques traces de lésions inflammatoires, en dehors des amas cellulaires périvasculaires, peuvent se rencontrer dans le tissu scléreux en particulier, la présence de cellules plus nombreuses qu'à l'état normal.

Les altérations de l'épiderme sont accessoires; souvent il s'atrophie, au moins dans sa région malpighienne, quelquefois pigmentée; la couche cornée peut être, par contre, épaissie et présenter des noyaux persistants. Les glandes de la peau, les follicules pileux s'atrophient ou disparaissent.

Il n'existe pas de lésions nerveuses importantes dans les plaques de sclérodermie; celles que l'on a constatées, en particulier l'épaississe-

(1) JEANSELME, *Traité de méd.* de DEBOVE et ACHARD, art. SCLÉRODERMIE.

ment de la gaine nerveuse, se rattachent aux lésions des tissus voisins.

Lésions vasculaires. — Les lésions du système vasculaire, dont Vidal avait déjà montré l'importance, sont extrêmement communes ; dans certains cas de sclérodermie généralisée ; on observe une véritable calcification d'un grand nombre d'artères. Ces lésions ont été étudiées surtout par Méry.

Elles ne diffèrent en rien de celles de l'artérite chronique, dans ses modes les plus banaux. L'endartère végète et rétrécit le calibre du vaisseau ; on y remarque, au voisinage de la lame élastique interne, des plaques qui passent par les mêmes stades de régression que toutes les plaques d'athérome. Dans la tunique externe, on constate une infiltration d'éléments cellulaires, la sclérose du tissu conjonctif ; l'infiltration cellulaire peut s'étendre à la tunique moyenne ; parfois on constate dans celle-ci des zones de dégénérescence (Leredde et Thomas). La lame élastique interne peut disparaître. Les veines sous-cutanées peuvent offrir des lésions de sclérose aussi marquées que celles des artères.

Lésions du système nerveux. — Le système nerveux périphérique est indemne : Darier a montré que, dans les cas où les rameaux nerveux intracutanés sont malades, on ne retrouve pas de lésions en (dehors du trajet intra-cutané. Le système sympatique est respecté Dinkler, Leredde et Thomas).

Il n'existe jamais d'altérations du cerveau ni du bulbe. Celles de la moelle ont été étudiées par un grand nombre d'auteurs ; mais en dehors des lésions éventuelles, telles que celles du tabès, d'une sclérose des cordons latéraux et des lésions vasculaires, souvent peu marquées, on n'a rencontré aucune altération importante ; dans un cas, Jacquet et de Saint Germain ont vu de petites cavités disséminées ; dans un autre, Arnozan a signalé des cellules assez nombreuses autour du canal épendymaire, et disséminées dans la moelle.

Les lésions musculaires sont constituées par de la sclérose, des amas cellulaires, l'endo et la périartérite. Le myocarde peut offrir des altérations de même ordre ; il en est de même de l'utérus.

Dans divers organes, le foie, les reins, les poumons, le pancréas, les capsules surrénales, on a constaté des traces de sclérose, quelquefois une sclérose très intense.

Enfin, nous devons insister sur les lésions de la langue, très comparables à celles de la peau, qui peuvent se traduire cliniquement, ou se constater à l'examen histologique seul (Leredde et Thomas).

PATHOGÉNIE. — L'enquête étiologique met en relief le rôle des intoxications et surtout des infections à l'origine de la sclérodermie généralisée, et peut faire admettre l'hypothèse d'une origine toxi-infectieuse de celle-ci. Mais il convient de se demander, quelle que soit la cause des altérations morbides, si elle agit directement sur les vaisseaux, les tissus conjonctifs de la peau et des organes, ou si elle amène des altérations du système nerveux, auxquelles les lésions vasculaires, cutanées et viscérales, seraient secondaires ?

La théorie *nerveuse* est presque universellement admise, même par les derniers auteurs qui ont étudié la pathogénie de la sclérodermie, (Brissaud, Raymond). Certains arguments sont en faveur d'une action du système nerveux; on ne peut toutefois attacher aucune signification aux lésions de névrite observées dans les plaques, et qui sont dues à celles des tissus voisins des nerfs. Les altérations médullaires auraient plus d'importance. Cependant celles qui ont été signalées par Jacquet et de Saint-Germain, par Arnozan, n'ont rien de bien défini, et de nombreux auteurs ne les ont pas observées. Les lésions du grand sympathique ne sont pas mieux caractérisées, ni plus constantes. Quelques auteurs, n'accordant pas de valeur aux altérations anatomiques qui ont été décrites, admettent des altérations dynamiques, d'origine médullaire ou sympathique (Brissaud).

En faveur des théories nerveuses, il n'existe qu'un argument de valeur considérable : c'est la distribution des plaques sclérodermiques, qui semble parfois régie par celle du système nerveux; elles peuvent suivre la direction d'un nerf périphérique, du brachial cutané interne (Hallopeau), d'un nerf intercostal (Besnier et Doyon), du saphène interne (Colcott Fox), du trijumeau (Kaposi), d'un plexus tel que le plexus brachial (Besnier). Quelquefois, les lésions sont réparties sur un territoire radiculaire (West) ou même sur un segment métamérique (Brissaud). Cependant (L.), cet argument ne peut être considéré comme fournissant à lui seul la démonstration de l'origine nerveuse directe des lésions sclérodermiques.

Dans un travail récent, l'un de nous (L.), a essayé de montrer que les lésions de la sclérodermie, cutanées et vasculaires, ne dépendaient peut-être pas d'altérations nerveuses (1).

L'artérite sclérodermique, que rien ne distingue de l'artérite chronique dans ses formes vulgaires, n'a pas plus que celle-ci une origine nerveuse nécessaire. Les scléroses du derme et les scléroses viscérales peuvent, au même titre que l'artérite, être dues à l'action d'un agent toxique en circulation sanguine. Du reste, ces scléroses ne dépendent en aucune manière de celle des vaisseaux : la dermatosclérose peut être très prononcée alors que l'artérite est peu marquée (Unna, Marianelli) et, d'une manière générale, on tend aujourd'hui, à l'exemple de Brault, à rattacher le processus de sclérose à des causes qui peuvent altérer simultanément les vaisseaux sanguins, et non à une nutrition insuffisante due à la lésion vasculaire.

La distribution des plaques sclérodermiques peut s'expliquer, dans les cas où elle suit celle d'un territoire nerveux, sans qu'il soit néces-

(1) Leredde et Thomas, *Arch. de méd. expérim.*, sept. 1898.

saire de rattacher le processus morbide entier, mais seulement sa localisation, à l'action nerveuse.

Il est évident que la sclérodermie serait alors une toxidermie, en prenant ce mot dans son sens le plus large, au même titre que le myxœdème, par exemple (L.).

Au reste, le rôle du corps thyroïde dans la sclérodermie doit être étudié avec le plus grand soin. Les lésions qui y ont été observées dans de nombreux cas (atrophie, hypertrophie, etc.) peuvent être, il est vrai, dues à la cause qui détermine les autres lésions viscérales ; mais, la coexistence de la sclérodermie et du myxœdème ou du goitre exophtalmique est en faveur d'une origine thyroïdienne ; la théorie thyroïdienne peut se concilier, du reste, soit avec les théories nerveuses, soit avec la théorie qui admet une action directe de la cause première sur les tissus vasculaires et conjonctifs.

PRONOSTIC. — Il diffère essentiellement suivant les variétés : la forme généralisée aboutit régulièrement à la mort ; au contraire, les formes limitées sont souvent susceptibles de guérison. La morphée, dans ses formes les plus graves, peut rétrocéder complètement.

TRAITEMENT. — Le traitement local de la sclérodermie, des plaques de morphée en particulier, ne peut être fait d'une manière active que par deux moyens : le massage répété, quotidien, des plaques, ou l'électrolyse.

L'électrolyse, étudiée en particulier par Brocq, donne parfois des résultats remarquables et peut, sans aucun doute, amener la guérison des plaques. On pratique des piqûres au moyen d'une aiguille en platine iridié, piqûres éloignées de près d'un centimètre les unes des autres et intéressant toute l'épaisseur de la plaque. Il faut employer des courants forts, et par conséquent douloureux, de 8 à 15 milliampères ; on laisse l'aiguille en place, à chaque piqûre, pendant vingt secondes. Brocq recommande de faire deux séances par semaine.

L'un de nous (H.) a vu les plaques de morphée rétrocéder lorsque le malade prenait des bains électriques et s'aggraver lorsqu'il venait à les cesser.

Debove a obtenu de bons effets de la congélation répétée des lésions de sclérodactylie par le chlorure de méthyle.

Les plaques de sclérodermie seront couvertes en permanence d'emplâtres de Vigo. Il n'y a aucun avantage à employer toutes les pommades et tous les liniments qui ont été recommandés.

Lorsque la sclérodermie tend à se généraliser, on peut modifier les lésions cutanées par le massage, et il faut recommander un traitement général, qui trouve du reste également ses indications dans les sclérodermies limitées. Les courants continus ou les bains électriques peuvent être aussi utilisés.

Le malade vivra au grand air, en évitant les refroidissements qui peuvent rendre plus rapide la progression des lésions. Besnier recommande les inhalations d'oxygène. L'hydrothérapie sous toutes ses formes sera mise en pratique : douches tièdes, douches sulfureuses, bains sulfureux, eaux minérales, surtout les eaux sulfureuses d'Aix-les-Bains, de Bagnères-de-Bigorre, de Luchon, de Saint-Honoré, d'Uriage.

Brocq recommande l'application hebdomadaire de pointes de feu sur les régions du rachis d'où émergent les nerfs se rendant aux zones sclérodermisées.

Parmi les nombreux médicaments qu'on a employés contre la maladie, nous n'en voyons que quelques-uns qui puissent avoir une utilité : l'arsenic et le fer en premier lieu et aussi les glycérophosphates trouveront leur indication; on pourra, à titre d'essai, employer les iodures de potassium ou de sodium, à condition d'en cesser l'usage si on n'en retire aucun avantage.

La plupart des auteurs recommandent l'usage des modificateurs du système nerveux : bromures, valérianates, musc, etc.

Il faudra surveiller avec le plus grand soin l'état des fonctions gastriques. Les aliments gras, le beurre à hautes doses, la glycérine, l'huile de foie de morue ont été préconisés. (L.)

VITILIGO

On désigne sous ce nom une dermatose caractérisée simultanément par des achromies et des hyperchromies, celles-ci entourant le plus habituellement celles-là.

ÉTIOLOGIE. — Le plus souvent, il est impossible de déterminer quelle est la cause de ces altérations : la seule manifeste, en certains cas, est la compression permanente d'une partie du tégument, telle que, par exemple, celle que détermine un bandage herniaire (1).

On peut se demander, en pareil cas, si la compression amène les troubles de pigmentation en comprimant directement les cellules du corps muqueux et troublant ainsi leur nutrition, ou en agissant indirectement sur elles par l'intermédiaire, soit des vaisseaux, soit des nerfs : l'absence de tout trouble appréciable de l'innervation rend peu vraisemblable cette dernière interprétation : au contraire, l'hypothèse vasculaire peut être considérée comme corroborée par ce fait que la plaque achromique est alors entourée d'une hyperchromie : celle-ci correspondrait à la stase sanguine provoquée par les bandages dans les parties qui avoisinent la pelote.

L'hypothèse nerveuse est au contraire la seule admissible pour les cas où la maladie se développe à la suite d'une violente émotion; on en cite divers exemples, bien qu'il soit toujours très difficile, en pareilles circonstances, d'affirmer qu'il y a bien une relation de cause

---

(1) HALLOPEAU et SALMON, *Cas de vitiligo provoqué par un bandage inguinal* (*S. F. D.*, 1895). — GAUCHER, *cod. loc.*

à effet entre la perturbation de l'innervation psychique et la genèse de la dermatose.

Une observation d'Emery (1) montre que le vitiligo peut être consécutif à une névrite d'origine toxique; dans son cas, il s'agissait d'une intoxication par les essences de pétrole.

La maladie est considérée comme plus fréquente chez les nègres.

Symptômes. — Cette dermatose est essentiellement caractérisée par l'apparition de taches décolorées qu'entoure une zone hyperpigmentée : il n'y a aucun trouble concomitant de la sensibilité non plus que de la nutrition. Ces plaques peuvent être arrondies ou polycycliques : elles peuvent être disposées symétriquement; mais ce n'est pas là une règle fixe. Les plaques ainsi formées tendent le plus souvent à se propager excentriquement et à se multiplier : l'achromie se développe alors aux dépens de la zone hyperpigmentée qui, de son côté, empiète graduellement sur la peau saine. La pigmentation peut se présenter sous la forme d'îlots de petites dimensions; sa coloration varie du clair au foncé.

Il n'y a rien de fixe dans l'évolution de la maladie : le plus souvent les plaques restent stationnaires pendant de longues années; exceptionnellement, elles rétrocèdent; elles peuvent au contraire continuer à progresser et finir par envahir presque toute la surface du corps; les parties hyperpigmentées coexistant avec les plaques décolorées, il peut ne pas rester trace de la couleur normale : c'est là un fait des plus exceptionnels (2). Dans la forme d'origine toxique, signalée par Emery, l'éruption s'est développée très rapidement.

La santé générale n'est d'ordinaire aucunement troublée du fait du vitiligo. On n'observe, de son chef, chez les sujets qui en sont atteints, aucune tare constitutionnelle. Lorsque cette dermatose occupe des parties velues, les poils s'y décolorent.

Anatomie pathologique. — L'absence de pigment dans la couche profonde du corps muqueux, sa présence en quantité anormale dans les zones hyperpigmentées, telles sont les seules altérations qu'il ait été jusqu'ici donné d'observer; l'existence d'atrophies nerveuses, signalée par Leloir et Chabrier, n'a pas été jusqu'ici confirmée.

Diagnostic. — Toutes les dermatoses qui déterminent l'atrophie des couches profondes du corps muqueux donnent lieu, par cela même, à des achromies qu'il ne faut pas confondre avec celles du vitiligo; nous mentionnerons en première ligne les *syphilides pigmentaires* : le siège de prédilection de ces dernières sur les parties latérales du cou, leur dissémination sur cette région en taches lenticulaires, le peu d'intensité de la décoloration, qui a pu être niée et qui est toujours incomplète, les différencient du vitiligo.

Les *achromies lépreuses* peuvent être, comme les plaques de viti-

(1) Emery, *S. F. D.*, 1898.
(2) Kaposi, *Traité des maladies de la peau.*

ligo, entourées d'une zone hyperpigmentée, mais on y constate constamment des troubles de la sensibilité, et particulièrement de l'anesthésie, en même temps que souvent une induration de la peau, phénomènes qui n'appartiennent pas au vitiligo.

Il existe des tropho-névroses constituées par des *élevures semblables à celles du lichen obtusus et disposées autour de plaques achromiques* : le plus souvent, on constate simultanément de l'anesthésie au niveau des parties décolorées et aussi des poussées hypérémiques (1). Il s'agit là de maladies distinctes du vitiligo (*vide infra*).

Il ne faut pas confondre avec le vitiligo les *achromies* signalées par l'un de nous (H.) *à la suite de plaques psoriasiques* : la coexistence du psoriasis et les commémoratifs doivent empêcher cette erreur.

Pronostic. — Il est sérieux en ce sens que la maladie ne rétrocède qu'exceptionnellement ; il est bénin en ce sens que la santé générale n'est en aucune manière troublée du fait de cette dermatose.

Traitement. — Les excitations réitérées de la peau par des topiques appropriés, tels que les solutions alcooliques de camphre et de térébenthine, et surtout l'électrisation sous la forme, soit de courants continus, soit de bains, soit d'effluves, ont paru quelquefois favoriser le retour de la coloration normale ; mais on ne peut se dissimuler que c'est là l'exception et que, dans; la grande majorité des cas, le médecin est impuissant contre cette maladie.

ZONA

Synon. : *Herpès zoster.*

On donne le nom de *zona* à une affection cutanée d'origine nerveuse, habituellement unilatérale, caractérisée par des plaques érythémateuses et vésiculeuses, distribuées sur le trajet d'un nerf sensitif ou d'un métamère (Brissaud) (2).

Étiologie. — Le zona est primitif, ou secondaire à une lésion nerveuse déterminée.

Primitif, il se développe parfois sous forme de petites épidémie s; on a signalé des faits de contagion. Comme, dans certains cas, il s'accompagne de fièvre, de symptômes généraux, on a considéré la fièvre zostérienne comme une maladie infectieuse (Trousseau, Erb, Landouzy). L'immunité acquise du zona a été même admise universellement comme celle de la fièvre typhoïde ou de la variole ; elle a été infirmée par des observations assez nombreuses et assez précises pour ne pas laisser place au doute (Grindon, Matignon).

On observe encore le zona au cours ou à la suite d'infections

_____

(1) Hallopeau et Larat, *Sur une nouvelle variété de tropho-névrose caractérisée par des dyschromies et des éruptions lichénoïdes.* — Neisser, *Vitiligos avec éruption lichénoïde* (*Congrès de Breslau,* 1894. — *Congrès pour l'avancement des sciences,* 1891).

(2) Bærensprung, *Ann. de la Charité,* 1861. — Hebra et Kaposi, Landouzy, *Fièvre zoster* (*Semaine médicale,* 1883). — Brissaud, *Leçons sur les maladies nerveuses.*

diverses : scarlatine, rougeole, grippe, septicémie puerpérale, blennorragie, pneumonie, syphilis (?).

Le rôle des intoxications (oxyde de carbone, plomb, arsenic) et
des auto-intoxications (diabète) semble parfois non douteux.

Le zona du tronc est fréquent au début ou au cours de la tuberculose pulmonaire ; son développement est dû, dans quelques cas, aux
lésions pleurales, dont il peut être un signe révélateur (Leudet).

Le zona secondaire est consécutif à des affections du névraxe
ou des nerfs périphériques : c'est ainsi qu'on l'a observé, dans le
tabès, associé ou non aux crises fulgurantes, la syringomyélie,
diverses poliomyélites, les compressions des nerfs (zona secondaire
au cancer utérin, aux tumeurs du petit bassin), celles de leurs racines
les altérations de leurs ganglions, les névrites traumatiques, les
névrites infectieuses ou toxiques.

On rencontre le zona à tous les âges ; il est un peu plus fréquent
chez les adolescents que chez l'enfant et l'adulte.

Symptômes. — Le début se fait, soit par l'éruption, soit par une
douleur limitée, unilatérale, soit par une adénopathie (Barthélemy),
soit par des phénomènes généraux.

Sur la peau saine apparaissent, précédées par une sensation de
brûlure, de cuisson, des nappes rouges à peine saillantes, à contours
arrondis, irréguliers. Parfois, l'œdème et la rougeur, en particulier
dans le zona ophtalmique, rappellent ceux d'un érysipèle. Les taches
semblent souvent être distribuées sur le trajet d'un nerf sensitif et
apparaître de préférence à l'émergence des filets cutanés : ainsi, dans
les zonas intercostaux, on observe, en général, des groupes postérieurs,
latéraux et antérieurs ; mais souvent aussi ces groupes ne correspondent pas tous à un même trajet nerveux ; il faudrait alors admettre
que plusieurs territoires sont intéressés et que les ganglions rachidiens
sont altérés sur une certaine hauteur, ce qui est difficile à comprendre. D'autre part, dans les zonas abdominaux et thoraciques
inférieurs, le zona offre souvent une distribution horizontale bien
différente de la direction très oblique des nerfs : Brissaud admet alors
une origine spinale : le zona est, d'après lui, distribué suivant les
métamères, c'est-à-dire suivant les segments embryonnaires primitifs
du corps.

Les diverses taches ne surviennent pas toujours simultanément,
et l'éruption se fait par poussées qui durent plusieurs jours ; en
général, les taches postérieures (zonas thoraciques et abdominaux)
et supérieures (zonas des membres) surviennent et disparaissent les
premières.

Sur ces taches, se forment des vésicules, sous forme d'élevures
plus foncées que le fond, groupées en bouquets, les unes auprès
des autres : certaines avortent ; d'autres grandissent, deviennent
brillantes, transparentes, puis se fondent les unes dans les autres.

Dans quelques cas, on constate l'existence de vésicules en des régions du corps éloignées de celles où siège le zona [Tenneson, Jeanselme et Leredde (1), Giraudeau]; au dire de Tenneson, ces vésicules aberrantes seraient d'observation fréquente.

Les vésicules du zona s'ouvrent ou se dessèchent, en laissant des croûtes brunâtres très adhérentes; à leur suite, on observe des macules, d'abord rouges, puis pigmentaires, longtemps persistantes; ces vésicules peuvent se transformer en pustules et devenir l'origine d'ulcérations profondes, avec ou sans croûtes noirâtres, suivies de cicatrices déprimées, indélébiles; il peut enfin survenir du sphacèle (*zona gangreneux*) : cette complication survient surtout chez le vieillard. Les vésicules prennent parfois une coloration sanguine, qui peut s'étendre à toute la plaque érythémateuse (*zona hémorragique*).

Avec ou sans ulcération, les lésions du zona peuvent être l'origine de chéloïdes.

Besnier et Doyon signalent des complications infectieuses locales (lymphangite, furoncles, anthrax).

Fréquemment, on observe la *tuméfaction des ganglions lymphatiques* correspondant aux régions cutanées atteintes (Barthélemy); dans certains cas, il se produit même des adénopathies à distance.

Les *douleurs* ne font pas nécessairement partie de la symptomatologie du zona, mais elles sont presque de règle. Elles sont profondes, suivent les trajets nerveux, et rappellent les douleurs névralgiques par leur caractère paroxystique et leur augmentation par la pression au niveau des points de Valleix. Pour Brissaud, la douleur n'a pas toujours une localisation aussi précise : c'est plutôt une douleur musculaire. Au-dessous de dix ans, le zona n'est que très exceptionnellement douloureux.

Très violente dans certains cas, précédant parfois l'éruption, la douleur se développe habituellement avec celle-ci. Parfois, elle persiste, les lésions cutanées disparues, et, chez le vieillard en particulier, elle dure des mois, voire des années, aussi violente, paroxystique, que pendant la période éruptive.

Des douleurs rachidiennes, et même des douleurs du côté opposé au zona, ont été observées par Brissaud.

Nous avons déjà signalé les *sensations de brûlure et de prurit* au niveau des plaques; l'exploration de la sensibilité révèle sur celles-ci, ou dans les régions voisines, des *troubles nerveux divers*, hyperesthésie, anesthésie, paresthésie, troubles qui persistent chez quelques sujets, comme les douleurs elles-mêmes, après l'éruption.

Signalons encore des troubles moteurs, paralysies oculo-motrices, paralysie faciale, hémiplégie (Brissaud), se développant même en

---

(1) Jeanselme et Leredde, *Soc. méd. des hôp.*, 1898.

dehors des régions envahies par le zona. Ces paralysies, passagères en général, peuvent durer pendant des mois.

Barthélemy a observé des amyotrophies.

Enfin, des *symptômes généraux*, souvent atténués, se développent dans quelques cas, surtout au début : ce sont des troubles gastriques, un état fébrile, de la prostration, de l'insomnie. Ils n'ont en eux-mêmes rien de particulier, et rappellent ceux d'une maladie infectieuse.

Chez l'enfant, on peut observer de la céphalalgie, de l'abattement, de la diarrhée ou des vomissements qui se prolongent même après la poussée du zona (Millon).

Certaines *localisations* du zona méritent une étude spéciale.

Le *zona du nerf ophtalmique* détermine des lésions de la face interne du nez à sa région supérieure, de la paupière supérieure, de la partie du front voisine de la ligne médiane; on peut alors observer des taches et des vésicules jusque sur le cuir chevelu.

Les phénomènes douloureux y sont toujours prononcés.

La gravité de ce zona ophtalmique est due aux lésions secondaires de l'œil : tantôt, on n'observe que de la conjonctivite ; tantôt, c'est une kératite : on voit, surtout à la périphérie de la cornée, des points grisâtres, et des ulcérations s'y développent. Ces complications sont précédées par une anesthésie qui permet souvent de les prévoir.

L'existence d'un *zona des muqueuses* a été établie par H. Fournier. Il n'est pas très rare : il occupe de préférence le territoire du trijumeau dont les branches peuvent être intéressées simultanément ou isolément; c'est ainsi qu'on a signalé des éruptions vésiculeuses, douloureuses, typiques, limitées à une moitié de la voûte et du voile du palais (Lermoyez et Barozzi), de la langue, de l'une des lèvres ou des joues, de la muqueuse nasale, de la membrane du tympan; on les a observées aussi à la marge de l'anus, sur le gland, sur la face interne des grandes lèvres. Généralement, les vésicules y sont plus éphémères que sur le tégument externe (1). L'un de nous (L.) a vu un zona cervico-facial droit coïncider avec une angine unilatérale droite dont l'aspect était identique à celui de l'angine herpétique vulgaire.

ANATOMIE PATHOLOGIQUE. — Les vésicules du zona offrent une structure différente de la plupart des autres et, en particulier, de celles de l'herpès (Unna). Elles se forment entre les cellules du corps muqueux: les cellules tombent dans la cavité, elles se détachent les unes des autres, deviennent opaques, offrent les réactions colorantes de la fibrine; leur noyau devient homogène. Certaines sont très volumineuses et renferment un très grand nombre de noyaux, jusqu'à 20, 30 : c'est la *dégénération ballonnisante* d'Unna, observée également dans la vaccine et la variole.

Entre les cellules, on observe une grande quantité de fibrine;

---

(1) H. FOURNIER, *Du zona des muqueuses* (*Journal des mal. cut.*, 1891).

rapidement, des leucocytes émigrés du derme y pénètrent : sauf dans les cas de formation pustuleuse, ils n'arrivent pas à remplir les cavités; ils envahissent les cellules en dégénération ballonnisante. Les lésions dermiques, peu prononcées, consistent en de la congestion, un léger œdème, une diapédèse modérée.

On n'admet plus l'existence des amibes décrits par Pfeiffer dans les vésicules de zona, et retrouvés par plusieurs auteurs : les figures qui ont fait croire à l'existence de ces parasites sont dues, d'après Unna, à la dégénération ballonnisante.

On n'a jamais réussi à mettre en évidence des lésions des nerfs de la peau. Par contre, de nombreux auteurs ont décrit des lésions variées de névrite Wallerienne dans les nerfs périphériques (Bærensprung, Charcot et Cotard, Chandelux, Pitres et Vaillard).

La présence de lésions dans les ganglions rachidiens a été constatée par Bærensprung et par Cotard; elles n'ont du reste rien de spécifique ni de constant : ce sont des hémorragies, diverses lésions des cellules ganglionnaires, etc.

On peut affirmer sans restriction que la lésion nerveuse ne frappe pas d'ordinaire les nerfs périphériques; quoique les altérations spinales soient encore inconnues, Brissaud admet l'origine médullaire du zona en se fondant sur la distribution métamérique qu'indique l'étude des troubles de sensibilité : suivant lui, la lésion intéresse une certaine hauteur de la moelle, d'où son extension à plusieurs territoires métamériques (1).

Diagnostic. — Avant l'apparition des vésicules, le zona peut être confondu avec un *érysipèle*.

Dans ce dernier cas, les symptômes généraux, beaucoup plus marqués, permettent à eux seuls d'établir de suite le diagnostic.

D'autre part, l'extension graduelle de la plaque lymphangïtique, souvent au delà de la ligne médiane, la tension intense des téguments, l'élévation thermique locale et générale interdisent toute erreur.

L'*érythème polymorphe* est essentiellement une affection bilatérale et symétrique. Dans tout *érythème d'origine artificielle*, il est facile de remonter à une cause locale; à une application surtout qui l'a provoqué. — L'*eczéma aigu* s'accompagne de vésicules qui aboutissent rapidement au suintement; il n'est pas distribué en plaques indépendantes, disséminées comme celles du zona.

La seule difficulté réelle est due à certains *herpès* étendus qui peuvent simuler des zonas limités : mais, presque toujours, ces herpès siègent à la face, et leur éruption est bilatérale, sans aucune distribution régulière; ils ne s'accompagnent d'autres troubles de sensibilité qu'une cuisson d'ordinaire peu intense.

_____

(1) L'un de nous (L.) et Lœper ont observé, dans plusieurs cas de zona, des lésions sanguines, en particulier, la leucopénie et la diminution du taux normal des polynucléaires suivies parfois d'éosinophilie.

PATHOGÉNIE. — La pathogénie du zona est des plus obscures. Sans doute, on peut admettre le rôle du système nerveux dans la détermination des lésions cutanées, mais, comme nous l'avons vu, on est mal fixé sur les lésions nerveuses initiales ; il est possible qu'elles se développent sur des points du système nerveux périphérique ou spinal (Brissand), variables suivant les cas. Les observations de vésicules aberrantes au cours du zona montreraient que les altérations du système nerveux y sont plus diffuses qu'il ne le paraît au premier abord.

Abadie lui attribue, sans preuves, une origine artérielle et vasomotrice, les territoires vasculaires étant les mêmes que les nerveux : mais comment alors expliquer les douleurs et les amyotrophies constatées concurremment par Barthélemy (H.) ?

Ces altérations, mal déterminées, et mal localisées, ont une origine évidemment variable. La lésion nerveuse est parfois primitive : il en est ainsi dans le zona des tabétiques, des syringomyéliques, dans le zona secondaire aux compressions nerveuses, etc. Mais le zona vulgaire, celui qu'on observe journellement, paraît reconnaître une autre étiologie. L'hypothèse d'une infection, développée brillamment par Landouzy, est probable dans bien des cas. La fièvre zostérienne n'est pas due nécessairement à un microbe spécial, au même titre que la rougeole ou la variole ; cependant, les épidémies fréquentes de zona permettent d'en soupçonner l'existence. Cet agent infectieux, et probablement plusieurs autres, pourraient, par les toxines qu'ils sécrètent, atteindre les éléments nerveux dont la réaction se traduit par le zona ; les corps toxiques (oxyde de carbone, plomb...) seraient susceptibles de déterminer les mêmes altérations « zonigènes ». L'immunité pourrait exister dans les cas où il s'agit de fièvre zostérienne due à un agent pathogène spécifique, et non dans les autres, ce qui expliquerait la rareté des récidives.

TRAITEMENT. — Au début du zona et à sa période d'état, la plupart des topiques n'ont que des inconvénients. Il faut se contenter de protéger les parties malades au moyen de pansements ouatés : la peau sera poudrée au préalable avec de l'amidon, du talc, additionné, si l'on veut, d'oxyde de zinc, d'un peu de dermatol.

S'il existe de vives douleurs, on pourra appliquer des pommades additionnées de salicylate de méthyle à 25 p. 100.

En général, à la condition que la peau soit protégée par un pansement sec, on n'observe aucune complication infectieuse locale : s'il en survient, si des ulcérations apparaissent, on appliquera des pansements humides, à l'eau boratée ou bicarbonatée.

Y a-t-il de la fièvre, quelques signes généraux ? on mettra le malade au lit ; on combattra les troubles gastriques par un purgatif.

Les douleurs qui accompagnent le zona, lorsqu'elles sont vives, cèdent aisément à tous les agents usuels. Celles qui le suivent sont beaucoup plus rebelles : on emploiera l'antipyrine, la phénacétine, le chlorhydro-sulfate de quinine (60 à 80 centigrammes), l'aconitine (1/2 à 3/4 de milligramme), la teinture de gelsémium (20 à 25 gouttes). On peut recourir avec avantage à l'électricité sous forme de courants continus : le pôle positif sera appliqué sur le rachis au niveau de l'origine des lésions, le pôle négatif au niveau des lésions cutanées. La force du courant sera de 5 à 15 milliampères.

Parfois, on est obligé d'en arriver aux injections de morphine.

Dans tous les cas de zona ophtalmique, on prescrira des lavages répétés de l'œil avec de l'eau boriquée à 1 p. 100 ou la solution de sublimé à 1 p. 10000 ; on pratiquera l'occlusion des paupières. (L.)

TRICOTILLOMANIE

L'un de nous (H.) a désigné sous ce nom, dérivé de τίλλομαι, j'arrache, un état morbide constitué par *de vives sensations prurigineuses, s'exagérant par accès, dans toutes les parties velues du corps et, simultanément, par une vésanie qui porte les malades à y chercher un soulagement en arrachant les poils des régions où elles se produisent* (1).

Comme cause, on peut invoquer, avec A. Fournier, un état névropathique.

Symptômes. — Le fait initial est une démangeaison : elle se produit avec violence dans toutes les parties velues ; le malade se gratte avec frénésie ; il ne s'agit pas d'un prurigo, car, malgré ce grattage, il ne survient ni papules ni excoriations. Ces sensations s'exaspèrent par accès : c'est pour les calmer que le malade s'arrache partout les cheveux et les poils ; il en résulte que les cheveux semblent raréfiés, et que l'on peut, au premier abord, penser à une teigne, d'autant plus que, l'arrachement se faisant par touffes, l'altération paraît disposée en surfaces arrondies.

Il est facile de s'assurer cependant qu'il n'y a pas raréfaction, mais seulement cassure des cheveux à quelques millimètres de leur émergence. Aux sourcils, à la barbe, on note les mêmes altérations ; elles sont plus prononcées encore dans les aisselles et au pubis ; ces régions paraissent presque glabres ; un petit nombre de poils y atteignent à peine 1 centimètre de longueur : beaucoup sont cassés au niveau même de leur émergence, ce qui prouve que leur brisure est de date toute récente.

Au niveau des membres, particulièrement à la partie postérieure des cuisses, les poils adultes sont également brisés.

_____

(1) Hallopeau, *Alopécie par grattage, trichomanie ou trichotillomanie (Réunions cliniques de l'hôpital Saint-Louis pendant l'année scolaire de 1888-1889).* — Hallopeau, *Sur un nouveau cas de trichotillomanie (S. F. D. 1894).*

Les téguments ne présentent pas d'altérations appréciables : au microscope, comme à l'œil nu, les cheveux et les poils paraissent intacts ; seulement, au pubis, certains d'entre eux rampent sous l'épiderme.

Si nous avons admis qu'il se joint au prurit un élément vésanique, c'est qu'on ne peut en effet comprendre autrement pourquoi le malade s'arrache avec furie les poils dans les parties où se font sentir les démangeaisons ; on ne conçoit pas comment cette pratique peut lui procurer le moindre soulagement.

Cette maladie est de très longue durée et vraisemblablement incurable.

L'intensité et la persistance du prurit, l'absence de lésions cutanées, l'arrachement des cheveux et des poils indemnes de toute altération, constituent un ensemble de caractères qui différencient la trichotillomanie de toute autre dermatose.

La médication qui paraît soulager le mieux les malades est l'isolement des parties prurigineuses, soit à l'aide d'un vernis protecteur, soit par l'enveloppement avec du caoutchouc.

DERMATOTHLASIE

H. Fournier décrit sous ce nom (1) un état morbide très voisin du précédent dont il diffère pourtant à certains égards.

Il constitue en l'habitude, la manie, qu'ont certaines personnes de meurtrir, sous une impulsion irrésistible, la totalité ou une partie de leur surface cutanée.

Étiologie. — Il s'agit d'une vésanie. On a signalé des troubles héréditaires de l'innervation psychique. Les deux sexes peuvent être atteints.

Symptômes. — Tantôt, c'est sur la peau saine que s'exercent les violences, tantôt c'est sur les éléments d'une affection cutanée préexistante, telle que l'acné (Brocq), ou le lichen de Wilson (H.). Dans le premier cas, les malades excorient incessamment leur surface cutanée dans toutes les parties qui leur sont facilement accessibles, et plus particulièrement dans celles qui sont découvertes : le visage, les mains, les pieds.

Les pertes de substance ainsi produites durent plusieurs semaines et quelquefois davantage, les malades s'attachant à les raviver incessamment ; elles finissent cependant par aboutir à la production de cicatrices qu'entourent, dans les premiers temps, des parties indurées et tuméfiées. Par suite de l'opiniâtreté et de la violence du grattage, le cuir chevelu peut être atteint des mêmes altérations et devenir consécutivement le siège de suppurations prolongées ; les

(1) H. Fournier, La dermatothlasie (Journ. des mal. cutanées, 1898).

sujets atteints d'une dermatose antérieure s'attachent à ouvrir, à creuser leurs boutons pour en faire sortir le principe morbifique : telles ont été les acnéiques observées par Brocq (1) ; tel est le malade atteint de lichen de Wilson observé actuellement par l'un de nous (H.) ; l'éruption initiale se trouve, par ces pratiques, ainsi modifiée dans son aspect : chaque bouton excorié se recouvre d'une croûte noirâtre. Le grattage ne porte pas seulement sur les éléments éruptifs, mais aussi sur leurs intervalles; c'est ainsi que, chez une malade de Brocq, le front était couvert de taches un peu brunâtres, café au lait, disposées sans ordre, les unes peu accentuées, les autres plus marquées, d'autres enfin légèrement rosées et recouvertes de croûtelles ; ces dernières représentaient des lésions plus récentes.

Il peut se produire simultanément de la trichotillomanie.

DIAGNOSTIC. — Il faut se garder de rattacher les papules excoriées à un prurigo chronique et reconnaître, sous les lésions de grattage, les boutons d'acné ou de lichen.

La persistance d'excoriations empêchera de considérer les cicatrices comme étant d'origine syphilitique; d'ailleurs, leur configuration, rappelant les traînées de grattage qui les ont produites, ne doit pas permettre cette confusion.

La production secondaire de papules croûteuses sépare la dermothlasie de la trichotillomanie.

PRONOSTIC. — Il est variable; on peut convaincre certains sujets, particulièrement ceux qui sont atteints de dermatoses antérieures, que ces manœuvres leur sont nuisibles; plus souvent, les moyens que l'on peut appeler de *persuasion* échouent complètement et les infortunés restent en proie, pendant toute leur existence, à leur pénible manie; on peut craindre que ces traumatismes incessants ne deviennent le point de départ d'infections secondaires.

TRAITEMENT. — Le médecin doit, avant tout, s'efforcer d'agir sur le moral du sujet en lui démontrant que les pratiques auxquelles il se livre sont inutiles et dangereuses; les modificateurs généraux tels que l'hydrothérapie, les exercices corporels, etc., peuvent rendre des services.

Localement, on peut envelopper les régions accessibles pour les préserver, et traiter par les préparations antiseptiques les excoriations qui se produisent; il est utile de maintenir les ongles coupés très court; malheureusement, dans la plupart des cas, tous les moyens échouent devant la persistance de la vésanie génératrice de cette maladie.

(1) BROCQ, *L'acné excoriée des jeunes filles* (*Journ. des praticiens*, 1898).

TROPHO-NÉVROSE DYSCHROMIQUE
ET LICHÉNOÏDE

Nous désignons sous ce titre des affections cutanées dont il indique les caractères essentiels. Leur histoire est encore à l'étude. Nous en distinguons trois types différents.

1° **Type Hallopeau et Larat.** — L'existence de cette forme a été établi par l'un de nous (H.) et Larat, en 1891 (1).

La malade chez laquelle nous l'avons observée était atteinte d'hystérie, mais, déjà avancée en âge, elle n'avait plus que rarement des attaques et elle n'offrait plus aucun des stigmates de cette maladie lorsque les troubles tropho-névrotiques se sont manifestés : si donc, l'état névropathique de cette personne peut être considéré comme la cause réelle de sa dermatose, on n'est pas autorisé à faire rentrer cette maladie dans le cadre des affections hystériques.

Symptômes. — L'éruption paraît débuter par la production, en différentes régions du tronc et de la continuité des membres, de plaques d'abord nummulaires, rouges et légèrement squameuses ; elles sont distribuées avec une remarquable symétrie ; bientôt, elles s'étendent excentriquement ; certaines d'entre elles arrivent ainsi à mesurer 15 centimètres dans leur plus grand diamètre. Leurs contours sont, tantôt ovalaires, tantôt ellipsoïdes, tantôt polycycliques, tantôt irréguliers ; ils sont marqués par une zone de saillies apparentes au toucher et à la vue, séparées par des plis profonds, sur un rayon qui varie de 3 à 15 millimètres ; les caractères de ces papules ne sont pas partout identiques ; certaines d'entre elles sont très peu saillantes et d'une coloration jaunâtre ; d'autres, au contraire, présentent un relief très prononcé et sont d'une couleur rouge assez vive, parfois même violacée et comme lie de vin ; leur volume varie de celui d'un grain de millet à celui d'un grain de chènevis ; leur forme est irrégulièrement polygonale ; elles sont séparées par des plis nettement accentués ; leur aspect rappelle celui du lichen ; elles peuvent devenir le siège d'une légère desquamation, sous l'influence d'épithèmes irritants ; l'aire ainsi circonscrite est décolorée ; la zone papuleuse est entourée d'une aréole hyperpigmentée : en la sensibilité est diminuée dans les parties achromiques ; les simples contacts y sont moins nettement perçus que dans les parties ambiantes ; le malade y accuse en outre des sensations désagréables de chatouillement et de démangeaisons qui provoquent des grattages non suivis d'excoriations (Voy. p. 792).

On observe concurremment des phénomènes d'érythromélalgie.

(1) Hallopeau et Larat, *Sur une nouvelle variété de tropho-névrose caractérisée par des dyschromies et des éruptions lichénoïdes* (*Congrès pour l'avancement des sciences* et *Revue internationale d'électrothérapie*, 1891).

Ces poussées éruptives peuvent se renouveler pendant plusieurs années ; les plaques, une fois constituées, deviennent persistantes.

DIAGNOSTIC. — Cette éruption ne pourrait guère être confondue qu'avec le *lichen de Wilson* ; elle s'en distingue par l'achromie centrale des plaques, par les troubles qu'y présente la sensibilité, par les hyperpigmentations qui les entourent ; les papules n'ont, d'ailleurs, ni l'aspect brillant, ni les contours nettement arrêtés, ni les dépressions ponctiformes, ni la couleur des papules de ce lichen, ni leur mode de groupement.

L'induration centrale sépare nettement la *morphée* de cette dermatose.

Il ne s'agit pas d'une affection d'origine prurigineuse, car les démangeaisons ne se sont produites qu'exceptionnellement, tardivement et constamment sous l'influence d'applications irritantes. Elle est également distincte des vitiligos, affections caractérisées exclusivement par des troubles de la pigmentation.

TRAITEMENT. — L'électrisation sous la forme statique ou sous celle de bains a produit de bons résultats ; on pourrait recourir également aux effluves électriques.

NATURE DE LA MALADIE. — Nous nous croyons (H.) autorisé à la faire rentrer dans le cadre des tropho-névroses ; nous nous fondons particulièrement sur les troubles de sensibilité qui sont manifestes au niveau des aires décolorées ; d'autre part, les dyschromies et les papules lichénoïdes comptent également au nombre des altérations cutanées qui peuvent être provoquées par des troubles de l'innervation ; nous rappelons enfin que notre malade était atteinte d'une hystérie, avec grandes attaques convulsives.

2° **Type Neisser** (1). — Dans cette forme, des plaques dyschromiques présentent, dans leur aire, des nodules rouges, péri-folliculaires, lichénoïdes : ils paraissent, d'après Kaposi, constituées par des dilatations vasculaires ; il n'y a pas de pigmentation périphérique ; les poils tombent au niveau des plaques axillaires et pubiennes. Les parties décolorées sont celles où les papilles sont atrophiées.

3° **Type Rille** (2). — Cette forme est constituée par le développement de nombreuses plaques variant du volume d'un thaler à celui de la paume de la main, les unes arrondies, d'autres à contours géographiques nettement circonscrits ; le tégument y est coloré en rouge plus ou moins vif ; ses sillons sont nettement accentués ; ils circonscrivent des champs polygonaux au niveau desquels il se produit une desquamation en écailles, par places foncées et blanchâtres, par places, plus épaisses et grisâtres ; ces altérations occupent sur-

(1) NEISSER, *Vitiligo avec éruption lichénoïde* (*Congrès de Breslau*, 1894).
(2) RILLE, *A. F. D.*, Bd XXXV, 1896.

tout le tronc : certaines de ces plaques sont le siège de zones décolorées simulant le vitiligo ; une pigmentation un peu exagérée les
entoure ; çà et là, les parties érythémateuses sont le siège d'élevures
papuleuses du volume d'une tête d'épingle ; on voit aussi des plaques en évolution rétrograde : la rougeur, l'infiltration, la desquamation, les champs polygonaux y sont moins prononcés; on n'en
retrouve plus que des traces au niveau de certaines plaques dyschromiques vitiligineuses, et, ici encore, il paraît évident que ces
parties ne se sont décolorées que consécutivement à la rougeur.

C'est à tort que ces deux derniers types ont reçu, des auteurs
qui les ont fait connaître, l'étiquette de prurigo : le début par des
lésions phlegmasiques, la persistance pendant longtemps d'hypérémie
et de saillies papuleuses n'appartiennent nullement au type clinique
qui est désigné sous ce nom et qu'il est nécessaire de maintenir intégralement.

ANGIONÉVROSE AVEC ACHROMIE ET DÉPILATION

Ce type clinique a été décrit par nous (H.) en 1891 (1).

ÉTIOLOGIE. — L'hystérie, la migraine avec troubles de l'innervation
encéphalique liés en toute évidence à des phénomènes d'ischémie au
moment des accès, telles sont les seules causes dont l'action pathogénétique puisse jusqu'ici être invoquée. Les émotions paraissent
intervenir dans la genèse des manifestations locales de cette affection.

SYMPTÔMES. — La maladie est caractérisée par des *plaques d'anesthésie avec achromie et chute des poils*; *une zone hyperpigmentée les
entoure.*

Les *dimensions* de ces plaques peuvent être considérables : c'est
ainsi que la face a été envahie dans toute son étendue.

Dans certains cas, la formation des plaques débute par l'apparition
de *stries décolorées* dont l'aspect rappelle celui des vergeture ; les
contours des plaques ne sont, ni circulaires, ni polycycliques, mais
diffus.

Toutes les parties de la surface cutanée peuvent être envahies ; la
disposition des plaques est remarquablement *symétrique.*

Les *contacts sont à peine sentis au niveau des parties décolorées*;
les piqûres y sont perçues comme de simples contacts ; *elles n'y
déterminent souvent aucun écoulement sanguin* ; lorsque celui-ci se
produit, le sang est noir, comme dans l'asphyxie : sa couleur contraste avec celle du même liquide obtenu par piqûre des parties
environnantes ; *les sueurs font défaut au niveau des parties altérées,*

---

(1) HALLOPEAU, *Sur une nouvelle variété d'angio-névrose donnant lieu à des plaques d'alopécie pseudo-peladique avec ischémie, anesthésie, achromatose et taches
pigmentées (S. F. D., 1891).*

il s'y produit rapidement une alopécie complète ou incomplète ; ces *altérations sont susceptibles de rétrocéder* : peu à peu, la sensibilité y reparaît et les parties atteintes reprennent leur couleur normale ; les poils et les cheveux y repoussent, mais ils sont, dans les premiers temps, dépourvus de pigment ; il se produit ainsi des îlots de *canitie temporaire*. On n'observe pas, aux extrémités, des phénomènes d'asphyxie cutanée.

La maladie est de très longue durée : chez notre sujet, elle a débuté à l'âge de dix-huit ans et persiste, avec des phases de rétrocession et de nouvelles poussées, depuis plus de vingt ans.

PHYSIOLOGIE PATHOLOGIQUE. — On peut interpréter, ainsi qu'il suit, ces phénomènes morbides : l'anémie locale, que révèle le défaut d'écoulement sanguin par les piqûres pratiquées dans les parties malades indique l'existence d'un obstacle au cours du sang ; or, il ne peut être autre qu'un spasme des vaso-constricteurs ; cette ischémie, d'origine nerveuse, explique l'anesthésie ; on peut également lui rapporter, avec toute vraisemblance, les altérations de la pigmentation ainsi que la chute des poils et des cheveux et la canitie consécutive. On peut, en effet, pour ce qui est des taches brunes, admettre que la stase sanguine, provoquée par la stricture vaso-motrice, amène l'extravasation, dans le derme, d'une certaine quantité d'hémoglobine qui, en s'altérant, fournit les granulations pigmentaires dont l'épiderme est infiltré : la décoloration peut s'expliquer, soit par l'ischémie elle-même, soit par un trouble provoqué par cette ischémie dans la nutrition des couches profondes de l'épiderme ; la même interprétation peut être invoquée pour la production des plaques d'alopécie (Voy. l'article suivant). L'hypothèse d'une angio-névrose rend compte enfin de la disparition graduelle des altérations.

DIAGNOSTIC. — C'est surtout avec le *vitiligo* et la *pelade* que cette affection peut être confondue.

On y observe en effet, comme dans le vitiligo, des plaques achromiques entourées de zones hyperpigmentées ; la canitie consécutive peut également s'observer dans cette dermatose : mais il n'en est pas de même des troubles de la sensibilité et de l'innervation vasculaire. L'évolution des deux maladies est également différente, puisque le vitiligo est habituellement incurable, tandis que les foyers de cette angio-névrose disparaissent sans laisser de traces.

Les plaques d'alopécie pourraient, au premier abord, en imposer pour une pelade : elles en diffèrent par l'absence de contours nettement circulaires ou polycycliques, ainsi que par l'anesthésie et l'ischémie dont elles sont le siège.

PRONOSTIC. — Il est pénible, en raison du renouvellement fréquent des altérations, des déformations pénibles qu'elles peuvent imprimer aux traits et des alopécies temporaires qui en résultent : cependant la maladie paraît curable.

TRAITEMENT. — Les excitations réitérées et prolongées de la peau par les lotions camphrées et térébenthinées paraissent exercer une action favorable ; il en est de même de l'électricité employée sous la forme, soit de courants galvaniques, soit de bains, soit d'effluves électriques.

Les moyens susceptibles de diminuer l'excitabilité du système nerveux psychique et vaso-moteur doivent également être mis en œuvre : il en est ainsi particulièrement du bromure de potassium et de l'hydrothérapie.

ALOPÉCIES TROPHO-NÉVROTIQUES

Nous avons vu (article *Pelade*) que, pour l'École viennoise, toutes les alopécies en aires sont d'origine tropho-névrotique ; nous ne reviendrons pas sur cette question décidément jugée par la négative.

Il est en effet avéré, aujourd'hui, que la pelade vraie peut se transmettre par contagion et que, par conséquent, elle est parasitaire. Mais, en dehors de cette pelade vulgaire, il peut se produire des dénudations partielles, et peut-être généralisées, du cuir chevelu qui se rattachent à un trouble de l'innervation ; ce sont celles qui nous restent à décrire.

ÉTIOLOGIE. — On peut voir ces alopécies survenir dans des conditions différentes. C'est ainsi que Féré a observé la chute partielle des cheveux à la suite d'attaques d'épilepsie ; que Ladame en a étudié un cas chez une hystérique à la suite d'un traumatisme ; qu'elle peut se produire concurremment avec une maladie de Basedow ; qu'on l'a signalée dans la sclérodermie ; nous avons vu aussi, précédemment, que, d'après nos observations, elle peut coïncider avec l'apparition, sur toutes les parties de la surface tégumentaire, de plaques achromiques et anesthésiques (p. 795) ; elle peut enfin accompagner le vitiligo.

SYMPTÔMES. — Ces alopécies peuvent se présenter sous des aspects très divers ; nous en distinguerons les formes cliniques suivantes : *alopécies en aires, alopécie en bandes, alopécie symétrique et incomplète, alopécie de l'angio-névrose achromique et dépilante, alopécie du vitiligo.*

1° *Alopécies en aires.* — Elles simulent la pelade : elles s'en différencient par l'absence des cheveux caractéristiques de cette dermatose, cheveux minces à leur origine, renflés à leur extrémité brisée ; en outre, les plaques dénudées peuvent être déprimées et comme atrophiées ou au contraire légèrement hyperplasiées et saillantes ; la zone qui les entoure peut être hyperpigmentée (1) et former à leur périphérie un léger soulèvement ; on ne trouve pas de cheveux

(1) HALLOPEAU et BUREAU, *Sur une pseudo-pelade probablement tropho-névrotique* (S. F. D., 1896).

s'enlevant sans effort ni douleur; la distribution des lésions est remarquablement symétrique.

2° *Alopécie en bandes* (1). — La plaque forme un ruban long de plusieurs centimètres; la peau y est décolorée et épaissie; ses plis sont plus marqués qu'à l'état normal; les contours de l'aire rubanée ne sont pas parfaitement réguliers: on y remarque des encoches dans les parties saines qui l'environnent; les cheveux n'ont pas le caractère peladique.

3° *Alopécie symétrique et incomplète.* — Soit au vertex, soit, plus fréquemment, dans les régions pariétales, les cheveux s'éclaircissent symétriquement sur une large surface: ils y sont grêles et atrophiés, sans présenter les caractères spéciaux du cheveu peladique; le cuir chevelu est partiellement décoloré et atrophié dans ces régions.

4° *Alopécie de l'angio-névrose achromique et dépilante.* — Dans la maladie que nous avons décrite sous ce nom (Voy. p. 795), les altérations du cuir chevelu offrent de grandes analogies avec celles de la pelade; il y a des plaques d'alopécie complète; les cheveux y repoussent blancs; on voit sur les surfaces dénudées quelques cheveux cassés: mais, les contours des plaques sont diffus; ils ne sont ni circulaires ni polycycliques; leur surface n'est pas éburnée; les cheveux brisés n'ont pas les caractères des cheveux peladiques; les plaques sont anesthésiées et ischémiées; elles ne saignent que peu ou point quand on vient à les piquer, même profondément.

5° *Alopécie du vitiligo.* — Elle a été décrite par Arnozan (2). Le cuir chevelu y est décoloré en totalité ou en partie; les cheveux manquent sur de grandes étendues, sans qu'il y ait des plaques alopéciques nettement limitées; ils sont blancs. D'autres fois, d'après Lassar, cette alopécie du vitiligo se dispose en clairières identiques à celles de l'alopécie syphilitique.

Ces alopécies tropho-névrotiques ont une évolution variable: tandis que, dans notre fait d'angio-névrose, elles guérissaient au bout de quelques mois, elles sont d'autres fois indélébiles. Quand les cheveux repoussent, ils sont d'abord blancs; ils peuvent reprendre ultérieurement leur couleur normale.

DIAGNOSTIC. — On est en droit d'admettre qu'une alopécie est sous la dépendance d'un trouble de l'innervation: 1° quand elle survien dans les heures ou les jours qui suivent une attaque convulsive d'hystérie ou d'épilepsie; 2° quand elle coïncide avec des tropho-névroses disséminées, telles que des sclérodermies, du vitiligo, des angio-névroses dyschromiques et atrophiques, la maladie de Basedow; 3° quand elle diffère des alopécies peladiques par l'absence des cheveux qui les caractérisent, des contours mal limités, la

---

(1) HALLOPEAU et BUREAU, *Sur une pseudo-pelade en bande* (*S. F. D.*, 1897).
(2) ARNOZAN, *Pseudo-pelade achromateuse et plaques hyperchromateuses* (*S. F. D.*, 1891).

disposition en bandes rubanées, l'atrophie ou l'épaississement du derme, et l'existence d'une zone hyperpigmentée; 4° quand des lésions, offrant quelques-uns de ces caractères positifs ou négatifs, sont disposées symétriquement et résistent aux traitements appropriés.

Les altérations corrélatives des parties glabres ne permettent pas de confondre la forme en clairières vitiligineuses avec celle qui appartient à la *syphilis*.

Les *alopécies consécutives aux maladies aiguës* sont généralisées et incomplètes; les commémoratifs viennent en aide à l'exploration directe.

L'*alopécie séborrhéique*, les *alopécies cicatricielles* et celles de la *folliculite décalvante* se reconnaissent également avec facilité, grâce aux phénomènes concomitants.

PRONOSTIC. — Il est variable, suivant la nature des troubles trophiques : nous avons vu que les uns sont transitoires et compatibles avec une guérison complète; que d'autres, au contraire, persistent indéfiniment.

TRAITEMENT. — Les frictions, renouvelées chaque jour, avec les alcoolats térébenthinés et camphrés, et l'électrisation, sous forme d'effluves, sont les moyens qui semblent devoir donner les meilleurs résultats; on ne peut se dissimuler que trop souvent ils échouent.

MALADIES PAR TROUBLES FONCTIONNELS

Nous avons étudié déjà les troubles qui peuvent se produire dans les fonctions de la peau, et, en particulier, ceux des sécrétions sudorale et sébacée (Voy. *Dermatologie générale*, p. 70 et suivantes).

Il nous reste à décrire les *miliaires sudorales*, les *pyodermites sudorales*, les *acnés* et les *séborrhéides*.

MILIAIRES SUDORALES

On en distingue deux variétés : la *miliaire rouge* et la *miliaire cristalline*.

Miliaire rouge. — On désigne sous ce nom de fines vésicules qui surviennent, en même temps que des sueurs profuses, sous l'influence de la chaleur. Leur production est-elle directement subordonnée à l'hypersécrétion sudorale, comme l'indiquerait leur dénomination ? Lui sont-elles, au contraire, seulement associées, et l'une et l'autre surviennent-elles concurremment, sous l'influence commune de la chaleur ? Pollitzer (1), qui se rattache à la première interprétation, admet que l'épiderme imprégné par la sueur oblitère les orifices de ses conduits excréteurs.

ÉTIOLOGIE. — Cette éruption se produit dans tous les cas, ainsi que nous venons de le dire, concurremment avec des sueurs abondantes, sous l'influence de la chaleur ; par contre, on ne l'observe pas dans les hyperidroses qui reconnaissent une autre cause, par exemple, dans les sueurs émotives, non plus que dans celles que l'on voit survenir, chez certains sujets, chaque fois que l'on vient à les découvrir ; d'autre part, l'hyperthermie cutanée seule ne suffit pas à les provoquer : c'est ainsi qu'elles font défaut au début des exanthèmes non sudoraux.

La chaleur et la sueur, tels sont donc les deux éléments coordonnés qui donnent lieu à cette éruption : c'est dire qu'on les observe surtout dans la saison chaude ; les ouvriers qui travaillent à de hautes températures y sont nécessairement exposés par tous les temps.

Les sujets dont la peau est fine et l'épiderme peu épais y sont prédisposés. Ce fait explique comment, dans les pays torrides, les blancs en sont plus souvent atteints que les noirs ; d'après Rufz de Lavison aucun créole sain n'y reste indemne pendant la saison chaude (2).

(1) POLLITZER, *The miliaria Group* (*New York med. Journ.*, 1894).
(2) Cité par BESNIER, art. MILIAIRE du *Dictionnaire encyclopédique*.

Le contact des vêtements de flanelle en favorise la production.

A côté des miliaires *idiopathiques* dont nous venons de parler, il en existe de *symptomatiques* : telles sont celles qui se développent constamment dans la suette, assez souvent dans la scarlatine, parfois dans la variole et la rougeole, fréquemment dans la phtisie, le typhus abdominal, les fièvres palustres, le rhumatisme articulaire aigu, les septicémies et particulièrement l'infection puerpérale, etc. (1). Nous ne faisons que les mentionner.

SYMPTÔMES. — L'éruption est généralement précédée de sensations désagréables de chaleur et de picotements.

Elle se localise surtout sur les parties antérieure et postérieure du thorax, dans la région interscapulaire, sur l'abdomen, sur le devant des bras et des avant-bras, sur le dos des mains, aux plis des coudes ; elle n'intéresse qu'exceptionnellement les membres inférieurs : les creux axillaires et les régions inguinales en demeurent souvent exempts.

Les vésicules sont remarquables par leur extrême ténuité : le volume de la plupart d'entre elles ne dépasse pas celui d'une pointe d'aiguille ; quelquefois, plusieurs des éléments deviennent confluents et atteignent alors les dimensions d'un grain de millet, rarement celles d'un grain de chénevis. Ces vésicules sont isolées ou agminées. Leur contenu est, au moment de leur formation, clair comme de l'eau de roche.

Elles reposent, le plus souvent, sur des taches érythémateuses : le diamètre de celles-ci varie, lorsqu'elles sont isolées, d'un à trois millimètres, mais elles peuvent former, par confluence, des nappes plus ou moins étendues, à contours irréguliers. Elles peuvent, par places, devenir légèrement saillantes et rappeler alors, par leur configuration, de très petites plaques ortiées. Leur coloration est d'un rouge vif ; elle s'efface complètement sous la pression du doigt. La cuisson peut être assez vive au niveau des nappes confluentes.

Au bout de vingt-quatre heures, la rougeur est très atténuée : les vésiculettes persistent ; on en compte des myriades ; les sensations pénibles continuent à être perçues ; la desquamation commence sous forme, soit de collerettes au centre des taches érythémateuses, soit de légers furfurs.

Le troisième jour, le contenu des vésicules qui ne sont pas encore affaissées et remplacées par des squames se trouble ; les cuissons et picotements cessent de se faire sentir ; la desquamation se généralise, tout en restant très superficielle et circonscrite à de très petits îlots.

Il se fait, ou non, des poussées successives, suivant que le sujet continue, ou non, à subir l'influence de l'hyperthermie.

ANATOMIE PATHOLOGIQUE. — Pollitzer, en contradiction avec

_____
(1) TROUSSEAU, *Exanthèmes sudoraux* (*Leç. de clinique médicale*, 1861).

Török, admet que l'éruption a pour point de départ l'obstruction épithéliale des conduits sudoripares. Les vésicules se forment primitivement à la base de la couche cornée par une dilatation des fentes interépithéliales et s'étendent bientôt dans la couche épineuse ; le liquide exsudé ne contient pas de fibrine : on peut y trouver une quantité variable de leucocytes mono et poly-nucléaires, quelques cellules épithéliales, des cellules à contenu granuleux et des Mastzellen. Les capillaires de la couche papillaire sont dilatés et des leucocytes, ainsi que des Mastzellen, émigrent dans l'épiderme.

DIAGNOSTIC. — Il n'offre aucune difficulté : tout au plus, lorsque les nappes érythémateuses prennent de l'extension, pourrait-on penser à un *eczéma*, mais la finesse et la persistance des vésicules, leur dissémination, la desquamation en minces collerettes et l'évolution si rapide de l'éruption lèvent bientôt toute difficulté.

TRAITEMENT. — L'emploi des bains quotidiens, l'usage de vêtements légers sont les meilleurs moyens prophylactiques.

La maladie est assez bénigne pour ne pas mériter d'intervention thérapeutique : on peut conseiller seulement, si les sensations de cuisson sont trop pénibles, de saupoudrer avec la poudre de talc ou de faire des lotions avec de l'eau additionnée d'un cinq centième d'acétate de plomb.

Miliaire cristalline. — Cette éruption, qui survient le plus souvent dans la période préagonique des pyrexies, est constituée par de petites saillies remplies d'un liquide limpide, sans érythème ni trace d'inflammation.

Leur volume peut être beaucoup plus considérable que celui des vésicules de la miliaire rouge ; leurs contours sont parfois sinueux ; elles peuvent persister durant plusieurs jours ; elles ne donnent lieu à aucune sensation pénible ; elles siègent, d'après Unna, au-dessus de la base de la couche cornée, les parties moyennes et superficielles de cette couche en formant le revêtement. Török et Unna ont vu des pores sudoraux s'ouvrir dans leur cavité ; leur orifice dilaté formait un entonnoir ; cette dilatation est sans doute, d'après Unna, le phénomène initial ; elle a pour résultat la formation d'une cavité kystique qui, par alternances, s'ouvre dans l'épaisseur de la couche cornée et constitue ainsi une lésion que l'on peut qualifier de *kyste sudoral*.

Il faut surtout, suivant Pollitzer, en chercher la cause dans l'obstruction des conduits sudoripares survenant sous l'influence des sueurs profuses.

PYODERMITES SUDORALES

Elles ont été décrites par L. Perrin (1) : on les observe pendant la saison chaude : elles sont fréquentes surtout chez les enfants ; leurs

---

(1) PERRIN, *Des éruptions d'origine sudoripare (Pyodermites sudorales) A. D.*, 1897.

lieux d'élection sont les mêmes que pour les formes précédentes. Pilliet a constaté, par l'examen histologique, qu'elles siègent dans les glandes sudoripares. Elles sont constituées d'abord par des nodosités nombreuses, plus ou moins volumineuses, intradermiques et hypodermiques ; elles peuvent rester au stade d'induration ou s'ouvrir sous forme de pustules ou d'abcès. Perrin a vu survenir, comme complications, des eczémas impétigineux et des alopécies péri-furonculeuses. La cause prochaine de ces éruptions paraît être le développement de staphylocoques dorés dans le flux sudoral.

ACNÉS

Les dermatoses qui ont pour siège ou point de départ les appareils pilo-sébacés comptent parmi celles dont la nomenclature et la classification laissent le plus à désirer. On rapproche, dans une même description, des affections qui n'ont de commun que le siège : telles sont les acnés *varioliforme, pilaire, dépilante, cornée, miliaires, cachecticorum, télangiectodes*, etc. Le mieux serait sans doute de renoncer à cette nomenclature de fantaisie pour adopter des étiquettes répondant *à la cause prochaine* de chacune des affections ainsi désignées ; mais malheureusement nous n'en sommes pas là : malgré les efforts incessants des cliniciens et des histologistes, on n'est que trop imparfaitement renseigné sur la genèse et la nature intime de la plupart de ces dermatoses pour pouvoir en établir une classification définitive (1). Cependant, on distingue dès à présent, parmi elles, en dehors de celles qui sont décrites dans d'autres chapitres (2), un certain nombre de types nettement définis et formant espèce, telles sont : les *acnés vulgaires*, les *acnés rosacées et hypertrophiques* (3), les *acnés cornées.* Ce sont celles dont nous allons nous occuper ici.

Avec Touton, nous séparons des acnés les affections dites *acné sébacée fluente* ou *huileuse* (Biett-Besnier), *acné sébacée sèche* ou *concrète* (Cazenave, Besnier), *acné miliaire* ou milium, *acné varioliforme* (Bazin) ou molluscum contagiosum, *acnés médicamenteuses, acné mentagra, chéloïde acnéiforme, acné télangiectode* (Kaposi) *acnitis et folliclis* (Barthélemy), *acné nécrotisante et vulnérante serpigineuse du nez* (Kaposi), *acné cachecticorum, acné syphilitique.*

(1) Touton, *Aetiologie und Pathologie der Acné.* (*IVᵉ Congress der Deutschen Dermatologischen Gesellschaft*, 1898).

(2) *Les acnés cicatricielles dépilantes et les acnés nécrotiques ont été décrites précédemment sous le nom de folliculites cicatricielles simples de la barbe et de folliculites cicatricielles nécrotiques*, p. 398 ; pour les autres, voir les articles Séborrhée, Tumeurs, Maladies infectieuses, Maladies toxiques, Tuberculides, Chéloïdes.

(3) Hallopeau, *Des acnés* (*Sem. méd.*, 1896).

Acné vulgaire. — Étiologie. — Elle est vraisemblablement complexe et ne repose encore en partie que sur des hypothèses ; plusieurs d'entre elles présentent cependant un tel degré de vraisemblance qu'on peut les considérer pour ainsi dire comme des certitudes. Selon toute vraisemblance, deux facteurs principaux entrent en jeu dans la production de ces acnés : d'une part, il se produit, dans la sécrétion ou l'excrétion du sébum, une altération qui en fait un milieu de culture favorable au développement de microbes pathogènes ; d'autre part, ces microbes sont importés par le milieu ambiant : on conçoit en effet que les orifices constamment ouverts des glandes sébacées constituent des portes d'entrée pour les agents infectieux qui foisonnent ordinairement à la surface de la peau ou qui peuvent s'y développer accidentellement ; il est possible aussi que le sébum altéré exerce par lui-même une action irritative (H.).

On peut admettre, en thèse générale, que, dans la grande majorité des cas, les maladies des glandes pilo-sébacées ont pour cause initiale un trouble dans leurs fonctions ; les *glandes sébacées sont le siège d'une formation continue et abondante de matières grasses* ; celles-ci paraissent surtout destinées à lubréfier les cheveux, les poils et aussi la surface cutanée ; mais *il est permis de supposer, avec une très grande vraisemblance, qu'elles constituent aussi des émonctoires, concurremment avec les glandes sudoripares, pour les corps gras ingérés ou produits dans l'organisme* ; ici encore, un excès ou une altération de ces substances ou de leurs générateurs pourront devenir des causes d'altérations de ces organes : telle est, selon la plupart des auteurs, le facteur étiologique principal de l'*acné vulgaire*. Payne a émis l'hypothèse que, chez les sujets atteints de ces dermatoses, les follicules se développent incomplètement et qu'il se produit une accumulation d'un sebum trop épais pour pouvoir s'éliminer suffisamment : ce n'est là qu'une vue de l'esprit. D'autre part, on a invoqué un affaiblissement de l'activité cellulaire et, par suite, de la force dite *vis a tergo* qui normalement assure l'excrétion des cellules épidermiques et de la graisse par les orifices pilo-sébacés ; cette interprétation est difficile à soutenir en présence de l'aspect pléthorique que présentent beaucoup d'acnéiques, de leur constitution robuste et de l'activité de leur nutrition générale (H.). La même considération nous porte à n'attribuer, dans la genèse de l'acné, qu'une importance secondaire à la diminution de l'élasticité de la peau et à l'atonie de ses muscles lisses signalées, dans un intéressant travail de Pospelow, comme d'importants facteurs.

Nous avons vu que les glandes sébacées peuvent devenir des organes d'élimination pour les produits anormalement introduits dans l'organisme ou engendrés par lui, soit par le fait de prédispositions diathésiques, soit sous l'influence de causes morbifiques et, par suite, s'altérer : telle est la cause prochaine des acnés que Leloir a

décrites dans la grippe sous le nom de *ptomaïniques*. On peut les voir
survenir dans diverses autres maladies infectieuses, particulièrement
à l'époque de la défervescence, alors que l'organisme se débarrasse,
par ses divers émonctoires, des produits anormaux qui s'y sont développés; l'un de nous (H.) les a appelées *toxiniques* (1) : il ne s'agit pas
là d'acnés vulgaires.

Les appareils pilo-sébacés sont riches en vaisseaux et par consé-
séquent susceptibles de se congestionner, soit en même temps que
toutes les parties de la surface cutanée, soit isolément : *les troubles de
la sécrétion sébacée paraissent être une des principales causes de ces
congestions locales*; on peut expliquer ainsi comment la *couperose*
accompagne souvent l'acné vulgaire ou lui fait suite.

L'*éréthisme cutané* que provoque, particulièrement au visage, l'ingestion des aliments chez la plupart des acnéiques peut être attribué,
soit à un réflexe d'origine gastro-intestinale dont on ne comprendrait
guère la signification physiologique, *soit plutôt à la surcharge momen-
tanée de l'organisme en matériaux qui trouvent leur émonctoire dans
les glandes de cette région, en excitent les fonctions et en amènent ainsi
la congestion;* on comprend de la sorte comment ces congestions
sont plus particulièrement provoquées par l'ingestion des boissons
alcooliques et des stimulants diffusibles.

Les *glandes sébacées participent à l'évolution du système pileux*;
c'est dire qu'elles se développent surtout à l'époque de la *puberté*,
aussi bien chez la femme, dont la peau se couvre souvent alors d'un
duvet apparent, que chez l'homme : *d'où la suractivité fonctionnelle
et la vulnérabilité plus grande de ces organes à cette période de la
vie.*

Si nous cherchons, parmi ces différentes causes, celles auxquelles
on peut rapporter plus particulièrement la genèse de l'acné vulgaire,
nous trouvons, en première ligne, l'évolution sexuelle, à tel point
que cette dermatose pourrait être dénommée *acné d'évolution*; et de
fait, il est d'observation courante que cette acné apparaît le plus
habituellement au moment de la puberté et persiste pendant l'adolescence et la première jeunesse pour s'éteindre ensuite ou se transformer.

Comme cause adjuvante, il faut citer surtout la suralimentation,
si fréquente à cette époque de la vie, particulièrement l'abus des
féculents, des graisses et aussi des alcools.

Barthélemy attache une grande importance, dans la genèse de cette
acné, à la dilatation de l'estomac : la gastro-ectasie existerait, d'après
lui, presque constamment chez les sujets qui sont atteints de cette
dermatose. En réalité, dans les cas où l'acné reconnaît pour origine
un trouble gastrique, il s'agit toujours d'une dyspepsie de fermentation (A. Robin et Leredde), mais souvent cette dyspepsie est latente.

(1) Voy. p. 33.

De tous les acides de fermentation, le plus important, à ce point de vue, paraît être l'acide butyrique.

Faut-il invoquer la diathèse arthritique ? Si l'acné vulgaire est fréquente chez les rhumatisants et les goutteux, on la constate également chez nombre d'individus qui ne présentent aucun des attributs de cette diathèse : l'observation quotidienne ne paraît donc pas confirmer à cet égard l'opinion de Bazin.

L'acné vulgaire coïncide fréquemment avec un état séborrhéique des plus prononcés caractérisé par l'état onctueux de la peau, la dilatation des orifices pilo-sébacés et la possibilité d'en faire sortir du sébum sous la forme de filaments qui ne sont autre que des comédons sans la tête noire (*acné fluente* de Biett et Besnier et *séborrhée* dite *grasse* de Sabouraud). Il est probable que tous deux reconnaissent une même cause prochaine (Schütz) ; ils représentent des modes de réaction des appareils pilo-sébacés (H.) : cette acné doit donc être rangée parmi les *séborrhéides*.

La *menstruation* est une cause fréquente d'une acné, qui, selon la remarque bien fondée de Schütz, présente des localisations autres que l'acné commune : en effet, elle ne débute pas, comme celle-ci, par le front, mais bien par le menton et le pourtour de la cavité buccale. Pour ce qui est du mode de production de cette acné menstruelle, on peut invoquer l'éréthisme vasculaire qui accompagne les règles et peut-être aussi la genèse de toxines sous l'influence du travail de maturation ovulaire ; l'action, invoquée par des Américains, des autres excitations génitales, et aussi des rétrécissements de l'urèthre, est bien problématique.

Par contre, l'influence des excitations thermiques ne nous paraît pas douteuse.

Nous verrons bientôt que l'on a décrit, dans l'acné vulgaire, divers bacilles auxquels on attribue la genèse de cette dermatose. Il est certain que des parasites jouent un rôle dans la production des lésions, mais ils n'interviennent, selon toute vraisemblance, que secondairement ; la condition primaire et essentielle doit être bien plutôt une modification dans la composition du terrain, constitué par l'exsudat sébacé et sa transformation en un milieu de culture favorable au développement des bacilles.

SYMPTÔMES. — L'*acné vulgaire* peut se présenter sous des *formes diverses* qui sont désignées sous les noms d'*acnés comedo*, *ponctuée*, *simplex*, *pustuleuse*, *indurée*, *phlegmoneuse*, en *grains d'orge*, *furonculeuse* et *menstruelle*. Nous aurons à les décrire successivement ; mais, auparavant, nous devons indiquer les caractères qui leur sont communs.

Elles ont pour siège de prédilection le visage et le haut du thorax. Comme l'a fait justement observer Schütz, elles suivent généralement, sauf pour la variété menstruelle, une marche descendante : débutant par le front, elles envahissent successivement, de haut en bas, le nez et particulièrement son extrémité inférieure, les joues et le menton; elles gagnent ensuite le devant du sternum, la région interscapulaire, les épaules; elles peuvent s'étendre à la partie supérieure des bras; il est rare de les voir intéresser les autres parties du corps. Les régions où manquent les glandes sébacées, c'est-à-dire les surfaces palmaires et plantaires, en restent nécessairement indemnes.

Chez les sujets qui en sont atteints, la peau est souvent épaisse et huileuse; les orifices pilo-sébacés sont larges; les altérations débutent le plus souvent par la formation d'un comédon.

Les *comédons* sont des concrétions qui obstruent les orifices pilo-sébacés; ils représentent de véritables bouchons effilés, terminés à la surface du tégument par une masse renflée qui en constitue la tête et profondément par une extrémité fine et allongée; celle-ci est de couleur blanchâtre, alors que la tête présente l'aspect d'un point noir; il n'est pas rare, comme l'a montré Ohmann-Dumesnil, de voir deux têtes comédoniennes se réunir profondément en un seul corps : c'est ce qu'il a appelé *doubles comédons*; il en est de multiples.

Le volume de ces concrétions est des plus variables; il en est dont la tête atteint plusieurs millimètres de diamètre.

Leurs sièges de prédilection sont ceux de l'acné vulgaire, mais on les rencontre aussi dans des parties où l'on ne voit guère de boutons acnéiques : telles sont les paupières, la conque de l'oreille, le pourtour de l'anus; on peut également les trouver en quantité sur toute la hauteur du tronc, et ils coïncident dans la région lombo-sacrée avec une variété d'acné cornée. Si donc ils jouent un rôle considérable dans la production de l'acné vulgaire, leur histoire ne se rattache pas exclusivement à celle de cette affection; ils peuvent exister sans elle, occuper des régions qui en sont exemptes et se perpétuer alors que les lésions acnéiques ont depuis longtemps disparu.

Pour que l'acné soit provoquée par le comédon, il faut un mode de réaction spécial au sujet, et peut-être son invasion par des bacilles spéciaux : or, ce mode de réaction ne se produit que dans les conditions indiquées précédemment.

Les *caractères cliniques* des différentes formes d'acné vulgaire sont d'observation facile.

Dans l'*acné ponctuée*, le comédon est entouré par une élevure légèrement indurée, tantôt non colorée, tantôt rosée.

Dans l'*acné simplex*, ces élevures deviennent acuminées, d'une couleur variant de la pigmentation normale de la peau au rouge plus ou moins foncé; leur consistance est ferme; le plus souvent elles suppurent : on voit alors leur sommet blanchir et bientôt renfermer une gouttelette de pus qui se concrète et forme une croûtelle; celle-ci tombe rapidement ; peu de jours après la petite élevure s'affaisse, et la lésion n'est plus représentée que par une tache brune qui pâlit peu à peu et disparaît en laissant parfois à sa place une petite dépression cicatricielle.

Les boutons peuvent être plus volumineux, s'entourer d'une aréole érythémateuse et se terminer par la formation d'une pustule plus volumineuse : c'est l'*acné pustuleuse* de Hebra.

Dans l'*acné indurée*, les lésions sont plus profondes ; elles intéressent le tissu cellulaire, en même temps que le follicule pilo-sébacé ; les boutons sont volumineux, de couleur rouge, de consistance ferme ; ils se ramollissent à leur sommet, où l'on voit paraître du pus. Cette forme, plus que la précédente, laisse à sa suite des cicatrices déprimées indélébiles.

Dans l'*acné phlegmoneuse*, la suppuration est plus abondante ; il se fait un abcès dermique qui s'ouvre plus ou moins rapidement ; les cicatrices sont plus étendues et plus profondes.

L'*acné* est dite *en grains d'orge* quand les boutons agglomérés prennent une forme ovalaire (1).

Sabouraud a signalé une *forme furonculeuse* d'acné suppurative ; elle doit être des plus rares, car nous n'avons jamais observé dans l'acné le bourbillon qui la caractériserait.

L'*acné menstruelle* se distingue par ses localisations : tandis que nous avons vu l'acné vulgaire débuter habituellement par le front pour descendre graduellement sur les joues et le nez et n'atteindre le menton qu'en dernier lieu, l'acné menstruelle, au contraire, intéresse en premier lieu, comme nous l'avons déjà indiqué, le menton et le pourtour de la cavité buccale ; elle est caractérisée d'un autre côté par des exacerbations qu'elle présente au moment des règles.

Si chaque bouton d'acné n'a le plus souvent qu'une durée éphémère et se termine bientôt par suppuration, en laissant ou non une cicatrice plus ou moins déprimée et étendue suivant l'intensité du processus inflammatoire et le volume des boutons, la maladie, en elle-même, persiste au contraire pendant des années ; elle procède par poussées successives : à mesure que les boutons disparaissent, il s'en reproduit d'autres ; il se fait ainsi une série d'éruptions, séparées ou ou non par des intervalles plus ou moins prolongés d'accalmie ; ces poussées sont provoquées fréquemment par des écarts de régime, tels que l'abus des spiritueux ou une alimentation vicieuse par sa qualité ou sa quantité. On a fait intervenir aussi des *auto-inoculations*. Il est habituel de voir ainsi l'acné vulgaire se prolonger pendant une partie de l'existence.

----

(1) Nous ne mentionnons pas ici l'affection décrite par Kaposi sous le nom d'acné *télangiectode*, car il est résulté des examens histologiques et des inoculations pratiquées par Finger et Jadassohn qu'il s'agit d'une forme folliculaire de lupus tuberculeux (Voir l'article *Tuberculides*.)

Il n'est pas rare de voir lui succéder, soit une séborrhéide eczémateuse, soit de l'acné rosacée.

Très exceptionnellement, l'acné suppurée a donné lieu au développement d'une phlébite secondaire qui, en se propageant à la veine ophtalmique et au sinus caverneux, a entraîné la mort.

ANATOMIE PATHOLOGIQUE. — Le comédon et l'*acné vulgaire* ont été particulièrement étudiés au point de vue bactériologique, dans ces derniers temps, par Unna, Menahem Hodara et, plus récemment, par Van Hoorn et Sabouraud. Ces auteurs ont constaté, en premier lieu, que l'on y trouve constamment, en dehors du *demodex folliculorum*, parasite banal de l'épiderme et sans rôle pathogénétique, divers micro-organismes : ce sont des cocci spéciaux, distincts des staphylocoques et des streptocoques, des spores de Malassez ou spores en gourde et de fins bacilles qui appartiendraient en propre à cette affection. Les cocci et les spores se rencontrent dans la tête et les lamelles externes du comédon ; ils les ont certainement envahies secondairement et sont sans importance. Il n'en serait pas de même, d'après les auteurs que nous venons de citer, des fins bacilles, courts, relativement épais, légèrement recourbés, à extrémités arrondies, à centre plus volumineux, mesurant 7 µ sur 3, entourés d'une gelée, susceptibles de s'allonger, de se grouper en série de trois à cinq ou de confluer en amas volumineux, que l'on rencontre constamment dans les parties profondes du comédon, dans sa cavité centrale, et qui ne pénètrent dans les lamelles externes que tardivement ; on ne les trouve que dans les comédons accompagnés d'acné ; ils font complètement défaut dans les autres. Unna les regarde comme la cause probable de cette dermatose. On ne saurait cependant considérer ce fait comme démontré : il est possible que, comme les autres micro-organismes précités, ils ne se développent que secondairement dans un milieu qui leur est favorable ; il est, par contre, très vraisemblable que, soit ces microbes, soit le *staphylococcus pyogenes albus*, soit le *staphylococcus albus butyricus*, signalés par Sabouraud, sont les agents générateurs des suppurations acnéiques, car on n'y trouve pas habituellement d'autres microbes pyogènes ; ces suppurations ne se produisent que lorsqu'ils se multiplient en quantité assez considérable pour pénétrer dans le tissu conjonctif ambiant ou pour y faire pénétrer les ferments solubles qu'ils engendrent. Sabouraud rapporte à l'invasion secondaire du *staphylococcus pyogenes aureus* la genèse de la forme qu'il a dénommée *acné furonculeuse récidivante*.

Comme autres altérations histologiques, il faut mentionner l'épaississement de l'épiderme au niveau du comédon, qui n'est qu'une hyperkératose du conduit folliculaire dans sa partie terminale, ainsi que la dilatation des vaisseaux des follicules et des glandes et l'infiltration de cellules dont certaines peuvent offrir des noyaux multiples. Les inflammations secondaires peuvent rester limitées aux follicules ou s'étendre au tissu qui les entoure; il peut également survenir de l'impétigo. Unna distingue des folliculites suppurées supérieures ou inférieures suivant qu'elles débutent superficiellement par de l'impétigo ou profondément dans le follicule ou les glandes annexes.

Les suppurations de l'acné vulgaire sont surtout endo-folliculaires; elles restent généralement circonscrites; elles ne se propagent qu'exceptionnellement et dans une faible proportion au tissu qui les entoure; elles ne s'étendent donc pas et diffèrent ainsi de la plupart des inflammations provoquées par les staphylocoques, particulièrement des furoncles. Elles peuvent laisser à leur suite des cicatrices, parfois étendues; nous considérons comme telles les pertes de substance, tantôt taillées à l'emporte-pièces, tantôt planes, pigmentées ou décolorées que l'on observe, en même temps que l'acné vulgaire, soit au visage, soit sur le thorax, particulièrement au-dessous des épaules et entre elles : l'acné vulgaire peut donc, devenir nécrotique au même degré que la folliculite cicatricielle nécrotique.

Parfois, les lésions de l'acné rétrocèdent complètement; d'autres fois, les abcès folliculaires amènent la formation de cavités, et, si plusieurs de ces cavités deviennent confluentes, on peut voir se produire les doubles comédons (Unna).

DIAGNOSTIC. — Il ne présente guère de difficultés : le siège des altérations, leur marche descendante, la présence constante de comédons, la dissémination des éléments éruptifs sont, dans leur ensemble, caractéristiques.

Il est peut-être difficile, cependant, de savoir si l'acné vulgaire existe seule ou si elle n'est pas compliquée d'eczéma. Nous avons vu, en effet, qu'elle se développe chez des sujets séborrhéiques; c'est dire qu'elle coïncide fréquemment avec la séborrhéide eczémateuse du cuir chevelu; mais celle-ci peut envahir le visage et le haut du thorax et offrir alors beaucoup d'analogie dans son aspect avec l'acné vulgaire : dans les deux cas, les altérations peuvent être limitées aux orifices pilo-sébacés et distribuées sur le haut du thorax en traînées correspondant à la distribution de ces mêmes orifices; dans les deux cas, il y a des élevures acuminées et érythémateuses; si, concurremment, il existe, au visage, des lésions typiques d'acné et, au cuir chevelu, de l'eczéma séborrhéique, comment classer l'éruption thoracique? Chez un malade que nous (H.) avons montré en 1889 à la réunion des médecins de Saint-Louis, l'accord n'a pu s'établir. La même difficulté peut se présenter au visage : en l'absence de comédons dans les éléments, on peut être contraint de rester dans l'indécision. Cependant, lorsqu'il s'agit d'un eczéma, la rougeur concomitante est d'ordinaire plus prononcée autour de chaque élément, bien que l'acné vulgaire puisse coïncider avec l'acné rosacée. D'autre part, dans l'eczéma, les boutons sont plus souvent agglomérés en petits groupes; ils suppurent moins constamment et seulement sous l'influence de topiques irritants ; ils sont plus prurigineux ; le volume des saillies est moindre ; elles sont souvent recouvertes de squames et de minces croûtelles. En tenant compte de ces caractères, on évite le plus souvent une erreur qui peut être très préjudiciable en conduisant à une thérapeutique mal appropriée.

Le siège des éruptions dites *chéloïdes acnéiformes* à la nuque, la dermatite sous-jacente et la présence, dans les boutons, de poils adultes remarquables par leur implantation vicieuse, leur divergence et leur volume relativement considérable, différencient suffisamment cette dermatose de l'acné vulgaire pour qu'il n'y ait pas de confusion possible (Voy. *chéloïdes*), mais il faut savoir que les cicatrices d'acné vulgaire peuvent, chez des sujets prédisposés, devenir chéloïdiennes.

Dans la maladie que nous avons fait connaître (H.), avec P. Claisse, et que nous dénommons *dermatite papulo-pustuleuse agminée de la face* (Voy. cet article), le mode de développement des boutons qui apparaissent soudainement comme un pseudo-exanthème et sont d'abord de petites dimensions — car leur diamètre initial ne dépasse pas un millimètre —, leur forme primitivement très acuminée, leur couleur d'un rouge clair et vif, leur accroissement rapide, l'aspect arrondi de leur sommet qui leur donne une forme hémisphérique, leur consistance très ferme, leur groupement en plaques qui atteignent les proportions d'une pièce de deux francs et rappellent par leur aspect celle du zona, leur guérison complète par les cautérisations ignées, sont autant de caractères qui ne permettent pas la confusion avec l'acné vulgaire.

L'affection décrite par Barthélemy sous le nom d'*acnitis* diffère des acnés par son siège primitivement sous-cutané ainsi que par ses localisations régionales : c'est une toxi-tuberculide.

Les *folliculites cicatricielles simples de la barbe* débutent par des saillies rouges et bientôt vésiculo-pustuleuses à la base des poils ; ces lésions se groupent en îlots, symétriques ou non, qui s'étendent plus ou moins rapidement en présentant des contours serpigineux ; les vésiculo-pustules se dessèchent en croûtelles blanchâtres d'apparence cornée ; l'aire des îlots envahis devient le siège d'une desquamation pityriasiforme ; les poils tombent pour ne plus repousser et il se produit un tissu de cicatrice aux lieu et place des follicules.

La *folliculite cicatricielle nécrotique* se manifeste, en premier lieu, par une élevure au centre de laquelle on voit un poil, le plus souvent adulte. Bientôt cette élevure se trouve surmontée d'une croûte colorée, d'abord en jaune, puis en brun ; cette croûte a été le plus souvent, mais non constamment, précédée par une pustule d'ordinaire peu volumineuse ; bientôt le poil central tombe et la croûte se déprime dans sa partie médiane : c'est cette ombilication qui avait conduit Hebra à lui appliquer l'épithète de *varioliforme* (Voy. p. 392).

Si l'on enlève la croûte, on trouve au-dessous d'elle une ulcéra-ration recouverte d'un exsudat visqueux et jaunâtre. Dans les cas légers, cette ulcération reste peu profonde et s'efface graduellement, en laissant après elle une cicatrice légèrement déprimée, d'abord colorée en brun, puis pâlissant graduellement et finissant par trancher par sa blancheur sur les parties voisines. Dans les formes graves, les croûtes sont plus larges, elles correspondent à plusieurs follicules, l'ulcération gagne en profondeur et il se fait une perte de substance relativement considérable; il en résulte une cicatrice, profonde et parfois étendue en surface : nous l'avons vue atteindre plus d'un cen-timètre de diamètre.

Dans le cas que Boeck a pris pour type de son acné nécrotique, les boutons étaient entourés d'une quantité de points hémorragiques fins comme des grains de poussière; il s'agissait vraisemblablement d'un mode de réaction anormale et particulier au sujet observé; les autres caractères de l'éruption étaient d'ailleurs identiques à ceux que nous venons de décrire : c'est à tort que l'on a rattaché à cette acné nécrotique, toujours pilaire, les cicatrices d'acné vulgaire qui peuvent atteindre également, surtout entre les épaules, des dimen-sions considérables.

L'*acné iodique* se distingue de l'acné vulgaire par sa suppuration rapide, par l'acuité de son évolution, par ses localisations à toute l'étendue du visage ainsi que sur les membres et par la coïncidence d'autres phénomènes d'iodisme.

Acné rosacée. — Syn. : *Acné rosacée* ou *érythémateuse, acné télangiectasique, couperose, acné hypertrophique, rhinophyma, acné rubra séborrhéique* (Petrini).

Étiologie. — Les *causes prochaines* de l'*acné rosacée* sont indé-terminées : on ne peut dire actuellement quel est le phénomène initial. Souvent, il paraît évident que les troubles de vascularisation se pro-duisent à la suite du développement de boutons acnéiques, mais, par contre, il est des cas où ils paraissent exister seuls ou être primitifs : il appartiendra à l'histologie et à la physiologie pathologiques de décider s'il n'existe pas, dès leur début, des altérations dans la struc-ture ou les fonctions des appareils sébacés ; on ne voit guère, en effet, l'hyperémie engendrer par elle-même des troubles sécrétoires ; elle leur est, en général, bien plutôt subordonnée ou elle n'intervient que comme adjuvant dans leur production (H.).

Ces troubles de vascularisation se produisant avec des caractères identiques en tant que complication de l'acné, on peut admettre avec une grande vraisemblance que les glandes en sont constamment le point de départ. On conçoit qu'un organe puisse devenir, par suite d'un trouble dans ses fonctions et sa structure intime, le point de départ d'altérations congestives ou inflammatoires alors que nous nous trouvons dans l'impossibilité, avec nos moyens d'investigation,

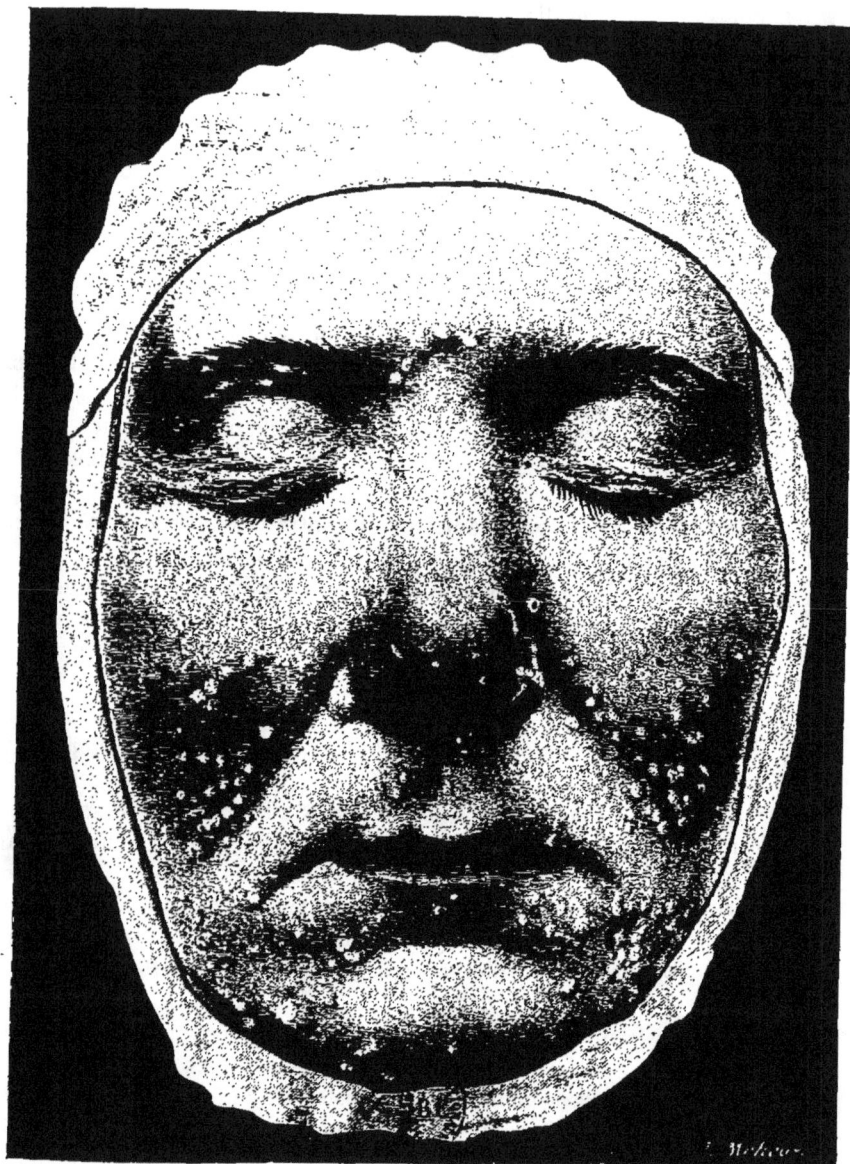

Librairie J.-B. Baillière et fils.

ACNÉ ROSACÉE

de déterminer la nature de ces lésions initiales. Il résulte de ces considérations que toutes les causes de l'acné vulgaire peuvent être génératrices de l'acné rosacée (H.).

C'est généralement dans la seconde jeunesse que ces altérations commencent à se manifester; elles n'ont ultérieurement aucune tendance à rétrocéder; elles peuvent survenir sous forme de poussées aiguës qui se produisent le plus souvent après les repas, même chez les sujets sobres, a fortiori chez les gros mangeurs et les grands buveurs.

Il ne faut pas croire que les écarts de régime puissent être notés comme cause constante des acnés hypertrophiques; on ne peut nier cependant que ce ne soit là, dans bien des cas tout au moins, une cause adjuvante d'une incontestable puissance.

Il faut mentionner encore comme cause possible de ces poussées l'époque menstruelle.

Symptômes. — Contrairement à l'acné vulgaire que nous avons vue être descendante, si ce n'est dans sa forme menstruelle qui est ascendante, ces acnés rosées débutent par le milieu du visage et s'étendent ensuite excentriquement. Elles peuvent longtemps rester limitées au nez et à son voisinage immédiat. Plus tard, on voit des taches apparaître sur les joues; celles-ci peuvent cependant aussi être initiales et ce n'est que secondairement que le front, le menton, la partie postérieure des joues se trouvent intéressés; les oreilles peuvent également être affectées; le cou est bien plus rarement envahi par l'éruption.

A un léger degré, la couperose n'est caractérisée que par des poussées érythémateuses qui se produisent après les repas ou l'ingestion de boissons stimulantes, particulièrement de thé, et occupent isolément ou simultanément le milieu des joues et le lobule du nez; dans la suite, la rougeur devient persistante en ces mêmes parties tout en subissant une augmentation d'intensité et assez souvent en envahissant de nouvelles régions (front, partie postérieure des joues, menton).

Cet état peut persister pendant de longues années avec des alternatives d'amélioration et d'aggravation et finir par s'atténuer pour disparaître graduellement. Plus souvent, au contraire, à l'érythème viennent s'ajouter des papulo-pustules; celles-ci sont de dimensions très variables; les unes miliaires, les autres volumineuses (Planche XVIII). Dans certains cas, il y a surtout, comme l'ont montré Besnier et Doyon, un état séborrhéique avec exfoliation et saillie des orifices pilo-sébacées; il semble s'agir d'une variété intermédiaire entre l'acné et l'eczéma et on peut lui donner indifféremment les noms d'acné eczématique ou d'eczéma acnéique.

Dans les cas intenses, les papulo-pustules s'entourent d'une base inflammatoire avec infiltration profonde du derme et parfois aussi du tissu connectif sous-jacent.

A la dilatation des capillaires qui constitue le plus souvent les plaques érythémateuses peuvent s'adjoindre des dilatations veineuses, particulièrement sur le lobule et au pourtour des narines et aussi au niveau des joues: d'où le nom d'*acné télangieclasique* donné à cette variété.

L'*hyperémie* qui accompagne l'acné *peut entraîner une intensité plus grande des phénomènes nutritifs dans le tissu conjonctif qui entoure les glandes sébacées : d'où la production de ces hypertrophies parfois monstrueuses qui peuvent accompagner les acnés rosacées.*

Dans cette acné dite *hypertrophique* ou *éléphantiasique*, la tuméfaction devient considérable, parfois énorme. Au début, c'est le plus habituellement la peau du lobule et des ailes du nez qui s'épaissit en même temps qu'elle devient plus rouge et que ses orifices glandulaires deviennent plus apparents ; bien qu'oblitérés en partie, ils sont le siège d'une sécrétion adipeuse qui donne aux parties atteintes un aspect huileux ; elles sont parcourues par des veines très volumineuses et superficielles qui se dessinent sous la peau.

L'hypertrophie peut être uniforme ou tubéreuse. Dans ce dernier cas, des tumeurs plus ou moins volumineuses se détachent de la masse principale et font des saillies parfois très considérables. Sur un moulage du musée de l'hôpital Saint-Louis, on les voit atteindre le volume des deux poings et descendre du nez au devant de la bouche jusqu'au menton. Sur un autre moulage dont Besnier a donné la reproduction photographique dans l'*Iconographie des maladies cutanées et syphilitiques,* les lésions atteignent leur plus grande intensité au niveau de la glabelle ou espace intersourcilier ; les masses saillantes y simulent des circonvolutions séparées par des plis profonds qui ne sont, pour la plupart, que les plis normaux très exagérés. La surface de ces saillies est généralement lisse ou grenue, parfois inégale, bosselée ; on peut y voir des boutons d'acné ; leur couleur est d'un rouge sombre, souvent violacée ; la dilatation des orifices pilosébacés est des plus frappantes : elle peut atteindre plusieurs millimètres. La consistance des masses est le plus souvent mollasse, parfois ferme par places. Ces altérations donnent à la physionomie l'aspect le plus étrange. Comme dans la couperose simple, les masses deviennent plus rouges après l'ingestion de boissons ou d'aliments stimulants.

Diagnostic. — L'hyperémie et les localisations initiales sur les parties médianes du visage différencient ce type de l'*acné vulgaire.*

Il est parfois difficile de distinguer l'acné rosacée du *lupus érythémateux* : dans les deux cas, en effet, le nez et les joues peuvent être le siège de placards érythémateux persistants ; les localisations peuvent être semblables ; mais la présence de boutons papulo-pustuleux permettra de pencher en faveur d'une acné. Au contraire, des cicatrices très superficielles et étendues en surface indiqueront que l'on a affaire à un lupus érythémateux ; une légère saillie des bords des plaques érythémateuses, l'accentuation de la rougeur à leur niveau ainsi qu'une décoloration appréciable des parties centrales conduisent au même diagnostic.

Les masses éruptives du rhinophyma sont parfois confondues avec d'autres tumeurs du lobule nasal; si elles s'accompagnent d'une hyperémie, l'examen histologique peut seul juger la question.

Acné cornée. — Les *glandes pilo-sébacées sont incessamment le siège de néoformations épidermiques*; l'un de nous (H.) s'est, à plusieurs reprises, attaché à faire remarquer que leurs orifices et ceux des glandes sudoripares sont un siège d'élection de ces néo-formations aussi bien à l'état pathologique qu'à l'état normal (1); ces organes concourent ainsi activement à l'excrétion des substances qui entrent dans la constitution des produits épidermiques, et l'on conçoit qu'une modification dans la quantité ou la qualité de ces substances puisse devenir pour ces glandes une cause d'altération. On peut avec vraisemblance rapporter à cette cause au moins une partie des faits d'*acné cornée*, laquelle est constituée par la genèse d'une quantité anormale de cellules épidermiques et leur hyperkératinisation.

On peut donc invoquer un *trouble d'évolution* pour expliquer la production de ces *acnés cornées*.

Cazenave et Hardy ont décrit sous ce nom d'*acné cornée*, une dermatose caractérisée par des pointes dures dépassant de plusieurs millimètres le niveau de la surface cutanée et ayant pour siège les follicules pilo-sébacés.

Des observations récentes montrent qu'il y a lieu d'en distinguer plusieurs formes.

Dans l'une, qui a été signalée par Tenneson et par nous (2), les lésions sont conglomérées en groupes à contours nets, irréguliers ou polycycliques; elles ne remontent pas à l'enfance; elles ont une évolution et tendent à se disséminer et à s'étendre. Les productions cornées sont manifestement constituées par des comédons très allongés et très durs, généralement colorés en noir; les follicules pilo-sébacés, dont ces comédons représentent le produit de sécrétion durci, sont saillants; ils peuvent être en outre légèrement colorés en rouge pâle; les plaques agminées peuvent présenter dans leur ensemble une coloration rouge plus ou moins vive; enfin, les parties atteintes sont parfois le siège d'un prurit intense. Cette éruption occupe le haut du tronc, en arrière; dans l'un de nos faits, elle s'est éten-

---

(1) Hallopeau, *Sur le rôle des orifices glandulaires dans les néoformations épidermiques* (S. F. D., 1895. p. 225).

(2) Tenneson et Leredde, *De l'acné kératique* (A. D., 1895). — Hallopeau et Jeanselme, *Sur deux formes d'acné cornée. Ibid.*

(3) Hallopeau et Macrez, *Sur un nouveau cas d'acné kératique. Ibid.*

due aux bords postérieurs des aisselles, aux coudes, aux régions postéro-externes des avant-bras et aux fesses. Les membres inférieurs peuvent également être intéressés; le visage est aussi parfois envahi.

L'un de nous (1) (L.) a constaté, chez la malade de Tenneson, la présence de globules blancs dans les glandes sébacées.

D'après Leloir et Vidal, les altérations histologiques portent surtout, dans l'acné cornée, sur l'épithélium du follicule pilo-sébacé, que l'on trouve fort épaissi dans ses couches cornées et aussi au niveau des corps de Malpighi; les papilles dermiques sont très allongées et un peu élargies; les vaisseaux du derme sont dilatés et entourés de manchons de cellules embryonnaires.

L'autre forme d'acné cornée n'évolue pas, mais reste indéfiniment stationnaire; les comédons n'y sont pas distribués en placards, ils sont disséminés. Cette forme n'est pas agminée, elle n'a pas de tendance à s'étendre. Dans deux faits que nous avons publiés (H.) avec Jeanselme, les concrétions occupaient surtout les parties latérales du rachis dans la région lombaire et la partie inférieure de la région dorsale; on en voyait quelques-unes sur l'abdomen; leur disposition était généralement symétrique. On a noté également un petit nombre de concrétions disséminées dans les conques des oreilles ou dans les aisselles, les aines, au pubis, aux cuisses et aux jambes. Chaque comédon, d'un brun foncé ou noirâtre, de consistance très ferme, fait une saillie de 1 à 2 millimètres; si on vient à l'énucléer, on obtient une sorte de perle cornée, presque translucide, qui glisse et s'échappe comme un noyau de cerise lorsqu'on cherche à l'écraser entre deux lames de verre; sa consistance diminue à mesure que l'on se rapproche de son extrémité profonde qui est molle, blanchâtre et traversée par un poil follet.

Entre les comédons, qui représentent la lésion en acte, sont disséminées de nombreuses cicatrices superficielles, blanchâtres, circulaires, mesurant jusqu'à 5 millimètres de diamètre, un peu saillantes à leur périphérie et légèrement déprimées à leur centre, d'où émerge un poil : elles sont le vestige d'inflammations suppuratives qui peuvent se renouveler chaque année; on observe aussi des taches pigmentées qui reconnaissent la même origine.

L'examen anatomo-pathologique dénote une dilatation énorme du follicule, la présence dans sa cavité de nombreuses cellules kératinisées, mais remarquablement pauvres en matières grasses, l'épaississement de la couche de Malpighi, la multiplication des cellules rondes et fusiformes dans le tissu conjonctif sous-jacent.

Ces acnés cornées diffèrent de l'acné vulgaire par leur localisation, leur mode de distribution, l'absence presque complète de graisse

(1) TENNESON et LEREDDE, loc. cit.

dans les comédons, l'aspect filiforme et la longueur de ces productions ; il est évident que, contrairement à l'acné vulgaire, elles n'ont rien à faire avec les troubles de l'élimination des matières grasses. On ignore quelle en est la cause prochaine : on peut supposer une invasion microbienne pour la première forme, un trouble d'évolution ou une dyscrasie pour la seconde.

PRONOSTIC DES ACNÉS. — Il est presque constamment bénin *quoad vitam*; les cas dans lesquels une acné vulgaire est devenue le point de départ d'une thrombose de la veine ophtalmique propagée au sinus caverneux sont des plus rares ; mais ces affections n'en sont pas moins pénibles, surtout lorsqu'elles siègent au visage, par l'altération des traits qu'elles provoquent, par leurs incessantes récidives, par les cicatrices qu'elles laissent à leur suite, et par leur résistance trop souvent opiniâtre aux traitements les mieux appropriés.

TRAITEMENT DES ACNÉS. — Nous étudierons successivement les indications fournies par les causes, les processus et les lésions des acnés ; celles qui résultent des symptômes sont nulles.

1° INDICATIONS FOURNIES PAR LES CAUSES. — Une des principales indications qui ressortent de l'étiologie est la *diète des substances grasses et féculentes :* quelle que soit la cause de l'acné séborrhéique, on la combat efficacement en diminuant, dans la mesure du possible, la production, dans l'organisme, des matériaux générateurs du sebum.

Dans le même ordre d'idées, les spiritueux et les boissons stimulantes seront également interdits en raison surtout de l'action excitante qu'ils exercent manifestement sur les fonctions des glandes sébacées et la vascularisation de la face.

Il est concurremment d'une grande utilité de favoriser, autant que faire se peut, les digestions gastrique et intestinale et de prévenir les fermentations qui peuvent les entraver ou les vicier : on pourra donc prescrire, avec avantage, des agents tels que le *soufre ioduré*, le *fluorure d'ammonium* (L.), l'*érythrol*, le *naphtol* ou le *salol* associés ou non au *charbon ;* ce n'est que dans le cas de dilatation très prononcée de l'estomac qu'il y aurait lieu de procéder méthodiquement au *lavage* de cet organe (Voy. *Trait. de l'eczéma* et *Trait. du prurigo*).

Lorsque les éruptions acnéiques subissent l'influence des poussées menstruelles, l'usage des *emménagogues*, tels que l'apiol, la teinture d'hamamelis, paraît être indiqué.

Nous, allons voir que le traitement local consiste en partie dans l'application de parasiticides qui répondent également à une indication causale.

Pour les autres formes d'acné, l'ignorance de leur cause laisse le médecin dans l'impuissance de répondre à cette indication.

2° INDICATIONS FOURNIES PAR LE PROCESSUS ET LES LÉSIONS. — Ces indications diffèrent suivant les formes de ces acnés.

Dans l'*acné punctata*, il faut, avant tout, débarrasser les orifices glandulaires des concrétions qui les obstruent. La tâche est facilitée par l'application préalable de topiques susceptibles de ramollir et de décaper l'épiderme : tels sont le savon vert additionné d'un tiers d'alcool, les solutions de potasse de 3 à 5 p. 100, et les savons, emplâtres ou pâtes salicylés. Leistikow recommande ensuite l'application de pâtes décapantes parmi lesquelles il place en première ligne la pâte à l'oxyde de zinc mélangée, par parties égales, avec la résorcine; on peut y ajouter de l'acide salicylique, de l'ichtyol, du soufre; au bout de 3 ou 4 jours, la couche cornée forme avec la résorcine une couche concrète qui se détache peu à peu ; on emploie alors le pansement à l'oxyde de zinc. Lassar se sert d'une préparation plus rapidement active ; elle est ainsi composée :

Naphtol β......................................	10 grammes.
Soufre précipité...............................	50 —
Vaseline.......................................	ăā 25 —
Savon vert.....................................	

on doit l'enlever 20 minutes après son application, laver et saupoudrer avec le talc; après une ou quelques séances, il se produit une légère inflammation de la peau qui brunit et bientôt la couche cornée se détache. On peut ajouter à cette pommade de la résorcine, de l'acide salicylique, du camphre à la dose de 5 p. 100.

On enlève *mécaniquement* les comédons; on y parvient en comprimant leur pourtour, soit avec l'instrument dit *Komedonquestcher* (extracteur de comédons), soit simplement avec l'extrémité d'une clef de montre : le comédon sort sous la forme d'un filament, noir à son extrémité, blanc jaunâtre dans sa partie terminale. Cette ablation a une importance capitale, car, ainsi que nous l'avons dit déjà, l'irritation provoquée par la présence de ces concrétions paraît être la cause initiale des altérations qui se produisent ultérieurement dans les appareils pilo-sébacés et à leur périphérie et donnent lieu ainsi à la production des diverses formes d'*acné figurata*.

C'est dans le même but que Pospelow a préconisé récemment le *massage* des parties atteintes. Il le pratique matin et soir avec les doigts imprégnés d'un topique gras ; il a soin de diriger les frictions dans le sens des conduits excréteurs des glandes sébacées, c'est-à-dire du milieu vers les côtés du front, des oreilles obliquement en bas vers les joues et le menton, des angles internes des yeux et des ailes du nez obliquement vers les joues, de la fossette sus-labiale tranversalement en dehors, enfin circulairement de haut en bas autour de la houppe du menton.

Dans le même ordres d'idées, pour faciliter l'expulsion des comédons, et aussi pour empêcher de nouvelles concrétions de se produire, l'application *d'eau aussi chaude que les malades peuvent la supporter* est éminemment utile; on a conseillé récemment de faire cette application à l'aide d'un tube dans l'extrémité duquel on introduit de l'ouate que l'on imprègne du liquide : on peut ainsi agir directement sur chaque bouton d'acné. On ajoutera avantageusement à cette eau chaude, soit du *borax,* soit du *carbonate de soude* ou de *potasse* à la dose de 1 à 10 grammes p. 1000, soit du *savon mou de potasse,* soit du *savon au soufre,* à l'*ichtyol* ou au *salol.* Si les comédons sont trop nombreux pour être enlevés, on peut atténuer la difformité qu'ils constituent en les décolorant par l'application de *lanoline* associée à de l'*eau oxygénée* ou *vinaigrée.*

Quand on ne peut appliquer le traitement énergique formulé ci-dessus, on peut avoir recours à des préparations moins irritantes, à choisir parmi les suivantes.

Divers topiques rendent des services dans le traitement des *différentes formes d'acné séborrhéique :* les préparations à base de *soufre,* l'*ichtyol,* le *naphtol,* le *thiol,* les *acides phénique* et *salicylique,* la *résorcine,* les *mercuriaux* et le *chlorhydrate d'ammoniaque* peuvent ainsi exercer une action médicatrice. Il est à remarquer que tous ces agents sont des parasiticides, ce qui contribue à montrer que les invasions microbiennes, trouvant dans le sebum un milieu favorable, concourent au développement de ces acnés.

Les préparations actives peuvent être employées sous forme de pommades, de pâtes, d'emplâtres, de vernis ou de liquides.

Pour les pommades, on peut choisir comme excipients la *vaseline,* la *lanoline* associée au produit précédent, la *résorbine,* l'*eudermine,* l'*alepline,* l'*adipline,* l'*axonge fraîche* ou l'*huile de dauphin* à laquelle Boeck attache une grande puissance de pénétration ;

Nous citerons les formules suivantes :

4 Axonge fraîche benzoïnée...................... 30 grammes.
Soufre précipité et lavé........................ } āā 5 —
Savon mou de potasse.......................... }

F. s. a. pommade.

4 Lait de soufre................................ 2 à 5 grammes.
Carbonate de potasse.......................... 0gr,20 à 1 gr.

Faites dissoudre, puis ajoutez :

Résorbine.................................... 20 grammes.

F. s. a. pommade.

Dans d'autres préparations, le soufre est associé au naphtol :

4 Savon....................................... 10 grammes.
Axonge benzoïnée.............................. 20 à 30 grammes.
Lait de soufre................................ } āā 5 grammes.
Naphtol β.................................... }

F. s. a. pommade

℞ Savon... } āā 10 grammes.
Résorbine.....................................
Naphtol....................................... 3 à 5   —
Soufre précipité et lavé................... 3   —

F. s. a. pommade.

Lassar conseille une *pâte résorcinée* à 20 p. 100.
Unna formule ainsi une préparation analogue :

℞ Pommade à l'acide benzoïque............... 80 grammes.
Résorcine.................................... } āā 10   —
Kaolin.......................................

F. s. a. pommade.

Schütz conseille l'usage de pâtes renfermant, pour les cas légers,
du *soufre* et de l'*acide salicylique* à la dose de 2 à 10 p. 100 ; pour
les formes moyennes, de la *résorcine* à la dose de 5 à 50 p. 100 ; pour
les faits graves, de 10 à 20 p. 100 de *naphtol* β.

Les médicaments peuvent encore être incorporés dans du *collodion*, dans de la *traumaticine* ou dans l'*excipient à la caséine*
formulé par Unna. (Ce dernier a l'inconvénient de s'altérer rapidement.)

On peut reprocher aux pommades d'augmenter la proportion déjà
excessive de graisse sur la surface cutanée, ou, s'il s'agit de préparations à la vaseline, de mettre obstacle, en leur qualité d'enduits
difficilement perméables, à l'excrétion des graisses ; on emploie donc
le plus souvent de préférence les préparations liquides ; les suivantes
doivent être particulièrement signalées :

℞ Carbonate de potasse........................ 5 grammes,
Glycérine.................................... } āā 50   —
Alcool.......................................

Dissolvez.

℞ Eau de fleurs d'oranger...................... 20 grammes.
Alcool....................................... 80   —
Résorcine.................................... 2^{gr},25
Glycérine.................................... 1 gramme.

Dissolvez.

Petrini ajoute l'*ichtyol* à la résorcine dans la formule suivante :

℞ Collodion élastique.......................... 30 grammes.
Ichthyol..................................... 2   —
Résorcine.................................... 1   —

M. s. a.

Schwimmer a obtenu de bons effets de la solution de *thiol* à
25 p. 100. Suivant Philippson, l'*acide acétique*, à la dose de 6 p. 1000
dans l'alcool, restreint l'accroissement et la multiplication des boutons
et affaisse ceux qui sont en voie de développement.

Voici encore quelques formules fréquemment employées :

℞ Eau bouillie.................................... 200 grammes.
    Alcool camphré............................... 25 —
    Soufre précipité et lavé...................... 15 —

M. s. a.

℞ Savon... 50 grammes.
    Alcool .... 100 —

Filtrez et ajoutez :
    Lait de soufre................................ 5 grammes.

M. s. a.

Le *sublimé* est usité en solution relativement forte dans l'alcool ; on peut le prescrire, chez les sujets dont la peau est tolérante, à 1/500e et même à 1/200e ; la pommade contenant 1/20e, 1/30e ou 1/40e de *calomel* et surtout, d'après Veiel (1), l'emplâtre de Vigo peuvent également rendre des services ; les lotions avec la solution de *chlorhydrate d'ammoniaque*, ou même les applications de compresses de tarlatane imprégnées de ce liquide, sont d'un usage fréquent ; le titre de la solution varie de 1/1000e à 1/50e suivant le degré de tolérance.

L'*acide phénique*, en solution à 1/50e dans la *glycérine*, peut donner de bons résultats ; il en est de même de l'acide *salicylique* à 2, 3 ou 4 p. 100 dans de la vaseline ou de l'alcool.

Les proportions de principes actifs contenus dans ces diverses formules doivent être réglées suivant le mode de réaction des sujets : inoffensives ou ne déterminant qu'une légère irritation chez la plupart des malades, elles donnent lieu, chez d'autres, à des inflammations vives du tégument : on doit alors en cesser momentanément l'usage, appliquer, pendant quelques jours, soit des topiques émollients, soit une pommade à l'*oxyde de zinc*, pour revenir ensuite aux préparations actives en diminuant la dose du médicament qui en fait la base. Ces poussées phlegmasiques peuvent être utiles et suivies d'une amélioration manifeste et durable.

Il est un mode d'emploi du soufre qui nous a paru souvent rendre de réels services : ce sont des pulvérisations pratiquées avec un appareil automatique à vapeur ; on peut employer, soit une *eau des Pyrénées*, soit l'eau d'*Uriage* ou d'*Aix* en Savoie ; une cure sur place peut être alors conseillée : nous avons vu ce traitement amener, en quelques semaines, la disparition presque complète d'une acné avec couperose des plus intenses, alors que cette affection avait résisté pendant des années à des traitements successifs par des scarifications et différentes cures hydro-minérales. Il semble que le médicament ainsi projeté pénètre plus intimement dans le tégument et agisse de la sorte plus énergiquement sur les éléments nocifs qu'il contient.

(1) VEIEL, *A. F. D.*, 1898.

Suivant Veiel, les préparations à l'aide desquelles le soufre se dépose sur les téguments à l'état pulvérulent sont beaucoup plus actives que les pommades ayant pour principe ce même médicament.

Les *pigmentations* qui accompagnent l'acné et siégent surtout au niveau des orifices glandulaires, même en l'absence de comédons, sont efficacement combattues par une pommade contenant moitié de son poids de bi-oxyde d'hydrogène ; l'acide acétique peut également en pareil cas rendre des services : on l'étend de 2 à 4 parties d'eau.

Les *scarifications* constituent un de nos moyens d'action les plus puissants sur toutes les formes d'acnés qui s'accompagnent de dilatation vasculaire et, par conséquent, au premier chef, sur la *couperose :* elles doivent de préférence être pratiquées avec l'instrument de Vidal modifié très avantageusement par H. Fournier : on peut leur reprocher d'entraîner parfois, chez des sujets prédisposés, la production de petites cicatrices qui, bien que très peu apparentes, modifient sensiblement, en raison de leur multiplicité, l'aspect du tégument.

Il faut rapprocher de cette médication les *cautérisations* ponctuées pratiquées, soit avec le galvano-cautère, soit avec le thermo-cautère.

Dans les *acnés hypertrophiques, l'intervention chirurgicale* est indiquée ; la décortication du nez, qui en est le siège le plus habituel, peut modifier de la manière la plus satisfaisante l'état des sujets atteints de cette affection : le musée de Saint-Louis en renferme de remarquables spécimens.

Le traitement des *acnés cornées* doit être purement *local* ; les considérations qui portent à régler, dans les acnés vulgaires, l'évolution des matières grasses dans l'organisme ne leur sont nullement applicables ; il est indiqué de ramollir d'abord les concrétions cornées par les applications de *savon noir* et *d'alcool* ; il y a lieu de recourir ensuite aux applications de pommade *salicylée* à 3 ou 4 p. 100 ; on sait que l'acide salicylique dissocie les concrétions cornées. Dans la forme en aires, on prescrira aussi les parasiticides tels que le *soufre* (à 8 ou 10 p. 100), le *naphtol* (à 15 p. 100), l'*ichtyol* (à 30 p. 100), la *résorcine* (de 2 à 10 p. 100) ou le *sublimé* en solution au cinq-millième ; les préparations précédentes peuvent être employées sous forme de pansements ou d'emplâtres. Hardy prescrivait avec avantage une pommade renfermant 1 p. 120 de *bi-iodure de mercure.*

SÉBORRHÉIDES

Avec Audry et Brocq, nous désignons sous ce nom un groupe de dermatoses qui ont pour caractères communs *d'intéresser d'abord le cuir chevelu, de suivre une marche descendante, de siéger prin-*

cipalement dans les glandes sébacées, accessoirement dans les glandes sudoripares, de s'accompagner de la formation de squames ou de croûtelles généralement riches en matières grasses (1). La parenté entre ces diverses éruptions a été graduellement établie : Unna, en 1886, en a, le premier, fait la synthèse; il a mis en relief les différentes formes chroniques que peuvent revêtir les affections séborrhéiques du cuir chevelu, établi leur rapports avec les affections éruptives dites eczémas flanellaires du thorax, leur extension possible aux membres, leurs formes circonscrite, pétaloïde, nummulaire, annulaire, rosacée, eczémateuse et exfoliatrice maligne. Ces éruptions, depuis son travail, ont reçu généralement le nom d'*eczémas séborrhéiques* : en 1894, Audry (2) a montré que ces dermatoses n'offrent pas, dans la plupart de leurs formes, les caractères de l'eczéma tel que le définissent les auteurs français et que leur nature séborrhéique même n'est pas indiscutable. Depuis lors, l'un de nous (H.), d'accord avec Brocq, a insisté dans le même sens (3). Nous avons en outre fait connaître plusieurs types nouveaux de ces dermatoses sous les noms de *forme pustuleuse végétante* et *dépilante d'eczéma séborrhéique* (4), *et de forme pyo-folliculaire* : nous avons établi enfin que l'on doit rattacher aux séborrhéides diverses dermatoses telle que *la plupart des acnés*, le *pityriasis rubra pilaire* et une partie des *psoriasis*, tout au moins dans leur phase initiale et dans la forme folliculaire aiguë (H.). Sabouraud a signalé les rapports de la séborrhée avec l'alopécie peladique.

État dit séborrhéique. — On sait qu'à l'état normal toute la surface cutanée est constamment le siège d'une excrétion graisseuse qui a pour résultat de lubréfier les téguments : elle est fonction, en premier lieu, des glandes pilo-sébacées, accessoirement des glandes sudoripares et peut-être aussi du renouvellement incessant de l'épiderme. Elle augmente notablement à l'époque de la puberté; on peut voir alors une couche huileuse se former à la surface de la peau dont les orifices pilo-sébacés sont notablement dilatés (Sabouraud)(5).

Cette sécrétion est loin de se produire avec une égale activité dans toutes les parties du corps; l'exploration, pratiquée suivant le procédé d'Arnozan (6), montre que certaines régions, telles que le cuir

(1) Ce nom de *séborrhéides* a été créé par Audry et adopté par Brocq et l'un de nous. — H. HALLOPEAU, S. F. D., 1898.
(2) AUDRY, *Dermatose de Unna* (A. D., 1894). — Le soi-disant eczéma séborrhéique. A. D., 1899.
(3) H. HALLOPEAU, *Clinique de l'hôpital Saint-Louis* (Sem. méd., 1895).
(4) HALLOPEAU, *Des folliculites suppuratives dépilantes* (S. F. D., 1894 et 1898).
(5) *La séborrhée grasse* de SABOURAUD, par LOUISE PETIT, Paris, 1899. (Cette dénomination est un pléonasme, car *sebum* veut dire *suif*, et, par conséquent, matière grasse) (H.).
(6) Si on touche avec en baguette de verre imprégnée de la plus légère quantité de graisse de l'eau tenant une suspension des parcelles de camphre animées d'un mouvement vibratoire, ce mouvement s'arrête instantanément : ce procédé a l'inconvénient de ne révéler que la graisse contenue dans les parties superficielles.

chevelu, le front, le lobule du nez et les plis qui l'environnent, le devant du sternum, la région inter-scapulaire, le pubis et les régions inguinales, sont les parties où normalement cette graisse se trouve en plus grande abondance.

Ces régions sont celles dans lesquelles se développent de préférence les dermatoses que l'on est ainsi conduit à dire *séborrhéiques*. L'analyse chimique, en révélant, dans les squames qui se détachent alors du cuir chevelu, la présence de graisse en quantité anormale, plaide dans le même sens : c'est ainsi que, dans le service de l'un de nous, on y en a trouvé jusqu'à 60 p. 100 (H.) : on est ainsi conduit à penser que la dermatose génératrice de ces squames est liée, soit à une exagération de la sécrétion graisseuse, soit à une altération dans ses qualités.

On étend naturellement cette conception aux dermatoses qui coïncident avec cette séborrhée du cuir chevelu et qui, comme elle, paraissent avoir pour siège initial une altération dans les fonctions des glandes sébacées.

Cette dernière proposition est en désaccord avec l'opinion d'Unna, qui localise surtout la production de la graisse dans les glandes sudoripares : sans nier la participation de ces organes, qui est de toute évidence lorsque l'éruption occupe les régions palmaires et plantaires, dépourvues de glandes sébacées, on est en droit d'affirmer que, dans la grande majorité des cas, les dermatoses séborrhéiques ont pour siège initial les glandes sébacées; l'examen macroscopique suffit souvent pour s'en assurer (H.) : non seulement, on voit les squames se disposer en collerettes autour des orifices sébacés, mais on peut parfois suivre tous les intermédiaires entre l'acné et les lésions de l'eczéma séborrhéique; enfin, l'un de nous, chez une malade atteinte d'un psoriasis suppuré aigu généralisé, a constaté qu'en *enlevant les squames qui recouvraient chaque bouton, on enlevait en même temps un prolongement d'apparence comédonienne qui s'enfonçait dans les follicules pilo-sébacés : ce fait est pleinement démonstratif* (1).

C'est en vain qu'Unna invoque, contre cette origine pilo-sébacée, l'intégrité apparente de ces glandes, l'obstruction de leurs orifices par des bouchons kératinisés, la présence de la graisse dans toutes leurs cellules alors qu'à l'état normal, lorsqu'elles fonctionnent activement, une partie d'entre elles n'en renferme pas, l'absence de ces cellules dans la graisse excrétée, enfin l'existence de lésions séborrhéiques dans des régions privées de ces glandes : en effet, l'intégrité de ces glandes n'est pas établie puisque, d'après Unna lui-même, toutes leurs cellules sont infiltrées de graisse; cette surcharge graisseuse peut être interprétée dans le sens de leur suractivité fonctionnelle; Touton a reconnu que l'obstruction par les

---

(1) H. HALLOPEAU, *Sur une nouvelle variété de séborrhéides* (S. F. D., 1898).

bouchons est le plus souvent incomplète; une partie des glandes peut donc continuer à fonctionner activement; il n'est pas prouvé que les cellules contenues dans l'enduit excrété ne proviennent pas des glandes sébacées; enfin l'existence de lésions dans des régions privées de ces glandes montre simplement que les glandes sudoripares peuvent participer au processus; physiologiquement, ces surfaces ne secrètent de la graisse qu'en minime quantité.

Quelle est l'origine de cette hypersécrétion graisseuse? Unna fait jouer un rôle prépondérant aux parasites, aux fins bacilles qu'il y a rencontrés : nous ne pouvons considérer comme démontrée cette interprétation qui manque des preuves expérimentales; l'hypothèse qui considère la présence de parasites comme secondaire nous paraît plus vraisemblable (H.).

En opposition avec l'hypothèse qui considère les parasites comme les agents primitivement générateurs de la séborrhée, la théorie suivante a été formulée par Brooke, par Brocq et par l'un de nous (1) :

Une excrétion de matières grasses anormales, soit par leur quantité, soit par leurs qualités, constituant un terrain favorable au développement de divers microbes dont plusieurs sont pathogènes, est la cause prochaine des dermatoses séborrhéiques : la différence des formes sous lesquelles elles se présentent peut être due, soit à des différences dans les altérations de la graisse excrétée, soit aux différences de réaction des sujets, soit aux différences de composition que présente la graisse dans les diverses régions, d'où l'existence de milieux différents où peuvent se développer des micro-organismes pathogènes de nature également différente.

Nous allons énumérer plus loin les conditions qui amènent l'hypersécrétion de la graisse et en altèrent la constitution.

On a objecté à la théorie séborrhéique l'apparition possible de ces dermatoses dans les régions où, normalement, la peau ne contient pas de graisse, telles que des cicatrices (Audry), et aussi ce fait que l'analyse chimique et les autres moyens d'investigations n'établissent pas toujours la présence de la graisse dans les produits exsudés. Or, on peut admettre que la graisse apparaît dans des régions où elle manque normalement quand l'organisme est surchargé de ses matériaux générateurs (H.); d'autre part, l'absence de graisse dans les produits exsudés est exceptionnelle : chaque fois que nous avons fait pratiquer, à ce point de vue, l'examen des squames de la séborrhée du cuir chevelu, on y a constamment trouvé de la graisse dans une proportion qui a varié de 30 à 60; si le procédé d'Arnozan ne donne pas toujours, en pareils cas, des résultats positifs, c'est que, dans les croûtes eczémateuses, l'exsudat provoqué secondairement par les microbes pathogènes peut ne pas entraîner avec lui les matières

(1) HALLOPEAU, *Sem. méd.*, 1895.

grasses; il est possible aussi que les lésions inflammatoires, lorsqu'elles sont intenses, mettent obstacle à l'excrétion de la graisse : quoi qu'il en soit, la valeur de ces faits négatifs ne peut suffire à contrebalancer les faits positifs énumérés ci-dessus.

Étiologie. — Les troubles dans l'excrétion graisseuse sont, en toute évidence, d'origine constitutionnelle : on ne peut s'expliquer autrement comment les dermatoses séborrhéiques se reproduisent indéfiniment chez les mêmes sujets.

Ces affections sont fréquentes dans la seconde enfance; elles persistent le plus souvent, à l'état chronique, pendant toute la vie.

Les troubles dans les fermentations gastro-intestinales jouent un un rôle considérable dans leur genèse.

Nous attachons, pour notre part (H.), une importance prépondérante à l'abus si fréquent des aliments gras et féculents (1) et à l'insuffisance corrélative de l'exercice musculaire, entraînant un défaut d'équilibre entre la production et la combustion des matières grasses.

L'activité exagérée de l'évolution normale du système pilo-sébacé à l'époque de la puberté est encore une cause puissante d'hypersécrétions graisseuses.

Les séborrhéides semblent plus fréquentes chez l'homme que chez la femme : ce fait tient peut-être, en ce qui concerne celle du cuir chevelu, à l'habitude qu'ont les hommes de porter les cheveux très courts : la graisse qui, normalement, les lubréfie, se trouve ainsi non employée; elle s'accumule à la base des cheveux et devient le siège d'invasions microbiennes.

Comme prédisposition aux séborrhéides, il faut admettre, avec Breda, dans les formes aiguës récidivantes, un mode de réaction particulièrement vive des téguments chez certains des sujets qui en sont atteints; toutes les irritations accidentelles donnent lieu, chez eux, à des phénomènes d'une acuité excessive.

Nous avons vu nombre de fois les éruptions séborrhéiques coïncider avec des manifestations diverses de l'arthritisme : y a-t-il là une relation de cause à effet? nous ne saurions l'affirmer, tant sont fréquentes la diathèse et la dermatose.

Les séborrhoïdes eczémateuses peuvent être contagieuses : L. Perrin en a publié cinq cas démonstratifs et nous avons nous-mêmes observé des faits semblables : il faut admettre alors que les microbes générateurs de ces éruptions trouvent dans des téguments séborrhéiques un terrain favorable à leur développement.

Les séborrhéides peuvent se présenter sous des aspects multiples.

(1) La physiologie démontre que les albuminoïdes peuvent également se transformer partiellement dans l'organisme en matières grasses, mais en proportions assez faibles pour que cette source puisse être, au point de vue qui nous occupe, considérée comme négligeable.

Nous aurons à en étudier des formes chroniques et des formes aiguës : les unes et les autres peuvent être localisées, disséminées ou généralisées; elles peuvent se compliquer d'éruptions secondaires.

FORMES CHRONIQUES

1° **Séborrhée fluente** (*séborrhée grasse de Sabouraud*). — On l'observe surtout chez l'homme. Au cuir chevelu, comme au visage (Voy. p. 806), elle est constituée par l'état gras de la peau, la dilatation des orifices pilo-sébacés et ce fait que l'on peut en faire sortir, par pression, le contenu sous forme de filaments. L'exsudat sébacé peut se concréter en un magma jaune ou brun, épais d'un à deux millimètres. Les cheveux tombent, d'abord au vertex et dans les angles fronto pariétaux. L'alopécie devient rapidement totale, sauf une couronne plus ou moins large qui persiste à la périphérie. Cette alopécie débute à la puberté, elle est d'ordinaire complète dès l'âge de vingt-cinq ans (Sabouraud). C'est là un type tout spécial. Chez la femme, l'alopécie est rarement totale ; il se fait d'ordinaire seulement un éclaircissement plus ou moins marqué de la chevelure.

2° **Pityriasis capitis.** — Cette affection, est caractérisée par la production incessante, sur le cuir chevelu, de squames très fines, dites *furfuracées*, se détachant, soit spontanément, soit par le frottement, et se renouvelant incessamment. Elles se détachent de plaques arrondies, d'une couleur rosée; dans les cas typiques, il n'y a pas d'autre altération cutanée. Cette desquamation peut s'accompagner, à partir de la puberté, de séborrhée fluente.

Elle peut être disséminée; plus souvent, elle forme de petits îlots, à contours irréguliers ; elle peut, surtout chez les enfants, exister concurremment au visage. Hardy l'a vue souvent coïncider avec le travail de dentition. Elle s'accompagne assez fréquemment de sensations prurigineuses, habituellement peu prononcées : sauf les cas de séborrhée fluente, la peau paraît, en pareil cas, devenir plus sèche; ce fait est en désaccord avec l'analyse chimique qui dénote au contraire l'existence d'une proportion anormale de matières grasses dans les squames.

Cette séborrhéide est la cause la plus habituelle de l'alopécie : les cheveux deviennent d'abord plus grêles, ils s'atrophient, ils tombent facilement; plus tard, leur chute devient définitive; c'est d'abord au vertex que les cheveux s'éclaircissent, puis aux tempes, dont les parties glabres s'étendent aux dépens du cuir chevelu; peu à peu, tout le sommet de la tête se dénude; ce n'est qu'avec une extrême lenteur que, le plus souvent, se produit cette alopécie : elle contraste ainsi aves celle de la séborrhée fluente où le crâne prend, dès vingt-cinq ou trente ans, l'aspect hippocratique : il ne s'y produit pas de plaques circonscrites semblables à celle de la pelade. Darier a établi que cette séborrhéide pityriasique peut exceptionnellement affecter une marche aiguë, sans signes d'inflammation concomitante ; les cheveux, grêles et atrophiés, tombent par énormes touffes ; il se forme des plaques d'alopécie incomplète ; elle rappelle beaucoup l'alopécie en clairières de la syphilis ; concurremment, il se produit une dépilation considérable des sourcils, de la barbe, des aisselles et du pubis : l'affection mérite alors le nom de *séborrhéide décalvante aiguë*.

Cette séborrhéide a été, à tort, rangée parmi les eczémas : Audry a protesté, à juste titre, contre cette assimilation.

3° **Séborrhéides eczématiformes.** — Syn. : *Eczéma séborrhéique.* — On *trouve cependant tous les intermédiaires entre les séborrhéides pityriasiques et les eczématiformes*, celles-ci représentant un plus haut degré d'irritation cutanée, lié vraisemblablement à l'invasion secondaire de microbes pathogènes.

Dans ces formes intermédiaires, on distingue, *au cuir chevelu*, d'abord les cas où la desquamation furfuracée s'accompagne d'une coloration rouge vif de la peau sous-jacente.

D'autres fois, les squames, au lieu d'être très fines et non superposées, forment des amas épais ; elles prédominent souvent au pourtour des racines des cheveux qu'elles engainent.

D'autres fois, la desquamation prend un aspect croûteux ; la peau sous-jacente est rouge et saigne facilement quand on vient à détacher les accumulations épidermiques ; leur couleur n'est plus grisâtre comme dans les formes précédentes : elle devient plus foncée, variant du jaune au brun ; ces altérations ont alors tendance à dépasser les limites du cuir chevelu ; disposées sur cette région en plaques le plus souvent irrégulières, parfois nummulaires, assez souvent confluentes, elles se réunissent pour constituer une zone de 1 à 2 centimètres de diamètre dirigée transversalement sur la limite du cuir chevelu et méritant le nom de *couronne séborrhéique* que lui a donné Unna ; elle peut présenter latéralement des contours semi-circulaires à concavité alternativement antérieure et postérieure.

Les *sillons rétro-auriculaires* sont habituellement le siège d'altérations semblables : on peut y voir plusieurs plaques ; la plus importante est celle qui occupe le sillon lui-même dans la plus grande partie de son étendue et envahit latéralement les parties voisines de la conque ; le conduit auditif externe peut être intéressé : c'est là une cause de surdité. Ces séborrhéides inflammatoires sèches peuvent intéresser le *visage* ; elles s'étendent aux sourcils, plus particulièrement à leur tiers externe, aux sillons naso-jugaux et labiaux ; on note aussi leur existence au pourtour des glandes de Meïbomius ; aux lèvres, la rougeur et le gonflement s'accompagnent de la formation de minces lamelles remarquables par leur grande

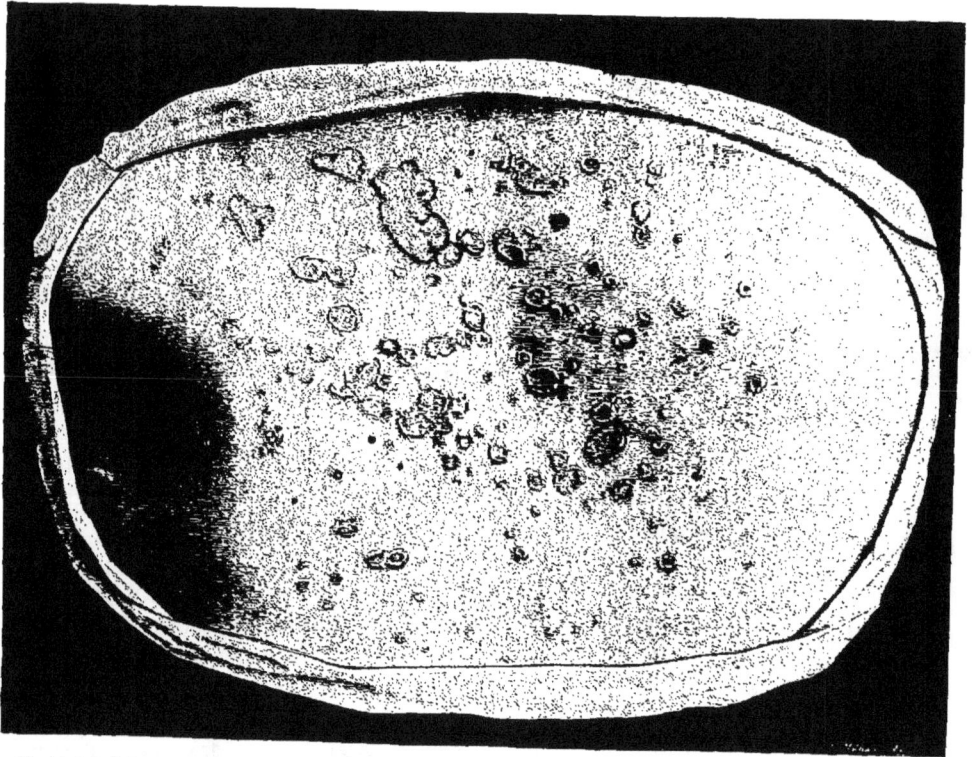

Librairie J. B. Baillière et fils.

DERMATOSE SÉBORRÉIQUE

dureté. Autour des lèvres, cette séborrhéide peut former une zone polycyclique, marginée, à rebord net, et un peu saillant, légèrement squameuse sur un fond rouge pâle, et finement plissée en rayons divergents (moulage de Lailler, musée de Saint-Louis, n° 295).

Concurremment avec ces séborrhéides, et contrastant avec elles, il se produit une coloration jaunâtre de la peau du visage, prononcée surtout dans les dépressions qui commencent aux angles internes des yeux pour contourner le nez et la bouche et aboutir au menton.

Au devant du *sternum*, ces éruptions prennent, surtout chez les sujets qui portent de la flanelle, une forme particulière qui a, depuis longtemps, attiré l'attention des dermatologues : c'est elle qu'Érasmus Wilson appelait *lichen annulatus serpiginosus*, Bazin *eczéma acnéique*, Hardy *eczéma marginé*, Payne *pityriasis circinaria*, Besnier *eczéma érythémateux à bordure incisée* et qui a reçu aussi le nom d'*eczéma flanellaire*. Les moulages de Saint-Louis qui le représentent portent tous l'étiquette d'*eczéma circiné* : nous préférons celle de *séborrhéide circinée*, car, le plus souvent, l'éruption n'a pas les caractères d'un eczéma(Planche XIX).

Il est facile de suivre sur ces moulages la marche de cette éruption.

Elle est d'abord ponctiforme ; de fines squames reposent sur une petite surface rouge et arrondie ; bientôt, celle-ci s'étend excentriquement de manière, le plus souvent, à former un cercle dont les dimensions atteignent progressivement celles d'une lentille et d'une pièce de 0,20 centimes ; chez certains sujets, leur diamètre devient encore plus considérable et finit par mesurer de 2 à 3 centimètres.

Ces plaques sont alors nettement circinées : elles sont exclusivement constituées par un très mince liséré légèrement saillant ; ce liséré est lui-même formé de fines squames ou croûtelles reposant sur une ligne brunâtre ; l'aire qu'il circonscrit a repris le plus souvent la couleur de la peau saine.

Ces plaques sont généralement abondantes sur toute la partie supérieure de la région pré-sternale et les parties voisines du thorax ; elles peuvent devenir confluentes ; les parties qui leur sont communes s'effacent alors le plus souvent, mais non constamment, par interférences : on a alors sous les yeux des plaques à contours polycycliques, toujours limitées par le même liséré.

Exceptionnellement, les lésions élémentaires, au lieu de présenter des contours circulaires, forment seulement des fragments de cercles ; en pareils cas, il faut admettre que les cercles primitivement développés se sont affaissés et ont guéri dans une partie de leur étendue.

Rarement, le liséré devient le siège de fines vésicules.

Des altérations très analogues se développent d'habitude concurremment dans la région *inter-scapulaire* ; cependant, il y a, le plus

souvent, quelques différences dans la forme et le mode de distribution des lésions : les dimensions des plaques y sont en effet généralement plus grandes; leur forme est irrégulièrement ovalaire et
non plus nettement limitée; leur aire peut présenter une coloration
d'un rouge jaunâtre (Planche XVIII).

Dans les régions *inguino-scrotales*, les plaques peuvent être de
dimensions diverses : les plus petites ont le volume d'un grain de
chènevis; elles sont constituées par un soulèvement épidermique qui
s'ouvre dans sa partie médiane et laisse voir une surface rouge et
suintante; d'autres atteignent les dimensions d'une lentille; d'autres
mesurent plusieurs centimètres de diamètre; on trouve tous les
intermédiaires entre ces plaques de diverses dimensions et, en les
suivant pendant plusieurs jours, on voit, comme pour les plaques
pré-sternales, les plus petites s'agrandir progressivement; leur zone
d'accroissement est représentée, non plus par un liséré, mais bien
par un soulèvement épidermique sous la forme d'un mince bourrelet
mesurant d'un à trois millimètres de rayon. Ces plaques sont le siège
de sensations pénibles de prurit et de cuisson.

Des manifestations semblables peuvent se produire dans les
aisselles; elles y deviennent facilement suintantes; il en est de même
aux creux poplités, aux plis des coudes, aux extrémités digitales.

Les mêmes séborrhéides érythémato-squameuses peuvent se
développer *sur les membres*; elles y sont de forme, tantôt nummulaire, tantôt ovalaire, tantôt poly-cyclique; leurs contours, souvent
irréguliers, se détachent nettement des parties saines; leur surface,
d'un rouge jaunâtre, est recouverte, soit de squames jaunâtres e
friables qui s'exfolient aisément, soit de croûtelles consécutives à la
dessication de vésicules dont une partie peuvent encore exister
lorsqu'on enlève les squames, on découvre une surface rouge qui
saigne moins facilement que celle des plaques psoriasiques et ne
présente pas le même piqueté hémorragique : ces plaques ressemblent
cependant à celles du psoriasis ou de l'eczéma sec; elles peuvent
s'invétérer et s'accompagner d'un épaississement de la peau qui paraît
alors *lichénifiée* (Wickham-Brocq). Unna rapproche du psoriasis ces
séborrhéides squameuses; elles en sont certainement bien voisines,
malgré les quelques différences que nous venons de signaler. Nous
verrons, en étudiant le psoriasis, que l'on serait en droit de le placer
ici, au moins dans certaines de ses formes.

On a décrit des séborrhéides *palmaires* et *plantaires* sous forme
d'ilots desquamatifs.

FORMES AIGUES

Elles peuvent revêtir des caractères divers; nous étudierons successivement des séborrhéides *érythémato-vésiculeuses, impétigineuses,*

pustuleuses et *végétantes, pyo-folliculaires* et *érythrodermiques graves.*

1° Forme érythémato-vésiculeuse. — C'est surtout au cuir chevelu qu'on l'observe fréquemment ; elle fait suite, le plus souvent, à la variété chronique et sèche eczématiforme ; les sillons rétro-auriculaires, au lieu d'être seulement rouges et squameux, deviennent humides et se recouvrent de croûtes jaunâtres ; des altérations analogues se manifestent dans les régions auriculo-temporales : elles peuvent envahir tout le cuir chevelu qui est alors uniformément rouge, tuméfié et suintant. En étudiant de près ces altérations, on peut voir se former de fines vésicules qui bientôt se rompent ; ce sont ces cas qui ont fait ranger ces séborrhéides du cuir chevelu parmi les eczémas ; il peut en résulter une alopécie aiguë, non totale cependant : le plus souvent spontanément, ou sous l'influence d'un traitement approprié, les phénomènes inflammatoires rétrocèdent, les croûtes font place à des squames, d'abord épaisses, puis de plus en plus minces ; le suintement a cessé ; les téguments ont repris leur épaisseur normale ; ils peuvent garder plus ou moins longtemps, sous les squames, une coloration rouge.

Des poussées semblables peuvent se développer au niveau des membres, dans les aisselles et dans les aines. Dans le *psoriasis folliculaire aigu* qui, d'après nos observations (1), doit prendre place parmi les séborrhéides aiguës, l'éruption se généralise (Voir l'article *Psoriasis*).

2° Forme impétigineuse. — Nous avons vu, surtout chez de jeunes sujets, la séborrhée s'accompagner d'impétigo ; il occupait surtout le milieu du front, les lèvres, le menton, le pubis et les mains.

3° Forme pustuleuse et végétante. — Elle a été observée par l'un de nous (2). Sur un cuir chevelu séborrhéique, on voit paraître des foyers miliaires de suppuration : ils occupent surtout les orifices pilo-sébacés ; ils se réunissent en larges placards au niveau desquels la peau, excoriée et mamelonnée, prend l'aspect d'une membrane de bourgeons charnus à contours poly-cycliques ; ils atteignent jusqu'à 20 centimètres de diamètre ; autour d'eux, on voit des pustulettes isolées. L'éruption peut s'étendre aux oreilles et aux parties velues du visage ; des pustulettes semblables peuvent se développer sur le fourreau de la verge et sur les régions inguino-crurales ; sous l'influence d'un traitement antiseptique, ces poussées peuvent disparaître sans laisser de traces.

4° Forme pyo-folliculaire. — *Folliculite suppurative et dépilante.* — Elle a été étudiée par l'un de nous (H.) avec le concours successif de Le Damany et de Laffitte (3) ; nous avons reconnu les

---

(1) HALLOPEAU, *Quatrième note sur une dermatose séborrhéique aboutissant au psoriasis* (S. F. D., 1899).

(2) HALLOPEAU, S. F. D., février 1894.

(3) HALLOPEAU et LE DAMANY, *Eczéma séborrhéique et folliculites avec dépilation* (S. F. D., 1894).

faits suivants : la séborrhéide eczématiforme peut s'accompagner de
folliculites suppuratives; celles-ci sont remarquables par leur tendance
à récidiver incessamment pendant plusieurs années, si ce n'est indéfiniment; leurs sièges de prédilection sont la barbe, le pubis, la face
interne des cuisses; on peut les observer également au cuir chevelu,
dans les aisselles et au pourtour des poils adultes du tronc et des
membres : elles paraissent dues à l'invasion des follicules pilo-
sébacés, préalablement malades du fait de la séborrhée, par des
staphylocoques dorés : sans doute, ces parasites y trouvent un terrain
qui leur est devenu favorable sous l'influence de cette dermatose;
ces folliculites amènent le plus souvent la chute des poils intéressés;
il peut en résulter un état presque complètement glabre des parties
atteintes.

Ces dépilations peuvent n'être pas définitives; elles persistent
cependant très longtemps sous l'influence des poussées de folliculites (1).

5° **Forme érythrodermique grave.** — Unna et Audry (2) ont
signalé, comme extension de séborrhéides, des *érythrodermies* à
marche descendante, envahissant la plus grande partie de la surface
cutanée en nappes ininterrompues; elles s'accompagnent d'un épaississement notable des plis de la peau dont les stries et les sillons
normaux sont en même temps plus profonds; il y a peu de croûtes et
de suintement, si ce n'est dans les parties où les téguments se trouvent
en contact; il se produit une desquamation blanche, pityriasiforme,
adhérente, abondante, et un prurit intense; la totalité du tégument
n'est pas envahie; l'éruption ne descend d'ordinaire que jusqu'à la
partie médiane des cuisses. Cette forme aboutit au marasme et à la
mort.

A côté de ces éruptions, nous rangerons des affections qui, suivant
nous (H.), doivent rentrer dans la même classe.

Unna classe parmi les éruptions séborrhéiques l'*acné rosée*.

L'un de nous (H.) (3), d'accord avec Sabouraud, y ajoute la plupart
des acnés : en effet, ces éruptions ont, comme les séborrhéides, pour
siège principal les conduits pilo-sébacés; elles ont, au visage et sur
le tronc, les mêmes sièges d'élection que les séborrhéides circinées;
elles coïncident le plus souvent avec des éruptions séborrhéiques; on
y trouve une flore microbienne très semblable.

Nous (H.) avons rapproché également des séborrhéides le *pityriasis rubra pilaire* de Devergie-Richaud-Besnier; nous avons eu,
en effet, plusieurs fois l'occasion d'observer que les localisations de

---

(1) Hallopeau et Laffitte, *Folliculites et dépilation* (S. F. D., décembre 1897).
(2) Audry, *loc. cit.*
(3) Hallopeau, *loc. cit.*

cette dermatose peuvent être les mêmes que celles des séborrhéides vulgaires (1); comme, d'autre part, le siège des lésions est, en toute évidence, l'appareil pilo-sébacé, comme les squames y renferment de 10 à 40 p. 100 de matières grasses, nous pensons que cette dermatose se rattache, comme les séborrhéides précédemment décrites, à un trouble dans l'évolution des substances génératrices des graisses et dans l'excrétion de ces dernières.

Marche. — Dans leurs formes banales, les séborrhéides suivent une marche essentiellement lente : elles déterminent une alopécie lentement progressive; leurs manifestations peuvent céder rapidement à un traitement approprié, mais elles récidivent avec une décevante opiniâtreté; il peut se faire des poussées aiguës sous les diverses formes indiquées précédemment; nous avons vu qu'elles sont généralement d'assez longue durée, mais cependant justifiables d'un traitement approprié; d'autres formes ont une marche cyclique et évoluent en quelques semaines. Les folliculites suppuratives secondaires sont remarquables par leur résistance indéfinie au traitement et leurs récidives incessantes.

La séborrhéide pityriasiforme du cuir chevelu dure le plus souvent tant que la calvitie n'est pas complète, à moins de soins minutieux et persévérants, et quelquefois malgré eux.

Anatomie pathologique. — La diversité des formes cliniques que nous avons réunies, en raison de leur terrain commun d'origine, sous le nom de *séborrhéides* suppose nécessairement des lésions également diverses.

Pour Sabouraud, cependant, il existe une série de lésions qu'on observe toujours dans la « séborrhée grasse » affection due à un microbe spécial, et qui se retrouvent dans d'autres séborrhéides, que l'on doit attribuer à des infections secondaires.

La *lésion séborrhéique élémentaire* (Sabouraud) se résume dans la réplétion de l'orifice sébacé, dilaté, par un cylindre de couches cornées; au centre de ce cylindre, on trouve des logettes renfermant du sébum et le microbacille spécial; entre les lamelles cornées externes, on voit, en grand nombre, des débris de follets.

Les lésions profondes seraient secondaires. L'épiderme du follicule s'aplatit. La dilatation du canal pilosébacé s'étend jusqu'à l'union du tiers supérieur et du tiers moyen. A distance, autour du follicule, on trouve des lymphocytes et des mastzellen. Au niveau du bulbe, le pigment disparaît; la racine s'amincit et le poil tombe. Dans la suite, de nouveaux follets peuvent être régénérés. Parmi ces phénomènes, les uns sont d'origine mécanique, les autres d'origine toxique.

(1) Hallopeau, *Sur un nouveau cas de pityriasis rubra pilaire offrant les localisations de l'eczéma séborrhéïque et la nature probable de cette dermatose (S. F. D. 1892).*

Plus tard, la glande sébacée s'hypertrophie, le follicule s'allonge, se déforme ; il se produit une sclérose dermique qui peut amener la confluence de plusieurs follicules s'abouchant alors dans un orifice commun.

L'étude histologique des *séborrhéides eczématiformes* a été faite par Unna, Elliott, Darier, Audry. Les papilles sont déformées, le derme infiltré de lymphocytes et de cellules fixes proliférées. Le corps muqueux augmente d'épaisseur, on constate des figures de karyokinèse nombreuses, on voit des cellules migratrices entre les cellules épithéliales, parfois une transformation spongoïde (V. *Eczéma*).

La vésiculation s'observe dans certaines formes. Unna insiste sur les lésions de parakératose (disparition de la kératohyaline, persis tance de noyaux plats dans la couche cornée), et la présence de graisse en excès dans les glomérules sudoripares et la couche cornée. Cette hyperstéatose n'a été retrouvée ni par Darier, ni par Audry.

Les *folliculites* qui viennent compliquer les séborrhéides n'ont pu encore être spécialement étudiées au point de vue histologique.

La *flore bactérienne* varie suivant les différentes variétés de séborrhéides et sa signification est très différemment interprétée.

Dans la séborrhée huileuse, on trouve constamment, comme l'a bien montré Sabouraud, le fin bacille signalé par Unna, et plus tard par van Hoorn, dans l'acné et dans cette même séborrhée. Est-il, comme le soutient Sabouraud, la cause déterminante de cette séborrhée (1) ? la preuve n'en est pas faite ; Darier et, plus récemment, Beck ont établi en effet que le cuir chevelu, et même la peau du visage de sujets nullement séborrhéiques renferment à foison ce microbe : c'est, suivant Beck, le plus banal de tous.

Lorsque la séborrhéide devient eczématiforme, on y trouve les morocoques d'Unna ; ici encore, on peut se demander si la présence de ces parasites est la cause des altérations ; on trouve, en effet, ces mêmes éléments dans des affections distinctes de l'eczéma, telles que le psoriasis.

L'avenir apprendra s'il faut attacher plus d'importance aux deux variétés de bactéries décrites par Merill (2).

Nous avons vu comment les séborrhéides se modifient suivant leurs localisations ; il est difficile de déterminer sous quelle influence : pourquoi, par exemple, la séborrhéide eczémateuse circinée n'affecte-t-elle pas un aspect identique suivant qu'elle se manifeste sur le devant ou sur la partie postérieure de la poitrine ? pourquoi, chez les *mêmes sujets*, les localisations inguinales de ces mêmes éruptions prennent-elles parfois des caractères tout différents ? il y a là évidemment une question de milieu ; mais comment agissent ces

(1) Voir l'article PELADE.
(2) MERILL, *New-York med. Journ.*, octobre 1895.

milieux différents? est-ce en se trouvant favorables au développement de microbes différents? nous l'ignorons. Il n'est guère douteux,
par contre, que plusieurs des formes que nous avons signalées ne soient dues à l'invasion secondaire de microbes pathogènes; c'est ainsi que, dans les folliculites suppuratives, Le Damany
et Laffitte ont rencontré constamment, en abondance, des staphylocoques dorés; Le Damany a trouvé, en outre, dans ces folliculites,
le *micrococcus cereus*. Il semble bien aussi que les matières grasses
altérées ou leurs substances génératrices puissent, en s'éliminant
par la peau, jouer le rôle de *toxines* (H.). On ne peut guère s'expliquer
autrement l'absence complète de microbes dans l'exsudat de la
séborrhéide papulo-pustuleuse que nous décrirons avec le psoriasis
aigu.

DIAGNOSTIC. — L'existence, au cuir chevelu, d'une séborrhée huileuse ou squameuse nettement caractérisée, la marche descendante
de l'éruption, la richesse en matières grasses des produits exsudés,
l'expulsion de filaments obtenue par la pression des glandes pilo-
sébacées, tels sont les caractères qui permettent de considérer une
dermatose comme étant d'origine séborrhéique; les deux premiers
suffisent même, car il n'est pas toujours possible de déceler les matières grasses par les moyens usuels d'exploration ni d'obtenir les
filaments.

Nous ne ferons pas le diagnostic des séborrhéides squameuses avec
le *psoriasis*, car l'étude de la forme folliculaire aiguë de cette dermatose (V. l'art. PSORIASIS) nous a prouvé que les deux dermatoses
ne sont, comme l'a pressenti Unna, que deux formes d'une seule et
même maladie; on s'explique ainsi mieux leurs frappantes analogies
d'aspect; l'éclat nacré des squames, leur épaisseur, leurs lieux
d'élection aux coudes et aux genoux, la facilité avec laquelle la
surface desquamée saigne, appartiennent, il est vrai, en propre à
la forme psoriasique. Chez les sujets atteints simultanément de séborrhée du cuir chevelu, l'éruption peut prendre des caractères
particuliers : les squames, moins épaisses, ont une couleur jaunâtre
et s'effritent sous le doigt; les plaques nummulaires s'affaissent par
un de leurs côtés; on trouve des intermédiaires entre ces plaques et
les localisations thoraciques de la séborrhée (Unna).

Le psoriasis capitis se distinguera de la séborrhée squameuse vulgaire par l'épaisseur considérable qu'y atteignent les squames, et leur
distribution, non en nappes diffuses comme dans la séborrhée, mais
en ilots circonscrits comme aux membres ; les caractères indiqués
ci-dessus conduiront au diagnostic.

Il n'y a pas à faire de diagnostic entre la séborrhéide suintante
et l'*eczéma* puisqu'elle est elle-même eczémateuse; il y a lieu seulement de se demander, lorsqu'on se trouve en présence d'un *eczéma*, s'il
est ou non d'origine séborrhéique. Les localisations de l'éruption ont,

à cet égard, une importance prépondérante : si la maladie a débuté par le cuir chevelu, s'il y a de la rougeur et des excoriations dans les sillons rétro-auriculaires, si les altérations suivent une marche descendante, si elles envahissent successivement le pourtour des narines, les parties supérieures du thorax, les aisselles, les régions inguinales, on peut dire qu'il s'agit d'un eczéma séborrhéique. Au contraire, le début, soit par le milieu du visage, soit par les membres ou le tronc, l'absence de séborrhée au cuir chevelu ainsi que dans les sillons rétro-auriculaires et les régions pré-sternale et interscapulaire, permettent d'éloigner ce diagnostic.

Les *séborrhéides inguino-crurales* ont, dans la marche graduellement excentrique de leurs éléments éruptifs, un caractère qui les distingue et permet, avec la concomitance de la séborrhée *capitis*, d'arriver au diagnostic.

Les *folliculites suppuratives* ont pour siège d'élection le visage et surtout la partie supéro-interne des cuisses ainsi que la région sus-pubienne : lorsque l'on voit ces éruptions se localiser dans ces dernières régions et y repulluler avec une opiniâtreté qui défie tous les traitements, on doit chercher la séborrhée.

La nature séborrhéique des *érythrodermies graves* est décelée par les caractères des dermatoses qui les ont précédées, la persistance des altérations caractéristiques du cuir chevelu et la marche descendante.

Pronostic. — Les séborrhéides n'offrent généralement aucun danger *quoad vitam*, excepté dans leurs formes érythémateuses généralisées, mais elles constituent des affections sérieuses par leur durée indéfinie, leur résistance au traitement, l'alopécie graduellement progressive qu'elles déterminent ; les formes suppuratives sont particulièrement pénibles : elles peuvent, par leur persistance, devenir une véritable infirmité ; elles peuvent aussi devenir le point de départ d'infections secondaires : l'un de nous (H.) les a vues ainsi s'accompagner d'une kératite suppurative.

Traitement. — Il doit être *interne* et *externe*.

Traitement interne. On conseillera surtout de réduire le plus possible, dans l'alimentation, les proportions de substances génératrices des matières grasses, c'est-à-dire les graisses elles-mêmes et les féculents ; on recommandera en même temps la vie au grand air et l'exercice musculaire dans le but d'en faciliter et régulariser la combustion. On peut également recourir aux eupeptiques, dans l'hypothèse d'une altération possible, dans les voies digestives, des substances génératrices des matières grasses et, par suite, de ces matières elles-mêmes.

Traitement externe. Il varie suivant les formes. Dans les séborrhéides squameuses, il faut avant tout assurer l'élimination des graisses excrétées ; on y parvient à l'aide de lotions avec la décoction très

chaude de bois de Panama (de 10 à 20 grammes par litre), ou de l'eau
chaude et du savon au Panama ; on peut faire aussi des lavages avec
d'autres liquides ayant la propriété de dissoudre les matières grasses :
tels sont, le tétrachlorure de carbone qui doit être purifié, l'éther de pétrole qui a contre lui les dangers d'incendie, l'acétone dont H. Fournier
a montré l'efficacité ; ces lavages doivent être réitérés plus ou moins
fréquemment, suivant l'intensité des lésions, mais toujours au moins
deux fois par semaine.

Les autres jours, on fait des applications avec des liquides contenant de 5 à 10 p. 100 de soufre qui est l'agent essentiel du traitement
de la plupart des séborrhéides : on peut employer de préférence
l'alcool à 50 p. 100 comme excipient ; la résorcine à 1 p. 100, et divers
parasiticides, tels que le formol ou le lysol à 1 p. 100, peuvent également être utiles.

Lassar formule ainsi qu'il suit son traitement : savonner avec du
savon au goudron et de l'eau chaude durant 20 minutes ; enlever le
savon avec une douche d'eau chaude ; puis, faire une lotion avec
une solution de sublimé au cinq millième dans de l'eau additionnée
d'un tiers d'alcool et d'un tiers de glycérine : pratiquer ensuite une
friction avec une solution de naphtol β au quatre centième dans
l'alcool absolu (cette dose peut être beaucoup plus élevée : on peut
arriver à 5 p. 100 ; enfin, terminer par une onction avec de l'huile
d'olives dans laquelle on a fait dissoudre 2 p. 100 d'acide salicylique
et 3 p. 100 de teinture de benjoin.

Ce traitement est efficace, quoique l'absorption de la préparation
huileuse paraisse bien douteuse.

Bayet (1) le modifie ainsi qu'il suit : 1° lavage de la tête au savon
de goudron pendant dix minutes ; 2° lotion avec une solution de sublimé ; 3° friction avec une pommade contenant 5 p. 100 de naphtol β.
Celui que nous avons formulé avec le soufre pour base nous paraît
préférable.

Quand un *eczéma aigu* est survenu, on peut le combattre par les
moyens généralement usités contre cette dermatose (V. *Eczéma*).

Les pommades soufrées constituent le traitement par excellence
des *séborrhéides circinées* : on peut y ajouter des bains sulfureux.

Pour ce qui est des *folliculites suppuratives*, il est indiqué de pratiquer l'épilation et de recourir aux parasiticides ; le plus souvent,
toutes les tentatives restent vaines : un des moyens les moins inefficaces nous a paru être l'application de traumaticine iodée, ichtyolée
ou naphtolée ; les attouchements, renouvelés tous les deux ou trois
jours, avec la solution au huitième de nitrate d'argent, ont donné des
résultats relativement favorables.

1) Bayet, *Gaz. hebd.*, 1898.

MALADIES CUTANÉES
DE CAUSES INDÉTERMINÉES OU MULTIPLES

ACRODERMATITES CONTINUES

L'un de nous a désigné, sous ce nom (1), en avril 1897, des affections caractérisées par leurs localisations dans les extrémités des membres et plus particulièrement les doigts et les orteils, par leurs récidives incessantes sur place, par leur défaut, pendant longtemps, d'extension aux autres parties du corps, par leur résistance opiniâtre au traitement, et par leur complication possible, dans leur forme suppurative, d'éruptions généralisées.

Il avait décrit les deux premiers faits de cette nature qu'il lui a été donné d'observer (2), sous le nom de *polydactylites suppuratives récidivantes* ; s'il a substitué à cette dénomination celle d'*acro-dermatites continues*, c'est que des formes purement vésiculeuses peuvent affecter les mêmes localisations et la même évolution que les formes suppuratives ; d'autre part, plusieurs auteurs ont publié, dans ces derniers temps, des faits qui se rapportent à ces acrodermatites : tels sont celui qu'a fait connaître Audry sous le titre de *phlycténose récidivante* de la face antéro-externe du pouce (3) et le cas que Frèche a dénommé *éruption tropho-névrotique* des extrémités. Il faut y rattacher également le fait dénommé par Stowers *dermatitis repens* et un des cas que Radcliffe Crocker a relaté dans le travail où il a établi l'existence de cette espèce morbide ; mais, à coup sûr, il faut en séparer les cas typiques dont l'observation a conduit cet auteur à différencier cette maladie, car ils ont trait à des éruptions qui remontent graduellement sur le bras et peuvent atteindre l'épaule en même temps qu'elles guérissent au niveau de la main primitivement intéressée. Cette extension graduelle la distingue nettement de nos acrodermatites dont le caractère essentiel est la limitation aux extrémités digitales, sauf les poussées disséminées qui viennent compliquer la forme suppurative.

Sans aucun doute, des *causes prochaines de nature diverse peuvent donner lieu à la production de ces acrodermatites* : la clinique, en

(1) Hallopeau, S. F. D., avril 1897. — *Schwimmers Jubilæumschrift* et *Revue générale de clinique et de thérapeutique*, 1898,
(2) Hallopeau, S. F. D.. 1890 et 1892,
(3) Audry, S. F. D., 1897,

effet, permet d'en distinguer une *forme vésiculeuse*, une *forme pustuleuse* et une *forme mixte*. Il est probable que chacune d'elles est due à un ou plusieurs agents générateurs divers : ce qui permet de les rapprocher dans une même description, ce sont leur siège commun dans les mêmes régions et les caractères communs qui en résultent (1).

Nous étudierons successivement ces trois formes.

1° *Forme vésiculeuse.* — Ses causes sont inconnues : on l'observe chez l'adulte et le vieillard ; elle se produit en dehors de tout autre phénomène morbide ; les sujets qu'elle affecte ne sont pas névropathes ; une éruption antérieure ou un traumatisme peuvent en être l'origine : dans le cas d'Audry, elle a succédé à l'apparition des phlyctènes sur la face antéro-externe du pouce ; dans une de nos observations, elle a eu pour origine l'irritation provoquée par la pénétration et l'inflammation d'une parcelle de phosphore sous l'un des ongles.

Dans deux de nos faits, l'éruption s'est limitée à l'un des doigts ; dans un troisième, ce n'est qu'après être restée pendant près de cinq ans circonscrite à l'un des médius qu'elle s'est étendue aux autres doigts.

Cette éruption est constituée par des vésicules reposant sur une surface rouge ; ces vésicules sont isolées et persistent un certain temps après leur apparition ; chacun des doigts intéressés ne l'est d'abord que partiellement ; l'éruption peut se propager de proche en proche à la paume de la main qu'elle n'envahit de même que dans une partie de son étendue.

Lorsque les vésicules isolées se rompent, elles laissent des excoriations qui se recouvrent bientôt, soit de croûtelles, soit de squames lamelleuses plus ou moins épaisses.

La peau sous-jacente est rouge et tuméfiée.

Quand les squames se détachent, l'épiderme apparaît souvent aminci, lisse et brillant ; en d'autres points, au contraire, un épaississement de la peau se traduit par une exagération de ses plis.

L'ongle souffre dans sa nutrition : il perd son poli et se creuse verticalement de plis et de sillons profonds ; on peut y voir également des aplatissements transversaux et aussi de nombreuses dépressions punctiformes mesurant quelques millimètres de diamètre.

Les malades accusent une sensation pénible de cuisson, mais non de prurit.

La marche de cette dermatose est continue ; en effet, à mesure que des vésicules s'excorient ou se dessèchent et donnent lieu ainsi à la formation de croûtelles ou de squames, d'autres apparaissent, le plus

---

(1) Audry, dans une communication faite le 11 novembre 1898 à la Société française de dermatologie, a adopté cette dénomination et proposé une classification des acrodermatites ; il y fait rentrer le syndrome de Raynaud, l'érythromélalgie, les engelures : Cette conception, trop vaste, a l'inconvénient de grouper des affections complètement disparates et n'ayant de commun que leur siège.

souvent dans l'aire de la partie envahie, parfois à sa périphérie.

Durant la longue période où elle peut rester limitée à l'un des doigts, elle est d'abord, pendant longtemps, circonscrite à l'une de ses phalanges, puis elle l'envahit progressivement dans la plus grande partie de son étendue ; elle peut gagner, de proche en proche, le doigt voisin et aussi, comme nous l'avons indiqué déjà, se propager à la face palmaire de la main ; dans un de nos faits, la plupart des doigts ont été ainsi intéressés successivement ; la face dorsale peut également être envahie, mais l'éruption y est moins prononcée.

Dans aucun cas, tous les doigts n'ont été pris simultanément et le plus souvent une partie des doigts intéressés est restée indemne.

Nous n'avons pas vu jusqu'ici cette forme se développer aux orteils.

Cette affection est essentiellement rebelle au traitement. Les topiques employés généralement avec succès contre les inflammations vésiculeuses de la peau restent sans action sur celle-là ; il en est ainsi particulièrement des préparations à base d'oxyde de zinc, de bismuth, d'acide salicylique, d'huile de cade, ainsi que de l'enveloppement par le caoutchouc. Seuls, les attouchements renouvelés tous les trois jours avec la solution au huitième de nitrate d'argent ont pu, chez nos trois malades, amener de l'amélioration ; nous n'avons encore obtenu qu'une guérison ; elle paraît définitive, bien que la maladie ait tendance à récidiver, alors que le tégument semble avoir repris son aspect normal.

Cette acrodermatite vésiculeuse a été confondue jusqu'ici avec l'*eczéma* : elle s'en distingue par sa circonscription habituelle à une partie très limitée, une phalange d'un doigt : ce n'est pas ainsi que se comporte l'eczéma qui a tendance, au contraire, à se développer simultanément dans les parties symétriques du corps ; d'autre part, les vésicules de l'acrodermatite sont isolées et non agminées comme celles de l'eczéma ; les contours de l'éruption y sont nets, comme géométriques ; enfin les sensations de prurit y font défaut, alors qu'elles sont prédominantes dans l'eczéma ; nos malades n'accusent que de la cuisson. La résistance opiniâtre à tous les agents médicamenteux que l'on voit généralement réussir dans l'eczéma constitue encore une différence importante entre les deux maladies. Enfin, nous observons souvent l'eczéma *manuale*, particulièrement l'eczéma professionnel et aussi celui qui se produit chez les arthritiques sous l'influence du froid, et il ne présente aucun des caractères essentiels de l'acrodermatite : il est bilatéral, il ne reste pas limité à une portion d'un doigt, il se diffuse dans les parties qui l'avoisinent, il s'accompagne de prurit et il guérit facilement par les moyens vulgaires.

Par ces différentes raisons, nous nous croyons fondé (H.) à considérer cette acrodermatite vésiculeuse continue comme une espèce morbide distincte de l'eczéma.

2° *Forme suppurative.* — Ainsi que nous l'avons dit précédemment, nous lui rattachons nos premières observations, celle de Frèche, et aussi le fait que Stowers a publié en 1896 sous le titre de *dermatitis repens*, ainsi que l'observation IV du mémoire dans lequel Radcliffe Crocker a décrit cette dermatose et qui diffère de ses autres faits par sa limitation aux extrémités.

Comme la précédente, cette forme se produit parfois, mais non constamment, à la suite d'un traumatisme agissant, soit sur la paume de la main, soit sur une extrémité digitale.

Chez notre premier malade, l'apparition des suppurations a été précédée de phénomènes d'asphyxie locale dont le début remontait à de longues années.

Le plus habituellement, les lésions initiales se manifestent au niveau ou au pourtour d'un ongle. Dans le cas de Frèche, on voyait paraître d'abord une coloration partielle, comme enfumée, de l'ongle, sous forme de taches ou généralisée.

Bientôt, le rebord de l'ongle se tuméfie, rougit, devient douloureux, se soulève et se décolle ; il en sort du pus ; la suppuration s'étend ensuite à une partie de la première phalange, le plus souvent à sa face palmaire ; elle peut envahir successivement les autres phalanges ; on y voit la peau rougir et devenir le siège de nombreux foyers de suppuration, dont les dimensions varient de celles d'un pois à celles d'une pièce d'un franc.

Le plus souvent, plusieurs des autres doigts sont intéressés à leur tour, ainsi que plusieurs des orteils : des altérations semblables se manifestent dans les paumes des mains ; débutant par des foyers isolés, elles se réunissent de manière à former de larges placards au niveau desquels l'épiderme est tombé ; sur leur fond, d'un rouge vif, tranchent, par leur couleur blanchâtre, de nombreux foyers de suppuration, plats, en nappes, de dimensions variables, polycycliques ; dans les faits de Stowers et Frèche, le pourtour de ces surfaces était formé par un soulèvement de l'épiderme. Par places, quelques îlots d'épiderme persistent dans l'aire des plaques. Les suppurations se dessèchent rapidement et font place à des croûtelles. Elles se renouvellent incessamment pendant des mois, et même des années, sans dépasser les limites de la main et en prédominant toujours aux extrémités digitales.

De même que dans la forme vésiculeuse, et à un plus haut degré, les ongles souffrent dans leur nutrition ; plusieurs fois, on a vu plusieurs d'entre eux tomber et laisser ainsi leur matrice en suppuration.

Quand ils persistent, ils sont le plus souvent soulevés par une masse friable, incomplètement kératinisée. Ces mêmes masses se forment en lieu et place des ongles tombés ; elles sont épaisses, jaunâtres, infiltrées de concrétions mélicériques à surface inégale et rocheuse, ne présentant, ni l'aspect lisse, ni la striation longitudinale de l'ongle normal.

Ces mêmes altérations peuvent se produire sans suppurations.

L'évolution des suppurations est souvent très rapide : dans un de nos faits, elles se desséchaient très promptement, de sorte que la piqûre, pratiquée trop tardivement, ne faisait plus sortir le liquide ; l'épiderme était alors surmonté, soit d'une croûtelle, soit d'une squame épaisse.

La maladie procède ainsi par poussées incessantes pendant des années (1).

Elle peut rester limitée aux extrémités ou s'accompagner d'éruptions généralisées.

Ces éruptions secondaires peuvent être érythémateuses ou pustuleuses. Quoi qu'il en soit, elles se manifestent presque toujours en des parties symétriques ; leurs sièges de prédilection sont le cou, les aines, les coudes, les poignets, le scrotum, les genoux, les parties inférieures des jambes et les cou-de-pieds ; la tête ne reste pas indemne ; des poussées érythémateuses et pustuleuses se produisent au cuir chevelu, au front, dans la barbe, derrière les oreilles et sur leurs pavillons ; d'autres fois, une simple desquamation furfuracée traduit un érythème qui s'est rapidement effacé.

La quantité de liquide exsudée au niveau de ces pustulettes est si peu abondante qu'au bout de quelques heures elles sont desséchées ; on ne voit à leur place, le plus souvent, que des squames peu épaisses ; s'il s'y produit de véritables croûtes, ce qui est exceptionnel, elles sont minces et de couleur jaunâtre.

La desquamation des surfaces érythémateuses peut se faire en larges lambeaux et être assez abondante pour remplir le lit, comme dans les cas de dermatite exfoliatrice. Lorsque la maladie s'est ainsi disséminée en foyers de suppuration secondaires, elle présente des caractères semblables à ceux de l'impétigo herpétiforme ; son pronostic devient presque nécessairement fatal et elle mérite alors le nom d'*infection purulente tégumentaire* que lui a donné l'un de nous (H.) (2) ; l'acrodermatite, en pareils cas, n'en est que la manifestation initiale longtemps isolée.

Ces altérations secondaires ne sont pas limitées au tégument externe : dans deux cas, la muqueuse buccale a été intéressée ; chez le malade de Frèche, des plaques arrondies, d'un blanc jaunâtre, lenticulaires, formaient, à la surface de la langue, un enduit d'apparence diphtéroïde ; chez notre premier malade, la face dorsale de la langue était rouge et dépouillée, ainsi que la partie interne des joues ; l'épiderme y présentait, par places, une coloration d'un blanc jaunâtre ; il était soulevé par du pus ; la muqueuse labiale était également parsemée de petits foyers purulents ; ces lésions ont, dans ces deux cas, paru et disparu un grand nombre de fois.

(1) Hallopeau, *Acrodermatite suppurative continue* (S. F. D., 1899).
(2) Voir cet article.

Cette acrodermatite pustuleuse se prolonge d'habitude indéfiniment, résistant à tous les traitements; chez l'un de nos malades, cependant, la suppuration a momentanément cessé après six mois de séjour à l'hôpital; plusieurs des ongles étaient en bonne voie de guérison; d'autres, au contraire, continuaient à présenter des signes de dystrophie.

Cette forme ne pourrait guère être confondue qu'avec la *dermatitis repens* de Radcliffe Crocker (Voy. l'article *Dermatite serpigineuse*); nous avons vu que nous croyions devoir rattacher à l'acrodermatite un des faits considérés par notre éminent confrère comme appartenant à son type morbide.

Suivant nous, les deux dermatites se différencient essentiellement par leurs localisations et leur évolution : tandis que, en effet, dans les cas typiques qui ont servi à la description de Radcliffe Crocker, les altérations se sont étendues progressivement de manière à envahir en grande partie le membre supérieur, l'acrodermatite reste limitée aux extrémités, ou ne se généralise que par poussées disséminées.

Enfin, la *dermatitis repens* procède par voie d'extension progressive, tandis que, dans l'acrodermatite, les larges nappes se forment par la réunion de foyers isolés.

Nous ajouterons que, dans les cas de Radcliffe Crocker, les extrémités digitales, sièges initiaux des altérations, ont guéri alors que la maladie continuait à progresser au membre supérieur : il y a là encore une différence essentielle entre les deux maladies.

Nous ne voulons pas nier cependant que la *dermatitis repens* n'emprunte à sa localisation initiale dans les extrémités les caractères spéciaux qui appartiennent à l'acrodermatite continue, dont on peut la considérer comme une variété quant à l'altération des mains.

3° FORME MIXTE. — Nous n'en connaissons qu'un cas, celui d'Audry. L'éruption s'y est manifestée d'abord par de larges phlyctènes se renouvelant sur la face palmaire de l'un des pouces; son liquide, primitivement séreux, devenait bientôt purulent; elle s'est compliquée ultérieurement d'une éruption récidivante, et localisée au pouce, d'éléments vésiculeux et purulents; elle a présenté, dès lors, les caractères de l'acrodermatite continue.

Des examens bactériologiques des liquides exsudés ont été pratiqués maintes fois, particulièrement par Laffitte; ils n'ont révélé que la présence de microbes vulgaires, particulièrement de staphylocoques blancs ou dorés; dans un cas, le liquide était exempt de tout micro-organisme.

PRONOSTIC. — Dans toutes les formes, il est pénible par la durée, en quelque sorte indéfinie, de la maladie et par l'obstacle qu'elle apporte au travail manuel.

Dans la forme suppurative, nous avons vu survenir secondairement des phénomènes d'infection qui ont donné lieu à la fièvre, à l'épuisement des forces, et ont finalement amené la mort.

TRAITEMENT. — Il résulte de la description de cette maladie que son traitement est trop souvent décevant.

Ainsi que nous l'avons indiqué déjà, dans la forme vésiculeuse, le seul qui ait eu une action manifeste est l'application renouvelée, à intervalles de peu de jours, d'une solution forte de nitrate d'argent; celle que nous avons surtout employée est au huitième.

Dans les formes suppuratives, les applications continues d'une solution phéniquée au deux-centième ont paru plusieurs fois produire de l'amélioration. Mais le topique qui nous a donné, de beaucoup, les meilleurs résultats est celui qui a été récemment introduit dans l'arsenal thérapeutique sous le nom de *laurénol* : c'est une solution très complexe, car on y trouve à la fois du sulfate de cuivre, du chlorure de zinc, de l'alun, du chlorate de potasse, du chlorure de sodium, de l'acide picrique, de l'acide borique et de l'acide chlorhydrique; on l'emploie en solution à 3 p. 100, imprégné dans des compresses de tarlatane; il tarit rapidement les suppurations, mais ne les empêche malheureusement pas de récidiver; nous avons vu cependant, sous son influence, une manifestation brachiale disparaître complètement et définitivement.

C'est surtout dans les premiers temps de la maladie, alors qu'elle se cantonne à une extrémité digitale, que l'on doit s'efforcer de l'enrayer par un traitement actif; lorsque les manifestations se sont étendues à de vastes régions, les efforts de la thérapeutique deviennent presque fatalement infructueux.

NATURE ET PATHOGÉNIE. — Nous nous sommes efforcé (H.) d'établir que ces dermatoses ne se rattachent à aucun type connu et que, particulièrement, la forme vésiculeuse diffère de l'eczéma et de la forme suppurative de la *dermatitis repens*.

La plupart des auteurs qui ont observé de ces faits les ont interprétés dans le sens de tropho-névroses; il en est ainsi particulièrement de Thibierge, d'Audry et de Frèche : nous ne pouvons contester une influence de cette nature; on ne peut guère s'expliquer autrement la propagation successive des altérations à la plupart des doigts et des orteils (H.).

Il est reconnu qu'il existe des relations tropho-névrotiques entre les parties symétriques des membres : nous rappellerons que nous en avons rapporté un exemple des plus frappants : il s'agit d'un jeune homme chez qui l'application trop prolongée d'un courant galvanique, pratiquée dans le but de calmer une douleur névralgique, avait déterminé la production d'une escarre à la partie externe du genou; or, quinze jours après l'apparition de cette escarre, une altération semblable se développait dans une région symétrique du membre opposé : nous avons admis qu'il s'était produit là une action réflexe trophonévrotique, laquelle avait amené la mortification du tissu avec le concours de microbes pathogènes. Dans un autre cas, nous avons vu l'application d'un vésicatoire sur le sein gauche, ayant déterminé de la suppuration, être suivie, quelques jours après, de suppuration dans la partie symétrique (1). On peut s'expliquer par un mécanisme analogue la propagation d'une dermatose aux orteils consécutivement aux mains et inversement.

Il nous paraît établi cependant que les troubles de l'innervation trophique ne sont pas seuls à considérer dans la pathogénie de ces éruptions.

Il est vrai que, chez notre premier malade, il existait, depuis longtemps, des phénomènes d'asphyxie cutanée : mais c'est là un fait banal et l'on ne voit pas d'ordinaire la maladie de Raynaud s'accompagner de ces dermatoses continues. D'autre part, il est généralement impossible de localiser ces éruptions à des trajets nerveux ; c'est ainsi que les faces dorsales des doigts et des orteils peuvent être intéressées en même temps que leur face palmaire. Il n'y a d'autre douleur que la sensation de cuisson.

Les éruptions vésiculeuses n'ont pas généralement les caractères qu'elles présentent lorsqu'elles sont d'origine nerveuse, par exemple dans le zona.

Nous avons tendance, pour notre part, à attribuer surtout les caractères essentiels de ces dermatoses, et particulièrement leur évolution si remarquable, à la structure des parties où elles se localisent.

Or, la particularité commune à ces régions, c'est l'épaisseur de l'épiderme et son adhérence intime aux parties sous-jacentes : c'est là, suivant nous, qu'il faut chercher surtout la cause de ces récidives incessantes ; dans ces conditions, les microbes pathogènes se trouvent en quelque sorte emprisonnés dans les tissus, et il est impossible d'agir sur eux par les moyens appropriés : ainsi donc, dermite chronique d'origine microbienne ou trophonévrotique, persistance indéfinie de cette dermite en raison de la structure toute particulière que présente la peau dans cette région, tels sont les faits essentiels à considérer dans ces dermatoses. Il faut y ajouter la possibilité, dans les formes suppuratives, de phénomènes d'infection secondaire, soit par les microbes eux-mêmes, soit par leurs toxines : il en a été ainsi dans deux de nos faits.

Ces infections secondaires diffèrent essentiellement de la pyohémie, car elles sont, longtemps, compatibles avec l'existence et elles ne s'accompagnent pas de suppurations viscérales ; elles peuvent présenter les mêmes caractères que l'acrodermatite initiale ; elles peuvent revêtir les caractères de l'*infection purulente tégumentaire* (V. cet article) dont la maladie se rapproche, dès ses premières localisations,

(1) HALLOPEAU et NEUMANN, *Inflammations réflexes* (*Comptes rendus de la Soc. de biol.*, 1878). — HALLOPEAU, *Sur une gangrène secondaire* (*eod. loc.*, 1886).

par la disposition en nappes, et non en pustules acuminées, de ses soulèvements purulents.

Ces mêmes considérations sont applicables aux éruptions buccales signalées dans notre premier fait et dans celui de Frèche.

AINHUM

L'aïnhum est une maladie exotique, caractérisée anatomiquement par la formation, au niveau des orteils, de brides fibreuses circulaires, qui se rétractent peu à peu et déterminent la chute du doigt (1).

ÉTIOLOGIE. — La maladie atteint surtout les Nègres, mais on l'a observée aussi chez les Chinois, les Arabes, les Indiens. Elle est très commune en Égypte, à Madagascar, dans l'Asie méridionale et orientale et au Brésil.

Elle se développe à l'âge adulte, surtout de trente à trente-cinq ans; elle est plus fréquente chez les individus du sexe masculin.

Les causes qui la déterminent sont complètement inconnues.

L'origine héréditaire est possible, mais non démontrée. Zambaco a voulu faire de l'aïnhum une manifestation de la lèpre qui peut donner lieu à des mutilations analogues, mais son opinion n'a rencontré que peu d'adhérents, l'aïnhum ne s'accompagnant d'aucun phénomène qui puisse être rattaché avec certitude à la lèpre.

SYMPTÔMES. — L'affection se développe en général au cinquième orteil ; parfois, elle siège simultanément sur ceux des deux pieds. Au niveau de l'articulation du métatarse et des phalanges, sur la face de flexion ou la face interne, on observe d'abord un étranglement, puis, se forme un sillon circulaire; le petit orteil ainsi lésé se tuméfie considérablement ; son ongle s'altère ; peu à peu, le sillon augmente de profondeur. Parfois, on y trouve une ulcération due à une infection secondaire, et, dans ces conditions, l'affection devient douloureuse.

Au bout d'un laps de temps qui varie de trois à vingt ans, l'orteil se détache et la cicatrisation spontanée se produit.

Tous les orteils peuvent être successivement envahis.

De Brun a montré l'existence fréquente de troubles trophiques et vaso-moteurs dans le membre dont l'orteil est malade : ce sont des lésions atrophiques du squelette du pied, des amyotrophies, des altérations cutanées sous la forme de plaques cornées ou de squames, des modifications des ongles, l'hypertrophie des poils. Dans certains cas, la température locale s'abaisse et les extrémités offrent un caractère asphyxique. Dans d'autres cas, elle s'élève. On peut observer de l'hyperidrose.

Le même auteur a relevé l'existence de troubles sensitifs, la ther-

(1) ROUGET, *Thèse de Paris*, 1889. — DE BRUN, *A. D.* 1899.

mo-anesthésie et l'analgésie ainsi que des troubles moteurs, dus à une sorte de raideur articulaire. Dans une première période, les réflexes peuvent être exagérés; dans une seconde, ils sont abolis.

De Brun se fonde sur ces phénomènes pour rattacher l'aïnhum à une névrite.

DIAGNOSTIC. — Les *amputations congénitales* s'observent dans toutes les races et tous les pays; elles débutent dans la vie intra-utérine et sont manifestes au moment de la naissance; souvent, elles s'accompagnent d'autres malformations, pieds bots, syndactylies; elles n'ont pas toujours une tendance progressive et peuvent rester stationnaires à un moment donné.

On ne confondra pas avec l'aïnhum la *sclérodermie* qui atteint une région de la peau sans provoquer d'amputations ni de sillons circulaires.

ANATOMIE PATHOLOGIQUE. — On n'a malheureusement pas étudié la structure de l'anneau fibreux qui provoque l'étranglement des orteils et auquel les autres lésions sont évidemment subordonnées.

Les lésions de l'épiderme au niveau de l'orteil malade sont inconstantes; on peut observer son état végétant ou son atrophie.

Dans le derme et le tissu sous-cutané, on constate une infiltration cellulaire, une hypertrophie considérable du tissu fibreux et des lésions vasculaires très importantes : les vaisseaux sont dilatés ou rétrécis, mais toujours leur paroi est malade, épaisse, scléreuse. Les glandes sudoripares sont parfois altérées (Eyles). L'os présente une inflammation raréfiante; les travées osseuses sont grêles et rares; les cavités sont remplies de tissu fibreux.

TRAITEMENT. — Il consiste dans l'amputation des orteils atteints (L.).

ANGIOKÉRATOME

SYNONYMIE. — *Verrues télangiectasiques* (Dubreuilh). — *Tuberculides angiomateuses* (Leredde).

Cette affection est caractérisée par le développement de dilatations des capillaires sanguins superficiels, groupées au contact les unes des autres; à leur niveau, l'épiderme présente une réaction hyperkératosique. Elle a été observée par Bazin (*nævus a pernione*), par Dubreuilh; ses caractères cliniques et anatomiques ont été fixés par Mibelli qui lui a donné le nom d'*angiokératome* (1).

ÉTIOLOGIE. — L'affection s'observe chez des sujets jeunes, de neuf à vingt-cinq ans; elle est plus fréquente chez la femme que chez l'homme.

(1) MIBELLI, *Giorn. ital. delle mal. della pelle*, 1889. — DUBREUILH, *Ann. de la polyclin. de Bordeaux*, 1889. — PRINGLE, *Brit. Journ. of Derm.*, 1893. — ESCANDE, Th. Toulouse, 1893. — AUDRY, *A. D.*, 1893. — LEREDDE et MILIAN, *A. D.*, 1898. — LEREDDE et HAURY, *S. F. D.*, 1899.

Elle s'observe habituellement chez des sujets qui, tous les hivers, présentent des engelures.

L'asphyxie des extrémités est également d'observation banale, mais la coexistence de celle-ci, et même des engelures, et de l'angio-kératome n'a rien de nécessaire (L.)

L'angiokératome peut s'observer chez plusieurs enfants d'une même famille; Mibelli l'a constaté chez six frères et sœurs ; Colcott Fox l'a rencontré chez quatre enfants d'une même famille, tous atteints de manifestations tuberculeuses.

Attribué par la plupart des auteurs à une altération congénitale des capillaires et au froid, l'angiokératome a été rattaché par l'un de nous (L.) au groupe des toxi-tuberculides. Il s'observe assez souvent chez des sujets atteints de tuberculose ganglionnaire, pulmonaire, pleurale. Sa structure se rapproche de celles des autres toxi-tuberculides et il existe des types de transition (Leredde et Milian) ; enfin le développement peut coïncider avec celui d'une poussée bacillaire (Leredde et Haury).

Suivant l'un de nous (H.), on confond très vraisemblablement sous le nom d'angiokératomes des dermatoses de nature diverse : les unes ont les caractères de tuberculides ; les autres doivent être classées parmi les nævi : telles sont particulièrement celles qui coexistent chez plusieurs enfants d'une même famille et celles qui sont constituées par de véritables tumeurs vasculaires (1).

Symptômes. — Dans la grande majorité des cas, l'angiokératome se limite aux mains, surtout à la face dorsale ; il est moins fréquent aux pieds ; il peut encore s'observer sur toutes les parties du corps. Pringle (2) l'a vu siéger sur le lobule de l'oreille, Thibierge sur le nez, Leredde et Milian sur les jambes. Parfois, les lésions tendent à se généraliser et envahissent une grande partie du corps (Leredde et Haury). Un fait décrit par Fabry sous le nom de *purpura nodulaire télangiectode* nous paraît être un cas d'angiokératome généralisé.

Aux mains, chez des sujets qui ont des engelures à répétition et offrent de l'asphyxie de ces extrémités, on trouve de petits foyers constitués par des taches, ayant les dimensions d'une pointe d'épingle, d'un rouge vif, groupées les unes à côté des autres. Ces taches ne s'effacent que passagèrement lorsqu'on les aplatit sur une lame de verre ; quand on les pique avec une épingle, on détermine une hémorragie prolongée (Escande). Il s'agit d'un véritable angiome. Le nombre des angiomes, leur étendue, sont très variables ; ils progressent par l'apparition de nouvelles dilatations vasculaires, au voisinage de dilatations déjà existantes. Certaines lésions sont souvent difficiles à voir, cachées par la cyanose et les marbrures de la main chez les sujets acro-asphyxiques.

(1) Hallopeau, S. F. D., juillet 1899.
(2) Pringle, Angiokératome, Br. J. of Derm., 1891.

Après cette phase dermique, plus ou moins longue, on observe généralement, au niveau des angiomes, un épaississement de l'épiderme qui détermine une saillie ; l'aspect devient verruqueux ; les saillies sont planes ou acuminées ; au doigt, on a exactement la sensation de rugosité et de sécheresse que déterminent les verrues vulgaires. La couleur est d'un gris de plomb ou violacée ; par la pression au moyen d'une lame de verre, on retrouve le pointillé télangiectasique profond.

Les lésions ne paraissent pas avoir une évolution régulière ; chacun des nodules d'angiokératome persiste pendant plusieurs semaines ou plusieurs mois, puis disparaît sans laisser de cicatrice.

Les poussées se produisent surtout en hiver et l'affection persiste en général pendant des années.

L'angiokératome offre partout les mêmes caractères fondamentaux que sur les mains, mais il faut se rappeler que, sur le corps, l'hyperkératose est assez souvent absente ; elle peut ne se révéler qu'à l'examen histologique (L.). C'est l'angiokératome *plan* de Dubreuilh.

DIAGNOSTIC. — Les *verrues vulgaires* se rencontrent chez des manouvriers ; on ne trouve chez eux ni engelures, ni asphyxie des extrémités. Les lésions sont plus saillantes, plus irrégulières, plus fendillées que celles de l'angiokératome, et, à la pression au moyen d'une lame de verre, on ne trouve pas de dilatations capillaires télangiectasiques.

L'*angiome vulgaire* ne s'accompagne pas d'hyperkératose : on l'observe surtout à la face ; on ne trouve pas seulement un pointillé vasculaire, mais des vaisseaux dilatés parallèles à la surface de la peau. On l'observe, comme l'angiokératome, chez des individus atteints depuis plusieurs années, mais il ne s'agit pas de lésions multiples dont certaines disparaissent alors que de nouvelles se développent.

Le fait de Fabry prouve que l'angiokératome peut être confondu avec le *purpura*. Il suffit de faire remarquer que, dans le purpura, l'hémorragie cutanée est diffuse, que ses taches ne durent que quelques jours, qu'on n'y trouve pas de pointillé télangiectasique.

ANATOMIE PATHOLOGIQUE. — On constate, dans le derme, des dilatations vasculaires au niveau du réseau superficiel : on voit des ampoules volumineuses, tapissées d'un endothélium, souvent à demi remplies par des globules sanguins. Les dilatations peuvent communiquer les unes avec les autres ; Mibelli les compare à celles des angiomes caverneux. Ces ampoules peuvent pénétrer dans l'épiderme ; elles sont alors limitées, suivant Mibelli, non plus par un endothélium, mais par le corps muqueux.

En dehors des ampoules, on trouve des capillaires dilatés correspondant à la phase initiale du processus ; ces lésions des vaisseaux capillaires sont, croyons-nous, les seules constantes et nécessaires.

Les auteurs qui ont étudié l'angiokératome n'ont pas découvert la cause de l'altération des capillaires ou l'ont rattachée à des lésions de vaisseaux lymphatiques, qui sont des plus inconstantes. Suivant Mibelli, il y aurait néoformation vasculaire; Audry croit à une dilatation sans néoformation. Dans un cas étudié par l'un de nous (L.) et Milian, la dilatation des capillaires se rattachait à des lésions vasculaires profondes; il existait de l'artérite et surtout de la phlébite; l'oblitération des veines semblait être la cause directe de l'ectasie des capillaires. Dans un autre cas (Leredde et Haury), les capillaires, non dilatés, offraient des parois épaisses, hyalines; certains étaient oblitérés : il s'agissait, dans ce fait, d'un angiokératome à évolution aiguë et en voie de régression.

Les autres lésions dermiques sont des plus variables. La plupart des auteurs n'en signalent aucune. L'un de nous (L.) a constaté, dans un cas, la condensation du tissu conjonctif du derme et la prolifération de cellules fixes, dans un autre (angiokératome à marche aiguë), la présence d'amas cellulaires périvasculaires comprenant des lymphocytes, des cellules fixes et des éosinophiles.

Parmi les lésions de l'épiderme, celle à laquelle on accorde le plus d'importance est l'hyperkératose; il n'y a pas de parakératose; la couche granuleuse est souvent épaissie; le corps muqueux est hypertrophié, normal ou atrophié.

TRAITEMENT. — Les angiokératomes peuvent être détruits, soit par la pointe fine du thermocautère, soit par le galvanocautère, soit par l'électrolyse. Il est indispensable de relever l'état général des malades, de les suralimenter, de les soumettre à l'aération nocturne. Suivant l'un de nous, l'huile de foie de morue est particulièrement indiquée, comme chez les malades qui ont des engelures récidivantes. (L.)

ATROPHIE IDIOPATHIQUE DIFFUSE DE LA PEAU.

Buchwald, Touton, Pospelow, Neumann, Nikolsky ont rapporté des cas d'une affection rare, caractérisée par une atrophie progressive de certaines régions de la peau, survenant sans cause connue (1).

SYMPTÔMES. — Cette maladie a été surtout observée chez des adolescents et des adultes en général vigoureux, sans antécédents morbides. Les lésions initiales se développent presque toujours sur les membres sous forme de taches qui s'étendent, et peuvent arriver, en se confondant, à couvrir des surfaces extrêmement vastes; la plus grande partie des membres, le tronc peuvent être intéressés; la face, le scrotum sont habituellement respectés, ainsi que les muqueuses.

A leur début, les taches ont une coloration rouge clair; on peut voir, dans leur partie centrale, des vaisseaux dilatés. En s'agrandissant,

(1) NEUMANN, A. F. D., 1898, t. XXVI.

elles deviennent de plus en plus sombres. La peau s'amincit à leur niveau et se déprime, d'habitude, au-dessous des parties saines dont elles sont séparées, en général, par un bord net ; on peut voir concurremment des taches légèrement saillantes (1).

La surface des lésions est couverte de squames minces, adhérentes. Elle est extrêmement sèche. La peau, finement plissée, a parfois l'aspect d'une feuille de papier à cigarettes froissée. Les vaisseaux veineux ne sont séparés de la surface que par une couche très mince de tissus atrophiés : ils font saillie et forment un réseau très apparent. Parfois, les tendons sont visibles et ont l'aspect brillant qu'ils présentent à la dissection ; on peut même voir les filets nerveux. A cette période ultime, la peau prend souvent une coloration blanche, presque identique à celle du vitiligo ; les régions malades ont encore, à leur limite, une couleur rouge brun.

Dans les régions où de grandes surfaces sont envahies, la peau offre des plis profonds ; on la détache avec une extrême facilité des parties sous-jacentes ; prise entre les doigts, elle ne se déplisse qu'avec lenteur.

Le système pileux est atrophié. La sécrétion sébacée diminue ; la sécrétion sudorale, parfois normale, peut disparaître complètement ; on ne réussit même plus à la provoquer par l'injection de pilocarpine. Souvent, les ongles sont altérés. La sensibilité de la peau, sous toutes ses formes, est normale.

L'affection a une marche progressive pendant des années, puis reste stationnaire. On n'a relevé chez les malades aucun trouble de la santé générale.

DIAGNOSTIC. — On ne pourrait guère confondre cette atrophie idiopathique de la peau qu'avec l'*ichtyose*, qui s'accompagne également d'atrophie, mais celle-ci est coordonnée avec une hyperkératose considérable ; il n'y a pas de zones de coloration anormale distribuées au milieu de régions saines ; les plis articulaires restent généralement indemnes.

ANATOMIE PATHOLOGIQUE. — On a relevé l'atrophie du corps muqueux et de la couche granuleuse, la disparition des papilles. La couche superficielle du derme est infiltrée de cellules rondes paraissant venir des cellules fixes. Il existe un très grand nombre de mastzellen, mais il n'y a pas de plasmazellen. Le pigment, très abondant, est distribué dans les cellules rondes et des chromatophores. Les vaisseaux sont altérés ; leurs parois sont épaissies ; les veines sont dilatées. Les glandes sébacées disparaissent et, dans certains cas, les glandes sudoripares et les follicules pileux se raréfient.

Le tissu connectif est profondément modifié, il forme dans la couche supérieure du derme, de fines fibrilles ; dans sa profondeur, des faisceaux qui offrent des réactions anormales quand on les colore par

(1) NIKOLSKY, *Sur la pathogénie de l'atrophie cutanée* (*Congrès de Moscou*, 1897).

la fuchsine acide et l'acide picrique. Le tissu élastique s'hypertrophie ; le pannicule adipeux disparaît.

Pour Neumann, il s'agit d'un processus inflammatoire d'origine tropho-névrotique. Cet auteur ne donne du reste aucune raison pour démontrer l'existence d'une tropho-névrose.

Traitement. — Dans un cas, Neumann a obtenu une réelle amélioration par l'emploi de l'arsenic, d'une manière prolongée, sous forme de pilules asiatiques. (L.)

BLASTOMYCOSES CUTANÉES

Le nom de *blastomycètes* est appliqué par les bactériologistes à des parasites végétaux volumineux, dont le caractère essentiel est de se reproduire par bourgeonnement ; la levure de bière en constitue le type.

Divers auteurs, après Sanfelice, ont attribué certaines tumeurs sarcomateuses à des blastomycètes, mais leur opinion n'a pas reçu la sanction nécessaire. Il existe toutefois un fait de Curtis (1) concernant une tumeur myxomateuse liée au développement d'un blastomycète.

Nous connaissons maintenant des altérations de la peau, liées à des blastomycètes, et dont la structure s'éloigne complètement de celle des sarcomes.

Étiologie. — Les cas de blastomycose publiés jusqu'ici ont été observés en Amérique, sauf un seul, vu en Allemagne. L'origine des lésions est inconnue ; d'après leur siège fréquent sur les parties découvertes, on peut admettre qu'elles résultent d'inoculations externes. Dans un cas de Hessler, la blastomycose fut consécutive à une coupure de rasoir.

Symptômes. — Les caractères cliniques ne sont pas encore déterminés avec une précision suffisante. Dans la plupart des cas, on a confondu la blastomycose avec la tuberculose verruqueuse ; on trouve des surfaces de couleur rouge, couvertes de végétations saillantes, séparées nettement de la peau saine par une aréole violacée, donnant un exsudat visqueux (Hyde).

Dans d'autres cas, les lésions se rapprochent de celles du lupus vulgaire et ne s'en distinguent que par l'absence des tubercules caractéristiques. On peut voir enfin le début se faire par des papules qui grossissent, puis suppurent, en laissant une ulcération persistante.

La marche est lente, la durée toujours longue. Certaines lésions peuvent rétrocéder spontanément.

Le *diagnostic* doit éliminer la *tuberculose*, les *syphilides végétantes*, l'*épithéliome cutané* ; jusqu'ici, il n'a pu être porté que par l'examen histologique.

---

(1) Hyde, Bektoen et Bevan, *Brit. Journ. of Derm.*, 1899.

ANATOMIE PATHOLOGIQUE. — Les tissus malades sont envahis par des leucocytes polynucléaires, formant des abcès miliaires ; on y trouve, en général, des cellules géantes et parfois des plasmazellen. Les lésions sont infiltrées de blastomycètes.

Ce sont des corps sphériques de 10 à 20 μ de diamètre, à protoplasma granuleux et sans noyau, souvent pourvus de bourgeons, et disposés en général deux par deux. Ces corps ont une membrane ; leur contenu est finement granuleux, vacuolisé.

Les cultures se font sans difficulté sur tous les milieux ; le parasite est aérobie, meurt à 54°. Il ne produit pas la fermentation du lait.

Dans les milieux liquides, il donne un mycélium qui paraît dû à l'élongation des éléments cellulaires ; ce mycélium est parfois segmenté avec de fausses ramifications.

Le parasite est pathogène pour les animaux de laboratoire.

TRAITEMENT. — On peut obtenir la guérison par le curettage ou l'ablation chirurgicale des régions malades. Dans un cas récent, Bevan a fait disparaître des lésions de blastomycose cutanée par l'emploi de l'iodure de potassium à haute dose. (L.)

CHÉLOÏDES

On désigne sous ce nom, depuis Alibert (1) (il l'écrivait : *kéloïde*), des *hyperplasies fibreuses qui font saillie à la surface de la peau.* Sauf dans une variété probablement infectieuse, elles ne se multiplient pas ; si on en observe parfois un grand nombre chez un même sujet, ce n'est pas par prolifération de celles qui se sont développées les premières.

Nous verrons qu'elles se présentent sous des formes variées qui semblent répondre à des différences de nature.

ÉTIOLOGIE. — Assez souvent, les chéloïdes surviennent chez des sujets dont la santé générale est altérée ; on les a signalées assez fréquemment chez des tuberculeux, et ce fait, rapproché de la production de tuberculoses chez des animaux auxquels on avait inoculé le tissu de ces productions, a conduit divers auteurs à en faire des manifestations de la tuberculose : cela ne peut être vrai que pour une petite partie des faits observés, qui, à l'origine, étaient de nature bacillaire.

D'autres fois, les altérations se produisent chez des sujets atteints d'hystérie : il en était ainsi dans la célèbre observation de de Amicis (2) ; elles ont été notées par Kahler chez des syringomyéliques.

Les deux sexes paraissent être également affectés. Les hyperplasies peuvent se manifester dès le premier âge : c'est ainsi que Vidal les a vues survenir chez un enfant de trois mois à la suite de vaccinations.

(1) ALIBERT, art. KÉLOÏDES du *Précis théorique et pratique des maladies de la peau.*
(2) DE AMICIS, *Congrès international de dermatologie.* Paris, 1889.

La maladie peut être héréditaire et consanguine.

La prédisposition peut ne se manifester que vers l'âge mûr; c'est ainsi que l'on voit des sujets réagir normalement sous l'influence des traumatismes jusque vers la quarantaine, puis, à partir de cet âge, être atteints de chéloïdes chaque fois que leur tégument subit une violence.

La prédisposition est une des causes principales des chéloïdes. Elle paraît être, d'après Kaposi, plus fréquente chez les nègres.

Ces hyperplasies peuvent se développer sur des parties saines du tégument : elles sont dites alors *spontanées*.

D'autres fois, elles sont consécutives à des violences extérieures : c'est ainsi qu'on les voit souvent survenir à la suite de plaies par instruments tranchants ou aussi contondants (Thibierge); leur apparition a été également provoquée par l'application d'un emplâtre irritant, d'un vésicatoire, d'huile de croton, de teinture d'iode, de collodion (Audry), par une pulvérisation avec le chlorure de méthyle (H.), par la perforation du lobule de l'oreille, par des boutons de vaccin, par des points de suture chirurgicaux, par la foudre (Block).

D'autres fois, c'est une maladie antérieure de la peau, telle qu'une acné vulgaire, qui en est le point de départ; elle peut être enfin associée intimement à un processus phlegmasique, le plus souvent acnéiforme.

SYMPTÔMES. — Les circonstances si diverses dans lesquelles se développent les chéloïdes, les altérations très variables qui les accompagnent et leurs localisations parfois très spéciales conduisent à leur reconnaître des formes multiples.

Nous étudierons ainsi successivement, au point de vue symptomatique, les types suivants : 1° *chéloïdes spontanées disséminées ou présternales*; 2° *chéloïdes traumatiques*; 3° *chéloïdes acnéiformes de la nuque*.

D'une manière générale, on peut dire que les chéloïdes sont constituées par des saillies, de forme variable, de couleur normale ou teintées plus ou moins vivement, dures, à surface lisse ou inégale, siégeant dans la peau avec laquelle elles se déplacent, ayant une grande tendance à récidiver : leurs caractères doivent être étudiés dans les différentes formes que nous avons distinguées.

1° **Chéloïdes spontanées.** — A. *Variété disséminée.* — Elle se présente, le plus souvent, sous l'aspect de saillies dont le volume, primitivement très petit, peut atteindre progressivement celui d'une lentille ou d'une pastille; leurs contours, nettement arrêtés, sont le plus souvent arrondis ; parfois, elles sont allongées ou même moniliformes; leur disposition est généralement symétrique; leur couleur est, tantôt celle de la peau normale, tantôt plus ou moins rosée : on peut y voir se dessiner des arborisations vasculaires. Elles peuvent être le siège de douleurs intermittentes comparables à celles que provoquent des piqûres d'épingle. Ces néoplasies sont parfois très nombreuses : il y en avait plus de 300 dans le cas de de Amicis ; le plus habituellement, on n'en compte pas, au maximum, plus d'une quarantaine.

Elles atteignent, en général, assez rapidement leurs plus grandes dimensions ; elles peuvent ensuite rester indéfiniment stationnaires : exceptionnellement, certaines d'entre elles suivent une évolution rétrograde ; elles s'affaissent alors graduellement et finalement ne sont plus représentées que par des cicatrices, comparées par de Amicis à celles que laissent à leur suite les tubercules syphilitiques non ulcérés.

B. *Variété présternale.* — Le devant du thorax, dans sa partie médiane, y est le lieu unique d'élection de saillies chéloïdiennes disposées en cordons transversaux.

On leur a quelquefois attribué une origine traumatique ; c'est ainsi que, dans un fait de Balzer et Leroy, elles se seraient développées à la suite d'une légère piqûre par la pointe d'une plume à écrire : on peut se demander s'il n'y a pas eu là une simple coïncidence, car, le plus habituellement, ces lésions se développent en apparence spontanément. Elles ne coïncident pas cependant avec les chéloïdes spontanées disséminées, que nous venons d'étudier ; dans le cas de de Amicis, aucune des 311 néoplasies ne présentait cette localisation sous cette forme ; on ne voit pas non plus, chez les sujets qui en sont atteints, les traumatismes devenir en d'autres régions le point de départ de chéloïdes.

Il y a donc là une prédisposition spéciale limitée à cette région.

L'altération, avons-nous dit, s'y présente sous la forme d'un ou plusieurs cordons disposés transversalement : tantôt ces cordons sont arrondis ; leur surface est lisse et régulière ; ils représentent comme un segment de porte-plume plus ou moins gros ; d'autres fois, ils n'ont cet aspect que dans leur partie médiane ; ils divergent latéralement à leurs extrémités, s'y étalent en éventail (Balzer) ; ils peuvent enfin présenter dans toute leur étendue une surface inégale, irrégulière, parsemée de tractus fibreux à direction transversale ou oblique ; ces tractus peuvent établir comme des anastomoses entre deux cordons superposés qui deviennent ainsi confluents.

Leur longueur varie d'environ 4 à 15 centimètres ; leur couleur peut être normale, parfois avec un reflet nacré ; d'autres fois, leur partie médiane seule offre cette coloration ; les parties latérales prennent au contraire une teinte d'un rouge intense : il en est ainsi surtout lorsqu'elles présentent les rayons divergents signalés précédemment ; ces parties colorées constituent une zone d'accroissement, séparée de la partie initiale du cordon par une ligne sinueuse.

Ces altérations sont le plus souvent indélébiles.

2° Chéloïdes traumatiques. — Les saillies chéloïdiennes peuvent survenir exclusivement sous l'influence d'un des traumatismes énumérés plus haut : elles se localisent primitivement à la partie lésée, mais elles s'étendent ensuite excentriquement.

Leur configuration n'a rien de régulier : elles diffèrent ainsi des deux formes que nous venons de décrire.

Les brides saillantes s'entre-croisent souvent en tous sens, circonscrivant des surfaces à contours, parfois circulaires, le plus souvent irréguliers.

Leur coloration, suivant leur plus ou moins d'ancienneté, varie du rouge clair ou sombre et violacé à la couleur normale ou à l'achromie cicatricielle.

L'hyperplasie chéloïdienne d'origine traumatique peut dépasser de beaucoup les limites de la lésion initiale : nous citerons, en témoignage de cette assertion, ce qui se produit au niveau des lobules des oreilles (1); c'est la perte de substance provoquée par la perforation qui est ici le point de départ des altérations ; celles-ci peuvent constituer des masses auxquelles, en ne tenant compte que des caractères objectifs, on serait en droit d'appliquer le nom de *tumeurs*; elles atteignent en effet, et dépassent, le volume d'une noix (1); dans un fait de Taylor, l'une d'elles pesait plus d'une livre. Dans ces chéloïdes cicatricielles, on peut souvent sentir un nodule induré correspondant à la néoplasie initiale.

Au niveau de la cicatrice, les papilles, ainsi que les orifices glandulaires et les poils, ont disparu.

Les malades peuvent ressentir, dans le tissu chéloïdien, des douleurs spontanées; les parties atteintes peuvent être des plus sensibles aux moindres contacts.

Ces lésions peuvent rétrocéder spontanément après avoir persisté pendant plusieurs mois : plus souvent, elles sont, comme les précédentes, indélébiles; elles récidivent le plus souvent dès que l'on en a pratiqué l'ablation.

3° Chéloïdes acnéiformes de la nuque. — Synon. : *Acné chéloïdienne, dermatite papillaire du cuir chevelu de Kaposi.*

Cette éruption siège exclusivement à la nuque : elle débute par la formation de nodules rouges et acuminés, du volume en moyenne d'un grain de chènevis, disposés en traînées transversales où ils sont d'abord isolés, mais bientôt confluents; ils deviennent le siège de suppurations qui s'ouvrent dans leur partie médiane et donnent lieu ainsi à la formation de croûtelles; ils forment, en se propageant transversalement, comme un bourrelet qui s'étend au-dessous du cuir chevelu ; son diamètre vertical varie de 2 à 10 millimètres; ses limites latérales peuvent répondre aux saillies du trapèze ; les poils y sont

---

(1) Duguet, *Sur une chéloïde de l'oreille* (*Bull. de la Soc. anat.*, 1871).

dissociés et divergent en différentes directions : une partie d'entre
eux tombent ; ils sont cependant d'ordinaire difficiles à arracher.

Ce bourrelet se termine nettement en haut par un rebord saillant
et abrupt : au-dessous de lui, au contraire, la peau est tuméfiée,
rouge, indurée ; ultérieurement, elle prend un aspect cicatriciel ;
cette altération sous-jacente peut s'étendre sur une hauteur de
plusieurs centimètres.

Exceptionnellement, la traînée transversale est interrompue ; il ne
s'en est développé qu'un ou plusieurs segments ; d'autres fois, ses
extrémités latérales s'incurvent de haut en bas en anses à concavité
interne : dans un cas de Danlos, les terminaisons de ces anses étaient
proches l'une de l'autre, de telle sorte que le bourrelet formait presque
un anneau complet ; l'aire ainsi circonscrite avait pris un aspect
cicatriciel, soit sous l'influence de scarifications pratiquées antérieurement, soit spontanément par le fait de l'évolution de la
maladie.

ANATOMIE PATHOLOGIQUE. — Les lésions doivent être étudiées dans
les différentes formes que nous avons distinguées.

Dans les *chéloïdes spontanées*, l'hyperplasie est constituée par une
masse de tissu conjonctif dont les faisceaux sont pour la plupart
dirigés transversalement ; un petit nombre d'entre eux sont obliques
ou verticaux ; on voit, dans leurs interstices, des lacunes lymphatiques
et des cellules embryonnaires, plus nombreuses au pourtour des
vaisseaux situés à la périphérie de la masse morbide et multipliés en
même temps que dilatés ; dans sa partie centrale, au contraire, les
vaisseaux sont oblitérés et l'on ne trouve pas de glandes : les follicules
pileux sont déviés et atrophiés.

Dans la *chéloïde cicatricielle*, les lésions sont très analogues ; les
papilles, les glandes et les poils peuvent manquer dans la partie qui
correspond au traumatisme ; la *chéloïde présternale* a également la
même structure que les précédentes.

Dans la *chéloïde acnéiforme*, les altérations débutent dans le voisinage des follicules pilo-sébacés ; c'est un processus inflammatoire
avec hyperplasie ; le derme est infiltré par des éléments cellulaires
de nature diverse et particulièrement par des plasmazellen, des
mastzellen, des cellules géantes en grand nombre et des fibroblastes :
de nouveaux faisceaux fibreux se développent ; des cellules lymphoïdes polynucléées s'accumulent dans la cavité et au pourtour des
follicules (Mantegazza) ; on voit enfin des corpuscules hyalins,
homogènes, identiques à ceux que Russell a signalés dans le cancer
et Sanfelice dans le rhinosclérome ; Secchi les considère comme des
blastomycètes ; pour Mantegazza, ce ne sont au contraire que des
produits de dégénérescence cellulaire : il se fonde sur ce qu'on les
rencontre, avec des caractères identiques, dans des maladies différentes, qu'ils sont plus nombreux dans les cas anciens et qu'on ne

peut les cultiver, alors que la culture des blastomycètes est facile.

DIAGNOSTIC. — Il n'offre aucune difficulté ; on ne saurait confondre la *morphée* avec les chéloïdes, car elle n'est qu'exceptionnellement légèrement saillante et elle est entourée du *lilac ring* caractéristique ; les *cicatrices* hypertrophiques se distinguent des chéloïdes par ce fait que les lésions y restent limitées à la partie lésée.

PRONOSTIC. — Les chéloïdes constituent des difformités pénibles et malheureusement, dans la plupart des cas, rebelles aux moyens thérapeutiques : à ce point de vue, le pronostic peut donc être considéré comme fâcheux.

TRAITEMENT. — On est sans action sur la prédisposition locale qui donne lieu à la production des diverses variétés de chéloïdes.

Les moyens employés pour amener la disparition des hyperplasies échouent le plus souvent : c'est ainsi que *l'ablation chirurgicale* est presque fatalement suivie de récidive ; il en est de même des *destructions par le thermo ou le galvanocautère*.

On a obtenu de meilleurs résultats de l'électrolyse et aussi des scarifications mises en pratique par Vidal ; Besnier les a vues, comme lui, plusieurs fois produire de bons effets ; malheureusement, d'après notre expérience personnelle, les améliorations très réelles que l'on obtient le plus souvent par ce procédé sont également de courte durée. On a préconisé récemment *diverses injections interstitielles* : telles sont celles de *thiosinamine* qu'ont mise en pratique Newton et Tousey : on introduit dans la masse morbide 1 centimètre cube d'une solution à 10 p. 100 de cette substance ; la douleur est très vive, mais les résultats peuvent être favorables (1).

P. Marie, et plus récemment Balzer et Monsseaux, ont employé, suivant le même mode, l'huile d'olives créosotée à 20 p. 100 : P. Marie a obtenu ainsi la production d'escarres sèches, une sorte d'*embaumement sans inflammation de la peau ambiante* ; Balzer et Monsseaux ont, au contraire, vu survenir rapidement une élimination d'une portion de tissu chéloïdien et se former une ulcération assez profonde ; ils ont obtenu ainsi la disparition de tumeurs de l'oreille ; on ignore encore si elle a été définitive : quoi qu'il en soit, cette méthode de P. Marie est celle qui jusqu'ici paraît avoir exercé le plus souvent une action efficace.

Ferras a vu survenir des améliorations en pratiquant des pulvérisations sulfureuses et du massage, mais il s'est agi d'affections d'origine traumatique qui, nous l'avons indiqué, peuvent disparaître spontanément.

Dans l'acné chéloïdienne, la méthode de choix reste l'*emploi méthodique des scarifications* : on peut lui venir en aide par l'application de l'emplâtre de Vigo fenêtré ; divers antiseptiques, tels que

(1) P. MARIE, *Traitement des chéloïdes par les injections interstitielles d'huile créosotée* (Soc. méd. des hôp., 1893).

l'*ichtyol* et la *chrysarobine*, peuvent également trouver là leur emploi.

En résumé, on ne peut se dissimuler que le traitement des chéloïdes ne produit le plus souvent que des améliorations imparfaites et fugitives.

NATURE DE LA MALADIE. — Ainsi que nous l'avons indiqué déjà, il nous paraît probable que l'on confond sous le nom de *chéloïdes*, en raison de caractères cliniques communs, plusieurs affections de nature diverse (H.).

Il est possible que, conformément aux vues de Hyde et Darier, certaines de ces hyperplasies soient de nature tuberculeuse; c'est ce que paraissent indiquer les inoculations positives pratiquées par Hyde et l'une de celles de Darier; mais on se tromperait singulièrement en voulant généraliser cette conception : il est manifeste que les hyperplasies chéloïdiennes se développent le plus souvent chez des sujets exempts de tuberculose. D'ailleurs, les chéloïdes n'ont pas, en général, les caractères de néoplasies infectieuses ; si l'on met à part celles de la nuque, on ne les voit pas se multiplier; elles ne s'accompagnent d'aucun signe d'infection générale.

Les *chéloïdes spontanées et traumatiques* ne peuvent guère s'expliquer que par une prédisposition du tégument à réagir sous cette forme.

Les *chéloïdes présternales*, en raison de leur localisation exclusive et constante, de leur disposition en traînées transversales superposées, reconnaissent très probablement, suivant l'un de nous, une origine embryonnaire (1).

Pour ce qui est des *chéloïdes acnéiformes*, on peut au contraire leur attribuer, avec une grande vraisemblance, une origine infectieuse; leur localisation constante à la nuque montre que cette région seule offrirait un milieu favorable à l'agent infectieux qui en serait la cause prochaine; l'épaisseur que présente le derme dans cette région ne nous paraît pas suffire à expliquer les caractères particuliers de cette dermatose, tels que sa disposition en bourrelets droits ou curvilignes à rebord abrupt.

L'agent infectieux est-il celui qui trouve son terrain dans les follicules sébacés et donne lieu à l'acné vulgaire ? Les recherches histologiques ne sont pas d'accord avec cette hypothèse et la coexistence, dans quelques cas, d'acné vulgaire avec ces chéloïdes de la nuque ne peut suffire à les faire considérer comme de nature identique, car nous avons vu que cette acné vulgaire est, comme l'indique son nom, une éruption des plus banales. S'agit-il d'une tuberculose ? Les inoculations restent stériles dans la grande majorité des cas. En somme, l'agent infectieux de la chéloïde acnéiforme est encore à trouver.

(1) HALLOPEAU, *S. F. D.*, 1898, p. 298.

CHLOASMA

Le mot *chloasma* n'a plus, en dermatologie, de signification précise, et les affections qui ont été comprises sous ce nom rentreront peu à peu dans le cadre des dermatoses traumatiques, toxiques, parasitaires, nerveuses. On l'a, en effet, appliqué à une série de pigmentations en *nappes*; Kaposi distingue :

I. Un chloasma *traumatique*, se développant au niveau de régions de pression ; la pigmentation qui apparaît au-dessous des bandages herniaires est par suite un chloasma ; la même classe comprend les chloasmas dus au grattage, tels que celui des phtiriasiques et celui des individus atteints de pemphigus prurigineux (dermatite herpétiforme);

II. Un chloasma *calorique*, qui se produit chez les sujets robustes au niveau des régions exposées à la lumière du soleil et au grand air ;

III. Un chloasma *toxique*, consécutif, chez certains sujets, à l'application de sinapismes et de vésicatoires ;

IV. Un chloasma *symptomatique* qui comprend deux formes : 1º le chloasma *utérin*, celui des femmes enceintes, des femmes atteintes d'affections utéro-ovariennes; 2º le chloasma *cachectique* qui s'observe chez les paludéens, les cancéreux, les vieillards, les alcooliques. Il faut également signaler la pigmentation des individus atteints d'anémies graves ; celle de la maladie d'Addison s'en rapproche.

Il est facile de critiquer cette division ; mais il est difficile de grouper les mélanodermies d'après leur cause réelle et de dissocier ainsi toutes les affections cutanées qui ont été dénommées chloasma. Le mécanisme intime, les causes immédiates et éloignées des pigmentations restent d'ailleurs tout à fait obscures (Voy. *Troubles de la pigmentation*).

Les causes externes interviennent surtout pour déterminer la localisation de l'altération : le chloasma des femmes enceintes, par exemple, prédomine à la face. Il faut tenir compte aussi des idiosyncrasies : tels individus, exposés à une lumière intense et au grand air, ne présentent pas de pigmentation; d'autres seront pigmentés de suite ; toutes les femmes atteintes d'affections utérines ou enceintes sont loin d'offrir du chloasma ; l'application de vésicatoires ne produit de pigmentation que chez un petit nombre de sujets.

Dans le chloasma des femmes enceintes, dont se rapproche celui des femmes atteintes de maladies utérines, la pigmentation occupe de préférence le front et les parties latérales de la face ainsi que le menton. Elle peut s'étendre sur les parties couvertes, en particulier sur le tronc. Elle est constituée par des larges taches isolées ou confluentes, d'une couleur claire ou foncée, parfois presque noire.

Les autres pigmentations diffuses qui ont été dénommées chloasma sont décrites dans les traités de pathologie interne ou ont été étudiées dans divers chapitres de cet ouvrage (Voy. *Dermatoses traumatiques*, *Phtiriase*, *Dermatose de Duhring*).

TRAITEMENT. — On ne peut agir sur les pigmentations diffuses de la peau qu'en produisant par des moyens irritants une rénovation de l'épiderme. A cet effet, on peut employer les applications de savon noir, de pommades soufrées fortes (1 p. 5 à 1 p. 10) et surtout de sublimé en solution à 1 p. 100. On applique, par exemple, sur la face, des compresses trempées dans le liquide suivant :

> Bichlorure d'hydrargyre...................... 1 gramme.
> Alcool à 60°................................ 100 grammes.

On recouvre de taffetas-chiffon et on laisse les compresses en place pendant trois ou quatre heures ; il se produit ainsi une véritable vésication ; on ouvre la phlyctène et on saupoudre d'amidon : au bout de quelques jours, la peau a pris un aspect normal.

On peut agir plus lentement ; Kaposi recommande des lavages quotidiens avec :

> Vératrine............ .... 0^{gr},10
> Eau de naphte................................ 50 grammes.

ou :

> Esprit de savon de potasse................ ...... 50 grammes.
> Naphtol..................................... 2 —
> Glycérine................................... 1 gramme.

Lorsque la peau est rouge et desquame, on poudre avec :

> Sous-carbonate de bismuth...................... 10 grammes.
> Talc de Venise pulvérisé....................... 20 —
> Sulfate de baryte précipité................... 30 —
> Huile de roses................................ 2 —

Dubreuilh recommande l'usage de pommade de calomel à 1/15 appliquée la nuit. Les pommades salicylées fortes peuvent trouver également leur indication. (L.)

DERMATITE PUSTULEUSE CHRONIQUE AGMINÉE DU VISAGE

Ce type clinique a été décrit en 1891, par l'un de nous et P. Claisse (1), sous le nom de *Nouvelle variété d'éruption acnéiforme de la face*.

Depuis lors, aucune observation semblable n'a été publiée : bien qu'unique, la nôtre présente des caractères assez nettement tran-

(1) HALLOPEAU et CLAISSE, *Sur une nouvelle variété d'éruption acnéiforme de la face* (S. F. D., 1891).

chés pour que la forme morbide qu'elle représente mérite d'être classée.

Elle est caractérisée par l'apparition soudaine de boutons agminés ne ressemblant à ceux d'aucune affection connue.

ÉTIOLOGIE. — Nous ne possédons à cet égard aucune donnée; nous savons seulement que le malade n'avait aucune sorte d'antécédents héréditaires, aucune tare constitutionnelle et, en particulier, aucun signe de tuberculose; il était remarquablement robuste et vigoureux.

SYMPTÔMES. — Le début, soudain, a été comparable à celui d'un pseudo-exanthème : sans aucune cause apparente, sans que le malade eût commis d'excès d'aucune sorte ni ingéré de médicaments, des boutons se sont développés, d'abord à la base du nez, puis sur la lèvre supérieure, et bientôt dans les différentes parties de la face.

Quand le malade s'est présenté à notre observation, nous avons constaté les phénomènes suivants; les boutons sont d'abord de très petites dimensions; leur diamètre initial ne dépasse pas 1 millimètre; leur forme est acuminée; leur couleur d'un rouge vif; leur apparition s'accompagne de sensations de picotements; ils sont entourés d'une petite aréole érythémateuse; ils grossissent rapidement et bientôt leur diamètre atteint environ 3 millimètres; leur sommet s'arrondit; leur forme devient hémisphérique; leur consistance augmente; ils offrent, au toucher, une sensation très marquée de résistance, on peut dire de dureté; les uns restent isolés; les autres se multiplient et se groupent en plaques agminées ou confluentes. Ces plaques atteignent les dimensions d'une pièce de deux francs; elles rappellent, par leur aspect, celles du zona; les éléments y restent en effet le plus souvent distincts, séparés par des interstices au niveau desquels la peau est érythémateuse et légèrement tuméfiée; on trouve ainsi plus de vingt et un boutons agminés; la distribution de ces placards n'est nullement symétrique (Planche XX).

Certains de ces boutons sont surtout intra-dermiques; ils sont perceptibles par le toucher plutôt que par la vue.

Dans certaines régions, ils forment des traînées qui peuvent atteindre près de 10 centimètres dans leur longueur, alors que leur diamètre ne dépasse pas 3 centimètres dans les plaques confluentes; on n'y voit naturellement plus les interstices érythémateux signalés dans les plaques agminées; elles sont saillantes dans toute leur étendue; de légères élevures indiquent seules les éléments initiaux qui se sont réunis pour les constituer.

Arrivés à leur maximum de développement, les boutons restent longtemps stationnaires : un certain nombre d'entre eux seulement blanchissent et se ramollissent dans leur partie centrale; il s'y forme une petite collection purulente qui s'ouvre au bout de peu de jours; le pus se concrète en une croûtelle jaunâtre; néanmoins, le

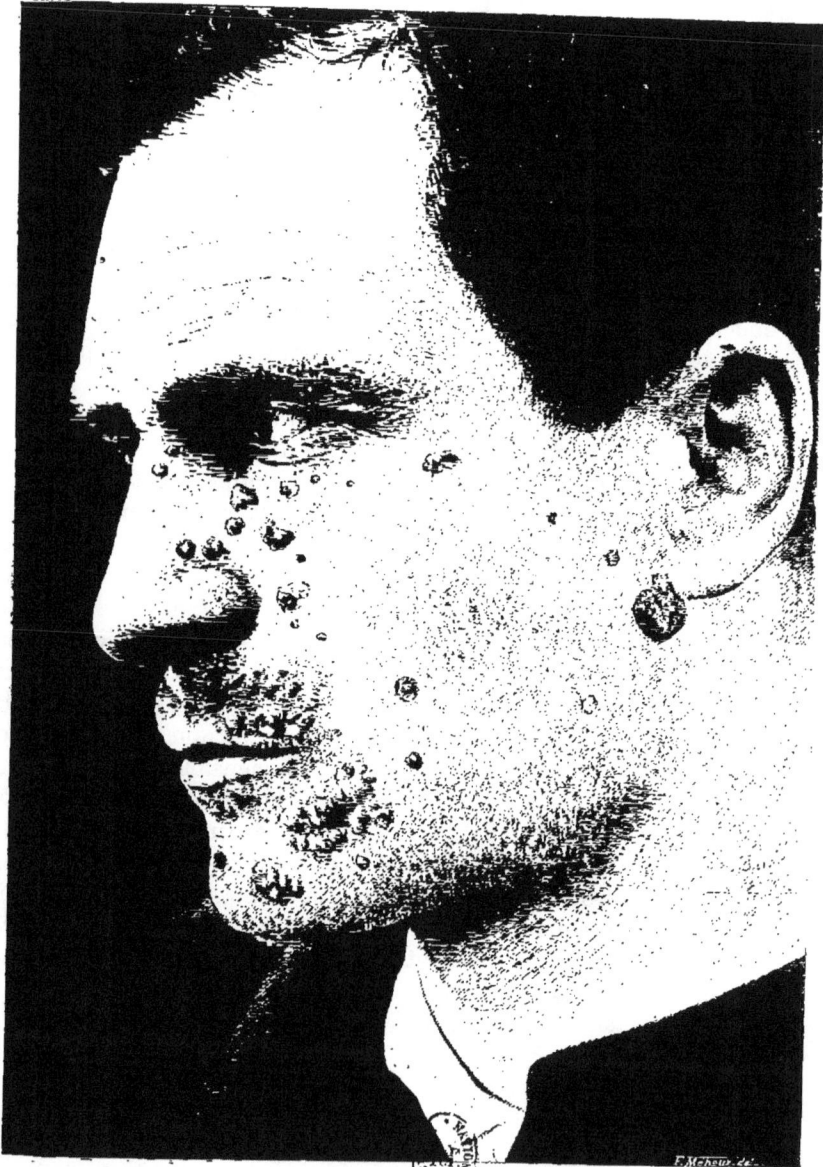

DERMATITE PUSTULEUSE CHRONIQUE AGMINÉE DU VISAGE

bouton ne s'affaisse pas · il persiste avec les mêmes dimensions.

L'éruption occupe simultanément les parties glabres et les parties velues du visage; dans ces dernières, les boutons ne se développent pas en général autour des poils; ce n'est qu'exceptionnellement que ceux-ci en occupent la partie médiane; le plus souvent, ils les traversent latéralement; ils restent aussi adhérents qu'à l'état normal; on a peine à les arracher avec la pince.

A part les sensations pénibles qui accompagnent chaque poussée éruptive, on peut dire que cette maladie n'est pas douloureuse.

L'éruption reste limitée à la face; du côté des autres viscères, on note seulement une dilatation notable de l'estomac.

Les poussées éruptives se renouvellent pendant plusieurs mois; l'éruption devient ainsi de plus en plus abondante, puisque les premiers boutons persistent.

Il n'en a pas cependant toujours été ainsi, car l'éruption a fini par s'affaisser graduellement et disparaître sans laisser de traces.

L'examen bactériologique a donné des résultats négatifs.

Une biopsie, faite par Jacquet, n'a pu permettre de déterminer quel est exactement le siège des altérations; elle a montré seulement que le derme était infiltré de leucocytes, ainsi que d'éléments embryonnaires ou épithélioïdes.

DIAGNOSTIC. — Cette éruption diffère de tous les types cliniques décrits jusqu'ici.

Elle se distingue de l'*acné vulgaire* par son début pseudo-exanthématique, par le groupement des boutons en plaques agminées, par la distribution asymétrique des lésions, par leur siège dans des régions habituellement épargnées par l'acné, telles que la partie externe du sourcil, par l'existence d'infiltrations nodulaires intra-dermiques.

On ne peut la confondre davantage avec les *folliculites nécroliques et dépilantes*, non plus qu'avec les *éruptions toxiques*, ni avec les *folliculites suppuratives* que provoquent les invasions de microbes pyogènes (Voy. ces articles).

La seule dermatose avec laquelle elle présente de l'analogie est celle que Barthélemy a décrite sous le nom d'*acnitis* et que nous avons vue être de nature tuberculeuse : mais, cette acnitis n'est pas limitée au visage; elle ne disparaît pas sans laisser des cicatrices indélébiles; ses boutons se nécrosent dans leur partie centrale; ajoutons enfin qu'elle se développe chez des sujets qui ont d'autres manifestations tuberculeuses ou qui, tout au moins, sont suspects à cet égard, tandis que notre malade avait une santé florissante.

PRONOSTIC. — Il a été relativement bénin chez notre malade, puisque la dermatose s'est terminée par une guérison complète : néanmoins, elle a été pénible par sa longue durée ainsi que par l'abondance des éléments éruptifs et l'altération considérable et durable des traits qui en est résultée.

TRAITEMENT. — C'est sous l'influence d'attouchements avec la pointe d'une allumette imprégnée d'une solution concentrée d'acide chromique que chacun des boutons s'est graduellement effacé.

DERMATITE SERPIGINEUSE DE CROCKER.

Synon. : *Dermatitis repens.*

Parmi les faits qui ont été publiés sous ce titre, il en est, ainsi que nous l'avons indiqué déjà, qui se rattachent à l'acrodermatite continue, mais d'autres, au contraire, se rapportent à un type clinique distinct qui a été décrit pour la première fois par Radcliffe Crocker en 1888.

Elle a été depuis lors étudiée par le même auteur au congrès de Vienne en 1892 (1).

SYMPTÔMES. — La maladie a presque constamment pour cause initiale un traumatisme ; elle débute par l'une des extrémités supérieures et remonte graduellement sur le membre correspondant dont elle peut dépasser les limites ; elle reste unilatérale.

Ses éléments initiaux sont des vésicules ou des pustules qui bientôt se rompent et laissent le derme à nu ; la surface ainsi dépouillée de son épiderme est rouge et suintante ; dans certains cas, il s'y développe des saillies papuleuses ; l'exsudat peut s'y concréter en croûtes épaisses ; la lésion est limitée par un soulèvement de l'épiderme ; ce soulèvement progresse excentriquement : il remonte graduellement sur l'avant-bras ; il peut gagner le bras, atteindre l'épaule et même envahir le tronc ; concurremment, les lésions initiales des mains se guérissent ; les téguments y gardent longtemps une coloration rosée en même temps que le revêtement épidermique reste ténu et lisse ; les contacts sont pénibles, mais les douleurs spontanées font défaut ; il se produit seulement un peu de prurit.

La santé générale n'est pas troublée.

La durée de la maladie peut être très longue ; R. Crocker l'a vue atteindre quarante-sept années.

DIAGNOSTIC. — Nous avons vu précédemment comment cette dermatose se différencie des *acrodermatites continues*, qui sont généralement bilatérales, s'accompagnent souvent d'asphyxies locales, ne remontent sur le membre supérieur que dans les cas où elles aboutissent à l'infection purulente tégumentaire, ne guérissent pas spontanément dans les parties primitivement atteintes et peuvent entraîner la mort. Elle se distingue de l'*eczéma* par les caractères suivants : elle reste unilatérale ; elle ne forme pas des foyers multiples ; sa progression se fait par un soulèvement épidermique à marche excentrique ; sa durée est indéfinie.

(1) Nous ne parlons pas du travail plus récent de Stowers, car l'observation qu. en fait la base se rapporte à l'acrodermatite continue.

La *dysidrose* se reconnaît au caractère le plus souvent bulleux de ses lésions élémentaires, à la dissémination de ses éléments éruptifs, à sa progression par de nouveaux soulèvements et non par l'extension graduelle du soulèvement périphérique, à sa guérison spontanée au bout de quelques semaines ou, rarement, de quelques mois.

PRONOSTIC. — Il est bénin *quoad vitam* ; on n'a pas vu jusqu'ici cette maladie aboutir, comme l'acrodermatite, à une infection purulente tégumentaire mortelle.

Par contre, l'affection est pénible par sa durée qui peut être presque indéfinie, par la gêne qu'elle apporte dans les fonctions du membre affecté et par l'impossibilité de travail qu'elle peut ainsi entraîner.

TRAITEMENT. — Les applications d'iodoforme, de permanganate de potasse et surtout de lactate de plomb peuvent être pratiquées utilement ; trop souvent, tous les moyens échouent. Il est cependant utile de protéger les parties malades : un pansement antiseptique permanent peut éviter les infections secondaires, toujours à redouter en pareils cas.

NATURE DE LA MALADIE. — Elle est encore indéterminée : dire, avec Radcliffe Crocker, qu'il s'agit d'une névrite périphérique, c'est formuler une pure hypothèse ; en réalité, on ne trouve parmi les symptômes de cette affection aucun trouble en rapport avec l'idée d'une tropho-névrose.

Nous aurions plutôt (H.) tendance à chercher dans une infection la cause prochaine de ces troubles si prolongés de la nutrition.

DYSIDROSE

Synon. : *Cheiropompholyx* (Hutchinson), *Pompholyx*.

SYMPTÔMES. — Cette maladie est caractérisée par la formation de vésicules et de bulles qui se développent surtout à la paume des mains et à la plante des pieds, de préférence en été ; elle est essentiellement récidivante.

Parfois, l'apparition des lésions est précédée par quelques sensations de tension, de cuisson, de chaleur, même de prurit ; puis paraissent des taches blanchâtres, au niveau desquelles se soulève peu à peu l'épiderme.

Les éléments sont souvent de forme allongée. Leur volume est très variable et dépend de la résistance régionale ou individuelle de la couche cornée : parfois punctiformes, ils ont souvent le volume d'une grosse tête d'épingle ; ils peuvent dépasser les dimensions d'une lentille. Dans les cas où ils sont très nombreux, ils arrivent à la confluence, se groupent en masses, en îlots, perdant ainsi leur indépendance ; ils viennent à former des bulles à contours irréguliers, qui, dans certains cas, atteignent des dimensions extraordinaires : on en a observé qui offraient le volume d'un œuf de poule et même plus.

Le nombre des vésicules, très faible dans quelques cas, peut atteindre plusieurs dizaines et même plusieurs centaines. Entre elles, on ne remarque aucune lésion apparente; la peau garde son aspect normal, n'offre aucune rougeur.

Les lésions, d'ordinaire indolentes spontanément et à la pression, peuvent être prurigineuses.

La dureté et la résistance des vésicules sont tout à fait remarquables; il est difficile de les percer par l'aiguille : le liquide qui s'en écoule est clair, épais et filtrant; il ne tache et n'empèse pas le linge.

Si les vésicules ne sont pas ouvertes, le liquide se résorbe, mais la couche cornée décollée s'exfolie, et on observe une érosion bordée d'une fine collerette. Souvent, le corps muqueux est mis à nu, et le fond des érosions est d'une coloration rouge. Ces taches consécutives sont sensibles à la pression; elles peuvent aboutir à une pigmentation passagère.

Fréquemment, on observe, à la paume de la main, des éléments à tous les stades de leur évolution. La dysidrose donne lieu parfois à des poussées multiples subintrantes : on voit simultanément des points blancs annonçant les vésicules et des zones en exfoliation. L'affection se prolonge ainsi et, au lieu de quelques jours, peut durer des mois.

Les lésions sont susceptibles d'infection secondaire; on peut observer l'eczématisation et la suppuration des vésicules qui se transforment ainsi en pustules chez les sujets qui continuent à manier des substances irritantes ou à marcher sans précaution d'asepsie.

ANATOMIE PATHOLOGIQUE. — Les lésions de la dysidrose sont bien connues aujourd'hui. Elles ne présentent à aucun stade de leur évolution aucun rapport avec l'appareil sudoripare (Williams, Santi, Unna). Les vésicules sont profondes, naissent en plein corps muqueux, consécutivement à un œdème interépithélial qui s'exagère en un point. La vésicule se remplit de sérum chargé de fibrine : parmi les cellules de bordure, beaucoup dégénèrent et s'aplatissent; quelques-unes sont libres dans la cavité qui contient en outre quelques globules blancs.

Les lésions du derme n'ont rien d'original : ses vaisseaux se dilatent; on constate des leucocytes en diapédèse dans les papilles et ces leucocytes s'infiltrent entre les éléments épidermiques.

Unna, qui a suivi des vésicules à divers stades de leur évolution, a constaté qu'à leur origine elles occupent les parties superficielles du corps muqueux et se développent plus tard vers la profondeur. La couche cornée sus-jacente est altérée. Unna y a coloré des bacilles qu'il considère, sans preuves (H.), comme les agents de la dysidrose; ces bacilles sont larges, isolés ou groupés, quelquefois disposés en strepto-bacilles comprenant de deux à six éléments.

Ces bacilles se colorent par la méthode de Gram. Quelques-uns se trouvent dans la vésicule.

ÉTIOLOGIE. — L'étiologie de la dysidrose paraît des plus complexes. L'affection se développe chez des individus bien portants, mais qui offrent souvent des troubles fonctionnels, ou des altérations des téguments des extrémités. L'hyperidrose est commune, mais non nécessaire. Les irritations chimiques, la chaleur des fourneaux, les rayons solaires favorisent la dysidrose. Souvent, il s'agit d'individus séborrhéiques atteints d'alopécie, de diverses séborrhéides, d'eczéma vulgaire. On a signalé des altérations unguéales.

L'âge n'a aucune importance ; l'affection a été observée depuis sept jusqu'à cinquante-trois ans (Farez). Les poussées se produisent surtout en été et se renouvellent pendant des années. Chez la femme, elles apparaissent de préférence au moment des règles.

Enfin, on a incriminé le nervosisme, l'arthritisme.

DIAGNOSTIC. — La maladie se reconnaît aisément, sauf dans les formes larvées : Besnier admet en effet que les desquamations récidivantes de la paume des mains qui se produisent chez les arthritiques se rattachent à la dysidrose.

L'eczéma palmaire s'accompagne souvent d'eczéma dorsal bien caractérisé ; les vésicules y sont plus petites, groupées dans certaines régions ; la desquamation s'y fait par points isolés.

Les taches consécutives à l'exfoliation des vésicules peuvent simuler des syphilides ; mais les lésions sont prurigineuses et le malade a eu, en général, des poussées passagères les années précédentes ; on peut enfin trouver des lésions à un autre stade d'évolution.

Signalons encore la confusion possible avec les zonas palmaire et plantaire qui se distinguent par la répartition des lésions dans un territoire cutané, — tandis que, dans la dysidrose, elles sont disséminées, — par les douleurs, les troubles locaux de sensibilité, et l'absence des lésions zoniques en d'autres points des membres.

TRAITEMENT. — Au début de l'affection, des applications de teinture d'iode peuvent faire avorter les vésicules.

Dès que les vésicules feront saillie, on les ouvrira au moyen de ciseaux flambés, après avoir aseptisé la surface de la peau au moyen d'une solution alcoolique de sublimé ou de cyanure d'hydrargyre telle que la suivante :

    Alcool à 70°.................................... 100 grammes.
    Cyanure d'hydrargyre......................... 0gr,10

On peut même enlever complètement la couche cornée qui forme le toit des vésicules, puis panser avec le liniment oléo-calcaire (Thibierge).

Deux fois par jour, le malade prendra des bains de mains pendant un quart d'heure dans de l'eau additionnée de bicarbonate de soude.

    Bicarbonate de soude.......................... 20 grammes.
    Eau .... Un litre.

Si l'on préfère ne pas exciser les vésicules et attendre leur ouverture, on donnera au malade des bains de mains quotidiens d'eau bouillie tiède ou d'eau phéniquée à 1 p. 100 s'il y a du prurit.

La peau sera poudrée ensuite en permanence avec du talc, de l'oxyde de zinc, du dermatol.

Toutes les fois qu'il y aura de l'irritation, on fera des pansements prolongés avec l'eau boratée à 30 p. 1000, suivis d'application de pommade à l'oxyde de zinc ou au dermatol :

<blockquote>
Dermatol..   4 grammes.
Vaseline..   20   —
</blockquote>

Si l'exfoliation cornée se prolonge après ouverture des vésicules, et si le fond de celles-ci n'est pas irrité, les pommades salicylées à 1 p. 40 trouveront leur indication. (L.)

DYSTROPHIES UNGUÉALES

Toutes les maladies qui intéressent, d'une manière générale, la nutrition du derme peuvent amener des altérations dans la structure des ongles : ces dystrophies sont donc des plus fréquentes.

Nous renvoyons, pour toutes celles qui se produisent secondairement, aux articles dans lesquels l'affection qui les engendre est étudiée (Voy. *Eczéma, Psoriasis, Syphilis, Lèpre*, etc.).

Nous nous occuperons exclusivement ici des altérations qui peuvent se développer primitivement dans les ongles.

On sait que la structure de ces organes est complexe : l'ongle proprement dit se développe exclusivement par prolifération des cellules épidermiques du repli cutané que l'on appelle sa *matrice*, et le lit de l'organe ne constitue, pour ainsi dire, qu'un support, intimement uni d'ailleurs à la lamelle unguéale, mais en différant par sa structure ainsi que par ses fonctions, et incapable de la régénérer.

On ne peut nier cependant qu'il n'y ait des rapports étroits entre ces deux parties et que les altérations de l'une ne doivent retentir sur la nutrition de l'autre.

Il y a lieu de distinguer dans les affections des ongles celles qui intéressent primitivement leur matrice ou leur lit, et la tâche n'est pas toujours facile ; nous serons contraints d'admettre ainsi l'existence de cas mixtes dans lesquels on voit se produire concurremment des lésions des deux organes.

Mais, le plus souvent, cependant, on est en mesure de dire : il s'agit d'une maladie, ici, de la matrice de l'ongle, là, de son lit.

A. — MALADIES DE LA MATRICE DE L'ONGLE

Ce sont les plus communes.

Leurs causes sont diverses et souvent difficiles à élucider ; dans certains cas, il s'agit évidemment d'une dyscrasie familiale, héréditaire : nous avons vu que l'on peut observer de nombreux cas d'une même altération unguéale dans une seule et même famille.

D'autres fois, l'on a affaire à une dystrophie congénitale de tous les tissus épidermiques : il en est ainsi dans les cas où les cheveux sont malades en même temps que les ongles.

On peut parfois invoquer l'existence d'une tropho-névrose. La vieillesse prédispose aux dystrophies unguéales. Les actions mécaniques sur les ongles peuvent également en amener l'altération. Peut-être certaines de ces affections sont-elles parasitaires : nous avons vu que le favus et le trichophyton sont causes de dystrophies unguéales ; il paraît en être de même, suivant Audry, de la pelade.

On peut admettre un trouble primitif dans la nutrition de la lamelle unguéale chaque fois qu'il existe une altération manifeste de sa matrice ; la marche descendante de ses altérations a une signification semblable.

Cette altération de la matrice unguéale peut consister en une phlegmasie (cas de Rist), suppurative ou non, ou une atrophie : assez souvent, il est impossible de la déterminer et c'est exclusivement la marche des accidents qui conduit à en admettre l'existence. Les altérations qu'engendrent ces altérations de la matrice unguéale sont des plus diverses ; nous les énumérerons successivement, tout en faisant remarquer que plusieurs d'entre elles peuvent coïncider.

a. **Atrophies**. — Elles se caractérisent, soit par la production de sillons transversaux ou longitudinaux, soit par des dépressions punctiformes, soit par un amincissement de la lamelle : dans ce dernier cas, il se produit secondairement une accumulation, entre le lit et la lamelle, de cellules incomplètement kératinisées.

Les stries transversales représentent un arrêt de l'accroissement en longueur de l'organe ; elles sont souvent précédées d'une légère saillie en voussure.

Ces dépressions transversales s'observent chaque fois qu'une maladie générale ou locale a enrayé, dans la matrice de l'ongle, le processus générateur : il n'est pas très rare de les voir se produire chez des sujets sains, par le fait d'un ralentissement passager de la nutrition survenant sans cause appréciable.

Ces atrophies des ongles s'accompagnent fréquemment d'une altération de leur surface qui devient inégale, raboteuse, et qui perd, par places, sa coloration et sa transparence.

A un haut degré, cette atrophie amène la chute complète de l'organe : tantôt, celui-ci se reproduit bientôt de haut en bas ; tantôt, sa chute est définitive : il en est ainsi quand une lésion a déterminé la destruction complète de la matrice unguéale.

Une autre altération des ongles consiste en un *décollement de leur partie inférieure* : il peut remonter jusqu'à la moitié ou aux deux tiers de leur hauteur et affecter ainsi simultanément toutes les extrémités digitales (fait de Castoret).

b. **Leuconychie**. — Morriso appelle *leucopathie*, Giovanini *canitie des ongles* et Unna *leuconychie*, une affection de ces organes constituée par leur coloration totale en un blanc non transparent; il prend une teinte bleuâtre dans la région de la lunule et la partie avoisinante; au contraire, la partie antérieure de la lamelle offre une couleur comparable à celle de la craie; elle est due à son envahissement par des bulles d'air.

Les ongles sont alors d'une consistance moindre qu'à l'état normal: leurs extrémités s'exfolient d'elles-mêmes sans qu'il soit besoin de les couper.

Dans un cas de Forchheimer et de Max Joseph, leurs bords latéraux étaient épaissis et relevés de telle sorte que leur surface était déprimée et concave dans leur partie médiane; ils dénomment *Koïlonychie* cette altération secondaire (1).

Un certain nombre de cheveux prennent concurremment une coloration blanche par segments.

La couche cornée sous-jacente à l'ongle est notablement épaissie, comme il est de règle chaque fois que la lamelle unguéale est amincie.

Au microscope, on voit des stries formées par la confluence des foyers punctiformes. Aucune des hypothèses formulées pour expliquer cette altération n'a été confirmée. La concomitance des altérations des cheveux, et aussi, d'après Forchheimer, des dents, chez les sujets atteints de cette affection ainsi que chez leurs descendants, se rapproche de la précocité de son apparition et conduit cet auteur à supposer, avec beaucoup de vraisemblance, une maladie d'évolution intéressant l'ensemble du tégument.

c. **Scléronychie de Unna**. — Les ongles y sont au contraire partiellement indurés et épaissis d'arrière en avant, rudes au toucher; ils perdent leur élasticité et leur transparence; leur couleur est d'un jaune grisâtre; leur lunule n'est plus distincte; souvent, leur surface devient très inégale; elle est parsemée de saillies et de dépressions: son rebord est irrégulier.

On ne connaît pas les causes prochaines de ces altérations; on sait seulement qu'elles ont pour point de départ la matrice de l'ongle et que le lit de cet organe reste indemne.

d. **Schizonychie de Unna**. — Dans cette altération, le seul fait anormal est un défaut de cohérence des cellules de la lamelle ayant pour conséquence une tendance de l'ongle à se diviser, particulièrement au niveau de son bord libre; Unna tend à localiser cette altération dans le système de fibrilles qui partent des cellules épithéliales et sillonnent dans le protoplasma,

(1) Forchheimer, *Ein Fall von Leucomyélie verbunden mit Koïlonychia* (*Dermatol. Centralbl.*, 1898).

e. **Hyperkératose subunguéale de H. Hebra**. — *Parakératose généralisée des ongles d'Hallopeau et Le Damany*. — Dans cette affection, il se développe, entre le lit de l'ongle et la lamelle unguéale, une masse incomplètement kératinisée, brunâtre, modérément consistante : nous l'avons vue atteindre 6 millimètres d'épaisseur ; elle envahit tout le lit de l'ongle jusqu'à la lunule ; c'est au niveau du bord libre que la masse sous-jacente atteint son épaisseur *maxima*, et particulièrement sur les parties latérales ; elle diminue à mesure que l'on se rapproche de la lunule, surtout dans la partie médiane ; secondairement, la lamelle unguéale peut devenir trouble par places et se crevasser ; elle est alors soulevée en forme de vagues par l'hyperplasie sous-jacente ; dans son ensemble, elle garde cependant son aspect brillant ainsi que son épaisseur normale (1).

Dans un cas que nous avons observé avec Le Damany (1), il n'y avait d'autres altérations superficielles que des *stries verticales* que l'on voyait surtout par transparence ; c'étaient des fines traînées, noirâtres, qui se dirigeaient verticalement ; elles siégeaient au-dessous de la surface de l'ongle qui restait régulièrement plane et lisse ; il s'y joignait, sur un des orteils, des stries transversales (H. et Le Damany) (1).

Tous les ongles peuvent être simultanément intéressés ; le pli cutané qui limite la matrice de ces organes est épaissi et induré ; l'épiderme y présente un aspect corné.

Les crêtes papillaires du lit sont notablement augmentées de volume ; elles sont infiltrées de cellules fusiformes et de leucocytes ; les cellules cornées gardent leur noyau : on peut en compter jusqu'à 100 couches superposées ; une partie de ces cellules subissent une dégénérescence et se dissocient en donnant naissance à une substance médullaire spongieuse ; Unna a reconnu que cet amas cellulaire est envahi par une quantité énorme de cocci, différents de ceux du pus et de l'eczéma ; l'un de nous et Le Damany y ont constaté la présence de ces mêmes parasites ; faut-il en conclure qu'il s'agit d'une maladie parasitaire ? Ces microbes ne se sont-ils pas au contraire développés secondairement ? Pour nous, l'altération de la matrice unguéale rend cette dernière interprétation la plus vraisemblable, car elle indique que la production de la masse incomplètement kératinisée lui est subordonnée : nous ne possédons aucune donnée sur la nature de cette altération de la matrice unguéale.

B. — MALADIES DU LIT DE L'ONGLE.

a. **Onychorrhexis de Dubreuilh et Frèche**. — La production de nombreuses fissures sur la lamelle unguéale est l'altération qui caractérise cette affection ; il semble que l'ongle ait été rayé dans sa

(1) HALLOPEAU et LE DAMANY, *Sur une parakératose généralisée des ongles* (S. F. D., 1895).

longueur avec un poinçon; ces fissures deviennent assez profondes au niveau du bord libre pour en amener la division ; elles peuvent occuper toute l'épaisseur de l'organe ainsi que le total ou seulement une partie de sa hauteur ; la lunule peut être ainsi masquée ; le phénomène initial est une exagération des crêtes papillaires ; la fissuration se produit le long des bords : coïncidant parfois avec des dystrophies pilaires, elle semble se rattacher à un trouble congénital de la nutrition.

b. **Onycho-gryphose.** — On désigne sous ce nom une affection caractérisée par l'épaississement de la lamelle unguéale et du tissu sous-jacent, aboutissant à une déformation avec incurvation de l'organe et à un trouble profond dans sa nutrition.

Elle peut être de cause externe; on l'observe souvent au gros orteil; des pressions continues et intenses peuvent en être la cause ; elle se produit en apparence spontanément chez certains vieillards.

Virchow en a distingué une *forme plane*, une *forme conoïde* et une *forme en griffes* : ce sont les différentes périodes d'une seule et même maladie.

Les altérations initiales sont, d'après cet auteur, une diminution dans l'étendue verticale et souvent aussi transversale du lit de l'ongle coïncidant avec une dilatation du sillon générateur ; les vaisseaux du lit se dilatent ; ses crêtes papillaires s'accentuent ; la lamelle unguéale se trouve ainsi soulevée ; des inclusions épithéliales se font dans le derme sous-jacent ; leur forme peut être cylindrique, en gourde ou ronde avec disposition concentrique : ainsi se forment des perles cornées et des raies médullaires. La prolifération des cellules du lit de l'ongle constitue un obstacle à la migration des cellules engendrées par sa matrice, d'où l'augmentation de volume de l'organe et sa distribution en étages superposés ; à mesure que l'ongle épaissit, son diamètre transversal diminue ; dans un fait de Balzer et Mercier, les bords latéraux s'étaient rapprochés en étranglant entre eux le lit de l'ongle et la peau de l'extrémité du doigt.

L'épaisseur de ces ongles peut atteindre près de 1 centimètre; leur consistance est ligneuse ; ils s'incurvent profondément en forme de griffes.

(Les dystrophies provoquées par les champignons des teignes rentrent également dans la catégorie des affections liées à une altération du lit de l'ongle.)

C. — FORMES MIXTES

a. **Dystrophie familiale des ongles.** — Il est bien probable qu'il faut classer parmi les formes mixtes cette altération qui a été décrite en 1895 par Nicolle et Halipré (1). Nous avons vu (p. 168)

---

(1) Nicolle et Halipré, *Dystrophie unguéale et pilaire familiale* (A. D., 1895).

qu'elle est considérée comme liée à un trouble héréditaire dans l'accroissement et la nutrition des ongles qui sont hypertrophiés, fendillés, friables, avec suppuration secondaire de leur pourtour ou de leur lit. Cette lésion congénitale semble indiquer une altération dans les fonctions de la matrice de ces organes.

On observe concurremment des dystrophies des cheveux qui sont décolorés et clairsemés : ce sont là des affections liées à un trouble héréditaire dans la nutrition des produits épidermiques.

b. **Stase unguéale.** — Unna a décrit sous ce nom une altération qui se produit chez les sujets atteints d'un trouble de la circulation générale ; elle se caractérise par la formation de saillies allongées du lit de l'ongle ; la lamelle unguéale peut se dissocier à leur niveau et, comme elles occupent surtout le milieu de l'organe, on n'a plus sous les yeux que deux lamelles latérales ; la lunule peut être envahie : on voit que le lit et la matrice de l'ongle se trouvent ainsi successivement altérés.

DIAGNOSTIC. — Lorsque l'on se trouve en présence de dystrophies unguéales, il faut se demander d'abord si elles sont idiopathiques ou secondaires.

La trichophytie, le favus, l'eczéma, le psoriasis, la syphilis, la lèpre, des ongles, et probablement, d'après Audry (1), la pelade peuvent donner lieu à des altérations très analogues à plusieurs de celles que nous venons de décrire ; c'est par l'étude des phénomènes concomitants que l'on peut arriver à ce diagnostic différentiel.

TRAITEMENT. — Dans les formes hypertrophiques, il faut recourir à l'ablation des saillies anormales.

Les dystrophies unguéales étant le plus souvent inconnues dans leur nature intime, leur traitement ne peut être que purement empirique. Nous avons eu recours plusieurs fois avec avantage aux applications d'emplâtre rouge, de vernis phéniqué, de compresses imprégnées d'une solution d'acide salicylique.

HIDROCYSTOME

On désigne sous le nom d'*hidrocystomes* (Robinson) des kystes de la face produits par la dilatation des canaux sudoripares excréteurs (2).

ÉTIOLOGIE. — L'affection s'observe surtout, d'après Robinson, chez des individus exposés professionnellement à une chaleur intense. Thibierge accuse le système nerveux. L'hidrocystome est plus fréquent chez la femme et survient surtout à l'âge adulte. La plupart des malades sont hyperidrosiques.

SYMPTÔMES. — L'affection occupe la face ; ses lésions sont sur-

(1) AUDRY, S. F. D., décembre 1899.
(2) ROBINSON, Journ. of cut. and gen. ur. Dis., 1893. — THIBIERGE, A. D., 1895.

tout localisées autour des yeux et sur le nez. Elle est constituée par des saillies arrondies, plus ou moins élevées, disséminées ou confluentes, extrêmement dures. Leur volume est variable, mais il ne dépasse pas celui d'un petit pois. Leur couleur est grise ou violacée. Leur nombre peut atteindre une ou deux centaines, mais souvent elles sont beaucoup moins nombreuses.

Ces saillies sont formées par des kystes que l'on peut vider par la piqûre ; ils contiennent un liquide clair comme de l'eau de roche, de réaction acide ou neutre.

Il existe parfois un certain prurit. Chacune des tumeurs a une évolution lente ; à un moment donné, elle se résorbe spontanément. Pendant des années, de nouvelles lésions se développent. En été, elles acquièrent un plus grand volume, ainsi qu'à la suite de sudations exagérées ; en hiver, elles s'affaissent légèrement. Leurs dimensions augmentent le soir, surtout à la suite de fatigues musculaires.

DIAGNOSTIC. — La *dysidrose* occupe en général les mains et les pieds ; cependant, suivant l'un de nous (H.), elle peut s'observer à la face et être confondue avec l'hidrocystome : mais, les vésicules et les bulles s'y développent dans l'épiderme et non dans le derme ; le liquide qui s'en écoule après piqûre est épais et filant ; ces lésions surviennent par poussées dans l'intervalle desquelles la peau est saine.

La *ladrerie* s'accompagne de tumeurs beaucoup plus volumineuses et non localisées uniquement à la face.

ANATOMIE PATHOLOGIQUE. — Darier signale, dans le derme, la présence de kystes arrondis, dont la paroi est formée par deux ou trois couches de cellules du type épithélial, aplaties ou cubiques, offrant une cuticule à leur face interne : il s'agit de canaux sudoripares dilatés ; du reste, on peut voir des canaux aborder les kystes. Les lumières des glomérules sudoripares sont dilatées. L'épiderme est sain.

TRAITEMENT. — Les tumeurs ouvertes par piqûre se résorbent souvent d'une manière complète; mais, parfois, on détermine ainsi des infections secondaires et des cicatrices visibles ; il est préférable de pénétrer les tumeurs au moyen de la pointe du galvanocautère. (L)

INTERTRIGO

On désigne sous ce nom la dermite qui se développe dans les régions où la peau se trouve en contact avec elle-même ; au point de vue de sa pathogénie, on peut considérer cette affection comme *mixte*, car des causes *chimiques, diathésiques, mécaniques* et *parasitaires* concourent à la produire.

ÉTIOLOGIE. — L'action irritante de contacts incessamment renouvelés de la peau avec elle-même est une des principales conditions génératrices de cette éruption ; il s'y joint celle des sécrétions glandulaires (sueur et sébum), des substances chimiques qui résultent de leur altération et des liquides pathologiques tels que le pus blennorragique et celui de syphilides ulcérées. Il n'est pas douteux que les parasites, qui trouvent dans ces milieux un terrain favorable à leur production ou interviennent primitivement dans leur formation, ne concourent activement à engendrer cette dermatose, à en prolonger la durée, et à amener diverses complications ; la nature de ces parasites n'a pas encore fait l'objet de recherches spéciales ; nul doute que, dans le cas de blennorragie, on n'y retrouve le gonocoque. L'embonpoint est une circonstance adjuvante d'une importance capitale : il va de soi que, plus les contacts cutanés sont intimes, plus les irritations qu'ils provoquent sont constantes et intenses ; d'autre part, la rétention des produits de sécrétion est plus prononcée chez les sujets obèses que chez les individus maigres.

Bazin a fait intervenir en outre, à juste titre suivant nous, la diathèse arthritique ; il est incontestable que le tégument ne réagit pas avec la même acuité chez tous les sujets ; or, nous avons constaté fréquemment que la prédisposition de la peau à devenir, sous l'influence de causes légères et banales, le siège de réactions inflammatoires d'une grande intensité, appartient plus particulièrement aux individus qui présentent les attributs de la diathèse arthritique (Voy. p. 24). Le diabète est encore une cause prédisposante dont il faut tenir le plus grand compte : l'intertrigo est au nombre des éruptions qualifiées de *diabétides*.

Les professions qui exigent des mouvements incessants ou des sudations abondantes sont encore des causes qui prédisposent à cette dermatose.

L'œdème, l'éléphantiasis agissent, comme l'obésité, en multipliant les contacts ; de même, les hémorroïdes prédisposent à l'intertrigo anal.

Les sécrétions anormales, telles que la leucorrhée, entrent également en ligne de compte. Il en est de même des irritations que peuvent provoquer des linges infectés.

SIÈGE ET SYMPTÔMES. — Les creux articulaires, le pourtour de l'anus, le périnée, le dessous des seins, les plis inguinaux, et, chez les obèses, tous les plis cutanés, particulièrement ceux qui se produisent transversalement au-dessus du pubis et aux cuisses, sont les régions où l'on observe le plus fréquemment l'intertrigo.

L'éruption sudorale qui se développe assez fréquemment dans les interstices des orteils peut être placée dans le même cadre.

Les lésions intertrigineuses de la femme ont été tout particulièrement étudiées récemment à ce point de vue par Brocq et L. Bernard (1).

(1) BROCQ et L. BERNARD, *Étude nouvelle sur les lésions intertrigineuses de la femme* (A. D., 1899).

Ils en distinguent deux formes principales : les unes, consécutives le plus souvent à une blennorragie, quelquefois à une métrite ou à des syphilides vulvaires, occupent une petite fossette triangulaire, à angles mousses, située au niveau des grandes lèvres, à la partie supéro-interne de la cuisse, au-dessous du pli génito-crural, mesurant de 4 à 6 centimètres de longueur par sa base qui répond à ce pli et se perdant par son sommet vers la face interne de la cuisse, fossette remarquable par la finesse qu'y présente le tégument ; les autres, liées surtout aux frottements régionaux, siègent à la partie interne des cuisses, au-dessous des précédentes, sous forme d'un triangle dont la base répond à la fossette qui vient d'être décrite, et le sommet inférieur s'estompe le long de la partie interne du membre.

Les premières intéressent d'ordinaire plus particulièrement la moitié des deux tiers inférieurs de la fossette, rarement sa partie supérieure ; elles peuvent exceptionnellement en dépasser les limites et s'étendre à toute la partie supéro-interne de la cuisse ; leur limite inférieure est le plus souvent nettement tranchée par un rebord assez saillant. Le dessin de l'éruption est variable : le plus souvent triangulaire, il peut être aussi quadrilatère ou former des traînées irrégulières que séparent des intervalles de peau saine ; dans ce dernier cas, qui correspond, d'après Brocq et L. Bernard, à l'état de repos, on distingue des sillons sinueux peu profonds, irrégulièrement parallèles, dirigés obliquement d'avant en arrière sur une longueur qui varie de quelques millimètres à 2 ou 3 centimètres ; ils s'effacent d'ordinaire quand on les distend et leur fond présente une couleur rosée ; entre eux, Brocq et L. Bernard signalent des plateaux qui en suivent la direction et sont eux-mêmes le siège de sillons très superficiels : on voit en outre souvent, disséminées sur ces mêmes parties, de petites saillies folliculaires.

Les plaques érythémateuses sont le siège d'une pigmentation d'autant plus prononcée que la femme est plus brune.

Lorsque, le plus souvent sous l'influence d'une blennorragie ou de syphilomes vulvaires en activité, ces lésions passent à l'état aigu, la rougeur devient plus vive, les sillons se creusent davantage, les saillies intermédiaires aux plis deviennent des crêtes saillantes.

On peut observer concurremment l'intertrigo vulgaire des plis inguinaux et de la face externe des grandes lèvres.

Les zones triangulaires de frottement sous-jacentes aux fossettes de Brocq et Bernard peuvent descendre inférieurement, suivant les cas, jusqu'au quart supérieur, à la moitié ou aux trois quarts de la partie interne des cuisses : leur base est habituellement séparée de la fossette par une zone à concavité supérieure moins pigmentée qui forme comme un croissant autour de la partie inférieure et postérieure de cette fossette.

On distingue, sur les plaques de frottement, de nombreux petits

sillons, dirigés obliquement de haut en bas et d'avant en arrière,
entre lesquels la peau paraît finement chagrinée et sillonnée plus
superficiellement ; on peut enfin y constater la présence de nombreuses petites facettes brillantes, d'aspect lichénoïde.

Au pourtour de l'anus, les lésions intertrigineuses peuvent former une cocarde : Brocq et L. Bernard y décrivent en effet, d'abord,
au niveau même de l'anus et de ses plis radiés, une première zone
pigmentée assez foncée, en dehors une zone plus claire, sauf les
cas d'inflammation accidentelle, plus en dehors enfin, une troisième
zone correspondant à la limite externe de contact des fesses suivant
une courbe à concavité antérieure et supérieure : elle est beaucoup
plus vivement colorée que la précédente.

D'une manière générale, l'affection est essentiellement caractérisée
par une rougeur diffuse avec sensation de cuisson ; il s'y ajoute le
plus souvent du suintement ; il y a, en outre, accumulation de
produits de sécrétion sudoripare et sébacée sous la forme d'enduits
fétides ; il n'est pas rare de voir survenir secondairement des pustules d'ecthyma ou même des furoncles.

Ces altérations ne dépassent pas, en général, le territoire cutané où
elles se sont développées.

On peut les voir survenir et durer longtemps pendant les saisons
chaudes.

Diagnostic. — Cette éruption offre des caractères communs avec
l'eczéma ; cependant, elle n'est pas primitivement vésiculeuse, mais
bien érythémateuse ; on n'y observe pas les croûtelles de l'eczéma ;
elle n'a aucune tendance à se propager ; son évolution reste purement locale.

L'érythrasma siège habituellement à la partie interne des cuisses
qui est également un des lieux d'élection de l'intertrigo : il en diffère
par la netteté de ses contours et par l'absence complète de suintement, ainsi que par sa couleur d'un brun sombre : dans le doute,
la recherche du Microsporon minutissimum, agent pathogène de
cette dermatose, jugerait la question.

Anatomie pathologique. — Nous ne possédons sur cette question
que les données fournies par Brocq et Bernard dans leur étude sur
l'intertrigo de la femme : dans l'épiderme, les cellules de la couche
génératrice et celles du corps muqueux sont multipliées et le volume
de chacune d'elles est augmenté ; on y distingue deux zones, « une
endoplasmique répondant à la lame claire des cellules normales, une
exoplasmique sombre, granuleuse, dessinant un réseau intercellulaire où se trouvent, par places, des cordons striés scalariformes ».

Les cellules du stratum granulosum sont également multipliées ;
elles sont chargées de kératohyaline ; la couche cornée est notablement
augmentée d'épaisseur ; elle dessine des incisures répondant aux
sillons macroscopiques. Dans le derme, on constate l'allongement des

papilles ; on trouve en outre à sa superficie, surtout entre les papilles, des cellules conjonctives chargées de granulations volumineuses.

Pronostic. — Cette affection est pénible par les sensations désagréables qu'elle provoque, ainsi que par la fétidité qu'elle exhale et sa longue durée chez les sujets qui négligent les soins hygiéniques.

Traitement. — Il doit avant tout être prophylactique : tout individu chez lequel entrent en jeu les causes indiquées ci-dessus doit recourir à des soins de propreté encore plus minutieux qu'un sujet sain ; matin et soir, il doit laver toutes les régions où la peau se trouve en contact avec elle-même, d'abord avec de l'eau savonneuse, puis avec une solution antiseptique telle que l'eau boriquée ou le laurénol ; des bains fréquemment renouvelés sont indispensables.

Les parties vulnérables du tégument sont isolées à l'aide d'ouate ou tout au moins largement saupoudrées avec le talc mélangé d'un dixième d'oxyde de zinc.

Quand la maladie est déclarée, ces mêmes soins de propreté doivent être nécessairement continués ; on y joint des applications permanentes de compresses de tarlatane aseptique pliées en douze et imprégnées d'un liquide antiseptique tel qu'une solution biboratée, boriquée et salicylée ; elles sont recouvertes de taffetas-chiffon et renouvelées plusieurs fois par jour. Brault a obtenu les meilleurs résultats avec la solution d'acide chromique à 3 p. 100 et des onctions avec l'airol.

Dans des cas rebelles, un attouchement avec une solution au huitième de nitrate d'argent peut rendre des services ; on les renouvelle, comme dans le cas d'eczéma *podicis* sec, tous les deux ou trois jours.

S'il se produit une lichénification secondaire, l'emplâtre rouge de Vidal pourra être utilement employé.

LICHEN DE WILSON

Synon. : *Lichen ruber* ; *Lichen plan.*

On doit à Erasmus Wilson d'avoir le premier, en 1872, décrit une espèce morbide caractérisée surtout par la production, comme lésions élémentaires, de papules irrégulièrement polygonales, lisses, brillantes, non squameuses au début, généralement prurigineuses, présentant souvent une ombilication, susceptibles de se modifier considérablement dans leur forme, leur saillie et leur couleur, et coïncidant, dans beaucoup de cas, avec des altérations analogues de la muqueuse buccale ; elle a été, à tort, rattachée par l'auteur lui-même au *lichen ruber* de Hebra, type confus dans lequel sont réunies des éruptions papuleuses incomplètement caractérisées et des érythrodermies généralisées.

La définition, purement symptomatique, que nous venons de donner de la maladie, indique que nous ne sommes pas encore en mesure de dire quelle en est la cause prochaine ; nous avons proposé (H.), jusqu'au jour où cette cause sera déterminée, d'appliquer à cet état morbide, qui constitue un type clinique nettement différencié, le nom du médecin qui a su le discerner, de préférence aux étiquettes généralement adoptées de *lichen plan* et *lichen ruber* : en effet, l'éruption est loin d'être toujours plane, et, d'autre part, nous verrons qu'elle peut être décolorée.

ÉTIOLOGIE. — Les principales données que nous possédons relativement aux causes de cette maladie sont les suivantes : on l'observe chez les individus des deux sexes et à tous les âges ; elle peut affecter plusieurs enfants d'une même famille ; elle se développe parfois chez des sujets en proie à une vive irritation nerveuse et à la suite d'émotions ; ses localisations peuvent être provoquées par l'irritation que produisent des contacts réitérés : c'est ainsi que nous avons relaté un cas de lichen plan en cravate limité aux parties qui se trouvaient en contact avec le col de chemise (H.)(1) ; on peut interpréter de même la fréquence des localisations axillaires, lombaires, en ceinture et antibrachiales, ainsi que celles qui se font sur la muqueuse buccale, particulièrement au niveau des espaces intermaxillaires et sur le dos de la langue.

PATHOGÉNIE. — Les théories *nerveuse, dyscrasique* et *parasitaire* ont été invoquées pour expliquer le développement de cette dermatose.

La théorie nerveuse a été soutenue surtout par Kœbner, Besnier et Jacquet. Elle s'appuie sur les antécédents nerveux des sujets, sur l'apparition, dans certains cas, des lésions à la suite de perturbations psychiques, sur l'intensité du prurit, sur la production de lichénifications après le grattage, sur l'action bienfaisante de l'hydrothérapie, enfin sur la localisation possible de l'éruption suivant la sphère de distribution d'un même nerf ou réseau nerveux.

Aucun de ces arguments ne peut être considéré comme ayant une valeur décisive : l'état névropathique n'est pas constant, et, quand il existe, il est parfois consécutif au trouble provoqué par l'intensité du prurit (2).

Les localisations suivant des trajets nerveux sont authentiques : les faits publiés par Djélaléddin-Moukhtar (3), Danlos, Lindström et l'un de nous (H.) avec Gardner, ne peuvent laisser de doute à cet égard. Leur siège le plus fréquent est le membre inférieur. La bande commence au milieu de la fesse, descend d'abord directement, puis, au niveau du pli fessier, décrit une courbe à concavité interne, descend ensuite verticalement jusqu'au creux poplité ; à la jambe, elle

(1) HALLOPEAU, *Lichen plan en cravate* (S. F. D., 1896).
(2) HALLOPEAU, *Du lichen de Wilson* (Semaine médicale, 1897).
(3) DJÉLALÉDDIN-MOUKHTAR, *Lichen plan unilatéral ne dépassant pas la ligne médiane et suivant le trajet des nerfs* (Semaine médicale, 1891, p. 60.)

suit d'abord un trajet correspondant aux deux cinquièmes internes de la région, d'où elle gagne obliquement le milieu du membre pour s'arrêter à quelques centimètres au-dessus du talon. Ce trajet répond *grosso modo*, et successivement, à divers trajets nerveux; il suit, d'après Hugo Meyer, la ligne de démarcation interne de Voigt. La théorie, formulée par l'un de nous (H.), pour expliquer les localisations semblables des nævi, est applicable à ces faits : les trajets indiqués correspondent aux limites et à la sphère de distribution de deux territoires voisins; ces parties contiennent des filets nerveux de deux origines différentes; les actions trophiques s'y additionnent; il peut en résulter, soit le développement d'hyperplasies congénitales (nævi), soit la formation d'un terrain *minoris resistantiæ* pour certains microbes pathogènes; on conçoit ainsi comment des nævi, des psoriasis et des lichens de Wilson présentent ces mêmes localisations (1) sur le trajet des lignes de Voigt internes du membre inférieur.

Le prurit, quelque intense qu'il soit, ne prouve rien en faveur de la nature nerveuse de la maladie, témoin la gale ; d'autre part, ce symptôme peut faire complètement défaut et les manifestations buccales, en particulier, ne s'accompagnent d'aucune sensation anormale, si bien qu'elles passent souvent inaperçues des malades.

En ce qui regarde l'hydrothérapie, elle paraît agir plus souvent sur les sensations pénibles que provoque la maladie que sur l'éruption elle-même.

La théorie dyscrasique appartient à l'un de nous (Leredde) (2). Il indique à son appui la présence d'altérations sanguines chez les sujets atteints de lichen de Wilson et la généralisation des lésions de la peau chez ces mêmes individus.

La théorie parasitaire est celle que, d'accord avec Lassar et Unna, nous croyons la mieux d'accord avec les faits (H.) : nous avons vu plusieurs fois, de la manière la plus nette, l'affection débuter par des orifices glandulaires, ce qui donne l'idée d'une invasion infectieuse par ces orifices; d'un autre côté, la formation de papules peut être suivie de l'apparition d'éléments semblables à leur périphérie ; ces derniers sont moins accusés que l'élément initial, auquel leur développement paraît subordonné (3) ; les choses se passent alors comme dans le cas d'une syphilide en groupe, où l'on voit une saillie centrale papuleuse ou tuberculeuse s'entourer d'un groupe d'éléments plus jeunes et

---

(1) Daulos, *Lichen plan sur une branche nerveuse* (S. F. D., 1898). — Lindström, *Congrès de Moscou*, 1897. — Hallopeau et Constensoux, *Deux cas de dermatose en ruban du membre inférieur* (S. F. D., 1898). — Hallopeau et Gardner, *Cas de lichen de Wilson en bandes* (S. F. D., 1899). — Hugo Meyer, A. F. D., Bd XLII, 1898. — Palm, A. F. D., 1897.

(2) Leredde, *Lichen plan bulleux*; *pathogénie de la maladie* (Semaine médicale, 1895, p. 306).

(3) Hallopeau, *De l'action pathogène des toxines dans la production des maladies de la peau* (Semaine médicale, 1897, p. 318).

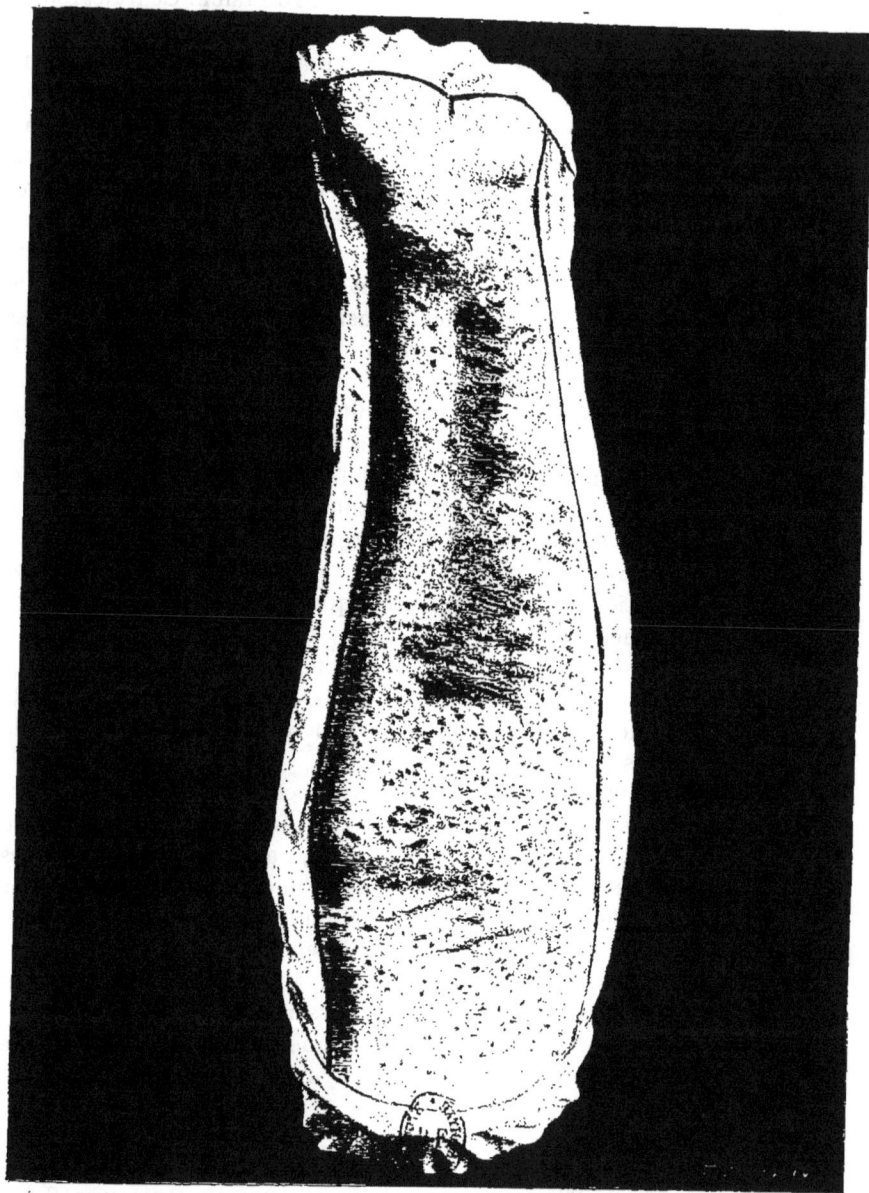

Librairie J.-B. Baillière et fils.

LICHEN PLAN

moins prononcés. Nous verrons de plus que les médicaments susceptibles d'agir sur les éléments éruptifs sont tous, sauf les douches
chaudes, des parasiticides.

Les papules sont assez souvent disposées en séries linéaires correspondant à des traînées de grattage ; leur arrangement est alors tout
à fait semblable à celui des séries de verrues planes, affections de
nature parasitaire.

Enfin, Brocq a fait connaître tout récemment deux cas dans lesquels la maladie s'est montrée chez des sujets en rapport avec des
individus atteints de cette même dermatose.

Il résulte de ces faits que le lichen de Wilson évolue avec tous les
caractères d'une maladie parasitaire ; il est vrai que les recherches
tentées dans le but d'en découvrir le microbe sont restées jusqu'ici
infructueuses.

SYMPTÔMES. — Le lichen de Wilson est essentiellement caractérisé
par des altérations de la peau et des muqueuses, le plus souvent accompagnées de prurit.

Les *altérations cutanées* peuvent se présenter sous des formes
diverses que nous allons étudier isolément.

a. *Lichen plan.* — Cette variété est constituée par des papules planes,
d'ordinaire irrégulièrement polygonales, fermes, lisses, brillantes,
d'une couleur qui varie du rose clair au rouge sombre ou livide et
même au brun foncé (Planche XXI) ; celles des membres inférieurs
sont habituellement plus sombres et plus fortement pigmentées,
surtout chez les sujets variqueux (1).

On distingue très souvent, dans ces éléments, des stries nacrées ou
opalines, qui ont été signalées par la plupart des auteurs, mais qui
ont été surtout bien étudiées par Wickham (2) : la partie rouge forme
une coloration de fond sur laquelle se détachent des ponctuations ou
des stries grisâtres ; ces dernières peuvent prédominer ; on les voit
dans toute l'étendue de la papule, sauf à sa périphérie, dans une zone
restreinte ; d'autres fois, les stries sillonnent en tous sens la surface de l'élément, tantôt en forme d'étoiles, tantôt sous celle d'une
bande principale d'où se détachent des traînées secondaires. Il peut
n'y avoir qu'une seule de ces stries ; parfois, les parties grises
forment une ponctuation centrale ou périphérique qui peut représenter le renflement d'une strie ; ces stries peuvent enfin être annulaires. Cette coloration n'existe que dans les papules adultes. Si la
papule est un peu convexe, c'est à la partie culminante de l'élément
que correspond la couleur grise ; c'est elle qui est la plus brillante.
Brocq a comparé, à juste titre, ces stries à celles des éruptions buc-

(1) HALLOPEAU, *Sur une variété de lichen de Wilson simulant par places un
pityriasis rubra pilaire* (S. F. D., 1893).
(2) L. WICKHAM, *Recherches sur un signe différentiel du lichen plan de Wilson*
(S. F. D., 1895).

cales que l'on rencontre dans la même affection ; elles méritent à un haut degré de fixer l'attention, car elles sont pathognomoniques du lichen de Wilson.

Les papules sont très fréquemment le siège d'une dépression centrale dont le diamètre varie de celui d'une pointe d'aiguille à celui de la tête d'une grosse épingle ; nous l'avons vue atteindre plus de 2 millimètres. Cette dépression correspond, d'après Kaposi, à l'orifice dilaté d'une glande, le plus souvent sudoripare, parfois sébacée.

Les dimensions des papules sont des plus variables ; c'est encore là un des caractères de cette dermatose : à côté d'éléments bien développés, mesurant d'ordinaire de 2 à 4 millimètres, on en voit, à jour frisant, une quantité de beaucoup plus petits ; certains d'entre eux ne dépassent pas les dimensions d'une tête d'épingle, et, si l'on regarde avec une loupe, on peut parfois en distinguer encore de moindres. L'un de nous (L.) a établi que la peau est altérée dans des régions où il n'y a pas d'éruption appréciable.

Les papules peuvent être arrondies ou prendre la forme d'ovales, parfois très allongés ; c'est surtout dans les régions, telles que les aines et les aisselles, où la peau est naturellement plissée, que l'on observe ces dernières formes.

Les papules sont susceptibles de s'agrandir, mais dans des limites assez restreintes, leur diamètre dépassant rarement 5 à 6 millimètres.

Ces éléments peuvent être tout à fait plans ou former une saillie plus ou moins prononcée ; on observe ainsi des papules obtuses ou acuminées qui ne méritent plus le nom de lichen plan ; on peut distinguer de la sorte, avec Unna, un *lichen obtusus* et un *lichen acuminatus*. Ce qui permet de reconnaître qu'il s'agit bien, en pareils cas, de la maladie de Wilson, c'est la naissance de ces éléments qui, au début, sont plans, l'existence fréquente de stries opalines et d'ombilications, enfin la coïncidence de lésions typiques de la muqueuse buccale. Nous verrons, à propos du diagnostic, qu'il existe des lichens acuminés absolument indépendants de la maladie de Wilson.

Les éléments du lichen plan peuvent se grouper diversement : souvent, ils sont isolés et disséminés ; assez fréquemment, on les rencontre en traînées linéaires, disposition amenée par le grattage ; plus rarement, on voit, au centre d'un groupe, une papule initiale et, autour d'elle, d'autres éléments plans ou acuminés qui semblent en être émanés, comme ceux d'une syphilide en groupe le sont d'une grosse papule centrale.

Le nombre des éléments éruptifs est des plus variables : dans certains cas, la maladie se localise à une ou plusieurs régions, parfois très circonscrites ; dans d'autres, toutes les parties du corps sont plus ou moins intéressées. A. Bréda a vu les papules se grouper suivant les plis de la peau et la distribution des follicules pileux (1).

Les lieux d'élection sont, la face antérieure des avant-bras au-dessus des poignets, les coudes, la ceinture, le pénis, le haut des cuisses, la partie antéro-interne des jambes, les cous-de-pied; les surfaces palmaires et plantaires sont plus rarement envahies; il en est de même du cuir chevelu; dans ces dernières régions, l'éruption prend des caractères particuliers.

Dans les paumes des mains, les lésions peuvent être constituées exclusivement par des dilatations plus ou moins considérables des orifices sudoripares (H.) (2); ceux-ci atteignent parfois 2 millimètres de diamètre; leur pourtour est, tantôt normal, tantôt plus ou moins induré, mais dans un espace trop restreint pour que l'on soit autorisé à dire qu'il y a là une véritable papule.

Nous avons trouvé tous les éléments intermédiaires entre ces simples dilatations d'orifice et les papules typiques ombiliquées de la partie antérieure du poignet (H.).

D'autres fois, comme l'ont montré Vidal et Audry, le lichen plan palmaire est constitué par des taches blanchâtres, ne s'exfoliant pas facilement et semblables à celles de la langue; elles peuvent simuler des vésico-pustules, mais, en général, la piqûre n'en fait pas sortir de liquide. Lorsqu'elles viennent à desquamer, elles donnent à la région, si elles sont confluentes, un aspect criblé tout spécial (Brocq).

Enfin (3), nous avons observé dans cette même région, en même temps qu'à la plante des pieds, de larges plaques indurées et squa-meuses reposant sur une surface d'un rouge vif; la coloration rouge encadrait toute la partie squameuse, en formant à sa périphérie une zone large de 2 à 3 centimètres (H.).

Dans un cas de Quinquaud, ces mêmes localisations présentaient encore des caractères différents : les régions palmaires et plantaires étaient, dans leur partie centrale, le siège d'un placard rouge, légère-ment squameux, entouré d'un bourrelet plus sombre, d'environ 3 millimètres de largeur; ses contours étaient polycycliques; aux paumes des mains, il s'en détachait des prolongements radiés suivant les plis normaux.

Au cuir chevelu, d'après un moulage de Vidal, le lichen plan dé-termine une alopécie limitée à la distribution de ses éléments; les parties malades sont déprimées, pâles et parsemées de fossettes punc-tiformes qu'obturent parfois des grains cornés.

b. *Variété papulo-érythémateuse.* — Les parties intermédiaires aux

(1) A. BRÉDA, *A. F. D.*, Bd XLIII, 1898.
(2) HALLOPEAU, *Lichen plan avec dilatations considérables et isolées des orifices sudoripares* (*Réunion des médecins de Saint-Louis*, 1889).
(3) HALLOPEAU, *Lichen plan avec hyperkératoses palmaires et plantaires* (*S. F. D.*, 1895).

papules ne sont souvent, comme nous l'avons montré (L.), saines qu'en apparence ; d'autres fois, elles sont le siège d'altérations manifestes à l'œil nu : tantôt, il s'agit d'un épaississement de la peau avec exagération de ses plis ; tantôt, les papules sont entourées d'une aréole érythémateuse ; si elles sont nombreuses, ces aréoles se confondent et forment de larges nappes sur lesquelles reposent les éléments éruptifs ; la couleur de ces plaques est en général beaucoup plus vive que celle des éléments isolés.

Dans la forme *miliaire aiguë* de Dubreuilh et Sabrazès (1), toutes les papules restent de petites dimensions ; parfois, elles envahissent la totalité de la surface cutanée ; leur couleur peut être d'un rouge pâle, et même normale.

c. *Variété obtuse.* — Les éléments de cette forme, indiqués plus haut, y sont prédominants (Unna) ou s'y produisent exclusivement ; un de leurs sièges d'élection est la partie antérieure de la jambe ; leur coïncidence habituelle, au moins pendant une partie de l'évolution de la maladie, avec des papules planes typiques et aussi avec des manifestations buccales, permet d'affirmer qu'il s'agit bien d'une variété anormale de la maladie de Wilson (2).

d. *Variété acuminée.* — De même que les éléments obtus, les papules acuminées peuvent être de beaucoup les plus nombreuses, de telle sorte que le diagnostic de la maladie avec le pityriasis rubra pilaire devient difficile ; ici encore la coïncidence d'éléments plans et de lésions buccales, ainsi que les localisations de l'éruption, l'en différencient. Cette variété peut s'accompagner d'une notable hyperchromie (3).

e. *Variété en nappe pigmentée.* — Nous l'avons décrite en 1890 (4). Elle est caractérisée par des plaques isolées peu ou point saillantes, qui s'étendent excentriquement et atteignent les dimensions d'une pièce de cinq francs ; leurs contours sont d'ordinaire irrégulièrement elliptiques ; on y remarque des dépressions cupuliformes ; leur teinte est d'un rouge violacé mélangé de jaune biliaire ; une partie des dépressions glandulaires est occupée par des points pigmentés noirâtres.

f. *Variété hypertrophique, verruqueuse et végétante.* — Les papules du lichen plan vulgaire peuvent se modifier considérablement dans leur aspect : au lieu des surfaces planes, brillantes que nous avons décrites précédemment, on a sous les yeux des placards saillants, tubéreux, végétants, hérissés de saillies cornées plus ou moins volumi-

(1) Dubreuilh et Sabrazès, *Sur deux cas de lichen plan miliaire à marche aiguë* (*Ann. de la policlin. de Bordeaux*, janvier 1892).

(2) Hallopeau, *Sur une variété de lichen de Wilson simulant par places un pityriasis rubra pilaire* (S. F. D., 1893).

(3) Hallopeau et Poulain, *Lichen de Wilson avec prédominance d'éléments acuminés et hyperchromie* (S. F. D., 1897).

(4) Hallopeau, *Sur un lichen en nappes* (S. F. D., 1890).

neuses, à contours irréguliers (1). Leur coloration est le plus souvent d'un rouge sombre. Ils sont habituellement recouverts, dans la plus grande partie de leur surface, de squames minces, grises, très adhérentes ; ils sont fréquemment criblés de dépressions punctiformes ; leur relief peut atteindre près de 1 centimètre ; leurs contours sont abrupts, entourés ou non d'une zone érythémateuse ; on voit, à leur périphérie, des papules typiques de lichen plan vulgaire. Ces placards peuvent prendre en surface des dimensions considérables ; ils sont alors formés par l'agglomération d'éléments semblables.

D'autres fois, ce lichen tubéreux se présente sous la forme de foyers isolés, à contours réguliers, circulaires ou elliptiques et rappelant, dans ce dernier cas, l'aspect d'une amande qui serait enchâssée dans le derme.

Dans une autre forme, de grosses papules hémisphériques, dures, pourprées, coïncident avec des végétations papillomateuses roses, dures, non desquamantes ; dans un cas de Fordyce, elles siégeaient à la verge où elles formaient des chapelets se prolongeant jusqu'au scrotum sur le trajet du raphé médian (2).

La variété tubéreuse donne parfois lieu à la production de cicatrices. Joseph y a signalé des dilatations kystiques des glandes sudoripares.

g. *Variétés circinées.* — Les plaques formées par les agglomérations papuleuses peuvent s'affaisser dans leur partie centrale et prendre ainsi un aspect circiné.

Dans une autre variété, les papules s'étendent excentriquement en même temps qu'elles s'affaissent dans leur partie centrale, et revêtent ainsi la forme d'un très fin liséré qui circonscrit une surface circulaire, pigmentée ou non ; ce liséré peut être polycyclique : il résulte alors, en toute évidence, de la confluence d'éléments semblables. Ce liséré est lui-même lisse, plan et brillant comme les éléments typiques.

Dans d'autres cas, comme nous l'avons déjà fait remarquer, les papules du lichen plan vulgaire se groupent en cercles, tout en restant indépendantes ; si ces cercles deviennent confluents, les éléments qui leur sont communs peuvent s'effacer par interférence, comme dans le psoriasis et les syphilides, ou au contraire persister (3).

h. *Variétés vésiculeuses et bulleuses.* — Elles sont des plus rares ; on fait même entrer souvent la notion de sécheresse dans la définition de la maladie. Cependant, plusieurs observations authentiques, dues à Besnier, Darier, Kaposi, Dubois-Havenith et nous-même (H.) avec Le Sourd (4), établissent la réalité de ces formes ; leur mode de produc-

---

(1) HALLOPEAU, *Lichen plan à forme végétante et cornée* (*Réunion des médecins de Saint-Louis*, 1889).

(2) FORDYCE, *Journ. of cut. Dis.*, 1899.

(3) LEREDDE, *Lichen plan bulleux, pathogénie de la maladie* (*Semaine médicale*, 1895, p. 306).

(4) HALLOPEAU et LE SOURD, *Sur une forme aiguë du lichen de Wilson avec poussée érythrodermique* (*S. F. D.*, 1899).

tion est variable. Dans un de nos faits (L.), les bulles s'étaient développées en petit nombre sur des plaques confluentes de lichen ou sur des surfaces pigmentées de même origine ; dans les cas de Kaposi et de Dubois-Havenith, elles se produisaient sur des plaques érythémateuses intermédiaires aux éléments typiques du lichen ; dans un fait de Mœller, il s'agissait de petites vésicules à contenu crémeux. Dans un de nos cas (H. et Le Sourd), les vésicules siégeaient dans les paumes des mains : elles ne s'ouvraient pas, en raison de la grande résistance que présente l'épiderme en cette région, mais elles donnaient lieu à une desquamation avec rougeur du derme, en forme de sablier. L'histologie rend compte de ces faits (Voy. infra).

i. *Variété scléreuse.* — On doit en distinguer plusieurs formes. Dans l'une, dont Kaposi a le premier publié un exemple, il s'agit de lésions consécutives à l'évolution rétrograde d'un lichen plan vulgaire ou tubéreux ; on voit alors des cicatrices réticulées, étendues, légèrement déprimées, entourées ou non d'un liséré brun rouge.

Ces cicatrices peuvent être consécutives à des lésions de grattage : nous en avons publié un exemple il y a huit ans. Les papules étaient restées saillantes, mais elles étaient dures et décolorées ; elles étaient entourées d'une zone pigmentée (1) ; Gaucher et Barbe ont également signalé la pigmentation que peuvent présenter ces cicatrices (2).

Nous avons observé (H.) quatre fois une autre forme de lichen plan scléreux (3) ; Darier et Brault ont publié des faits semblables. Le lieu d'élection est la partie la plus déclive des faces antérieures des avant-bras, mais on peut retrouver la même forme dans les régions lombaire, présternale, scapulaire et axillaires. Dans le cas de Brault, sa distribution était zostérienne. Cette forme morbide est caractérisée cliniquement par des plaques polycycliques, dues à la confluence de taches saillantes ou non, décolorées, à contours polygonaux, à surface brillante, creusées, dans leur partie centrale, d'une dépression que remplit ou non un bouchon corné ou un comédon ; un cercle pigmenté les entoure le plus souvent. Ces plaques offrent, en somme, tous les caractères du lichen plan, à l'exception de la coloration rouge et du relief. La présentent-elles dans les premières phases de leur évolution ? C'est peu probable, car, dans aucun des faits publiés jusqu'ici, on n'a pu la constater *de visu*. Les plaques ainsi constituées ont un aspect qui rappelle celui d'une mosaïque avec grains cornés ; elles sont indurées ; elles peuvent atteindre des dimensions considérables : chez une de nos malades, l'une d'elle occupait toute

---

(1) HALLOPEAU, *Sur un cas de lichen de Wilson avec onomanie et dyschromies* (S. F. D., 1891).

(2) GAUCHER, BARBE et BALLI, *Lichen plan atrophique pigmenté* (S. F. D., 1895).

(3) HALLOPEAU, *Une forme atrophique de lichen plan* (Union médicale, 1886). — *Lichen plan scléreux* (Réunion des médecins de Saint-Louis, 1889).

la région intermédiaire aux seins ; sa confluence était telle que, sans les dépressions punctiformes, il eût été impossible de reconnaître la nature de l'éruption (1) ; parfois, il existe concurremment des lésions typiques de lichen plan buccal.

j. *Variété en bandelettes anastomosées.* — Elle a été décrite par Kaposi sous le nom de *lichen ruber en collier de corail* et observée plus récemment par Dubreuilh. L'éruption y est constituée par des bourrelets semblables à ceux du xanthome ou de la chéloïde, rouges, saillants, en forme de cordons ou d'arêtes ; leur surface est plane et brillante : ils sont très durs, entaillés par places ; ils occupent surtout la nuque, les régions scapulaires et axillaires, les plis des coudes, le bas-ventre et les fesses ; ils se trouvent pour la plupart dirigés suivant l'axe longitudinal du corps tout en étant reliés par des bandes obliques ou transversales qui forment avec eux un réseau à mailles larges ou étroites ; dans les interstices de ces réseaux ainsi que sur les côtés des tractus, on voit des papules typiques de lichen plan et, par places, de larges plaques pigmentées ; c'est une hyperplasie de ces papules réparties en série qui donne lieu à cette disposition en cordons.

Les *lésions buccales* sont pathognomoniques dans leurs formes typiques, et il faut en tenir grand compte lorsqu'on cherche à s'expliquer la pathogénie de cette dermatose encore si énigmatique (2).

Elles peuvent occuper les lèvres, la face interne des joues et le dos de la langue : dans chacune de ces régions, elles offrent des caractères particuliers.

D'après la statistique de Gautier (3), ces lésions se produisent dans plus des deux tiers des cas de lichen ; comme l'a montré Audry, elles peuvent se développer avant les lésions cutanées et exister seules, au moins pendant très longtemps : nous avons publié récemment, avec Schrœder, un cas de ce genre (4). Cette localisation initiale n'est pas très rare ; l'observation récente d'Iversene en est le huitième exemple connu (5).

Aux lèvres, on constate que le bord muqueux est devenu squameux et grisâtre ; on peut y distinguer, comme lésions élémentaires, des points blancs qui se réunissent pour former des stries ou des plaques étoilées.

(1) HALLOPEAU, *Sur un nouveau cas de lichen de Wilson scléreux* (S. F. D., 1898).
(2) Voy. à ce sujet : MAYOR et PAUTRY, *Notes sur les manifestations buccales du lichen plan* (Revue méd. de la Suisse romande, juin 1886). — HALLOPEAU, *Lichen plan avec éléments acuminés* (S. F. D., 1896). — *Sur un nouveau cas de lichen plan atrophique* (S. F. D., 1896).
(3) GAUTIER, *Du lichen plan buccal ; du lichen plan isolé de la bouche*. Thèse de Bordeaux, 1895.
(4) HALLOPEAU et SCHROEDER, *Sur un lichen plan limité à la muqueuse buccale* (Bull. de la Soc. franç. de dermatol., 1896, p. 540).
(5) IVERSENE, *Journ. des mal. cut.*, 1896.

Sur la langue, on voit surtout des taches d'un blanc grisâtre, mat et non nacré, en partie dépapillées, lenticulaires, faiblement surélevées, parfois creusées de légers sillons, résistantes au toucher, isolées ou réunies en plaques à contours irréguliers, remarquables par la netteté de leur rebord où la coloration blanche fait place à une mince zone érythémateuse ; elles nous ont paru plusieurs fois comparables à des pains à cacheter blancs, tranchant sur la couleur rouge des parties voisines (1). Frèche, étudiant l'évolution de ces lésions, a noté, au début, une pâleur anormale des papilles avec augmentation de la profondeur et de la rougeur des sillons qui les entourent ; bientôt ces sillons sont comblés par des travées blanches circonscrivant chaque papille et s'élevant jusqu'à leur niveau ; leur coloration est d'un blanc plus clair que celle des papilles dont le sommet est lisse et aplati.

Les lésions des joues occupent surtout l'espace intermaxillaire. Ce sont d'abord des grains blancs acuminés, très fins, ne dépassant pas le plus souvent le volume d'une tête d'épingle, nettement limités, durs, formant comme un semis ; puis, ils se disposent en cordons minces et durs constituant un réseau comparable, soit à une fine dentelle, soit aux arborisations des feuilles de fougères (Gautier) ; dans nombre de cas, on voit coexister les grains acuminés avec des figures ramifiées qui rappellent des étoiles. Ces lésions peuvent aussi prendre, comme les lésions cutanées, une forme circinée. Nous avons déjà fait remarquer que ces stries sont tout à fait analogues à celles que l'on voit se dessiner avec une couleur opalescente dans les papules cutanées de ce lichen (Brocq, Wickham, H).

Les lésions buccales ne donnent lieu à aucun trouble fonctionnel comparable au prurit ; les malades accusent parfois une sensation désagréable de sécheresse buccale, à laquelle s'ajoute une sensibilité anormale au contact des aliments excitants, et parfois aussi un peu de gêne dans les mouvements ; mais généralement ces symptômes font complètement défaut, et les sujets ignorent l'existence de leurs lésions buccales : on doit donc dans tous les cas les rechercher. Des lésions analogues peuvent se rencontrer sur le gland.

Le lichen de Wilson est habituellement *prurigineux*. L'intensité des démangeaisons varie du tout au tout : elles peuvent faire complètement défaut ou ne se manifester que passagèrement au moment des poussées éruptives ; d'autres fois, le prurit est continu, ou du moins il se reproduit journellement et constitue alors un phénomène pénible : on le voit enfin devenir atroce, empêchant complètement le sommeil et s'accompagnant de sensations de brûlure et d'élancements: son intensité et sa persistance peuvent alors être telles qu'il arrache des larmes à des malades courageux et les conduit à des

(1) Hallopeau, *Lichen plan buccal en pains à cacheter et en stries étoilées* (*S. F. D.*, 1898).

idées de suicide (1). Ce n'est pas seulement dans la peau que se produisent les sensations douloureuses : elles peuvent également se manifester à l'intérieur du méat, au voisinage de l'anus et aussi, semble-t-il, dans le larynx.

Il n'est pas rare de noter en même temps une excitabilité anormale du système nerveux, de l'agitation et de l'insomnie.

Thibierge et Leredde ont vu coïncider le prurit avec de l'aménorrhée. On peut constater également, dans cette forme prurigineuse que nous venons de décrire, un amaigrissement rapide et de l'anurie.

Le grattage paraît être parfois disproportionné à l'intensité du prurit et mériter alors le nom de *cnomanie* (χναω, je gratte) que l'un de nous (H.) lui a donné ; en général, ce grattage s'observe surtout au moment des poussées, mais il peut aussi être persistant. Dans un cas publié par l'un de nous (H.), il s'exerçait, depuis de longues années, sur des placards tubéreux localisés à la partie inférieure des jambes.

Ce grattage ne donne pas lieu à du prurigo au niveau des plaques éruptives ; exceptionnellement, cette éruption se développe au pourtour des papules, comme plusieurs moulages du musée de l'hôpital Saint-Louis et une observation de Dieulafoy et Déhu en ont foi (2).

Sederholm a noté qu'une piqûre d'épingle, ou même un simple attouchement, suffit à réveiller le prurit du lichen plan.

Marche. — Elle est d'ordinaire essentiellement chronique. La maladie évolue lentement ; l'éruption fréquemment se localise à une ou plusieurs régions dans lesquelles elle se reproduit indéfiniment, de nouveaux éléments se développant à mesure que d'autres rétrogradent ; cette marche appartient plus particulièrement aux variétés tubéreuses et végétantes et aussi à la variété scléreuse.

Dans certains cas cependant, cette dermatose affecte au contraire une marche aiguë : en pareil cas, la plus grande partie de la surface du corps se trouve envahie ; les éléments papuleux sont entourés d'aréoles érythémateuses qui se réunissent pour former de larges nappes ; c'est ainsi que la plus grande partie du tronc peut être le siège d'une rougeur diffuse sur laquelle se dessinent, à peine saillantes, les papules typiques du lichen plan (3). Nous avons observé plusieurs faits semblables. Les malades accusent alors une sensation pénible de cuisson ; la température peut s'élever. Cette forme aiguë peut s'accompagner d'adénopathies multiples. Nous l'avons vue donner lieu à une desquamation furfuracée qui a persisté pendant plusieurs semaines (H.) ; elle peut également laisser à sa suite des macules ambrées

---

(1) Page, *Lichen plan intense; guérison rapide par l'hydrothérapie tiède* (Sem. médicale, 1893, p. 24).

(2) Dieulafoy et Déhu, *Lichen plan atypique avec placards de lichen acuminé* (S. F. D., 1899).

(3) Elle est figurée sur notre moulage 1062 du Musée de Saint-Louis qui remonte à 1885.

qui ne disparaissent pas sous la pression du doigt et témoignent d'extravasations sanguines en rapport avec l'intensité du processus phlegmasique (H.). Plus graves en apparence que les formes chroniques, ces poussées aiguës le sont moins en réalité, car leur durée est habituellement courte et il n'est pas rare de voir, en quelques semaines, la maladie disparaître entièrement. Ces formes aiguës peuvent s'accompagner d'éosinophilie.

Nous avons, à Saint-Louis, observé tous les intermédiaires entre ces formes aiguës, généralement passagères, et les cas où les lésions se reproduisent indéfiniment, quel que soit le traitement qu'on leur oppose ; le plus habituellement cependant cette dermatose, après une lutte de quelques mois, parfois de quelques années, finit par rétrocéder d'une manière complète. Elle laisse souvent à sa suite des hyperpigmentations qui ne s'effacent que très lentement. Elles étaient très prononcées chez une négresse dont Thibierge et l'un de nous (Leredde) ont rapporté l'histoire.

ANATOMIE-PATHOLOGIQUE. — Le lichen de Wilson a été particulièrement étudié à ce point de vue, par Kaposi, Török, Lukasiewicz, Leredde, Darier, Unna, Galewsky, Max Joseph, etc. ; mais on peut noter entre les descriptions de ces auteurs de singuliers désaccords. C'est ainsi que Kaposi et ses prédécesseurs ont considéré la maladie comme localisée principalement dans les follicules pileux et le tissu périfolliculaire le plus immédiat. Joseph affirme, au contraire, que les follicules pilo-sébacés restent intacts.

D'après les travaux les plus récents, les altérations occupent simultanément le derme et l'épiderme ; la région primitivement intéressée est le chorion : il s'y produit un exsudat cellulaire autour des vaisseaux. Ces cellules sont, d'après Joseph, des leucocytes ; suivant Unna, des éléments conjonctifs. Selon Caspary et Robinson, on observe la formation de lacunes entre les papilles et la couche profonde du corps muqueux ; ces lacunes sont elles-mêmes remplies par un exsudat dans lequel on retrouve des globules blancs, des débris de cellules et des filaments de fibrine ; ces lacunes, nettement limitées en haut par le corps muqueux, s'étendent transversalement ; les cellules dissociées par l'exsudat se détruisent peu à peu. Unna a vu le corps muqueux subir partiellement une dégénérescence colloïde.

Les papilles, très tuméfiées, sont le siège d'une infiltration œdémateuse qui amène d'abord la réduction, puis la disparition des cônes qui les séparent ; on y trouve également, sur le trajet des capillaires, de nombreuses cellules regardées, par la plupart des histologistes, comme des leucocytes.

Les vaisseaux sont altérés, leurs parois épaissies ; quelques leucocytes y sont infiltrés.

Une papule répond le plus souvent à plusieurs papilles.

Les lacunes passent d'ordinaire inaperçues macroscopiquement : elles seraient, d'après Joseph, la cause de l'ombilication centrale, tandis que Török l'attribue à ce fait que la partie médiane de la papule est retenue par un conduit, ordinairement sudoripare, parfois sébacé, alors que les parties voisines sont soulevées par la tuméfaction du corps papillaire ; de nouvelles recherches devront être faites pour éclaircir cette pathogénie.

Ces lacunes expliquent également la formation de bulles dans certains cas de lichen : celles-ci ne sont que l'exagération de celles-là.

Les cas, signalés par l'un de nous (II.), dans lesquels des localisations palmaires étaient constituées exclusivement par des altérations des conduits sudoripares montrent que ces organes peuvent être le siège des altérations lichéniennes. Dans la forme acuminée, des saillies végétantes du corps muqueux et de la couche cornée viennent s'ajouter aux lésions précédentes : les lacunes sont moins marquées que dans le type classique, mais on peut les retrouver ; l'infiltration cellulaire du chorion se fait autour des follicules pilo-sébacés en même temps qu'au pourtour des vaisseaux ; l'exsudat se produit principalement entre les gaines internes et externes des racines ; la localisation pilo-sébacée de Kaposi serait donc exacte, tout au moins pour cette forme.

L'exsudat comprend parfois des cellules géantes ; on constate souvent l'existence simultanée de kystes glandulaires ; les orifices sudoripares sont dilatés et oblitérés, soit par la prolifération de l'épiderme, soit par la formation des perles cornées.

Cette forme acuminée ressemble au pityriasis rubra pilaire par les altérations de la couche cornée ; elle en diffère essentiellement par l'existence d'une infiltration néoplasique du corps papillaire et du derme.

Dans la variété verruqueuse, la couche cornée est considérablement hypertrophiée ; elle est disposée en volumineuses lamelles stratifiées ; le *stratum granulosum* est en voie de prolifération ; on y compte quatre ou cinq couches de cellules plus volumineuses qu'à l'état normal ; les couches épineuse et cylindrique sont également tuméfiées et infiltrées d'éléments migrateurs ; les papilles sont allongées, et amincies. On rencontre dans le derme les mêmes infiltrats que dans les formes précédentes : on y note en abondance des mastzellen. Par places, les cellules sont disposées en séries linéaires ; des masses cornées font saillie en même temps qu'elles s'enfoncent dans le chorion.

Lorsque cette forme verruqueuse est en voie de régression, la couche cornée reprend un aspect presque normal ; une partie de ses éléments renferme cependant des noyaux. Les altérations que nous avons indiquées s'atténuent ; il finit par se former des cellules fusiformes et un tissu analogue à celui des cicatrices (Geber).

Dans la variété scléreuse, les papilles sont atrophiées, la couche cornée et le *stratum granulosum* sont épaissis, le corps muqueux a au contraire diminué d'épaisseur; le derme est sclérosé, surtout dans ses couches sous-épidermiques.

Unna a cherché à expliquer par les lésions histologiques les caractères cliniques. Suivant ce dermatologiste, la couleur livide est due à l'épaisseur de la couche cellulaire formant comme un milieu trouble; la coloration noirâtre que prennent parfois les éléments est liée à l'infiltration pigmentaire des cellules ; l'éclat brillant des papules est le résultat de la tension de la couche cornée et l'aspect nacré a pour cause l'épaississement de la couche granuleuse.

DIAGNOSTIC. — Le lichen de Wilson peut être confondu avec le pityriasis rubra pilaire (*lichen ruber acuminatus* de Kaposi), avec le psoriasis, avec une syphilide, cutanée ou buccale, avec des leucoplasies buccales, avec le lupus érythémateux.

Le *pityriasis rubra pilaire* s'en distingue par la forme acuminée de ses éléments, par la présence de squames précoces, par le siège surtout épidermique et pilo-sébacé des altérations. On peut, il est vrai, observer, dans le lichen de Wilson, des éléments très semblables, sinon identiques; mais ces caractères morphologiques n'ont, comme l'ont bien montré Besnier et Doyon, qu'une signification secondaire. Ce qu'il faut considérer surtout, ce sont les lésions — nous avons vu qu'elles diffèrent essentiellement — et les localisations des deux maladies : celles du pityriasis rubra pilaire, contrairement à celles du lichen, occupent en effet de préférence le visage, le dos des premières phalanges et les surfaces palmaires et plantaires où elles revêtent des caractères tout particuliers ; les éléments y sont souvent distribués en séries régulières, répondant à celle des glandes pilosébacées; de plus, les lésions buccales font défaut dans cette dermatose. C'est donc à tort que l'Ecole viennoise veut rapprocher le pityriasis rubra pilaire, qu'elle appelle *lichen ruber acuminatus,* du lichen de Wilson : ce sont deux espèces morbides différentes malgré les ressemblances cliniques que peuvent présenter exceptionnellement leurs éléments éruptifs.

Lorsqu'il est squameux, le lichen de Wilson peut simuler le *psoriasis* ou l'*eczéma séborrhéique*. On le distingue de ces affections par les caractères de ses squames, qui sont fines et adhérentes, par le contour polygonal de ses éléments, par ses dépressions centrales, par le prurit généralement intense dont il s'accompagne, par ses manifestations buccales; en outre, sa surface ne saigne pas comme celle du psoriasis lorsqu'on la gratte légèrement après en avoir enlevé l'épiderme ; enfin, l'on observe presque toujours concurremment des papules wilsoniennes typiques ; ce dernier caractère permettra de ne pas confondre un lichen plan aigu généralisé avec une poussée érythrodermique de psoriasis ; de plus, celle-ci laisse généralement des îlots complètement sains dans l'aire des grandes nappes érythémateuses.

Pour ce qui est des *syphilides papuleuses*, leur couronne épidermique et l'absence de prurit mettront sur la voie.

C'est surtout le lichen plan buccal qui peut donner lieu à des erreurs; outre qu'il passe souvent inaperçu, il peut simuler une *syphilide* ou une *leucoplasie*. On le reconnaîtra, sur les joues, à son siège le plus souvent intermaxillaire, à ses grains acuminés, à ses stries et à ses figures étoilées; sur la langue, à sa manifestation sous la forme d'une large plaque assez régulièrement arrondie ou ovalaire, ressemblant à un pain à cacheter. Le plus souvent, il coexiste avec des éruptions cutanées typiques, mais celles-ci peuvent être réduites au minimum et ce n'est que par une investigation minutieuse que l'on trouve une ou deux papules caractéristiques.

Les altérations des lèvres peuvent parfois en imposer pour un *lupus érythémateux* : la coïncidence des autres lésions buccales et cutanées, ainsi que les stries grisâtres et l'absence habituelle de cicatrice permettront de l'en différencier.

Pronostic. — Le lichen de Wilson est une maladie essentiellement bénigne, en ce sens qu'elle ne compromet pas la santé générale, si ce n'est exceptionnellement, dans sa forme ultra-prurigineuse et dans sa forme généralisée. Ce qui rend cependant le pronostic assez sévère, c'est que ce lichen constitue une affection pénible, généralement très persistante et difficile à guérir; nous avons vu que la forme aiguë est, à cet égard, moins grave que les formes vulgaires. Après guérison complète, les récidives sont rares.

Traitement. — Il doit être *général* et *local*.

Comme traitement général, on a surtout recommandé l'arsenic donné aux doses tolérées et d'une manière prolongée. Kaposi l'a administré avec avantage sous la forme de liqueur de Fowler en injections hypodermiques. Il est utile, pour éviter de vives douleurs et la production de sphacèle, d'étendre cette liqueur de cinq fois son volume d'eau bouillie. Rille a vu survenir des améliorations après un traitement prolongé par les injections de cacodylate de soude à la dose de 0,04 à 0,10 centigrammes. Morin a traité avec succès la forme aiguë par le biiodate de mercure.

Cuttler et Bulkley ont recommandé le chlorate de potasse à la dose de 0gr,90 centigrammes après chacun des trois repas, associé à 10 gouttes d'acide nitrique dilué. On a vanté encore le traitement par l'acétate de potasse à la dose quotidienne de 5 grammes.

Comme on prescrit presque toujours, concurremment avec ces médications internes, un traitement local, il est difficile de déterminer quelle part leur revient dans les résultats obtenus.

Il faut considérer comme un traitement à la fois général et local l'emploi des douches, dont Jacquet (1) a mis en évidence la puissante action : elles doivent être données à une température d'environ 35° et durer trois ou quatre minutes ; on peut les faire suivre d'une courte affusion froide. Cette médication a l'avantage de calmer presque immédiatement le prurit ; il en résulte un grand soulagement ; mais il n'est pas démontré qu'elle exerce une influence réelle sur l'évolution de la maladie.

Kaposi préconise aussi, contre le prurit, des badigeonnages avec l'acide phénique ou l'acide salicylique à 1/40ᵉ dans de l'alcool glycériné.

Plusieurs topiques ont une action indiscutable sur les éléments éruptifs : tels sont le glycérolé tartrique à 1/20ᵉ, l'acide pyrogallique ou la chrysarobine à 5 ou 10 p. 100, et la préparation d'Unna qui renferme 4 p. 100 d'acide phénique et 1 p. 100 de sublimé. Nous nous sommes souvent bien trouvé de l'usage de collodion riciné contenant 1 p. 100 de biiodure de mercure (H.). Nous avons obtenu rapidement (L.), ces jours derniers, la guérison d'un lichen plan buccal par un petit nombre d'applications de collodion salicylé à 2/5. Besnier conseille l'emplâtre de Vigo, lorsque les lésions sont circonscrites ; Brocq, l'emplâtre rouge de Vidal. En cas de poussées aiguës, les bains d'amidon prolongés et la pommade à l'oxyde de zinc seront indiqués. Dans les formes bulleuses, on peut recourir au liniment oléo-calcaire additionné d'acide phénique à 1/200 ou simplement à l'application de vaseline boriquée.

LICHEN CIRCONSCRIT

Synon. : *Lichen simplex chronique. Lichen circonscrit.*

Le lichen circonscrit des anciens dermatologistes, lichen simplex chronique de Vidal, Brocq et Jacquet (2), représente, pour ces derniers auteurs, le type des lichénifications primitives qui se développent consécutivement au grattage d'une région prurigineuse.

SYMPTÔMES. — Pour Brocq et Jacquet, le début se fait par le prurit : la peau s'épaissit peu à peu, après une période dont la durée n'a rien de précis, soit en masse, soit sous forme de papules ; des plaques de lichénification circonscrite se constituent.

Ces plaques ont une forme allongée, ovalaire ; parfois, elles sont triangulaires ou figurent un croissant, un demi-cercle. Les régions d'élection sont, en première ligne, la partie postérieure et latérale du cou, puis la partie supérieure et interne des cuisses, la région périnéale, qui est en général envahie en entier, la marge de l'anus, les organes génitaux, le creux poplité, les avant-bras, les aisselles, les

---

(1) JACQUET, *Un cas de lichen plan traité par l'hydrothérapie* (*Semaine médicale*, 1891, p. 302).

(2) BROCQ et JACQUET, *Ann. de dermat.*, 1891.

parties latérales de l'abdomen, la région lombaire. Les paumes des mains, les plantes des pieds peuvent être également le siège du lichen circonscrit. *En somme, l'affection se développe surtout dans les points où la peau est tendue et sur les régions sudorales* (L.).

Les dimensions des plaques varient dans des limites assez étroites ; elles ont en moyenne de 5 à 15 centimètres de longueur.

Leur nombre est variable. Souvent, on ne trouve qu'une plaque de lichen circonscrit : elle est alors unilatérale ; il n'est pas rare cependant qu'on en observe plusieurs.

A l'état adulte, quand elle a atteint son complet développement, la plaque présente trois zones : une zone centrale ou d'infiltration, une zone moyenne ou papuleuse et une zone périphérique pigmentée.

Mais la réunion de ces lésions n'est pas nécessaire : il existe des formes qui ne se traduisent que par la pigmentation, d'autres par des papules isolées, d'autres par une infiltration prurigineuse.

Zone centrale. — Elle occupe la plus grande partie de la plaque et est allongée comme celle-ci : son grand axe mesure de 6 à 10 centimètres de long.

Sa *couleur* est rosée, ou rouge ; souvent, elle est foncée, rouge-bistre, rouge brun, rouge violacé ; elle peut même paraître noire au début. Plus la plaque est ancienne, plus elle tend à se pigmenter et, la teinte congestive disparaissant, elle prend des tons jaune foncé ou café au lait. Cette pigmentation n'est pas nécessaire, et, d'autre part, la coloration rouge peut disparaître peu à peu, au centre d'abord, lorsque les lésions tendent vers la guérison ; la peau reprend sa coloration normale, même lorsque l'infiltration persiste.

Du reste, la coloration n'est pas toujours uniforme. Tantôt le centre est plus coloré que la périphérie ou bien le centre est pigmenté et la périphérie rouge. En outre, certains points, saillants ou non, ont une coloration propre qui les distingue du fond ; en général, ils sont plus colorés, plus rouges, plus foncés que celui-ci.

La surface des plaques offre souvent des lésions dues au grattage, aux excoriations : ce sont des croûtelles sanguines.

Un des caractères les plus importants des plaques de lichen circonscrit est dû à la présence de fins sillons rectilignes, parallèles les uns aux autres. Presque toujours, ils forment deux séries qui se croisent, soit perpendiculairement, soit obliquement l'une à l'autre, en dessinant un quadrillage. Les mailles ainsi limitées sont par suite rectangulaires ou losangiques.

En quelques points, on peut trouver des papules saillantes, dures, arrondies ou ovalaires.

Lorsqu'on prend la zone centrale entre les doigts, on y constate une *infiltration*, un *épaississement* ; le derme y est résistant, difficile à plisser ; parfois, on a peine à le détacher des parties profondes. L'infiltration est *constante*, tantôt modérée, tantôt énorme, presque éléphantiasique (Brocq et Jacquet) lorsqu'elle est apparente à la vue, la région centrale des plaques fait saillie, et même, en quelques points, un bord abrupt la sépare de la zone papuleuse.

Dans les régions de flexion, l'aisselle, le pli du coude, à la région périnéale, sur la région antéro-supérieure de la cuisse, les plaques sont lisses ; leur aspect est souvent modifié par la présence de squames dans les régions où la transpiration est faible ; ce sont des lamelles minces, fines, blanchâtres ou grisâtres, très adhérentes ; le grattage les rend plus apparentes, mais les détache difficilement.

Dans les régions mêmes où la sudation est facile, là où les plaques sont privées de squames, elles offrent une *sécheresse* absolue.

Zone papuleuse. — En dehors de la zone centrale où les lésions sont cohérentes, on observe une deuxième zone où l'on trouve des papules isolées ; serrées les unes près des autres, au contact de la première, séparées par des sillons qui ne sont que l'exagération de ceux qui dessinent un quadrillage dans la région infiltrée, elles deviennent de plus en plus distinctes, de dedans en dehors : ce sont des éléments irréguliers et mal limités ; leur volume varie de celui d'une tête d'épingle à celui d'une petite lentille : parfois, ils sont encore plus gros et protubérants.

Leur sommet est lisse, aplati, brillant et d'aspect cicatriciel ; parfois on le trouve arrondi, ou même irrégulier et villeux, ou bien il est recouvert de fines squames grises. Souvent, la papule, excoriée par le grattage, est couronnée par une croûte sanguine.

La zone papuleuse est peu étendue ; elle a de 1 à 3 centimètres de largeur.

Sa couleur fondamentale est à peu près celle de la zone centrale ; elle est cependant moins rouge, moins pigmentée, moins foncée le plus souvent.

Zone de pigmentation. — La peau offre, tout autour de la zone papuleuse, une coloration jaunâtre, claire ou foncée, non uniforme du reste ; on peut y trouver des îlots blanchâtres. Une ceinture pigmentée limite ainsi la plaque de lichen chronique, ceinture irrégulière, sans bords précis et dont la coloration disparaît peu à peu pour faire place à celle de la peau normale. Par exception, elle est entourée d'une aréole congestive à peine visible.

En étudiant de près et à la loupe cette zone pigmentée, on y trouve des altérations qui sont l'ébauche de celle de la zone centrale : les plis cutanés y sont exagérés, dessinent un quadrillage délicat : on y voit même de fines saillies donnant à la surface un aspect velvétique ; on peut quelquefois y constater un léger épaississement du derme et une fine desquamation.

Variétés objectives. — La plaque de lichen simple chronique n'est pas nécessairement formée par la réunion des trois zones que nous avons étudiées, et les types incomplets ne sont pas rares (Brocq et Jacquet).

La zone d'infiltration peut manquer : on n'observe alors que des papules siégeant sur un derme épaissi, plus ou moins cohérentes.

L'absence des papules isolées est plus fréquente; on ne trouve qu'une infiltration ayant tous les caractères qui appartiennent à la zone centrale des plaques complètes, entourée ou non d'une zone pigmentée.

L'absence de cette dernière est assez commune; souvent, elle est peu marquée et il faut la rechercher attentivement.

Les lésions de grattage sont tellement fréquentes qu'on ne peut les décrire comme des complications. Nous devons signaler, parmi celles-ci, la formation de fissures, profondes, douloureuses, à bords indurés; on les observe, lorsque des plaques longtemps persistantes recouvrent les plis cutanés, au fond de ces derniers.

La complication la plus intéressante est l'eczématisation des plaques. Suivant Brocq et Jacquet, il existe des plaques de lichen chronique, eczématisées secondairement, où l'on observe du suintement, une desquamation eczématique et qu'il faut distinguer avec soin des eczémas lichénifiés. Ces faits ont une grande valeur théorique. On sait que, pour l'École viennoise, le lichen circonscrit n'est qu'une forme de l'eczéma papuleux, tandis que, pour l'École de Saint-Louis, il constitue une dermatose bien distincte; mais l'eczéma et le lichen simple chronique peuvent s'associer, se compliquer l'un l'autre.

Le *lichen simple chronique de la paume des mains et de la plante des pieds* est caractérisé par des plaques cornées, dures, jaunes, épaisses, traversées de fissures profondes, douloureuses; le derme est rouge et sensible.

Signes fonctionnels. — Les lésions de lichénification circonscrite sont toujours très prurigineuses. Le prurit est plus intense le soir et la nuit. Le jour, il s'atténue ou disparaît. Il est sujet à des exacerbations de cause inconnue, au cours desquelles il peut atteindre une violence excessive. Parfois, diverses sensations douloureuses s'associent au prurit : ce sont des fourmillements, des élancements, des picotements, des cuissons.

La sensibilité est normale au niveau des plaques.

L'évolution des lésions cutanées est toujours lente. Il est habituel de voir une plaque de lichénification circonscrite durer pendant plusieurs années au même point, s'épaissir, se pigmenter de plus en plus. Si elle disparaît, de nouvelles plaques peuvent se développer ailleurs. Enfin, les récidives *in situ* ne sont pas exceptionnelles.

La guérison est annoncée par la diminution du prurit et l'affaissement des lésions : celles-ci laissent du reste des traces, un état brillant de la peau, sillonnée par des plis plus marqués qu'à l'état normal, et une teinte pigmentaire.

ANATOMIE PATHOLOGIQUE. — Le derme est surtout altéré dans la région papillaire ; toutes les papilles sont hypertrophiées, quelques-unes d'une manière plus notable, déterminant ainsi la formation des papules. Cette hypertrophie est due à l'œdème intense, et à la prolifération des éléments fixes. On trouve, autour des vaisseaux, des amas cellulaires serrés qui se prolongent dans la profondeur. De place en place, on voit des éléments pigmentaires. Le tissu élastique, les nerfs, les glandes sont sains.

Le corps de Malpighi est épaissi ; les cônes interpapillaires sont hypertrophiés en même temps que les papilles. Des cellules migratrices envahissent l'épiderme, surtout dans ses couches profondes. La couche granuleuse est normale, mais on trouve des noyaux persistants dans la couche cornée. Enfin, Brocq et Jacquet relèvent l'existence de l'altération cavitaire des cellules épithéliales.

ÉTIOLOGIE ET PATHOGÉNIE. — L'affection est fréquente, un peu plus chez la femme que chez l'homme. Tous les faits de Brocq et Jacquet concernent des individus âgés de vingt à cinquante ans.

Dans leurs antécédents, on note surtout des accidents nerveux ; ce sont des impressionnables, des émotifs, des hystériques, sujets aux névralgies, à la sciatique, aux douleurs rhumatoïdes.

La fréquence de la bronchite chronique, de l'asthme et de l'emphysème est des plus remarquables.

La maladie peut se développer chez des diabétiques, chez la femme enceinte.

On a observé l'alternance entre les accidents cutanés et les troubles viscéraux, nerveux, pulmonaires, etc. A. Robin et l'un de nous (L.) ont relevé l'existence commune de fermentations gastriques, souvent latentes, et pensent que l'origine stomacale du prurit et de la lichénification secondaire permet de rapprocher le lichen circonscrit des prurigos communs.

DIAGNOSTIC. — Le diagnostic du lichen circonscrit est facile. Dans le *lichen plan*, les papules sont indépendantes les unes des autres, d'un rouge sombre, striées. Les *prurigos* sont des affections diffuses de la peau. Les lésions d'*eczéma vulgaire* sont suintantes, moins prurigineuses, moins limitées, mais, parfois, elles se lichénifient secondairement et il faut reconnaître qu'il peut être difficile de distinguer un *eczéma secondairement lichénifié* d'une plaque de lichen circonscrit.

TRAITEMENT. — L'application de glycérolé tartrique, de pommades très épaisses, additionnées d'agents antiprurigineux (menthol, phénol, salicylate de méthyle), peut calmer les phénomènes douloureux, mais ne suffit pas en général à amener la guérison. Il est préférable d'employer des emplâtres, qui empêchent le prurit en réalisant l'occlusion des régions malades ; on pourra prescrire les emplâtres simple et diachylon, l'emplâtre rouge de Vidal, l'emplâtre à l'huile de foie de morue additionnée d'acide phénique à 1/50ᵉ. On aura soin de tailler l'emplâtre de manière à dépasser à peine la région malade ; on le changera tous les jours.

Le baume du Commandeur saturé d'aloès amène fréquemment un soulagement considérable (L.).

On peut agir plus activement au moyen d'applications de savon noir, d'emplâtres à la résorcine, de traumaticine chrysophanique, ou bien, comme l'ont proposé Vidal, Jacquet, au moyen de scarifications quadrillées qu'on répète aussi souvent que possible.

L'électricité statique, sous forme de souffle, sera souvent extrêmement utile.

Le traitement viscéral sera réglé comme nous l'avons indiqué au chapitre *Traitement des affections prurigineuses en général.* Brocq accorde une très grande confiance au traitement arsenical prolongé. (L.)

LICHÉNIFICATIONS PRIMITIVES DIFFUSES

Les conditions étiologiques de ces lésions sont très voisines de celles des lichénifications circonscrites. Elles sont considérées comme primitives, nous le rappelons ici, parce que le prurit précède toute lésion extérieure et que les modifications visibles de la peau paraissent être le fait du grattage.

Symptômes. — Le prurit est diffus ou généralisé ; il peut être limité. Il atteint de préférence la continuité des membres, mais peut occuper toute région du corps, même la face, la paume des mains, la plante des pieds.

Il s'exaspère sous forme d'accès au moment où le malade vient de se coucher, et au réveil (Brocq) ; parfois, dit cet auteur, ce sont de véritables crises nerveuses, amenant un tremblement convulsif.

Les altérations de la peau sont précoces ou tardives. On voit des élevures (*pseudo-papules*) brillantes, aplaties, à peine saillantes ou non saillantes, ne dépassant pas à l'origine le volume d'une toute petite tête d'épingle, comprises entre les plis cutanés. Parfois, le fond est rose ou un peu pigmenté.

Les papules, les plis, la coloration s'accentuent ensuite. Les sillons cutanés dessinent un quadrillage identique à celui qu'on observe au centre des lichénifications circonscrites, et dont les plis sont d'autant plus écartés que l'infiltration est plus importante. La coloration est rose ou pigmentée ; les papules font une saillie plus nette. Au doigt, on constate l'épaississement et l'induration de la peau, en général modérés.

Les foyers de lichénification n'ont pas de limites précises ; souvent, dit Brocq, ce sont de petites plaques, mais reliées entre elles par des lésions moins accentuées que constituent les pseudo-papules saillantes, disséminées.

Ces lésions sont moins tenaces que celles de la lichénification primitive circonscrite ; en quelques semaines, quelques mois au plus, le prurit, puis le grattage et les lésions disparaissent. Mais on observe des récidives fréquentes sur place ou à distance (1).

ÉTIOLOGIE. — Les causes prédisposantes sont le nervosisme, le neuro-arthritisme ; les causes déterminantes sont de violentes émotions, des ébranlements nerveux, des intoxications diverses (théisme, caféisme, alcoolisme, maladies rénales, etc.)(Brocq). L'un de nous (L.) ajoute à cette liste les fermentations gastriques. Les lichénifications diffuses s'observent surtout chez la femme et chez l'adulte.

DIAGNOSTIC. — Le diagnostic avec le *lichen plan* repose sur les signes suivants : les papules de ce lichen ont généralement une coloration rouge foncé propre ; elles sont plus nettement limitées : on remarque à leur surface un pointillé et des stries grisâtres bien visibles à la loupe ; elles sont plus souvent volumineuses ; le prurit peut manquer.

Si l'on restreint, comme nous l'avons fait, le mot *eczéma* à des affections vésiculeuses qui s'accompagnent toujours, à un moment donné, d'un suintement plus ou moins marqué, on comprendra qu'on ne puisse confondre une lichénification primitive avec un eczéma. Comme l'a montré Tenneson, l'application du caoutchouc réveille toujours le suintement dans un eczéma vrai (sauf à la période de régression): c'est là un moyen de diagnostic qui pourra être employé dans les cas douteux. Il ne faut pas oublier qu'une lichénification diffuse peut se compliquer d'eczéma. Le diagnostic de l'eczéma lichénifié et d'une lichénification eczématisée se fait par les commémoratifs, l'antériorité du prurit à l'éruption, la présence de lésions purement eczématiques ou purement lichéniennes en d'autres points du corps. Parfois, on se heurte à des difficultés insolubles.

Quant aux *prurigos diathésiques* de tout ordre, ils se distinguent surtout des lichénifications primitives diffuses par la polymorphie, qui est leur caractère essentiel. Nous rappelons ici que, entre les lichénifications diffuses primitives et les prurigos diathésiques, il semble exister des faits de transition comme entre les prurits sans lichénifications et les lichénifications primitives (2).

TRAITEMENT. — Voy. *Traitement des affections prurigineuses en général*. (L.)

(1) BROCQ, *Ann. de dermat.*, 1896.
(2) Des lichénifications secondaires s'observent dans la plupart des dermatoses prurigineuses, l'eczéma en premier lieu, certains psoriasis prurigineux, certaines séborrhées parasitaires, certains faits de lichen plan et aussi de mycosis fongoïde : elles sont décrites à propos de chacune de ces dermatoses.
Elles déterminent l'infiltration des téguments qui deviennent durs, l'augmentation des plis de surface. Lorsqu'il s'agit de dermatoses suintantes, la lichénification amène en général la diminution ou la suppression de la sécrétion. Par lui-même, l'état lichénoïde semble augmenter et aggraver le prurit.

MALADIE DE SAVILL

Il s'agit d'une maladie épidémique qui se caractérise surtout cliniquement par des éruptions eczématiformes : l'auteur qui l'a décrite le premier et lui a donné son nom en a observé 168 cas, en 1891, dans l'infirmerie de Lambek.

Elle a une grande puissance d'extension, car près d'un cinquième des sujets internés dans cette infirmerie en ont été atteints. La nature du parasite qui lui donne naissance n'a pu encore être déterminée.

SYMPTÔMES. — Elle débute par une éruption papulo-érythémateuse; du troisième au huitième jour, survient une exsudation suivie de desquamation ; cette seconde période dure de trois à huit semaines ; vient ensuite une période de régression durant laquelle la peau reste dure et infiltrée, présente un aspect luisant et est encore, par places, parsemée d'érosions et de rhagades.

Dans plusieurs cas, on a vu se produire de l'ectropion et, chez quelques vieillards, de la conjonctivite.

L'éruption occupe, en premier lieu, les creux articulaires pour se propager ensuite aux autres parties du corps ; chacune des plaques éruptives s'étend excentriquement ; souvent, une plaque éruptive rétrocède au bout de peu de jours pour reparaître bientôt et doubler d'étendue.

Dans la période de déclin, les poils, les cheveux et les ongles tombent, même dans des régions qui ont été épargnées par l'éruption.

Dans la moitié des cas, toute la surface du corps se trouve envahie ; d'autres fois, il ne se produit qu'un petit nombre de plaques éruptives.

Les malades éprouvent de vives démangeaisons et des douleurs cuisantes. Quelquefois, ils exhalent une odeur fétide.

L'appétit est perdu, la soif intense ; parfois, il survient de la diarrhée et des vomissements ; les malades tombent dans un état de prostration et d'adynamie profondes, tout au moins dans les cas graves; la langue est saburrale et sèche ; la salive est épaisse et les dents se recouvrent d'un enduit noirâtre.

La température, normale au début, s'élève bientôt et il survient une fièvre rémittente.

Dans la moitié des cas, l'urine est albumineuse : ce sont ceux où une grande partie de la surface cutanée se trouve intéressée.

Les récidives sont fréquentes.

La mort survient dans environ un sixième des cas : les malades succombent dans la dyspnée et le coma. Cette dyspnée ne s'accompagne pas nécessairement de lésions pulmonaires ; dans une partie des cas seulement, on trouve de la pneumonie ou de la pleurésie.

Comme complications, on signale encore la conjonctivite, l'iritis et, consécutivement, des abcès et des furoncles.

L'exanthème laisse à sa suite des macules persistantes.

DIAGNOSTIC. — Il n'est aucune autre maladie épidémique dans laquelle on observe simultanément des lésions eczématiformes, de la fièvre et une évolution cyclique.

PRONOSTIC. — Sa gravité résulte de notre description.

TRAITEMENT. — Il y a lieu de traiter les éruptions par les topiques usités dans l'eczéma : on est sans action sur l'agent infectieux, encore indéterminé, qui est la cause prochaine de cette maladie.

LYMPHADÉNIE ET LEUCÉMIE CUTANÉES

Le sens du terme *lymphadénie cutanée* est encore, à l'heure actuelle, extrêmement vague ; les limites précises du cadre sont des plus difficiles à fixer, car elles dépendent de la solution que l'on donne au problème des rapports du mycosis fongoïde et de la lymphadénie. Nous étudierons dans ce chapitre les lésions de la peau qui peuvent se développer, à titre secondaire, chez les individus atteints de lymphadénie ganglionnaire, avec ou sans leucémie, et, d'autre part, une affection décrite par Kaposi sous le nom de *lymphodermie pernicieuse*, qui s'accompagne d'un état leucémique du sang, mais constitue peut-être une affection primitive de la peau, et peut être rapprochée du mycosis fongoïde si celui-ci est réellement une lymphadénie cutanée.

A. — MANIFESTATIONS CUTANÉES DE LA LYMPHADÉNIE GANGLIONNAIRE (1)

SYMPTÔMES. — Chez des individus atteints de lymphadénie ganglionnaire, presque toujours associée à un état leucémique du sang, on peut voir se développer, sur la face, des taches rouges qui grossissent peu à peu et déterminent une tuméfaction diffuse se continuant insensiblement avec les parties saines, ou forment des tumeurs, d'abord peu saillantes, à limites peu précises. En général, elles sont peu volumineuses, mais on les a vues atteindre les dimensions d'un œuf et même du poing. Les lésions sont le plus souvent molles, parfois au contraire plus fermes qu'à l'état normal, et même ligneuses (Hallopeau et Laffitte); leur couleur, d'un rouge pâle au début, devient souvent, dans la suite, d'un rouge sombre ou violacé. A leur surface, la peau est tendue, mince, brillante, souvent parcourue par des vaisseaux dilatés ; rarement elle desquame. L'examen clinique permet de constater le siège prédominant des lésions dans le tissu cellulaire. Ces tumeurs sont parfois sensibles au palper (Kreibich).

(1) HALLOPEAU et LAFFITTE, *Sur un cas de lymphadénie médiane de la face* (S. F. D., 1898). — KREIBICH, *Arch, f. Dermat.*, 1899, — PINKUS, *Ibid*.

A l'inverse de celles du mycosis fongoïde, elles ne s'ulcèrent pas.

Au visage, les tuméfactions leucémiques, exagérations des reliefs normaux, et les tumeurs occupent surtout les paupières, la partie médiane des joues, le nez, les lèvres, le menton, les oreilles.

Du reste, d'autres régions du corps peuvent être intéressées, par exemple les mains et les coudes (Pinkus), et présenter, comme la face, des tuméfactions diffuses, de couleur rouge.

Chez les malades atteints de lymphadénie ganglionnaire avec leucémie, on peut constater simultanément des lésions d'un autre type (Hallopeau, Pinkus). Dans le cas publié par l'un de nous (H.) avec Laffitte, on trouvait, autour du menton, sur l'hypocondre, au niveau du pli du coude, des saillies papuleuses, planes, polygonales, luisantes, rouges ou pâles, disposées en séries linéaires, pouvant se confondre en plaques agminées; en d'autres points, l'aspect était érythémateux, avec surface squameuse et croûtelleuse. Dans le même fait, il existait, au niveau des régions malades de la face, du tronc et des membres, et aussi des parties apparemment saines, un prurit intense.

L'existence de lésions diffuses de la peau, d'un prurit universel dans certains cas, rapproche, à certains points de vue, la lymphadénie limitée et secondaire de la lymphodermie généralisée, type Kaposi. Rappelons du reste que l'on peut, sans altérations cutanées apparentes, constater chez des malades atteints de lymphadénie ganglionnaire, avec ou sans état leucémique, un prurit intense, généralisé, et des papules de prurigo (Hallopeau et Prieur) (1).

Diagnostic. — Le diagnostic de la lymphadénie limitée de la peau serait difficile, en raison de la rareté de l'affection, s'il n'existait, dans tous les cas, des tuméfactions ganglionnaires importantes. Ces tuméfactions permettent d'en soupçonner l'existence. L'examen du sang en confirme en général le diagnostic, puisque, dans la plupart des cas publiés jusqu'ici, elle s'accompagne d'une leucémie d'un type spécial.

Anatomie pathologique. — La structure des lésions a été, à peu de chose près, la même dans tous les cas récemment étudiés. Elles se développent dans l'hypoderme et paraissent envahir le derme de la profondeur vers la surface; elles restent séparées de l'épiderme par une couche connective. Souvent les papilles sont effacées. Le derme est complètement transformé par une infiltration cellulaire serrée; les cellules sont disposées sur un réticulum délicat. Ce sont des éléments petits, ou de dimensions moyennes, qui ont les caractères des lymphocytes du sang, c'est-à-dire un noyau très colorable et un protoplasma peu développé. On ne trouve régulièrement, ni éléments polynucléaires, ni mastzellen, ni plasmazellen, ni éosinophiles.

(1) Hallopeau et Prieur, *Deux cas de lymphadénie avec éruptions prurigineuses* (S. F. D., 1896).

Pour certains auteurs, ces lymphocytes viennent des vaisseaux ; il n'y a pas de multiplication sur place, et on ne peut employer le mot *tumeur* leucémique, au sens histologique de ce mot, pour désigner des infiltrations cellulaires dues à une diapédèse. Cependant, dans un fait de Nékam, Justus a constaté la présence de mitoses dans les cellules du derme. Pinkus a également vu des mitoses et admet la formation des tumeurs par multiplication locale.

Le sang présente les caractères qu'il offre dans la leucémie lymphatique (au sens donné par Ehrlich). Il existe une leucocytose importante [12 0000 (Kreibich), 25 0000 (Hallopeau et Laffitte), 33 5000 (Pinkus), 70 0000 (Nékam)]. Or, cette leucocytose est essentiellement une *lymphocytose* et la proportion des lymphocytes peut être de 92 sur 100 globules blancs ; on ne trouve dans le sang, ni les éosinophiles mononucléés, ni les mononucléaires neutrophiles dont la présence caractérise la leucémie myélogène. Cependant l'étude du sang ne révèle pas dans tous les cas des lésions aussi importantes. Dans un fait de Pfeiffer, il n'y avait pas de leucocytose, mais l'équilibre leucocytaire était modifié : sur cent globules blancs, on trouvait 60 cellules mononucléées. Cette lymphocytose peut être considérée, avec Pinkus, comme le début d'un état leucémique.

On ne connaît pas jusqu'ici, dans la leucémie myélogène, d'altérations cutanées comparables à celles de la leucémie lymphatique.

B. — LYMPHODERMIE PERNICIEUSE

Dans ce type morbide, décrit par Kaposi, les altérations de la peau sont universelles (1). Elles peuvent débuter par des foyers indépendants qui disparaissent ; mais, à un moment donné, le tégument entier est d'un rouge sombre ; l'état de la surface, qui est suintant, squameux, rappelle celui de l'eczéma. Le prurit est des plus marqués. Peu à peu, la peau s'épaissit, en même temps qu'elle devient trop large pour les parties sous-jacentes (Besnier) ; ses plis s'exagèrent ; la face est déformée. En certains points, paraissent des saillies nodulaires, pâteuses, dont certaines peuvent s'ulcérer ; il se forme également des nodosités sous-cutanées atteignant parfois le volume d'un œuf de pigeon. — Dans le fait de Kaposi, il existait une leucocytose très marquée (125 000). L'examen hématologique ayant été fait à une période où l'on ignorait l'importance de la différenciation des formes leucocytaires, il est impossible de rapporter cette leucémie à un type précis (2).

(1) Kaposi, *Medicin. Jahrbuch der Gesellschaft d. Aerzte Wien.*, 1885, et *A. D.*, 1885.
(2) Les cas de Besnier et Vidal (*Réunion des médecins de Saint-Louis*, 1888) sont peut-être des cas de lymphodermie pernicieuse de Kaposi, mais la démonstration ne peut en être donnée, en raison de l'absence d'un état leucémique certain du sang, et de faits cliniques se rapportant sans contestation possible à une lymphadénie. — Pour le cas de Danlos et Leredde, Voy. *Rapports du mycosis fongoïde et de la lymphadénie.*

Une lymphadémie ganglionnaire accompagnait les altérations cutanées, et on ne peut déterminer si la peau fut atteinte antérieurement aux ganglions : plus tard seulement, la rate augmenta de volume ; à l'autopsie, Kundrat trouva, en outre, des altérations de la moelle osseuse qui était grisâtre.

A l'examen histologique de la peau, on observa une infiltration cellulaire des tissus cutanés, paraissant consécutive à une infiltration hypodermique.

Les cellules étaient des éléments mononucléés, pauvres en protoplasma, séparés par un stroma à fibres fines.

C. — RAPPORTS DU MYCOSIS FONGOÏDE ET DE LA LYMPHADÉNIE CUTANÉE

Les différentes théories relatives à la nature du mycosis fongoïde peuvent être résumées de la manière suivante :

a. Le mycosis est une affection sarcomateuse.

b. Le mycosis est une forme de lymphadénie cutanée.

c. Le mycosis est une maladie spéciale, sans doute d'origine infectieuse.

La théorie de la nature sarcomateuse du mycosis n'a plus de base depuis qu'on s'entend pour donner du mot *sarcome* une définition étroite. Sans doute, au point de vue clinique, on peut trouver des arguments pour rapprocher le mycosis de certains sarcomes (type Kaposi), mais, au point de vue histologique, on ne peut comparer la structure complexe du mycosis à celle des sarcomes globo ou fusocellulaires, ni même des sarcomes à cellules géantes.

La théorie lymphadénique a été généralement admise en France depuis que Ranvier a considéré la présence d'un réticulum comme un des caractères du lymphadénome et constaté la présence de ce réticulum dans les lésions mycosiques. Ce réticulum n'a pas été vu par beaucoup d'auteurs ; il est certain qu'on peut, dans de nombreux cas, le déceler par une technique spéciale ; mais cependant il manque parfois (L.). L'absence assez rare du réticulum ne suffit pas pour permettre de nier la nature lymphadénique du mycosis, le caractère donné par Ranvier n'ayant pas la valeur absolue qu'on lui a attribuée (Leredde et Weil). Sa présence ne suffit pas, d'autre part, pour permettre d'affirmer l'origine lymphadénique.

Les arguments actuels en faveur de la théorie lymphadénique sont d'ordre différent. La définition cytologique des diverses formes de lymphadénie est encore insuffisante pour qu'on ait le droit, au nom de l'histologie, d'éliminer le mycosis du *groupe* lymphadénome ou de l'y faire rentrer ; mais, à l'autopsie de malades atteints du mycosis, on a trouvé, dans les organes viscéraux, des amas cellulaires, *avec réticulum*, et même un lymphadénome rénal des plus caractérisés, formant tumeur, constitué par des éosinophiles et des plasmazellen séparés par un réticulum (1).

D'autre part, l'existence de formes du mycosis avec érythrodermie rapproche, au point de vue clinique, le mycosis de la lymphodermie pernicieuse de Kaposi (2).

L'étude du sang fournit d'autres faits à l'appui de cette théorie. On sait que, dans le mycosis, l'existence d'une lymphocytose est commune (Bensaude, Leredde) : or, Pinkus admet qu'il peut exister des tumeurs leucémiques de la peau avec des altérations sanguines caractérisées, non par de la leucocytose, mais par de la lymphocytose.

Enfin, il existe un fait d'érythrodermie exfoliante publié par Danlos et Leredde (3) où l'étude cytologique des lésions cutanées a montré une grande analogie avec celles du mycosis et où l'examen du sang a révélé une leucocytose aussi intense que dans le cas de Kaposi.

Ainsi on est autorisé, si l'on fait de la lymphadénie un groupe général, contenant peut-être des maladies multiples, à classer le mycosis fongoïde dans la lymphadénie cutanée ; sinon, il faut en faire une maladie spéciale qu'il conviendra néanmoins d'étudier à côté de la lymphadénie, maladie sans doute infectieuse comme elle et due à des parasites dont l'action serait assez comparable à celle des agents qui provoquent diverses formes de cette lymphadénie. (L.)

MYCOSIS FONGOÏDE

Il est impossible actuellement de donner une définition scientifique de la maladie que l'on décrit sous ce nom, car on n'en connaît pas encore la cause prochaine.

Nous dirons seulement qu'elle a pour caractères principaux, dans son type complet, d'abord l'apparition, pendant des années, d'éruptions polymorphes qui peuvent affecter une forme eczémateuse, lichénoïde, ortiée ou érythrodermique, sont extrêmement prurigineuses et s'accompagnent d'adénopathies multiples et volumineuses ; ultérieurement, par le développement de néoplasies qui peuvent atteindre d'énormes dimensions, s'ulcèrent le plus souvent, sont susceptibles de rétrocéder complètement, mais récidivent et coïncident avec un état de cachexie de plus en plus profonde ; enfin, par une terminaison constamment fatale après nombre d'années : ces néoplasies d'une part, les éruptions superficielles de l'autre, peuvent constituer, seules, toute la maladie.

Décrit pour la première fois par Alibert, le mycosis fongoïde,

---

(1) Voy. HALLOPEAU, BUREAU et WEIL, A. D., 1897. — LEREDDE et WEIL, *Trois cas de mycosis terminés par la mort* (Arch. de méd. expér., 1898).

(2) Il faut faire remarquer ici que les auteurs allemands les plus récents qui se refusent à faire du mycosis une forme de lymphadénie sont obligés d'en séparer l'érythrodermie mycosique et de la faire rentrer dans la lymphodermie de Kaposi.

(3) DANLOS et LEREDDE, S. F. D., 1896.

auquel paraissent se rattacher une partie des cas désignés sous le
nom de *pian* et *framboesia*, a été étudié plus particulièrement, en
France, d'abord par Bazin, Vidal, Danlos, Ranvier, Gillot, Demange,
puis par notre école contemporaine; à l'étranger, par Kœbner, Kaposi, de Amicis, Auspitz, Hydes, Schiff, Veiel, Doutrelepont, Caspary, Wolters (1) et autres.

Les recherches contemporaines ont établi que le champ de cette
maladie est plus étendu qu'on ne l'avait d'abord pensé : c'est ainsi
qu'on lui rattache en France la lymphodermie pernicieuse de Kaposi
et, depuis le travail de Besnier et de l'un de nous, de nombreuses
érythrodermies (2).

ÉTIOLOGIE. -- Nous ignorons complètement quelles peuvent être les
causes de cette maladie. La nature de l'agent infectieux qui, selon
toute vraisemblance, en est la cause prochaine, est inconnue. On ne
peut considérer cette dermatose comme très rare : l'un de nous (H.)
en a observé, depuis seize ans, plus de 20 cas. Les deux sexes en
sont également atteints; la maladie survient, le plus souvent, après
l'âge de quarante ans. On ne connaît pas jusqu'ici de fait de contagion, ni d'observation de transmission héréditaire.

SYMPTÔMES. — ACCIDENT PRIMITIF. — La maladie peut rester un certain temps localisée, représentée par une lésion unique dont les caractères sont variables. Des faits de cette nature ont été observés par
Brocq (3), par Quinquaud et par nous-mêmes.

Depuis que notre attention a été attirée sur ce fait, nous avons
observé cette localisation initiale dans presque tous les cas qui nous
ont passé sous les yeux (H.).

Cette manifestation primitive peut offrir des caractères très divers :
c'est tantôt une simple tache rouge persistante (Brocq et Matton);
elle peut se recouvrir de croûtes, ou simplement de furfurs (Hallopeau et Bureau) : nous avons vu également cette lésion initiale être
ulcéreuse (4) et persister, isolée, avec ce caractère, tout en s'étendant
excentriquement, pendant plus de deux ans : dans ces cas, elle ne
diffère pas des autres éruptions superficielles qui vont leur faire
suite ; mais il n'en est pas toujours ainsi : chez quatre malades,
nous avons observé (H.) des plaques arrondies ou ovalaires, de

---

(1) WOLTERS, *Mycosis fongoïde*, 1899.

(2) BESNIER et HALLOPEAU, *Des érythrodermies prémycosiques (Congrès dermatologique de Vienne*, 1892).

(3) BROCQ et MATTON, *Mycosis fongoïde généralisé (S. F. D.,* 1891, p. 308). —
H. HALLOPEAU et J. GUILLEMOT, *Sur deux anciens et deux nouveaux cas de mycosis
fongoïde (Ibid.,* 1895, p. 247). — HALLOPEAU et G. BUREAU, *Sur une érythrodermie
mycosique avec hyperkératose plantaire et palmaire et peut-être localisation initiale (Ibid.,* 1896, p. 222). — *Sur un mycosis fongoïde avec lésion initiale, éruptions
polymorphes et végétations axillaires et inguinales (Ibid.).* — HALLOPEAU, *Sur
quatre cas (deux anciens et deux nouveaux) de mycosis fongoïde (S. F. D.,* 1897,
p. 399).

(4) H. HALLOPEAU et G. BUREAU, *Mycosis avec lésion initiale ulcéreuse (S. F. D.,*
1896, p. 247).

consistance parfois mollasse, plus souvent ferme, indurée, ordinairement saillantes, parfois déprimées, comme enchâssées dans l'épaisseur du derme et de couleur rouge; ces lésions ne ressemblent à aucune autre affection cutanée; il est bien peu probable qu'elles ne se produisent que fortuitement avant les manifestations typiques du mycosis et indépendamment de cette maladie; selon toute vraisemblance, ce sont des néoplasies initiales précédant l'apparition des autres manifestations mycosiques comme le font, dans la syphilis, le chancre induré, et, dans le pityriasis rosé, la plaque initiale de Brocq; nous avons vu plusieurs fois cette altération initiale du mycosis persister pendant des années, semblable à une cicatrice kéloïdienne.

PÉRIODE D'ÉTAT. — Les manifestations de la maladie sont des plus diverses : on trouve tous les intermédiaires entre des érythèmes et des tumeurs très volumineuses; assez souvent,-les lésions suivent une marche progressive en ce sens qu'après être restées longtemps superficielles, sous la forme d'érythème ou d'eczéma, elles deviennent ensuite végétantes, pour se transformer ultérieurement en de véritables tumeurs : on peut admettre alors différents degrés dans la marche de la maladie ; mais il n'en est pas toujours ainsi : on peut voir des érythrodermies mycosiques persister presque indéfiniment sous cette même forme ; d'autres fois, les tumeurs se développent d'emblée sans avoir été précédées d'érythèmes; d'autres fois, les néoplasies s'ulcèrent à mesure qu'elles se développent; enfin, on peut voir des érythèmes survenir secondairement, dans des cas de tumeurs initiales (1).

Il en résulte que la description de la maladie ne peut être représentée dans un tableau unique.

Nous étudierons d'abord les différentes formes éruptives; nous montrerons ensuite comment elles peuvent se combiner et évoluer.

Éruptions superficielles et passagères. — Elles peuvent être érythémateuses, ortiées, bulleuses ou purpuriques.

Ces poussées peuvent être localisées ou étendues à la plus grande partie de la surface du corps ; elles ne diffèrent pas des altérations analogues qui peuvent se produire dans d'autres circonstances : on ne connaît pas jusqu'ici de signes susceptibles de les différencier. Dans la forme hémorragique, on peut voir se développer, le plus souvent sur un fond érythémateux, de petites taches de purpura isolées ou confluentes ou des hémorragies en nappe; il ne survient pas concurremment d'autres hémorragies. Dans un cas de Balzer et Mercier (2), ces taches purpuriques survenaient concurremment avec des œdèmes aigus localisés; ils amenaient souvent une bouffissure semi-translucide des paupières.

Nous avons vu les formes érysipélatoïdes et érythémateuses appa-

(1) HALLOPEAU et GUILLEMOT, *loc. cit.*
(2) BALZER et MERCIER, *S. F. D.*, 1898.

raître tardivement. Ces éruptions peuvent rester circonscrites à une
région : c'est ainsi que, chez une de nos malades (1), atteinte de
lésions mycosiques à tous les degrés, des poussées érysipélatoïdes se
sont manifestées à deux reprises sur l'un des membres et ont évolué
en vingt-quatre ou quarante-huit heures, sans présenter le rebord
saillant de l'érysipèle ; des intervalles de peau saine en apparence
séparaient plusieurs plaques rouges ; il ne s'agissait pas de simples
érythèmes, car il survenait concurremment une poussée fébrile.

Nous avons vu de même, chez un malade atteint de très volumineuses tumeurs du dos, survenir des poussées érythémateuses limitées à cette région ; fréquemment, un rebord ortié se développe
passagèrement autour des néoplasies ou persiste pour s'incorporer à
elles après en avoir ainsi représenté la zone d'envahissement.

Formes superficielles et persistantes. — Plus encore que
les précédentes, elles sont remarquablement polymorphes : c'est
ainsi que l'on peut observer des éruptions érythémateuses, eczémateuses, lichénoïdes, bulleuses, hémorragiques et ulcéreuses.

Formes érythémateuses. — A côté des érythèmes fugaces et le plus
souvent, en quelque sorte, précurseurs, dont nous venons de parler,
il en est d'autres qui envahissent toute, ou presque toute, l'étendue
de la surface du corps, persistent pendant des mois et des années,
s'accompagnent de phénomènes caractéristiques et constituent ainsi
une forme toute particulière de la maladie ; c'est aux travaux de notre
École de Saint-Louis que l'on en doit la connaissance et l'étude.

Les premiers faits, appartenant à Besnier, à Vidal et à nous-même,
ont été publiés en 1889 : depuis lors, nous avons communiqué une
étude sur cette forme, en collaboration avec Besnier, en 1892, au
deuxième congrès international de dermatologie ; nous sommes
revenu sur le même sujet, avec des données nouvelles, au congrès
médical international de Rome, en 1894. (H.)

Le *mode de début* diffère beaucoup suivant les cas.

L'érythrodermatite peut ouvrir la scène, en même temps que le
prurit, ou n'apparaître que plus ou moins longtemps plusieurs mois
ou plusieurs années, après diverses éruptions antémycosiques.

La rougeur envahit presque constamment la plus grande partie
de la surface tégumentaire, mais cette généralisation ne se fait pas
d'emblée : le malade remarque d'abord des taches rouges dont l'apparition coïncide avec un prurit intense ; ce n'est qu'au bout d'un laps
de temps variant de quelques jours à plusieurs semaines que ces
taches s'étendent et que, le plus souvent, l'érythrodermatite devient
presque générale. Parfois, une irritation accidentelle des téguments
est signalée par le malade comme en ayant été la cause occasionnelle :
c'est ainsi que, dans un cas, elle est survenue après un bain trop

(1) HALLOPEAU et BUREAU, *loc. cit.*

chaud et que, dans un autre, elle s'est exaspérée après un traitement par l'atropine qui paraît avoir provoqué une poussée.

L'érythrodermie, ou mieux l'érythrodermatite, coïncide avec un épaississement plus ou moins considérable de la peau, une exagération de ses plis et de sa consistance ; elle peut s'accompagner en outre d'élevures et de troubles de la pigmentation.

La rougeur peut présenter chez les différents sujets, et chez le même individu, suivant les régions et le moment où on l'observe, des caractères différents.

Elle est le plus souvent disposée en nappes uniformes ; son intensité est des plus variables : elle offre, dans certains cas, la plus grande analogie avec celle de la scarlatine ; d'autres fois, elle mérite les qualifications de violâtre, de rose intense ou pâle, de rouge violacé, érysipélateux, sombre, framboisé, vineux ; cette rougeur disparaît plus ou moins complètement sous la pression du doigt.

Concurremment, la peau est plus ou moins épaissie ; ses plis naturels sont exagérés : ils forment, par places, des quadrillages semblables à ceux des « lichénisations ». La peau semble ordinairement devenir trop large pour contenir les parties sous-jacentes ; il est habituel de la voir former des replis volumineux sur les parties latérales du tronc : dans un de nos faits, ces replis constituaient, aux aisselles, de véritables bourrelets que séparaient des sillons profonds. On peut également constater l'épaississement de la peau en la prenant entre les doigts : on obtient ainsi une sensation toute particulière sur laquelle Kaposi a insisté à juste titre.

Cet épaississement coïncide souvent avec une augmentation de la consistance de la peau ; elle était telle, chez un de nos malades, que le bistouri, introduit pour pratiquer une biopsie, avait de la peine à s'y enfoncer ; il en était de même des aiguilles employées pour obtenir le sang destiné à l'examen.

Il est très exceptionnel de trouver, comme dans un de nos faits, les plis normaux de la face complètement effacés ; l'œdème est également rare ; les téguments épaissis ne s'affaissent pas, en raison de leur induration, sous la pression du doigt, et n'en gardent pas l'empreinte.

La desquamation peut être nulle ; ce n'est alors que très exceptionnellement, et constamment après l'application de topiques irritants, que nous y avons noté, par places, de légers furfurs.

Chez certains malades cependant, les poussées aiguës d'érythrodermie sont suivies d'une abondante exfoliation de l'épiderme qui se continue pendant plusieurs semaines, offrant ainsi les caractères de celle que l'on observe à la suite des érythèmes scarlatiniformes et de celle qui caractérise les herpétides exfoliatrices. La plante des pieds peut devenir ainsi le siège d'une desquamation considérable qui peut être compliquée d'excoriations, d'exsudations et de croûtes épaisses. D'autres fois, l'épiderme des régions palmaires et plantaires s'épaissit et devient squameux, psoriasiforme (1); cette infiltration peut exister seule, indépendamment de l'érythrodermie ; la peau ne peut alors être plissée.

Les ongles restent le plus souvent intacts ; s'ils sont altérés, c'est d'ordinaire par l'usure du grattage ; on y a cependant noté aussi parfois une série de dépressions transversales indiquant un trouble dans leur nutrition ; ce trouble peut devenir assez prononcé pour en amener la chute, mais c'est là un fait exceptionnel ; nous les avons vus également être ponctués et offrir ainsi l'aspect de la moelle de Jonc.

Leur intégrité habituelle est d'autant plus remarquable que le système pileux est au contraire, dans la plupart des cas, très intéressé ; la plupart des malades ont de l'alopécie; concurremment, les poils des aisselles et ceux du pubis tombent en totalité ou en partie.

L'alopécie cependant n'est pas complète ; il persiste généralement un petit nombre de cheveux grêles et atrophiés.

Tous les ganglions accessibles à l'exploration sont, dans la plupart des cas, plus ou moins tuméfiés ; il n'y a pas de fait dans lequel ces organes soient restés intacts ; ils forment le plus souvent des masses volumineuses qui font des saillies appréciables à la vue ; les adénopathies parotidiennes, en déformant la tête, peuvent contribuer à donner au malade une étrange physionomie ; dans aucun cas, ces adénopathies n'ont suppuré.

Parmi les troubles fonctionnels, il en est un qui est presque constant et constitue un des caractères essentiels de la maladie; nous voulons parler du prurit : il est, pour ainsi dire, incessant et s'exagère par crises, assez souvent après les repas; il se produit avec intensité dès le début de la maladie, pour persister pendant toute sa durée; il tourmente les malades jour et nuit et trouble leur sommeil; il est généralisé à toute la surface des téguments. Le besoin de grattage est irrésistible; un de nos malades s'est usé les ongles à le pratiquer; leurs bords libres sont obliquement taillés en biseau ; leur surface, brillante et vernissée, a l'aspect de l'ivoire ; ce même malade s'est procuré, dans le but de soulager son prurit, une brosse en laine avec laquelle il se frotte énergiquement; dans presque tous nos faits, cette frénésie de grattage est mise en relief. Ce prurit peut se faire sentir dans des parties exemptes d'altérations apparentes; rarement, il est peu prononcé ou il fait défaut.

Il amène des altérations secondaires des téguments : ce sont des excoriations, du suintement, des ecchymoses; il semble que, chez certains sujets, ces dernières se produisent plus facilement en raison

(1) Hallopeau, Bureau et Weil, S. F. D., 1897, p. 261.

d'une altération des parois capillaires; mais on ne voit pas habituellement se produire les papules croûteuses du prurigo; nous n'avons noté qu'une seule exception à cette règle (1). Peut-être les altérations que l'histologie révèle le plus souvent dans les papilles du derme ne permettent-elles plus à ces organes de réagir comme ils le font chez les sujets atteints seulement de parasites cutanés ou d'un trouble de l'innervation sensitive de cause indéterminée. Cependant, ces lésions prurigineuses ne se produisent pas même au début; on ne les observe pas davantage dans le prurit sénile pur, où la même supposition n'a pu être invoquée jusqu'ici.

Il est probable qu'il faut rapporter au transport, par le grattage, d'éléments infectieux, les pustules d'ecthyma qui, dans plusieurs de nos faits, se sont reproduites à diverses reprises.

La température de la surface du corps peut dépasser la normale. Il se fait parfois des poussées sudorales.

L'éruption cutanée est, dans certains cas, plus complexe que nous ne l'avons indiqué précédemment.

Il n'est pas rare que la rougeur se présente sous la forme de petites taches arrondies; elles font, au-dessus des parties saines, un relief qui peut être appréciable à la vue; l'aspect de l'éruption est alors « lichénoïde ».

D'autres fois, il existe sur la plus grande partie de la surface tégumentaire, un *état mamelonné*; on voit un poil follet au centre de chaque élevure. Nous avons vu ce poil être engainé comme dans le pityriasis rubra pilaire (2).

Nous avons observé concurremment, dans le dos, de nombreuses saillies offrant l'aspect de *petits condylomes* de même couleur et de même consistance que les téguments voisins.

Nous avons aussi noté, en différents points de la surface cutanée, et plus particulièrement à la face et dans le dos, de *petits nodules miliaires*, de couleur blanc jaunâtre, et tout à fait semblables à ceux que constituent les conduits sudoripares dont l'orifice se trouve oblitéré : tel est également, selon toute vraisemblance, leur mode de production.

Chez ces mêmes malades, il peut se produire des *taches pigmentées,* disséminées sur toute la surface du corps, nombreuses surtout, d'ordinaire, sur les pavillons des oreilles et sur le dos des mains; quelques-unes d'entre elles sont légèrement saillantes; leur volume varie de celui d'une tête d'épingle à celui d'un grain de chènevis; leur forme est irrégulièrement arrondie; leur coloration varie du brun clair au brun foncé presque noir, en passant par tous les intermédiaires.

L'épaississement de la peau, l'effacement ou l'exagération de ses

---

(1) HALLOPEAU et BUREAU, *Sur un cas de mycosis fongoïde avec masque spécial et prurigo* (S. F. D., 1897, p. 17).

(2) HALLOPEAU et BARIÉ, S. F. D., 1892, p. 221.

plis normaux et les adénopathies peuvent produire des déformations considérables; les plus remarquables sont celles de la tête : il y a fréquemment de l'ectropion ; la tuméfaction des ganglions rétro-maxillaires peut donner à l'extrémité céphalique l'apparence dite *piriforme.*

Les muqueuses restent généralement indemnes.

Nous avons vu cependant la muqueuse labiale présenter, au niveau de son union avec la peau, une coloration blanchâtre sur laquelle tranchaient de petites taches violacées; il existait en outre, sur la face interne des lèvres ainsi que sur le bord droit de la langue, de petites taches d'apparence ecchymotique. De même, Carless (1) a signalé des ulcérations des gencives, de la face inférieure de la langue, d'autres parties de la muqueuse buccale et des amygdales.

Dans un cas, il est survenu une kérato-conjonctivite qui a entraîné une ulcération de la cornée suivie d'opacités persistantes.

Constamment, l'érythrodermie coïncide tôt ou tard avec des tumeurs mycosiques ; elle peut les précéder de plusieurs années, les suivre ou se manifester en même temps qu'elles.

En dehors des néoplasies mycosiques, on peut observer des nodosités furonculoïdes.

L'érythrodermie présente, alors même qu'elle est persistante, des phases alternatives d'exaspération et de régression; c'est ainsi que, chez tous nos malades, on a constaté fréquemment des différences dans l'intensité de la coloration. A des intervalles qui peuvent n'être que d'un jour ou deux, la rougeur s'accentue, en même temps que les sensations de cuisson et de prurit deviennent plus intolérables, puis, les téguments pâlissent graduellement jusqu'à la production d'une nouvelle exaspération. Il peut survenir de violentes poussées fébriles : elles sont tout à fait analogues à celles que provoquent des érythèmes bulleux ou des néoplasies mycosiques chez d'autres sujets.

Du Castel et l'un de nous (L.) ont vu le dos des mains devenir lisse et brillant, se dessécher, rougir, s'atrophier, prendre un aspect pellagroïde.

La rougeur peut s'atténuer ou disparaître presque entièrement (2).

Plus souvent, elle fait place, dans certaines régions, à une pigmentation exagérée.

Un fait des plus remarquables, et que nous avons mis en relief avec Besnier, c'est la régression possible de l'érythrodermie en forme de plaques nummulaires qui tranchent d'une manière frappante, par leur décoloration, sur le rouge vif des parties qui les entourent : la blancheur de la peau ainsi décolorée est plus prononcée que celle de la peau saine. Les lésions génératrices de ces érythrodermies ont

(1) CARLESS, *A. D.*, 1899.
(2) HALLOPEAU, *S. F. D.*, 1897, p. 398.

donc tendance, comme toutes les néoplasies qui se développent dans cette maladie, à subir une évolution rétrograde qui en amène la disparition complète. C'est là une des caractéristiques de la maladie; c'est elle qui, rapprochée de l'aspect papuleux que présente parfois la peau, de l'exagération de ses plis et du prurit, avait conduit A. Hardy à lui donner le nom de *lichen hypertrophique*.

Forme eczémateuse. — Elle s'accompagne plus rapidement que la précédente de néoplasies saillantes; aussi a-t-elle primitivement attiré plus particulièrement l'attention.

Les placards rouges, vésiculeux, croûteux et suintants qui la caractérisent offrent tous les caractères de l'eczéma vulgaire et il a été jusqu'ici impossible de les en différencier d'après leurs seuls caractères objectifs. Ces éruptions eczémateuses coïncident, comme les précédentes, avec un prurit intense sans prurigo, des adénopathies multiples et plus tard des épaississements lichénoïdes; cet ensemble permet de soupçonner une première phase de mycosis.

Forme lichénoïde. — Elle coïncide habituellement avec les précédentes; comme elles, elle peut persister après le développement de nombreuses tumeurs mycosiques.

Les saillies papuleuses peuvent se présenter sous des aspects très divers : nous les avons déjà signalés, pour la plupart, comme s'observant dans la forme érythémateuse; tels sont ces taches formant un relief qui n'est appréciable qu'à la vue, cet état mamelonné dû à des élevures péri-pilaires, ces petites nodosités qui paraissent enchâssées dans le derme et se traduisent par une inégalité de la surface cutanée; ces saillies lichénoïdes, nullement suintantes, peuvent être isolées ou réunies en groupes dont les dimensions varient entre celles d'une pièce de vingt centimes et celles d'une pièce de cinq francs.

Ces saillies comptent au nombre des signes qui viennent indiquer la nature mycosique d'une érythrodermie.

Forme squameuse. — On l'observe surtout dans les paumes des mains et les plantes des pieds; elle se présente sous la forme de placards arrondis ou très allongés, pigmentés, indurés; des squames épaisses et adhérentes les recouvrent; ils correspondent assez souvent aux plis cutanés; leur aspect rappelle celui du psoriasis et des syphilides squameuses (1).

Formes bulleuses. — Les érythrodermies peuvent s'accompagner à différentes reprises de poussées bulleuses généralisées qui rappellent singulièrement, en raison du prurit qui les accompagne, celles de la dermatite herpétiforme.

Les bulles peuvent se produire, au centre de papules plus ou moins saillantes, sur des macules consécutives à des lésions rétrocédées, sur

(1) Hallopeau, Bureau et Weil, *Quatrième note sur un cas de mycosis fongoïde (S. F. D.,* 1897, p. 258).

des tumeurs mycosiques ou à leur pourtour, ou enfin sur des parties jusqu'alors restées indemnes en apparence.

Leur disposition peut être symétrique.

Comme les poussées érythémateuses, ces poussées bulleuses peuvent s'accompagner d'une réaction fébrile plus ou moins intense.

Elles sont survenues plusieurs fois chez des sujets atteints de profondes lésions ulcéreuses : nous avons émis, à cet égard, l'opinion qu'il n'y avait pas là une simple coïncidence et que les toxines mycosiques, élaborées au niveau de ces ulcérations, pouvaient, en se résorbant, donner lieu à ces éruptions bulleuses (H.) ; cette hypothèse n'est pas applicable aux éruptions bulleuses précoces que nous avons vues se manifester dans les premiers temps de la maladie. Le contenu de ces bulles peut être séreux, louche ou purulent, suivant qu'il est ou non infecté par les microbes pyogènes.

Lorsqu'elles se sont crevées, la surface excoriée peut devenir le siège de tumeurs végétantes (1).

Formes pustuleuses. — Outre les bulles à liquide louche, on peut voir survenir d'emblée des pustules plus ou moins volumineuses ; il se produit concurremment ou ultérieurement des ulcérations.

Forme hémorragique. — Il n'est pas rare de voir les plus légers traumatismes, tels qu'un simple pincement, donner lieu, dans la forme érythrodermique, à des suffusions sanguines.

Il n'est pas rare non plus de voir les éruptions érythémateuses se compliquer de purpura qui, comme il est de règle pour cette éruption, se manifeste surtout aux membres inférieurs.

Dans des cas exceptionnels, l'hémorragie peut se faire en larges nappes et aussi bien dans les parties élevées du corps, et particulièrement au visage, que dans ses parties déclives ; toute la figure peut présenter ainsi une coloration noirâtre ; ces hémorragies ont tendance à se renouveler ; elles laissent à leur suite une pigmentation profonde ; elles contribuent à rendre rapide la production de la cachexie.

Formes végétantes. — Elles sont presque constamment consécutives aux précédentes ; nous avons vu déjà les formes érythrodermiques devenir mamelonnées, psoriasiformes ou lichénoïdes.

A un moment donné, quelquefois dix ans après le début de la maladie, ces végétations s'accentuent davantage ; elles peuvent revêtir diverses formes.

Parfois, ce sont des élevures à contours sinueux, rappelant celles de l'urticaire perstans ; plus souvent, c'est une exagération des saillies lichénoïdes ; elles deviennent plus marquées ; leurs contours sont irréguliers ; leur aspect peut ressembler à celui de condylomes plus ou moins volumineux ; c'est surtout dans les régions axillaires et

(1) Hallopeau, *S. F. D.*, 1897, p. 402 et 403.

inguinales qu'elles prennent ces caractères ; elles y forment des bourrelets allongés suivant la direction des plis articulaires : on en observe de même assez fréquemment dans la fossette sus-mentonnière ; sur les saillies les plus volumineuses, on en distingue de plus petites séparées par des sillons plus ou moins superficiels ; du fond même de ces sillons, on peut voir se détacher des saillies miliaires ; ces altérations coïncident souvent avec un épaississement remarquable des replis de la peau ; sur le tronc, à la tête et dans la continuité des membres, les plaques végétantes sont d'ordinaire irrégulièrement arrondies ; on les compare parfois à des macarons ; d'un rouge foncé, de consistance molle, elles ont des contours parfois polycycliques.

Concurremment, nous avons observé une infiltration du tissu sous-dermique, soit diffuse, soit en forme de tumeurs.

Ces plaques peuvent encore constituer des néoplasies disposées en courbes formant, soit des cercles ou des fragments de cercles, soit des paraboles ; elles sont isolées ou confluentes en groupes polycycliques ; nous les avons vues (1) mesurer de 3 à 6 millimètres de largeur ; elles étaient colorées en rouge, plus pâles dans leur partie interne et séparées, en dehors, par un fin soulèvement épidermique, d'une aréole d'un rouge sombre ; elles peuvent rétrocéder et n'être plus représentées que par une macule d'un brun très sombre ; elles peuvent s'ulcérer, parfois consécutivement à la rupture d'une bulle ; d'autres fois, les nodules se disposent en circonférences circonscrivant des cercles au niveau desquels la peau paraît saine ; ils peuvent rappeler ainsi l'aspect du sycosis (2).

Formes ulcéreuses. — *L'ulcération* peut devenir le phénomène dominant ; elle occupe plus particulièrement le centre des placards éruptifs ; elle peut les envahir dans la plus grande partie de leur étendue.

On trouve tous les intermédiaires entre de petites saillies tuberculeuses, d'un rouge vif, et des vastes plaques saillantes et ulcérées qui mesurent plusieurs centimètres de diamètre : nous avons vu ces ulcérations occuper toute la surface du corps et donner lieu, vraisemblablement par suite de la résorption de matériaux septiques, à une fièvre hectique. Ces ulcérations sont recouvertes soit de pus, soit d'un détritus sanieux, parfois hémorragique ; elles peuvent devenir confluentes et former ainsi de larges plaques à contours serpigineux : dans certains cas, elles guérissent dans leur centre et continuent à s'étendre à leur périphérie, parfois par l'intermédiaire de soulèvements bulleux ; assez souvent, elles sont entourées par un bourrelet plus ou moins saillant ; on observe aussi la disposition en cocarde. Ces ulcérations peuvent laisser à leur suite de larges cicatrices déco-

---

(1) HALLOPEAU, S. F. D., 1897, p. 401.
(2) BESNIER et HALLOPEAU, *Cas de mycosis avec lésions aiguës multiformes* (S. F. D., 1897, p. 348).

lorées, serpigineuses, entourées de zones hyperpigmentées très analogues à celles que l'on voit se produire consécutivement à des syphilides ; les cercles qu'elles forment s'entre-croisent en persistant dans
leur totalité au lieu de s'effacer, comme il est de règle pour les
syphilides, dans les parties qui leur sont communes, par une sorte
d'interférence (1).

Les adénopathies concomitantes peuvent être peu considérables,
malgré l'étendue, le nombre et la gravité des altérations. Cette forme
végétante aboutit rapidement à la formation de véritables tumeurs; il
n'y a entre elles qu'une différence de degré.

Formes en tumeurs. — On peut distinguer, avec Vidal et Brocq,
deux ordres de faits: tantôt, c'est ce qui est le plus fréquent, les
tumeurs apparaissent consécutivement aux lésions superficielles et
lichénoïdes décrites précédemment ; elles représentent alors la troisième période d'une évolution morbide ; tantôt, elles se développent,
parfois en nombre très restreint, soit sur la peau saine, soit sur des
placards érythémateux qui en sont le point de départ; quoi qu'il en
soit, ces tumeurs présentent des caractères communs; leur aspect
peut varier beaucoup suivant leur mode d'évolution.

Ce sont ces tumeurs qui ont primitivement attiré l'attention des
observateurs et fait donner à la maladie le nom de *mycosis* que rendent impropre les formes superficielles ; quand elles se développent,
les élevures indiquées précédemment deviennent plus saillantes en
même temps qu'elles se limitent et se circonscrivent nettement ;
elles augmentent d'ordinaire rapidement de volume et arrivent ainsi
à former des masses qui peuvent devenir énormes ; chez un de nos
malades, l'une d'elles occupait presque toute la partie postérieure
du tronc et formait comme une hotte que le sujet, incliné en avant,
portait péniblement sur son dos (2).

La surface de ces tumeurs est d'ordinaire mamelonnée et recouverte de saillies végétantes ; leur coloration varie du rouge clair au
rouge sombre ou brun violacé ; leur contour est presque toujours
nettement circonscrit; elles se détachent des parties saines par une
ligne précise de démarcation ; fréquemment, leur pourtour se renverse excentriquement en dehors de cette ligne ; leurs rebords sont
souvent polycycliques; ils sont alors formés par la confluence de plusieurs néoplasies primitives.

Ces tumeurs ont tendance à s'étendre excentriquement: leur progression peut être précédée par la formation d'une zone érythémateuse, parfois ortiée, avec épaississement du tégument ; cette zone
s'étend sur la périphérie de la néoplasie dans un rayon de plusieurs
centimètres (3).

(1) HALLOPEAU, *S. F. D.*, *loc. cit.*, 1897, p. 401.
(2) HALLOPEAU, *S. F. D.*, *loc. cit.*, 1897.
(3) HALLOPEAU, *loc. cit.*, 1898.

Ce n'est pas là une hypérémie banale, mais une *zone d'infiltration* qui représente le premier degré de la néoplasie. La progression excentrique peut coïncider avec un des modes de régression centrale que nous allons passer en revue : la tumeur est alors représentée, à sa périphérie, par un bourrelet saillant, épais d'un ou plusieurs centimètres, qui progresse excentriquement en même temps qu'il se détruit dans sa partie interne, de manière à conserver le même diamètre bien que la lésion s'étende de dedans en dehors ; ce bourrelet est caractéristique ; il est nettement limité à sa surface d'implantation sur la peau ambiante qui est saine ou érythémateuse ; souvent, il se renverse en dehors ; sa surface est habituellement lisse ; suivant les cas, son bord interne est également lisse ou bien ulcéré avec ou sans gangrène (1) ; ce bourrelet peut n'occuper qu'une partie du pourtour de la lésion et affecter une forme parabolique ; il encadre alors une surface peu élevée ou complètement plane, le plus souvent rouge et infiltrée ; il en était ainsi dans une observation d'A. Fournier (2). Nous avons publié des faits semblables. Ce bourrelet peut s'affaisser, ainsi que toute la tumeur, et disparaître sans laisser de traces ; plus souvent, on trouve, au niveau de la tumeur disparue, la peau épaissie et pigmentée en brun sombre ; la néoplasie n'est plus représentée que par une simple tache.

Les tumeurs peuvent devenir le siège d'hémorragies interstitielles qui leur donnent un aspect très analogue à celui des tumeurs mélaniques ; dans un fait de Quinquaud, toute la face était le siège d'une coloration d'un brun foncé, presque noire (3).

Fréquemment, les tumeurs deviennent le siège de lésions ulcéreuses : les pertes de substance peuvent êtres multiples et de dimensions variables ; elles sécrètent un liquide purulent ; leur fond est habituellement sanieux ou violacé ; dans les périodes de réparation, elles deviennent le siège de bourgeons charnus. Nous y avons signalé la présence de nodules miliaires translucides, résistants au toucher, semblables à des tubercules miliaires à la période de crudité (4).

Exceptionnellement, la tumeur ulcérée représente une masse à surface lisse, molle, de couleur jaune sale, rappelant singulièrement l'aspect des circonvolutions cérébrales (5).

L'ulcération est parfois la conséquence de la gangrène partielle de la tumeur : cette gangrène peut être superficielle ; d'autres fois, c'est la plus grande partie de la masse morbide qui se détache (6) ; dans un fait observé avec G. Bureau, nous avons enlevé ainsi une

---

(1) Hallopeau et Guillemot, *S. F. D.*, 1895.
(2) Fournier, *Moulage de l'hôpital Saint-Louis*, n° 1243.
(3) Quinquaud, *Musée de l'hôpital Saint-Louis*, n° 1638.
(4) Hallopeau, *S. F. D.*, 1893, p. 154.
(5) Hallopeau, *S. F. D.*, 1897, p. 401.
(6) Hallopeau, *S. F. D.*, novembre 1896.

masse sphacélée, d'un gris brunâtre et d'une odeur extrêmement fétide, dont le volume dépassait celui d'un œuf.

Après ces éliminations, le processus gangreneux n'est pas terminé : les parties sous-jacentes continuent d'ordinaire à se sphacéler ; les limites de la peau sont ainsi bientôt dépassées ; la perte de substance gagne en profondeur ; elle peut atteindre le squelette dont elle amène la dénudation et, ultérieurement, la nécrose partielle (1).

Ces tumeurs ne s'accompagnent pas constamment d'adénopathies ; elles peuvent n'être pas prurigineuses : il y a là un double contraste avec les formes érythrodermiques ; la coïncidence des deux ordres de phénomènes indique bien qu'il s'agit cependant d'altérations de même nature. Les résultats de l'examen histologique sont également en faveur de cette manière de voir.

Les néoplasies mycosiques ne restent pas nécessairement circonscrites au tégument externe ; elles peuvent intéresser primitivement ou secondairement le tissu cellulaire sous-cutané et intermusculaire : on perçoit alors, par la palpation, des nodosités plus ou moins volumineuses rappelant par leurs caractères objectifs les tumeurs gommeuses (2) ; la zone d'infiltration périphérique peut être œdémateuse.

TABLEAUX CLINIQUES. — Il ressort des descriptions données ci-dessus des différentes formes affectées par les néoplasies des mycosiques que l'ensemble symptomatique de cette maladie peut être des plus variables.

Dans la *forme érythémateuse généralisée*, l'aspect du malade rappelle, au premier abord, celui d'un scarlatineux ; un examen plus attentif permet de constater des altérations profondes dans la structure de la peau ; tantôt, ses plis sont plus épais et elle semble trop large pour les parties sous-jacentes ; tantôt, elle est d'une dureté ligneuse et il est impossible de lui faire un pli ; souvent, un ectropion double donne à la physionomie un aspect spécial ; les cheveux sont raréfiés, grêles et atrophiés ; les adénopathies sont multiples et très volumineuses ; le malade se gratte avec frénésie ; le prurit ainsi que la rougeur s'exaspèrent par poussées ; il survient des sueurs profuses ; la desquamation est, tantôt nulle, tantôt furfuracée, parfois en larges lambeaux ; il se fait, de temps à autre, des poussées nouvelles qui peuvent s'accompagner de fièvre ; des tumeurs peuvent survenir après de longues années ou d'une manière précoce.

Les *formes eczémateuses et lichénoïdes* sont souvent précédées par des poussées érythémateuses ou bulleuses ; les placards sont disséminés ; ils augmentent progressivement de nombre et d'étendue ; alors que certains d'entre eux disparaissent sans laisser de traces, de nouveaux se manifestent ; leur saillie se prononce de plus en plus jusqu'au jour où apparaissent les véritables tumeurs.

(1) HALLOPEAU et PHULPIN, S. F. D., 1892, p. 496.
(2) HALLOPEAU, S. F. D., 1897, p. 291.

Dans la *forme bulleuse et ulcéreuse*, les plaques saillantes deviennent le siège de pertes de substance qui sécrètent en abondance un liquide sanieux et fétide; il se produit secondairement des pustulettes remplies de staphylocoques et représentant des lésions d'*infection microbienne secondaire*; cette forme ulcéreuse et bulleuse s'accompagne d'une fièvre hectique persistante.

Les *tumeurs* peuvent être isolées ou occuper la plus grande partie de la surface du corps; elles se résorbent parfois entièrement; on les voit s'accompagner de poussées érythémateuses; leur confluence à la face donnent lieu aux altérations les plus profondes des traits (1).

L'aspect du visage rappelle le masque léontiasique des sujets atteints de lèpre tuberculeuse; il est hérissé de tumeurs hémisphériques ou mamelonnées, de couleur violacée ou noirâtre, partiellement ulcérées (Planche XXII); les lèvres sont transformées en larges bourrelets; chez d'autres malades, la face est envahie, dans la plus grande partie de son étendue, par des placards rouges, saillants, très peu squameux, à contours nettement limités, très irréguliers, ayant parfois la forme d'une grosse virgule; il en résulte un masque tout spécial que complètent la rougeur et la tuméfaction des paupières (2). Sur le tronc, les tumeurs confluentes peuvent occuper d'énormes surfaces; elles sont souvent, en partie saillantes, en partie ulcérées; elles forment fréquemment des cercles incomplets ou des paraboles; chez d'autres malades, il n'y a qu'un petit nombre de tumeurs, mais l'une d'elles s'ulcère et se gangrène dans toute sa partie centrale en même temps que son bourrelet d'extension progresse excentriquement; nous avons vu ainsi une tumeur de la région pariétale envahir progressivement presque toute la moitié de la surface cranienne, entamant la tempe et la joue, détruisant l'oreille et intéressant l'orbite; la vue de cette énorme perte de substance avec dénudation du squelette et progression fatale du bourrelet d'extension offrait un aspect des plus saisissants.

Période terminale. — Très exceptionnellement, cette terrible maladie se termine par la guérison; il n'est pas rare de la voir se prolonger durant de longues années; cela est vrai surtout dès formes superficielles; mais, quand arrivent les ulcérations et les gangrènes, la situation s'aggrave rapidement; la fièvre s'allume avec exacerbations vespérales; chaque néoplasie ulcérée, et surtout gangrenée, devient un foyer d'infection : nous avons vu, avec G. Bureau, l'ablation d'une volumineuse tumeur gangrenée amener la chute immédiate et persistante d'une fièvre hectique qui durait depuis plusieurs semaines; mais ce n'est là qu'un adoucissement passager; bientôt, de nouvelles ulcérations, de nouveaux sphacèles se produisent, les malades maigrissent rapidement, leurs traits s'altèrent profondément, leur langue

(1) *Moulages du Musée de Saint-Louis*, n°s 1639, 1813, 1837.
(2) Hallopeau, *S. F. D.*, 1897.

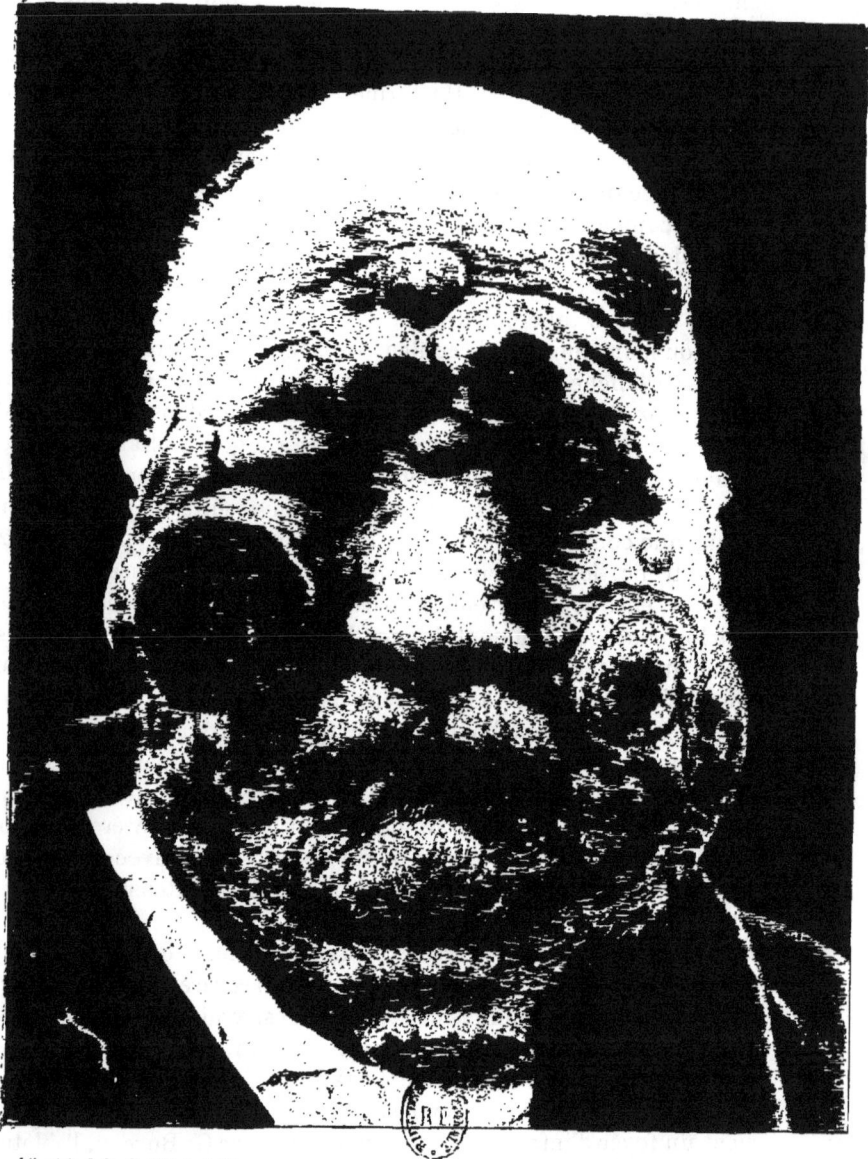

MYCOSIS FONGOÏDE

se sèche et ils succombent dans le marasme. La mort semble presque toujours le fait d'une infection par les streptocoques (Sabouraud, Leredde).

ANATOMIE PATHOLOGIQUE. — Nous aurons à étudier les lésions de la peau apparentes à tous leurs stades, celles qui se produisent dans les régions où elle paraît saine, celles des ganglions et des viscères, dont l'étude peut, d'ores et déjà, être ébauchée (1).

Lésions cutanées. — 1° *Période des lésions superficielles.* — Les lésions les plus simples du mycosis, celles que l'on peut considérer comme initiales, sont constituées par la prolifération des cellules fixes dans le réseau sous-papillaire, soit autour des vaisseaux, soit même à distance. Les vaisseaux sanguins et lymphatiques sont dilatés; les papilles se tuméfient et s'allongent, et l'œdème est évident. Les fibrilles conjonctives nous ont paru hypertrophiées (L.), au moins dans les papilles, contrairement à l'opinion d'Unna, pour qui le tissu conjonctif est passif dans le mycosis; à cette période, nous avons également relevé la présence d'un nombre, parfois très grand, de mastzellen, qui deviendront plus tard beaucoup plus rares.

L'hypertrophie du corps muqueux, l'*acanthose*, se révèle par l'augmentation de longueur et de largeur des cônes interpapillaires; mais souvent les papilles, lorsque l'œdème est intense, arrivent près de la surface cutanée et n'en sont séparées que par trois ou quatre couches cellulaires.

A un stade plus avancé, qui a été particulièrement bien étudié par Unna, l'infiltration dermique devient plus considérable et on constate la présence de plasmazellen.

Suivant Unna, elles dérivent des cellules fixes et il est facile de saisir tous les intermédiaires. La présence de plasmazellen imparfaites, mal limitées, ayant des prolongements qui les relient les unes aux autres, est un des caractères essentiels du mycosis.

L'infiltration, qui se produit à l'origine autour des vaisseaux sanguins, par foyers distincts les uns des autres (L.), tend à devenir universelle et à occuper toute l'étendue de la région sous-papillaire. Dès cette période, le réticulum est presque constant (L.). Il est formé de fibrilles fines, entre-croisées, sur lesquelles et entre lesquelles on trouve les éléments cellulaires. Ce sont des cellules fixes, en karyokinèse fréquente, des plasmazellen, reconnaissables à leur noyau et à la réaction basophile de leur protoplasma, mais mal limitées, à contours vagues, ne se groupant pas en « plasmomes » réguliers comme on les observe dans la syphilis ou la tuberculose. Souvent, elles sont multi-nucléées.

Certaines cellules contiennent des grains irréguliers, inégaux,

(1) PHILIPPSON, *Ann. de dermat.*, 1893. — LEREDDE, *Contribution à l'étude histologique du mycosis fongoïde (S. F. D.*, 1894, et diverses notes publiées dans les bulletins de cette société, 1895-1897). — UNNA, *Histo-pathologie der Hautkrankheiten.*

volumineux, colorables par les matières basiques; on en trouve également en dehors des cellules et presque dans l'épiderme. C'est là encore pour Unna un caractère essentiel du mycosis; ces grains sont des produits de destruction cellulaire.

Le nombre des mastzellen diminue à cette période. L'hypertrophie de l'épiderme est encore plus marquée qu'à la période initiale.

On trouve, dans les fentes élargies du corps muqueux, des éléments cellulaires qui ont les caractères de lymphocytes ou de plasmazellen. Parfois, certains points cèdent, et il se forme de véritables vésicules interépithéliales (Unna), vésicules très irrégulièrement limitées, où l'on trouve encore des plasmazellen.

A la surface, la couche granuleuse disparaît, la couche cornée s'hypertrophie et desquame irrégulièrement; on y trouve souvent des noyaux plats.

Parfois, comme l'un de nous l'a vu, on trouve à cette période, et avant la formation des tumeurs, les lésions qui appartiennent plus spécialement à celles-ci, c'est-à-dire l'infiltration confluente, les lésions des vaisseaux, l'atrophie épidermique et diverses lésions dues à l'infection secondaire (L.).

2° *Période des tumeurs.* — Les tumeurs mycosiques sont loin d'avoir toujours une structure identique; les unes sont formées par une infiltration cellulaire abondante du derme, qui refoule l'épiderme et en amène même l'atrophie; les autres sont plus complexes : l'épiderme s'hypertrophie (acanthose secondaire d'Unna), végète, des ulcérations se forment; l'infection secondaire modifie la structure du tissu mycosique. L'œdème est souvent excessif et contribue à la formation des tumeurs; sa disparition peut être rapide, ce qui explique, dans une certaine mesure, les variations de volume de celles-ci.

Lorsque les tumeurs ne sont pas infectées par les microorganismes de la surface, l'infiltration cellulaire a, au point de vue cytologique, les mêmes caractères que dans les périodes précédentes. Cependant, les mastzellen tendent à disparaître; d'autre part, on constate la prolifération des endothéliums vasculaires (Leredde) et la dégénérescence hyaline des vaisseaux sanguins (Philippson), suivie parfois de thrombose; on peut voir des cavités remplies par un thrombus homogène, avec une couronne régulière de noyaux.

Ces vaisseaux oblitérés peuvent faire croire à des cellules géantes, mais on peut en observer qui sont d'une autre nature. Les unes, mal limitées, ont des noyaux multiples, jusqu'à vingt; Unna les compare aux chorioplaxes de la moelle osseuse. D'autres, très rares, sont identiques à celles de la tuberculose.

Parfois, l'infiltration cellulaire devient excessive et progresse en profondeur; elle peut atteindre la région des glandes sudoripares et même l'hypoderme (Leredde). On constate alors une infiltration de cellules serrées, disposées sur un réticulum délicat que cloisonnent des travées scléreuses denses, perpendiculaires à la surface et contenant les vaisseaux.

L'épiderme est atrophié et réduit à quelques couches cellulaires ; les cônes épidermiques ont presque tous disparu ainsi que les follicules et les glandes sébacées. Entre l'épiderme et l'infiltration dermique, on constate en général une zone formée de fibrilles conjonctives délicates, moins serrées, parallèles à la surface de la peau.

Il est impossible, à l'heure présente, de décrire avec précision les lésions des tumeurs mycosiques lorsqu'elles sont modifiées par l'infection superficielle. Le derme, l'épiderme contiennent alors des microcoques, des streptocoques (Unna) ; on constate des végétations épidermiques irrégulières. Aux éléments normaux du mycosis s'ajoutent des cellules d'origine sanguine, des polynucléaires surtout.

3° *Lésions non apparentes de la peau.* — L'un de nous a étudié l'état de la peau, saine en apparence, chez un malade qui n'avait jamais présenté d'érythrodermie et y a constaté des lésions analogues à celles qu'on peut rencontrer dans les régions cliniquement malades, et dont le détail n'a pas d'importance ici. Il est donc prouvé, dès à présent, que le mycosis se présente, au moins chez certains malades, comme une affection universelle de la peau, quoiqu'ils n'aient pas eu d'érythrodermie (L.).

Lésions des ganglions (1). — L'hypertrophie des *ganglions* est très fréquente chez les mycosiques. L'un de nous y a constaté des lésions importantes : la disparition des follicules et de la substance médullaire, une sclérose diffuse prononcée surtout à la périphérie, l'épaississement des fibres du réticulum normal et des parois capillaires, la présence de plasmazellen nombreuses à la périphérie, au niveau des voies afférentes (L.).

Bien entendu, des lésions nouvelles se développent lorsqu'il se produit des ulcérations à la surface des tumeurs.

Lésions viscérales (2). — Les lésions de la *rate*, incomplètement étudiées, peuvent être considérables. Dans un cas, l'un de nous (L.) et Weil ont constaté la sclérose de la capsule, des îlots scléreux autour des veines, la diminution du nombre des cellules dans les follicules, avec épaississement du réticulum, l'épaississement de la trame conjonctive dans la pulpe, la présence de plasmazellen dans la pulpe et les follicules. Dans un autre, ils y ont observé de graves altérations cellulaires.

Le *foie* peut être également intéressé ; il est souvent augmenté de volume et en dégénérescence graisseuse. On peut y constater la sclérose de la capsule sous laquelle on trouve des foyers de plas-

---

(1) Voy. LEREDDE et WEIL, *Étude sur trois cas de mycosis terminés par la mort* (*Arch. de méd. expérim.*, 1898).
(2) Voy. LEREDDE et WEIL, *Ibid*.

mazellen, des lésions de cirrhose porte plus ou moins avancée, et, au niveau des espaces portes, des amas cellulaires, qui comprennent des cellules fixes, des lymphocytes, des plasmazellen, des éosinophiles. Les amas peuvent devenir plus volumineux; un réticulum s'y dessine; ils forment de véritables petits lymphadénomes (Leredde).

Dans le *rein*, on observe souvent de la sclérose diffuse, des altérations vasculaires. Dans un fait, étudié histologiquement par l'un de nous et Weil, le rein présentait à sa surface une petite tumeur, formée d'un réticulum, de cellules éosinophiles, de plasmazellen plus ou moins altérées, c'est-à-dire un lymphadénome.

Des lésions de sclérose peuvent s'observer au niveau de la *capsule surrénale*.

Lésions du sang. — Bensaude a constaté la lymphocytose, qui a été retrouvée par l'un de nous (L.) dans plusieurs cas. Le rapport du nombre des lymphocytes et des mononucléaires (c'est-à-dire des cellules lymphatiques du sang) aux autres globules blancs peut s'élever de 40 (chiffre normal) à 50 et même 60 p. 100.

DIAGNOSTIC. — Il présente dans les premières périodes les plus grandes difficultés.

Il est impossible, lorsque l'on a affaire seulement aux poussées initiales, ortiées, bulleuses, érythémateuses partielles ou eczémateuses.

C'est seulement lorsque les éruptions commencent à devenir saillantes, qu'elles s'accompagnent d'un prurit intense et d'adénopathies très volumineuses que l'on peut en venir à soupçonner qu'il s'agit d'un mycosis.

On peut aujourd'hui reconnaître plus facilement la forme érythrodermique généralisée : la persistance de la rougeur, l'épaississement du tégument, parfois son induration, les accès frénétiques de prurit, les sueurs qui les accompagnent, l'usure des ongles par le grattage, l'absence de prurigo, les adénopathies multiples sont autant de symptômes qui, réunis, ne peuvent plus laisser de place au doute; le tableau demeure caractéristique quand, aux phénomènes précédents, s'ajoute un suintement eczémateux plus ou moins prononcé.

Les tumeurs isolées peuvent être surtout confondues avec des sarcomes et particulièrement des mélano-sarcomes ; comme elles, ceux-ci peuvent être prurigineux, subir une évolution rétrograde, s'accompagner d'adénopathies ; l'analogie est telle alors que l'examen histologique permet seul d'arriver au diagnostic (1).

Nous avons vu que Kaposi décrit, sous le nom de *lymphodermie pernicieuse*, un type clinique dans lequel les lésions d'apparence eczémateuse s'accompagnent d'une tuméfaction avec épaississement de la peau auxquels s'ajoutent tôt ou tard des infiltrations nodulaires sous-cutanées : celles-ci s'ulcèrent partiellement : les ganglions lym-

(1) MINEL, *Cas de sarcome simulant le mycosis* (S. F. D., 1879).

phatiques et la rate se tuméfient ; il se produit concurremment de la leucémie.

Il n'est pas douteux que ces faits ne présentent de grandes analogies avec certaines formes de mycosis ; en outre, nous savons (Voy. p. 902) que la lymphadénie ganglionnaire s'accompagne parfois de manifestations cutanées d'un type spécial; ainsi, chez des malades observés par l'un de nous (H.) et Laffitte (1), il n'y avait pas de tumeurs à proprement parler : il s'agissait surtout d'une tuméfaction énorme, avec participation manifeste du tissu cellulaire sous-cutané, de la partie médiane du visage ; tous les ganglions lymphatiques étaient tuméfiés alors même qu'il n'y avait pas, dans leur territoire, d'altérations appréciables du tégument; la malade avait en outre du prurit, également sans que le tégument parût altéré. Au point de vue histologique, nous avons noté, en même temps que la transformation du derme en un tissu identique à celui des ganglions, l'absence des plasmazellen que l'on trouve presque constamment dans le mycosis : il semble donc que, parmi les dermatoses liées à la leucémie et à la lymphadénie, il en soit qui diffèrent, à certains égards, des manifestations mycosiques.

CONCEPTION GÉNÉRALE DE LA MALADIE. — Nous avons essayé de tracer un tableau d'ensemble du mycosis, mais il est encore nécessairement incomplet; nous ne savons s'il n'est pas destiné à l'être toujours, puisque chaque nouvelle observation nous présente des particularités nouvelles.

Quoi qu'il en soit, nous sommes dès à présent en mesure de bien connaître, dans leurs manifestations symptomatiques, plusieurs types nettement caractérisés.

Pouvons-nous déterminer quelle est la cause prochaine de cette dermatose? Son mode de développement, la genèse de ses tumeurs multiples, leur multiplication, ne laissent guère de doute relativement à sa nature infectieuse ; mais, malheureusement, les recherches faites pour en découvrir le parasite sont restées infructueuses ; c'est en vain que nous avons cherché à l'inoculer à un singe : de nouvelles études restent donc à faire dans cette direction.

TRAITEMENT. — On est jusqu'ici dans l'impuissance d'agir efficacement sur cet agent infectieux indéterminé : tous les parasiticides échouent et, lorsqu'il se produit une régression, il s'agit certainement, dans la grande majorité des cas, si ce n'est dans tous, d'une évolution rétrograde spontanée de ces néoplasies ; cela ne veut pas dire que l'intervention du médecin ne puisse rendre de grands services : une des principales indications nous paraît être l'ablation des tumeurs lorsqu'elles ne sont pas trop nombreuses ni trop volumineuses, et surtout lorsqu'elles s'ulcèrent; nous avons vu cette opéra-

(1) HALLOPEAU et LAFFITTE, S. F. D., mars et avril 1898.

tion faire tomber presque instantanément une réaction fébrile qui durait, sous l'influence d'une ulcération gangreneuse, depuis plusieurs semaines et persistait malgré l'usage des antipyrétiques.

D'autre part, on peut espérer, par ces ablations, empêcher le développement de tumeurs très volumin euses, car les néoplasies enlevées peuvent ne pas récidiver; le chirurgien peut donc jouer un rôle important, et jusqu'ici trop méconnu, dans la cure de cette redoutable maladie.

On prescrit souvent d'une manière banale l'iodure de potassium et l'arsenic, sans en obtenir de résultats; le prurit pourra être soulagé par des applications d'une pommade contenant 1/100° d'essence de menthe et d'huile de bouleau; les colles médicamenteuses, réalisant l'enveloppement des parties, peuvent être utiles.

Une de nos malades (H.) a été très notablement soulagée par des injections hypodermiques de sérum artificiel.

Il est inutile d'insister sur la nécessité de soutenir les forces par des toniques et une alimentation substantielle.

PIES DES SARTES

Cette maladie, décrite par Minet, est endémique dans le Turkestan; elle ne paraît pas être contagieuse.

On la voit se transmettre par hérédité.

L'éruption peut commencer par des taches hyperpigmentées accompagnées de prurit, mais c'est loin d'être la règle : plus souvent, il survient d'emblée des taches achromiques qui, généralement, se multiplient et s'étendent progressivement au point d'envahir assez fréquemment toute la surface du corps à l'exception du visage; encore cette dernière région peut-elle être encore, en dernier lieu, intéressée; il persiste, ou non, des taches pigmentées qui tranchent sur la blancheur des plaques achromiques.

L'envahissement se fait, le plus ordinairement, d'une manière symétrique; certaines régions, telles que le dos et la partie antéro-supérieure du thorax, sont souvent lésées en premier lieu. En peu d'années, la maladie atteint son maximum d'étendue; s'agit-il d'une infection ou d'une dystrophie héréditaire? On n'a aucune donnée pour résoudre la question; cependant, sa nature endémique est en faveur de la première hypothèse.

PITYRIASIS RUBRA

Hebra a décrit sous ce nom une dermatose caractérisée, pendant toute son évolution, par une *coloration rouge très étendue ou généralisée du tégument avec desquamation furfuracée*; elle est essentiellement chronique, invétérée et presque constamment incurable.

Elle a été confondue, à tort, avec d'autres affections desquamatives chroniques, particulièrement avec celles dans lesquelles le phénomène prédominant est une desquamation incessante en larges lambeaux.

ÉTIOLOGIE. — Elle est des plus obscures; on a observé la maladie chez des jeunes gens et chez des vieillards dans les conditions les plus diverses : le seul fait important, à cet égard, est la constatation, faite par Jadassohn, de tuberculose pulmonaire chez la plupart des sujets qui en sont atteints; mais cet auteur n'en conclut pas à la nature tuberculeuse de cette dermatose : on peut formuler à cet égard les hypothèses suivantes : ou bien le pityriasis rubra offre un terrain favorable au développement de la tuberculose, au même titre que toute maladie troublant profondément la nutrition générale; ou bien, la tuberculose constitue un terrain favorable au développement du pityriasis rubra, mais cette dernière interprétation est insuffisante en raison de la grande fréquence de la bacillose pulmonaire et de la grande rareté du pityriasis rubra; ou bien le pityriasis rubra est une tuberculide et se rapproche du lupus érythémateux généralisé (L.), mais, avant d'arriver à cette conclusion, il faudrait s'assurer qu'il n'y a pas eu, dans les observations de Jadassohn, simple coïncidence entre la tuberculose et le pityriasis rubra; cette maladie est d'une telle rareté qu'il est difficile d'établir à cet égard une statistique sur des bases suffisantes : pour nous, nous n'avons encore observé qu'un seul cas de pityriasis rubra, et le malade n'était pas tuberculeux (H.).

SYMPTÔMES. — On observe rarement les phases initiales de la maladie : Kaposi l'a vue intéresser, en premier lieu, les plis articulaires; au bout d'un laps de temps variable, elle se généralise, ou tout au moins s'étend à la plus grande partie de la surface tégumentaire. Le phénomène qui attire le plus l'attention est une rougeur généralement sombre, parfois violacée ou livide; concurremment, il se fait une desquamation persistante en squames minces, fines, se renouvelant incessamment; dans les régions palmaires et plantaires, l'épiderme est notablement épaissi et comme fendillé, sans qu'il y ait de suintement.

Comme phénomènes subjectifs, il faut mentionner un prurit généralement modéré et une sensation pénible de froid continu.

Il n'y a ni papules, ni vésicules, ni soulèvements pemphigoïdes.

Au bout d'un certain temps, il se produit une atrophie cutanée qui se manifeste par de l'ectropion, une difficulté d'ouvrir la bouche, une demi-flexion des doigts que l'on peut ramener momentanément dans l'extension, mais qui reprennent de suite leur attitude vicieuse lorsqu'on les abandonne à eux-mêmes; la peau s'amincit et devient brillante; dans les régions palmaires et plantaires, un amincissement de l'épiderme peut faire suite à l'épaississement initial; il en résulte une difficulté plus ou moins grande de la marche. Les ongles subissent des troubles dans leur nutrition; leur surface devient inégale, striée transversalement ou verticalement; elle se dépolit; une masse incomplètement kératinisée les sépare de leur matrice ; ils peuvent se détacher.

Les cheveux deviennent très grêles et tombent en grande partie.

La tension du tégument, sur les surfaces d'extension des membres, peut donner lieu à la production de fissures, d'ulcérations, parfois étendues, et même de gangrènes (Kaposi).

Dans ses premières phases, la maladie peut s'enrayer et présenter des rémissions durables, mais les cas de guérison sont extrêmement rares et toujours contestables : il vient un moment où les malades succombent, soit aux progrès de la cachexie, soit à la fièvre provoquée par les escarres, soit à une tuberculose concomitante.

ANATOMIE PATHOLOGIQUE. — Jadassohn a constaté les altérations suivantes : une infiltration peu abondante de cellules rondes dans le corps papillaire et le tissu sous-jacent, particulièrement autour des vaisseaux, souvent en petits foyers ; une multiplication des noyaux des cellules fixes du tissu conjonctif ; un grand nombre de mastzellen, particulièrement dans le corps papillaire et autour des glandes sudoripares ; de nombreuses granulations pigmentaires dans le chorion, de nombreuses mitoses indiquant une prolifération cellulaire dans le corps de Malpighi, une atrophie de cette même partie dans les cas anciens, une émigration généralement peu abondante de leucocytes dans le corps muqueux, une atrophie ou une disparition complète du stratum granulosum, un soulèvement de la couche cornée en lamelles dans lesquelles on retrouve souvent des noyaux susceptibles d'être colorés.

Jadassohn admet que les altérations primitives occupent l'épiderme ; il considère comme secondaire l'inflammation du corps papillaire : il est impossible, dans l'état actuel de la science, de se prononcer sur ce point qui ne paraît guère susceptible d'être tranché au point de vue histologique.

Pour ce qui est de la desquamation, cet auteur la rapporte, comme il est de règle dans les hyperémies cutanées, à une prolifération exagérée des cellules du corps muqueux et à leur développement incomplet : ce dernier élément nous paraît suffire, car la prolifération, phénomène actif, est bien invraisemblable dans les périodes atrophiques pendant lesquelles la maladie peut se prolonger si longtemps. Jadassohn a constaté que le pigment développé dans le derme chez les sujets atteints de pityriasis rubra peut être transporté par les lymphatiques dans les ganglions correspondants, comme le sont des corps étrangers.

DIAGNOSTIC. — Cette maladie peut être, et a été, confondue avec la plupart des *érythrodermies desquamantes*, tout au moins avec celles qui suivent une marche chronique. Il faut en éliminer, en premier lieu, les *herpétides exfoliantes secondaires*, celles qui viennent parfois compliquer le *psoriasis* ou l'*eczéma* et masquent la maladie primitive au point de la rendre méconnaissable ; les antécédents, souvent aussi, chez les psoriasiques, quelques îlots restés indemnes, l'abondance plus grande de la desquamation, éviteront une erreur.

Le *pemphïgus foliacé* peut simuler le pityriasis rubra quand les soulèvements bulleux sont éphémères et localisés : la constatation de ces soulèvements, si fugaces qu'ils soient, l'existence d'un certain degré d'humidité sous les squames, les commémoratifs permettront d'éviter cette confusion. L'examen histologique de la peau et l'examen du sang devront être faits dans chaque cas difficile.

Les *érythrodermies prémycosiques* peuvent offrir, dans leur aspect, une grande ressemblance avec celles du pityriasis rubra ; dans les deux cas, il s'agit de maladies essentiellement chroniques, caractérisées surtout par de la rougeur, de la desquamation et des adénopathies. Cependant, divers caractères appartiennent en propre aux érythrodermies mycosiques et permettront de les différencier ; ce sont : l'infiltration profonde du derme, l'intensité extrême du prurit, le fait que la desquamation fait défaut ou, sauf exceptions, est peu prononcée, les adénopathies, ordinairement beaucoup plus volumineuses, et, parfois, la persistance, au milieu des nappes rouges, d'îlots sains semblables à ceux du psoriasis.

La *dermatite exfoliatrice généralisée* diffère du pityriasis rubra par la plus grande abondance de la desquamation, par sa production en larges lamelles qui tapissent les draps du lit, par l'absence d'atrophie cutanée ainsi que de troubles viscéraux et particulièrement de tuberculose.

Enfin le *pityriasis rubra pilaire*, dans ses formes invétérées et généralisées, peut en imposer pour un pityriasis rubra ; les localisations typiques au niveau des orifices pilo-sébacés du dos des phalanges permettront d'en faire le diagnostic : il ne faut pas cependant les considérer comme tout à fait caractéristiques ; quand elles ne sont pas nettement accentuées, il faut attacher plus d'importance à l'absence d'atrophie cutanée et d'ectropion, ainsi que de troubles de la santé générale.

Pronostic. — Cette maladie est grave puisqu'elle est presque toujours incurable, qu'elle constitue une difformité des plus pénibles, qu'elle s'accompagne de troubles viscéraux, le plus souvent de nature tuberculeuse, qui compromettent l'existence, et enfin, par ce fait qu'elle aboutit généralement à un état de profonde cachexie qui finit, plus ou moins rapidement, par entraîner la mort. Cependant, Brocq a vu un cas guérir au bout de quelques mois.

Traitement. — Ignorant quelle est la cause prochaine du mal, on ne peut essayer qu'empiriquement d'agir sur elle. Les médicaments internes ne semblent pas, jusqu'ici, avoir exercé la moindre influence sur la marche de cette maladie : l'arsenic est celui auquel, d'une manière banale, on tend le plus souvent à avoir recours, comme dans toutes les dermatoses chroniques contre lesquelles on est impuissant.

On peut essayer de modérer la phlegmasie cutanée en employant les moyens qui réussissent dans les eczémas chroniques : telle est la pommade à l'oxyde de zinc salicylée à laquelle on ajoute, en cas de prurit, un centième d'essence de menthe ou d'huile de bouleau ou 20 p. 100 de salicylate de méthyle ; on peut, de même, recourir à l'emploi des divers modificateurs qui réussissent dans d'autres phlegmasies chroniques du tégument externe, telles que les préparations cadiques, l'acide pyrogallique, la chrysarobine, la résorcine, l'ichtyol, etc. ; on doit malheureusement s'attendre à voir échouer ces médications.

PITYRIASIS RUBRA PILARIS

Synon. : *Lichen ruber acuminatus.* — *Keratosis universalis multiplex.*

On doit à Besnier et Richaud la distinction de ce type morbide comme espèce nosologique ; des observations isolées en avaient été publiées par Terral, Devergie, Hillier, Tilbury Fox, mais ces auteurs y avaient partiellement confondu ce pityriasis, soit avec le pityriasis rubra, soit avec le psoriasis ; de même, Kaposi l'a fait rentrer, à tort, dans le groupe des lichens sous le nom de *lichen ruber acuminatus.*

Nous verrons que cette dernière appellation repose sur une interprétation erronée de certains faits cliniques dans lesquels les altérations du pityriasis rubra pilaire coïncident avec des lésions élémentaires rappelant celles du lichen plan, et inversement.

Le pityriasis rubra pilaire est caractérisé par une hyperkératose limitée aux orifices pilo-sébacés et par une desquamation furfuracée du cuir chevelu et de toutes les parties atteintes, sauf les régions palmaires et plantaires où elle prend le caractère lamelleux, et souvent aussi par une coloration érythémateuse avec exagération des plis de la peau.

Étiologie. — Les individus des deux sexes et de tout âge peuvent être atteints de cette maladie. On a invoqué, comme causes, diverses circonstances banales, les émotions, les excès, les troubles de menstruation, la convalescence de diverses maladies aiguës : aucune d'entre elles ne paraît avoir une valeur réelle.

L'un de nous (1) s'est attaché à établir que le pityriasis rubra pilaire rentre dans le groupe des affections séborrhéiques ; il a invoqué, à l'appui de sa manière de voir, les localisations fréquentes des éruptions de cette maladie dans les lieux d'élection de la dermatose dite eczéma séborrhéique, la difficulté de l'en différencier si l'on ne considère que les altérations du cuir chevelu, la possibilité de la même

_____

(1) Hallopeau, *Pityriasis rubra pilaire (Réunion des médecins de Saint-Louis,* 1889, et *Nouveau cas de pityriasis rubra pilaire offrant les localisations de l'eczéma séborrhéique (S. F. D.,* 1893).

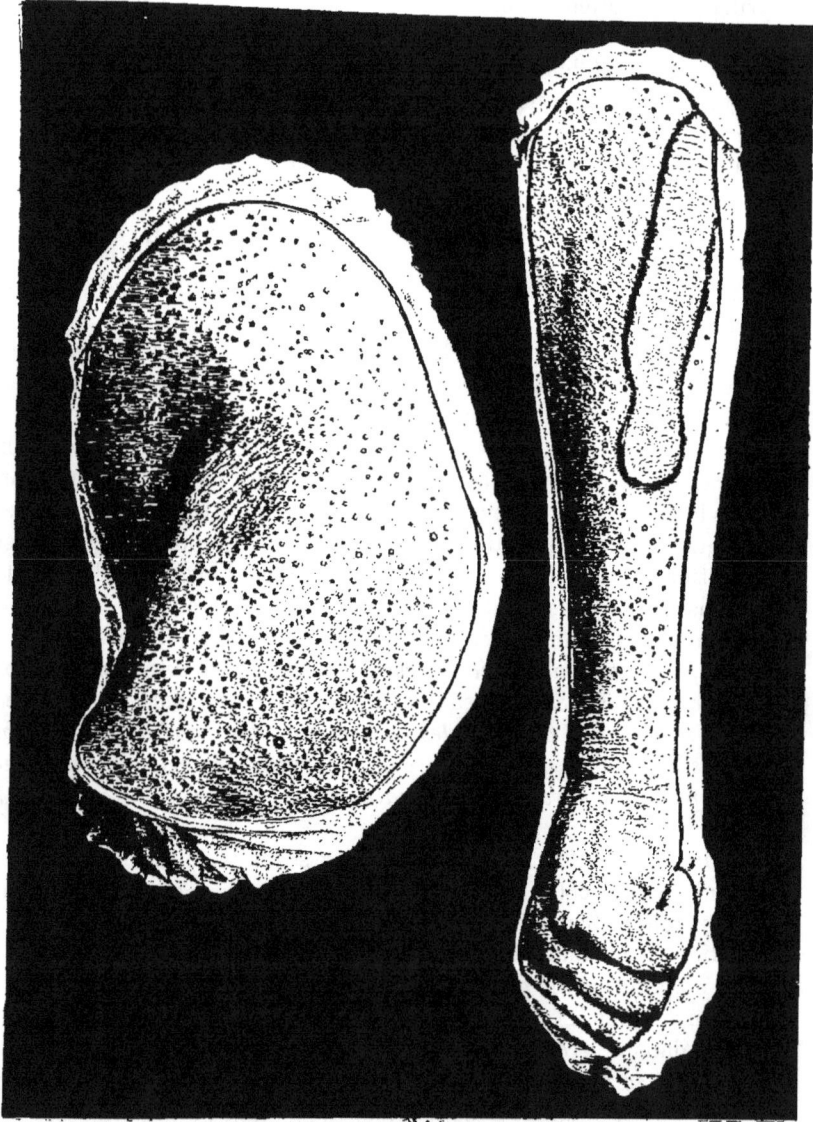

PITYRIASIS RUBRA PILARIS

confusion, signalée par Wickham, pour les manifestations des autres
régions, la richesse des squames en matières grasses : on est ainsi
conduit à rechercher la cause prochaine de cette dermatose dans un
trouble dans les fonctions par lesquelles s'accomplit l'élimination des
graisses, c'est-à-dire celles des glandes pilo-sébacées et sudoripares.

SYMPTÔMES. — Dans la grande majorité des cas, la maladie est
purement locale ; les troubles de la santé générale y font défaut.

L'éruption peut être précédée par des sensations de prurit ou de
cuisson.

Les régions les plus fréquemment atteintes sont, comme dans
l'eczéma séborrhéique, le cuir chevelu, le front, la partie postérieure
des joues, les sillons naso-jugaux, le menton, les régions pré-sternale
et interscapulaire. Les altérations peuvent envahir la plus grande partie
du tronc et des membres; aux extrémités, les follicules pilo-sébacés
des faces dorsales des premières phalanges en sont les principaux
lieux d'élection ; les régions palmaires et plantaires sont de même très
fréquemment intéressées suivant un mode spécial ; l'éruption est en
effet *polymorphe*.

Les altérations les plus caractéristiques sont celles des orifices pilo-
sébacés. On y distingue, le plus souvent, un grain pilaire central
entouré d'un anneau formé par l'orifice hyperkératinisé ; cet anneau
est généralement en forme de cône ; ces cônes méritent le plus souvent, par leurs faibles dimensions, la qualification de *miliaires*; parfois, ils sont à peine perceptibles à l'œil nu, tandis que, chez d'autres
sujets, ils atteignent 2 ou 3 millimètres de largeur; leur saillie est
également très variable; leur surface est squameuse, leur couleur,
d'un blanc grisâtre (Planche XXIII).

De même, le grain pilaire peut revêtir les aspects les plus divers :
tantôt, il forme une saillie relativement considérable et proémine d'un
à plusieurs millimètres au-dessus de l'orifice kératinisé ; tantôt, il
est de minimes dimensions ; il peut même manquer entièrement si le
poil est tombé; celui-ci est le plus souvent brisé à peu de distance de
son émergence ; il est enveloppé par un étui corné ; il peut n'être
représenté que par un point noir central ; lorsqu'il fait défaut, l'orifice est déprimé dans sa partie centrale ; la saillie est alors ombiliquée.
D'autres fois, l'altération consiste seulement en une petite squame
déprimée en son centre, lequel donne, ou non, issue à un poil.

Ces papules cornées sont rudes au toucher. On peut enlever, par
le grattage, les squames sans provoquer d'écoulement sanguin. Ces
éléments se réunissent de manière à former des groupes plus ou moins
étendus. Lorsque la confluence est incomplète, on distingue nettement les séries des saillies cornées correspondant à la distribution
normale des orifices pilo-sébacés; le tissu qui les entoure est coloré en
rouge dans la plupart des cas, d'où le nom de *pityriasis rubra* im-
posé à cette dermatose; mais il n'est pas toujours justifié, car on a

publié plusieurs faits dans lesquels cette coloration rouge manquait complètement.

Ces groupes sont de formes très variables : parfois nummulaires, ils s'étendent, d'autres fois, en larges plaques diffuses.

Il n'est pas rare de voir les aspérités élémentaires devenir confluentes ; on retrouve alors, le plus souvent, à la périphérie des plaques ainsi formées, des éléments isolés et caractéristiques ; les autres ne forment plus qu'une surface rouge, squameuse, au niveau de laquelle les plis de la peau sont exagérés comme dans le lichen ; les altérations simulent alors celles de l'eczéma lichénoïde.

Comme formes anormales de saillies, nous devons signaler des papules très analogues à celles du lichen plan ; comme elles, elles sont planes, polygonales, brillantes, centrées d'un orifice ; groupées en séries linéaires, elles coïncident avec une exagération des plis de la peau ; d'après l'observation de l'un de nous (H.), elles en diffèrent surtout par l'absence des stries opalines et par leur coloration jaunâtre, par leur distribution en larges placards qui occupent le visage, les coudes et les genoux, et enfin par les saillies acuminées typiques du dos des phalanges : il s'agit, selon toute vraisemblance, d'éléments pityriasiques transformés par le grattage en papules lichénoïdes (1).

La desquamation est constante : elle est souvent punctiforme et limitée au sommet des petites saillies éruptives ; celles-ci s'alignent en séries et peuvent ainsi dessiner des lignes concentriques autour des orifices ou des plis articulaires ; le plus souvent minces, bien qu'adhérentes, les squames peuvent acquérir une épaisseur relativement considérable et, si elles restent isolées, exagérer le relief des lésions, si elles sont confluentes, former de larges plaques analogues à celles du psoriasis.

Dans les régions palmaires et plantaires, la desquamation se fait généralement en lambeaux plus ou moins étendus qui s'exfolient d'abord au niveau des plis normaux ; d'autres fois, on y note seulement une hyperkératose plus ou moins prononcée ; la desquamation peut être limitée aux plis de flexion : concurremment, il existe une rougeur plus ou moins accentuée de la région : elle cesse sur ses faces latérales.

Cette rougeur est partout un des éléments habituels de cette dermatose : nous avons vu qu'elle peut cependant faire complètement défaut ; mais il n'en est généralement ainsi qu'au début de la maladie.

Les altérations épidermiques sont les premières appréciables à l'examen clinique : la rougeur paraît être d'habitude consécutive à la desquamation. Elle peut être circonscrite à la base des saillies ou à leur voisinage immédiat ; elle les entoure alors comme une fine

(1) HALLOPEAU, *Pityriasis rubra pilaire et lichen ruber* (*S. F. D.*, 1893).

collerette au niveau des plaques confluentes ; elle devient uniforme au-
dessous des aspérités squameuses. Cette rougeur est généralement
pâle, jaunâtre ; elle devient naturellement plus appréciable lorsque
l'on a artificiellement provoqué la chute des squames ; d'abord superficielle et s'effaçant complètement sous la pression du doigt, elle prend,
dans les cas invétérés, une teinte plus vive ; elle est alors plus persistante ; elle coïncide, en pareil cas, avec une infiltration superficielle
du derme et une exagération des plis cutanés. Comme les plaques
squameuses, elle peut être disposée en foyers circonscrits ou envahir
de très grandes surfaces et même la totalité du corps.

Les ongles sont le plus souvent intéressés dans cette maladie : on
les trouve striés, surtout transversalement, parfois aussi verticalement ;
leur surface peut être en même temps ponctuée en reliefs ou en
dépressions ; leur transparence peut être, par places ou en totalité,
amoindrie ou abolie ; enfin, ils se doublent souvent, dans leur tiers ou
leur quart inférieur, d'une couche incomplètement kératinisée que
Besnier compare à la moelle de jonc.

VARIÉTÉS RÉGIONALES. — Elles ont été remarquablement étudiées
par Besnier dont nous résumerons la description ; au visage, l'éruption est, suivant les cas, épaisse, granitée, comme plâtreuse, ou rouge
avec de fines squames ; on peut y distinguer de fines saillies papillaires alignées en séries parallèles ; ces saillies papillaires peuvent
exister seules et constituer la forme ansérine.

Ces lésions occupent surtout le front, le pourtour des orifices ;
toutes les parties de la face peuvent être intéressées isolément ou
concurremment ; les oreilles, en pareils cas, restent rarement
indemnes ; le cuir chevelu est habituellement le siège d'une épaisse
desquamation généralisée, sans grains pilaires, qu'il est impossible
de différencier objectivement de la séborrhée ; les cheveux peuvent
être atrophiés et tomber partiellement.

L'éruption, dans ses différents types, affecte souvent le cou et le
haut du tronc ; l'abdomen est moins fréquemment envahi : par contre,
on observe souvent des manifestations du côté des organes génitaux.

Aux membres supérieurs, les lésions sont le plus habituellement
symétriques ; toutes leurs parties peuvent être affectées par l'éruption ; elle est souvent très développée au niveau des plis articulaires
ainsi qu'aux sommets des coudes et au devant des genoux.

Les saillies du dos des phalanges comptent parmi les localisations
les plus fréquentes et caractéristiques de la maladie ; les phalangines
et surtout les phalangettes peuvent rester indemnes ; là, comme sur
le dos des mains, ce sont les régions pilaires qui sont surtout
atteintes ; quelquefois, toute cette surface dorsale est occupée par
l'éruption. Nous avons signalé déjà les caractères tout particuliers
que celle-ci revêt sur les régions palmaires et plantaires jusqu'à la
ligne fictive qui contourne leurs bords en restant à égale distance

des faces antérieure et postérieure ; les pieds sont le plus souvent le siège des mêmes altérations. Des observations d'Hudelo et de l'un de nous montrent que les extrémités peuvent être épargnées (1).

Les troubles fonctionnels, qui peuvent faire complètement défaut, consistent le plus habituellement en une sensation de prurit, parfois très intense, plus souvent modérée, en une gêne des mouvements lorsque les altérations sont très considérables : il en est ainsi particulièrement des jeux de la physionomie et des mouvements déliés des doigts ; la marche peut également être gênée dans les cas de lésions intenses des plantes des pieds.

Certains malades se plaignent d'une insomnie que peuvent expliquer, soit le prurit, soit la gêne des mouvements. D'après Besnier, il peut se produire, au moment des poussées éruptives, une légère hyperthermie avec de petits frissons et une sensation de malaise général ; ces troubles sont exceptionnels ; ils n'ont jamais un caractère grave.

Marche. — Elle est des plus variables ; elle est d'ordinaire essentiellement chronique ; il est rare de voir les manifestations disparaître au bout de quelques semaines ; c'est par mois, ou même par années, qu'il faut compter la durée habituelle de la maladie.

Nous avons montré (H.) cependant qu'exceptionnellement elle peut suivre une marche aiguë (2) ; chez une de nos malades, elle a envahi en peu de jours toute la surface tégumentaire qui est devenue le siège d'une rougeur intense, à l'exception de quelques régions très limitées telles que de petits îlots à la face, une partie des doigts, la face dorsale des pieds ; bientôt, elle s'est recouverte de stries squameuses et a subi en différentes régions une rétraction, de telle sorte que l'ouverture buccale était rétrécie, que les paupières ne pouvaient se rapprocher complètement et qu'il y avait de l'ectropion. On observait concurremment des excoriations dans les plis inguinaux, un prurit intense et des adénopathies volumineuses ; en un mot, le tableau a été celui d'une érythrodermatite aiguë généralisée. Cet état s'est prolongé pendant deux mois ; les lésions ont ensuite rétrocédé peu à peu et, un mois plus tard, elles ne persistaient qu'en petit nombre, tout à fait typiques. Ainsi donc, dans cette maladie, comme dans plusieurs autres, la marche aiguë se caractérise simultanément par la plus grande intensité des phénomènes, par leur généralisation et en même temps par leur durée moindre que dans les formes habituelles.

Cette dermatose a une grande tendance à récidiver, de telle sorte que les guérisons peuvent, dans certains cas, n'être considérées que comme de simples rémissions ; l'éruption peut simultanément disparaître dans une région et se propager dans une autre.

---

(1) Hudelo, *Pityriasis rubra pilaire avec intégrité des extrémités* (S. F. D., 1898).
(2) Hallopeau, S. F. D., 1899.

PRONOSTIC. — Il est fâcheux, en raison de cette longue durée et
de ces récidives parfois multiples, bien que la maladie ne compro-
mette jamais, en aucune mesure, l'existence des sujets.

DIAGNOSTIC. — C'est surtout avec le *lichen de Wilson* que ce
pityriasis a été confondu ; nous avons vu que, pour Kaposi, il s'agit
d'une seule et même dermatose sous des formes différentes ; les cas
assez fréquents dans lesquels on voit ces deux maladies s'accompagner réciproquement de leurs éléments éruptifs sont en faveur de cette
manière de voir : mais, l'analogie objective de ces éléments ne suffit
pas à établir l'identité de leur nature ; il faut attacher plus d'importance à leurs localisations et aux symptômes qui les accompagnent :
or, les localisations du pityriasis rubra pilaire diffèrent essentiellement de celles du lichen de Wilson ; on n'observe pas, dans celui-ci,
ces lésions si remarquables de la face dorsale des doigts ainsi que
du visage ; les manifestations palmaires et plantaires, rares dans le
lichen de Wilson, y diffèrent de celles qui se produisent fréquemment
dans le pityriasis rubra pilaire par leur disposition en plaques nummulaires ou polycycliques, se prolongeant parfois suivant les plis
normaux ; on n'y observe pas la ligne de démarcation érythémateuse
si nette qui sépare les parties desquamantes de la paume des parties
saines du dos de la main ; ajoutons que le prurit, si souvent intense
dans le lichen de Wilson, fait défaut ou est peu accentué dans le
pityriasis rubra pilaire.

L'un de nous (H.) a observé, chez une jeune femme atteinte d'abcès
froids et de gommes tuberculeuses multiples, une éruption qui
rappelait beaucoup, par ses localisations et les caractères de ses
éléments, celle du pityriasis rubra pilaire ; elle en a différé par
son acuité, par le peu d'intensité de la desquamation, par sa disparition spontanée en peu de semaines : il s'est agi, suivant toute vraisemblance, d'une *éruption provoquée par l'action de toxi-tuberculides
sur les glandes pilo-sébacées des extrémités supérieures*.

L'*hyperkératose pilaire* se distingue du pityriasis rubra pilaire
par ce fait qu'elle se développe dans la seconde enfance, que la
rougeur peut y être nulle, que les altérations y ont pour siège
d'élection la face dorsale des bras et la partie postérieure des
joues, qu'on n'y observe pas les localisations digitales du pityriasis. De même, l'*ichtyose* s'en séparera aisément par la généralisation à toute la surface du corps, ou, symétriquement, à sa plus
grande partie, sauf les plis articulaires et la tête, de la desquamation, par l'absence d'évolution des lésions, leur apparition dans le
premier âge, le défaut de localisations au visage et sur la face dorsale
des doigts.

Le *psoriasis* simule de très près le pityriasis rubra pilaire lorsqu'il
se localise au pourtour des orifices pilo-sébacés : ici encore, il faut
faire intervenir, pour échapper à une confusion, les localisations si

spéciales qu'offrent les deux maladies, l'une aux coudes et aux genoux, l'autre sur la face dorsale des doigts : dans les cas douteux, il faudrait recourir à l'examen histologique.

TRAITEMENT. — Nous nous sommes efforcés d'établir que le pityriasis rubra pilaire se rattache, comme les maladies séborrhéiques, à des troubles dans les fonctions des glandes sébacées, soit directement, soit indirectement par l'intermédiaire d'agents infectieux qui trouveraient dans le produit de sécrétion altéré un milieu favorable. S'il en est ainsi, on peut tenter de répondre aux *indications causales*, d'une part, en modifiant, par un régime approprié, les sécrétions sébacées, d'autre part, en ayant recours aux parasiticides. On est conduit de la sorte à prescrire la diète relative des aliments gras et féculents. On a conseillé empiriquement, comme parasiticides, les *acides chrysophanique*, *pyrogallique* et *phénique*, l'*ichtyol*, le *naphtol*, la *résorcine*, l'*huile de cade*, le *soufre*, l'*iode* et les *mercuriaux* sous forme, soit de solutions aqueuses, alcooliques ou chloroformiques, soit de vernis tels que celui que Berlioz a fait connaître sous le nom de *stérésol*, soit, pour les cas où les lésions sont limitées, d'emplâtres parmi lesquels l'*emplâtre rouge de Vidal* et l'*emplâtre de Vigo* à fenêtres méritent une mention spéciale : la multiplicité même de ces médicaments suffit à établir qu'aucun d'eux ne possède une action réellement spécifique.

Les *lésions* principales sont l'hyperkératose et l'hypérémie. Contre la première, il faut recourir aux applications d'*acide salicylique*, incorporé au trentième dans un excipient. L'hypérémie pourra être combattue, soit par l'application de compresses imprégnées d'une solution de *tannin* au centième ou d'*acétate de plomb* au cinq-centième, soit par des *scarifications linéaires*.

Dans les périodes de vive irritation, on doit conseiller l'enveloppement avec des compresses de tarlatane pliées en plusieurs doubles et imprégnées d'eau bouillie et des bains auxquels on peut ajouter du carbonate ou du bi-borate de soude ; des pulvérisations prolongées avec de l'eau sulfureuse chaude peuvent être utilisées.

Quoique généralement de longue durée et rebelle au traitement, cette maladie n'est cependant pas incurable et l'on peut voir ses manifestations disparaître au bout d'un laps de temps plus ou moins considérable.

PSORIASIS

La nature intime de cette dermatose étant encore indéterminée, on ne peut la définir que par ses principaux caractères.

Elle est constituée par des *squames, le plus souvent brillantes et nacrées, qui reposent sur une surface érythémateuse, d'ordinaire un peu surélevée, quelquefois très saillante, et saignant facilement; elle n'est* ..

pas accompagnée de suintement ni de prurit, sauf dans ses formes aiguës . ou sous l'influence d'interventions médicamenteuses : cet ensemble . de caractères ne la définit qu'incomplètement, car on peut les rencontrer également dans des séborrhéides ; nous verrons ultérieurement dans quelle mesure on peut les en différencier (1).

Symptômes. — 1° *Forme chronique.* — Les squames sont remarquables par leur *aspect brillant,* que l'on compare à celui de la bougie ; .. elles s'accumulent et s'*épaississent* rapidement, de manière à former .. bientôt des saillies souvent très notables : elles sont souvent *plus . prononcées au pourtour des orifices pilo-sébacés et sudoripares qui . semblent alors être le point de départ de leur formation ;* elles s'accompagnent d'une altération dans la plicature de l'épiderme, laquelle . devient grossière et irrégulière (Kromayer) (2).

La *consistance* de ces élevures est assez ferme : *lorsque l'on détache les squames, la partie mise à nu devient spontanément, ou sous l'in··· fluence du plus léger grattage, le siège d'un écoulement sanguin ;* elle ·· est parfois le siège d'un piqueté hémorragique ; la surface de la papule devient en même temps brillante et comme vernissée ; cet éclat . appartient à la couche épidermique qui persiste.

C'est la *cuticule sous-squameuse* de Duncan Bulkley (3).

L'élevure peut être punctiforme (*psoriasis punctata*) ; son relief est ·. alors habituellement peu considérable ; elle pâlit sous la pression du · doigt.

Ce psoriasis prend le nom de *guttata* quand la lésion est un peu ·· plus étendue ; souvent, l'élevure se propage excentriquement et ~ forme une plaque arrondie ou ovalaire ; elle mérite le nom de *num--mulaire : elle est entourée, dans sa phase d'accroissement, d'une aréole·· érythémateuse qui en représente la zone d'invasion.* ·

---

(1) Les dermatologues sont en désaccord relativement au rapport chronologique entre la production des squames et celle de l'érythème sous-jacent ; suivant Auspitz, H. Hebra, Jamieson et Besnier, l'épiderme est atteint en premier lieu ; « au début, dit Besnier (*), c'est un point squamulaire sec, sans saillie ni rougeur ; après quelques jours, l'état hypérémique y est manifeste ». Au contraire, suivant Hebra, Kaposi, Neumann et Rindfleisch, l'inflammation du corps papillaire est le fait initial. Ce que l'on observe dans une plaque psoriasique en voie d'extension est en faveur de cette dernière interprétation : il est en effet de toute évidence que c'est par l'extension d'une zone d'abord rouge, et *non squameuse,* que se fait la progression : il est vrai que, si l'on vient à gratter cette rougeur, elle devient squameuse : la vérité est, selon toute vraisemblance, dans l'opinion mixte suivant laquelle *les lésions du corps papillaire et celles de l'épiderme marchent parallèlement.* Elle a été formulée par Kromayer : on sait que, d'après cet auteur, le corps muqueux et le corps papillaire ne forment qu'un seul et même organe ; on conçoit que les altérations qui s'y développent l'intéressent dans sa totalité.

Cette question, importante au point de vue de la pathogénie de l'affection, n'est pas soluble d'une manière décisive par l'examen microscopique.

(2) Kromayer étudie cette plicature à l'aide d'empreintes prises avec des verres fumés.

(3) Cité par Du Castel, *Le psoriasis simple* (Semaine médicale, 1899).

(*) Besnier, *Traité de thérapeutique appliquée,* 1897.

Ces plaques peuvent atteindre jusqu'à 7 ou 8 centimètres de diamètre par leur propre expansion : le plus souvent, cependant, c'est par confluence qu'elles occupent des surfaces de plus en plus étendues, au point de recouvrir, par exemple, la plus grande partie du tronc.

Les plaques nummulaires peuvent former un relief atteignant 3 ou 4 millimètres de hauteur ; leurs squames s'imbriquent en masses épaisses (*psoriasis scutata*) (Planche XXIV) : le relief est parfois plus prononcé à la périphérie : les plaques prennent alors un *aspect discoïde*.

Lorsque les plaques nummulaires ou discoïdes se développent chez un sujet séborrhéique, leurs caractères se modifient ainsi qu'il suit : les squames, plus friables, s'émiettent en particules graisseuses : leur couleur, moins brillante, prend une teinte jaunâtre : pendant leur développement, elles s'aplatissent spontanément sur l'un de leurs côtés (Unna).

Les altérations caractéristiques peuvent persister dans toute l'aire de la plaque ainsi constituée ; plus souvent, sa partie centrale se déprime en même temps que son rebord périphérique s'étend excentriquement : le centre de la plaque reprend ainsi l'aspect de la peau saine : le psoriasis est dit alors *circiné* ou *annulaire* ; cette forme était séparée par Willan des psoriasis sous le nom de *lèpre vulgaire* ; c'est Alibert qui, le premier, a établi qu'il s'agissait d'une seule et même maladie.

Lorsque deux cercles psoriasiques se réunissent dans leur zone d'accroissement, les parties qui leur sont communes s'effacent par un phénomène comparable à celui des interférences.

Souvent, le pourtour de la plaque reste alors seul malade et il s'étend excentriquement avec plus ou moins de régularité : ce ne sont plus que des figures curvilignes, limitées par un rebord squameux de 2 à 3 millimètres de diamètre, régulières ou sinueuses, entourées excentriquement d'une aréole érythémateuse et circonscrivant une aire où la peau a repris son aspect normal.

Les figures ainsi tracées sont nécessairement polycycliques ; elles forment des dessins de configuration très variée (*psoriasis figurata*) ; elles peuvent parfois atteindre de très grandes dimensions ; habituellement, il ne se produit pas de nouveaux éléments dans les aires ainsi circonscrites. La courbe n'est pas toujours fermée ; parfois l'éruption se présente sous l'aspect de longues bandelettes minces et curvilignes et prend alors le nom de *psoriasis gyrata*.

Les circuits de ce psoriasis gyrata peuvent être remarquables par leur irrégularité, leur finesse, leur disposition en arabesques entre-croisées, leurs récidives dans les aires qu'ils circonscrivent (Gassmann).

Il en résulte des dessins très irrégulièrement figurés et contournés : on voit de ces lignes sinueuses s'étendre sur une longueur qui atteint plus de 30 centimètres.

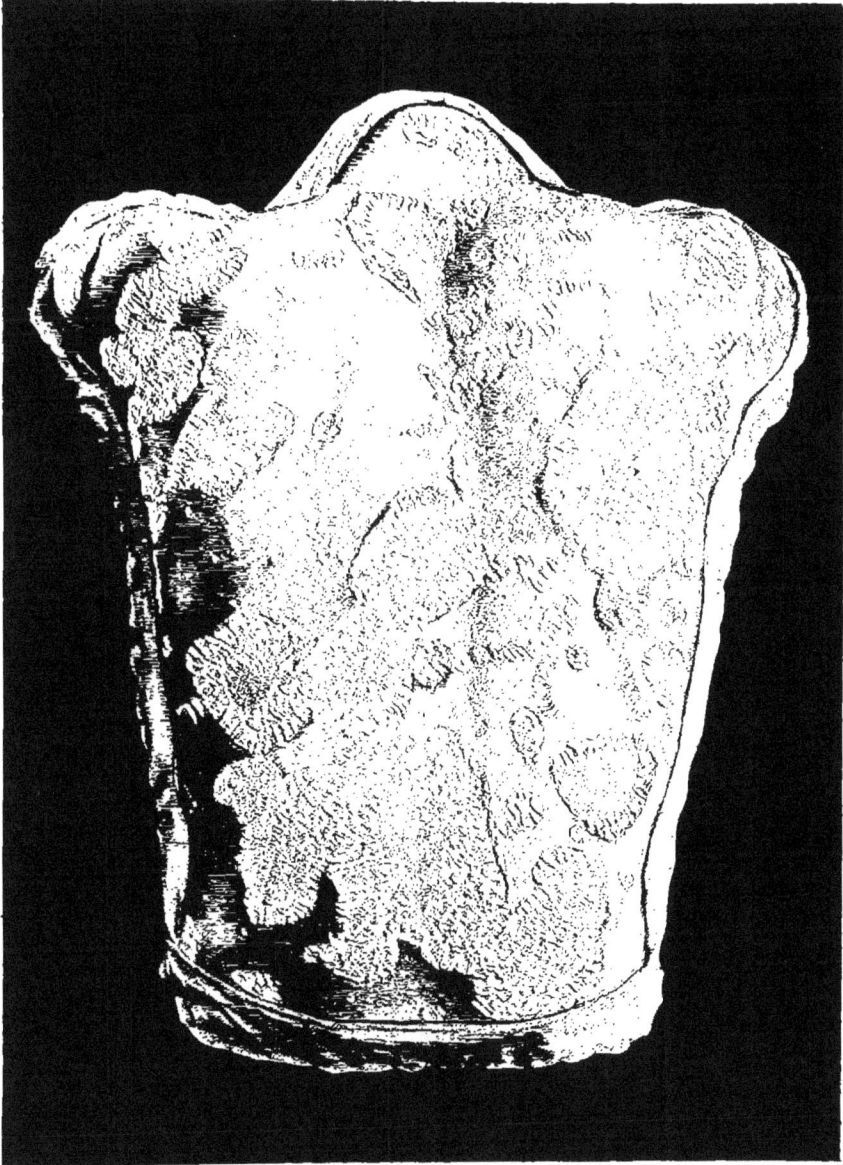

Librairie J.-B. Baillière et fils.

PSORIASIS

Exceptionnellement, les placards confluents peuvent rester en activité dans toute leur étendue et former ainsi d'énormes masses qui recouvrent une grande partie du tronc (*psoriasis orbiculaire*); leurs contours sont des plus irréguliers : Hardy les a justement comparées à des cartes géographiques.

Dans la variété dite *psoriasis diffus*, les squames sont fines, comme furfuracées ; elles contrastent alors avec les précédentes.

Dans les cas invétérés (*psoriasis inveterata*), les altérations dermiques s'accentuent ; le derme s'épaissit ; l'élevure augmente ; il peut se former des saillies végétantes (*psoriasis vegetans*) (Cartaz, White); chez un malade actuellement observé par l'un de nous, les poussées psoriasiques, après avoir été longtemps banales, ne se produisent plus que sous cette forme végétante : les éléments, restant isolés, se présentent sous l'aspect de tubercules pisiformes, durs, sombres, recouverts de squames peu épaisses et adhérentes.

D'autres fois, le derme devient le siège d'excoriations, de rhagades : l'éruption, généralement indolente, s'accompagne de sensations pénibles ; les squames peuvent alors faire place à des croûtes jaunâtres, minces ou épaisses. C'est la *forme rupioïde*, qu'a bien étudiée Stephen Mackenzie ; elle laisse à sa suite, contrairement à la règle, des cicatrices blanches et lisses. On a décrit enfin une variété *papillaire fongoïde :* elle se présente sous la forme, tantôt, de nodules, qui atteignent le volume d'une noisette, sont très proéminents et se recouvrent de croûtes rupioïdes ; tantôt, de placards arrondis dont les dimensions varient entre celles d'une lentille et celles d'une pièce de cinq francs et dont la surface, après ablation des croûtes, a l'aspect d'un champignon.

Le psoriasis peut faire place à une éruption de *verrues* qui se développent dans les parties occupées antérieurement par les plaques disparues.

Il résulte de cette description que les caractères physiques des squames psoriasiques sont très variables : leur aspect est, tantôt brillant, nacré, argenté, tantôt terne, jaunâtre ; leur épaisseur peut ne pas dépasser celle du pityriasis *capitis* ; elle peut atteindre 1 centimètre ; elles peuvent être agglomérées en une masse friable, pulvérulente, ou disposées en couches conchyliformes ; leur consistance peut être faible ou remarquablement ferme ; leur adhérence légère ou intime ; elles peuvent prendre un aspect lichénoïde, se creuser en rhagades, dans les plis articulaires, devenir humides et suintantes : on conçoit combien, dans ces conditions si diverses, le tableau clinique peut différer.

LOCALISATIONS. — Le plus habituellement, le psoriasis a pour sièges d'élection les faces convexes des coudes et des genoux : ces régions sont plus ou moins intéressées dans la grande majorité des cas ; d'ailleurs, toutes les parties du corps peuvent être envahies ; aux extrémités, les parties convexes des articulations constituent également des sièges de prédilection ; mais il n'y a là rien d'absolu : on cite des cas dans lesquels les surfaces de flexion, telles que les aisselles et les creux poplités, ont été seules occupées par l'éruption ; les paumes des mains peuvent être affectées isolément : il en est de même des ongles (Spiegler).

L'éruption présente, dans diverses régions, des caractères particuliers.

Au cuir chevelu, les élevures, souvent considérables, sont formées surtout par les squames agglomérées ; leur volume peut atteindre celui d'une noisette et elles peuvent former, *par leur agglomération, une surface montagneuse*; on les a même vues (Gassmann) prendre la configuration de *cornes volumineuses* (1); on a décrit, dans la région frontale, des placards atteignant ou dépassant la limite du cuir chevelu et simulant la *corona veneris*, mais il n'est pas prouvé que l'on n'ait pas eu affaire à des dermatoses séborrhéiques; il en est de même de la desquamation furfuracée pityriasique, qui est fréquente chez les psoriasiques.

Au *visage*, les squames sont habituellement plus fines et adhérentes ; elles peuvent envahir tout le lobule du nez et son pourtour ; les paupières peuvent également en être le siège ; il en résulte souvent une blépharite ciliaire ; le bord libre de la paupière s'épaissit et prend une couleur rouge ; les cils se dévient ; les plaques peuvent, suivant Sack et Soneix (2), envahir la conjonctive : elles y perdent leur caractère squameux, leur surface se fendille ; on les reconnaît à leurs contours géographiques ou semi-circulaires; il en résulte du larmoiement; il peut se développer secondairement une kératite.

C'est au *tronc* surtout que l'on voit se développer les énormes placards surmontés d'épaisses squames neigeuses (*psoriasis scutata*), ou encore les longues et minces bandelettes que nous avons signalées ; *les plaques psoriasiques peuvent y être disposées en séries transversales, rappelant la distribution du zona.*

La peau du gland peut être intéressée ainsi que la vulve et son pourtour; la couleur de l'éruption y devient d'un rouge pâle ; les squames y sont minces et humides.

Sur les faces dorsales des pieds et des mains, les éléments se groupent souvent au niveau des articulations; le pourtour des ongles est fréquemment intéressé.

Les altérations des ongles sont d'aspect variable : on peut observer, sur leurs lamelles, des *dépressions ponctiformes*, des *stries linéaires*, des *dépressions transversales*; on trouve souvent leur extrémité libre décollée ; souvent, il s'est interposé, entre le lit et la lamelle, une masse cornée, de couleur blanchâtre, compacte, formant des

(1) GASSMANN, *Casuistischer Beitrage zur Psoriasis* (*A. F. D.*, 1899, Bd LXIX).
(2) SONEIX, *Thèse de Paris*, 1896.

couches multiples, adhérant au lit de l'ongle en même temps qu'à sa lamelle (Frèche) ; d'autres fois, au contraire, la lamelle est amincie, inégale et plus transparente qu'à l'état normal ; il semble que le lit de l'ongle et sa lunule puissent être intéressés simultanément et donner lieu ainsi à ces altérations complexes.

Les localisations palmaires sont exceptionnelles et peuvent cependant être prédominantes ou même exister seules. Comme l'a bien vu Darier, elles débutent par un point isolé, s'étendent lentement, puis envahissent peu à peu toute la région ; celle-ci est alors rouge, luisante ; la peau n'y est ni épaissie, ni indurée ; des squames fines et adhérentes la recouvrent ; les lésions sont nettement limitées par un rebord en arcades ; la face dorsale des doigts et le dos de la main sont constamment intéressés ; il y a souvent aussi des plaques éruptives au pourtour des poignets. D'autres fois, il se produit de l'hyperkératose, particulièrement au niveau des plis de flexion ; l'extension complète devient impossible ; il se fait des fissures ; concurremment, on observe des papules kératinisées (1).

Les *muqueuses restent indemnes* : le mot *psoriasis lingual* a été appliqué à des affections qui n'ont rien à faire avec le psoriasis ; il s'agit de leucoplasies sans relations avec cette dermatose.

Nous avons vu qu'il faut faire une exception pour la conjonctive.

Le psoriasis peut être unilatéral ; dans un cas de Kuztnizky (2), il est survenu au membre supérieur droit à la suite d'un traumatisme et est resté ultérieurement limité à cette région.

Thibierge (3), et nous-même avec E. Gasne (4), avons observé des cas où l'éruption était limitée à des sphères de distribution nerveuse ; dans notre fait, les trajets nerveux des nerfs intéressés étaient multiples : c'était la cinquième branche dorsale, le circonflexe, le radial et le cubital ; la dermatose était localisée en une bande métamérique.

De même, Besnier et Bourdillon ont vu le psoriasis se manifester à la suite d'une névralgie sciatique ; dans un cas de Rebreyend et Lombard, l'éruption s'est localisée au niveau des macules laissées par un zona.

Les irritations locales peuvent amener le développement de plaques psoriasiques : c'est ainsi que, chez un porteur aux halles, dont l'un de nous (H.) a fait exécuter le moulage, on voyait dessinées, sur les épaules et le thorax, des bandes psoriasiques, représentant exactement, par leur localisation et leur forme, les bretelles qui servaient à porter les fardeaux ; de même, les professions manuelles, ou

(1) GAUCHER et HERMERY, *Psoriasis palmaire atypique* (S. F. D., 1899).
(2) KUZNITZKY, A. F. D., Bd XXVIII.
(3) THIBIERGE, A. D., 1893.
(4) HALLOPEAU et GASNE, *Psoriasis avec localisations suivant des sphères de distribution nerveuse* (S. F. D., 1898).

le simple usage de la canne, peuvent déterminer des manifestations palmaires.

Dans une observation publiée par l'un de nous et Gardner (1), les îlots s'étaient développés sur des cicatricules consécutives à l'application de pointes de feu ; de même, Kœbner a signalé la production artificielle du psoriasis par le tatouage et sa localisation au niveau de cicatrices ; Wolters l'a vu débuter par des boutons de vaccine : il en a été de même d'Augagneur et de Mourier (2).

2° *Forme aiguë.* — A. *Variété érythrodermique.* — Soit spontanément, soit après l'application de topiques irritants, soit, dit-on, après un écart de régime, l'éruption du psoriasis peut changer de caractères ; il se fait une *poussée aiguë généralisée; la surface cutanée, dans presque toute son étendue, prend une couleur d'un rouge vif, devient luisante, se couvre de squames minces, furfuracées* ou parfois *foliacées, peu adhérentes* ; il reste d'habitude quelques intervalles de peau saine, de forme arrondie ou géographique ; la peau semble se rétracter et devenir trop petite pour contenir les parties sous-jacentes ; on en a pour témoignage la production d'ectropions et ce fait que les malades ne peuvent étendre complètement leurs membres : on les voit rester accroupis ou couchés sur le côté ; leurs membres sont en partie fléchis ; si l'on cherche à les étendre, on provoque de la douleur et une déchirure de l'épiderme ainsi que du derme sous-jacent ; les malades accusent une *sensation de chaleur* ou même de *cuisson*, pénible par sa permanence autant que par son intensité ; *les cheveux et poils tombent* ; cette calvitie peut être complète ; des *adénopathies peuvent se produire* ; simultanément, *les ongles sont intéressés* ; Schütz y a vu survenir des points rouges dans la lunule : bientôt, ils deviennent le siège de taches opaques, et cette opacité s'étend à toute leur surface ; leur partie antérieure se décolle : ils peuvent tomber.

Ces poussées aiguës s'accompagnent assez souvent d'une *réaction fébrile* d'intensité variable et généralement de courte durée.

La phase de dermatite aiguë peut se prolonger pendant plusieurs semaines, ou même pendant plusieurs mois ; lorsqu'elle cesse, on voit peu à peu la rougeur s'atténuer, les adénopathies disparaître et la peau reprendre graduellement son aspect normal : les cheveux et les ongles tombés repoussent. Il persiste souvent, à la suite, des îlots de psoriasis vulgaire plus ou moins étendus. Radcliffe Crocker (3) a vu cette éruption prendre l'aspect du *pityriasis rubra* et s'accompagner d'un *épaississement lichnéoïde de la peau.*

B. *Variété papulo-pustuleuse.* — Elle a été observée par l'un de

(1) HALLOPEAU et GARDNER, *Psoriasis localisé à des cicatrices laissées par des pointes de feu* (S. F. D., 1899).

(2) VIGNAL, *Psoriasis vaccinal.* Paris, 1897.

(3) R. CROCKER, *London Dermat. Gesells.*, 1895.

nous (1); elle débute par le cuir chevelu atteint depuis longtemps de séborrhéide pityriasique ; le malade constate que la quantité des squames augmente dans des proportions considérables; elles forment une couche épaisse; bientôt, la face rougit et se couvre de squames; puis, soudainement, une éruption papulo-pustuleuse apparaît sur toute la surface du corps; elle s'accompagne d'abord d'une sensation peu intense de prurit qui bientôt disparaît.

Les parties, primitivement érythémateuses, se couvrent de squames abondantes; les différentes régions de la face n'ayant pas été envahies simultanément, la desquamation s'y produit d'abord exclusivement dans les parties médianes où elle forme de larges placards allongés verticalement et contrastant d'une façon singulière, par leur blancheur, avec la coloration rouge des parties latérales sur lesquelles on voit les mêmes éléments éruptifs que sur le tronc et les membres.

Ces éléments sont des papules d'un rouge sombre, lenticulaires, planes, disparaissant en partie momentanément sous la pression du doigt et présentant, dans leur partie centrale, un petit point de suppuration non saillant et marqué par une coloration plus claire, comme ambrée à son niveau, parfois même par une légère dépression; leur forme est arrondie, leur aspect lichénoïde; il n'y a pas de collerette à leur périphérie; par places, elles sont confluentes et la peau est plus chaude en ces parties; elles sont dures et sèches; leurs dimensions varient entre celles d'une tête d'épingle et celles d'une lentille; si l'on vient à les gratter légèrement, il s'y forme une squame qui est exactement limitée au point grisâtre représentant la pustulette profonde.

Ces éléments sont disséminés sur toute la surface du corps; plus abondants au niveau des olécrânes ainsi que sur le dos des mains, au pourtour des ongles et au niveau des plis inguinaux, ils forment de vastes placards confluents de consistance parcheminée, à bords nets, creusés de sillons au fond desquels l'épiderme desquame ; il n'y a pas d'adénopathies.

Ultérieurement, on constate que les boutons deviennent spontanément le siège d'une petite squame centrale, identique à celle que provoque le grattage.

Dans les parties où les boutons sont confluents, il se produit de grandes squames au-dessous desquelles on trouve une surface rouge infiltrée, par places, de pus; il en est ainsi aux coudes et aux dernières phalanges des pouces, à toutes les extrémités digitales; la rougeur se généralise et il s'en détache de nombreuses pustulettes ; dans certains boutons, la pustulette centrale s'est desséchée et n'est plus représentée que par une dépression; d'autres papules deviennent confluentes et il se forme, à leur niveau, de petites nappes purulentes qui atteignent les dimensions d'une lentille.

(1) HALLOPEAU, *Nouvelle variété de séborrhéide* (S. F. D., avril et mai 1898). — *Dermatose séborrhéique aboutissant au psoriasis* (Ibid., juillet 1899).

L'érythème s'étend ; il s'en détache des squames minces, larges, foliacées ; l'aspect du visage continue à être singulier, bien qu'il se modifie ; les squames, qui d'abord étaient limitées à toute la hauteur de sa partie médiane, s'en détachent, et laissent à leur place une sur-face d'un rouge vif ; les parties latérales, primitivement érythémateuses, sont, au contraire, actuellement recouvertes de squames épaisses. Peu à peu, les boutons s'aplatissent dans les parties supérieures du corps et font place à de larges traînées érythémateuses avec desquamation en grands lambeaux en même temps que de nouveaux boutons se manifestent et évoluent comme les précédents au niveau des membres inférieurs ; dans le dos, l'éruption devient confluente avec large desquamation ; on y voit des boutons avec pustules au pourtour d'une grande nappe centrale érythémateuse ; au cuir chevelu et aux oreilles, les altérations sont conformes au type classique de la séborrhée, avec cette particularité qu'il s'y produit des soulèvements comparables à ceux du tronc, mais plus larges et à contours irréguliers ; un fait important est à signaler pour les boutons du tronc : si l'on vient à détacher la petite squame qui s'est formée dans leur partie centrale, on reconnaît que la surface rouge sous-jacente est creusée, dans sa partie médiane, d'une cavité, dépression très analogue à celle que l'on observe souvent dans le lichen plan, et, si l'on examine la face profonde de la squame détachée, on y voit un prolongement d'aspect comédonien qui, en toute évidence, s'enfonce dans cette dépression.

Ultérieurement, les boutons continuent à s'affaisser ; leur consistance diminue ; on distingue encore, dans beaucoup d'entre eux, la squame miliaire centrale ; plus tard, ils ne sont plus représentés que par des macules rondes que recouvrent des squames relativement épaisses ; l'érythrodermie s'étend sur presque toute la surface du corps ; elle s'accompagne partout de desquamation en lambeaux plus ou moins larges ; si l'on vient à gratter légèrement les parties simplement érythémateuses, on y détermine la formation de squames semblables à celles que l'on développait naguère par la même pratique au centre des boutons ; elles sont nettement arrondies, et du volume d'une tête d'épingle ; leur pourtour est plus coloré que les parties voisines ; la rougeur érythémateuse n'est donc pas disposée en une nappe uniforme, mais bien formée par la confluence d'innombrables papules miliaires, actuellement rudimentaires, lesquelles correspondent surtout aux orifices pilo-sébacés ; des localisations palmaires et plantaires témoignent d'une participation des glandes sudoripares au processus ; les ongles se décollent partiellement de bas en haut ; des masses incomplètement kératinisées s'accumulent sous leurs lamelles.

Finalement, tout l'épiderme se détache en larges lambeaux, comme dans l'herpétide exfoliatrice, avec cette particularité que cette membrane, ainsi dépouillée de son feuillet superficiel, n'a plus qu'une légère tendance à s'exfolier et ne présente plus que de légers furfurs; cette fine desquamation se prolonge pendant plusieurs mois; elle abonde surtout au cuir chevelu sans nouvelles poussées boutonneuses; plus tard, la dermatose prend l'aspect du psoriasis typique en même temps que persiste la séborrhéide pityriasique du cuir chevelu.

Laffitte a constaté la présence de leucocytes polynucléaires abondants dans le liquide des pustulettes; il n'a pu y reconnaître la présence d'aucun bacille; la culture est restée stérile dans le bouillon et les tubes de gélose.

Nous avons reconnu que la richesse des squames en matières grasses peut s'élever à 42 p. 100 pour celles du cuir chevelu, à 8 p. 100 pour celles des membres.

COMPLICATIONS. — **Arthropathies**. — Le psoriasis s'accompagne d'altérations articulaires dans un nombre de cas dont la proportion varie beaucoup suivant les statistiques, puisqu'elle est, d'après les uns, de 5 p. 100, d'après d'autres, de 10 sur 13; ce dernier chiffre est certainement bien au-dessus de la moyenne; elle est en tout cas considérable (1).

Ces arthropathies ont été, à tort, considérées comme rhumatismales: il résulte, en effet, des recherches de Besnier, de Bourdillon, de Duron, de Jeanselme, qu'*il n'y a pas habituellement d'antécédents arthritiques* chez les sujets qui en sont atteints non plus que chez leurs ascendants; d'autre part, *le froid paraît sans influence sur leur développement; elles ne s'exaspèrent pas sous l'influence de l'humidité; elles ne s'accompagnent pas d'altérations cardiaques; elles intéressent, comme l'a bien montré Duron, les tissus fibreux bien plus que les tissus osseux; elles résistent au traitement par le salicylate de soude*; généralement, elles se développent consécutivement au psoriasis; exceptionnellement, on les a vues survenir concurremment avec les éruptions cutanées ou même les précéder; elles occupent de préférence, mais non exclusivement, les petites articulations; elles peuvent même affecter les grosses jointures avant les petites; elles ne s'accompagnent pas de rougeur; leur développement est essentiellement lent et torpide; les extrémités osseuses peuvent être le siège de nouures, mais c'est loin d'être là une règle absolue; *on peut voir au contraire les extré-*

---

(1) On a beaucoup discuté sur la nature rhumatismale de ces arthropathies, sans pouvoir résoudre un problème qui nous paraît insoluble tant qu'on n'aura pas donné au mot *rhumatisme* une signification précise. Il est évident que les arthropathies du psoriasis n'ont rien à faire avec la polyarthrite rhumatismale vulgaire, c'est à-dire la grande infection due au bacille d'Achalme. Sont-elles dues à l'arthritisme? on ne trouve pas chez les psoriasiques, particulièrement chez ceux qui ont des arthropathies, des manifestations arthritiques en plus grand nombre que chez les individus sains, et nous ne croyons pas qu'il suffise d'observer, chez un sujet, des manifestations articulaires pour le qualifier d'arthritique. En somme, les arthropathies psoriasiques ne peuvent être dites rhumatismales que si toutes les arthrites sont confondues sous le vocable rhumatisme (L.).

mités osseuses atrophiées; *ce sont surtout les tissus fibreux qui paraissent être le siège initial des altérations*; par suite de leur réaction, il se produit des *ankyloses* ainsi que des *déformations, souvent très considérables*, des parties; on peut voir, sur un moulage de Baretta, les premières phalanges en flexion sur le métacarpe, les secondes étendues sur les premières, les troisièmes fléchies sur les secondes; ces types de flexion et d'extension alternatives peuvent être différemment combinés et coïncider avec une déviation latérale de la main; les articulations vertébrales peuvent devenir le siège de lésions analogues : il en résulte une voussure du tronc avec gêne considérable des mouvements.

Concurremment, on peut observer des *amyotrophies étendues*, des *contractures permanentes*. Lorsque les affections articulaires sont à leur début, les mouvements restent possibles, mais ils sont gênés et accompagnés de craquements; plus tard, l'immobilité des jointures intéressées devient absolue. Nous avons observé, en pareil cas, une exagération des réflexes rotuliens.

Les arthropathies peuvent être unilatérales.

Troubles de l'innervation. — Les auteurs qui font du psoriasis une maladie nerveuse attachent une importance capitale à ces phénomènes : suivant Polotebnoff, les réflexes patellaires, au lieu d'être, comme chez l'un de nos malades atteints d'arthropathies, notablement exagérés, sont au contraire diminués ou abolis : la station devient chancelante lorsque l'on pratique l'occlusion des yeux, les pupilles réunissent mal, la sensibilité électrique est augmentée, la température du corps est abaissée, la sécrétion urinaire est amoindrie; les sécrétions cutanées sont exagérées; on a signalé, dans un cas, une atrophie du tégument.

Septicémies secondaires. — Dans un autre ordre d'idées, on peut voir survenir des éruptions pustuleuses qui se renouvellent pendant des mois et des accidents de septicémie (Vasile). On les a signalées particulièrement dans les poussées aiguës.

Épithéliomes. — Il peut se développer secondairement des épithéliomes au niveau de plaques psoriasiques, soit que la peau ainsi altérée offre une porte d'entrée en même temps qu'un terrain favorable à un microbe générateur de cette néoplasie, soit que l'irritation psoriasique réveille, suivant l'hypothèse de Cohnheim, l'activité d'éléments embryonnaires restés jusque-là inclus et inactifs dans les tissus.

MARCHE. — Nous avons vu combien elle est variable : le plus habituellement, il se fait des poussées successives à intervalles plus ou moins prolongés; quelques éléments persistent presque toujours entre ces poussées : il est très rare que des psoriasiques restent pendant plusieurs années indemnes de toute manifestation : on peut voir, au contraire, les éruptions se renouveler incessamment, apparaissant en de nouvelles régions alors qu'elles se sont effacées en d'autres,

soit spontanément, soit sous l'influence du traitement : quand une
plaque est en voie de régression, elle cesse d'être entourée de l'aréole
érythémateuse que nous avons vue représenter sa zone d'envahissement. Nous avons montré que la maladie peut prendre un caractère
aigu et se généraliser ; d'ordinaire, cette généralisation ne se prolonge
que pendant quelques mois ; ultérieurement, l'éruption se localise de
nouveau suivant son mode habituel ; il se fait ainsi des poussées de
durée variable ; elles peuvent être saisonnières. Les maladies fébriles
intercurrentes peuvent amener momentanément la disparition complète des éléments éruptifs, mais cette guérison apparente ne dure
pas plus longtemps que la convalescence.

Le psoriasis peut présenter des caractères différents dans les diverses
périodes de la vie : chez les jeunes gens, les éléments sont plus souvent de petites dimensions, acuminés, non confluents (du Castel) ; à
l'âge adulte, l'éruption prend les caractères typiques que nous avons
décrits ; chez le vieillard, le psoriasis peut perdre son acuité et n'être
plus représenté, selon l'expression de Besnier, que par un état *pity-
rode ichtyosoïde*.

Les altérations psoriasiques laissent souvent à leur suite une *coloration plus ou moins fortement pigmentée* qui, dans bien des cas, est
due aux interventions thérapeutiques plutôt qu'à la maladie elle-
même.

Exceptionnellement, chez les jeunes sujets, c'est au contraire *une
achromie* qui succède aux plaques psoriasiques : l'un de nous a publié
deux faits semblables (1) ; ces macules ont la même configuration et
la même disposition que les plaques psoriasiques ; leurs contours sont
nettement limités ; la sensibilité y est intacte ; leur surface est lisse
et non déprimée ; elles témoignent de la persistance d'un trouble de
nutrition dans les cellules profondes de l'épiderme.

Plus récemment, Rille a également appelé l'attention sur ces faits (2) ;
Caspary, Lœwenheim et Unna en ont cité de semblables ; on a attribué, à tort, ces dépigmentations à la médication arsenicale.

La nutrition générale souffre généralement peu chez les psoriasiques ; Quinquaud a cependant constaté une diminution dans la
proportion de leur hémoglobine.

Gaucher a signalé (3) des *métastases psoriasiques* ; il a vu survenir,
après la disparition de l'éruption, des rhumatismes articulaires
aigus avec endocardite, des dyspepsies faisant craindre un cancer
gastrique, des cancers du rectum, des accès d'asthme ; nous voyons
trop souvent des psoriasiques être guéris de leur éruption sans

(1) HALLOPEAU, *Sur un cas de psoriasis avec achromies persistantes* (S, F. D.,
1893). — HALLOPEAU et E. GASNE, *Sur la production, consécutivement à des plaques
psoriasiques, d'achromies persistantes* (S. F. D., 1898).
(2) RILLE, *Ueber Leukoderma in Folge von Psoriasis vulgaris* (*Dermat Zeitschr.*,
novembre 1899).
(3) GAUCHER, *IIe Congrès international de dermatologie*. Vienne, 1893.

éprouver aucun trouble de cette nature pour ne pas être portés à admettre qu'il s'est agi là de simples coïncidences.

ANATOMIE PATHOLOGIQUE. — Les lésions doivent être étudiées dans les différentes couches de la peau.

On trouve, d'après Bosellini (1), des foyers d'infiltration autour des *glandes* et des *follicules* : ils sont constitués par des cellules, qu'il qualifie de leucocytes, en petite quantité, et de nombreuses mastzellen.

Dans la *couche sous-jacente aux papilles*, les vaisseaux sont dilatés et l'on constate, à leur périphérie, une infiltration d'éléments mononucléaires et de mastzellen ; les endothéliums sont épaissis et font saillie dans la lumière des vaisseaux.

Le *corps papillaire* est œdématié ; il forme, sur une coupe, une surface claire au-dessous de l'épiderme.

Les papilles sont tuméfiées ; elles atteignent de trois à douze fois leurs dimensions normales (2) ; elles sont le siège d'une infiltration cellulaire, parfois très considérable ; il peut se produire concurremment des extravasations sanguines ; l'infiltration se voit surtout sur le trajet des vaisseaux dilatés.

Au niveau des poils, on constate la disjonction de la gaine interne et un développement considérable de la couche granuleuse : leur point d'implantation sur la peau prend l'aspect d'un entonnoir rempli de lamelles cornées.

Dans l'*épiderme*, les lésions les plus importantes occupent les parties sus-jacentes aux papilles : le corps muqueux y est très amoindri et, par places, réduit à deux ou trois couches de cellules, d'où l'aspect rougeâtre des plaques et la facilité avec laquelle on y provoque un écoulement sanguin.

Les cellules basales ont perdu en partie ou en totalité leur pigment.

Dans les points qui correspondent aux sommets papillaires, leur disposition, leur direction et leur mode d'implantation sont modifiés.

Les interstices des cellules épineuses sont agrandis ; leurs prolongements sont détruits.

On a décrit, dans les cellules basales, la production de vacuoles, d'états hydropiques : ce sont là, pour Bosellini, des altérations artificielles. On voit, sur la limite des papilles, des cellules fusiformes que la plupart des auteurs considèrent, avec Biesiadecki, comme des éléments migrateurs : ce sont, suivant Kopytowsky, des cellules endothéliales servant à la formation de nouveaux vaisseaux.

Les espaces intercellulaires du corps muqueux renferment des amas de leucocytes en forme de coins dont le sommet est enclavé dans le corps muqueux et la base répond à la couche cornée. Les éléments, que les uns considèrent, avec Herxheimer, comme des fibres spirales émanant du derme, dont les autres font, avec Kromayer,

---

(1) BOSELLINI, *Ueber den psoriatischen Prozess (Monatsh. f. p. Derm.*, octobre 1899).
(2) KOPYTOWSKI, *Contribution à l'étude du psoriasis (A. D.*, 1899).

des fibres protoplasmiques distinctes des précédentes, qui, pour d'autres, sont des fibres élastiques et, pour d'autres enfin, des produits artificiels, sont augmentés dans les foyers psoriasiques.

Dans la couche granuleuse, les noyaux sont petits et lamellaires; les cellules sont également plus aplaties qu'à l'état normal; Campana (1) a constaté que le stratum lucidum est souvent épaissi. La kérato-hyaline, puis l'éléidine disparaissent (Munro).

La *couche cornée* est énormément épaissie; ses cellules sont disposées en lamelles superposées d'autant plus minces qu'elles sont plus superficielles.

Les cellules basales de la couche cornée sont incomplètement kératinisées; elles gardent leur noyau; elles ne s'effritent pas; les cellules cornées ne s'éliminent plus comme à l'état normal; elles s'accumulent et forment les énormes masses qui ont été décrites (Voy. *Symptômes*); l'air extérieur, en y pénétrant, leur donne leur couleur argentée (Rindfleisch).

A la période d'état de la maladie, on trouve concurremment des squames en voie de dissociation et des squames en voie de formation; la kérato-hyaline manque dans les premières, mais serait en excès dans les secondes (Unna).

La lésion la plus originale du psoriasis est constituée par la présence, dans les interstices de la couche cornée, de petits amas leucocytaires aplatis qu'on y trouve dès la période initiale du processus. L'amas originel s'élimine avec la couche cornée superficielle, mais, dans la couche cornée sous-jacente, apparaît un second amas qui s'éliminera de même, et il en sera ainsi jusqu'à la fin de la plaque psoriasique.

Souvent, les squames s'accumulent à la surface; on trouve alors des amas leucocytaires multiples séparés par des lamelles cornées; on peut en compter jusqu'à dix, superposés régulièrement (2).

Dans les cas invétérés, le tissu conjonctif dermique s'altère profondément; ses travées fibreuses augmentent d'épaisseur; les parois de ses vaisseaux s'épaississent également; il se fait une sclérose secondaire avec végétation connective (Kaposi, Kromayer); suivant Unna, on trouve souvent des microcoques dans les couches profondes de l'épiderme.

Quelle est la *nature* de ces lésions?

Plusieurs auteurs, parmi lesquels nous citerons surtout Auspitz, Robinson, H. von Hebra, Jamieson, ont contesté qu'il s'agît là d'une inflammation : ils se sont fondés sur l'absence de douleur, de chaleur, de réaction fébrile, d'exsudat, de suppuration, de tissu de granulation, de cicatrices.

On peut leur répondre, comme l'a fait l'un de nous (H.), que chacun des caractères susmentionnés n'est pas nécessaire pour caractériser

(1) CAMPANA et BIGNONE, *Giorn. ital. de science mediche*, 1890.
(2) MUNRO, *S. F. D.*, 1898.

un processus inflammatoire; que l'hypérémie, la prolifération et la transsudation cellulaires, ainsi que l'infiltration parenchymateuse des cellules du corps muqueux, sont autant d'altérations d'origine inflammatoire; qu'il en *est de même, à fortiori*, des extravasations leucocytaires dans les papilles et la couche cornée, ainsi que des *hyperplasies connectives si remarquables que Kaposi et l'un de nous* (H.) *ont constatées dans les cas invétérés*.

Ces faits nous paraissent établir que *le psoriasis est, sans contestation possible, une dermatose de nature inflammatoire* (1).

Les lésions sanguines du psoriasis sont presque complètement inconnues et ont cependant une grande importance; Canon, l'un de nous (L.), ont observé, dans quelques cas rares, de l'éosinophilie, qui, parfois, mais non toujours, peut être due aux substances toxiques appliquées sur la peau du malade, en particulier à l'acide pyrogallique.

Dans des recherches encore incomplètes, l'un de nous (L.) et M. Sée ont observé l'existence fréquente d'une leucocytose dépassant le chiffre de 10 000 globules blancs par millimètre cube. Cette leucocytose est liée à une polynucléose, atteignant parfois 80 p. 100, et qui peut exister même sans leucocytose importante. Il existe fréquemment, dans le sang, des formes cellulaires anormales, surtout de gros leucocytes mononucléaires à noyau clair, à protoplasma finement réticulé. Suivant l'un de nous (L.), ces lésions sanguines permettent, qu'elles soient antérieures ou postérieures aux lésions cutanées, d'expliquer les arthropathies psoriasiques par une réaction persistante de la moelle osseuse. Il pense que, si la théorie parasitaire n'était pas exacte (Voy. *Pathogénie*), ces faits imposeraient l'hypothèse d'une origine toxique du psoriasis qui deviendrait une affection comparable à la dermatose de Duhring, ayant du reste un caractère commun : l'élimination de globules blancs par la peau. Mais la théorie d'une infection cutanée primitive paraît plus probable; elle est même certaine, suivant l'un de nous (H.) (Voy. p. 954), et, jusqu'à nouvel ordre, on doit considérer les lésions sanguines comme secondaires à l'infection de la peau (2).

Quel est le point de départ de la maladie? L'épiderme ou le corps papillaire? Les faits cliniques sur lesquels nous avons insisté relativement au développement, d'abord non squameux, des éléments initiaux, sont en faveur d'une altération primitivement papillaire; d'après Kaposi, l'histologie serait ici d'accord avec la clinique pour

(1) La présence de collections leucocytaires suffit du reste aujourd'hui à trancher la question, même si on prend le mot *inflammation* dans le sens restreint qui lui a été donné par Auspitz et les autres auteurs qui viennent d'être cités (L.).

(2) Ces lésions sanguines du psoriasis peuvent être considérables. Dans un fait observé par Du Castel et l'un de nous (L.), il existait, chez une femme atteinte de poussées psoriasiques avec érythrodermie, des poussées de leucocytose atteignant 16 000, 20 000, 25 000, avec une éosinophilie de 10, 20 et 30 p. 100. Les poussées leucocytaires s'accompagnaient de fièvre, montant jusqu'à 41 degrés.

établir que l'épiderme, à cette période tout à fait initiale, n'est pas encore intéressé ; nous considérons comme certain, cependant, qu'il est concurremment le siège de troubles nutritifs constituant une participation effective au processus : nous en avons pour témoin ce fait que les élevures initiales deviennent squameuses par le grattage ; l'épiderme doit être dès lors le siège d'altérations non perceptibles par nos moyens d'études ; d'après Munro, son invasion leucocytaire serait même le phénomène initial. Quoi qu'il en soit, nous avons vu déjà qu'il doit nécessairement prendre part aux altérations si, comme le veut Kromayer, le corps papillaire et l'épiderme sus-jacent ne font qu'un seul et même organe.

D'après nos observations (H.), les glandes pilo-sébacées sont assez fréquemment le point de départ des altérations ; ce fait est d'accord avec leur origine habituellement séborrhéique.

ÉTIOLOGIE. — AGE. — Dans 95 p. 100 des cas, la maladie débute entre neuf et vingt-quatre ans ; elle se manifeste exceptionnellement dans la première enfance ; Rille l'a vue débuter au trente-huitième jour de la vie ; on cite également des faits où elle a commencé très tardivement, par exemple après soixante ans.

Hérédité. — On la constate dans un tiers des cas, soit que plusieurs générations soient simultanément atteintes de la maladie, soit que plusieurs frères la contractent successivement.

Diathèse. — Constitution. — On a invoqué l'arthritisme ; il est probable que les arthropathies psoriasiques pèsent d'un grand poids sur l'opinion de ceux qui ont fait jouer un rôle prépondérant à cette diathèse. Il est admis aujourd'hui que toute arthropathie n'implique par l'arthritisme.

Le psoriasis est-il, comme le soutenait Bazin et l'affirme encore Gaucher, plus fréquent chez les sujets ayant les attributs de cette diathèse, c'est-à-dire des migraines, de la dyspepsie, des hémorroïdes, etc.? Nous ne l'avons pas constaté dans nos observations ; ce qui est démontré pour l'eczéma ne l'est pas pour le psoriasis.

Mais il est une maladie avec laquelle le psoriasis a une incontestable parenté ; nous voulons parler de celle que l'on nomme aujourd'hui *séborrhée* ; la coïncidence du psoriasis avec la séborrhée capitis et les séborrhéides du tronc est des plus communes ; il n'est donc pas douteux que le terrain séborrhéique n'offre un terrain favorable au développement du psoriasis ; d'après Unna, il s'agirait là de faux psoriasis, de séborrhéides psoriasiformes ; il invoque les caractères particuliers que présente en pareils cas l'éruption et que nous avons indiqués précédemment ; nous ne pouvons nous ranger à sa manière de voir ; ces psoriasis des séborrhéiques ont l'évolution des psoriasis vulgaires ; ils cèdent aux mêmes moyens thérapeutiques ; ce sont des psoriasis modifiés par le terrain séborrhéique qui en favorise le développement.

On a remarqué que le psoriasis affecte surtout des individus d'ailleurs bien constitués ; ce n'est pas là cependant une règle absolue : un individu atteint de nombreuses plaques psoriasiques invétérées, et en même temps d'arthropathies, laisse habituellement à désirer au point de vue de la santé générale.

Causes occasionnelles. — Le psoriasis a quelquefois débuté en même temps que la menstruation.

Tommasoli l'a vu deux fois survenir pendant la grossesse ; on peut l'observer aussi à la suite d'une couche.

D'autres fois, on a pu invoquer des excès ou une vive émotion, celle que, par exemple, provoque un accident (Hardy).

Les *excitations mécaniques* comptent au nombre des causes qui peuvent déterminer l'apparition des manifestations psoriasiques ; nous avons cité les bretelles psoriasiques du porteur aux halles observées par l'un de nous ; la pression d'un bandage, le contact d'un col empesé peuvent avoir la même action. On peut admettre, avec une grande vraisemblance, que les localisations habituelles aux sommets des coudes et au devant des genoux ne reconnaissent pas d'autre cause ; l'application permanente de compresses mouillées sur le thorax d'un pleurétique a eu la même action.

Le siège bilatéral des plaques au niveau des plis cutanés peut s'expliquer aussi par les contacts incessants.

La vaccination a été plusieurs fois le point de départ d'un psoriasis.

D'autres fois, il s'est développé à la suite d'une scarlatine.

Kœbner l'a vu survenir à la suite de tatouages ; le même auteur, après avoir pratiqué, chez des psoriasiques, des séries linéaires d'excoriations avec la pointe d'une aiguille, a vu une partie d'entre elles être suivies de l'apparition d'îlots psoriasiques.

Nous avons vu que les macules consécutives à un zona ou à des applications de pointes de feu peuvent être le point de départ de la maladie ; d'autres fois, elle succède à un traumatisme.

Les faits de *contagion* sont très controversés ; dans la plupart des cas, l'éruption n'est pas transmise au conjoint ; mais, d'autre part, on a vu l'éruption survenir successivement chez une domestique et chez l'enfant qu'elle soignait ; Unna a vu trois enfants être atteints de psoriasis dans une même famille après l'entrée d'une domestique atteinte de cette même maladie ; Cantrell cite, à l'appui de la contagion, ce fait qu'un père et une mère ont été atteints de la maladie consécutivement à leur enfant ; dans une observation de Trapesnikow, il semble s'être produit une transmission par l'intermédiaire d'un peignoir de bains : sans méconnaître la valeur de ces faits, ils ne suffisent pas jusqu'ici pour établir la nature parasitaire de la maladie.

Il en est autrement des expériences d'inoculation. Lassar a provoqué, chez le lapin, une éruption très analogue à celle du psoriasis en frictionnant sa peau, préalablement rasée, avec des squames de cette dermatose.

Tenholt a vu une éruption psoriasiforme développée chez des veaux se transmettre à des animaux de même espèce et aux individus qui les soignaient.

Tommasoli assure avoir communiqué le psoriasis à des lapins par l'inoculation et par l'injection de ses squames; mais les mêmes expériences n'ont donné à Ducrey que des résultats négatifs.

Les inoculations pratiquées chez l'homme par Destot, sous l'inspiration d'Augagneur, ont une toute autre valeur.

Le 9 mai 1889, ce médecin s'inocule, au bras droit, un fragment complet d'une plaque de psoriasis ; le deuxième et le troisième jour, des papules apparaissent au niveau des coudes : huit jours plus tard, elles se couvrent de squames, d'abord furfuracées, puis bientôt typiques.

Il n'est donc pas douteux que Destot ne se soit inoculé cette maladie (1).

Ce fait fournit un argument décisif en faveur de la théorie parasitaire du psoriasis.

Peut-on déterminer la nature de ce parasite? Des recherches nombreuses faites dans cette direction n'ont pas donné jusqu'ici de résultats satisfaisants; elles n'ont qu'un intérêt historique : inutile d'y insister.

NATURE ET PATHOGÉNIE. — Si nous jetons un coup d'œil en arrière, nous pouvons voir que les faits permettent, dès à présent, d'apprécier à leur juste valeur les diverses théories qui ont été émises relativement à ces questions.

Pour ce qui est du processus, nous avons vu précédemment (Voy. p. 949) qu'il est incontestablement de nature inflammatoire. Il est vrai que cette inflammation présente des caractères particuliers, puisqu'elle ne s'accompagne habituellement, ni d'exsudat liquide, ni de suppuration, et que les troubles de nutrition du tissu connectif n'y sont pas assez prononcés pour aboutir à la formation d'un tissu de cicatrice, bien qu'ils soient souvent de très longue durée et que les hyperplasies y sont exceptionnelles; on ne peut plus dire cependant que l'exsudation y fasse défaut, puisque Munro a constaté l'existence dans l'épiderme d'amas leucocytaires et que l'un de nous, dans une forme aiguë, a vu chaque élément initial s'accompagner d'une suppuration miliaire (Voy. p. 943).

Quelle est la cause prochaine de cette inflammation? Polotebnoff et Kuznitzky soutiennent la théorie nerveuse : en faveur d'une névrose vaso-motrice, le premier de ces auteurs invoque la station chancelante

(1) DESTOT, Sur un cas d'inoculation positive du psoriasis (Province médicale, 1889).

lorsque l'on ferme les yeux, la diminution ou l'abolition des réflexes patellaires, la dilatation des papilles, l'augmentation de la sensibilité électro-cutanée, l'abaissement de la température, la diminution de la sécrétion urinaire, l'exagération des sécrétions de la peau.

Kuznitzky s'appuie sur les localisations unilatérales de l'éruption et sur les cas où elle est survenue après un traumatisme, pour soutenir une théorie analogue ; suivant lui, « l'intervention d'une irritation quelconque de la peau, bien que passagère, sur les districts vasculaires dont la tonicité se trouve déjà altérée par suite d'un état chronique, héréditaire ou acquis, d'irritabilité de leurs centres d'innervation spinaux, est indispensable à la production de l'éruption ; il y a excitation des vaso-dilatateurs ; le processus mérite le nom d'*angio-éréthique*. On peut rapporter à cette même cause l'origine des arthropathies : on s'explique de même comment le psoriasis peut se développer sous l'influence de troubles psychiques. Il est possible que le trouble initial de l'innervation se rattache parfois à une altération matérielle de l'axe spinal (1) ».

On peut encore invoquer en faveur de la théorie nerveuse les cas (Thibierge, Hallopeau et Gasne) dans lesquels l'éruption psoriasique s'est cantonnée exclusivement dans la sphère de distribution d'un ou de plusieurs nerfs (origine métamérique).

Quelque ingénieuses que soient les hypothèses et interprétations que nous venons d'indiquer, elles ne peuvent tenir devant les faits positifs d'inoculation que nous avons relatés.

Si le psoriasis est inoculable, c'est qu'il est parasitaire.

Le parasite siège, selon toute vraisemblance, dans le corps muqueux et les papilles ; il y détermine la phlegmasie dont nous avons indiqué les caractères particuliers et l'aboutissement possible à l'induration végétante et sclérodermique ; les cas dans lesquels un traumatisme a été la cause occasionnelle des altérations (faits de Kuznitzky, piqûres de Kœbner) peuvent s'expliquer par les troubles que ces lésions déterminent dans le mode de réaction du tégument externe et sa transformation en un terrain favorable ; il en est de même des localisations métamériques : on peut admettre que, chez les sujets qui les présentent, il existe une altération latente des centres nerveux ganglionnaires ou spinaux qui constitue un milieu favorable au développement du parasite psoriasigène dans leur sphère de distribution.

Certaines formes suppuratives et condylomateuses peuvent être dues à l'intervention secondaire de microbes pyogènes ; mais il n'en est pas constamment ainsi ; les générateurs habituels de la suppuration faisaient complètement défaut dans notre forme aiguë papulo-pustuleuse (H.).

Comment se fait la multiplication des lésions ? par transport méca-

---

(1) Kuznitzky, *Arch. für Dermat.*, Bd XXXVIII.

nique d'une région à une autre ? par l'intermédiaire du sang ? Bernay
et Piéry (2) ont invoqué récemment, en faveur d'une infection hématique, les arthropathies et les troubles de l'innervation, mais cette
infection peut être considérée avec vraisemblance comme secondaire à l'action de toxines engendrées par le parasite cutané. Nous
serons à cet égard dans l'incertitude aussi longtemps que l'on ne
connaîtra pas l'agent pathogène de cette maladie.

Les arthropathies peuvent ainsi s'expliquer, soit par une pénétration
du parasite ou de ses toxines dans la circulation, soit par un trouble
réflexe dans l'innervation trophique.

Pour ce qui est enfin du psoriasis des séborrhéiques, on peut
admettre que le terrain de ces sujets fournit un milieu favorable au
développement du microbe psoriasigène en même temps qu'il détermine un mode de réaction particulier.

DIAGNOSTIC. — *La présence de squames survenues spontanément ou
après grattage, la facilité avec laquelle saignent les parties sous-
jacentes et les contours nets des plaques éruptives sont autant de
caractères qui permettent de considérer une éruption comme étant de
nature psoriasique.*

Diverses affections cutanées peuvent être confondues avec cette
dermatose.

L'*eczéma suintant* s'en distingue par ses vésicules et les croûtelles
qui leur font suite ; mais, dans l'eczéma sec, ces éléments n'existent
pas et l'on peut alors hésiter entre les deux affections : nous ne
doutons pas qu'Unna ne fasse rentrer dans la séborrhée nombre de cas
que les autres dermatologues rattachent, à juste titre suivant nous, au
psoriasis ; c'est surtout quand l'éruption cutanée psoriasiforme
coïncide avec des altérations séborrhéiques typiques du cuir chevelu
et du thorax que la confusion est facile ; Unna rejette du cadre du
psoriasis les éruptions que l'on observe en pareils cas et qui présentent une marche descendante en même temps que les caractères
indiqués précédemment (page 938).

Nous avons vu que, pour nous, c'est à tort qu'Unna sépare ces
éruptions du psoriasis pour les rattacher exclusivement à la séborrhée : ce sont des éruptions psoriasiques qui prennent sur le terrain
séborrhéique des caractères particuliers.

Le *lichen de Wilson* peut simuler le psoriasis dans sa période
de maturité, alors qu'il est devenu squameux, mais ses squames
diffèrent essentiellement, par leur adhérence intime au tissu, de celles
du psoriasis ; le prurit, presque constant et parfois si intense, les
localisations, l'aspect ponctué de la surface, les stries opalines, les
manifestations buccales sont autant de caractères qui ne permettent
pas cette confusion.

(1) BERNAY et PIÉRY, *Presse médicale*, 1896.

Dans l'*ichtyose*, la peau n'est pas rouge ou l'est beaucoup moins, les squames sont fines et lamelleuses, l'éruption est généralisée.

Dans le *lupus érythémateux*, la plus grande adhérence des squames et l'existence de dépressions cicatricielles entourées de rebords saillants, en activité, ne permettent pas l'erreur.

Les *syphilides papulo-squameuses* et les *circinées* peuvent offrir les plus grandes analogies avec des manifestations psoriasiques : plusieurs des moulages du musée Baretta, portant l'étiquette de syphilides, ont tous les caractères de plaques psoriasiques : les phénomènes concomitants ont pu seuls les en différencier.

En général, cependant, les squames des papules syphilitiques sont moins nacrées ; la surface sous-jacente saigne moins facilement, elle est plus nettement papuleuse : mais ces signes ne peuvent être considérés comme pathognomoniques. D'après Kromayer, *la papule psoriasique a la forme d'un plateau* à contour abrupt, la papule syphilitique est, au contraire, convexe ; malheureusement, les différences d'aspect ne sont pas toujours nettement accentuées.

Il est des régions où le diagnostic du psoriasis présente des difficultés particulières ; il en est ainsi du *cuir chevelu* ; c'est là surtout que la confusion est facile avec une séborrhéide squameuse : le psoriasis est d'ordinaire moins généralisé ; ses squames forment, en s'agglomérant, des saillies plus considérables ; le suintement sanguin s'y obtient plus aisément.

Aux *régions palmaires et plantaires*, le psoriasis peut offrir beaucoup de ressemblance avec des syphilides et des kératodermies.

Les *syphilides palmaires* sont plus souvent unilatérales ; leurs contours sont plus souvent polycycliques ; elles ont moins de tendance à envahir la face dorsale des doigts ou des orteils ; leur base est plus indurée ; plus souvent, elles deviennent le siège d'excoriations ; dans certains cas, le traitement spécifique peut seul éviter une erreur, et encore faut-il le poursuivre longtemps, *intus* et *extra*, car les localisations palmaires de la syphilis lui opposent fréquemment une grande résistance.

Les *hyperkératoses* ont également moins de tendance à envahir les faces dorsales, les squames y sont plus adhérentes ; le plus habituellement, les lésions remontent à la première enfance ou, si elles sont survenues à l'âge adulte, c'est sous l'influence d'une profession qui en éclaire la nature.

L'*érythrodermie psoriasique généralisée* peut être prise pour un pityriasis rubra, pour une érythrodermie prémycosique, pour une érythrodermie exfoliante scarlatiniforme.

Le *pityriasis rubra* s'en distingue par sa durée, qui atteint des années, et l'absence d'îlots arrondis de peau saine.

Ce dernier caractère se rencontre également, d'une manière frappante, dans l'*érythrodermie prémycosique* (Besnier et Hallopeau) ;

mais ici, la violence extrême du prurit, les adénopathies énormes, l'épaississement de la peau et l'absence habituelle de desquamation ne permettent pas l'erreur.

Les *érythrodermies scarlatiniformes* ont une marche plus aiguë que les poussées psoriasiques ; la desquamation s'y fait en plus larges lambeaux ; il n'y a pas d'intervalles de peau saine.

Dans la *lèpre*, les manifestations cutanées diffèrent du psoriasis par l'intensité et les formes irrégulières des infiltrations dermiques ainsi que par le défaut de squames nacrées.

Aux faces palmaires et plantaires, l'éruption lépreuse est d'habitude plus uniformément généralisée que celle du psoriasis ; elle s'accompagne généralement d'anesthésie et souvent aussi de troubles trophiques.

Pronostic. — Il est bénin *quoad vitam*, mais sérieux en ce sens qu'il s'agit d'une maladie souvent persistante, constituant, lorsqu'elle est étendue, un état pénible ; nous allons voir que, dans la grande majorité des cas, on en a raison par un traitement approprié ; mais les récidives sont malheureusement trop fréquentes ; il y a d'ailleurs de grandes différences à cet égard entre les sujets : tel individu, atteint seulement de quelques placards aux coudes et aux genoux, vit avec eux, les tolère sans s'en occuper ; d'autres, au contraire, atteints d'éruptions étendues et incessamment récidivantes, passent leur vie à se lamenter et à chercher des soins.

Les poussées érythrodermiques peuvent inspirer des craintes qui ne se réalisent pas ; presque toujours, après quelques semaines ou quelques mois, les choses rentrent dans l'ordre, l'hypérémie généralisée rétrocède et la maladie reprend sa physionomie habituelle.

Il est tout à fait exceptionnel de voir le psoriasis se compliquer, comme dans le cas de Neumann, d'éruptions septicémiques et se terminer par la mort ; Baruchella a trouvé, dans un fait semblable, les papilles infiltrées de nombreux staphylocoques dorés.

Traitement. — On oppose au psoriasis une médication interne et une médication externe.

Traitement interne. — L'arsenic a été souvent préconisé ; il est d'un usage banal sous la forme de liqueur de Fowler ou de solution d'arséniate de soude : Herxheimer recommande les injections intraveineuses de liqueur de Fowler à la dose de quinze gouttes ; il a obtenu des résultats favorables dans environ la moitié des cas ; ces injections sont bien supportées, mais, ainsi que nous l'avons indiqué déjà, il faut avoir soin d'étendre cette liqueur d'environ cinq parties d'eau, autrement elle provoque des escarres.

Récemment, Danlos a fait ingérer des doses énormes d'arsenic sous la forme d'*acide cacodylique*.

Il a donné quotidiennement jusqu'à 0,60 centigrammes de cette préparation qui contient plus de la moitié de son poids d'arsenic : il en résulte une odeur alliacée désagréable de l'haleine ; cette médication a été plusieurs fois bien tolérée, mais Balzer l'a vue, à deux reprises, provoquer des éruptions d'érythrodermie exfoliatrice accompagnées de troubles digestifs ; ces dangers d'intoxication doivent conduire à n'employer cette médication qu'avec une extrême prudence et à doses modérées ; elle a paru amener, chez plusieurs malades, des améliorations, mais des récidives sont intervenues. Saalfeld a vu, chez un malade, chaque dose arsenicale donner lieu à une mélanose durable.

L'*iodure de potassium* a été préconisé par Haslund aux doses énormes de 40 et même 60 grammes par jour ; elles amènent, lorsqu'elles sont tolérées, une rapide amélioration, mais est-on sûr, est-il probable même, qu'une semblable médication demeure inoffensive ? A doses plus faibles, l'iodure de potassium peut être administré comme adjuvant du traitement externe.

Le *mercure* a été employé récemment par Brault et par Besnier sous forme d'injections d'oxyde jaune ; il a amené, dans une partie des cas, la disparition de l'éruption, mais temporairement, et, le plus souvent, les malades ont fait concurremment un traitement local.

Le *tartre stibié* a donné de bons résultats à Malcolm Morris dans le traitement des poussées aiguës, à la dose moyenne, renouvelée deux ou trois fois par jour, d'environ dix gouttes d'une solution au cinquantième étendue.

Nous ne ferons que mentionner la digitale, l'ergotine, le bromure de potassium, la strychnine, le copahu, le phosphore, l'acide phénique, préconisés théoriquement : aucun de ces médicaments n'est usité.

L'action des *alcalins*, donnés par les partisans de la nature rhumatismale de la maladie, est des plus douteuses.

Le traitement par le *suc thyroïdien* a été vanté par Byron Bramwell ; Thibierge l'a expérimenté deux fois : il l'a vu produire des douleurs dans la tête et les membres, des troubles gastriques, de la tachycardie et un énorme amaigrissement ; nous avons observé les mêmes accidents : c'est encore là un traitement à éliminer.

L'*iodothyrine*, administrée par Grosz à la dose maxima de 6 grammes, a été également mal tolérée.

Nous en aurons fini avec les médications internes lorsque nous aurons mentionné les *injections de liquide testiculaire*, très vantées dans ces derniers temps ; les résultats qu'elles nous ont donnés ont été bien insuffisants (1) : pendant six semaines, nous avons fait pratiquer quotidiennement, dans les muscles fessiers d'un malade atteint d'un psoriasis disséminé de forme banale, des injections de 5 grammes de liquide testiculaire provenant du taureau ; cette médication a été continuée le mois suivant, deux fois par semaine : après ce laps de

(1) Hallopeau, *S. F. D.*, 1897.

temps, les intervalles de peau saine étaient plus étendus ; les squames avaient, par places, diminué d'épaisseur ; on ne peut donc dire que l'action de ce traitement ait été nulle, mais elle a été incomparablement moindre que celle des préparations cadiques, maintes fois employées chez ce même malade. Nous avons renouvelé, chez d'autres malades, ces mêmes essais, sans plus de succès.

Il résulte de cet exposé que le traitement interne n'est actif qu'à la condition d'être, le plus souvent, dangereux, et qu'il n'empêche pas les récidives ; on n'est donc en droit d'y recourir, sous ses formes intenses, que dans des cas d'une extrême gravité et rebelles aux moyens externes.

Si la thérapeutique active ne donne par la voie interne que des résultats décevants, il n'en est pas de même de l'*hygiène* : Besnier assure que le *régime végétarien* est un moyen puissant d'action sur cette dermatose. On conseille aussi empiriquement l'abstinence des mets auxquels on attribue une action irritante sur la peau, tels que les coquillages, les épices, les gibiers faisandés, les fromages forts et les boissons stimulantes.

Traitement externe. — Il est d'une réelle efficacité, car, le plus souvent, il fait disparaître les manifestations cutanées dans un laps de temps qui varie de trois à six semaines ; les médicaments doivent être appliqués strictement sur les plaques éruptives ; le choix sera différent suivant que les parties atteintes occuperont une surface plus ou moins grande, car les plus actifs des moyens usités peuvent donner lieu à des accidents graves d'intoxication générale s'ils sont résorbés en trop grande proportion.

Ces médicaments peuvent être employés sous forme d'emplâtres, de collodion, d'acétone, de solutions dans la traumaticine, de crayons et de pommades.

Ces dernières préparations pénètrent en plus grande proportion dans les parties malades, surtout si on les applique en frictions (1). Mais est-ce bien là un avantage quand il s'agit de médicaments tellement actifs que le danger de leur absorption en quantité exagérée est le principal obstacle à leur emploi ? Ces pommades et crayons ont l'inconvénient de salir les vêtements ; il n'en est pas de même des emplâtres, des collodions, de l'acétone et de la traumaticine.

Avant de commencer le traitement externe, il faut avant tout, pour permettre au médicament choisi d'agir, *enlever les squames*, souvent très épaisses, qui recouvrent les placards. On y parvient en

(1) Besnier a fait construire de petits instruments qu'il appelle frottoirs ; ils sont en bois, ayant à leur extrémité une surface plane légèrement relevée, de forme appropriée et recouverte de peau de chamois ; les crayons, préconisés surtout par Unna et Audry, donnent également de bons résultats : ils ont pour excipients le beurre de cacao additionné d'une proportion de paraffine et d'huile d'olive ou de vaseline différente suivant le principe actif qui entre généralement pour un dixième dans leur préparation, mais qui peut en former jusqu'au tiers.

peu de jours en pratiquant des onctions réitérées avec de la vaseline et en donnant des bains savonneux prolongés ; les douches chaudes peuvent agir dans le même sens.

Les topiques les plus variés ont été conseillés contre les placards : nous passerons en revue les plus employés.

Chrysarobine. — Cet agent, extrait de la poudre de Goa, est, de tous ceux qui ont été préconisés, le plus efficace : généralement, son application quotidenne amène en trois semaines la disparition d'une plaque de psoriasis ; on l'emploie à la dose de 5 p. 100, incorporé, soit dans de la résorbine, soit dans de la traumaticine ; dans ce dernier cas, il faut enlever chaque jour avec de l'éther la couche restante de gutta-percha avant de faire une nouvelle application.

Ce topique détermine au bout de peu de jours, chez la plupart des sujets, une coloration violacée des plus intenses ; elle se produit au pourtour de chaque placard en laissant un intervalle de peau non colorée ; dans les formes circinées, on voit toute l'aire circonscrite se colorer, à l'exception de la zone contiguë du cercle éruptif. C'est là un phénomène que provoquent aussi l'huile de cade, l'acide pyrogallique et l'ichtyol. D'après nos observations (1), il ne s'agit pas seulement, comme le veut Kromayer, d'un détachement plus rapide des couches superficielles de l'épiderme coloré par le médicament, car il n'existe pas dans tous les cas ; il n'y a pas non plus seulement, comme l'un de nous l'a d'abord admis, une excitation vaso-constrictive empêchant l'hypérémie de se produire : selon toute vraisemblance, le placard psoriasique provoque, dans la zone de tégument qui l'entoure, un trouble trophique qui l'empêche de se laisser imprégner par ces couleurs (celles-ci varient nécessairement suivant la substance employée) et, en même temps, y amène une altération dans la nutrition de l'épiderme qui a tendance à s'exfolier. La coloration par la chrysarobine est assez prononcée pour que l'on ne puisse, dans la plupart des cas, employer ce médicament dans le traitement des éruptions localisées aux parties découvertes.

Un autre inconvénient de la chrysarobine est, lorsqu'elle est portée en contact avec les conjonctives ou résorbée en trop grande quantité, de provoquer une conjonctivite des plus intenses qui force à interrompre immédiatement le traitement. A cet égard, la traumaticine est préférable, comme excipient, aux graisses, car elle se prête moins au transport du médicament par les doigts.

Quoi qu'il en soit, il y a là une seconde contre-indication à l'emploi de la chrysarobine : on ne doit pas employer ce médicament lorsque les surfaces malades sont très étendues.

(1) HALLOPEAU, *Sur l'interprétation physiologique d'un érythème artificiel* (*C. R. de la Soc. de biologie*, 1884). — H. HALLOPEAU et WEIL, *Érythème provoqué par l'ichtyol autour de placards d'eczéma avec persistance d'une zone décolorée en leur voisinage immédiat* (*S. F. D.*, 1897).

On a vu enfin les irritations périphériques provoquées par cette substance devenir le point de départ de nouvelles poussées psoriasiques, mais ce doit être là un fait bien rare, car il ne nous a pas été donné de l'observer.

En résumé, nous conseillons, de préférence à tous les autres moyens, le traitement du psoriasis par la traumaticine chrysarobinée, chaque fois que l'éruption n'occupe pas les parties découvertes et qu'elle n'est pas étendue à de trop vastes surfaces. Pour des plaques très circonscrites et rebelles, on peut employer un crayon qui renferme un tiers de chrysarobine, en en surveillant l'action.

Acide chrysophanique. — Extrait de la rhubarbe ou du lichen des murailles, il a des propriétés très semblables à celles de la chrysarobine; il a les mêmes inconvénients et son efficacité nous a paru moindre : il en est de même de la *lénirobine* récemment introduite dans l'arsenal thérapeutique.

Acide pyrogallique. — On peut l'incorporer dans la résorbine ou la lanoline-vaseline; il a une action comparable à celle des composés précédents, mais il est plus toxique ; plusieurs fois, appliqué sur des surfaces trop étendues, il a amené la mort après avoir donné lieu à de la dysurie, à une altération de l'urine caractérisée par une coloration olivâtre et de l'hémoglobinurie, des troubles digestifs, des vertiges, une altération saisissante des traits, de l'angoisse, de la fièvre, de la prostration, de l'œdème et du coma.

On n'est donc en droit de recourir à ce médicament que pour des éruptions très localisées.

Suivant Unna, le *pyrogallol oxydé* n'a pas les mêmes inconvénients; il guérit sans irriter le tégument et sans colorer l'urine (1).

Eugallol. — Dissous dans l'acétone dans la proportion de 2 pour 1, il amène très rapidement, suivant Gruneberg, la disparition des plaques de psoriasis, surtout si l'on favorise son action réductrice par l'application d'une pâte à l'oxyde de zinc. Cette médication n'est applicable que sur des surfaces très restreintes.

Anthrarobine. — A la dose de 20 p. 100 dans de l'éther ou de la glycérine, elle serait moins irritante que la chrysarobine et plus active que l'acide pyrogallique. Son emploi ne s'est cependant pas généralisé.

Huile de cade ou *goudron de genévrier.* — On peut l'employer pure pour de petits placards, mais, le plus souvent, on l'incorpore, à l'aide de l'extrait fluide de Panama, dans du glycérolé d'amidon, dans la proportion de 20 à 50 p. 100 ; elle a l'inconvénient de colorer en brun les téguments ambiants, d'exhaler une odeur très désagréable : cette couleur et cette odeur sont telles que les malades sont obligés de se calfeutrer pendant qu'ils sont soumis à son action; de plus, cette huile donne lieu à des éruptions pustuleuses; son action est

(1) Unna, *Monatsh. f. Derm.*, Bd XXIV.

moins rapide que celle des préparations précédentes ; ce n'est guère
qu'au bout de six semaines qu'elle amène la disparition des plaques
psoriasiques ; elle n'en constitue pas moins un excellent médicament
et c'est celui auquel on a recours de préférence chaque fois que
l'éruption est très étendue. Ce n'est pas qu'il ne puisse aussi donner
lieu à des phénomènes d'intoxication chez les malades qui l'absorbent
en trop grande quantité ou qui ont, à son égard, une intolérance
idiosyncrasique : ils sont pris de fièvre et de troubles gastriques ; ils
vomissent des matières noires d'aspect goudronné ; ils ont des selles
de la même coloration ; leurs urines deviennent noires ; mais ces accidents n'ont pas de gravité ; ils cessent rapidement dès que l'on a
suspendu la médication ; pour les prévenir, il faut examiner chaque
jour l'urine et cesser ce traitement si ce produit prend une teinte
violette.

Un autre inconvénient de l'huile de cade est de provoquer l'inflammation des follicules pilo-sébacés que l'on nomme *acné cadique*.

Goudron de hêtre. — On le prescrit de préférence à 15 p. 100 dans
de la traumaticine ou du collodion ; il a une action comparable à
celle de l'huile de cade. C'est, à un plus haut degré, un topique
désagréable à manier. On peut en rapprocher le *coaltar saponiné*.

Calomel. — Ce médicament, employé en pommade à la dose de 2 à
5 p. 100, convient pour le traitement des parties découvertes ; il est
moins actif que les précédentes préparations ; chez des sujets prédisposés, il peut donner lieu à des accidents pénibles de dermite aiguë.
Outre le calomel, on a employé, comme préparation mercurielle, la
pommade contenant un trentième de *turbith minéral*. Cette préparation peut donner lieu à de graves accidents locaux en même temps qu'à
des phénomènes d'intoxication si on l'emploie sur de larges surfaces.

Naphtol β. — Il a, comme le calomel, l'avantage de ne pas colorer
le tégument ; il peut donc, comme lui, être employé contre les psoriasis des parties découvertes ; on peut l'incorporer dans les excipients
graisseux habituels ou dans la vaseline à la dose de 5 à 15 p. 100 ; il
s'élimine par l'urine qu'il trouble ; son action est moins rapide que
celle de la chrysarobine, mais c'est un médicament utile pour le visage et les mains, ainsi que pour les placards très étendus, car il n'a
pas les inconvénients de l'huile de cade. On peut en dire autant de
la *pommade salicylée* à 5 p. 100 et du *gallanol* au trentième, au
dixième et même au quart (Cazeneuve et Rollet, Bayet).

Nous ne ferons que mentionner l'*hydroxylamine* employée en solution d'un cinquième à deux centièmes ; son action est douloureuse
et toxique ; l'*aristol*, qui agit lentement ; l'*hydracétine*, très toxique ;
l'*emplâtre de Vigo*, qui peut être utile pour les surfaces très restreintes ;
la *pommade à l'ammoniaque* d'Abraham ; le *soufre*, que l'on associe à
d'autres médicaments dans la pommade de Wilkinson (soufre et huile
de cade à 15 gr., savon vert et axonge à 30 gr., craie préparée 3 gr.).

On réunit souvent dans une même formule plusieurs des médicaments actifs formulés ci-dessus ; nous ne voyons pas l'utilité de cette polypharmacie.

On a enfin opposé au psoriasis des moyens locaux non médicamenteux : Jacquet a tout récemment employé avec succès les *scarifications linéaires* dans deux cas rebelles aux autres traitements (1), et Breda a obtenu de bons résultats du *massage*.

Comme *stations hydro-minérales*, on a recommandé surtout Louesche, Uriage et la Bourboule ; les malades en reviennent généralement blanchis, mais nullement à l'abri des récidives.

Les arthropathies sont le plus souvent rebelles à tous les traitements ; les massages, les douches chaudes, le *salicylate de méthyle* à l'extérieur, parfois, lors des poussées aiguës, le *salicylate de soude* à l'intérieur, à la dose de 4 à 6 grammes, peuvent amener des améliorations passagères.

Dans les cas de poussées érythrodermiques généralisées, il faut s'abstenir d'abord de toute application irritante et recourir aux applications de vaseline simple et aux bains prolongés ; on peut, à l'intérieur, donner avec avantage 4 grammes de salicylate de soude. Quand l'irritation devient moins vive, on reprend le traitement spécifique local, mais avec les plus grandes précautions, en commençant par les doses les plus faibles, soit d'huile de cade, soit de naphtol ; on tâte d'abord la susceptibilité du sujet en prescrivant ces médicaments en pommade à 1 p. 100 ; puis, s'ils sont bien supportés, on en augmente progressivement, mais lentement, la dose.

En cas d'éruptions septicémiques secondaires, on a recours aux préparations phéniquées ou à l'acide benzoïque à 1 p. 100.

PROPHYLAXIE. — Une des principales préoccupations du malade et du médecin est de prévenir les récidives ; les médications internes conseillées à ce sujet semblent inefficaces ; la bonne hygiène, la continuation du régime prescrit n'empêchent pas le retour des accidents.

Dans l'hypothèse parasitaire, l'usage fréquent de topiques antiseptiques serait indiqué. C'est peut-être ainsi que Bock (de Bruxelles) (2) a obtenu des résultats favorables en faisant prendre aux malades, après guérison, pendant plusieurs mois, deux fois par semaine, un bain sulfureux suivi de l'application sur la peau d'une pommade salicylée à 1 ou 3 p. 100 ; une pommade contenant de 3 à 5 p. 100 de naphtol β peut de même être conseillée ; on peut employer aussi les bains au savon salicylé ; si de nouvelles observations viennent confirmer l'efficacité de ces moyens, ce sera un nouvel argument en faveur du parasitisme.

(1) JACQUET, *S. F. D.*, 1898.
(2) BOCK (de Bruxelles), *Journ. des mal. cutanées*, 1894.

ULCÈRES VARIQUEUX

Sur les membres inférieurs atteints de varices, on peut voir se développer des ulcérations, graves par leur résistance au traitement, leurs récidives, leurs complications (1).

ÉTIOLOGIE. — Ces *ulcères variqueux* sont communs dans la classe pauvre, rares dans la clientèle urbaine. On les observe surtout chez l'homme et dans les professions qui exigent une station verticale prolongée, ainsi que des efforts musculaires intenses et réitérés ; ils sont plus fréquents chez les individus qui ont atteint ou dépassé l'âge adulte ; d'autre part, les sujets exposés à des traumatismes répétés des jambes, à des plaies de toute nature, en sont fréquemment atteints.

SYMPTÔMES. — L'ulcère se développe à la partie inférieure des jambes, presque toujours à leur face interne, au-dessus de la malléole tibiale ; il s'étend surtout en arrière, peu en avant. En général, on constate des varices sur la jambe du malade. Cependant, les veines profondes sont parfois seules altérées, de telle sorte que les lésions veineuses ne sont pas perceptibles à la vue. Les altérations profondes des troncs principaux se révèlent, dans certains cas, par de fines varicosités superficielles, formant un réseau dermique. La gêne de circulation engendre fréquemment un œdème mou, perceptible à la partie inférieure des jambes, disparaissant totalement par le repos.

Les troubles de nutrition consécutifs aux lésions veineuses sont souvent apparents : c'est ainsi que Jeanselme a signalé des taches pigmentaires, parfois disposées le long des veines variqueuses, des lésions des ongles qui sont ternes, opaques, stratifiés, épais, détachés de leur lit, l'hypertrophie des poils, l'hypersécrétion sudorale. La *dermite atrophique* est commune. A son début, elle se traduit par l'amincissement de la peau qui devient luisante et sèche, et plus tard adhérente aux parties profondes ; elle ne peut plus alors être plissée. On observe souvent des taches purpuriques.

L'ulcère débute d'une manière variable. L'existence d'ulcérations spontanées, relevant uniquement des lésions produites dans la peau par les troubles vasculaires et les altérations nerveuses qu'ils engendrent, paraît aujourd'hui des plus douteuses et on admet, à l'origine, soit une plaie due à un traumatisme, à un abcès phlébitique ou à une lésion microbienne de la peau, telle qu'une pustule ecthymateuse, soit un eczéma.

Le début par l'ecthyma serait le plus fréquent, d'après l'un de nous (L.). On observe alors une vésico-pustule, puis la formation d'une croûte ; sous celle-ci, existe une ulcération superficielle qui

(1) Voy. surtout, pour leur étude, les thèses d'Auguste Broca et de Jeanselme, ainsi que le *Traité* de Terrier.

s'étend en surface. Autour d'elle, on voit une zone d'un rouge sombre, souple au doigt, liée à la lymphangite. Souvent, on constate, à cette période, une collerette épidermique, identique à celle qu'on observe dans l'ecthyma vulgaire. L'ulcération augmente tant que les individus ne gardent pas le repos complet en position horizontale.

Lorsque le début se fait par l'eczéma, on observe souvent de petites ulcérations multiples (Jeanselme), dont le siège est variable et qui peuvent prendre plus tard les caractères que nous allons décrire.

A sa période d'état, l'ulcère variqueux, généralement unique, offre le plus souvent une forme elliptique à grand axe vertical, à bords un peu élevés et taillés en biseau.

Ces bords, plus minces dans les ulcères récents, sont, dans les ulcères anciens, saillants, épais, durs ; leur face interne s'unit en pente abrupte avec le fond, mais n'est pas taillée à pic.

Le fond de l'ulcère offre un aspect des plus variables. Presque toujours irrégulier, il a une couleur pâle ; il donne une sécrétion peu abondante, souvent presque séreuse, quelquefois d'odeur fétide ; on peut y trouver des détritus grisâtres ; parfois, il est d'un rouge brun et sec ; parfois, il est constitué par des bourgeons charnus, saillants, saignant avec la plus grande facilité et donnant une suppuration abondante.

Sur la surface de l'ulcère, et tout autour, la sensibilité est émoussée, souvent retardée et diminuée. Parfois, il y a des troubles de la thermo-esthésie (Terrier et Jeanselme).

Autour de l'ulcère variqueux, les lésions de la peau sont des plus remarquables. La dermite, bien étudiée et mise en relief par Broca et par Jeanselme, s'étend à une distance variable ; elle gagne surtout les parties inférieures de la jambe ; les téguments sont d'un rouge sombre, épais, adhérents aux parties profondes ; leur température est constamment plus élevée qu'à l'état normal.

Fréquemment, on observe de l'eczéma, associé généralement à cette dermite. Les lésions sont souvent alors très prurigineuses ; elles sont extrêmement rebelles ; en général, il s'agit d'eczéma humide, suintant. L'eczéma sec se rencontre plutôt chez des variqueux sans ulcère. Souvent, la couleur des lésions est sombre, violacée, pigmentaire, et la pigmentation persiste après la guérison. Cet eczéma peut être le premier stade des lésions de dermite végétante.

Les douleurs que provoque l'ulcère sont d'autant moindres qu'il est plus ancien : assez rapidement, les lésions deviennent indolentes.

COMPLICATIONS. — Les malades atteints d'ulcères variqueux sont très fréquemment atteints de poussées de *lymphangite* qui peuvent gagner la totalité du membre inférieur, s'accompagner de troubles assez graves et même aboutir à la suppuration ; elles diminuent, par les lésions qu'elles engendrent, la résistance de la peau et, peu à peu, l'ulcère peut aboutir à l'éléphantiasis.

Les *ganglions* de l'aine sont presque toujours tuméfiés.

L'*éléphantiasis* variqueux peut, en l'absence d'ulcère, mais rarement, se développer chez des individus qui ont présenté simplement de l'eczéma, mais il est évident que cet eczéma s'est accompagné d'une dermatite profonde. Les altérations s'accroissent peu à peu en étendue et en épaisseur.

A la période d'état, le membre a pris un aspect presque cylindrique; les dépressions naturelles se sont effacées; le mollet ne fait plus de saillie. L'hypertrophie est surtout marquée au-dessus du cou-de-pied : on y trouve un bourrelet surplombant le pied qui paraît raccourci. Au doigt, la peau est dure, parfois ligneuse, surtout à la partie inférieure de la jambe : à la partie moyenne, l'induration diminue peu à peu; on peut sentir, au palper, des cordons veineux.

Le pied lui-même est déformé, tuméfié au niveau de ses faces dorsale et plantaire; les orteils sont volumineux.

Cet éléphantiasis s'accompagne souvent d'altérations cutanées que Broca et Jeanselme ont décrites sous le nom de *dermite végétante*. La peau devient chagrinée; on y trouve des saillies dures, le plus souvent très fines, parfois volumineuses, sèches, recouvertes souvent d'enduits cornés. De place en place, on voit des sillons étroits et profonds, souvent anastomosés. Ces lésions ont leur maximum au-dessus des malléoles et sur les bords du pied; on peut les rencontrer sur les faces latérales des orteils et autour des ulcérations.

L'un de nous (H.) a vu quatre fois (1) les cicatricules consécutives aux ulcères variqueux devenir incessamment le siège de soulèvements bulleux; ils peuvent atteindre ou dépasser le volume d'une amande; ils sont généralement plans; le liquide est citrin, parfois hémorragique; l'épiderme soulevé se rompt rapidement et la surface sous-jacente devient le siège d'une nouvelle ulcération : la maladie se prolonge ainsi indéfiniment (2).

L'un de nous (H.) a vu, dans un cas d'ulcère invétéré qui résistait, depuis des années, à tous les traitements, survenir, sans cause appréciable, une *gangrène* en masse de toute la surface ulcérée : après la chute de l'escarre, il s'est formé une membrane de bourgeons charnus qui s'est rapidement cicatrisée.

On a observé aussi des *gangrènes séniles* dues à l'athérome qui accompagne régulièrement les lésions veineuses.

Signalons encore des *phlegmons*, des *phlébites*, suivies parfois d'embolie pulmonaire.

(1) Hallopeau, *Sur les poussées bulleuses dans les cicatrices d'ulcères variqueux* (S. F. D., 1892).

(2) Forestier (d'Aix-les-Bains) a observé des faits semblables.

ANATOMIE PATHOLOGIQUE ET PATHOGÉNIE (1). — On sait que les lésions des veines, chez les variqueux, s'accompagnent de lésions d'autres tissus du membre. Quénu y a décrit des altérations des nerfs; de nombreux auteurs y ont signalé celles des artères, et surtout celles de la peau, qui se révèlent cliniquement par la pigmentation, l'atrophie, les lésions des phanères.

Ces lésions jouent un rôle considérable dans le mécanisme de l'ulcère variqueux, mais, ainsi que nous l'avons fait remarquer déjà, nous ne croyons pas (L.) qu'elles suffisent à l'expliquer et qu'on puisse l'attribuer simplement à un trouble dans la nutrition de la peau, dû soit aux lésions vasculaires, soit même, comme on l'a soutenu, aux lésions nerveuses qui accompagnent celles des vaisseaux.

Les lésions microscopiques de l'ulcère n'ont pas été étudiées à sa phase initiale et ne permettent pas, à l'heure actuelle, d'expliquer sa pathogénie. Mais, on peut admettre logiquement que l'ulcère variqueux est une lésion parasitaire de la peau, qui se développe, prend des caractères spéciaux et suit une marche chronique en raison des troubles de nutrition des tissus qu'elle intéresse; en outre, il paraît probable que cet ulcère est dû au streptocoque (2).

En effet, on observe souvent la formation de l'ulcère à la suite de pustules d'ecthyma; autour de l'ulcère, il existe une zone inflammatoire, avec hyperthermie, où l'on constate objectivement les lésions d'une lymphangite chronique; il est fréquent d'observer, chez les variqueux, des poussées de lymphangite aiguë qui peuvent aboutir à l'éléphantiasis, lié lui-même au streptocoque (Sabouraud). Enfin, les ganglions inguinaux sont régulièrement hypertrophiés.

DIAGNOSTIC. — Les *ulcérations d'origine syphilitique* peuvent être dues à des lésions secondaires (syphilides ecthymateuses) ou à des gommes. Mais il est rare qu'elles surviennent sur des jambes privées de varices (L.), et, dans certains cas, elles revêtent des caractères mixtes, ou même leurs caractères se rapprochent plus de ceux de l'ulcère variqueux que de ceux d'une ulcération syphilitique bien caractérisée.

Les éléments classiques du diagnostic sont les suivants : les ulcérations syphilitiques siègent en une région quelconque de la jambe; elles sont arrondies, souvent multiples, souvent disposées avec régularité au voisinage les unes des autres ou confluentes, dessinant alors des figures polycycliques; leurs bords sont taillés à pic (ecthyma) ou décollés (gommes) ; leur fond peut être formé par une masse jaune filamenteuse, s'il s'agit de gommes. La peau voisine offre souvent une coloration jambonnée.

Les ulcérations ainsi constituées peuvent être confondues surtout

---

(1) BROCA, JEANSELME, *Thèses de Paris*, 1886. — *Traités classiques de chirurgie.*
(2) LEREDDE, *Le rôle du système nerveux dans les dermatoses* (*Arch. gén. de méd.*, avril 1899).

avec l'ecthyma simple qui prend volontiers un aspect térébrant et gangreneux sur les membres variqueux; les éléments d'un diagnostic de probabilité reposent sur l'évolution plus rapide, la sensibilité, la dissémination sans ordre des lésions. Elles sont beaucoup plus difficilement confondues avec l'ulcère variqueux, mais il en est autrement de lésions syphilitiques qui ont des caractères mixtes.

Parfois, dans les cas difficiles, le diagnostic s'appuie sur la présence de cicatrices multiples dues à des ulcérations anciennes, et ces cicatrices peuvent être groupées de manière à permettre de considérer leur origine syphilitique comme très probable. Elles sont en général peu étendues, arrondies, plates, couvertes d'un épiderme extrêmement mince; elles n'adhèrent pas aux régions profondes; elles sont pigmentées souvent à leur périphérie. Mais il faut remarquer que ces caractères n'ont pas de valeur absolue, car l'ecthyma peut donner des cicatrices du même ordre, et surtout pigmentées à leur limite. En l'absence de ces cicatrices et de commémoratifs, le diagnostic ne peut être fait dans certains cas, peut-être fort nombreux, où les lésions syphilitiques ont une évolution torpide et n'ont pas de caractères réguliers en raison de l'infection secondaire et des troubles de circulation. Le succès du traitement antisyphilitique ne démontre pas toujours l'origine spécifique des ulcères, car il n'agit avec efficacité que chez des individus mis au repos, ayant la jambe dans un plan horizontal, et ce sont là des conditions suffisantes à la guérison d'ulcères non syphilitiques. Aussi convient-il, si l'on veut juger de la nature des ulcérations par le traitement, de pratiquer celui-ci avec une grande énergie (injections de calomel, iodure de potassium à doses élevées); une guérison aussi rapide que celle des ulcérations syphilitiques des membres supérieurs ou du tronc permettra de reconnaître l'origine syphilitique d'ulcères qui ont les caractères des ulcères variqueux.

Les *lésions tuberculeuses* des membres inférieurs peuvent s'accompagner d'ulcérations; mais, en dehors de celles-ci, on trouve des tissus qui ont les caractères des tissus tuberculeux, souvent papillomateux, au niveau des membres inférieurs (Voy. *Tuberculides cutanées*).

Les *ulcères phagédéniques* des pays chauds ne s'observent pas dans nos pays : leur évolution est rapide au début ; nous ne rappellerons pas ici leurs caractères cliniques, déjà exposés.

PRONOSTIC. — Il est sérieux en raison de la difficulté avec laquelle on obtient, par les traitements les mieux appropriés, la cicatrisation de ces ulcères, de la facilité avec laquelle la cuticule cicatricielle vient à se rompre, des récidives incessantes des ulcérations, des complications dont elles deviennent le point de départ, des difformités qu'elles constituent et de l'obstacle, souvent considérable, qu'elles apportent aux fonctions du membre.

Certains malades, soignés à la période de début de l'ulcère, et en situation de prendre ensuite les précautions hygiéniques indispensables à la prophylaxie, sans être obligés à une station debout prolongée ou à des marches forcées, peuvent échapper aux récidives ; mais, dans la classe pauvre, on voit trop souvent l'ulcère reparaître et gêner l'existence par les périodes de repos auxquelles il oblige le malade, parfois même rendre complètement le membre impropre à tout usage.

TRAITEMENT. — *Traitement prophylactique.* — La prophylaxie de l'ulcère variqueux comprend le port de bas à varices, le traitement de l'eczéma dès qu'il apparaît, et surtout, si l'on admet avec l'un de nous (L.) l'origine parasitaire de l'affection, la protection du membre contre tous les traumatismes et le traitement des plaies les plus insignifiantes, dès leur début.

Traitement curatif. — Le malade gardera le repos au lit ou sur une chaise longue, le membre inférieur soulevé au-dessus du plan horizontal. La surface ulcérée sera mise en état de propreté ; s'il existe des bourgeons charnus et de la suppuration, on prescrira des antiseptiques actifs, tels que le sulfate de cuivre à 1 p. 100, la liqueur de Labarraque, le permanganate de potasse, l'acide picrique, le laurénol.

Au contraire, si la surface est atone, on pourra employer des substances excitantes, le vin aromatique, les solutions de sel marin de 3 à 6 p. 100 (Leredde), l'onguent styrax.

Il convient, dans quelques cas, de remplacer les pansements humides par les poudres de sous-nitrate de bismuth, de dermatol, de talc, de sous-carbonate de fer, de quinquina, de charbon, d'europhène (1). On a recommandé même d'agir énergiquement par des cautérisations, soit au chlorure de zinc, soit même au thermocautère ; le fait, observé par l'un de nous (*vide supra*), d'une guérison complète, à la suite d'une gangrène totale, d'un ulcère variqueux qui, depuis des années, résistait à tous les traitements, est en faveur de cette médication.

Les interventions chirurgicales ne sont pas en général très utiles ; cependant, il existe des ulcères qui ne guérissent pas à cause de la transformation fibreuse de leurs bords, et il peut être nécessaire de curetter ceux-ci ou de les enlever au bistouri.

Au moment de la période de réparation, lorsque le fond de l'ulcère se couvre de bourgeons rosés sans suppuration, il y a avantage, dans nombre de cas, à pratiquer des greffes suivant la méthode de Thiersch ; on hâte ainsi la guérison ; mais les greffes échouent lorsqu'elles sont faites à une période antérieure. (L.)

(1) H. FOURNIER, *Des applications de l'europhène dans les maladies cutanées et syphilitiques* (*Journal des maladies cutanées et syphilitiques*, 1897).

APPENDICE

VARIÉTÉ LENTICULAIRE ET NÉCROTIQUE DE TOXI-TUBERCULIDE (1)

Elle est caractérisée par une éruption d'éléments papuleux avec perte de substance centrale taillée à pic : très analogues aux boutons de la tuberculide acnéiforme et nécrotique avec lesquels ils coïncident, ils en diffèrent par leur forme qui n'est pas acuminée, mais plane, et par leurs dimensions qui atteignent celles d'une lentille et même d'une pièce de vingt centimes.

Au début, ce sont des infiltrations lenticulaires d'un rouge sombre, résistantes au toucher, ne s'effaçant qu'incomplètement sous la pression du doigt. Bientôt, elles se recouvrent, dans leur partie centrale, soit de squames, soit d'une croûtelle brunâtre ou blanchâtre avec liséré squameux. Si l'on enlève cette croûte, on trouve une ulcération à bord foncé, taillé à l'emporte-pièce, à fond rouge ou jaunâtre. Plus tard, ces éléments éruptifs ne sont plus représentés que par des cicatrices, d'abord brunâtres, puis décolorées, dont les bords sont également abrupts. On les voit simultanément à ces différentes périodes de leur évolution.

Ils siègent, isolés ou groupés, sur la partie postérieure du tronc, ainsi que sur toute l'étendue dés membres et particulièrement au pourtour des articulations, aussi bien dans les creux de flexion que du côté de l'extension.

Il résulte de ces faits qu'*il faut admettre deux variétés de tuberculides nécrotiques, l'une acnéiforme, l'autre lenticulaire*; toutes deux ont la même évolution; on n'y trouve pas de bacilles; il s'agit donc très vraisemblablement de *toxi-tuberculides*.

Diagnostic. — Il doit être fait surtout avec des *syphilides* papulo-croûteuses : on n'observe pas, dans celles-ci, la dépression cratériforme caractéristique : d'autre part, leur coloration rouge jambonné, leur desquamation en collerette, la modification rapide qu'elles subissent sous l'influence du traitement spécifique, et enfin les phénomènes concomitants les différencient (2).

Traitement. — Il est le même que celui des autres tuberculides.

---

(1) Hallopeau, *Cinquantenaire de la Société de biologie*, 27 décembre 1899.
(2) Le nombre des toxi-tuberculides est vraisemblablement destiné encore à s'accroître (H.) : c'est ainsi que, dès à présent, on peut considérer comme telles une ou plusieurs des dermatoses que nous énumérons ci-après.
Toxi-tuberculides érythémateuses. — Observées maintes fois à la suite d'in-

FOLLICULITE CICATRICIELLE NÉCROTIQUE
(ACNÉ NÉCROTIQUE)

Sabouraud vient de faire paraître sur cette maladie un travail dont il formule ainsi qu'il suit les conclusions : 1° l'acné nécrotique est une péri-folliculite supérieure à extension à la fois superficielle et profonde se terminant par la nécrose de tous les tissus envahis et par une cicatrice déprimée varioloïde ; 2° la lésion exige pour centre un follicule préalablement infecté par le microbacille de la séborrhée grasse ; 3° cette affection est produite par un staphylocoque doré dont la présence à l'état pur est constante et innombrable dans la lésion depuis son origine jusqu'à sa fin ; 4° ce staphylocoque doré est, par les techniques usuelles, indifférenciable des staphylocoques dorés vulgaires de toute autre origine ; 5° ce fait, uni à l'observation attentive des formes cliniques de l'acné nécrotique, tend à rejoindre en un même groupe nosographique : a) l'impétigo péri-pilaire de Bockhart ; b) l'impétigo pilaire de l'adulte ; c) l'acné nécrotique vraie ; celle-ci ne serait que le terme le plus accusé, et, en apparence, le plus spécifique, d'une série clinique commençant par la suppuration franche (impétigo de Bockhart), se continuant par une nécrose légère à terminaison déjà cicatricielle (impétigo de l'adulte), la nécrose pouvant aller jusqu'à la cicatrice folliculaire profonde (acné nécrotique).

Ainsi donc, suivant Sabouraud, deux microbes des plus vulgaires, celui qu'il nomme bacille de la séborrhée grasse, et que l'on trouve à foison dans la peau normale, et le staphylocoque doré, agent banal de la suppuration, suffiraient, en s'associant, à produire la dermatose nettement différenciée, et tout à fait distincte des impétigos, dont il s'agit ; ces agents infectieux se fixeraient dans *une forme particulière de virulence.*

On peut lui objecter que ses tentatives d'inoculations, pratiquées pour reproduire l'acné nécrotique vraie, ont échoué : elles n'ont donné lieu qu'à l'impétigo banal de Bockhart avec ou sans une petite cicatrice.

jections de tuberculine, elles ont été signalées par Bayet (*) et Schlangreieff dans le cours de poussées aiguës de tuberculose pulmonaire. Elles sont constituées par des macules érythémateuses bien isolées, grandes comme des pièces d'un centime ; les éléments les plus récents ont une teinte d'un rouge vineux, les plus anciens deviennent brunâtres ; ils occupent surtout les membres et le tronc où ils simulent la roséole syphilitique ; ultérieurement, ils se décolorent dans leur partie centrale ; leur durée est de quelques semaines.

Toxi-tuberculides eczémateuses. — Hutchinson, Unna, Neisser, Eddows et Bœck en admettent l'existence. Unna a bien établi qu'elles se développent surtout au pourtour des orifices du visage ; ce sont des blépharites, des rhinites invétérées, accompagnées d'adénopathies ; elles sont le siège de vives démangeaisons ; elles réagissent constamment sous l'influence de la tuberculine, contrairement aux eczémas séborrhéiques.

La nature tuberculeuse de l'éruption décrite par Bœck sous le nom d'*eczéma scrofulosorum* ne nous paraît pas certaine ; elle offre beaucoup d'analogie avec les séborrhéides.

On doit enfin considérer comme possible, mais non encore démontrée, la nature toxi-tuberculeuse du *pityriasis rubra* (Jadassohn) et de l'*ecthyma térébrant de l'enfance.*

(*) Bayet, *Sur les érythèmes survenant au cours de la tuberculose (Journ. des mal cut.,* 1894).

A notre sens (H.), le fait dominant dans l'histoire de ces folliculites cicatricielles nécrotiques, c'est leur *localisation dans une région déterminée* : elle
implique *une action prépondérante du milieu constitué par les produits de
sécrétion des glandes pilo-sébacées de cette région* : c'est à une altération de
ces produits qu'il faut, selon toute vraisemblance, rapporter l'origine de la
maladie ; c'est elle qui en fait un terrain de culture favorable au développement des staphylocoques dorés ; c'est elle aussi, sans doute, qui donne lieu à
la production d'une action nécrotique sur le tissu ambiant, par les toxines
qu'elle engendre ; c'est donc, suivant nous, à elle, et non aux microbes
vulgaires dont elle favorise la culture, qu'appartient le rôle prépondérant
dans la genèse de cette dermatose.

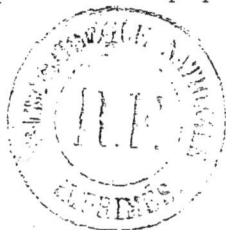

ERRATUM

Page 13, figure 2, la signification des couches indiquées doit être cherchée
dans le texte et non dans la légende.

TABLE MÉTHODIQUE DES MATIÈRES

TABLE ALPHABÉTIQUE DES MATIÈRES

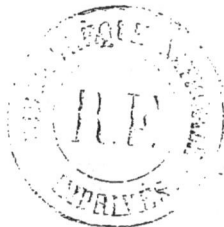

3271-98. CORBEIL. Imprimerie ED. CRÉTÉ.